床旁即时超声
Point-of-Care Ultrasound

第 2 版

主　编　Nilam J. Soni　Robert Arntfield　Pierre Kory
主　审　姚尚龙　陈德昌
主　译　尚　游　袁世荧

人民卫生出版社
·北　京·

图书在版编目（CIP）数据

床旁即时超声/（美）尼拉姆·J. 索尼
（Nilam J. Soni），（英）罗伯特·安特菲尔德
（Robert Arntfield），（美）皮埃尔·科丽
（Pierre Kory）主编；尚游，袁世荧主译. —北京：
人民卫生出版社，2023.8
ISBN 978-7-117-33175-3

Ⅰ.①床… Ⅱ.①尼…②罗…③皮…④尚…⑤袁
… Ⅲ.①超声波诊断 Ⅳ.①R445.1

中国版本图书馆 CIP 数据核字（2022）第 102107 号

人卫智网	www.ipmph.com	医学教育、学术、考试、健康，购书智慧智能综合服务平台
人卫官网	www.pmph.com	人卫官方资讯发布平台

图字：01-2020-5494 号

床旁即时超声
Chuangpang Jishi Chaosheng

主　　译：尚　游　袁世荧
出版发行：人民卫生出版社（中继线 010-59780011）
地　　址：北京市朝阳区潘家园南里 19 号
邮　　编：100021
E - mail：pmph @ pmph.com
购书热线：010-59787592　010-59787584　010-65264830
印　　刷：人卫印务（北京）有限公司
经　　销：新华书店
开　　本：787×1092　1/16　印张：40
字　　数：922 千字
版　　次：2023 年 8 月第 1 版
印　　次：2023 年 8 月第 1 次印刷
标准书号：ISBN 978-7-117-33175-3
定　　价：258.00 元

打击盗版举报电话：010-59787491　E-mail：WQ @ pmph.com
质量问题联系电话：010-59787234　E-mail：zhiliang @ pmph.com
数字融合服务电话：4001118166　E-mail：zengzhi @ pmph.com

床旁即时超声
Point-of-Care Ultrasound

第 2 版

主　编　Nilam J. Soni　Robert Arntfield　Pierre Kory

主　审　姚尚龙　陈德昌

主　译　尚　游　袁世荧

副主译　邹晓静　舒化青　余　愿　杨小博

人民卫生出版社

·北　京·

ELSEVIER

Elsevier(Singapore)Pte Ltd.

3 Killiney Road, #08-01 Winsland House I, Singapore 239519

Tel：(65)6349-0200；Fax：(65)6733-1817

译者名单

主　审　姚尚龙　华中科技大学同济医学院附属协和医院
　　　　陈德昌　上海交通大学医学院附属瑞金医院

主　译　尚　游　袁世荧

副主译　邹晓静　舒化青　余　愿　杨小博

译　者（按姓氏笔画排序）
　　　　王　洁　河南省儿童医院
　　　　王　雪　西安交通大学第一附属医院
　　　　王　婷　华中科技大学同济医学院附属同济医院
　　　　王　鹏　三峡大学人民医院
　　　　王　睿　华中科技大学同济医学院附属协和医院
　　　　王生锋　郑州大学第二附属医院
　　　　王雅鑫　华中科技大学同济医学院附属协和医院
　　　　史　源　河南省人民医院
　　　　朱江勃　陕西省人民医院
　　　　任乐豪　华中科技大学同济医学院附属协和医院
　　　　刘　宏　华中科技大学同济医学院附属协和医院
　　　　刘小军　郑州大学第二附属医院
　　　　刘启龙　郑州大学第一附属医院
　　　　许　丹　华中科技大学同济医学院附属协和医院
　　　　孙同文　郑州大学第一附属医院
　　　　孙荣青　郑州大学第一附属医院
　　　　负文晶　郑州大学第一附属医院
　　　　杜贤进　武汉大学人民医院
　　　　李宏宾　郑州大学第一附属医院
　　　　李瑞婷　华中科技大学同济医学院附属协和医院
　　　　杨　青　河南省儿童医院
　　　　杨小博　华中科技大学同济医学院附属协和医院
　　　　吴永然　华中科技大学同济医学院附属协和医院
　　　　余　旻　三峡大学人民医院
　　　　余　追　武汉大学人民医院
　　　　余　愿　华中科技大学同济医学院附属协和医院

余志中　华中科技大学同济医学院附属协和医院
邹晓静　华中科技大学同济医学院附属协和医院
宋丽敏　华中科技大学同济医学院附属协和医院
张　露　襄阳市中心医院
张红玲　华中科技大学同济医学院附属协和医院
张芙蓉　武汉市儿童医院
张建成　华中科技大学同济医学院附属协和医院
陈　林　华中科技大学同济医学院附属协和医院
欧阳雅淇　华中科技大学同济医学院附属协和医院
尚　游　华中科技大学同济医学院附属协和医院
周　婷　华中科技大学同济医学院附属协和医院
赵　茵　华中科技大学同济医学院附属协和医院
赵　鑫　华中科技大学同济医学院附属协和医院
胡仕静　中国科学技术大学第一附属医院
胡英英　华中科技大学同济医学院附属协和医院
侯　果　武汉大学人民医院
秦秉玉　河南省人民医院
袁　茵　华中科技大学同济医学院附属协和医院
袁世荧　华中科技大学同济医学院附属协和医院
徐继前　华中科技大学同济医学院附属协和医院
高　慧　华中科技大学同济医学院附属协和医院
高学慧　华中科技大学同济医学院附属协和医院
黄海燕　华中科技大学同济医学院附属协和医院
曹锋生　襄阳市中心医院
常思远　郑州大学第一附属医院
崔红卫　郑州大学第一附属医院
舒化青　华中科技大学同济医学院附属协和医院
漆　红　华中科技大学同济医学院附属协和医院
熊　伟　华中科技大学同济医学院附属协和医院
潘尚文　华中科技大学同济医学院附属协和医院
潘爱军　中国科学技术大学第一附属医院

Mohammed M. Abbasi, MD
Division of Pulmonary and Critical Care
Albert Einstein College of Medicine
Montefiore Medical Center
Bronx, New York

Sara Ahmadi, MD, ECNU
Assistant Professor of Medicine
Division of Endocrinology
Duke University Medical Center
Durham, North Carolina

Stephen Alerhand, MD
Assistant Professor
Department of Emergency Medicine
Rutgers New Jersey Medical School
Newark, New Jersey

Phillip Andrus, MD, FACEP
Assistant Professor of Emergency Medicine
Assistant Director of Emergency Ultrasound
Icahn School of Medicine at Mount Sinai
New York, New York

Shane Arishenkoff, MD, FRCPC
Assistant Clinical Professor
Division of General Internal Medicine
Department of Medicine
University of British Columbia
Vancouver, British Columbia, Canada

Robert Arntfield, MD, FRCPC
Associate Professor of Medicine
Division of Emergency Medicine and Division
  of Critical Care Medicine
Schulich School of Medicine & Dentistry
Western University
London Health Sciences Centre
London, Ontario, Canada

Uché Blackstock, MD
Assistant Professor
Co-Director of Emergency Ultrasound
  Fellowship
Department of Emergency Medicine
New York University School of Medicine
New York University Langone Health
New York, New York

Michel Boivin, MD
Professor of Medicine
Division of Pulmonary, Critical Care, and
  Sleep Medicine
Department of Medicine
University of New Mexico
Albuquerque, New Mexico

Brian M. Buchanan, BSc, MD, FRCPC
Assistant Professor of Critical Care Medicine
Department of Critical Care Medicine
University of Alberta
Edmonton, Alberta, Canada

Jose Cardenas-Garcia, MD
Assistant Professor of Medicine
Director of Interventional Pulmonology
Division of Pulmonary & Critical Care
  Medicine
Department of Medicine
University of Michigan
Ann Arbor, Michigan

Anita Cave, MD, FRCPC
Assistant Professor
Department of Anesthesia and Perioperative
  Medicine
Schulich School of Medicine & Dentistry
Western University
London Health Sciences Centre
London, Ontario, Canada

Alfred B. Cheng, MD
Assistant Professor of Emergency Medicine
Director of the Division of Emergency
  Medicine Ultrasound
Department of Emergency Medicine
Cooper Medical School of Rowan University
Camden, New Jersey

Gregg L. Chesney, MD
Assistant Professor of Emergency Medicine
Department of Emergency Medicine and
  Division of Pulmonary, Critical Care, and
  Sleep Medicine
New York University School of Medicine
New York University Langone Health/
  Brooklyn Medical Center
New York, New York

Alan T. Chiem, MD, MPH
Associate Clinical Professor
Director of Emergency Ultrasound
Department of Emergency Medicine
University of California Los Angeles
Olive View–UCLA Medical Center
Los Angeles, California

Thomas W. Conlon, MD
Assistant Professor of Pediatrics
Department of Anesthesiology and Critical
  Care Medicine

Perelman School of Medicine at the University of Pennsylvania
Children's Hospital of Philadelphia
Philadelphia, Pennsylvania

Sara Crager, MD
Assistant Clinical Professor
Division of Critical Care
Departments of Anesthesia and Emergency Medicine
University of California Los Angeles
Los Angeles, California

Ria Dancel, MD, FHM, FAAP, FACP
Associate Professor of Medicine and Pediatrics
Director of Medicine Procedure Service
Division of Hospital Medicine
Departments of Medicine and Pediatrics
University of North Carolina
Chapel Hill, North Carolina

Christopher Dayton, MD
Clinical Assistant Professor
Division of Pulmonary & Critical Care Medicine
Departments of Medicine and Emergency Medicine
University of Texas Health San Antonio
San Antonio, Texas

Eitan Dickman, MD, MMM, FACEP, FAIUM
Executive Vice Chairman and Medical Director
Department of Emergency Medicine
Maimonides Medical Center
New York, New York

Maili Drachman, MD
Assistant Professor
Department of Emergency Medicine
University of Arizona Health Sciences
Tucson, Arizona

John Eicken, MD, Ed.M.
Clinical Assistant Professor
Division of Emergency Ultrasound
Department of Emergency Medicine
University of South Carolina School of Medicine Greenville
Greenville Health System
Greenville, South Carolina

Lewis A. Eisen, MD
Professor of Medicine
Division of Critical Care Medicine
Albert Einstein College of Medicine
Montefiore Medical Center
New York, New York

James F. Fair III, MD, FASE, FACEP
Assistant Professor of Emergency Medicine
Division of Emergency Medicine

Department of Surgery
University of Utah Health Sciences Center
Salt Lake City, Utah

Daniel Fein, MD
Assistant Professor of Medicine
Division of Pulmonary Medicine
Department of Medicine
Albert Einstein School of Medicine
Montefiore Medical Center
Bronx, New York

Stephanie Fish, MD
Associate Professor of Medicine
Division of Endocrinology
Department of Medicine
Memorial Sloan Kettering Cancer Center
New York, New York

John Christian Fox, MD
Professor of Emergency Medicine
Interim Chair of the Department of Emergency Medicine
University of California Irvine
Orange, California

María V. Fraga, MD
Associate Professor of Clinical Pediatrics
Division of Neonatology
Department of Pediatrics
Perelman School of Medicine at the University of Pennsylvania
Children's Hospital of Philadelphia
Philadelphia, Pennsylvania

Ricardo Franco-Sadud, MD
Associate Professor of Medicine
Director of Academic Hospital Medicine and Point of Care Ultrasound
University of Central Florida College of Medicine
Naples Community Hospital
Naples, Florida

Kelly S. Gibson, MD
Assistant Professor
Department of Obstetrics/Gynecology-Maternal Fetal Medicine
Case Western Reserve University School of Medicine
University Hospitals Cleveland Medical Center
Cleveland, Ohio

Laura K. Gonzalez, MD, FAAP
Attending Physician
Division of Emergency Ultrasound
Department of Emergency Medicine
Maimonides Medical Center
New York, New York

Ben Goodgame, MD, RDMS
Attending Physician
Critical Care Medicine
Centennial Medical Center
Nashville, Tennessee

Behzad Hassani, MD, CCFP (EM)
Assistant Professor
Division of Emergency Medicine
Schulich School of Medicine & Dentistry
Western University
London Health Sciences Centre
London, Ontario, Canada

Ahmed F. Hegazy, MB BCh, MPH, FRCPC
Assistant Professor
Division of Critical Care Medicine
Department of Anesthesia and Perioperative
  Medicine
Schulich School of Medicine & Dentistry
Western University
London Health Sciences Centre
London, Ontario, Canada

Patricia C. Henwood, MD
Assistant Professor of Emergency Medicine
Associate Chief of the Division of Emergency
  Ultrasound
Department of Emergency Medicine
Harvard Medical School
Brigham and Women's Hospital
Boston, Massachusetts

Hailey Hobbs, MD, FRCPC
Assistant Professor of Medicine
Department of Critical Care
Queen's University
Kingston, Ontario, Canada

J. Terrill Huggins, MD
Professor of Medicine
Division of Pulmonary, Critical Care, Allergy,
  and Sleep Medicine
Medical University of South Carolina
Charleston, South Carolina

Sahar Janjua, MBBS
Attending Physician
Division of Rheumatology
Department of Medicine
Frisbie Memorial Hospital
Rochester, New Hampshire

Maykol Postigo Jasahui, MD
Assistant Professor of Medicine
Interventional Pulmonary Medicine
Division of Pulmonary/Critical Care
University of Kansas Medical Center
Kansas City, Kansas

Robert Jones, DO, FACEP
Professor of Emergency Medicine
Director of Emergency Ultrasound
Department of Emergency Medicine
Case Western Reserve Medical School
MetroHealth Medical Center
Cleveland, Ohio

David O. Kessler, MD, MSc, RDMS/APCA
Assistant Professor of Pediatrics
Department of Pediatrics
Columbia University College of Physicians
  and Surgeons
New York Presbyterian—Morgan Stanley
  Children's Hospital
New York, New York

Chan Kim, MD
Instructor of Rheumatology
Division of Rheumatology
Boston University School of Medicine
Boston, Massachusetts

Jae H. Kim, MD, PhD
Professor of Clinical Pediatrics
Divisions of Neonatology & Pediatric
  Gastroenterology, Hepatology and Nutrition
University of California San Diego
Children's Hospital of San Diego
La Jolla, California

Eugene Kissin, MD
Associate Professor of Medicine
Program Director of Rheumatology Fellowship
Division of Rheumatology
Boston University School of Medicine
Boston, Massachusetts

Starr Knight, MD
Associate Clinical Professor of Emergency
  Medicine
Co-Director of Emergency Ultrasound
  Fellowship
Department of Emergency Medicine
University of California San Francisco School
  of Medicine
San Francisco, California

Pierre Kory, MD, MPA
Associate Professor of Medicine
Division of Allergy, Pulmonary, and Critical
  Care Medicine
University of Wisconsin School of Medicine
  and Public Health
Madison, Wisconsin

Daniel Lakoff, MD, FACEP
Assistant Professor of Clinical Emergency
  Medicine
Department of Emergency Medicine
Weill Cornell Medical College
New York, New York

Viera Lakticova, MD
Assistant Professor of Medicine
Director of Bronchoscopy and Interventional
  Pulmonology
Division of Pulmonary, Critical Care, and
  Sleep Medicine
Long Island Jewish Medical Center and North
  Shore University Hospital
Donald and Barbara Zucker School of
  Medicine at Hofstra/Northwell
Hempstead, New York

Elizabeth Lalande, MD, FRCP
Department of Emergency Medicine
Centre Hospitalier de l'Université Laval
  (CHUL) de Québec
Université Laval
Quebec City, Quebec, Canada

Justin R. Lappen, MD
Assistant Professor
Department of Reproductive Biology
Case Western Reserve University School of
  Medicine
University Hospitals Cleveland Medical
  Center
Cleveland, Ohio

Vincent I. Lau, MD, FRCPC
Adjunct Professor
Division of Critical Care Medicine
Schulich School of Medicine & Dentistry
Western University
London, Ontario, Canada

Alycia Paige Lee, BS, RDCS, RVT
Liberty University College of Osteopathic
  Medicine
Lynchburg, Virginia

Peter M. Lee, MD
Assistant Professor of Medicine
Director of Interventional Pulmonology &
  Lung Cancer Screening
Division of Pulmonary & Critical Care
Hunter-Holmes McGuire Veterans Affairs
  Medical Center
Virginia Commonwealth University
Richmond, Virginia

W. Robert Leeper, MD, MEd, FRCSC, FACS
Assistant Professor of Surgery
Trauma, and Critical Care Medicine
Division of General Surgery
Department of Surgery
Schulich School of Medicine & Dentistry
Western University
Victoria Hospital
London Health Sciences Centre
London, Ontario, Canada

Shankar LeVine, MD
Department of Emergency Medicine
Alameda Health System
Highland General Hospital
Oakland, California

Ken E. Lyn-Kew, MD
Associate Professor of Medicine
Section Head of Critical Care Medicine
Division of Pulmonary, Critical Care, and
  Sleep Medicine
University of Colorado
National Jewish Health
Denver, Colorado

Irene Ma, MD, PhD, FRCPC, FACP, RDMS, RDCS
Associate Professor of Medicine
Division of General Internal Medicine
Cumming School of Medicine
University of Calgary
Calgary, Alberta, Canada

Haney Mallemat, MD, MS
Associate Professor of Emergency and Internal
  Medicine
Departments of Emergency Medicine and
  Critical Care Medicine
Cooper Medical School at Rowan University
Camden, New Jersey

Daniel Mantuani, MD, MPH
Department of Emergency Medicine
Alameda Health System
Highland General Hospital
Oakland, California

Michael Mayette, MD, FRCPC
Associate Professor of Medicine
Division of Critical Care Medicine
Department of Medicine
Université de Sherbrooke
Sherbrooke, Québec, Canada

Paul Mayo, MD
Professor of Clinical Medicine
Academic Director of Critical Care
Division of Pulmonary, Critical Care, and
  Sleep Medicine
Long Island Jewish Medical Center and North
  Shore University Hospital
Donald and Barbara Zucker School of
  Medicine at Hofstra/Northwell
Hempstead, New York

Paul G. McHardy, MD, FRCPC
Assistant Professor of Anesthesia
Department of Anesthesia
University of Toronto
Sunnybrook Health Sciences Centre
Toronto, Ontario, Canada

Scott Millington, MD, FRCPC
Associate Professor of Medicine

Department of Critical Care Medicine
University of Ottawa and the Ottawa Hospital
Ottawa, Ontario, Canada

Paul K. Mohabir, MD
Clinical Professor of Medicine
Director of Critical Care Medicine Fellowship
Director of Adult Cystic Fibrosis Program
Division of Pulmonary and Critical Care
  Medicine
Stanford University School of Medicine
Stanford, California

Patrick Murphy, MD, MPH, MSc, FRCSC
Division of General Surgery
Department of Surgery
Schulich School of Medicine and Dentistry
Western University
London, Ontario, Canada

Arun Nagdev, MD
Director of Emergency Ultrasound
Alameda Health System
Highland General Hospital
Oakland, California

Mangala Narasimhan, DO, FCCP
Professor of Clinical Medicine
Regional Director of Critical Care Medicine
Northwell Health
Donald and Barbara Zucker School of
  Medicine at Hofstra/Northwell
Hempstead, New York

Bret P. Nelson, MD, FACEP
Professor of Emergency Medicine
Chief of the Division of Emergency
  Ultrasound
Department of Emergency Medicine
Icahn School of Medicine at Mount Sinai
New York, New York

Vicki E. Noble, MD
Professor of Emergency Medicine
Vice Chairman of Academic Affairs
Program Director of Emergency Medicine
Case Western Reserve School of Medicine
University Hospitals Cleveland Medical
  Center
Cleveland, Ohio

Paru Patrawalla, MD
Assistant Professor of Medicine
Program Director of Pulmonary/Critical Care
  Fellowship
Division of Pulmonary, Critical Care, and
  Sleep Medicine
Icahn School of Medicine at Mount Sinai
New York, New York

Daniel R. Peterson, MD, PhD, FRCPC, RDMS
Clinical Assistant Professor

Academic Department of Emergency Medicine
University of Calgary
Foothills Medical Centre
Calgary, Alberta, Canada

Nitin Puri, MD, FCCP
Associate Professor of Medicine
Program Director of Critical Care Medicine
  Fellowship
Interim Division Head of Critical Care
  Medicine
Cooper Medical School of Rowan University
Camden, New Jersey

Xian Qiao, MD
Division of Pulmonary and Critical Care
  Medicine
Virginia Commonwealth University Health
  System
Richmond, Virginia

Aviral Roy, MD
Consultant
Critical Care Medicine and Internal Medicine
Medical Institute of Critical Care
Medica Superspecialty Hospital
Kolkata, India

Lewis Satterwhite, MD, FCCP
Associate Professor of Medicine
Division of Pulmonary, Critical Care, and
  Sleep Medicine
University of Kansas School of Medicine
Kansas City, Kansas

Daniel J. Schnobrich, MD, FACP
Assistant Professor of Medicine
Divisions of General Internal Medicine and
  Hospital Pediatrics
University of Minnesota School of Medicine
Minneapolis, Minnesota

Shideh Shafie, MD
Assistant Professor of Emergency Medicine
Department of Emergency Medicine
Brown University
Providence, Rhode Island

Ariel L. Shiloh, MD
Associate Professor of Medicine and
  Neurology
Division of Critical Care Medicine
Departments of Medicine and Neurology
Albert Einstein College of Medicine
Montefiore Medical Center
Bronx, New York

Craig Sisson, MD, RDMS
Clinical Associate Professor
Chief of the Division of Emergency
  Ultrasound
Department of Emergency Medicine
University of Texas Health San Antonio

San Antonio, Texas

Jessica Solis-McCarthy, MD
Assistant Clinical Professor
Assistant Director of Ultrasound Education
Department of Emergency Medicine
University of Texas Health San Antonio
San Antonio, Texas

Nilam J. Soni, MD, MS
Professor of Medicine
Division of General & Hospital Medicine
  and Division of Pulmonary & Critical Care
  Medicine
University of Texas Health San Antonio
San Antonio, Texas

Kirk T. Spencer, MD, FASE
Professor of Medicine
Section of Cardiology
Department of Medicine
University of Chicago-Pritzker School of
  Medicine
Chicago, Illinois

Erik Su, MD
Division of Pediatric Cardiology
Department of Pediatrics
Stanford University School of Medicine
Palo Alto, California

Christopher R. Tainter, MD, RDMS
Clinical Associate Professor
Division of Critical Care
Departments of Anesthesiology and
  Emergency Medicine
University of California San Diego School of
  Medicine
San Diego, California

Nathan Teismann, MD
Associate Clinical Professor
Department of Emergency Medicine
University of California San Francisco School
  of Medicine
San Francisco, California

Felipe Teran, MD, MSCE
Clinical Instructor
Division of Emergency Ultrasound and
  Center for Resuscitation Science
Department of Emergency Medicine
University of Pennsylvania
Hospital of the University of Pennsylvania
Philadelphia, Pennsylvania

David M. Tierney, MD, FACP
Program Director of Internal Medicine
  Residency
Department of Medical Education
Abbott Northwestern Hospital
Minneapolis, Minnesota

Matthew D. Tyler, MD, RDMS
Division of Critical Care Medicine
Department of Emergency Medicine
Advocate Christ Medical Center
Oak Lawn, Illinois

Marsia Vermeulen, DO, RDMS, RDCS, FACEP
Assistant Professor of Emergency Medicine
Department of Emergency Medicine
New York University School of Medicine
New York University Langone Health/
  Bellevue Hospital Center
New York, New York

Stephen D. Walsh, MD, FRCPC
Departments of Critical Care Medicine and
  General Internal Medicine
Dalhousie University
Halifax, Nova Scotia, Canada

Gabriel Wardi, MD, MPH
Clinical Assistant Professor
Division of Pulmonary, Critical Care, and
  Sleep Medicine
Department of Emergency Medicine
University of California San Diego School of
  Medicine
San Diego, California

Michael Y. Woo, MD
Associate Professor
Program Director of Emergency Medicine
  Ultrasound Fellowship
Department of Emergency Medicine
University of Ottawa and Ottawa Hospital
  Research Institute
Ottawa, Ontario, Canada

Gulrukh Zaidi, MD, FCCP
Assistant Professor of Medicine
Division of Pulmonary, Critical Care and
  Sleep Medicine
Long Island Jewish Medical Center and North
  Shore University Hospital
Donald and Barbara Zucker School of
  Medicine at Hofstra/Northwell
Hempstead, New York

重症患者病情危重，为了更好地及时救治患者，重症医师需要在床旁实施多种技术手段来评估患者的病理生理状态，从而立即做出治疗决策，以及后续动态连续评估治疗干预的效果，床旁即时超声就是最重要的技术手段之一。床旁即时超声除了可以评估重症患者的病理生理状态，还可以进行各种穿刺操作的引导，这一方法极大地提高了穿刺操作的成功率，减少了并发症，使患者获益。

这些特点在抗击新冠肺炎疫情的战斗中得到了充分体现，由于防护服的限制，无法听诊；重症医师通过床旁即时超声检查肺脏、心脏、胃肠道，更加准确地获取到了临床信息，更加及时地做出决策救治重症新冠肺炎患者。

目前，中国的重症医师已经普遍认识到了床旁即时超声的重要价值，都把其作为学习培训的重要内容。超声设备像呼吸机、监护仪等设备一样，已经逐步成为重症医学科的基本配置。

《床旁即时超声》（第1版）中文版对于国内同道掌握床旁即时超声提供了巨大的帮助，尚游教授团队也同步开展很多培训活动，引领和推动了国内重症医学同道掌握这一技术。现在《床旁即时超声》（第2版）中文版问世，该书内容更加丰富充实，形式更加多样，相信一定会为重症医师更好地掌握和应用床旁即时超声发挥巨大的作用。

陈德昌
上海交通大学医学院附属瑞金医院重症医学科　主任、教授
中华医学会重症医学分会　主任委员
2023 年 7 月

中文版序二

床旁即时超声作为重要的可视化技术日益得到医学同仁的重视,尤其是在围手术期,床旁即时超声已经逐步成为麻醉医师需要掌握的基本技能之一。

床旁即时超声不仅可以帮助麻醉医师进行动静脉穿刺的引导,还可以帮助麻醉医师实施各种神经阻滞的引导,从而有助于实现患者的快速康复。更为重要的是它可以帮助麻醉医师对一些危及生命的紧急状态进行快速决策,这使得麻醉医师掌握围手术期决策的主动权,最终实现患者的快速康复。此外,重症医师、急诊医师也是参与危重患者救治的重要力量,床旁即时超声也为他们快速掌握病情提供了强有力的支撑。

《床旁即时超声》(第1版)中文版为麻醉医师、重症医师和急诊医师学习提供了很好的参考,同时译者团队开办了一系列的培训活动,为推动临床医师掌握床旁即时超声作出了巨大贡献。随着技术进步和认识深入,临床医师对掌握床旁即时超声的愿望更加迫切。现在,《床旁即时超声》(第2版)中文版在译者团队和人民卫生出版社的努力下即将出版,相信必将继续为读者提供宝贵的参考,为推动床旁即时超声在中国的普及作出巨大贡献!

祝愿所有的读者学好床旁即时超声,运用好床旁即时超声,更好地促进患者康复!

姚尚龙

华中科技大学同济医学院附属协和医院麻醉与危重病研究所　所长、教授

中国医师协会麻醉学医师分会　第三任会长

2023 年 7 月

床旁即时超声应用日益广泛深入，在不同的领域有不同的称谓，如"重症超声""麻醉超声""急诊超声"等，其本质都是床旁即时超声，即由医务人员进行的目标导向的床旁超声检查，以回答特定的诊断疑问或引导有创操作，并且强调和临床诊疗思路相结合。为了帮助国内同道了解和掌握床旁即时超声，在人民卫生出版社的大力支持下，在各方的协作努力下，《床旁即时超声》（第 1 版）中文版于 2015 年正式出版发行。该书出版后，获得了广大读者的喜爱，很多临床医师把它作为床旁超声入门的必读参考书。

随着临床医师对超声技术的认识深入，对床旁超声的要求逐步提高。原作者出版了第 2 版，增加了经食管超声心动图及血流动力学等内容，并且更新了插图，增加了网络资源，包括病例、复习题及超声视频。在人民卫生出版社协调和支持下，我们团队将该书再次翻译为中文，希望将国外先进的理念和实践经验介绍给国内同道，以促进各学科临床医生掌握自己学科相关的床旁即时超声技术。同时，《床旁即时超声》（第 2 版）中文版还将原著这些网络资源提供给国内读者参考。

参加本书翻译的人员均为临床一线的医务工作者，他们具有丰富的临床经验，大部分都具有博士学位和英语国家的留学经历，他们牺牲自己的业余休息时间开展翻译校对工作。希望通过团队的努力，能够将原著真实准确地翻译为中文。由于学术水平有限，加之诸如技术水准、文化差异、医疗管理、法律法规等方面的差异，书中难免有不妥之处。我们诚挚地希望读者能够谅解并给予批评指正。

尚游　袁世荧
华中科技大学同济医学院附属协和医院
2023 年 7 月

原著前言

床旁即时超声（point-of-care ultrasound，POCUS）可以使流程更安全、加快和提高诊断的准确性并增强临床决策的信心。POCUS 是为数不多的新技术之一，可以床旁使用而让医生更了解并帮助患者。

《床旁即时超声》（第 1 版）于 2014 年出版，并建立了一个基金会，通过使用不同的床旁超声方案从而在多个专业之间共享知识。自首次出版以来，这本书已被翻译成中文和西班牙文，并在全球发行了数万册。随着越来越多的供应商了解到 POCUS 是什么，他们已经转向这本书来学习如何使用 POCUS。鉴于超声检查的视觉和动态本质，这本书提供了在线视频。本书简洁的章节、高效的图表和实用的教学点，吸引了忙碌的临床医生来提高他们的超声知识。

在第 2 版中，我们以多种方式扩展了内容。首先，我们增加了经食管超声心动图、血流动力学、晚期妊娠、经颅超声、小儿和新生儿等 6 个新章节。其次，我们将在线视频从大约 300 个增加到超过 1 000 个，包括正常和病理超声表现。再次，我们增加了新的临床病例，强调了每一章的关键学习要点，并在每一章的最后回顾了一些问题。最后，我们通过更新每一章中的文献、图像和表格，以便跟上这一领域的快速发展。

本书详细介绍了 POCUS 的原则和广泛的应用，适用于各种学术或临床背景的医务工作者。我们相信，本书第 2 版将满足希望学习 POCUS 医务工作者的不同兴趣。

Nilam J. Soni

Robert Arntfield

Pierre Kory

这本书是献给所有在床旁为患者提供最佳治疗的
富有同情心和辛勤工作的临床医生。

致我的同事们，他们对超声的热情激励着我。
致我的患者，他们的病程教会我的不只是医学。
致我的家人，是他们无尽的支持、牺牲和爱使这一切成为可能。

NS

感谢我的家人、导师和患者。

RA

感谢我的天使 Amy、Ella、Eve 和 Violet，还有我亲爱的父母 Leslie 和 Odile，
感谢他们坚定不移的耐心、支持和爱。

PK

感谢提供超声图像:

Atul Jaidka, MD (Lead Contributor)
Department of Medicine
Western University
London Health Sciences Centre
London, Ontario, Canada

Jeremy Boyd, MD
Assistant Professor
Department of Emergency Medicine
Vanderbilt University
Nashville, Tennessee

Arben Brahaj, MD, RMSK
Assistant Clinical Professor
Department of Orthopedics and
  Rehabilitation
Yale School of Medicine
VA Connecticut Healthcare System
West Haven, Connecticut

John P. Corcoran, BM BCh, MRCP
Oxford Centre for Respiratory Medicine
Oxford University Hospitals NHS Trust
Oxford, United Kingdom

Janeve Desy, MD, FRCPC
Assistant Professor
Division of General Internal Medicine
University of Calgary
Calgary, Alberta, Canada

Danny Duque, MD, RDMS, FACEP
Assistant Professor
Department of Emergency Medicine
Elmhurst Hospital Center
New York, New York

Laleh Gharahbaghian, MD
Clinical Associate Professor
Department of Emergency Medicine
Stanford University Medical Center
Stanford, California

Horiana Grosu, MD
Assistant Professor
Department of Pulmonary Medicine
The University of Texas MD Anderson
  Cancer Center
Houston, Texas

Jennifer Huang, DO, FACEP
Assistant Professor
Department of Emergency Medicine
Icahn School of Medicine at Mount Sinai

New York, New York

Christian B. Laursen, MD, PhD
Associate Professor
Institute of Clinical Research
University of Southern Denmark
Odense, Denmark

Alycia Paige Lee, BS, RDCS, RVT
Liberty University College of Osteopathic
  Medicine
Lynchburg, Virginia

Roya Etemad Rezai, MD, FRCPC
Associate Professor
Department of Diagnostic Radiology and
  Nuclear Medicine
Western University
London Health Sciences Centre
London, Ontario, Canada

Rebecca Riggs, MD
Assistant Professor
Department of Pediatric Anesthesiology and
  Critical Care Medicine
Johns Hopkins University
Baltimore, Maryland

Christopher Schott, MD, MS
Assistant Professor
Department of Critical Care Medicine
University of Pittsburgh
Pittsburgh, Pennsylvania

Allen Shefrin, MD, FRCPC
Assistant Professor
Department of Pediatrics
University of Ottawa
Children's Hospital of Eastern Ontario
Ottawa, Ontario, Canada

Jason Stoller, MD
Associate Professor
Division of Neonatology
Perelman School of Medicine at the University
  of Pennsylvania Medical School
Philadelphia, Pennsylvania

Ee Tay, MD, FAAP
Assistant Professor
Department of Emergency Medicine and
  Pediatrics
Icahn School of Medicine at Mount Sinai
New York, New York

Drew Thompson, MD, FRCPC
Associate Professor

Department of Emergency Medicine
Western University
London Health Sciences Centre
London, Ontario, Canada

Brita E. Zaia, MD, FACEP
Director, Emergency Ultrasound
Department of Emergency Medicine
Kaiser San Francisco Medical Center
San Francisco, California

感谢作为评审人：

Jason Filopei, MD
Assistant Professor of Medicine
Division of Pulmonary, Critical Care, and
  Sleep Medicine
Department of Medicine
Icahn School of Medicine at Mount Sinai
New York, New York

Elizabeth K. Haro, MPH
Division of Pulmonary & Critical Care
  Medicine
Department of Medicine
University of Texas Health San Antonio
San Antonio, Texas

Robert Nathanson, MD, FACP
Assistant Professor
Division of General & Hospital Medicine
Department of Medicine
University of Texas Health San Antonio
New York, New York

Kevin Proud, MD, FCCP
Assistant Professor of Medicine
Division of Pulmonary Diseases & Critical
  Care Medicine
Department of Medicine
University of Texas Health San Antonio
San Antonio, Texas

Katie Wiskar, MD, FRCPC
Division of General Internal Medicine

Department of Medicine
University of British Columbia
Vancouver, British Columbia, Canada

感谢提供原创插图和图片：

Victoria Heim, CMI
Medical Illustrator
Loganville, Georgia

Jordan Hill, BA
Health and Fitness Consultant
P&G Professional
San Antonio, Texas

Jade Myers
Graphic Designer
Matrix Art Services
York, Pennsylvania

Sam Newman
3D Medical Animator
University of Texas Health San Antonio
San Antonio, Texas

Lester Rosebrock
Photographer
Lester Multimedia
San Antonio, Texas

感谢作为导师和教育者：

Paul H. Mayo, MD
Professor of Clinical Medicine
Academic Director of Critical Care
Division of Pulmonary, Critical Care, and
  Sleep Medicine
Long Island Jewish Medical Center and North
  Shore University Hospital
Donald and Barbara Zucker School of
  Medicine at Hofstra/Northwell
Hempstead, New York

目录

第四部分　腹腔和盆腔

第五部分　血管系统

第六部分　头颈部

第七部分　神经系统

第八部分　软组织和关节

第九部分　儿科

第十部分　超声项目管理

第一部分

超声的基本原理

第 1 章

床旁即时超声的发展

Nilam J. Soni ■ Robert Arntfield ■ Pierre Kory

尚游 译 ■ 袁世荧 校

关键点

- 床旁即时超声被定义为由医务人员进行的目标导向的床旁即时超声检查,以回答特定的诊断疑问或引导有创操作。
- 在 20 世纪 40 年代,诊断性超声首先被发展并应用于医学。然而,自 20 世纪 80 年代初,床旁即时超声已经融合到临床实践的各个领域。
- 在使用床旁即时超声时,重点关注操作者的培训和技能水平、患者疾病特点和超声设备特性。

背景

床旁即时超声使临床医学发生了重大的变革,几乎影响了所有的内外科专业治疗。一个多世纪以来,临床医生一直局限于原始的床旁工具,如反射锤(1888 年)和听诊器(1816 年)。然而,医生应用床旁即时超声使得他们准确地观察到只能通过触诊或听诊发现的体征。超声设备小型化的速度已经超过了这些设备应用于临床的速度。许多专业协会、患者安全组织和国家卫生保健机构已经认识到床旁即时超声的强大优势,并支持其在临床实践中的常规应用。2001年,美国医学协会认为,“超声已经广泛应用于临床各个学科和专业,超声检查是经过培训的医生应当掌握的技能”[1]。因此,近 20 年来,人们已经很好地认识到,各学科的医生可以接受与其专业相关的超声使用方面的培训。本章节回顾了医学超声的主要里程碑,着重阐述床旁即时超声的重要问题。

历史

古希腊和罗马文明很好地阐释了声音的声学特点。在 20 世纪,泰坦尼克号的沉没和第一次世界大战的爆发促进了声呐或声波导航和定位的发展,这是声波原理在现实世界中的首次应用[2,3]。

虽然有几位医生同时在争相成为医学上第一位使用超声的医生,但奥地利精神和神经科专家 Karl Theodore Dussik 被认为是第一个将超声用于医学诊断的人,他在 1942 年试图使用原始的超声设备对脑室和脑瘤成像(图 1.1)。

20 世纪 40 年代和 50 年代,许多先驱推动了医学超声领域的发展。John Julian Wild 描述了超声的各种临床应用,包括正常组织和癌组织外观的差异。Douglass Howry 和 Joseph Holmes 致力于超声设备技术的研究。他们建立了水浸式超声系统,包括 1954 年的"somascope"(图 1.2),并发布了第一张二维

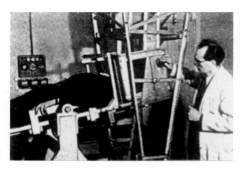

图 1.1　1946 年 Karl Theodore Dussik 和第一台医用超声设备。(引自 Frentzel-Beyme B. Vom Echolot zur Farbdopplersonographie. *Der Radiologe*. 2005;45(4):363-370.)

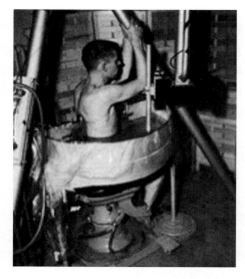

图 1.2　20 世纪 50 年代的水浸式超声机。(引自 Hagen-Ansert SL. *Textbook of Diagnostic Sonography*. 7th ed. St Louis:Mosby;2011.)

超声图像。Ian Donald 在产科和妇科超声研究方面做出了重大贡献。20 世纪 50 年代初,Inge Edler 和 Carl Hellmuth Hertz 研究心脏超声并建立了超声心动图领域。除了美国和欧洲的研究先驱以外,日本医生 Shigeo Satomura 首次使用多普勒超声研究心脏瓣膜的运动[3]。

20 世纪 60 年代和 70 年代,超声技术的进步加速了这一领域的发展。早期的超声检测仪使用打开快门摄影技术来捕捉屏幕图像。移动结构的多个静态图像被捕获后按顺序显示,试图描绘结构的运动情况。1965 年,Siemens 发布了第一台实时超声扫描仪 Vidoson,它每秒可以显示 15 幅图像。在接下来的 10 年里,Vidoson 很快被纳入产科护理,并成为评估孕妇的标准组成部分。20 世纪 70 年代早期,随着相控阵传感器的发展,扇区扫描成为可能,从而使超声心动图成为一个独立的领域[3]。

20 世纪 70 年代和 80 年代,随着更复杂的传感器的开发,以及图像质量的提高,超声技术继续快速发展。继"早期使用者",即放射学、心脏病学和妇产科之后,超声开始用于急诊监护,它标志着床旁即时超声时代的开始[3]。首次可以通过便携式超声仪在床旁快速诊断威胁生命的情况。20 世纪 70 年代,一线医生,尤其是外科医生和急诊科医生,开始使用超声评估创伤患者。20 世纪 90 年代早期,开创了创伤超声重点评估,即 FAST(Focused Assessment with Sonography in Trauma)检查[4-6]。在 20 世纪 90 年代末,FAST 检查被纳入高级创伤生命支持(Advanced Trauma Life Support, ATLS)指南[7,8]。从 20 世纪 70 年代在欧洲的早期描述至 20 世纪 90 年代在美国被并入 ATLS 指南,FAST 检查为定义床旁即时超声应用开创了先例,并推动其应用于临床常规检查中。

自 20 世纪 90 年代以来,床旁即时超声几乎已经成为各个学科实践的一部分。20 世纪 90 年代,除了定义特定的床旁即时超声

应用（如 FAST 检查）外，常规的医学超声检查开始广泛地应用于许多医学专业。长期以来，肺的疾病很少用超声做出诊断，在 20 世纪 80 年代，肺的超声伪影开始被描述。法国重症医生 Daniel Lichtenstein 整理了肺超声伪影与肺脏病理变化的相关性，开创了肺部超声领域[9]。尽管肺超声最初是由重症医生用来评估危重病人的，但肺超声广泛适用于任何有肺部症状的患者，比胸片更准确，并且任何接受过适当培训的医务人员均可以操作[10]。

超声另一个广泛的应用是床旁有创操作的引导。自 20 世纪 90 年代以来，多项研究表明，在超声指导下进行有创操作，特别是中心静脉置管术，可减少并发症，提高操作成功率[11,12]。来自多个专业协会和患者安全组织的最新指南建议所有操作者在超声指导下进行颈内中心静脉置管术。

到 21 世纪，超声技术得到了飞速发展，三维超声用于选择性诊断；不过二维超声仍然是大多数疾病的诊断标准。在 21 世纪期间，更重要的变化是超声机的尺寸不断缩小和价格降低。超声设备的便携性的提高及价格的可负担性使得各学科对超声的使用呈指数级增长。随后，许多专业协会制定了床旁即时超声的实践指南，包括美国医学超声学会（American Institute of Ultrasound in Medicine，AIUM）、美国急诊医师学会（American College of Emergency Physicians，ACEP）、美国胸科医师学会（American College of Chest Physicians，ACCP）和美国超声心动图学会（American Society of Echocardiography，ASE）。此外，影像和各学科专业协会已经建立了共同的超声指南，例如由美国放射学会（American College of Radiology，ACR）、美国妇产科学会（American College of Obstetricians and Gynecologists，ACOG）、AIUM 和超声放射学家协会（Society of Radiologists in Ultrasound，SRU）合作制定的产科超声指南。另一个是 ACEP 和 ASE 两个学会发表

的急救心脏超声指南[13,14]。同时各学科专业陆续制定了特定的超声指南，例如美国临床内分泌学家协会关于甲状腺超声的指南，它为内分泌医师提供了甲状腺和颈部超声的金标准[15]。

21 世纪初，医学教育工作者认识到教授超声基础知识的重要性，并开始探索如何在医学生、住院医生及其同事的课程中引入超声培训。美国毕业后医学教育鉴定委员会（Accreditation Council for Graduate Medical Education，ACGME）开始制定美国住院医师和低年资医师学习教程，包括基础超声教育，如一般重症超声、超声引导下胸腔穿刺术和中心静脉置管术的培训已成为呼吸/重症医师的必修课。全世界许多医学院已经开始将超声基础和实践与解剖学和体格检查课程相结合[16-19]。因此，新一代的医生将更加熟练地应用床旁即时超声，并将床旁即时超声作为临床诊断的常规检查。几代人的贡献确立了超声作为诊断和操作中宝贵的床旁工具，下一代将通过研究如何最好地将床旁即时超声结合到患者护理算法中及其对医疗预后、成本效益和患者体验的影响，进一步推动该领域的发展。

关键问题

床旁即时超声检查在几个方面不同于全面超声检查。床旁即时超声检查通常用于急性的、潜在危及生命的情况，可以加速患者的治疗。床旁即时超声检查是在床旁对单个或几个器官进行专门的检查，以回答特定的临床问题。相比之下，全身综合超声诊断检查可评估某个器官或系统的所有相关的解剖结构。综合超声检查的排序、执行、演绎和报告的工作流程通常需要几个小时，而床旁即时超声检查的获取和报告只需要几分钟，从而提供实时临床信息来指导决策[20]。

提高床旁即时超声检查的效率和质量

的关键因素包括优化操作者培训、患者因素和超声设备特性。

临床应用

床旁即时超声检查的目的是通过重点、目标导向性的检查回答特定的问题,用来评估全身大部分的系统(图 1.3)。一般来说,它们的目标是"纳入"或"排除"一个特定的情况或回答一个"是/否"的问题。临床应用可以分类如下:

- 操作指导:研究证实超声引导可以减少有创操作的并发症并提高其成功率。常规在超声引导下进行的操作包括血管穿刺、胸腔穿刺术、穿刺术、腰椎穿刺、关节穿刺术和心包穿刺术。
- 诊断:根据患者的体征和症状,超声检查可以缩小鉴别诊断并指导治疗或进行其他检查,特别是在紧急或急诊情况下。重点超声检查通常用于评估肺、心脏、胆囊、主动脉、肾脏、膀胱、妊娠子宫、关节和下肢静脉(图 1.3)。
- 监测:系列超声检查可以监测患者的情况或干预的治疗效果,而不会使患者暴露在电离辐射或静脉造影剂下。常见的应用包括监测液体复苏过程中下腔静脉的扩张和塌陷,监测左心室收缩对肌力调节药物的反应,以及监测气胸或肺炎的吸收或恶化。

- 复苏:在心脏停搏的复苏过程中,使用超声检查是独特的,但未得到充分应用。床旁超声可以通过快速评估气胸、心脏压塞或大面积肺栓塞来指导紧急干预。此外,超声可以用来评估心脏活动,以帮助指导心脏停搏的预后。当观察到心脏停顿或心腔内凝血时,允许操作者停止无效的干预,而轻微或微弱的心脏收缩通常证明应该继续复苏。
- 筛查:超声筛查潜在的优势是无创伤和避免电离辐射。虽然已有报道显示床旁即时超声可用于腹主动脉瘤或无症状左心室功能障碍的筛查,但由于要权衡早期发现的益处与假阳性结果导致不必要的检查和操作的危害,超声筛查方面更广泛的应用发展缓慢[21-23]。

操作者的培训

根据操作者获取和超声检查的复杂性,床旁即时超声的培训量也有所不同。既往有运用超声经验有助于学习新的应用。根据操作者的执业范围,掌握床旁即时超声技能所需的培训将有所不同;例如,风湿科医生可能精通骨骼肌肉超声,但不需要精通心脏或腹部超声,而重症医生正好相反。尽管来自已发表研究的超声教育方案有所不同,但研究者普遍认为培训必须包括亲自动手

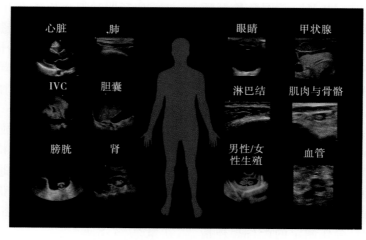

图 1.3　床旁即时超声的常见诊断应用。IVC,下腔静脉

的图像采集和有重点的结果解读。目前的研究为获得练习特定类型考试所需技能的平均实践考试次数提供了一般指导,如新手进行重点心脏超声检查 20～30 次,才能达到"可以接受"的水平[24]。尽管少量的考核仍然是获得某些资质所必需的,但未来医生应该专注于以资质为基础的教育,资质是通过完成特定典型案例决定而不是完成预定数量的检查来决定的。

患者因素

当给患者检查时,身体状态、体位和急性疾病是重要的注意事项。与普通放射平片扫描相似,超声可被脂肪组织减弱,而且在病态肥胖患者穿透受限。较低频率的超声可以穿透深层组织,然而会产生低分辨力的图像。体位可以限制超声检查,例如对于无法左侧卧位的患者,通常无法获取心尖超声图像。同样,当患者无法坐直时,操作者通常需要调整自己的位置以评估胸腔积液并进行胸腔穿刺术。相反,由于声波在液体中的传播,腹水和胸腔积液改善了深部器官的可视化。

超声设备

早期床旁即时超声的操作者经常面临使用大型全平台超声机的问题,对功能和控制的不熟悉构成了使用障碍。幸运的是,各种各样的便携式超声机现已面市,它们是专门为即时医疗服务而设计的,优先考虑使用的方便性。这些机器从袖珍设备到笔记本电脑式机器不等。最近,大量手持式和袖珍型设备进入了市场,并被个人购买为个人设备。因此,超声机的可及性是最常见的使用床旁即时超声的障碍,这一问题可能很快就会得到解决[25,26]。

便携式超声仪体积的缩小有一定的局限性:屏幕尺寸小,探头选择有限,成像模式少,用于优化图像的可调参数很少。但是,为了克服这些已知的局限性,正在制造新的袖珍设备,它们可以在床旁执行绝大多数常见的诊断应用。由于某些检查可能使用多种探头类型,而其他检查则可能仅需要使用一种探头类型,因此探头的可用性是一个重要的考虑因素;例如曲线或相控阵探头可以用来评估腹部,但只有相控阵探头可以用来评估心脏。

展望

在过去的 20 年里,床旁即时超声的应用迅速蔓延。我们预计,在未来 10 年里几乎所有的医务人员,包括护士、高级护理人员和医生,都将把床旁即时超声应用于临床实践中(图 1.4)。全世界医疗保健系统正在努力

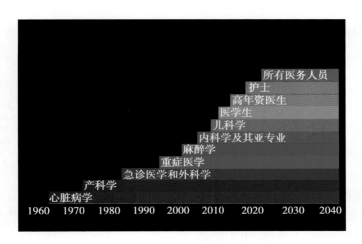

图 1.4　床旁即时超声在医学专业中的整合

提供高质量的、具有成效的医疗服务。床旁即时超声通过减少操作并发症、加速治疗、减少辅助检查的花费、减少成像电离辐射，可以为实现上述目标作贡献。完成这些目标可以进一步实现改善患者体验和医疗预后的终极目标。

21 世纪的头 10 年描述了多系统的床旁即时超声治疗方案，如 RUSH（用于休克和低血压的快速超声检查）、FATE（聚焦评估的经胸超声检查）和 CLUE（有限心脏超声检查），目前这些方案都没有被广泛接受为治疗标准。

复习题

1. 谁被认为是第一个使用超声进行医学诊断的人？

A. John Julian Wild

B. Carl Hellmuth Hertz

C. Sigeo Satomura

D. Karl Theodore Dussik

答案：D。20 世纪 30 年代，几位医生和科学家同时竞相成为第一个把超声用于医学的人。奥地利精神病学家和神经学家 Kark Theodore Dussik 被认为是第一个使用超声进行医学诊断的人。1942 年，他试图将超声用于大脑结构和颅内肿瘤成像。John Julian Wild 是一位外科医生，他描述了正常组织和癌症组织在外观上的不同。Carl Hellmuth Hertz 与 Inge Edler 合作，开创了超声心动图领域。Sigeo Satomura 是第一位在心脏瓣膜运动研究中使用多普勒超声的医生。

2. 哪种检查方案是 20 世纪 90 年代第一个被认为是治疗标准的多系统床旁即时超声检查？

A. RUSH

B. FATE

C. FAST

D. CLUE

答案：C。虽然外科医生和急诊科医生在 20 世纪 70 年代就开始用超声评估创伤患者，但 FAST 检查，或称创伤超声重点评估，是在 20 世纪 90 年代开创的，并成为第一个床旁即时超声检查标准，用于快速检测创伤患者危及生命的情况。随后在

参考文献

1. Cardenas E. Emergency medicine ultrasound policies and reimbursement guidelines. *Emerg Med Clin North Am.* 2004;22(3):829–838, x–xi.

2. Woo J. *A Short History of the Development of Ultrasound in Obstetrics and Gynecology.* http://www.ob-ultrasound.net/history1.html. Accessed March 18, 2015.

3. Newman PG, Rozycki GS. The history of ultrasound. *Surg Clin North Am.* 1998;78(2):179–195.

4. Eckel H. Sonography in emergency diagnosis of the abdomen [author's trans.]. *Rontgenblatter.* 1980;33(5):244–248.

5. Plummer D. Principles of emergency ultrasound and echocardiography. *Ann Emerg Med.* 1989;18(12):1291–1297.

6. Jehle D, Guarino J, Karamanoukian H. Emergency department ultrasound in the evaluation of blunt abdominal trauma. *Am J Emerg Med.* 1993;11(4):342–346.

7. Han DC, Rozycki GS, Schmidt JA, et al. Ultrasound training during ATLS: an early start for surgical interns. *J Trauma.* 1996;41(2):208–213.

8. Rozycki GS. Surgeon-performed ultrasound: its use in clinical practice. *Ann Surg.* 1998;228(1):16–28.

9. Lichtenstein D. *L'échographie générale en reanimation.* Springer-Verlag: Germany.

10. Xirouchaki N, Magkanas E, Vaporidi K, et al. Lung ultrasound in critically ill patients: comparison with bedside chest radiography. *Intensive Care Med.* 2011;37(9):1488–1493.

11. Weiner MM, Geldard P, Mittnacht AJ. Ultrasound-guided vascular access: a comprehensive review. *J Cardiothorac Vasc Anesth.* 2013;27(2):345–360.

12. Wu SY, Ling Q, Cao LH, et al. Real-time two-dimensional ultrasound guidance for central venous cannulation: a meta-analysis. *Anesthesiology.* 2013;118(2):361–375.

13. *ACR-ACOG-AIUM-SRU practice guideline for the performance of obstetrical ultrasound.* http://www.acr.org/~/media/ACR/Documents/PGTS/guidelines/US_Obstetrical.pdf; (revised 2018).

14. Labovitz AJ, Noble VE, Bierig M, et al. Focused cardiac ultrasound in the emergent setting: a consensus statement of the American Society of Echocardiography and American College of Emergency Physicians. *J Am Soc Echocardiogr.* 2010;23(12):1225–1230.

15. *Endocrine Certification in Neck Ultrasound Candidate Handbook and Application.* American Association of Clinical Endocrinologists. https://www.aace.com/files/ecnu-candidatehandbook.pdf. Accessed March 18, 2015.

16. Rao S, van Holsbeeck L, Musial JL, et al. A pilot

study of comprehensive ultrasound education at the Wayne State University School of Medicine: a pioneer year review. *J Ultrasound Med.* 2008;27(5):745-749.

17. Hoppmann RA, Rao VV, Poston MB, et al. An integrated ultrasound curriculum (iUSC) for medical students: 4-year experience. *Crit Ultrasound J.* 2011;3(1):1-12.

18. Bahner DP, Royall NA. Advanced ultrasound training for fourth-year medical students: a novel training program at the Ohio State University College of Medicine. *Acad Med.* 2013;88(2):206-213.

19. Bahner DP, Adkins EJ, Hughes D, et al. Integrated medical school ultrasound: development of an ultrasound vertical curriculum. *Crit Ultrasound J.* 2013;5(1):6.

20. Kory PD, Pellecchia CM, Shiloh AL, et al. Accuracy of ultrasonography performed by critical care physicians for the diagnosis of DVT. *Chest.* 2011;139:538-554.

21. Frederiksen CA, Juhl-Olsen P, Andersen NH, et al. Assessment of cardiac pathology by point-of-care ultrasonography performed by a novice examiner is comparable to the gold standard. *Scand J Trauma Resusc Emerg Med.* 2013;21:87.

22. Martin LD, Mathews S, Ziegelstein RC, et al. Prevalence of asymptomatic left ventricular systolic dysfunction in at-risk medical inpatients. *Am J Med.* 2013;126(1):68-73.

23. Nguyen AT, Hill GB, Versteeg MP, et al. Novices may be trained to screen for abdominal aortic aneurysms using ultrasound. *Cardiovasc Ultrasound.* 2013;11(1):42.

24. Spencer KT, Kimura BJ, Korcarz CE, et al. Focused cardiac ultrasound: recommendations from the American Society of Echocardiography. *J Am Soc Echocardiogr.* 2013;26(6):567-581.

25. Buchanan MS, Backlund B, Liao MM, et al. Use of ultrasound guidance for central venous catheter placement: survey from the American Board of Emergency Medicine Longitudinal Study of Emergency Physicians. *Acad Emerg Med.* 2014;21(4):416-421.

26. Soni NJ, Reyes LF, Keyt H, et al. Use of ultrasound guidance for central venous catheterization: a national survey of intensivists and hospitalists. *J Crit Care.* 2016;36:277-283.

第2章

超声物理与模式

Michael Mayette ■ Paul K. Mohabir

余志中 译 ■ 张建成 校

关键点

- 超声利用声波显示内脏,而平片摄影与计算机断层扫描技术是利用电离辐射原理。
- 高频探头产生更高分辨力的图像,但穿透深度较低;低频探头产生的图像分辨力较低,但穿透深度更深。
- 床旁即时超声最常用的成像模式是 B 型模式或二维模式。M 型超声和多普勒超声也可用于特定用途。

背景

20 世纪 40 年代末,超声开始被用于医学诊断,但超声物理学的历史可以追溯到古希腊时期。公元前 6 世纪,Pythagoras 通过研究弦乐器的和声来描述声波的独有特性。到了 18 世纪末,Lazzaro Spallanzani 在蝙蝠回声定位研究的基础上,对声波物理有了更深入的了解。Pierre 和 Jacques Curie 于 1880 年描述了某些材料的压电特性,这是超声领域发展最重要的里程碑之一[1]。其他许多里程碑的事件都继续加深了我们对超声物理特性的理解,如 Fessenden 和 Langevin 在泰坦尼克号沉没后发明了声呐,Watson-Watt 发明了雷达。20 世纪 40 年代末,由美国的 George Ludwig 和 John Wild 及欧洲的 Karl Theodore Dussik 将超声引入医学领域[2-4]。

尽管技术的进步已经改善了超声设备和图像质量,但现代超声机仍然依附于几个世纪以来相同的原始物理原理。了解超声物理原理有助于正确获取和解释图像。本章回顾了超声物理和成像模式的基本原理。

原理

声波是由压电材料发射的,压电材料通常是合成陶瓷材料(锆钛酸铅),它包含在超声探头中。当快速交变电压作用于压电材料时,材料会在机械应变中产生相应的振荡。当这种材料迅速膨胀和收缩时,相邻材料产生振动并产生声波。压电材料的机械性能决定了产生的声波频率范围。声波通过压缩和扩大粒子间隙在介质中传播(图2.1)。这种将电信号应用于压电材料而产生机械应变的过程称为逆压电效应。与之相反的过程,从压电材料的机械应变产生电信号,称为正压电效应。探头通过逆压电效应产生超声,反射的声波或回声由同一探头接收,并通过正压电效应转换为电信号。最后由计算机处理器对电信号进行分析,根据接收到的信号的幅度,在屏幕上显示灰阶图像。超声的关键参数包括频率、波长、速度、功率和强度[5]。

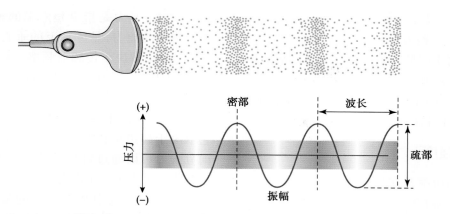

图 2.1　**声波特性**。声波是通过产生密部和疏部而在介质中传播的机械波,与微粒的高密度区和低密度区相对应。振幅是波峰和波谷之间压力变化的幅度,代表声波的"强度"。波长是相邻密部与疏部之间的距离,它取决于声波频率和在特定组织中的传播速度

频率和波长

超声是指频率高于人类正常听力范围(>20kHz)的声波。医学超声检查的频率通常在 1~15MHz。频率(f)是每秒声波循环的次数,又称赫兹(Hz);根据公式:$f = c/\lambda$,它与波长(λ)成反比,与给定组织中声音的传播速度(c)成正比。频率由压电晶体的特性决定,而传播速度则由组织的密度和硬度决定。超声在组织中的平均传播速度为

1 540m/s。超声的两个重要考量参数是穿透深度和图像的分辨力或清晰度;后者通常是由使用的超声波长来衡量的。例如,当使用 1mm 波长时,探测小于 1mm 的尺度时图像会显得模糊。波长较短的超声具有更高的频率,产生更高分辨力的图像,但穿透深度较浅。相反,波长较长的超声频率较低,产生的图像分辨力较低,但穿透深度较深。特定的生物组织的频率、分辨力和穿透力之间的关系如图 2.2 所示。在选择合适的探头频

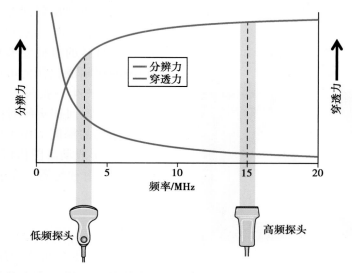

图 2.2　**频率、穿透力和分辨力的关系**。高频超声产生更高分辨力的图像,但穿透不深。低频超声产生的图像分辨力较低,但穿透深度较深

率时,最大限度地提高轴向分辨力,同时保持足够的穿透力是一个关键因素。更高的频率被用于线阵探头,以可视化超常结构,最常见的是血管系统,软组织和关节。较低的频率用于凸阵和相控阵探头,以显示胸部、腹部和骨盆的深层结构。

功率与强度

平均功率是在指定时间内入射到组织上的总能量(W)。强度是单位面积的功率大小(W/cm^2)。超声的强度决定了在组织中产生的热量。只要使用制造商推荐的设置,在诊断性超声成像中发热通常是不显著的。然而,发热在超声治疗应用中很重要,例如碎石术(见下文"安全性")。

分辨力

图像分辨力分为轴向、横向、侧向和时间4个组成部分(图2.3)。

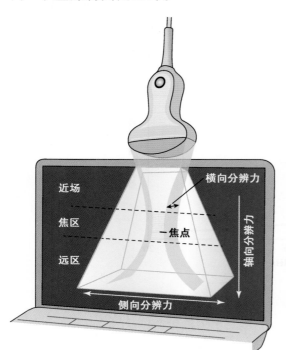

图2.3　分辨力类型。 与超声束和显示有关的轴向、横向和侧向图像分辨力

轴向分辨力是指沿超声束的轴线区分两个物体的能力,是屏幕上的垂直分辨力。轴向分辨力取决于传感器频率。频率越高,图像的轴向分辨力越好,但频率越高,穿透力越浅。侧向分辨力或水平分辨力是指在超声束的垂直方向上区分两个物体的能力,它取决于超声束在给定深度处的宽度。侧向分辨力可以通过将目标结构放置在超声束的焦区来优化。超声束具有弯曲的形状,焦点区是超声束中强度最高的最窄部分。由于超声束的发散和散射增加,侧向分辨力随着结构成像加深而降低。横向分辨力是探头的一个固定属性,它指的是高度或厚度范围内超声束能够分辨物体的能力。发射和接收超声的单个锆钛酸铅晶体的数量以及它们的灵敏度会影响图像的整体分辨力。时间分辨力是指运动结构的清晰度或分辨力。(有关图像分辨力的更多详细信息,请参阅第3章。)

超声图像的生成

根据组织的不同物理特性,声波被组织反射、折射、散射、传输和吸收(图2.4)。超声图像是由声波反射回探头产生的。探头接收并记录返回声波的强度。具体地说,探头的压电材料的机械变形会产生与这些返回声波的振幅成比例的电脉冲。电脉冲汇聚在屏幕上产生一张灰阶点图,成为超声图像。由回声返回探头的时间延迟确定超声束轴线结构的深度。探头反复发射和接收声波,从而形成动态图像(图2.5)。声波在组织中的反射和传播取决于两个重要参数:声阻抗和衰减。

声阻抗

传播速度是声波在组织中的传播速度,它随组织的物理性质而变化。声阻抗是声波在组织中传播的阻力,由特定组织中的质量密度和声波速度决定,是组织的固定属性

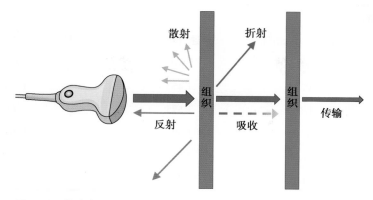

图 2.4　超声与组织的相互作用。超声在组织界面反射、折射、散射、传输和吸收

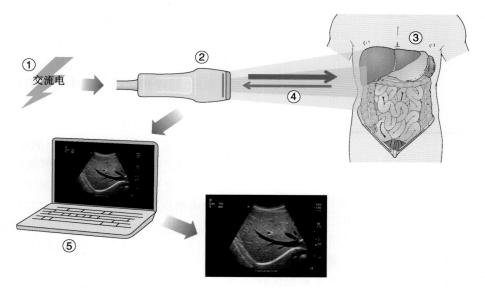

图 2.5　超声图像的生成。①在压电元件上施加振荡电压。②压电元件迅速振动，产生声波。③超声穿透组织。④回声（反射声波）返回探头。⑤回声被转换成电信号，然后被处理成灰阶图像

（表 2.1）。声阻抗的差异决定了声波在交界处的反射性。声阻抗的差异越大，声波的反射越强。例如，由于空气和人体组织之间的声阻抗存在较大差异，声波在空气-组织界面的各个方向反射或散射。空气-组织界面上声波的聚集解释了为什么需要液体介质（最常见的是凝胶）来密封传感器和皮肤表面之间的界面，以便声波进入人体组织。由于只有 1% 的声波被反射回探头，所以超声机的校准依赖于声阻抗的微小差异。大多数声波（99%）被散射、折射或吸收，不会返回到探头。

衰减

当声波在组织中传播时存在能量损失，称之为衰减。衰减是由于声波的吸收、折射和散射引起的，并取决于组织的衰减系数、声波的频率和传播距离[9]。每种类型的组织都有一个固有的衰减系数（表 2.2）。吸收是衰减的最重要原因，是指声波能量以热量的形式传递到组织中。产热是超声检查的一个重要安全考虑因素（见下文"安全性"）[10]。

表 2.1　不同组织的声阻抗[6-8]

组织或材料	密度/（g/cm³）	声速/（m/s）	声阻抗/{[kg/(s·m²)]×10⁶}
空气	0.001 225	340	0.000 4
脂肪	0.95	1 450	1.38
血液	1.055	1 575	1.66
肝脏	1.06	1 590	1.69
骨骼	1.9	4 080	7.75
金属（如钛）	4.5	5 090	22.9

表 2.2　不同材料的衰减系数

组织或材料	衰减系数/（dB/cm/MHz）
水	0.002 2
血液	0.15
软组织	0.75
空气	7.50
骨	15.00

吸收也是超声穿透深度的最重要决定因素。高频声波更容易被吸收，因此穿透比低频声波浅。折射是衰减的第二个原因，主要指组织内能量的反射、折射和散射。折射会导致回声振幅减小，尤其是当组织间观察界面不垂直于声束时。散射是指超声束的强度随着声束的加宽和固定数量的声能在更宽的区域传播而损失。通过增加增益或在后处理中放大信号，可以尝试克服衰减。然而，增加增益同时影响信号和噪声。调整增益只会操纵计算机生成的图像，不会改善信号质量。

模式

不同的超声成像模式可以评估同一结构的不同特征。这里我们讨论以下几种成像模式：二维或亮度模式（B 型）；运动模式（M 型）；多普勒模式（D 型）。

二维模式

大多数诊断超声成像是使用二维模式进行的，这是大多数超声设备的默认模式。这种模式也被称为 B 型或亮度模式，因为观测到的结构的回声或"亮度"取决于反射信号的强度。传播所有声波且不反射任何信号的结构被描述为无回声，显示为黑色。含有血液、胆汁和尿液等液体的结构通常会出现无回声。与周围结构相比，反射声波相对较少的结构被描述为低回声，例如相对于肝脏的肾皮质。反射声波类似于周围结构，表现为等回声。低回声和等回声结构均呈灰色阴影，常见于实体器官、软组织和肌肉。高回声结构反射大多数声波，在超声上呈亮白色。钙化、致密或纤维状结构，如膈肌或心包，都呈高回声。一些高回声的结构，如骨骼，由于声波的几乎全反射而产生声影，并且常常妨碍远端结构的观察。图 2.6 所示为右上腹部不同的组织回声。

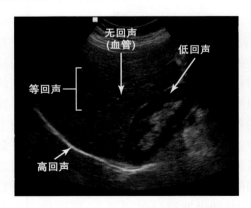

图 2.6　组织回声。右上腹二维超声图像显示正常肝实质为等回声、肝内血管无回声、肾皮质较肝实质低回声、膈肌高回声

M 型模式

M 型模式,或运动模式,是一种较老的成像模式,但至今仍常被用于分析结构的运动[11]。在获取二维图像时,沿二维图像上的一条直线应用 M 型模式光标。沿光标线发射一个单轴声束,并绘制沿该线的所有组织的运动。用来评估空腔的尺寸或结构的运动。M 型模式通常用于整个心动周期中测量心腔的大小或心脏瓣膜的运动(图 2.7)。其他常见的应用包括测量下腔静脉的呼吸变异以及探测肺胸膜交界以判断气胸。

多普勒成像

多普勒效应是由于声源和观察者之间的相对运动而引起的声波频率的偏移[12]。在超声检查中,探头是声波的主要来源,同时也是回声的观察者。组织的运动,最常见的是血液流动,产生声波回传频率的变化。流向探头的血流回声频率更高,而远离探头的血流回声频率偏低(图 2.8)。发射和接收声波之间的频率变化称为多普勒频移[13]。决定多普勒频移量的变量有:

1. 超声束频率;
2. 血流速度;
3. 入射角。

多普勒方程式为:多普勒频移 = [2×超声束频率×血流速度×COS(入射角)]/超声在组织中的传播速度

在多普勒方程式中,入射角,即超声束与测量血流方向之间的夹角至关重要(图 2.9)。多普勒频移可通过增加超声束频率、增加血流速度或减小入射角度来增加。多普勒方程式中使用了入射角的相关因子,以

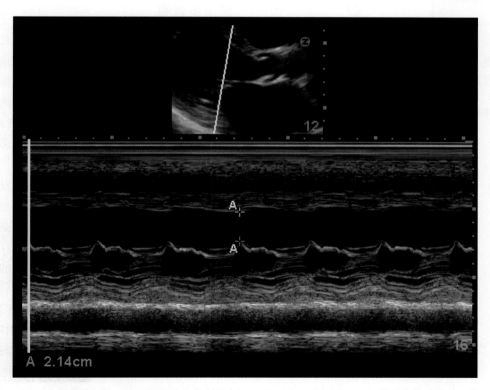

图 2.7　M 型超声。上图为胸骨旁长轴视图,显示一个二维图像,M 型模式光标放在二尖瓣前叶尖端。下图显示了二尖瓣随时间向室间隔的运动。在此测量舒张早期前叶与室间隔的分离,>9mm 时异常(详见第 15 章)

便更好地评估速度。当超声束与血流方向垂直时，无法测量多普勒频移。理想情况下，超声束应与血流方向平行，但实际中常采用 0°到 60°之间的近平行入射角。使超声束迎向血流方向倾斜会导致正多普勒频移，而使超声束顺从血流方向会导致负多普勒频移（图 2.10）。

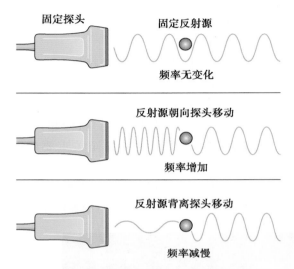

图 2.8　多普勒频移。声波的声源或反射源相互靠近会导致声波频率增加（正多普勒频移），而声源或反射源彼此分离会导致声波频率降低（负多普勒频移）

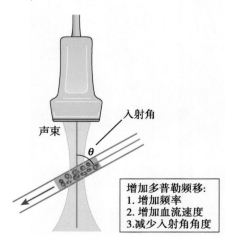

图 2.9　多普勒探查。入射角是超声束与流动方向之间的角度。操作者可以通过增加声波频率或减小入射角来增加多普勒频移

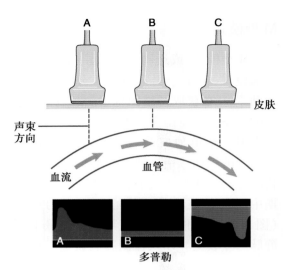

图 2.10　超声束方向与多普勒频移。（A）超声束迎向血流方向会产生正的多普勒频移。（B）当超声束垂直于血流方向时，不会产生多普勒频移。（C）超声束顺从血流方向会导致负多普勒频移

频谱多普勒

用速度（y 轴）随时间（x 轴）的变化来绘制多普勒效应图形的方式，称之为频谱多普勒。根据惯例，基线以上显示的频率偏移表示朝向探头的速度，基线以下表示远离探头的速度。频谱多普勒可以对速度进行定量评估，并分为脉冲波多普勒和连续波多普勒（图 2.11）。

脉冲多普勒是指以脉冲的方式发射声波，可在特定深度测量多普勒频移。当向组织内发射一个脉冲信号后，超声探头必须等待声波返回后才能发射下一个脉冲。这种向组织发射一个声波然后捕捉回声的循环过程被快速重复，其重复频率被称为脉冲重复频率（pulse repetition frequency，PRF）。理想状态下，应使用尽可能最大的 PRF。然而，最大 PRF 取决于声波传输时间，而后者受限于组织深度。更深的深度需要更长的时间等待声波回传，在出现模糊的信号或者混叠之前就已经限制了最大 PRF。当混叠出现时，真实的速度和矢量方向无法确定。

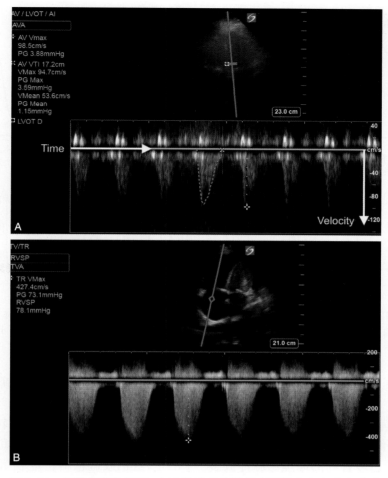

图 2.11　频谱多普勒超声。（A）脉冲多普勒超声测量左心室流出道血流。（B）连续波多普勒超声测量三尖瓣反流

在混叠发生前，能够测量多普勒频率或速度的最大极限称为尼奎斯特极限。尼奎斯特极限为最大 PRF 的一半，因为至少在每个波长取样两次才能可靠地评估速度和方向（图2.12）[14]。尼奎斯特极限的重要性可以以严重主动脉瓣狭窄为例。主动脉瓣是一个相对较深的结构，限制了 PRF，造成精确测量严重主动脉瓣狭窄的高速血流变得困难。避免混叠的技术包括最大化 PRF 来提高尼奎斯特极限，移动基线以在特定方向增加尼奎斯特极限，减低图像深度，选择较低频率的探头，或者切换到连续多普勒。脉冲多普勒空间精度良好，同时受周围结构干扰较少。由于尼奎斯特极限，它的主要缺点是易

受混叠影响。

　　与空间精确的脉冲多普勒成像不同，连续波多普勒测量沿整个超声束的血流速度。该技术依靠两组不同的压电晶体连续发射和接收信号；因此，没有 PRF 或尼奎斯特极限，也不会出现混叠。连续波多普勒最常用于测量脉冲多普勒不能精确测量的高流速，如严重的主动脉瓣狭窄。连续波多普勒的主要局限性是无法测量特定深度的速度，因为接收的是超声束路径上所有组织的多普勒信号。在脉冲和连续波多普勒成像中，测量精度取决于信号质量，信号质量决定了用于量化速度的波谱峰值和曲线的视觉清晰度。

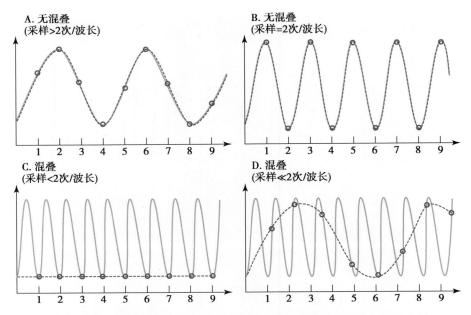

图 2.12 混叠。（A 和 B）当采样（红色圆圈）为每一个波长（蓝线）至少两次时，可以可靠地再现和分析信号（红色虚线）。（C 和 D）当每个波长的采样少于两次（高于奈奎斯特极限）时，无法获得可靠的信号，从而导致混叠

彩色多普勒

彩色多普勒图像显示彩色编码图来表示二维超声图像上的多普勒偏移（图 2.13；视频 2.1）。彩色多普勒的原理与脉冲波多普勒相同，但可以从多个小区域获得较短的脉冲来构建彩色编码图。当速度超过奈奎斯特极限时，由于无法可靠地确定流动方向，像素显示为马赛克颜色图案（蓝色、红色和白色）。在彩色血流多普勒成像中，颜色对应于血流的速度和方向。传统上，蓝色代表远离探头的血流（波长较长），红色表示流向探头的血流（波长较短）。需要注意的是，红色或蓝色不特定表示动脉或静脉，因为颜色取决于相对于探头的流动方向（视频 2.2）。如果超声束垂直于血流方向，则无法检测到多普勒频移，从而导致模糊不清的红色和蓝色血流模式（图 2.14；视频 2.3）。

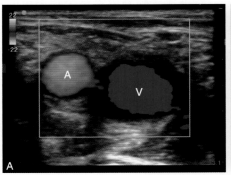
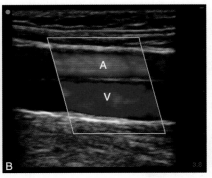

图 2.13 彩色多普勒超声。彩色多普勒显示血流的方向和速度。分别在横断面（A）和纵切面（B）视图显示动脉和静脉。使用传统的彩色血流图，流向探头的血流显示为红色，而离开探头的血流显示为蓝色

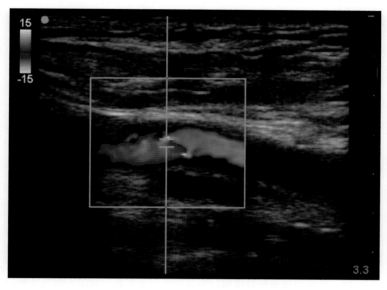

图 2.14　入射角和彩色多普勒。如果超声束垂直于血流方向，则无法检测到多普勒频移，从而产生模糊的红色和蓝色血流模式

能量多普勒

　　能量多普勒评估回声信号与彩色多普勒相似，但有其独特的特性[15]。能量多普勒仅分析回声的振幅（图 2.15；视频 2.4）。因此，能量多普勒被置于二维超声图像上，亮度水平与流量大小相关。检测血流的灵敏度是常规彩色多普勒的 3~5 倍。能量多普勒的两个重要局限性是：①没有给出有关血流方向的信息，限制了它在心脏成像中的应用；②图像更容易被周围软组织运动引起的伪影（称为闪烁伪像）影响。与彩色多普勒相比，能量

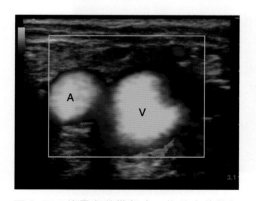

图 2.15　能量多普勒超声。能量多普勒超声是无方向性的，只显示血流的大小。股总动脉（A）和静脉（V）在短轴切面上显示。动脉和静脉都呈黄橙色

多普勒的两个优点是角度依赖性小和无混叠，因为它显示的是多普勒信号的综合功率，而不是平均频移。能量多普勒的实际应用包括用于低血流速度的组织，如关节或睾丸，或当血流方向不重要时，研究肿瘤血流[16]。

组织多普勒成像

　　组织多普勒成像（tissue Doppler imaging，TDI）是指利用多普勒超声测量肌肉的运动，最常见的是心肌。TDI 使用脉冲波或彩色血流多普勒来测量肌肉伸缩。与血流的高频、低振幅信号相比，心肌组织产生低频、高振幅信号。目前通常是利用心肌的特定节段脉冲多普勒（图 2.16）或心脏的彩色血流图获得组织多普勒图像。组织多普勒成像可以通过测量肌肉速度而不是腔内大小的变化从而更精确地评估左右心室的收缩和舒张功能。脉冲波 TDI 通过将多普勒取样门定位在二尖瓣环附近以测量二尖瓣环运动，用来评估左心室的纵向收缩和舒张功能。TDI 在区分主动运动和被动运动方面的能力有限。多普勒应变成像是一种新的成像方式，通过评估组织长度的相对变化，可以区分主动运动和被动运动。肌肉节段长度的部分变化，或变形，称为应变，用其基线长度变化的百分比表示（图 2.17；视频 2.5）。

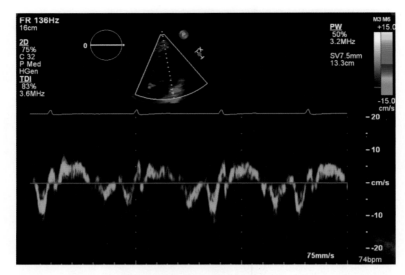

图 2.16　脉冲组织多普勒成像。用脉冲组织多普勒测量二尖瓣环外侧段的速度,评价左心室舒张功能和充盈压

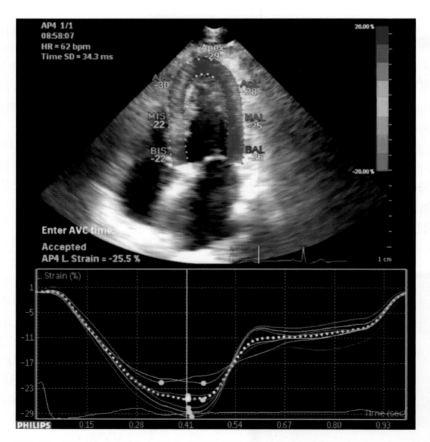

图 2.17　多普勒应变成像。图片上半部分显示了计算机跟踪左心室(LV)心肌形态的变化。图片下半部分显示整个心脏周期的纵向应变。在收缩期间,应变负值增加,在舒张期间,可以看到应变的 3 个离散阶段。最常见的临床应用是检测由于亚临床左心室收缩功能障碍导致的纵向应变降低,而左心室射血分数正常

安全性

超声成像被认为是一种非常安全的成像方式,但必须认识到它的局限性。当应用于组织时,强超声束可能会导致热损伤(产生热量)和非热损伤(空化)。目前的超声系统产生的强度范围为 $10\sim430mW/cm^2$,脉冲多普勒成像时,由于它的靶区聚焦作用而强度最高。美国医学超声学会最新推荐暴露强度 $<1W/cm^2$,这种强度下机体升温 $<1℃^{[17]}$。然而人体实际的升温是难以测量的。因为温度很快就会消散,尤其在灌注丰富的器官和血管,但如果某个焦点长时间暴露,理论上可以升温高达 $4℃^{[18]}$。由于这一理论风险,提倡"合理可行的最低限度"(As Low As Reasonably Achievable, ALARA)原则,尽可能最小化暴露于单个点的时间,这是最重要的可改变的危险因素[19]。在对敏感组织(如胎儿和眼睛)成像时,这些原则尤其重要。

为给操作人员提供一种评估超声潜在风险的简便方法,现代超声仪器显示两种参数:机械指数(mechanical index, MI)和热指数(thermal index, TI)。TI 又分为 TIs(软组织)、TIb(骨)和 TIc(颅骨)。MI 和 TI 都是计算得出的比率。TI 是指总发射声功率与组织温度升高 1℃所需的理论功率的比值,反映了超声束引起热损伤的风险。机械指数是负压峰值的比值,反映了超声束因空化作用造成组织损伤的风险。一般建议热指数低于 1.0,而产科超声检查低于 0.7,建议机械指数低于 0.7,对于充气结构和使用造影剂的情况则低于 $0.4^{[20,21]}$。

复习题

1. 当反射声波(回声)返回超声探头并产生电流时,这种现象的名称是什么?
   A. 逆电磁效应
   B. 正电磁效应
   C. 逆压电效应
   D. 正压电效应
   答案:D。正压电效应是机械能转化为电能,当回声返回传感器,使嵌入的晶体变形,并产生电流。对晶体施加电流以产生超声的相反现象被称为逆压电效应。压电晶体的这些物理性质最初描述于 19 世纪 80 年代,现代超声探头中最常见的压电晶体是锆钛酸铅。

2. 以下哪项是使用高频传感器的缺点?
   A. 热损伤风险增加
   B. 组织渗透浅
   C. 轴向分辨力降低
   D. 时间分辨力降低
   答案:B。与低频传感器相比,高频传感器产生的图像更清晰,分辨力更高,但穿透力较低。热损伤的风险是最小的诊断超声成像,并在床旁即时超声中没有相关报道。然而理论上,如果高强度超声束(如脉冲多普勒)长时间聚焦在敏感组织(如发育中的胎儿)的特定点上,则可能会发生损伤。

3. 在获取超声图像时,如何优化侧向分辨力?
   A. 在焦点区定位目标结构
   B. 递减深度
   C. 增加超声频率
   D. 增加压电晶体的数量
   答案:A。侧向或水平分辨力指的是分辨垂直于超声束的物体的能力;它可以通过将目标结构置于超声束的焦点区域来优化。减小深度或增加超声频率将提高轴向(或垂直)分辨力。增加压电晶体的数量将提高探头的固有特性,从而增加横向分辨力。

4. 连续波多普勒超声测量血流的主要缺点是什么?
   A. 无法分辨流向

B. 受周边结构移动的干扰

C. 与脉冲多普勒比较图像采集时间延长

D. 它在大多数便携式超声机上都不可用

答案:B。连续波多普勒可以测量超声束的流速和方向。由于不同晶体连续发射和接收超声,连续波多普勒对可测速度没有限制,但其主要缺点是特定深度的速度受超声束路径上所有运动结构的影响。脉冲波和连续波多普勒的图像采集时间相似,而且这两种模式在许多现代便携式超声机上都可用。

5. 哪个术语最能描述这种结构的超声回声(图 2.18)?

A. 高回声

B. 等回声

C. 低回声

D. 无回声

答案:D。流体填充结构可以自由传播声波,在超声成像中呈现黑色。这些结构看起来是消声的,或是"没有回声"。流体的低衰减系数有助于声波的传播。所有自由流动的液体,包括尿液、胆汁、血液和腹水,都是无回声的,超声无法区分。

6. 图 2.19 说明了哪种成像模式?

A. M 型

B. 频谱多普勒

C. 脉冲多普勒

D. 能量多普勒

答案:A。这张图片是 M 型超声的一个例子。M 型超声描绘了组织沿单轴束随时间的移动,并允许评估组织大小或距离的变化。常见的临床应用包括评估下腔静脉直径的呼吸变化(见图 2.19),以及收缩和舒张期心腔大小的测量。

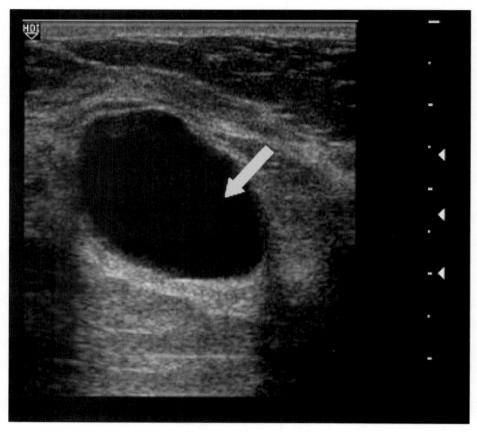

图 2. 18

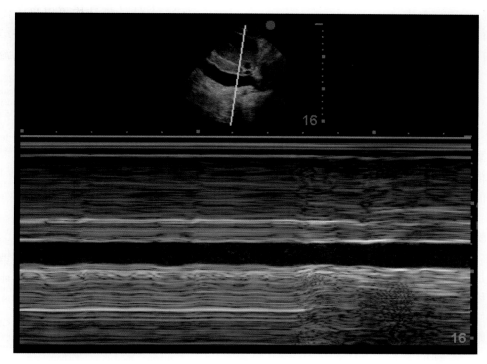

图 2.19

7. 以下哪项会增加多普勒频移幅度?
   A. 降低入射角
   B. 降低超声束的频率
   C. 降低血流速度
   D. 以上都不是

答案:A。多普勒频移表示由于声源和观察者之间的相对运动而引起的超声频率的变化。这是多普勒方程:多普勒频移 = [2×超声束频率×血流速度×COS(入射角)]/超声在组织中的传播速度。

超声束尽量平行排列,以减小入射角,这将增加多普勒频移的幅度。另外,增加超声束频率或血流速度,或降低超声在组织中的速度,是增加多普勒频移的其他方法。

8. 以下哪种成像方式可以检测到卵巢内的肿块?
   A. 组织多普勒
   B. M 型
   C. 能量多普勒
   D. 脉冲多普勒

答案:C。与彩色多普勒相比,能量多普勒在检测低流速方面具有更高的灵敏度,更适合于肿瘤或关节的血流评估。能量多普勒不能提供方向信息,而且可以在血流方向不重要时使用,如评估卵巢肿块。

9. 超声视频 2.6 说明了什么现象?
   A. 连接
   B. 空化
   C. 混叠
   D. 以上都不是

答案:C。在此心脏顶部五腔视图中,当血液流经左心室流出道时出现混叠现象。当彩色血流多普勒成像出现混叠时,血流会出现相反的方向。在这张图中,当血液流经左心室流出道时,血液方向是远离探头而去,在左上角的彩色血流标度上显示为蓝色。由于混叠,流出射流的中心部分显示为红橙色。混叠产生的原因是流速太高而采样不足,最终导致信号不明确。

10. 进行医学诊断超声时,可接受的热指数和机械指数是什么?

A. 小于 1

B. 小于 5

C. 小于 10

D. 小于 20

答案:A。热指数(TI)是总发射声功率与组织温度升高 1℃ 所需的理论功率的比值;它反映了超声束引起热损伤的风险。机械指数(MI)是负压峰值的比值,反映了超声束造成空化损伤组织的风险。将 TI 和 MI 保持在 1 以下通常被认为是安全的。虽然没有已知的主要与使用诊断超声有关的不良反应,但建议遵循"合理可行的最低限度"(ALARA)原则。

参考文献

1. Curie J, Curie P. Développement par compression de l'électricité polaire dans les cristaux hémièdres à faces inclinées. *Bull Soc Mineral Fr.* 1880;3:90–93.
2. Ludwig GD. The velocity of sound through tissues and the acoustic impedance of tissues. *J Acoust Soc Am.* 1950;22(6):862–866.
3. Wild JJ. The use of ultrasonic pulses for the measurement of biologic tissues and the detection of tissue density changes. *Surgery.* 1950;27(2):183–188.
4. Dussik KT, Fritch DJ, Kyriazidou M, et al. Measurements of articular tissues with ultrasound. *Am J Phys Med.* 1958;37(3):160–165.
5. Angelsen BA. *Waves, Signals and Signal Processing. Ultrasound Imaging.* Trondheim: Norway: Emantec; 2000.
6. Azhari H. *Appendix A: Typical Acoustic Properties of Tissues. Basics of Biomedical Ultrasound for Engineers.* Hoboken, NJ: John Wiley & Sons; 2010.
7. Duck FA. Propagation of sound through tissue. In: ter Haar G, Duck FA, eds. *The Safe Use of Ultrasound in Medical Diagnosis.* London: British Institute of Radiology; 2012:4–15.
8. Kaye GWC, Laby TH. *Tables of Physical & Chemical Constants.* http://www.kayelaby.npl.co.uk. Accessed December 30, 2012.
9. Ziskin MC. Fundamental physics of ultrasound and its propagation in tissue. *Radiographics.* 1993; 13(3):705–709.
10. Barnett SB, ter Haar GR, Ziskin MC, et al. International recommendations and guidelines for the safe use of diagnostic ultrasound in medicine. *Ultrasound Med Biol.* 2000;26(3):355–366.
11. Edler I, Hertz CH. The use of ultrasonic reflectoscope for the continuous recording of the movements of heart walls. *K Fysiogr Saellsks I Lund Förhand.* 1954;24(5):40–58.
12. Doppler CA. Über das farbige licht der Doppelsterne und einiger anderer Gestirne des Himmels. Abhandlungen der königl böhm. *Ges Wiss.* 1843; 2:465–482.
13. Evans DH, McDicken WN. *Doppler Ultrasound.* 2nd ed. New York: John Wiley and Sons; 2000.
14. Powis R, Schwartz R. *Practical Doppler Ultrasound for the Clinician.* Baltimore, MD: Williams & Wilkins; 1991.
15. Rubin JM, Bude RO, Carson PL, et al. Power doppler US: a potentially useful alternative to mean frequency-based color Doppler US. *Radiology.* 1994;190(3):853–856.
16. Hamper UM, DeJong MR, Caskey CI, et al. Power Doppler imaging: clinical experience and correlation with color Doppler US and other imaging modalities. *Radiographics.* 1997;17(2):499–513.
17. Fowlkes JB. American Institute of Ultrasound in Medicine consensus report on potential bioeffects of diagnostic ultrasound: executive summary. *J Ultrasound Med.* 2008;27(4):503–515.
18. O'Brien WD Jr. Ultrasound-biophysics mechanisms. *Prog Biophys Mol Biol.* 2007;93(1–3):212–255.
19. National Council on Radiation Protection Measurements (NCoRPM), Scientific Committee 46-3 on ALARA for Occupationally-Exposed Individuals in Clinical Radiology. *Implementation of the Principle of as Low as Reasonably Achievable (ALARA) for Medical and Dental Personnel: Recommendations of the National Council on Radiation Protection and Measurements.* Bethesda, MD: NCRP; 1990.
20. Fowlkes JB. American Institute of Ultrasound in Medicine consensus report on potential bioeffects of diagnostic ultrasound: executive summary. *J Ultrasound Med.* 2008;27:503–515.
21. *British Medical Ultrasound Society. Guidelines for the safe use of diagnostic ultrasound equipment.* Accessed in November 2017 https://www.bmus.org/static/uploads/resources/BMUS-Safety-Guidelines-2009-revision-FINAL-Nov-2009.pdf.

第 3 章

超声探头

Alan T. Chiem

贠文晶　孙同文　译　■　杨小博　校

关键点

- 超声探头有 4 种常见类型：线阵、凸阵、相控阵和腔内超声探头。其晶体排列、大小和形状均不同，这决定了它们适合于不同的应用场景。
- 高频探头可对浅表结构生成高分辨力的图像，而低频探头可对深部结构形成低分辨力的图像。
- 超声图像的分辨力分为 4 种类型：轴向、侧向、横向及时间分辨力。

背景

超声探头是超声成像的基础元件。电流作用于探头内部的压电晶体产生细微的振动，这种现象称为反向压电效应。振动的晶体，又称为压电材料，产生传送到组织的超声。超声反射回探头使晶体产生机械性扭曲，并通过直接压电效应转化为电流。电流经过超声机的电脑处理并转换为图像。床旁即时超声的使用者们应该对不同类型的探头的特性、结构以及对图像分辨力的决定因素有一个基本的了解。

探头的构造

超声探头是为了最好地传播并接收超声而设计的（图 3.1）。电荷屏蔽层排列在探头外层，用来阻止外源性电荷干扰甚至导致超声传播的扭曲。一层很薄的声学阻断层隔绝从外壳到压电元件的振动，同时可以阻断干扰电流传向超声机的电脑处理器。在探头的顶端，一层薄薄的接触层提

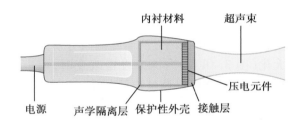

图 3.1　**超声探头的构造。**电流引起压电元件的振动并产生超声。接触层可在声波传向皮肤的时候降低混响。内衬材料隔断晶体的振动，避免不必要的声波的持续传播。声学隔离层、电荷屏蔽和外壳可保护压电元件免受外界电荷与声音的干扰

高超声从压电元件到皮肤或更深的结构的传输效率。内衬材料是探头的一个核心部件。内衬材料固定在压电元件层的后方，用来抑制压电元件进一步的振动。当压电元件发送和接收声波时，声波能量被内衬材料吸收[1]。

超声探头是非常敏感的设备，探头的内部部件，尤其是压电元件，很容易在轻微碰撞时损坏。使用者应学会时时保护探头。在使用的时候，探头应该悬挂在生产商提供的固定支架上或牢牢握在使用者的手中。

除此之外,使用者应该尽量避免踩到或推动机器碾压探头导线。特别是在推动机器时候,探头导线应该吊离地面以避免在地面拖拉。

分辨力

超声图像的总分辨力取决于探头的3个互补的特性:轴向、侧向和横向分辨力(图3.2)。轴向分辨力是区分超声束传播轨迹上的不同物体的能力。轴向分辨力是由声波频率决定的,频率越高,轴向分辨力越好(图3.3A)。侧向分辨力是区分垂直于声束方向上物体的能力。侧向分辨力取决于超声束的宽度,它受探头压电晶体直径和频率的影响。直径小的晶体产生高频脉冲,生成狭窄的超声束,可增加侧向分辨力[2]。更重要的是,声束的最窄部分,或称为焦区,具有最高的侧向分辨力。可以把焦区的深度调整到目标结构的水平,从而使侧向分辨力最大化(图3.3B)。当深度设置改变时,超声机电脑处理器可以调整声波频率,从而使轴向和侧向分辨力最大化。

横向分辨力,也就是层厚分辨力,是受压电晶体直径或超声频率影响最小的分辨力类型(图3.4)。在床旁即时超声监测系

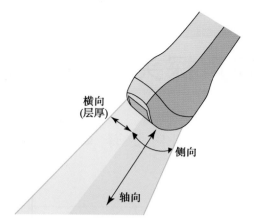

图 3.2　分辨力类型。轴向、侧向和横向分辨力分别描述了超声束在长度、宽度和层厚的分辨力

统,横向分辨力主要取决于超声束的厚度和成像的深度。声波从组成声束的多个平面返回探头,从这些平面来的多个信号平均化后产生一幅单一的二维图像。横向分辨力类似于从高处俯瞰游泳池,浅部和深部的物体混叠在一个平面内。因此,正是因为横向分辨力的局限性,超声检查中一个重要的原则就是从两个切面来观察结构。

时间分辨力指的是运动结构的可视化,类似于相机的帧数或快门速度。高时间分辨力意味着高帧数和更好的运动捕捉能力。

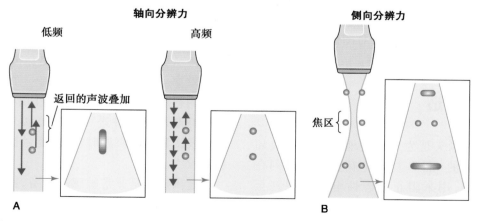

图 3.3　轴向和侧向分辨力。(A)轴向分辨力取决于超声的频率。高频声波的波长较短,产生的图像具有更好的轴向分辨力。(B)侧向分辨力取决于声束宽度,在声束最窄点,即焦区,侧向分辨力最高

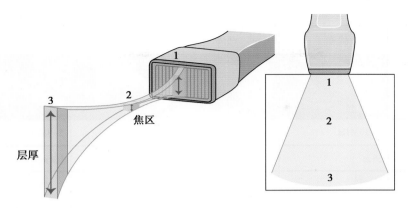

图 3.4　横向分辨力。横向分辨力，或者叫层厚分辨力，取决于超声束的实际厚度。横向分辨力在焦区最大，而在超声束已经发散的远场最小

时间分辨力受探头脉冲频率和成像深度的影响。不同于探头的频率范围，脉冲频率是探头发射声波的速度。高的脉冲频率和浅的深度可增加时间分辨力，因为反射的声波可以更快地被探头接收[3]。大多数床旁即时超声检测仪的时间分辨力的限制因素是电脑处理的速度。

超声探头的种类

超声探头通常有 60～600 个压电元件；人们按照压电元件的排列方式、功能和形状来描述超声探头。常用超声探头有 4 种类型：线阵、凸阵、相控阵和腔内（图 3.5）。

线阵探头的元件排列在一个扁平矩阵上，产生平行的、线性超声束，从而产生矩形的图像（图 3.6；视频 3.1）。一般来说，线阵探头产生高频（5～10MHz）、短波长的声波，具有极好的轴向和侧向分辨力。线阵探头也具有良好的横向（层厚）分辨力，因为超声束的形状相对扁平[4]。然而，线阵探头仅限于在相对狭窄的范围内观察浅表结构，最大深度为 6～9cm。线阵探头可理想地用于评估浅表结构，包括血管、肌肉、神经和关节，以及超声引导的操作。

凸阵探头是根据曲面或凸起的晶体排列来命名的。超声束宽，具有梯形的宽广视野，但与线阵探头相比，这种探头的分辨力较低（视频 3.2）。传输的超声叠加可使深部结构横向分辨力一致。凸阵探头的低频（2～5MHz）长波在穿透深部组织时衰减相对减少，尤其是在 5～25cm 深时[5]。因为更多数量的结构被平均地显示在一幅二维图像上，与线阵探头相比，凸阵探头声束更厚、具有较低的横向分辨力。凸阵探头可理想地用于腹部和盆腔器官（包括肝脏、脾、肾脏和膀胱，和较大的肌肉骨骼结构（如臀部和脊柱）的显像。凸阵探头对心脏或浅表结构的显像并不理想，因为它的近场分辨力很低。

相控阵探头产生发散的低频超声束（1～5MHz），形成可对焦和转向调节的扇形图像格式（图 3.6；视频 3.3）。探头内多个小晶体相继发射脉冲，压电元件先后激活可快速来回扫描的声束（图 3.7）。超声束的转向和对焦带来比线阵探头更宽的视野[6]。相控阵技术使二维成像效能更高，可理想地用于运动的结构，如心脏的扫查。当运动的方向不完全平行于声束时，相控并具有转向能力的超声束，仍可以实现精确的速度测量。这些特性使得相控阵探头成为心脏和胸腔成像的理想选择。

腔内探头将小的微凸面图像与高频率范围（5～8MHz）相结合。其视野要比线阵探头

探头的种类	线阵	凸阵	相控阵	腔内
	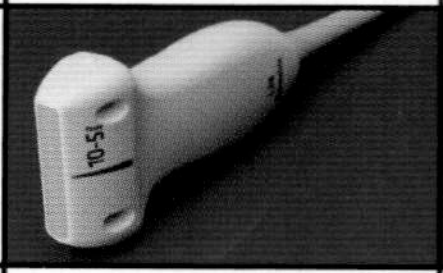 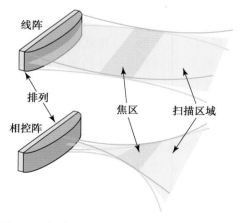	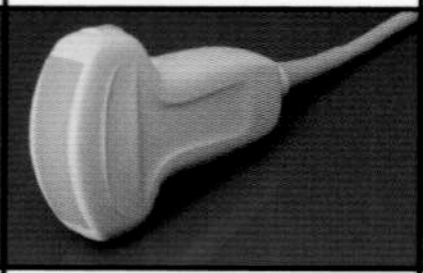	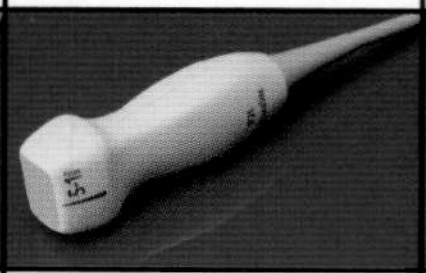	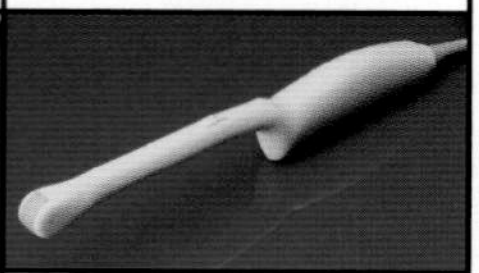
频率范围	5~15MHz	2~5MHz	1~5MHz	5~8MHz
图像深度	9cm	30cm	35cm	13cm
形状	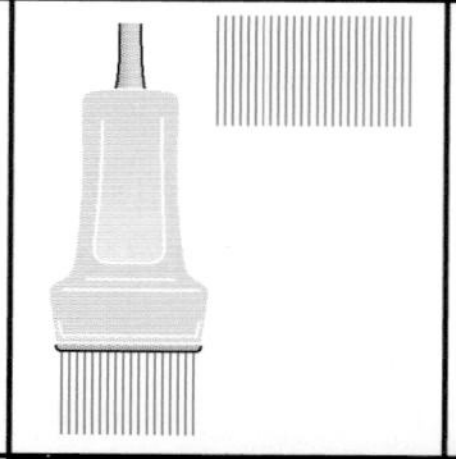	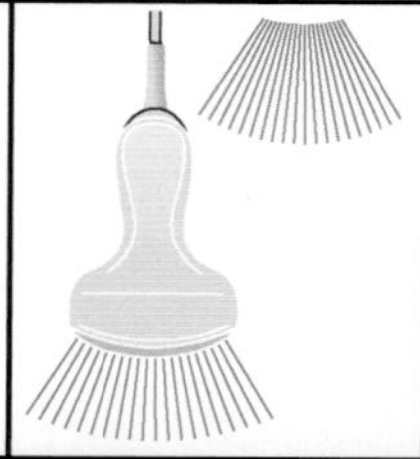	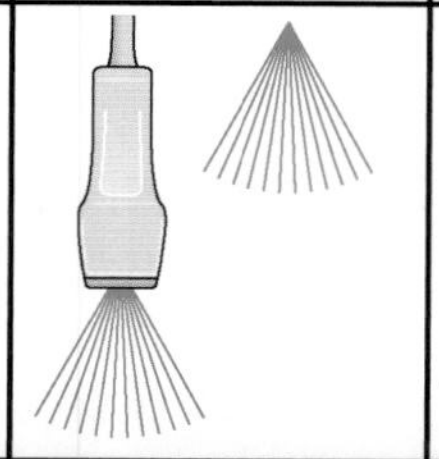	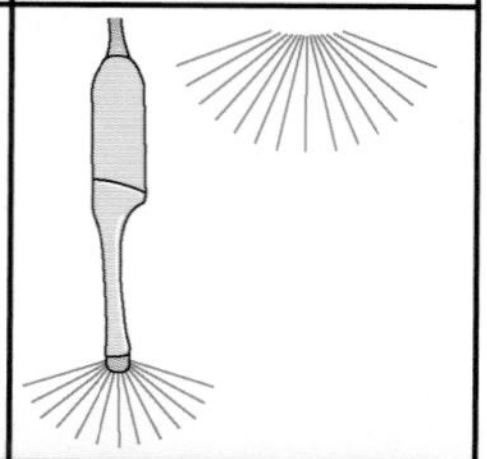
图像	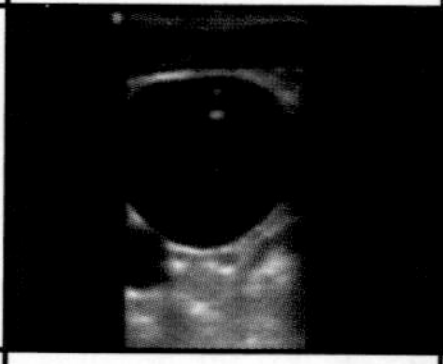	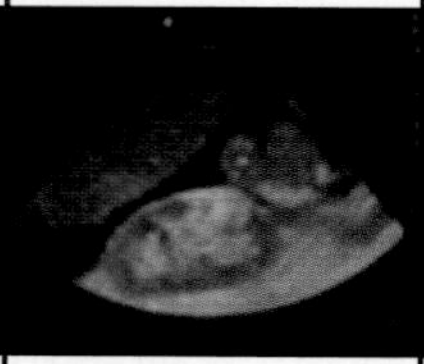	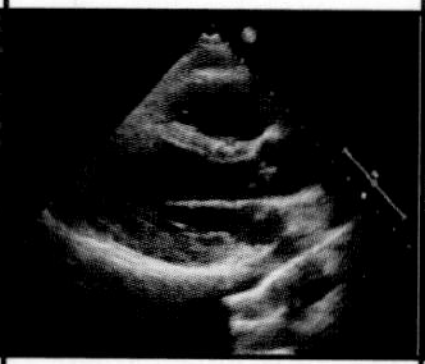	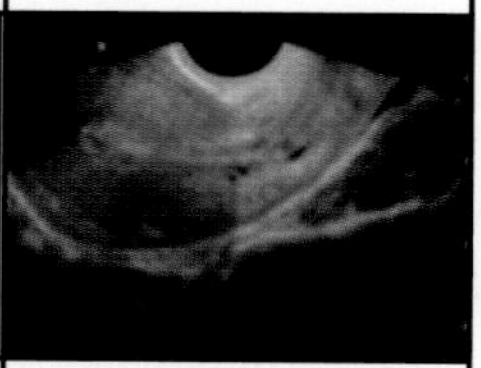
应用	动/静脉 操作 胸腔 皮肤/软组织 肌肉骨骼 睾丸/疝 眼 甲状腺 淋巴结 神经	胆囊 肝脏 肾脏 脾脏 膀胱 腹主动脉 腹腔游离液体 子宫/卵巢 腰椎穿刺	心脏 下腔静脉 肺 胸膜 腹部 经颅多普勒	子宫/卵巢 咽部

图 3.5　超声探头的常见类型与特性

图 3.6　**超声束轮廓**。线阵探头产生连续的平
行声束,生成矩形图像格式。相控阵探头按顺
序向不同方向发射发散的声束,生成扇形图像

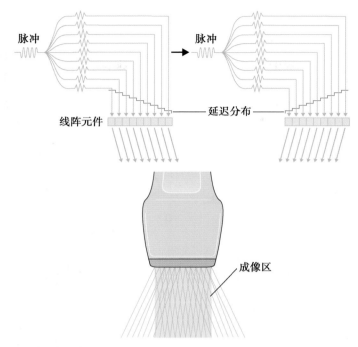

图 3.7　**声束转向**。相控阵探头能够产生转向声波,可以扫描更宽的范围,并且能够在较宽的深度范围内提高图像分辨力

宽,且具有同样高的图像分辨力(视频 3.4)。腔内探头是经阴道和直肠成像的理想选择,同时适用于经口扁桃体周围脓肿的评估[7]。类似于线阵探头,腔内探头对深部结构,如腹腔内脏器,并不理想。

其他几种类型的探头也适用于床旁即时超声。微凸探头在结构图上与凸阵探头相似,但产生的高频声波(5~8MHz),穿透深度限制在 10~15cm。微凸探头较小,是心脏和肺经肋间成像的理想选择,同样适合在儿科及新生儿科的应用。具有"曲棍球棒"样设计的线阵探头可用于小的浅表结构的成像。超高频线阵探头利用高达 70MHz 的频率对皮肤和 1~4cm 深的表层结构产生高分辨力的图像。经食管超声心动图利用了一种独特的探头,这将在后面的章节中介绍(见第 20 章)。

探头的操作

在超声成像中,超声探头主要有 4 种运动方式。标准化定义的应用对于培训和交流十分重要。1999 年,美国医学超声学会(American Institute of Ultrasound in Medicine,AIUM)定义了探头运动方式的标准名称。尽管存在其他学会的命名,AIUM 命名法在专业领域内引用最为广泛。下列定义贯穿于本书(图 3.8):

- 滑动:滑动是探头在皮肤表面重新定位;这是物理移动探头和皮肤之间的接触点的过程。这种手法有助于确定最佳位置以获得理想的视野,尤其是在肋间成像时。
- 转动:转动是指将探头像螺旋开瓶器一样沿着其中心轴旋转。转动常用于将超声束对准结构的长轴或短轴。
- 倾斜:倾斜又叫前后倾扫描或扫查。探头固定在皮肤上,改变成像平面的角度。倾斜探头可以从单一声学视窗形成连续横断面图像。倾斜常被用于获取实质脏器(如肾脏)的一系列断层图像,以从左到

探头运动

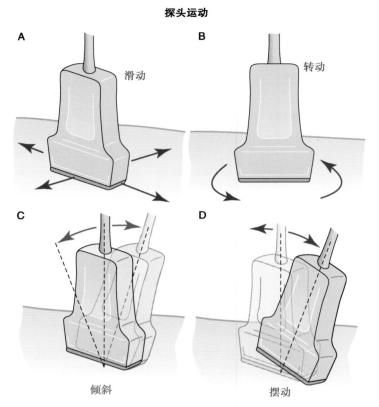

图 3.8 **探头的操作。**（A）滑动是探头在皮肤表面重新定位。（B）转动是将探头沿着其中心轴旋转。（C）倾斜是指改变成像平面的角度以获得连续的断面图像。（D）摆动是指将超声束朝向或远离传感器方向标识以使图像在显示屏上居中显示

右或从头到尾地观察目标结构。

- 摆动：摆动是指在保持与皮肤表面接触点的同时，将超声束朝向或远离传感器定位标识。摆动与倾斜类似，但两者的运动方向是垂直的。这种平面内运动使探头某个角与皮肤表面接触，以把图像调节到显示屏的中央。

要点和误区

- 超声探头是敏感器件，更换很昂贵。探头头部的内部元件，尤其是压电元件，即使在轻微碰撞下也很容易损坏。我们将其紧紧握在手中或挂在超声机的支架上来保护探头。

- 线阵探头对深度小于 6cm 的浅表结构成像很理想，如血管、肌肉、关节、神经和眼。超声引导下实时穿刺最常用线阵探头。

- 低频探头对观察深度大于 5cm 的结构较理想。一般来说，凸阵或相控阵探头用于腹部和盆腔脏器的成像。相控阵探头是唯一可以用来准确评估心脏的探头。

- 轴向分辨力主要受超声束的频率影响，而侧向分辨力主要取决于声束宽度。为了提高深部结构成像时的侧向分辨力，可以调整深度或焦区位置，以确保目标结构位于焦区内。

复习题

1. 哪种类型的分辨力主要是由超声束的频率决定的?

   A. 轴向

   B. 侧向

   C. 横向

   D. 时间

   答案:A。轴向分辨力主要由超声束的频率决定。对于超声对准的结构,具有短波长的高频声波可以产生具有更好的轴向分辨力的图像。

2. 哪种分辨力主要由脉冲频率决定?

   A. 轴向

   B. 侧向

   C. 横向

   D. 时间

   答案:D。时间分辨力是由脉冲频率和成像深度决定的。脉冲频率是超声传输的间隔,而不是声波频率。脉冲频率越高,每秒发送的声波脉冲就越多,返回的回波产生的图像时间分辨力也越高。此外,与较深的深度相比,较浅的深度允许更高的脉冲频率,因为声波返回到探头之间延迟更少。

3. 哪种分辨力主要取决于超声束的宽度?

   A. 轴向

   B. 侧向

   C. 横向

   D. 时间

   答案:B。侧向分辨力主要取决于超声束的宽度。焦区,即超声束的最窄部分,具有最高的侧向分辨力。理想情况下,目标结构应位于焦区内,以使分辨力最大化。

4. 哪种类型的探头最常用于眼部超声?

   A. 凸阵

   B. 腔内

   C. 线阵

   D. 相控阵

   答案:C。线阵探头以平行方向发射高频声波,对深度小于 6cm 的浅表结构产生具有最高分辨力的图像。线阵探头可用于任何浅表结构成像,包括血管、皮肤/软组织、关节、眼、睾丸、甲状腺、淋巴结和神经。

5. 哪种探头最适合心脏成像?

   A. 凸阵

   B. 腔内

   C. 线阵

   D. 相控阵

   答案:D。虽然心脏可以用其他类型的探头显示,但相控阵探头是为心脏成像而设计的。相控阵探头产生低频声波,有足够的穿透力来显示心脏。相控阵探头的快速声束扫描是移动结构(如心脏)的理想选择。

6. 将探头类型与下列图像进行匹配。

   (1) 凸阵　　答案 = C

   (2) 腔内　　答案 = A

   (3) 线阵　　答案 = B

   (4) 相控阵　答案 = D

A. 图 3.9

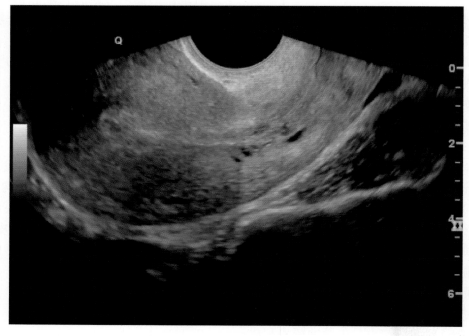

图 3.9

B. 图 3.10

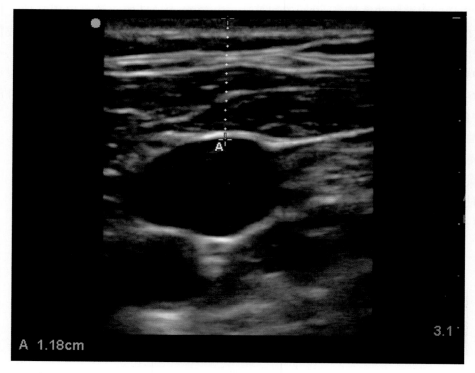

图 3.10

C. 图 3. 11

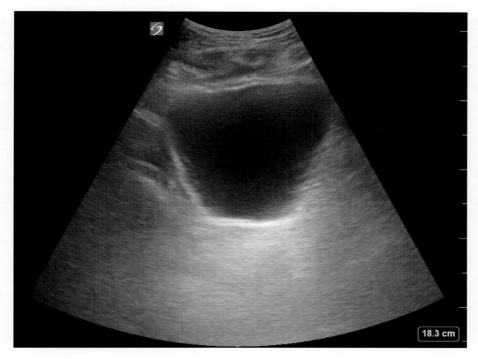

图 3. 11

D. 图 3. 12

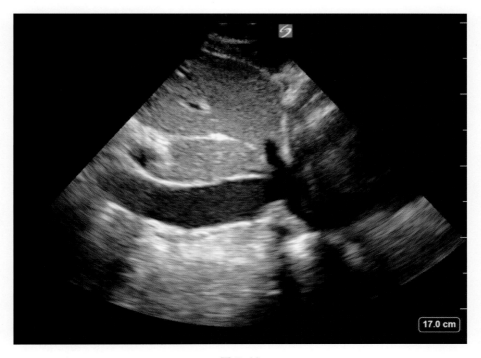

图 3. 12

参考文献

1. Lawrence JP. Physics and instrumentation of ultrasound. *Crit Care Med.* 2007;35(8):S314-S322.
2. Jensen JA. Medical ultrasound imaging. *Prog Biophys Mol Biol.* 2007;93:153-165.
3. Williams D. The physics of ultrasound. *Anaesth Intensive Care.* 2012;13(6):264-268.
4. Fischetti AJ, Scott RC. Basic ultrasound beam formation and instrumentation. *Clin Tech Small Anim Pract.* 2007;22:90-92.
5. Abu-Zidan FM, Hefny AF, Corr P. Clinical ultrasound physics. *J Emerg Trauma Shock.* 2011;4(4):501-503.
6. Smith RS, Fry WR. Ultrasound instrumentation. *Surg Clin North Am.* 2004;84:953-971.
7. Coltrera MD. Ultrasound physics in a nutshell. *Otolaryngol Clin North Am.* 2010;43:1149-1159.

第 4 章

方向

Sara Crager ■ Paul K. Mohabir

王雅鑫 译 ■ 熊伟 邹晓静 校

关键点

- 操作者必须理解超声探头、超声屏幕、操作者与患者之间的空间关系,因为超声是对三维结构进行二维成像。
- 患者身体可分为横断面、矢状面和冠状面。矢状面与冠状面沿着身体长轴,这两种平面通常是指纵向平面。横断面沿着身体短轴。
- 当行横断面成像时,超声探头的标记点通常指向操作者的左侧,而行纵轴成像时指向患者的头部。
- 当利用实时超声引导进行有创操作时,可通过纵向入路(平面内)或横向入路(平面外)途径对针尖进行追踪。

介绍

即时超声检查允许操作者在床边进行专项检查来解决特定的临床问题,引导操作[1]。即时超声检查的一个重要优点在于能够从多个平面观察结构。在超声屏幕上用二维图像显示三维结构,对其方向的理解对于准确解释图像至关重要。本章讲述标准的成像平面,以及探头、超声屏幕、操作者与患者之间的方位关系。

超声探头方向

所有的超声探头都有个方向标识,与屏幕上的标识相对应。传统上,超声探头的标识位于探头的头部和主体之间,这样可以通过拇指摩擦探头的侧面而轻松感觉到。探头的方向标记也称为槽口或索引标记。现代的超声探头通常有额外的凹槽或塑料凸

起以配合穿刺引导(图 4.1);这些不能与探头标记相混淆。一些现代的探头会用一个小的红色或绿色光点来代替塑料凸起。超声探头应该被大拇指和示指轻柔地握在用于扫描的手里,像握笔一样。剩余的手指反

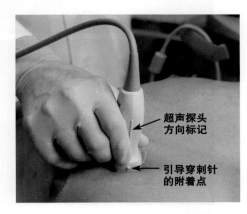

图 4.1　超声探头标记。所有的超声探头都有一个标记点(凹槽)与屏幕的标记点相对应。超声探头像铅笔一样被轻柔地用拇指和示指握住

超声探头
方向标记

引导穿刺针
的附着点

方向固定住探头,或者伸开在患者身体上用来固定住探头并保持稳定。这种握法通过将探头作用于皮肤的压力最小化,来提高患者舒适性,并且操作者能更好地做出控制和调整。

屏幕方向

在 20 世纪 40 年代到 70 年代的超声诊断发展阶段,不同专业和国家对超声屏幕方向做出了多种规定。由于规定不同,操作者难以理解不同屏幕的方向。屏幕的方向标记点通常是一个彩色小圆点或方块,可以放在屏幕四个角的任意一个位置(图 4.2;视频 4.1~视频 4.4)。当屏幕的方向标记点放在屏幕的上角时,在屏幕的上方看到的是浅表结构,深部结构位于屏幕的底部。当屏幕方向标记位于屏幕的下角时,情况正好相反。例如,一些操作者可能会反转经阴道超声的图像,以使最接近探头的结构显示在超声屏幕的底部。

在北美和欧洲,一般医学超声和心脏超声使用两种不同的屏幕方向惯例。一般医学超声采用屏幕方向标记点位于屏幕左上角的惯例。大多数进行诊断性超声成像的专业遵循这一习惯,包括放射学。反之,心脏超声采用屏幕标记点位于屏幕右上角的惯例(图 4.3)。大多数专业在进行心脏超声检查时采用这种方向[2]。

屏幕的方向标记点与探头的标记点是对应的。因此,在一般医学超声检查中,当屏幕的标记点在左上方,超声探头的标记点会指向操作者的左手边,以获得横断的图像。为了获得纵轴图像(矢状面或冠状面),探头的标记点需要指向患者的头侧(参阅下文"成像平面")。

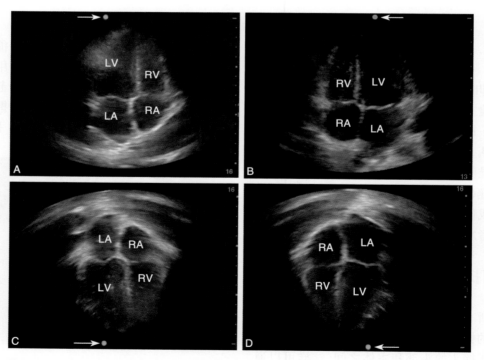

图 4.2   超声屏幕标记点(箭头)可位于屏幕的左上角(A)、右上角(B)、左下角(C)或右下角(D)。RV,右心室;LV,左心室;RA,右心房;LA,左心房

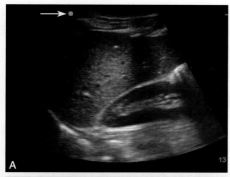

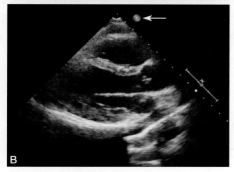

图 4.3　超声屏幕方向标记点。（A）按照一般医学超声惯例，屏幕的方向标记点位于屏幕的左上角（箭头）。（B）心脏超声惯例中，屏幕的方向标记点位于屏幕的右上角（箭头）

操作者的方向

通常，操作者在进行床旁超声扫描时站在患者的右侧（病床左侧），类似于体格检查，并将超声机直接面对操作者。一只手将超声探头置于患者身上，另一只手操作超声机。在扫描心脏时，操作者也可以站在患者的左侧（病床右侧），尤其是为了获得心尖切面[2]。病床高度和超声机的位置应调整到使患者和操作者最舒适。使用相同的设置并用同一只手握住探头这一系统性的方法可以帮助开发肌肉记忆。

患者的方向

尽管因检查部位的不同，患者的最佳体位也有所差异，但是超声探头标识的朝向始终是一致的，遵循操作惯例。在一般医学超声惯例里，屏幕的标记点始终位于超声屏幕的左上角。当操作者从床的尾侧面对患者，超声探头标记点指向患者的左侧，与 CT 的影像表现类似，屏幕的左侧对应操作者的左侧，也就是患者的右侧。当探头标记点指向患者的头部时，屏幕的左侧对应于患者的头部，右侧则对应患者的尾部。

重要的是要认识到，只要超声探头的标记点在横轴上指向操作者的左侧，或在纵轴上对应患者的头侧，那么无论患者体位如何，操作者到屏幕的方向都不会改变。比如，当站在患者床头进行颈内静脉置管时，操作者与屏幕的方向应该保持使超声探头的标记点指向操作者的左侧，也是患者在该位置中的左侧。

成像平面

超声成像将身体划分为 3 个基本平面：矢状面、横断面和冠状面。斜平面是个不平

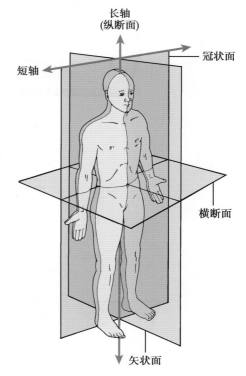

图 4.4　超声图像平面。矢状面和冠状面通常又指纵向平断面或长轴平面，而横断面通常又称为短轴平面

行于上述 3 个标准平面的层面,也可以被使用,这在心脏超声成像中最为常见。矢状面和冠状面通常是指长轴平面,或纵向平面,而横断面通常指短轴平面(图 4.4)。

矢状面

　　矢状面是将身体分为左右两半的垂直平面。正矢状面是指穿行于身体正中线,经过所有中线结构(比如膀胱)的平面。旁矢状面是平行于中线的垂直平面。在标准规程里,超声探头标识应向上指向患者的头部,以使上部的结构在超声屏幕的左侧显示。术语矢状面观是指在正矢状面或任一平行的旁矢状面获取的图像(图 4.5;视频 4.5)。

冠状面

　　冠状面,也被称为额状面,是将身体分为腹侧和背侧,或前侧与后侧的平面。在标准规程里,探头标识应保持朝向患者头侧,产生一幅患者头侧朝向屏幕左侧而脚朝向右侧的长轴或纵向图像(图 4.6;视频 4.6)。

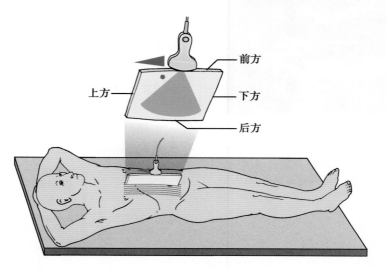

图 4.5　矢状面

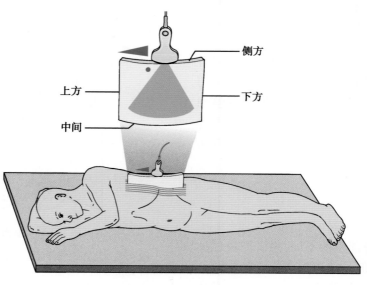

图 4.6　冠状面

横断面

横断面又被称作短轴平面，是将身体分成上下两部分的平面，该平面垂直于矢状面和冠状面。横断面和 CT 扫描平面一样。在标准规程里，探头标识指向操作者左侧，让患者的右侧结构显示在屏幕左侧（图 4.7；视频 4.7）[4]。

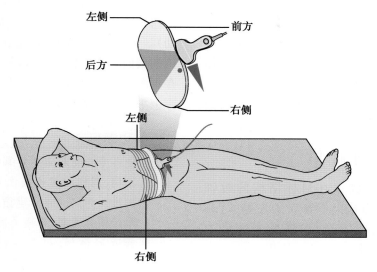

图 4.7　横断面

穿刺针方向

很多有创操作，如中心静脉置管，可在实时超声的引导下进行，以减少并发症。在纵断面（平面内）或横断面（平面外），保持合适的穿刺针与探头、屏幕间的方位关系，可追踪针尖的运动轨迹（图 4.8）[3]。

纵向途径入路（平面内）

使用纵向途径入路时，探头纵向放置在目标结构的长轴上。探头标识需面朝操作者。针尖自超声探头短轴中点刺入。穿刺针的针头和注射器的轨迹必须与探头的中点对齐，即超声束的长轴。相对于皮肤的穿

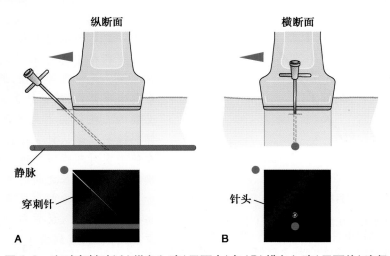

图 4.8　实时穿刺时（A）纵向入路（平面内）与（B）横向入路（平面外）途径

刺角度取决于目标结构的深度。穿刺角度通常为 30°~60°。平的穿刺角度适用于浅表结构,如关节和浅表静脉,陡的角度用在深部结构上,例如股静脉(视频 4.8)。

使用纵轴或平面内法的主要挑战是保持穿刺针在很窄的声束平面内。如果穿刺针头离开了声束平面,针体也许就是唯一可视的部分,造成一个针尖位置的假象。陡穿刺角(60°~90°)使得穿刺针近乎平行于声束,造成针尖难以观察,因为此时更少的回声折返回探头。

横向入路途径(平面外)

通过将探头放置在目标结构的短轴上,探头的标记点指向操作者的左侧,可获得横断面图像。目标结构被置于屏幕中央,操作者的手放在适当的位置。理想情况下,穿刺针应尽量垂直于超声束刺入,以达到最大程度的可视化,但是正如前所述,针穿刺的角度取决于目标结构的深度。穿刺针自探头中点刺入,一旦穿刺针进入皮下,针头需以一个强回声点在血管上方直接显示出来。随着穿刺针向目标结构前进时,探头需倾斜,以便于使超声束追踪针尖

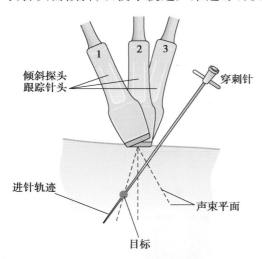

图 4.9　追踪针尖。 在使用横向入路(平面外法)穿刺时,超声束首先对准操作者(1);当穿刺针前进时(2),须倾斜探头以使声束背离操作者来追踪针尖(3)

(图 4.9;视频 4.9)。

在进行实时超声引导操作时,确保探头标识、屏幕标识以及操作者方向正确很重要。当探头标识和屏幕标识颠倒时,针尖会在屏幕上相反的方向运动(比如针尖在患者体内向左运动而在屏幕上显示为向右运动)。另一个常见的错误是在横断面错把针体的截面看作了针尖,而实际上真正的针尖在更深处。因此,直视下保持针尖始终处在声束平面是非常关键的。

要点和误区

- 即使各专业在超声的屏幕方向上习惯有所不同,同样的超声成像发现可经任意方向进行识别。推荐遵循统一的惯例进行超声图像采集,以避免漏掉重要发现。
- 探头方向标识,也叫作探头标识或切迹,各品牌与探头种类之间外观有差别。引导穿刺针的塑料附着点常被误认为是探头标识。
- 为了确认探头方向,可触摸探头一端并观察超声屏幕上的运动。探头被触碰的一端应与屏幕上显示运动的同一侧相对应。
- 一般来说,当在横断面(短轴)上显像时,探头标识应朝向操作者左侧,而在冠状面或矢状面(长轴)上成像时,标识应朝向患者头侧。冠状面与矢状面常被一起称为纵向平面。
- 实时穿刺针追踪可采用纵向或横向入路实施。无论哪种途径,通过保持针头在声束平面内,确保针头始终可见都是必要的。在针尖消失于屏幕时巧妙地倾斜探头以确认针尖位置。
- 在使用实时超声引导进行操作时,合理确定探头与屏幕之间的方向是必要的。如果误将探头方向与屏幕相反,穿刺针将会被引导进入反方向,增加了发生并发症的风险,直到操作者意识到探头需旋转 180°。

复习题

1. 以下哪项是与屏幕方向标记相对应的真正的探头方向标记或"缺口"？

   A. 图 4.10

   B. 图 4.11

   C. 图 4.12

   D. 图 4.13

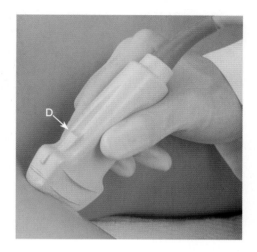

图 4.13

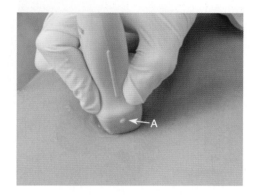

图 4.10

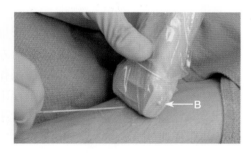

图 4.11

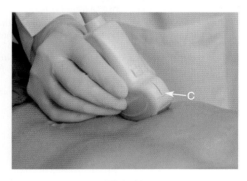

图 4.12

答案：D。探头方向的标记或缺口，常位于探头的头尾之间，如 D 中线阵探头。A～C 中的凸起或塑料棘，是连接针头导向器的连接点，而不是传感器的标识，虽然他们可能与传感器的标记点位于同侧。

2. 当超声探头放置在前胸壁上，标记指向患者的头部时，那么在使用一般医用超声屏幕定向时，以下哪项是正确的？

   A. 在超声屏幕的顶部显示解剖学后部的结构

   B. 在超声屏幕的左侧显示解剖学上部的结构

   C. 在超声屏幕的底部显示解剖学前部的结构

   D. 在超声屏幕的顶端显示解剖学下部的结构

答案：B。在传统医学超声惯例中，超声屏幕的标记点在左上角。因此，在长轴平面，当超声传感器的标记点指向患者头端时，屏幕的左侧对应头部或上部的结构。超声屏幕近场（屏幕顶部）最靠近传感器；在这种情况下，前部结构将位于近场，后部结构将位于远场（屏幕的底部）。

将以下视频与问题 3 和问题 4 中用于屏幕方向标记位置的最常用的惯例相匹配。

A. 视频 4.10

B. 视频 4.11

C. 视频 4.12

D. 视频 4.13

3. 一般医学超声惯例

4. 心脏超声惯例：_____

答案：3，B；4，A。在一般医学超声检查惯例中，屏幕方向的标记位于左上角；在心脏超声检查惯例中，屏幕方向的标记位于右上角。

5. 以下哪一项叙述是正确的？

A. 在使用平面内法进行实时超声引导下中心静脉置管时，超声探头应垂直于血管长轴放置

B. 在使用平面外法进行实时超声引导下中心静脉置管时，超声探头应与血管长轴平行放置

C. 在使用平面外法进行实时超声引导下中心静脉置管时，在穿刺针朝向目标血管前进时，超声探头须倾斜或滑动

D. 在使用平面内法进行实时超声引导下中心静脉置管时，以更陡的角度刺入会使观察穿刺针变得更容易

答案：C。在使用平面内法进行实时超声引导下中心静脉置管时，超声探头应与血管长轴平行；在使用平面外法进行实时超声引导下中心静脉置管时，超声探头应垂直于血管长轴。在使用平面外法时，当针尖朝向目标血管移动时，探头必须倾斜或滑动以跟踪针尖。较小的穿刺角度更能提高穿刺针的可视性，因为这样能使更多的声波反射回探头。

6. 在进行中心静脉置管获得以下图像（图 4.14）时，超声探头的标记点应该如何放置？

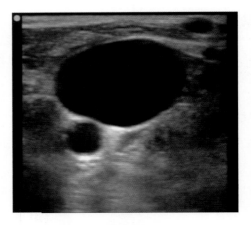

图 4.14

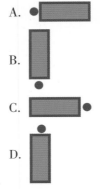

A.

B.

C.

D.

答案：A。因为屏幕的方向标记点位于屏幕的左上角，探头的标记点也应指向左侧。因此，屏幕的左侧和右侧应该与操作者的左侧和右侧相对应。在超声引导下颈内静脉置管之前确定正确的方向，对于避免刺穿颈动脉或肺尖至关重要。

参考文献

1. Moore CL, Copel JA. Point-of-care ultrasonography. *N Engl J Med.* 2011;364(8):749–757.

2. Moore C. Current issues with emergency cardiac ultrasound probe and image conventions. *Acad Emerg Med.* 2008;15:278–284.

3. Barys Ihnatsenka, André Pierre Boezaart. Ultrasound: basic review and learning the language. *Int J Shoulder Surg.* 2010;4(3):55–62.

4. Tempkin BB. *Ultrasound Scanning: Principles and Protocols.* St. Louis: Saunders Elsevier; 2009.

第 5 章

超声机的基本操作

Michel Boivin

欧阳雅淇 译 ■ 张露 曹锋生 校

关键点

- 便携式超声机上最常用的成像模式包括二维或灰度模式(B 型)、运动模式(M 型)和多普勒模式(彩色血流和频谱)。绝大多数即时超声应用是使用二维模式。
- 深度和增益是优化超声图像最常调整的两个设置。获取高质量的超声图像对于准确解读至关重要。
- M 型模式,或称运动模式成像,可显示结构随时间的运动,被用于评估快速运动的结构。彩色和频谱多普勒显示血流方向和速度。一些特定的参数调整被用来优化多普勒图像。

准备

充分的准备工作对获取高质量图像是必要的,同时也可降低患者与操作者的不适。

- 理想情况下,超声机的电池在使用前应充满电。在进行实时超声引导时,建议保持机器连接电源插座,以防电池故障或电量耗尽。

- 根据医院政策,使用经批准的消毒湿巾清洁超声机,尤其是探头和键盘。有些消毒湿巾含有乙醇或其他清洁剂,可能会损坏超声机的屏幕、键盘和探头。通过查询制造商提供的操作手册来获取可选择的消毒湿巾种类。

- 接触隔离患者时可以选择使用一次性透明塑料罩住整个超声机。

- 在开始超声检查或超声引导之前,请确保有足够的耦合剂供应。实时超声引导过程需要无菌耦合剂,并且无菌耦合剂通常包含在无菌探头保护套套件中。可适当购买耦合剂加热器以提高患者舒适度。

- 调暗室内灯光以便于屏幕上观看超声图像。

- 对于常规超声检查,操作者站在患者的右侧并将机器直接放在操作者面前。对于心脏超声检查,操作者也可选择站在患者的左侧(请参阅第 4 章)。

- 打开超声机的电源后,针对将执行的检查选择最合适的探头(请参阅第 3 章)。

- 输入患者的数据(姓名,病历号,出生日期)和操作者的姓名。选择要执行的检查类型。

- 患者通常仰卧位,但体位会因检查类型而异。患者处于左侧卧位时,通常可以更好地获得来自心尖或胸骨旁窗口的心脏视野。在患者处于右侧或左侧卧位时,左、右上象限可能会更好地成像。进行胸部背侧(包括肺、胸膜和脊柱)的扫描时,患者最好处于坐位。开始检查之前应优化患者和医护人员的舒适度。

- 充分遮盖患者并仅露出要扫描的身体区域以尊重患者隐私。用毛巾覆盖患者及检查后擦除耦合剂。确保窗帘和房门已关好，并考虑有人陪同。
- 无菌探头保护套可用于实时超声引导技术。在使用无菌保护套覆盖探头之前，应将无菌耦合剂涂在探头头上或置于保护套内。带护套的探头应放置在无菌术区内。

图像采集

准备好超声机，协助患者处于合适体位后，操作者须选择最合适的探头类型，检查预设和成像模式才能开始采集图像。获取高质量的超声图像对于准确解读至关重要。图像质量差或机器设置不正确会导致漏诊或误诊。理解图像的优化原理可使操作者获得高质量的图像。操作者必须熟悉超声机键盘上的主要控件（图 5.1）。

成像模式

便携式超声机上可用的最常见的成像模式包括二维或灰度模式（B 型）、运动模式（M 型）和多普勒模式（频谱、彩色血流）。绝大多数即时超声检查都是使用二维模式进行的（图 5.2）。

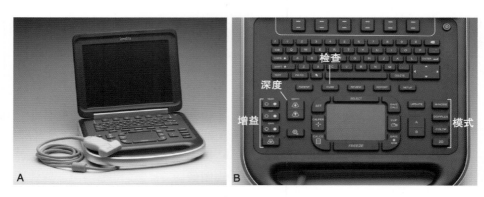

图 5.1 超声键盘。显示了典型的便携式超声机（A）和键盘（B），突出显示了主要控件

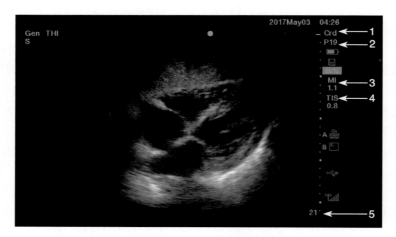

图 5.2 二维或 B 型模式。正常的剑突下四腔声窗的二维图像。注意检查预设（1）、探头类型（2）、机械指数（3）、热指数（4）和深度（5）

二维模式

检查预设。 检查预设会调整超声机的设置(包括增益、功率和帧速),以对不同结构进行最佳成像。检查预设将根据激活的探头而有所不同。常见检查预设包括腹部、心脏、血管、产科、肌肉骨骼、神经和小器官。只有线性探头具有血管预设,只有相控阵探头具有心脏预设。提供者应为要扫描的器官选择最合适的检查预设,然后手动进行微调以优化图像。

深度。 深度应调整到将感兴趣的结构放置在屏幕中央(图 5.3)。开始扫描时,先以较大的深度扫描以观察周围的结构,尤其是进行超声引导时;然后,减浅深度使目标结构在屏幕上居中。如果深度太浅,可能会因无法看到深层组织的结构致使遗漏。如果深度太深,则会在近场中看到目标结构,但看起来较小且分辨力较低(视频 5.1~视频 5.3)。另外,许多紧凑的便携式超声设备没有可调节的聚焦区域,最好的解决办法是使目标结构位于屏幕中央则可获得最佳分辨力。

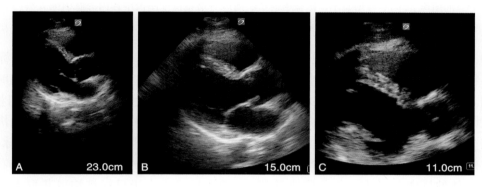

图 5.3 深度。 (A)太深:目标结构仅在近场中可见。(B)适当深度:目标结构在屏幕的中央。(C)太浅:目标结构超出了屏幕,只能看到一部分。请注意屏幕右下角的图像深度

增益。 超声波在远离探头传播时会衰减或减弱,造成深部结构回声强度降低。因此,如果同样的结构从远场朝向近场逐渐向探头靠近时,近场因为有更强的声波反射显得回声更强。随着深度的增加超声机自动增加增益来补偿衰减,这被称为时间增益补偿[1]。大多数超声机允许操作者通过使用滑块或旋钮调整近场和远场特定深度处的增益来控制时间增益补偿量。增益是调整返回到接收器回声的放大倍数。适当调整增益对于图像准确解读很重要。适当调整增益后,根据组织性质决定,液体会出现黑色(无回声),实体组织会出现从灰色到白色的色谱(低回声、等回声和高回声)(见第 2 章)(图 5.4)。增益增加导致图像更亮,而增益减小导致图像更暗。术语"增益不足"和"增益过度"分别指由于不正确的增益设置而显得太暗或太亮的图像。图像获取不足会导致漏诊,因为结构看起来比平常更暗(图 5.5;视频 5.4~视频 5.6)。

变焦。 许多超声机具有变焦功能,允许操作者放大感兴趣的结构。变焦在评估小

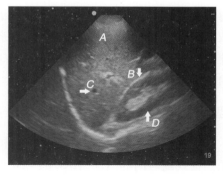

图 5.4 组织回声。 正常右上腹声窗,肝实质等回声(A),肾与肝之间筋膜高回声(B),肝脏内血管无回声(C),以及相对于肝实质来说肾皮质低回声(D)

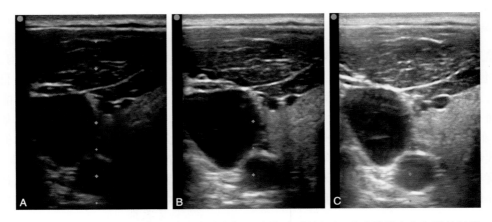

图 5.5　增益。以颈内静脉和颈总动脉为例展示增益不足（A）、适当增益（B）和增益过度（C）的图像。注意：在增益不足图像中的组织回声与增益过度图像中颈内静脉内的人为回声之间难以分辨

型结构,如心脏瓣膜(视频 5.7 和视频 5.8),或需要精确测量,如胆总管直径的情况下尤其有用。普通变焦在不改变分辨力的情况下放大图像,而高分辨力变焦则在放大区域时提高分辨力。

对焦。聚焦区是超声束的最窄部分,并且具有最佳的横向分辨力。一些紧凑的便携式超声设备将焦点区域固定在屏幕的中央,但是许多超声机允许操作者调整一个或多个焦点区域的数量和深度。操作者可以在近场或远场将焦点区域移至目标结构的水平。增加焦点区域深度的主要好处是改善了深层结构的横向分辨力[1]。

帧率。当对快速运动的结构,如心脏成像时,应在超声机上增加帧频或每秒显示的帧数。操作者可以通过调整两个设置来使帧速最大化:减少成像深度或缩小视角(扇形角)[2,3]。

M 型模式

M 型模式或运动模式显示所有结构沿一条扫描线随时间的运动(图 5.6)。M 型模式的主要优点是其高采样率,可为快速运动的结构提供良好的时间分辨力。若要使用 M 型模式,请以二维模式在屏幕上将目标结构居中放置,将 M 型光标线放在目标结构上,然后启动 M 型模式以显示结构随时间的运动。可以通过冻结图像来进行测量。M 型模式的主要用途是可视化或测量快速运动的结构,最常见的是胸膜、下腔静脉、心腔和心脏瓣膜。使用 M 型模式测量距离时,需将光标线垂直于目标结构以获取准确的测量值。

多普勒成像

彩色多普勒。彩色多普勒和能量多普勒成像用于可视化血流。彩色多普勒是定向的,在常规设置下,流向探头的血液为红色,背离探头的血液为蓝色。屏幕上的颜色图显示与多普勒频移相对应的颜色编码。流向探头的血流的多普勒频移为正(刻度的顶部),背离探头的血流的多普勒频移为负(刻度的底部)(图 5.7;视频 5.9)。能量多普勒是无方向性的,对低速血流更敏感。不管流向如何,通过改变橙色脉动的强度来描绘流速。能量多普勒用于评估低流速的组织,包括甲状腺、关节滑膜、睾丸和膀胱中的尿液流动(视频 5.10)。

若要使用彩色或能量多普勒,请先从二维图像开始,将目标结构放在屏幕中央,然

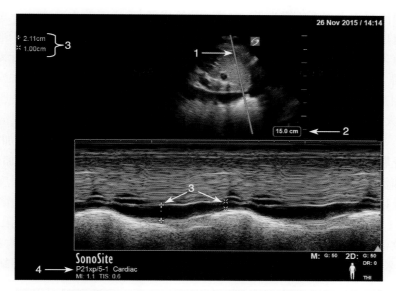

图 5.6　M 型模式。 M 型模式图像显示下腔静脉（IVC）随呼吸的变化。注意二维图像（顶部）中的 M 型光标线（1）和深度（2），M 型模式图像中（底部）的 IVC 塌陷（3）的测量值，以及探头类型和检查预设（4）

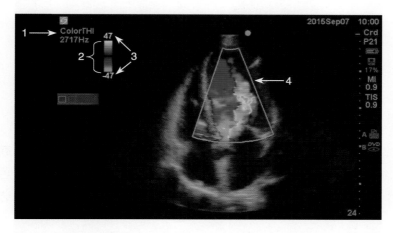

图 5.7　彩色多普勒模式。 在心尖五腔声窗中的彩色多普勒图像显示严重的主动脉瓣关闭不全。在彩色血流界面显示有：多普勒模式（1）、彩色图（2）、速度范围或脉冲重复频率（3）和彩色框（4）

后将彩色多普勒选框放在目标结构上。缩小彩色多普勒选框的大小以便将焦点放在感兴趣的区域上。彩色多普勒选框太大会降低附加的二维图像的帧速率和分辨力[2,3]。超声束必须朝着或远离血流方向倾斜，理想情况下应具有 0°～60°的角度。如果超声束垂直于流动方向，则探测不到血流（另请参见图 2.10）。对于血管成像，当对血

管纵向成像时，彩色多普勒应平行于血流进行操作。

类似于二维成像，必须调整彩色多普勒增益。激活彩色多普勒模式后，调整增益，使只有几个单独的彩色像素间歇地出现在屏幕上，而大多数彩色框显示为黑色。如果增益设置得太高，图像会因随机的色彩噪声而变得混乱，而如果增益设置得太低，则

将无法检测到流量。此外,必须为低、中或高流速设置速度标度[4]。速度标度由颜色图上的脉冲重复频率显示(图 5.7)。当速度刻度设置得太高时,可能无法检测到低流量状态。相反,当速度标度对于高流量状态设置得太低时,将发生歧义信号或混叠。

频谱多普勒。频谱多普勒成像通过计算压力梯度和流速有效测量血流速度。频谱多普勒信号以图形格式随时间变化的速度或面积显示(图 5.8)。频谱多普勒成像包括脉冲和连续波多普勒。脉冲多普勒可测量特定区域(采样容积)中的速度。对于血

管成像,采样框的中心应位于感兴趣的血流上方,并且角度校正线平行于血流。对于心脏成像,当截距角接近 0° 时,无须对角度进行校正即可将采样框简单地放置在目标区域上。脉冲多普勒的主要缺点是在高于奈奎斯特极限的高速下会出现混叠或模糊信号。克服混叠的技术包括增加速度标度、移动基线、使用较低的频率、增加声波角度(减少多普勒频移)、减小成像深度或切换到连续波多普勒。连续波多普勒测量整个束流的速度。它不受最大速度的限制,并且无须进行任何操作即可沿整个感兴趣区域进行采样。连续波多普勒的主要缺点是由于测

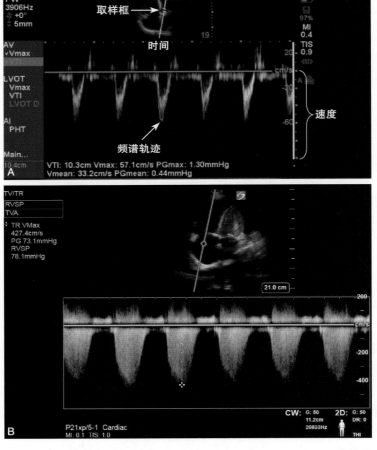

图 5.8　频谱多普勒模式。(A)脉冲波多普勒,用于测量流经左心室流出道的血流速度。(B)连续波多普勒测量严重三尖瓣关闭不全的反流速度

量入射束和接收束重叠时的速度而造成的范围模糊。有关多普勒超声的其他详细信息,另请参见第 2 章。

测量和计算。大多数超声机具有卡尺功能以测量距离。通常测量的一些结构包括下腔静脉、左心室流出道、主动脉、膀胱和积液。大多数机器都具有将测量值计算为生理相关值(如膀胱体积或心输出量)的软件。其他计算包括使用多普勒模式测量速度分布曲线下的峰值速度或峰面积。计算和测量可以与图像一起保存和存档。

图像存储。超声机器具有内部存储器,用于保存静止图像和视频片段。超声静态图像和视频片段应存档,以对患者进行连续监测、操作者之间的通信以及计费要求(请参阅第 50 章)。超声检查的发现可以记录在病历中,既可以作为单独的报告,也可以记录在普通病程记录中。

检查后

完成超声检查后,需将患者置于安全舒适的位置。

- 清洁患者皮肤上的凝胶,抬起床栏,调节床高并恢复照明。
- 向患者解释超声检查结果。请仅对所评估的结构以及所执行的检查范围发表评论。避免使用过于笼统、过于简化的表述,例如"一切看起来都很正常;不用担心。"
- 结束或关闭机器上的超声检查,以保护患者数据和图像。结束检查可防止无意间将另一位患者的图像保存在同一文件中。同样,结束超声检查会在某些系统中启动图像存档。
- 用经批准的消毒液或抹布清洁超声探头和机器。
- 在运输机器时,避免将超声推车压到探头

的电线上,以防止电线断裂。将超声机返回其存放位置。

要点和误区

- 凝胶是一种耦合剂,可使超声波从探头传播到人体。应该使用大量的凝胶,尤其是在大面积皮肤上滑动探头时。如果没有超声用凝胶,则可以使用任何液体介质,包括水和润滑剂凝胶。
- 随着深度的增加,需调整增益,尤其是远场。调整增益使其从屏幕顶部到底部适当平衡。增益滑块控件允许在不同级别进行微调。
- 开始使用彩色多普勒成像之前,应先设置多普勒增益。为了使噪声最小化,请降低多普勒增益,直到探头与患者脱离接触时才偶尔出现一些彩色条纹。
- 注意不要通过增益设置差、深度不合适或图像分辨力差的图像进行诊断。在解释图像并做出临床决定之前,要花费足够的时间来优化图像。

复习题

将每个图像与正在演示的超声模式匹配。

1. 二维或 B 型模式(答案:E)
2. 彩色多普勒(答案:C)
3. 能量多普勒(答案:F)
4. 脉冲多普勒(答案:B)
5. 连续波多普勒(答案:D)
6. M 型模式(答案:A)
   A. 图 5.9
   B. 图 5.10
   C. 图 5.11
   D. 图 5.12
   E. 图 5.13
   F. 图 5.14

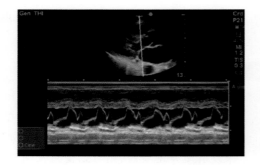

图 5.9

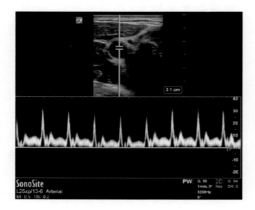

图 5.10

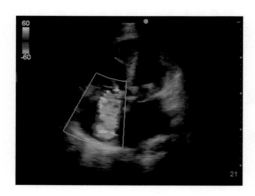

图 5.11

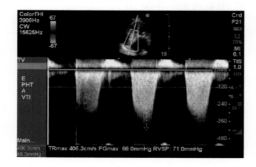

图 5.12

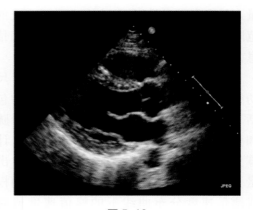

图 5.13

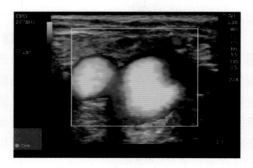

图 5.14

7. 在获取此心尖的四腔心视图时,以下哪些机器设置不正确(视频 5.11)?

A. 深度

B. 增益

C. 模式

D. 检查预设

答案:D。尽管屏幕方向标记位于右上角,但使用腹部检查预设获取此心尖四腔视图,导致帧速率降低。超声心动图应使用心脏预设值进行。

8. 如何调整超声机设置以改善左上象限图像的质量(视频 5.12)?

A. 增加深度

B. 减少深度

C. 增加增益

D. 降低增益

答案:D。此左上象限视频增益过高。脾脏应为等回声,此时却表现为高回声;脾周积液应为无回声,此时却表现为有回声。降低增益将解决回声的这些差异。

9. 如何调整超声机设置以改善膀胱横断面图像的质量（图 5.15）？

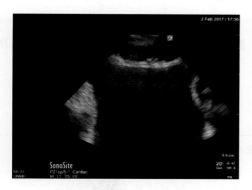

图 5.15

A. 减少深度

B. 增加深度

C. 增加增益

D. 减少增益

答案：B。只有膀胱的前部可见。增加深度将使整个膀胱（包括后壁）可视化。

10. 如何调整超声机设置以改善下肢多普勒超声检查图像的色彩流质量（视频 5.13）？

A. 增加速度刻度

B. 减小速度刻度

C. 增加深度

D. 减少深度

答案：A。由于不明确的信号或混叠，该视频片段显示了同一血管内同时出现的红色和蓝色。请注意，红色和蓝色区域之间没有黑点，这表明这是混叠，而不是实际的流量反转。当速度比例增大时，混叠将消失。此外，减小颜色增益将使整个剪辑中运动时看到的闪光伪影最

小化。

11. 如何调整超声机设置以提高目标结构（＊）的分辨力（图 5.16）？

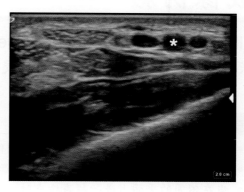

图 5.16

A. 减少焦点区域的深度

B. 增加焦点区域的深度

C. 降低近场增益

D. 增加近场增益

答案：A。将焦点区域的深度减小到感兴趣区域将提高其横向分辨力。横向分辨力也是晶体密度的函数，与凸阵探头一样，弯曲的阵列在远场中的横向分辨力也会降低。

参考文献

1. Abu-Zidan M, Hefny A, Corr P. Clinical ultrasound physics. *J Emerg Trauma Shock*. 2011;4(4):501–503.
2. Brull R, MacFarlane AJ, Tse CC. Practical knobology for ultrasound guided regional anesthesia. *Reg Anesth Pain Med*. 2010;35(2 suppl):S68–S73.
3. Armstrong W, Ryan T. Physics and instrumentation. In: *Feignebaum's Echocardiograph*. Philadelphia: Wolters-Kluwer; 2009.
4. Pozniak MA, Zagzebski JA, Scanlan KA. Spectral and color Doppler artifacts. *Radiographics*. 1992;12:35–44.

第 6 章

成像伪影

Alfred B. Cheng ■ Alycia Paige Lee ■ Ben Goodgame ■ Nitin Puri

张建成 译 ■ 张露 曹锋生 校

关键点

- 伪影是不能代表真实解剖结构的假图像或图像的一部分。
- 当违反一个或多个声波属性时,就会产生伪影。
- 当在不同的平面上进行超声检查时,伪影消失,而真正的解剖结构会持续可见。

简介

伪影是不能代表真实解剖结构的虚假图像或图像的一部分。检查者应该对超声伪影有基本的了解,以提高床旁获取和解释图像的技能。除非设备发生故障,否则伪影源自错误的超声信号,原因是违反了以下一个或多个假设:

- 声速在所有类型的人体组织中都是恒定的(1 540m/s)。
- 超声束是宽度和厚度可以忽略不计的单一均匀波束。
- 超声波始终沿直线传播,反射的超声波(回波)在反射单一对象后沿相同路径返回。
- 超声回波的能量衰减是一致的。
- 回波的幅度取决于反射对象的性质,反射的距离与反射时间成比例。
- 图像处理和重建的时间可以忽略不计。

伪影有助于对组织构成的深入了解,并对某些病理疾病(如胆结石和肺水肿)具有诊断作用。大多数伪影可以根据以下 4 种基本机制之一进行分类:波的传播、波束特性、速度误差或波衰减。本章回顾了在床旁超声中遇到的一些最常见的伪影。

波传播引起的伪影

混响伪影

声波在声速有很大差异的两种组织交界处反射。超声波通过组织的阻力称为声阻抗。声波在组织交界面的反射与两个相邻组织之间的声阻抗差异成正比。如果两个相邻组织之间的声阻抗没有差异,就不会反射声波。相反,如果声阻抗相差很大,声波反射比例就很大。混响伪影发生在声阻抗差异很大的组织界面上,包括与空气、金属和钙的界面。当两个或多个高反射结构彼此平行,并且超声束的路径垂直于这些结构时,就会出现混响伪影。超声脉冲在高反射结构之间多次反射。超声机将这些反射显示为一系列等距间隔的平行亮线;这些线条的亮度随着深度的增加而消散(图 6.1)。超声机根据超声探头接收回波的时间延迟确定目标结构的深度。单次反射后被探头接收的回波显示的为实际深度,而多次反射的回波显示为逐渐加深的深度。

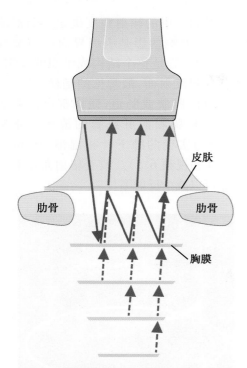

皮肤

肋骨

肋骨

胸膜

图 6.1　混响伪影。混响伪影是由高反射表面之间的重复反射产生的。胸膜表面的混响产生一系列称为 A 线的水平线。

A 线是混响伪影的一个经典例子，出现在肺部的胸膜表面（图 6.2；视频 6.1）。这种特殊的混响伪影是由高反射胸膜表面和皮肤-超声探头界面之间的多次反射引起的。A 线可见于正常肺部，但也可见于气胸（详见第 9 章）。混响伪影可用于评估组织特征，但它们阻碍了更深层次结构的可视化。

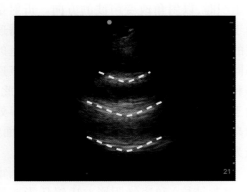

图 6.2　混响伪影。A 线是混响伪影的一个例子，是由于胸膜表面和皮肤-超声探头界面之间的重复反射形成的

当声波在非常接近的两个高反射表面之间反射时，会产生一种特殊类型的混响伪影，称为彗尾伪影。密集混响的"堆叠"产生了明亮的渐变垂直线或彗星尾巴的图像。经过几次反射后，返回回声的幅度降低，与原始回波相比，通常表现为线条逐渐变细（视频 6.2）。正常和异常肺部均可看到彗尾伪影，将在第 9 章中进行更详细的描述。

振铃伪影类似于彗尾伪影，但由不同的机制产生（图 6.3）。振铃伪影的来源是一个四面体气泡内的共振振动和一个中心流体口袋。超声束接触一个被捕获的流体口袋，声波在流体内共振，一个连续的回声被传输回超声探头。超声探头检测到的共振振动显示为一条垂直的白带，聚焦到深部气体（视频 6.3）。振铃伪影可用于识别脓肿、血管（如门静脉气体）或组织壁（如气肿性胆囊炎）中的异常空气病灶。认识到振铃伪影由空气引起，这一点很重要，这与导致彗尾伪影的异物或钙不同。

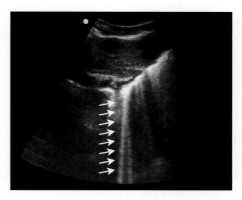

图 6.3　振铃伪影。振铃伪影是由液腔中的共振振动引起的，周围环绕着四面体的气泡，这是在结肠的肝脏弯曲处看到的

一些技术可以最小化混响伪影的影响。当超声束垂直于高反射结构时混响最为明显，倾斜超声探头以改变辐射角度或成像平面可能会减少混响。同样，减小检查结构与超声探头之间的距离可以减少混响伪影。组织谐波成像（tissue harmonic imaging，THI）

可以通过滤过基本频率和缩小超声束的宽度来减少伪影。THI 减少了混响伪影,但提高了彗尾伪影的可视化。空间复合成像平均来自多个平面的图像,并降低对振铃伪影和彗尾伪影的可视性。因此,应打开 THI 以增强彗尾的可视化,而应关闭空间复合成像以增强彗尾和振铃伪影的可视化。

镜像伪影

镜像伪影是通过声波在超声探头、强反射面和目标结构之间的反射而产生的,在反射器后面产生伪像。与直接反射到目标结构和从目标结构反射的声波相比,声波在从强反射面反射到超声探头之前存在延迟。该延迟导致超声显示的深度比实际深度要深。将显示目标结构在其实际深度处,而镜像显示在强反射面的深处(图 6.4)。镜像的外观由反射面的形状、透声性和平滑度以及超声束的辐射角度决定。与混响伪影不同,混响伪影是组织界面的重复反射,而镜像伪影是整个结构或组织的反射。对于任何强反射面,最常见的是横膈膜、心包、主动脉、膀胱或肠道,镜像都可能看起来很深。横膈膜的肝或脾的镜像是正常的,不应与实变的肺下叶相混淆(图 6.5;视频 6.4 和视频 6.5)。改变辐射角度和降低增益可以减少反射率。

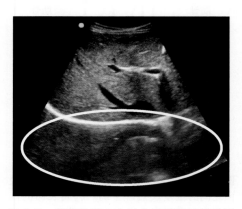

图 6.5　镜像伪影。 由于在从隔膜反射后返回到探头的回波的延迟,在隔膜上方可以看到肝脏的镜像

速度误差导致的伪影

折射

折射是指当声波从一个组织传到另一个组织时,以斜角改变声波的方向。折射是由于声波在不同声学性质的组织中传播速度的不同造成的。偏转程度与组织声速的不同和超声束的入射角成正比。随着声速差和入射角的增大,折射幅度增大。因此,由于声速的不同,折射在脂肪-软组织交界处和高度倾斜的交界处(如弯曲结构的侧面)最为明显。

折射伪影包括配准误差(结构位移)、重影(复制结构)和边缘阴影。边缘伪影或侧囊性阴影是一种折射伪影,出现在弯曲的镜面反射界面的边缘,如胆囊、肝脏、肾脏、膀

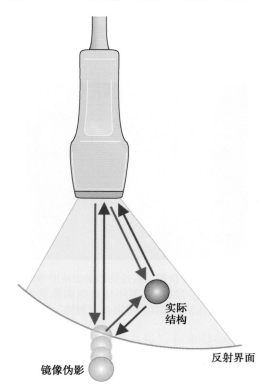

图 6.4　镜像伪影。 回波从镜面反射器反射的时间延迟导致超声机向反射器深处显示实际结构的镜像图像

胱和血管（图 6.6）。镜面反射能很好地反射声波并将相当大比例的声波送回超声探头的表面。在镜面反射弧顶，入射角发生重大变化，并且大多数回波被折射而不是反射，从而产生边缘伪影，曲线远端的折射阴影（图 6.7；视频 6.6 和视频 6.7）。边缘伪影可以通过改变光照角度来减少，应该与结石造成的真实阴影区分开来。

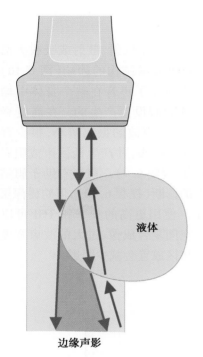

图 6.6　折射伪影。折射伪影发生在倾斜或弯曲的组织界面上，并且具有不同的声波传输速度

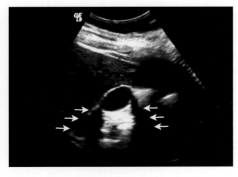

图 6.7　边缘伪影。边缘伪影是一种折射伪影，如沿着胆囊（箭头）的弯曲边缘形成的阴影

波束特性造成的伪影

波瓣伪影

　　超声束由主瓣和多个副瓣组成。侧瓣和光栅瓣是从主光束以不同角度投影的次瓣（图 6.8）。旁瓣的超声能量只有主波束的 1%，通常不会产生图像。当强反射器位于波瓣波束的路径上时，会产生旁瓣伪影。机器将反射的声波解释为来自主波束，并将结构显示在主波束的路径。旁瓣伪影通常见于具有弧形壁的无回声结构（如胆囊、膀胱或心脏）的近场，或与高反射界面（如空气或骨）相关（视频 6.8）。如果一个近场不存在无回声或低回声区域，可能看不到波瓣伪影。相控阵探头成像时可能会出现光栅瓣伪影。

　　多种技术可以减少次瓣伪影，从而获得更准确的图像。降低增益会减少低能量的副瓣，使用 THI 可以减少旁瓣伪影。此

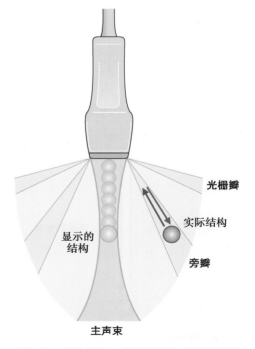

图 6.8　旁瓣伪影。旁瓣伪影是由沿副瓣路径的结构反射的声波产生的，这些反射声波被显示为来自主超声束

外,可以通过重新定位患者、改变照射角度或使用不同的成像窗口来减少次级肺叶伪影。变迹是现代便携式超声机的一个常见内置功能,它通过降低外部探头元件的脉冲幅度和回波放大来减少旁瓣伪影。

　　波束宽度和层厚伪影是另外两个归因于波束特性的伪影。波束宽度伪影是由于横向分辨力的限制而出现的,并且最常见的是在焦点区域的远侧,在那里超声束散布到比近侧波束更大的宽度。当声束在扫描过程中从一边扫到另一边时,远场中的结构看起来是线性的或水平拉伸的(图6.9)。层厚伪影是由于横向分辨力的限制造成的。当超声束向焦区远侧推进时,波束的厚度增加,从而捕获波束上方和下方的物体。超声仪对接收到的回波进行平均,对象可能在超声显示器上呈线性或垂直融合(有关图像分辨力的其他详细信息,请参阅第3章)。减

少波束宽度和层厚伪影的技术包括通过调整焦点区域的深度或对浅层结构使用隔离垫来缩小目标结构水平上的超声束。THI可以通过缩小成像平面、提高横向分辨力和减小层厚来减少这些伪影。

波衰减引起的伪影

声影

　　声影可见于反射、散射或吸收大部分超声波的高度衰减结构的远端(图6.10)。声影是由于违反了声音在整个身体中均匀传播和衰减的假设而产生的。在高度衰减的结构的远端,声波的振幅减小,很少有回声返回到超声探头,并产生低回声或阴影区域(图6.11;视频6.9)。声影有助于胆结石或肾结石的诊断(视频6.10),但妨碍深层器官的显示。使用更高的频率和THI可以增强阴影。空间复合成像、过大的波束宽度和不适当的焦区放置会减少阴影。

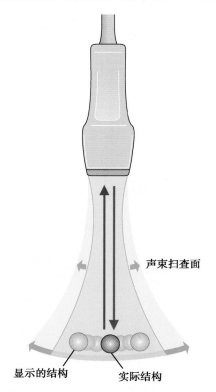

图6.9　波束宽度伪影。随着超声束在远场的加宽,横向分辨力降低,结构出现水平拉伸

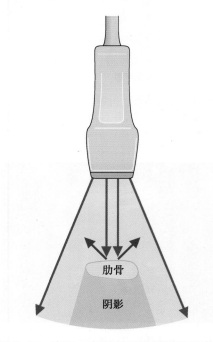

图6.10　声影。声影可以看到深度到高度衰减的结构,如骨头、结石和异物

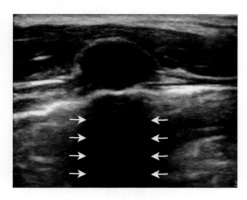

图 6.11　声影。肋骨在胸膜深部投下阴影

回声增强

　　回声增强,又称后方回声增强,常见于深部充液结构。声波在低衰减的充液结构中传播畅通无阻。因此,当声波穿过充液结构,高振幅回波从组织深处反射回超声探头时,声波强度保持不变。返回到超声探头的高能回声产生明亮的、高回声的深部组织外观(图 6.12)。回声增强通常见于充液结构的后面,包括膀胱(图 6.13;视频 6.11)、胆囊和大血管(视频 6.12)。降低远场增益会降低回声增强,而使用 THI 则会增强回声增强。

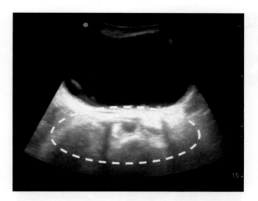

图 6.13　回声增强。回声增强使膀胱深处的组织出现高回声

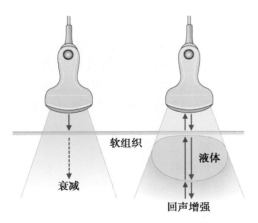

图 6.12　回声增强。充液结构不受阻碍地传播声波,导致深层组织的声增强或强回声

要点和误区

- 解剖结构应至少在两个平面上可视。如果解剖结构在不同的平面上不能持续可见,那么它很可能是伪影。
- 混响可以用于诊断肺部 A 线。为了最大限度地减少混响伪影的存在,可以调整超声探头的辐射角度或减小超声探头与目标结构之间的距离。
- 组织谐波成像(THI)提高了彗尾伪影的可视化,而空间复合成像降低了振铃伪影和彗尾伪影的可视化。
- 边缘伪影是由折射引起的,并沿结构(如胆囊)的曲面显示为垂直阴影。通过改变辐射角度,可以将边缘伪影与结石引起的声学阴影区分开来。
- 通过将焦区深度调整到目标结构的水平,可以最大限度地减少波束宽度和层厚伪影。
- 横跨膈肌的肝或脾镜像必须与下叶实变区分开来,方法是改变照射角度或滑动超声探头,以直接显示下叶。
- 在任何高度衰减的结构(包括结石、骨头、异物和空气)的深处都可以看到声影。清晰的声影是由结石和骨骼产生的,而模糊的声影是由空气产生的。
- 回声增强发生在任何充液结构的深部,可以通过减小远场增益来减小深部结构的回声。

复习题

对于问题 1 和问题 2,指出图 6.14 中显示的超声伪影类型:

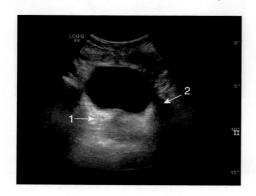

图 6.14

A. 混响伪影

B. 旁瓣伪影

C. 回声增强

D. 波束宽度伪影

E. 彗尾伪影

F. 边缘伪影

G. 镜像

H. 声影

I. 振铃伪影

1. 图 6.14 中箭头 1 显示的是哪种类型的伪影?

答案:C。回声增强是由于声波在充液结构(膀胱、胆囊、囊肿、心脏和大血管)中的传播不受阻碍,导致充液结构深处的结构呈现高回声的外观。

2. 图 6.14 中箭头 2 显示的是哪种类型的伪影?

答案:F。边缘伪影是出现在弯曲结构(如胆囊、肾脏、膀胱和血管)边缘的折射阴影。

对于问题 3 和问题 4,指出图 6.15 中显示的超声伪影类型:

A. 混响伪影

B. 旁瓣伪影

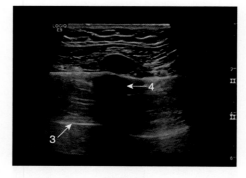

图 6.15

C. 回声增强

D. 波束宽度伪影

E. 彗尾伪影

F. 边缘伪影

G. 镜像

H. 声影

I. 振铃伪影

3. 图 6.15 中箭头 3 显示的是哪种类型的伪影?

答案:A。当两个或多个高反射结构相互平行,并且超声束的路径垂直于这些高反射结构时,就会出现混响伪影。这张图像中显示了一条 A 线;它是一种特定类型的混响伪影,来自胸膜的重复反射。

4. 图 6.15 中箭头 4 显示的是哪种类型的伪影?

答案:H。这是由高度衰减的结构引起的,这些结构反射、散射或吸收大部分超声波。一根肋骨的投射声影,如图所示。

5. 在视频 6.13 的远场可以看到什么类型的伪影?

A. 声影

B. 振铃伪影

C. 镜像

D. 折射

答案:C。心脏的镜像伪影,特别是二尖瓣,可以在心包深处看到。镜像是一种由强反射界面对结构的反射而产生的伪影,在反射界面后面产生虚假图像。镜像与混响伪影相似,不同之处在于混响是组织界面的重复反射,而镜像是整个结构或器官的反射。

6. 在正常肺中可以看到的 A 线是什么类型的伪影?

A. 混响

B. 波瓣伪影

C. 镜像

D. 折射

答案:A。A 线是混响伪影的典型例子。A 线是由高度反射的胸膜表面和皮肤-超声探头界面之间的多次反射引起的,但只有当胸膜表面深处有空气时才能看到,要么是充满空气的肺,要么是胸腔内的空气(气胸)(见图 6.1 和图 6.2)。

7. 组织谐波成像增强而不是减少了下列哪种伪影?

A. 混响

B. 旁瓣

C. 彗尾

D. 以上所有

答案:C。组织谐波成像可减少大多数伪影,包括混响、旁瓣、光栅瓣、波束宽度和切片厚度伪影。然而,组织谐波成像可以增强一些伪影,包括回声增强、声阴影和彗尾伪影。

8. 以下哪一项是使波束宽度伪影最小化的最佳技术?

A. 提高远场增益设置

B. 调整波束聚焦以加宽超声束

C. 关闭组织谐波成像

D. 将焦区深度调整到目标结构的水平

答案:D。减少波束宽度伪影的最佳技术是通过调整焦区的深度在目标结构的水平上收窄超声束。组织谐波成像还可以通过缩小成像平面、提高横向分辨力和减小层厚来减少这些伪影。增加远场增益设置或加宽超声束可能会恶化波束宽度伪影。

9. 下面哪一种说法是正确的?

A. 伪影被定义为可以代表真实解剖结构的虚假图像或图像的一部分。

B. 已经发现影像伪影的鉴别在几种病理条件下是有诊断意义的。

C. 声影是沿着弯曲结构(如膀胱)的侧壁形成的阴影。

D. 伪影在多个成像平面上持续可视。

答案:B。的确,影像伪影可以诊断几种病理情况,如结石和肺水肿。伪影定义为不代表真实解剖结构的虚假图像或图像的一部分。声影发生在高度衰减结构(如骨骼)的深部,而边缘伪影是沿弯曲结构(如膀胱)侧壁的折射阴影。伪影不会在多个成像平面上持续存在,这有助于鉴别伪影与真正的解剖结构。

参考文献

1. Feldman MK, Katyal S, Blackwood MS. US artifacts. *Radiographics*. 2009;29(4):1179–1189.
2. Baad M, Lu ZF, Reiser I, Paushter D. Clinical significance of US artifacts. *Radiographics*. 2017;37(5):1408–1423.
3. Scanlan KA. Sonographic artifacts and their origins. *AJR Am J Roentgenol*. 1991;156(6):1267–1272.
4. Bonhof JA. Ultrasound artifacts—part 1. *Ultraschall Med*. 2016;37(2):140–153, quiz 154–155.
5. Bonhof JA. Ultrasound artifacts—part 2. *Ultraschall Med*. 2017;38(2):130–148.
6. Kremkau FW, Taylor KJ. Artifacts in ultrasound imaging. *J Ultrasound Med*. 1986;5(4):227–237.
7. Bouhemad B, Zhang M, Lu Q, Rouby JJ. Clinical review: bedside lung ultrasound in critical care practice. *Crit Care*. 2007;11(1):205.
8. Lichtenstein D, Meziere G, Biderman P, Gepner A, Barre O. The comet-tail artifact. An ultrasound sign of alveolar-interstitial syndrome. *Am J Respir Crit Care Med*. 1997;156(5):1640–1646.
9. Avruch L, Cooperberg PL. The ring-down artifact. *J Ultrasound Med*. 1985;4(1):21–28.
10. Anvari A, Forsberg F, Samir AE. A primer on the physical principles of tissue harmonic imaging. *Radiographics*. 2015;35(7):1955–1964.
11. Skolnick ML, Meire HB, Lecky JW. Common artifacts in ultrasound scanning. *J Clin Ultrasound*. 1975;3(4):273–280.
12. Laing FC, Kurtz AB. The importance of ultrasonic side-lobe artifacts. *Radiology*. 1982;145(3):763–768.

第二部分

肺和胸膜

第 7 章

概述

Ken E. Lyn-Kew

李瑞婷 译 ■ 邹晓静 校

关键点

- 超声波在气体界面发生散射。有潜在肺部病理改变的情况下，正常或部分含气肺脏形成离散形式的回声伪影。
- 对于评估急性呼吸困难病因，胸部超声明显优于传统体格检查和胸部 X 线检查，并和 CT 扫描准确度几近相同。
- 支持床旁肺脏超声运用的文献持续增加，但操作者的培训和认证却相对滞后。

背景

早期对超声定位胸腔积液的描述可以追溯到 1960 年[1]，然而放射科医师并没有进一步探索肺超声的应用，因为他们错误地认为肺超声由于空气的高回声性而应用受到限制。在 1980 年，已有文献提及马肺超声的应用[2]，到了 1990 年，Daniel Lichtenstein 等的创新和突破性的研究发现胸膜线产生的超声伪影与危重患者潜在的肺实质和胸膜病变有关[3-8]。这些发现包括：见于完整的肺脏壁层胸膜交界面的肺滑动，和病理改变息息相关的 B 线，其由小叶间及小叶内间隔增厚引起。鉴于以上发现，Lichtenstein 认为肺实变（即无气）可以被肺超声容易地显示出来，从而推动了肺超声检查潜在应用

性[9]。对伪影的认识结合便携超声的技术发展使得肺超声在床旁即时超声应用中不可或缺并广泛应用。

指征与应用

目前，从急诊科到门诊，几乎所有的临床场所都在应用肺超声（lung ultrasonography，LUS），LUS 可以通过鉴别肺炎、急性肺水肿和气胸来进行急性呼吸衰竭的鉴别诊断，Lichtenstein 还强烈建议将 BLUE 方案（急诊床旁肺超声检查）应用于阻塞性肺病或肺栓塞患者[10]。创伤机构在床旁使用超声可以快速诊断气胸、血胸和肺挫伤，其诊断正确率等同于甚至高于临床查体联合胸部 X 线检查[11]。LUS 还可以用于确定胸腔

积液的性质,并确定一个安全的进针点进行胸腔积液引流,从而减少术后并发症的风险[6,12-25]。

LUS 的诊断准确性优于传统的胸部 X 线检查,与胸部计算机断层扫描(CT)相似。在危重患者中,LUS 较传统胸部 X 线检查有更高的诊断正确率:肺间质综合征(灵敏度 94% vs 46%)、肺实变(灵敏度 100% vs 38%)、胸腔积液(100% vs 65%)[26]和气胸(88% vs 52%)[27]。根据两项比较 LUS 与胸部 CT 或放射成像技术用于诊断肺炎的 meta 分析结果:LUS 的敏感性和特异性分别为 85%~88% 和 86%~93%[28,29]。在急救领域,特别是急诊科和重症监护病房,LUS 已被证明可以加快诊断速度并减少影像学检查次数[30,31]。

LUS 可以用来描述胸腔积液的量和回声强度,从而指导治疗[12-14]。胸腔积液的回声特性和复杂的特征,如分隔,可以帮助区分渗出液和漏出液。胸腔积液的这种特征可以指导我们决定胸腔引流的时机和方法,如胸腔穿刺术、胸腔穿刺置管术或外科手术。评估胸腔积液量、引导胸腔穿刺和术后评估都是在众多文献中支持的 LUS 的应用,其额外的好处是减少并发症,避免辐射暴露和降低住院费用[16-25]。此外,LUS 可以即刻实时排除术后气胸的存在[32-35]。

鉴于肺动脉导管在急性呼吸窘迫综合征(acute respiratory distress syndrome,ARDS)中的应用有限[36],更多文章都期待通过 LUS 来区分 ARDS 和急性肺水肿。一项研究表明,在观察区内间质减少和胸膜不规则增厚能几乎完美地将两者进行鉴别诊断[37]。同时,LUS 也被用于机械通气时指导肺复张[38],动物模型中[39]和充血性心衰患者[40]的血管外肺水的定量,肺毛细血管楔压的估算[41]以及应用利尿剂和血液透析后[42]血容量的评估。

LUS 的使用范围远超过急症领域,还可用于筛查系统性硬化症患者的早期间质性肺部疾病,潜在降低辐射暴露[43];超声引导下穿刺活检周围型肺结节和胸膜包块;不论在重症监护病房,还是在门诊或门诊手术中心,对恶性胸腔积液患者可以在超声引导下行胸腔穿刺或胸腔闭式引流术[44];纤维支气管镜后 LUS 监测可尽早发现气胸,降低胸部 X 线检查产生的费用、延迟和辐射,并且 LUS 较胸部 X 线检查诊断灵敏度高[32,33]。

局限性

纵然 LUS 是一个强大的工具,也有其局限性。有时也会出现无法获得高质量的肺部超声图像的情况,如病态肥胖患者或使用大面积敷料覆盖的手术患者,在这些患者中,超声图像的低分辨力限制了对他们的诊断。同样,大量气胸时会在胸壁和肺之间造成空气干扰,在气胸减压之前限制了对肺组织的评估。一般来说,从医务人员的角度来看,实施即时超声最常见的障碍包括:便携式超声设备有限,需要培训,以及来自其他专业使用超声的阻力[45-49]。特别是对于 LUS 来说,将其纳入常规临床实践的一个重要障碍是缺乏经过培训的操作者。虽然毕业后医学教育要求进行的培训越来越多,但能在床旁进行超声培训的训练有素的教员数量却十分有限。LUS 操作常规化面临的最大的障碍是缺乏娴熟使用床旁超声的操作者,因为关于如何证明和保持操作能力的文献有限。各种专业协会描述了实施 LUS 所需的设备、培训和技能,并在教育和认证方面提供了一些指导[50-53]。尽管存在着这些障碍,LUS 仍在不断发展,越来越多的操作者在日常临床工作中使用 LUS[37]。

结论

随着便携式超声设备逐渐小巧灵便和软件包的不断更新,这些设备的操作变得更加容易,越来越多的文献表明 LUS 与其他成像方式相比具有更高或同等的灵敏度和特异性。通过结合临床和床旁影像学发现，床旁即时 LUS 是一个强大的诊断工具，能指导临床医生进行决策，有效改善患者的管理。

复习题

1. 下列关于肺超声检查的陈述哪一项是错误的？
   A. 哮喘急性发作不能通过肺超声检查确诊。
   B. 超声引导可降低胸腔穿刺引流术后并发症的风险。
   C. 肺超声的诊断准确性与胸部计算机断层扫描（CT）相当。
   D. 肺部的气体可以让人看到胸腔的深层结构。

   答案：D。空气散射超声波。正常情况下，在肺部只有胸膜线是可见的，因为在胸膜线深处的气体可以散射所有的超声波。与肺炎、肺水肿和气胸不同，哮喘急性发作和肺栓塞是两种只能通过肺超声检查推断的诊断。对于胸腔积液，操作者可以使用超声来评估液体的体积和特征，并指导穿刺引流过程，降低了术后并发症的风险。肺超声的诊断准确性优于胸部 X 线检查，可与胸部 CT 扫描相比较。

2. 以下哪一项不是使用床旁即时超声评估肺部和其他器官系统的已知阻碍？
   A. 缺乏诊断准确性研究。
   B. 缺乏操作者培训。
   C. 来自其他专业的阻力。
   D. 超声设备有限。

   答：A。虽然临床研究结果有限，但自 20 世纪 90 年代以来已经发表了数篇关于肺超声诊断准确性的研究。便携式超声设备的可用性有限是目前床旁即时超声应用最常见的阻碍。患者病态肥胖，缺乏专业医师培训，以及来自其他专业的阻力，

也被认为是床旁即时超声使用的阻碍。

参考文献

1. Joyner CR Jr, Herman RJ, Reid JM. Reflected ultrasound in the detection and localization of pleural effusion. *JAMA*. 1967;200(5):399-402.
2. Rantanen NW. Diseases of the thorax. *Vet Clin North Am Equine Pract*. 1986;2(1):49-66.
3. Lichtenstein DA, Menu Y. A bedside ultrasound sign ruling out pneumothorax in the critically ill. Lung sliding. *Chest*. 1995;108(5):1345-1348.
4. Lichtenstein D, Meziere G, Biderman P, Gepner A, Barre O. The comet-tail artifact. An ultrasound sign of alveolar-interstitial syndrome. *Am J Respir Crit Care Med*. 1997;156(5):1640-1646.
5. Lichtenstein D, Meziere G. A lung ultrasound sign allowing bedside distinction between pulmonary edema and COPD: the comet-tail artifact. *Intensive Care Med*. 1998;24(12):1331-1334.
6. Lichtenstein D, Hulot JS, Rabiller A, Tostivint I, Meziere G. Feasibility and safety of ultrasound-aided thoracentesis in mechanically ventilated patients. *Intensive Care Med*. 1999;25(9):955-958.
7. Lichtenstein D, Meziere G, Biderman P, Gepner A. The comet-tail artifact: an ultrasound sign ruling out pneumothorax. *Intensive Care Med*. 1999;25(4):383-388.
8. Lichtenstein D, Meziere G, Biderman P, Gepner A. The "lung point": an ultrasound sign specific to pneumothorax. *Intensive Care Med*. 2000;26(10):1434-1440.
9. Lichtenstein DA, Lascols N, Meziere G, Gepner A. Ultrasound diagnosis of alveolar consolidation in the critically ill. *Intensive Care Med*. 2004;30(2):276-281.
10. Lichtenstein DA, Meziere GA. Relevance of lung ultrasound in the diagnosis of acute respiratory failure: the BLUE protocol. *Chest*. 2008;134(1):117-125.
11. Hyacinthe AC, Broux C, Francony G, et al. Diagnostic accuracy of ultrasonography in the acute assessment of common thoracic lesions after trauma. *Chest*. 2012;141(5):1177-1183.
12. Yang PC, Luh KT, Chang DB, et al. Value of sonography in determining the nature of pleural effusion: analysis of 320 cases. *AJR Am J Roentgenol*. 1992;159(1):29-33.
13. Chen KY, Liaw YS, Wang HC, Luh KT, Yang PC. Sonographic septation: a useful prognostic indicator of acute thoracic empyema. *J Ultrasound Med*. 2000;19(12):837-843.
14. Chen HJ, Tu CY, Ling SJ, et al. Sonographic appearances in transudative pleural effusions: not always an anechoic pattern. *Ultrasound Med Biol*. 2008;34(3):362-369.
15. Svigals PZ, Chopra A, Ravenel JG, Nietert PJ, Huggins JT. The accuracy of pleural ultrasonography in diagnosing complicated parapneumonic pleural effusions. *Thorax*. 2017;72(1):94-95.
16. Diacon AH, Brutsche MH, Soler M. Accuracy of pleural puncture sites: a prospective comparison of clinical examination with ultrasound. *Chest*. 2003;123(2):436-441.
17. Gordon CE, Feller-Kopman D, Balk EM, Smetana GW. Pneumothorax following thoracentesis: a systematic review and meta-analysis.

Arch Intern Med. 2010;170(4):332–339.

18. Mercaldi CJ, Lanes SF. Ultrasound guidance decreases complications and improves the cost of care among patients undergoing thoracentesis and paracentesis. Chest. 2013;143(2):532–538.

19. Patel PA, Ernst FR, Gunnarsson CL. Ultrasonography guidance reduces complications and costs associated with thoracentesis procedures. J Clin Ultrasound. 2012;40(3):135–141.

20. Barnes TW, Morgenthaler TI, Olson EJ, et al. Sonographically guided thoracentesis and rate of pneumothorax. J Clin Ultrasound. 2005;33(9):442–446.

21. Weingardt JP, Guico RR, Nemcek AA Jr, Li YP, Chiu ST. Ultrasound findings following failed, clinically directed thoracenteses. J Clin Ultrasound. 1994;22(7):419–426.

22. Mayo PH, Goltz HR, Tafreshi M, Doelken P. Safety of ultrasound-guided thoracentesis in patients receiving mechanical ventilation. Chest. 2004;125(3):1059–1062.

23. Goligher EC, Leis JA, Fowler RA, et al. Utility and safety of draining pleural effusions in mechanically ventilated patients: a systematic review and meta-analysis. Crit Care. 2011;15(1):R46.

24. Mayo PH, Doelken P. Pleural ultrasonography. Clin Chest Med. 2006;27(2):215–227.

25. Soni NJ, Franco R, Velez MI, et al. Ultrasound in the diagnosis and management of pleural effusions. J Hosp Med. 2015;10(12):811–816.

26. Xirouchaki N, Kondili E, Prinianakis G, Malliotakis P, Georgopoulos D. Impact of lung ultrasound on clinical decision making in critically ill patients. Intensive Care Med. 2014;40(1):57–65.

27. Ding W, Shen Y, Yang J, He X, Zhang M. Diagnosis of pneumothorax by radiography and ultrasonography: a meta-analysis. Chest. 2011;140(4):859–866.

28. Alzahrani SA, Al-Salamah MA, Al-Madani WH, Elbarbary MA. Systematic review and meta-analysis for the use of ultrasound versus radiology in diagnosing of pneumonia. Crit Ultrasound J. 2017;9(1):6.

29. Long L, Zhao HT, Zhang ZY, Wang GY, Zhao HL. Lung ultrasound for the diagnosis of pneumonia in adults: a meta-analysis. Medicine (Baltimore). 2017;96(3):e5713.

30. Zanobetti M, Scorpiniti M, Gigli C, et al. Point-of-care ultrasonography for evaluation of acute dyspnea in the ED. Chest. 2017;151(6):1295–1301.

31. Oks M, Cleven KL, Cardenas-Garcia J, et al. The effect of point-of-care ultrasonography on imaging studies in the medical ICU: a comparative study. Chest. 2014;146(6):1574–1577.

32. Shostak E, Brylka D, Krepp J, Pua B, Sanders A. Bedside sonography for detection of postprocedure pneumothorax. J Ultrasound Med. 2013;32(6):1003–1009.

33. Sartori S, Tombesi P, Trevisani L, et al. Accuracy of transthoracic sonography in detection of pneumothorax after sonographically guided lung biopsy: prospective comparison with chest radiography. AJR Am J Roentgenol. 2007;188(1):37–41.

34. Alrajab S, Youssef AM, Akkus NI, Caldito G. Pleural ultrasonography versus chest radiography for the diagnosis of pneumothorax: review of the literature and meta-analysis. Crit Care. 2013;17(5):R208.

35. Alrajhi K, Woo MY, Vaillancourt C. Test characteristics of ultrasonography for the detection of pneumothorax: a systematic review and meta-analysis. Chest. 2012;141(3):703–708.

36. Wheeler AP, Bernard GR, Thompson BT, et al. Pulmonary-artery versus central venous catheter to guide treatment of acute lung injury. N Engl J Med. 2006;354(21):2213–2224.

37. Copetti R, Soldati G, Copetti P. Chest sonography: a useful tool to differentiate acute cardiogenic pulmonary edema from acute respiratory distress syndrome. Cardiovasc Ultrasound. 2008; 6:16.

38. Bouhemad B, Brisson H, Le-Guen M, et al. Bedside ultrasound assessment of positive end-expiratory pressure-induced lung recruitment. Am J Respir Crit Care Med. 2011;183(3):341–347.

39. Jambrik Z, Gargani L, Adamicza A, et al. B-lines quantify the lung water content: a lung ultrasound versus lung gravimetry study in acute lung injury. Ultrasound Med Biol. 2010;36(12):2004–2010.

40. Agricola E, Bove T, Oppizzi M, et al. "Ultrasound comet-tail images": a marker of pulmonary edema: a comparative study with wedge pressure and extravascular lung water. Chest. 2005;127(5):1690–1695.

41. Lichtenstein DA, Meziere GA, Lagoueyte JF, et al. A-lines and B-lines: lung ultrasound as a bedside tool for predicting pulmonary artery occlusion pressure in the critically ill. Chest. 2009;136(4):1014–1020.

42. Noble VE, Murray AF, Capp R, et al. Ultrasound assessment for extravascular lung water in patients undergoing hemodialysis. Time course for resolution. Chest. 2009;135(6):1433–1439.

43. Gargani L, Doveri M, D'Errico L, et al. Ultrasound lung comets in systemic sclerosis: a chest sonography hallmark of pulmonary interstitial fibrosis. Rheumatology (Oxford). 2009;48(11):1382–1387.

44. Lyn-Kew KE, Koenig SJ. Bedside ultrasound for the interventional pulmonologist. Clin Chest Med. 2013;34(3):473–485.

45. Backlund BH, Hopkins E, Kendall JL. Ultrasound guidance for central venous access by emergency physicians in Colorado. West J Emerg Med. 2012;13(4):320–325.

46. Buchanan MS, Backlund B, Liao MM, et al. Use of ultrasound guidance for central venous catheter placement: survey from the American board of emergency medicine longitudinal study of emergency physicians. Acad Emerg Med. 2014;21(4):416–421.

47. Micks T, Sue K, Rogers P. Barriers to point-of-care ultrasound use in rural emergency departments. CJEM. 2016;18(6):475–479.

48. Soni NJ, Reyes LF, Keyt H, et al. Use of ultrasound guidance for central venous catheterization: a national survey of intensivists and hospitalists. J Crit Care. 2016;36:277–283.

49. Botker MT, Vang ML, Grofte T, et al. Implementing point-of-care ultrasonography of the heart and lungs in an anesthesia department. Acta Anaesthesiol Scand. 2017;61(2):156–165.

50. Volpicelli G, Elbarbary M, Blaivas M, et al. International evidence-based recommendations for point-of-care lung ultrasound. Intensive Care Med. 2012;38(4):577–591.

51. Mayo PH, Beaulieu Y, Doelken P, et al. American college of chest physicians/la societe de reanimation de langue francaise statement on competence in critical care ultrasonography. *Chest.* 2009;135(4):1050-1060.

52. Frankel HL, Kirkpatrick AW, Elbarbary M, et al. Guidelines for the appropriate use of bedside general and cardiac ultrasonography in the evaluation of critically ill patients-part i: general ultrasonography. *Crit Care Med.* 2015;43(11): 2479-2502.

53. American College of Emergency Physicians. ACEP emergency ultrasound guidelines-2001. *Ann Emerg Med.* 2001;38(4):470-481.

肺和胸腔超声技术

Daniel Fein ■ Mohammed M. Abbasi

李瑞婷 译 ■ 邹晓静 校

关键点

- 建议使用低频相控阵探头进行全面的肺超声检查。高频线阵探头用于评估肺滑动和胸膜病变。
- 操作者必须在肋间隙内纵向放置超声探头，并确保超声束垂直于胸膜表面，以产生混响伪影。在大多数临床工作中，我们主张每侧胸壁至少进行 3 个肋间隙的检查。
- 肺超声检查在很大程度上依赖于胸膜线或肺组织产生的图像和伪影，根据这些和相应的肺部气/液比例可以判断肺部的病理变化。

背景

　　肺超声（lung ultrasound, LUS）是对整个胸廓进行超声扫描从而获得图像，主要起自胸膜线，因此可以更贴切地称之为胸膜超声。胸膜超声检查有裨益于临床是基于以下两个观点：①在呼吸功能障碍的情况下，其中超过 90% 病变会累及胸膜，并且超声显示特定的病理征象；②呼吸功能障碍不同病因对应特异的胸膜线征象或"伪影"[1,2]。

　　LUS，不同于胸部 X 线检查能够在一张图片上同时获得左右胸腔的整体图像，依赖于两侧胸壁多位点依次检查，从而构成肺部声像图。LUS 检查点，类似于传统体格检查点，但对于多种疾病状态，它们比体格检查或胸部 X 线检查具有更高的敏感性和特异性。多项临床研究表明，LUS 对急性呼吸系统疾病的诊断准确率几乎等同于计算机断层扫描（CT）[3,4]。首先通过扫描标准的 LUS 检查点，操作者可以通过胸膜线伪影分布状况在心中形成"意象地图"。而且，分布形式

与急性呼吸系统疾病的特定病原相关联（见第 9 章，表 9.1）。熟练的操作者发表多篇报道描述 LUS 诊断的实用性[5-7]。本章回顾如何获取最佳超声图像的同时规避一些常见错误。

正常解剖

　　胸腔外部依次由皮肤、软组织层和覆盖胸廓的肌肉组成。相对于肋骨内侧表面的壁胸膜，肺脏的外表面是脏胸膜，后者随着呼吸而向胸膜壁层滑动，胸膜液在脏胸膜表面形成薄层起润滑作用。脏胸膜和壁胸膜厚度均为 5μm，在超声成像下是单条、高回声曲线。虽然脏壁胸膜在超声上无法区分，但在气胸或肺叶切除术后的患者中，只有壁胸膜会构成超声胸膜线。

　　脏胸膜的深部是成千上万充满气体的肺泡，它们位于被小叶间隔包绕的小叶内。这些小叶间隔在正常肺部超声图像中是看不到的，因为它们的厚度低于超声的分辨

力。LUS 鉴别正常和异常肺组织的能力主要来源于对正常和异常小叶间隔的区别。当小叶间隔因静水压力增高或炎症性液体浸润而增宽时，就落入超声波的分辨力范围之内，允许超声波传播到肺部；形成伪像，称之为 B 线（见第 9 章，图 9.8）。值得注意的是，分隔肺叶的肺裂是由两层脏胸膜并列构成的，因此通常也可以产生 B 线。因此，病

理性的 B 线，必须在一个单独的肋间隙出现至少 3 条以上的 B 线（见第 9 章）。

在进行 LUS 检查时，肺解剖与胸壁位置的相关性至关重要（图 8.1）。胸壁在解剖学上分为前部（位于胸骨和腋前线之间），外侧（位于腋前后线之间）和后部（腋后线和脊柱之间）。前胸壁可见肺上叶，前外侧胸壁可见中叶（右）和舌叶（左），后外侧可见下

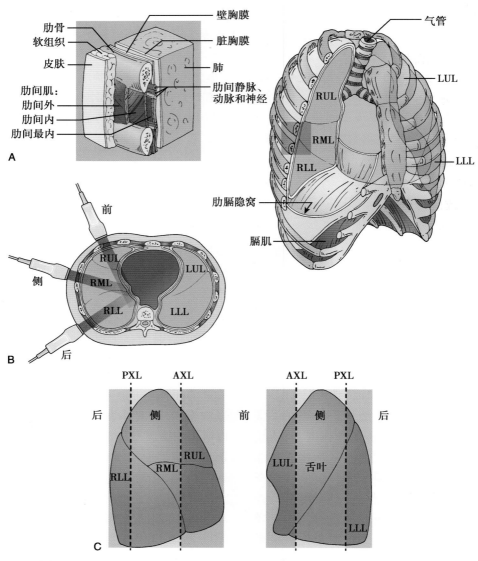

图 8.1　胸部解剖。（A）胸壁肋间隙的解剖。（B）上，中，下肺叶可以用探头在前，侧，后胸壁移动观察。（C）肺叶和叶间裂与腋前后线的侧切面对应关系。上叶主要在前，中叶/舌叶在前外侧，下叶在后外侧。AXL，腋前线；LLL，左下肺；LUL，左上肺；PXL，腋后线；RLL，右下肺；RML，右中肺；RUL，右上肺

叶。后外侧胸壁的肋膈角通常最深，覆盖在肋膈角上的肋间隙会根据膈肌的高度而变化。

图像采集

探头的选择

低频探头用于观察胸腔的深部结构。LUS 成像中最常用和通用的探头是 3.5 ~ 5.0MHz 凸阵探头。另外，一些操作者还能使用线阵或微凸阵探头进行 LUS 检查。

高频线阵探头也可以使用，但限于评估前胸壁肺滑动，如在发生气胸时，或寻找胸膜不规则改变以区分静水压原因（如心源性肺水肿）和间质炎症（如急性呼吸窘迫综合征）引起的肺间质改变[6]。它也可用于评估特定的胸膜或胸壁病理改变，如斑块、脓肿、肿瘤、血肿或肋骨骨折[8]。然而，线阵探头穿透性差，大约 6 ~ 9cm，是进行 LUS 检查的主要障碍，因此仅适用于儿科患者的全肺评估。当检查者的目的是鉴别成人的肺实变、肺不张或胸腔积液时，由于深度的限制使线阵探头变得更加受限。

临床医生越来越容易得到并使用便携式超声设备。应该认识到，目前可以使用的小型便携超声设备以及可以直接连接到智能设备的特定探头，可便于进行床边即时 LUS 检查。虽然大多数研究都集中进行超声心动图检查时使用便携超声设备，但也有研究显示这些便携设备在诊断胸腔积液[9]、评估肺间质疾病[10]和辅助判断住院患者呼吸困难原因方面的实用性[11]。尽管有这些研究存在，我们提醒在选择用于 LUS 的便携设备时，考虑这些设备的常见局限性包括：近场分辨力差，限制了对胸膜线的评估；图像分辨力低，限制了对复杂胸腔积液的评估；以及成像深度降低，限制了超声在肥胖患者中的应用。

超声设备

选择适当的"检查"设置是确保最佳图像分辨力的关键。许多新的超声仪器都预设了"肺"检查设置；然而，重要的是要注意，关闭动态滤器可以改进伪影的可视化。肺检查设置有预处理和后处理调整，如组织谐波和复合成像技术；这些使肺伪影的显示不理想[12]。因此，我们的标准方法是使用"腹部"检查设置，这与预设的特异性肺检查设置同样有效，如果不是优于它的话。将图像调整到最小增益将有助于避免常见的图像过度获取的错误。最后，在复杂的胸腔积液的情况下，我们发现使用"心脏"检查装置可以获得更好的图像质量[13-15]，因为它可以提高液体、碎片和分隔区域之间的对比能力。

患者体位

患者基本上可以在任何体位（仰卧、半卧或直立位）进行 LUS 检查。由于胸腔积液呈重力依赖性，胸腔积液征象的出现取决于患者体位。同样，由小叶间隔增宽引起的肺间质综合征所表现出来的 B 线在患者仰卧位时更为明显。除了这些例外，大多数肺病理改变并不因患者的体位而发生改变。

诊断率最高的点通常是最后外侧点或后外侧肺泡胸膜综合征（posterolateral alveolar pleural syndrome，PLAPS）点（见下文）。因为这里可以发现大多数的肺实变和胸腔积液，操作者必须特别注意将探头放置在胸壁最后外侧进行探查，在患者仰卧时探头要位于膈肌水平以上。这一操作通常需要将检查侧轻轻抬起或翻动患者，这有一定难度，特别是在面临危重、约束、镇静或肥胖患者时。在这些情况下，可能需要谨慎地翻动患者变成侧卧位或者将患者手臂抬离床面，以确保不会遗漏重要的临床发现。当检查平卧位患者时，某些动作可以提高超声的视觉效果，如将患者的手臂抬高举过胸腹部，或让患者进行深吸气，可扩大肋间间隙。

探头握姿

执笔式手持探头垂直于胸壁,并将探头标记指向头侧(图 8.2),同时屏幕标记应设置在屏幕的左上方。在使用"腹部"或"肺"检查设置时,检查标记应设置在屏幕的左上方,这是标准位置,但如果使用"心脏"检查设置来评估胸腔积液,则必须切换。因此,当解读胸部超声图像时,屏幕左侧的代表头侧,而右边则代表尾侧。当超声屏幕上显示膈肌时,其左侧(头侧)是胸腔,右侧(尾侧)显示的是膈下脏器。如果这台超声设备先前使用的是"心脏超声"标识取向,检查标记将在屏幕的右侧,有可能出现方向错误。

正常肺图像

在用特定的技术来获得高质量的图像之前,非常重要的是必须会辨别正常的肺

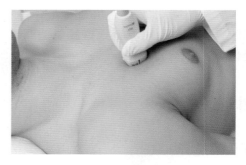

图 8.2   探头放置方向。执笔式手持探头,以肋骨为中心探头标记点朝向头部

组织和胸膜。正常的肺组织和胸膜图像必须通过肋间隙在肺实质和肋膈角之上获得(图 8.3)。正常健康肺的两个典型特征是:①"肺滑动",脏胸膜和壁胸膜随呼吸相互滑行或闪动(视频 8.1);②A 线,与胸膜线平行等距重复的高回声线(图 8.4;视频 8.2)。A线是超声波束在高反射的胸膜线和探头之间来回反射产生的混响伪影。将探头垂直

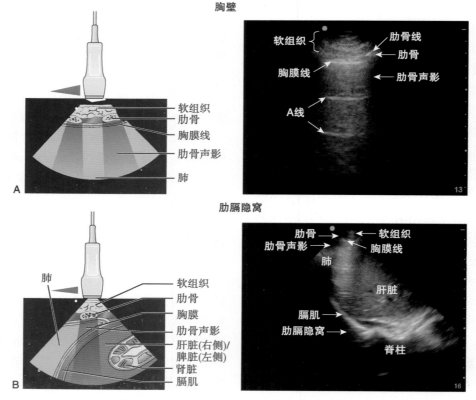

图 8.3   正常肺和胸膜。(A)屏幕标记位于左上角,探头纵向放置于两肋之间的位置。可见胸壁由软组织、肋骨、胸膜和 A 线组成。(B)肋膈角可见膈肌、膈下器官和肺最下部分

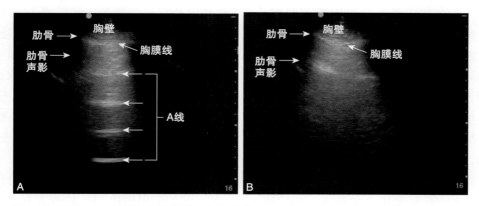

图 8.4　A 线。这两张图片是从同一位置获得。（A）超声探头垂直于胸膜表面，可见 A 线征象。（B）当探头稍微偏离垂直界面时，显示非诊断图像

于肺的曲面可以看到清晰 A 线图像。A 线征象提示无其他病理超声征象，如胸腔积液、实变和肺间质综合征。第 9 章将对肺超声实施进行深入讨论。

技术

执笔式手持探头，操作者需先将探头纵向放置于肋间隙，探头标记点朝向头侧，以便在屏幕的两侧看到肋骨声影。肋骨声影的形成是由于超声波不能通过肋骨的骨质结构进行传播。肋骨声影虽影响下方肺组织观察，但可以帮助操作者定位屏幕上的图像。肋骨表面边缘形成肋骨线，约 2cm 宽的高回声曲线。胸膜线是一个水平高亮的曲线，它位于肋骨线下大约是 5mm 深，是脏胸膜和壁胸膜并列形成的高亮线（图 8.3）。

在正常肺组织中，可见"肺滑动"和重复等间距的"A 线"。不应将肺滑动定义为胸膜线的特征，因为在病理条件下，如气胸时，肺滑动消失。通常，操作者必须将探头垂直于胸膜表面，并调出 A 线图像，否则会出现非诊断性的模式，通常被称为非 A、非 B 模式（图 8.4；见视频 8.2）。如果未见胸膜线、A 线或其他病理表现（B 线、肺实变或胸腔积液），应在胸壁上轻轻倾斜、摆动或滑动探头，直到其中一种模式能被清晰地辨别。

如果肺滑动在二维超声是微弱的或不

确定的，可选用 M 型模式或运动模式，用于评估脏胸膜的运动。首先将探头置于肋间隙中间，按 M 型模式按钮。接下来，将 M 型模式采样线垂直于胸膜线，再次按 M 型模式或启动按钮，沿采样线将显示组织随时间变化的运动轨迹。被称为"海岸征"的 M 型模式图像表示正常肺滑动的存在，而条码征或平流层表示无肺滑动（图 8.5）。

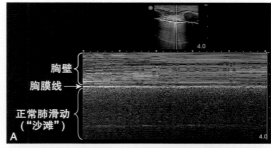

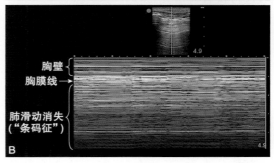

图 8.5　M 型模式下肺滑动。（A）正常肺滑动呈海岸征（胸壁 = 海浪；正常充气的肺 = 沙滩）。（B）当无肺滑动时表现为条码征（横线贯穿图像）

操作者应该注意在检查胸腔不同部位和不同病理状态时需要对探头进行不同的深度设置。当主要聚焦于胸膜线时，应使用7.5~10cm的最大深度范围来优化胸膜线的分辨力，并避免诊断伪影的衰减。当评估肺实质时，特别是容易发生肺实变和胸腔积液的下肺区域，至少设置13~16cm深度范围，以便可以充分地看到膈肌和胸腔结构。线阵探头无法观察深度超过6~9cm的组织结构，需要使用低频探头（相控阵、凸阵或微凸探头）。

诊断检查方案

LUS 系统应用是非常有效的。先前的研究表明 LUS 的临床应用已经采用了多种结构化的检查方案[2,16,18]，单侧胸壁检查的肋间隙数从 3 到 16 个不等。从这些研究中，我们发现，单侧胸壁仅需 3 个点的重点检查便可以获得同样大量的诊断信息[1]。有一些专家主张根据临床问题调整检查方案。例如，在气胸的快速评估中，操作者应着重于对前肺表面非重力依赖区（如仰卧患者为前胸壁下侧，半卧患者为前胸壁上侧）的一到两个肋间隙进行探查。如怀疑有肺间质性综合征，应检查前胸壁多个点。对于胸腔积液和肺实变，要对包括胸部外侧在内的区域进行检查[19]。

危重症患者的胸部超声检查方案的最有力证据来自具有里程碑意义的 Daniel lichtenstein 的研究——LUS 在急性呼吸衰竭诊断中的相关性[2]。这项研究介绍了 BLUE 方案（在紧急情况下的床旁即时肺超声）。作者进行了每单侧胸壁 6 个点的 LUS 检查，包括 3 个部位，每个部位又分为两个区域（每个部位分为上、下两个区域）。这 3 个部位分别包括前胸壁、侧胸壁和后外侧胸壁。评估急性呼吸衰竭患者是否存在 A 线、B 线、肺滑动、肺实变、胸腔积液和上下肢深静脉

血栓以及它们的位置。然后将 LUS 检查方案与病因联系起来，包括肺水肿、肺栓塞、肺炎、慢性阻塞性肺疾病、哮喘或气胸（见第 9 章，表 9.1）。这些仅从 LUS 检查结果而得出的诊断结论有 90.5% 后续被证明是正确的。Lichtenstein 后来进一步简化了这一检查方案，主张采用 3 点解剖检查，即只检查上叶、中叶/舌叶和下叶的一个肋间隙[1]。

基于 Lichtenstein 的研究和我们自己的经验，我们提倡简化 LUS 检查方案，即：单侧胸壁检查 3 个不同的解剖区域，以确保 LUS 检查的准确、简单和有效性。这种 3 区检查的一个重要区别是，我们会避免将检查局限于胸壁或肋间隙的一个特定点，而是集中于对前、侧和后 3 个区域，它们近似于双侧肺上、中/舌和下叶的位置（图 8.6）。当检查一个肺区时，操作者可以快速地检查上、下或靠近肺叶中心或病理区域的肋间隙，并保存一个被检查区域最异常的肋间隙图像片段。但在某些情况，如俯卧位、手术敷料覆盖、皮下气肿或烧伤，会影响 LUS 的成像效果，检查方案可能需要调整。

最后侧检查点，也称为 PLAPS（后外侧肺泡胸膜综合征）点，通常是收获最多的位置，这里容易发现可能会被忽略的大量胸腔积液和肺实变[2,7]。对于仰卧位的患者，必须像手持手电筒一样手握探头，确保探头面从水平面向上指向天空。将探头放置在床和患者之间，同时将探头面朝上，这一点非常重要。检查危重、肥胖、镇静或体位受限的患者通常具有挑战性，无法把探头插入到床和患者之间并探头面向上，这可能是造成错误的主要原因。如果探头面不垂直于胸壁，则可形成腋窝皮肤和软组织的离轴图像，并可能被误认为肺炎，称为假肺实变。在后外侧区域探查时同样重要的是明确膈肌标识。这张图显示了毗邻膈肌，重力依赖的下叶部分。膈肌位于图像右侧（图8.7）。

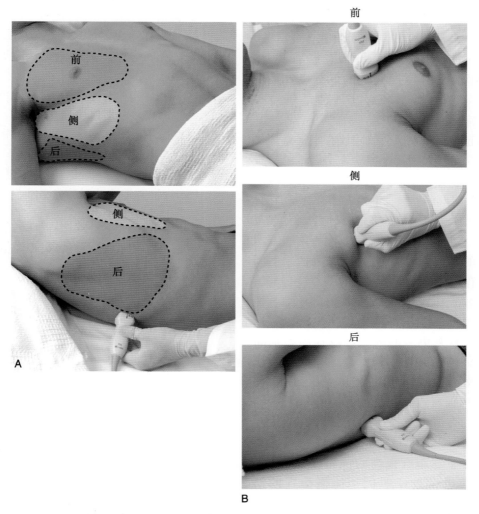

图 8.6　3 区肺超声检查。(A)肺前、侧和后区可分别成像肺上、中/舌和下叶。(B)显示 3 区肺超声检查的探头位置

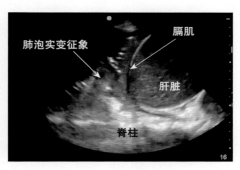

图 8.7　膈肌。评估后侧肺区时,鉴别膈肌是一个非常必要的步骤。在膈肌上方的下肺叶可见呈重力依赖性肺实变

间质综合征检查方案

双肺多发的 B 线与肺间质综合征有关,使用 Lichtenstein 胸部 6 个检查点的 BLUE 方案对诊断急性呼吸衰竭的危重患者是否合并有心源性肺水肿有 97% 的敏感性和 95% 的特异性[1]。

肺超声国际共识会议建议在半定量评估间质综合征时采用每半侧胸 4 个区域的检查方法[20],如果仅用于诊断,两区检查方案也已被证明是足够的[6,21]。但值得注意的是,在每半胸使用 4 个分区的方案中,只检查肺的前及侧表面。间质综合征定义为双侧有两个或两个以上的阳性肋间隙,阳性定义为两个肋间隙之间存在 3 条或 3 条以上的 B 线[6]。与胸部 X 线检查相比,LUS 诊断肺泡-间质综合征的敏感性为 85.7%,特异性为 97.7%。

通过检查更多的区域可以提高鉴别间质综合征的敏感性。当检查 10 个区域时,Copetti 等[6]发现间质综合征对诊断肺水肿和急性呼吸窘迫综合征均有 100% 敏感性。更广泛的方案也被描述过,包括 12 区[22]和 28 区方法[18]。28 区方法已被证明对透析患者的容量状态有很高的预测性[23],而且 LUS 的结果已被证明优于体格检查的结果[24]。在充血性心力衰竭患者中,出院前 B 线定量(>15,28 区法)与 6 个月后再次发生心力衰竭住院的风险增加 11 倍相关[25]。

要点和误区

- 肺和胸腔超声检查时屏幕的方向标识应设置在左上方。如果超声机器是先前用于心脏检查的设置,可能会由于方向标识差异引发错误。
- 在胸部超声检查过程中应当设置合适的探查深度,检查胸膜线时选择 7.5 ～ 10cm,检查肺实质时至少设置 13 ～ 16cm,特别是后外侧肺表面和膈肌。
- 将超声探头放置在胸部后如果发现非诊断型图像(非 A 线,非 B 线),操作者应首先确保探头是纵向并位于两肋之间。胸膜线位于肋骨下 5mm 深。其次,倾斜探头使超声声束垂直于胸膜表面,以便 A 线存在即可视。
- 对图像进行调整,使其获得最小增益,从而避免了增益过度的图像(图 8.8)。过度增益的 LUS 图像可能导致肺间质性疾病假象或胸腔积液内出现碎片的错误图像。
- 必须评估在膈肌水平可达到的最后点。此时检查可能需要另一位医生帮助抬起或稍翻动患者。将探头面至少部分指向天空,以确保检查最靠后的肺组织。

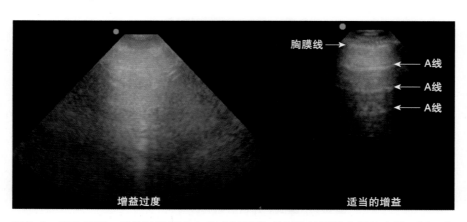

图 8.8　增益设置。增益过度导致 A 线难以识别,并可能被误认为是肺水肿。同一位置合适的增益显示存在 A 线

复习题

1. 以下哪一种类型的超声探头更适合用于检查胸壁和胸膜?
   A. 凸阵
   B. 线阵
   C. 相控阵
   D. 腔内型
   答案:B。4 种基本类型的超声探头是:线阵、凸阵、腔内型和相控阵。高频(5～10MHz)线阵探头可以提供胸壁和胸膜的高分辨力图像,但其穿透深度仅为 6～9cm,因此限制了其评估肺实质的能力。相控阵探头是一种低频探头(1～5MHz),可穿透深度为 35cm,通常用于大多数 LUS 成像。凸阵探头不常用,腔内型探头不用于 LUS。

2. 关于 LUS 图像采集,下列哪个陈述是正确的?
   A. 如果没有特定的"肺"检查预置,首选"腹部"检查预置。
   B. 肺实质检查建议深度为 7.5～10cm。
   C. 当探头斜向排列到胸膜表面时,A 线最直观。
   D. 当增益不足时,可能看不到 A 线。
   答:A。一些超声设备有特定的肺检查预设,但如果没有特定"肺"检查预设,可以使用标准"腹部"检查预设。对于复杂的胸腔积液,"心脏"检查预设可以更好地鉴别液体、碎片和分隔。胸膜线的检查建议最大深度为 7.5～10cm,肺实质和膈肌的检查建议深度为 13～16cm。当超声探头垂直于胸膜表面时,A 线最清晰可见;否则就会出现非诊断性模式。此外,A 线可能在增益过度的超声图像中看不到。

3. 在进行 LUS 检查时,哪个肺区通常异常征象最多?
   A. 锁骨上
   B. 前部
   C. 外侧
   D. 后部
   答案:D。我们主张简化肺检查方案,重点检查每单侧胸的 3 个标准解剖区:前部、侧部和后部。这些区域等同于上叶、中叶/舌叶和下叶。最后面的检查点,也称为 PLAPS 点,通常是获得异常征象最多的点,可以发现大量胸腔积液和肺泡实变,否则就会漏诊。锁骨上间隙不作为标准 LUS 检查的一部分进行评估。

4. 将下面列出的每个结构与图像中的标签匹配(图 8.9)。
   1. 肋骨
   2. 肋骨声影
   3. 胸膜线
   4. A 线
   5. 软组织
   答案:见图 8.10。1＝D;2＝C;3＝B;4＝E;5＝A。胸壁解剖回顾,请参见正常肺征象部分和图 8.3。

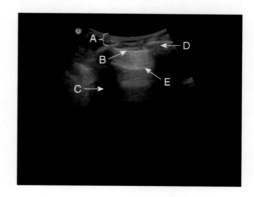

图 8.9

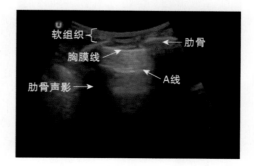

图 8.10

5. 下列哪一幅图像显示正常肺滑动?

　A. 图 8.11

　B. 图 8.12

　C. 图 8.13

　D. 图 8.14

答案:A。当无法获得动态图像(如视频循环)时,只有在 M 型模式下显示海岸征时才能显示正常肺滑动(A)。选项 B 中的 M 型模式图像显示条形码征,表示无

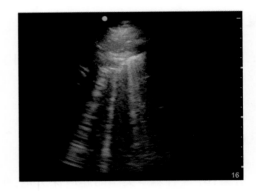

图 8.14

肺滑动。选项 C 和 D 的二维图像分别显示 A 线和 B 线,但从这些静态图像无法说明存在胸膜滑动。无肺滑动时可见 A 线和 B 线的常见临床情况分别为气胸和化学性胸膜粘连。

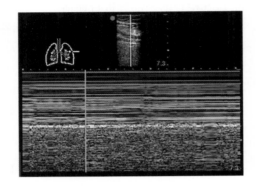

图 8.11

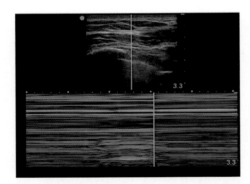

图 8.12

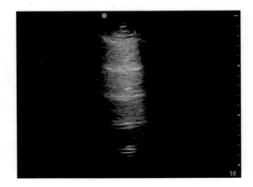

图 8.13

参考文献

1. Lichtenstein D. *Whole Body Ultrasonography in the Critically Ill*. Heidelberg , New York: Springer; 2010.
2. Lichtenstein DA, Mezière GA. Relevance of lung ultrasound in the diagnosis of acute respiratory failure: the BLUE protocol. *Chest*. 2008;134(1):117-125.
3. Xirouchaki N, Magkanas E, Vaporidi K, et al. Lung ultrasound in critically ill patients: comparison with bedside chest radiography. *Intensive Care Med*. 2011;37(9):1488-1493.
4. Lichtenstein D, Goldstein I, Mourgeon E, et al. Comparative diagnostic performances of auscultation, chest radiography, and lung ultrasonography in acute respiratory distress syndrome. *Anesthesiology*. 2004;100(1):9-15.
5. Agricola E, Bove T, Oppizzi M, et al. "Ultrasound comet-tail images": a marker of pulmonary edema: a comparative study with wedge pressure and extravascular lung water. *Chest*. 2005;127(5):1690-1695.
6. Copetti R, Soldati G, Copetti P. Chest sonography: a useful tool to differentiate acute cardiogenic pulmonary edema from acute respiratory distress syndrome. *Cardiovasc Ultrasound*. 2008;6:16.
7. Lichtenstein DA, Lascols N, Mezière G, Gepner A. Ultrasound diagnosis of alveolar consolidation in the critically ill. *Intensive Care Med*. 2004;30(2):276-281.
8. Mathis G. Thoraxsonography—part I: chest wall and pleura. *Ultrasound Med Biol*. 1997;23(8):1131-1139.
9. Schleder S, Dornia C, Poschenrieder F, et al. Bedside diagnosis of pleural effusion with a latest generation hand-carried ultrasound device in intensive care patients. *Acta Radiol Stockh Swed*. 2012;53(5):556-560.
10. Cogliati C, Antivalle M, Torzillo D, et al. Stan-

dard and pocket-size lung ultrasound devices can detect interstitial lung disease in rheumatoid arthritis patients. *Rheumatol Oxf Engl.* 2014;53(8):1497-1503.

11. Filopei J, Siedenburg H, Rattner P, Fukaya E, Kory P. Impact of pocket ultrasound use by internal medicine housestaff in the diagnosis of dyspnea: impact of pocket ultrasound use. *J Hosp Med.* 2014;9(9):594-597.

12. Dietrich CF, Mathis G, Blaivas M, et al. Lung artefacts and their use. *Med Ultrason.* 2016;18(4):488-499.

13. Fariña González TF, Núñez Reiz A, Latorre J, Salcedo Rivas M, Morales Sorribas E. A 56-year-old woman with a recurrent pleural effusion after chest trauma. *Chest.* 2016;150(2):e33-e35.

14. Tavazzi G, Caetano FA, Shah S, Alcada J, Price S. Visual identification of pulmonary ventilation and perfusion: a new application of lung ultrasound. *Thorax.* 2017;72(10):960-961.

15. Görg C, Bert T. Transcutaneous colour doppler sonography of lung consolidations: review and pictorial essay. Part 1: pathophysiologic and colour doppler sonographic basics of pulmonary vascularity. *Ultraschall Med.* 2004;25(3):221-226.

16. Blaivas M, Lyon M, Duggal S. A prospective comparison of supine chest radiography and bedside ultrasound for the diagnosis of traumatic pneumothorax. *Acad Emerg Med.* 2005;12(9):844-849.

17. Cortellaro F, Colombo S, Coen D, Duca PG. Lung ultrasound is an accurate diagnostic tool for the diagnosis of pneumonia in the emergency department. *Emerg Med J.* 2012;29(1):19-23.

18. Jambrik Z, Monti S, Coppola V, et al. Usefulness of ultrasound lung comets as a nonradiologic sign of extravascular lung water. *Am J Cardiol.* 2004;93(10):1265-1270.

19. Gargani L, Volpicelli G. How I do it: lung ultrasound. *Cardiovasc Ultrasound.* 2014;12:25.

20. Volpicelli G, Elbarbary M, Blaivas M, et al. International evidence-based recommendations for point-of-care lung ultrasound. *Intensive Care Med.* 2012;38(4):577-591.

21. Liteplo AS, Marill KA, Villen T, et al. Emergency thoracic ultrasound in the differentiation of the etiology of shortness of breath (ETUDES): sonographic B-lines and n-terminal pro-brain-type natriuretic peptide in diagnosing congestive heart failure. *Acad Emerg Med.* 2009;16(3):201-210.

22. Bouhemad B, Zhang M, Lu Q, Rouby JJ. Clinical review: bedside lung ultrasound in critical care practice. *Crit Care.* 2007;11(1):205.

23. Noble VE, Murray AF, Capp R, et al. Ultrasound assessment for extravascular lung water in patients undergoing hemodialysis. Time course for resolution. *Chest.* 2009;135(6):1433-1439.

24. Torino C, Gargani L, Sicari R, et al. The agreement between auscultation and lung ultrasound in hemodialysis patients: the LUST study. *Clin J Am Soc Nephrol.* 2016;11(11):2005-2011.

25. Gargani L, Pang PS, Frassi F, et al. Persistent pulmonary congestion before discharge predicts rehospitalization in heart failure: a lung ultrasound study. *Cardiovasc Ultrasound.* 2015;13:40.

第9章

肺超声解读

Irene Ma ■ Vicki E. Noble

李瑞婷 译 ■ 高学慧　尚游 校

关键点

- 正常肺通气的超声征象表现为胸膜滑动、广泛分布的 A 线及肺底部的窗帘征。虽然被称为"正常通气",但这种征象也可见于哮喘、阻塞性肺病和肺栓塞等疾病。
- 肺滑动的存在可以排除气胸,但没有肺滑动也可能是由气胸以外的其他原因造成的。
- 当肺泡实变时,要鉴别肺不张和肺炎,需要对肺容积的增加和减少进行视觉评估,并结合其他临床资料。

背景

操作者通过整个胸廓各个点的检查对潜在肺部病变进行全面的准确评估[1-3]。肺部超声征象的解读基于正常和病理状态下气、水混合比例的变化与超声波相互作用的特异性。本章介绍了直接用于临床来管理急危重患者的各种肺部超声征象。

肺在正常状态下充满气体,肺实质由包绕在细支气管周围的精细的软组织结构肺小叶组成。脏胸膜和壁胸膜之间有薄薄一层润滑性浆液。正常肺内的气体,在胸膜的正下方,可作为声波屏障阻碍声波的穿透。正常的小叶间和小叶内间隔低于超声的分辨力,超声波无法在有微米厚度间隔的充满空气的干燥肺中传播。超声不能在正常肺组织内传播是肺超声应用的关键特征。一旦由于渗透性改变或静水压力升高,组织间液增多使间隔增宽或膨胀,超声波就能在肺内传播,B 线是肺内液体积聚的最早发现。随着液体继续在间质、肺泡和胸膜中增多,肺组织病理表现随着肺内气/液比例进一步改变,从 B 线到肺泡实变再到胸腔积液(图9.1)。

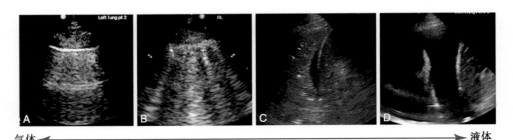

气体 ◄————————————————————————————► 液体

图 9.1　气/水比率和肺伪影。(A)A 线见于"干"肺,小叶间隔无液体充盈或增厚。(B)B 线见于液体聚集引起的小叶间隔增宽。(C)实变见于液体完全取代空气充满肺泡。(D)胸腔积液和压迫性肺不张形成的实变征象可见胸膜腔内有积液聚集

图像解析

正常肺

正常肺有 3 种超声像征象:A 线、肺滑动和肺底部的窗帘征。

A 线是位于胸膜线下的等距水平线。它们是捕获在皮肤/探头和胸膜之间来回反折的声波形成的。连续两个 A 线之间的距离与探头到胸膜之间的距离相等(图 9.2;视频 9.1)。胸膜致密的纤维质使它具有很强的超声波反射性。超声不能显示正常通气的肺实质的原因有二:①胸膜线以下的气体散射穿透胸膜的声波;②正常的胸膜下小叶间隔很薄,低于超声分辨力。因此 A 线是胸膜下每隔一定间距出现的水平线,表示胸膜线下有气体存在,可见于正常通气的肺实质。

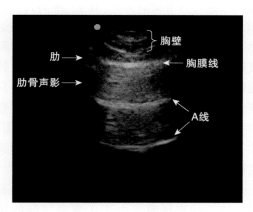

图 9.2　A 线。A 线是一种混响伪影,位于胸膜线深处高回声水平线,在超声探头和胸膜线之间等距离重复出现

肺滑动是健康肺一个动态的征象,脏层和壁胸膜相互贴近,由脏胸膜随呼吸运动而形成(视频 9.2;视频 9.3)。胸膜线的动态运动呈闪烁出现。肺滑动在肺运动较少的地方则难以识别,如肺尖处,或患者浅呼吸时。操作者可以利用超声的 M 型模式确认肺滑动,特别是当肺滑动在二维超声显示不明显时。M 型模式描述了所有组织沿单

一扫描线随时间的运动轨迹。脏胸膜的正常呼吸运动在 M 型模式下称为“海岸征”(图 9.3)[4]。胸壁活动幅度小,呈一系列水平线,而肺实质活动幅度大。它来回移动,在超声的 M 型模式下呈颗粒状外观。胸壁代表“平静的大海”,肺实质代表海滩上“粗糙的沙子”。正常胸膜应呈均匀厚度(<0.3mm),不会呈不规则形状[5]。把胸膜放大可以帮助检查者更好地了解胸膜线是否规则。

正常通气的肺基底部与膈肌相邻,就像一道不可穿透的“窗帘”,遮住了膈肌,以及在呼吸下降前可见的膈下结构(如肝、脾)(图 9.4;视频 9.4)。

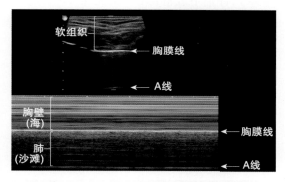

图 9.3　正常肺的 M 型超声图像(海岸征)。胸膜线以上的水平线代表“海”,是胸壁上相对不动的胸壁软组织。胸膜线下的颗粒状图为“沙滩”,是相对运动的充气肺实质

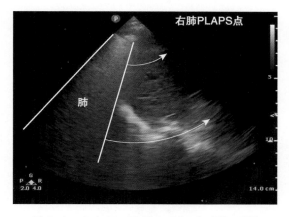

图 9.4　窗帘征。肺部在吸气时下降,下降的基底部含气肺组织会掩盖下降的膈肌上方区域

正常肺超声检查显示薄胸膜线伴肺滑动、双肺 A 线和肺基底部窗帘征。这些发现使临床医生确认肺实质处于正常通气或"干"的状态。当呼吸困难患者双侧出现这些正常表现时,其鉴别诊断与胸部 X 线检查正常的呼吸困难患者相似:①气道阻塞性疾病,如慢性阻塞性肺疾病(chronic obstructive pulmonary disease,COPD)或哮喘;②肺栓塞;或③非肺源性原因(神经、神经肌肉或酸碱代谢紊乱或携带氧能力下降的疾病)。

广泛正常肺超声表现的主要用途是有效地排除明显肺水肿、肺炎和气胸的存在。超声可以进一步评估病因未明的呼吸困难患者,包括寻找深静脉血栓形成(DVT,见第 34 章),评估下腔静脉(IVC,见第 17 章),以及评估左心室收缩功能(见第 15 章)。急性呼吸衰竭患者 DVT 超声扫描阳性,但肺超声正常,其对肺栓塞的特异性和阳性预测值可分别高达 99% 和 94%[1]。

病理肺

病变的肺一般以 3 种异常表现为特征:肺滑动消失、B 线和肺实变(表 9.1)。

表 9.1　病理性肺超声结果

呼吸衰竭的病因	超声征象
心源性肺水肿	<li>双肺弥漫性 B 线</li><li>正常肺滑动</li><li>可能存在胸腔积液</li>
肺炎	<li>早期:局灶性单侧 B 线,正常肺滑动</li><li>进展:伴 B 线的肺实变,动态支气管充气征,肺滑动减少或消失</li><li>可能存在胸腔积液</li>
COPD 或哮喘	<li>双侧 A 线伴肺滑动正常</li><li>重度 COPD/哮喘患者肺滑动减少或消失,无肺点</li>
肺栓塞	<li>双肺 A 线</li><li>深静脉血栓</li>
气胸	<li>肺滑动消失,存在肺点</li><li>前胸壁 B 线消失</li>

肺滑动消失

如前所述,肺滑动是由直接贴着壁胸膜的脏胸膜表面的独立呼吸运动引起的。肺滑动消失是病理性的,提示可能存在气胸。脏胸膜和壁胸膜之间的空气聚集使脏胸膜的图像变得模糊,气体使脏胸膜与壁胸膜分离(视频 9.5 和视频 9.6)。然而,气胸并不是肺滑动消失的唯一原因,因为胸膜粘连(化学性胸膜固定术,感染或炎症状态,或肺纤维化疾病)、肺容积减小(完全的肺不张、黏液堵塞、肺叶切除术)和肺通气减少或消失(呼吸暂停、主支气管插管)也会导致肺滑动消失(视频 9.7)[6]。因此肺滑动消失并不是气胸特异性的,但是肺滑动的存在可以确定排除气胸,其特异性为 100%[7]。

非气胸导致的肺滑动消失,即使脏胸膜与壁胸膜紧密相连,脏胸膜也确实不移动——这种肺滑动消失是"真实"地消失。然而,气胸发生时脏胸膜是运动的,但是这一运动不能被超声探查到,这是因为胸膜腔内积气散射了所有的超声波,阻止了它们传播到足以从脏胸膜反射的深度。因此,超声下只能看到固定的壁胸膜,导致肺滑动消失。在壁胸膜深处缺乏肺滑动可以用 M 型模式来证实。在 M 型超声下,胸膜线上和线下的静态表现通常被称为"条码征"或"平流层征"(图 9.5)[2]。

幸运的是,肺点这一征象是气胸所特有的。这一动态征象是由于正常通气肺的边缘滑动进入原本无肺滑动,可见 A 线的肋间隙内形成的。当脏胸膜扩张并滑入被检查肋间隙时,正常的肺组织将胸腔内的气体推开,可见脏胸膜滑动(图 9.6;视频 9.8)。肺点被定义为突然出现的肺滑动,不应与沿心缘滑入视野的肺下缘或肺底部可见窗帘征的肺下缘相混淆(图 9.7;视频 9.9)。肺点用于诊断气胸的特异性为 100%,可以通过横向滑动超声探头定位。通过评估胸骨和肺点之间的横向距离,可以估计气胸的范围。大面积气胸会有一个更靠外的肺点[4,8,9]。

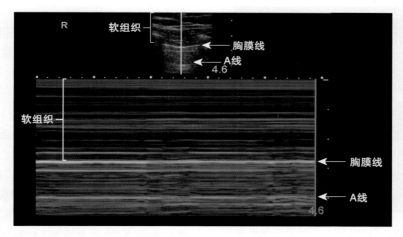

图 9.5　M 型模式下肺滑动消失（条码征）。胸膜线以上和以下的水平线分别表示相对不动的胸壁和壁胸膜深部结构运动消失

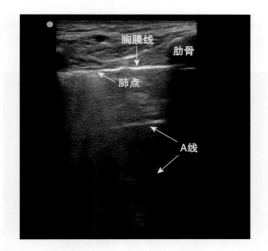

图 9.6　肺点。肺点是充气的肺和胸腔内气体的边界（气胸）

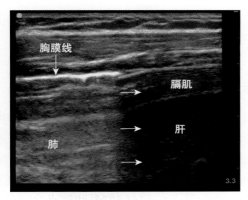

图 9.7　假肺点。当膈肌和肝下降时，肺的最下端滑入肋膈隐窝，造成假肺点

虽然气胸只有一种特异性征象（肺点），但是在超声检查的部位，如果出现包括肺滑动、B 线（见下文）和肺搏动也可以排除气胸。由于心脏收缩传导到胸膜，肺搏动显示为有节奏的胸膜搏动。肺搏动提示脏胸膜和壁胸膜并列（视频 9.10）[10]。

胸膜的特征可以为肺滑动消失的潜在病因提供线索。例如，胸膜增厚、瘢痕和不规则，提示慢性肺病变，而非常薄、均匀光滑的胸膜提示急性肺病变，如自发性气胸。此外，垂直混响伪影，或彗星尾伪影，只有当脏胸膜和壁胸膜平行时才会从胸膜线发出。因此，在彗星尾伪影存在的情况下肺滑动消失表明胸膜表面粘连，通常是由于胸膜粘连或瘢痕形成导致。

B 线

正常胸膜下小叶间隔低于超声分辨力。然而，小叶间隔可在一些疾病状态下增厚。小叶间隔增厚可能是由于静水压力增加引起的液体积聚，如肺水肿；或感染状态引起的毛细血管通透性增加，如肺炎、急性肺损伤或肺出血；或来自胶原、纤维组织或细胞沉积，如淋巴管性癌病、肺间质性疾病、结节病或其他炎症性疾病。在这种情况下，增宽的小叶间隔可传播超声波，产生被称为 B 线的彗星尾样混响伪影（图 9.8；视频 9.11）[7,11]。B 线通常

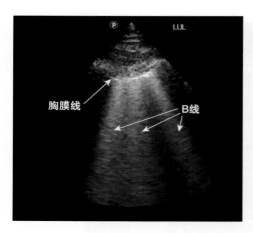

图9.8　B线。当小叶间隔因液体或瘢痕形成增厚时可见B线。B线也被称为"火箭征"

被认为与常规胸部X线片上的Kerley B线相似[12]。孤立的单条B线可见于肺基底部，由于液体重力依赖性的原因使小叶间隔变宽[11]。叶间裂也可以产生单一的B线。一个肋骨间隙必须有3条或3条以上的B线才具有病理意义。

描述B线的分布可以帮助并缩小鉴别诊断，就像胸部X线片上解释双侧和单侧斑片状阴影一样。双侧B线存在于肺水肿、弥漫性间质性肺炎/感染、急性呼吸窘迫综合征和间质性肺病[7,13,14]。单侧或局灶性B线常见于局灶性肺炎、肺不张、肺挫伤、肺梗死或恶性肿瘤[15]。

B线通常与其他垂直出现的伪影易混淆。根据定义，B线有以下特征，在解释时应注意：

- B线是镭射样、高回声、垂直和离散的。
- B线起源于胸膜线，不高于胸膜线。
- B线随着肺滑动而移动。
- B线延伸到屏幕边缘。

B线有时会与E线和Z线等伪影相混淆。E线除了不是起源于胸膜线，在外观上与B线相似。见于皮下气肿中，E线是由于皮下组织中存在空气而造成的伪影。虽然Z线确实起源于胸膜线，但有以下特征可与B线区分[2]：

- Z线通常长2~4cm，在到达屏幕边缘前衰减。

- Z线的回声比胸膜线低。
- Z线不像B线那样离散，不随胸膜线移动。
- Z线无病理意义，常见于正常患者。

肺实变

当肺泡内充满液体（肺炎）或肺泡塌陷（肺不张）时，肺实质中气体缺乏有助于超声波的传播，使肺组织清晰可见。肺实质边界清晰，回声与肝脏相似，称为"肝样变"（图9.9；视频9.12）。邻近肝、脾和膈肌穹窿的大面积实变可以很容易地被超声发现，但在便携式胸部X线片上常被隐藏[16-19]。鉴于"肺泡实变征象"有多种可能病因，我们要切记这一征象只是描述性的，而非诊断性。要切记诊断需要依赖更多的临床结果，来帮助鉴别是肺炎，还是压迫性肺不张或吸收性肺不张。

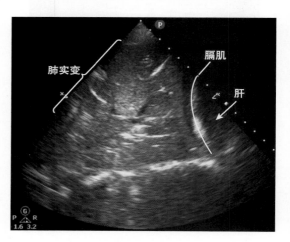

图9.9　肺泡实变。在横膈上方可见一个肺实变征象（图像左半部分）。实变肺的回声与肝脏相似，被称为肺"肝样变"

肺炎

与胸部X线检查相比，肺部超声对肺炎的诊断具有较高的敏感性[20,21]。在一项系统综述中，使用胸部计算机断层扫描作为金标准，肺部超声诊断肺炎的综合敏感性为93%，而胸部X线检查为54%[21]。

大叶性肺炎可导致肺实变，表现为肺组织样改变（肝样变），无肺容积缩小（视频9.13）[22]。

肺叶非完全的实变可能有"碎片征",在实变肺叶内可见锯齿状边缘。这一征象出现于肺炎患者部分通气的肺泡与完全无气或充满液体的肺泡的交界面(图 9.10;视频 9.14)[22]。肺炎还可表现出另外两个特征。第一,由于炎症或感染,可以看到胸膜线增厚且不规则[7]。第二,可以看到动态支气管充气征[23]。动态支气管充气征表现为支气管内活动的高回声点状颗粒(气泡),随着呼吸向肺外周移动(视频 9.15;视频 9.16)[2]。虽然动态支气管充气征可以在 6% 的肺不张患者中看到,但在肺炎中更为常见[2,23]。可见于胸膜下肺实变(图 9.11;视频 9.17)。

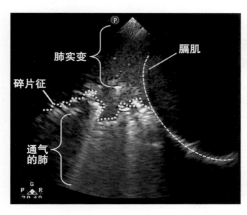

图 9.10　碎片征。在远场,一条锯齿状不规则的高回声线贯穿肺实变区域。这代表通气肺区(远场)与不通气肺区(近场)之间的交界面,这一征象也称为"碎片征"

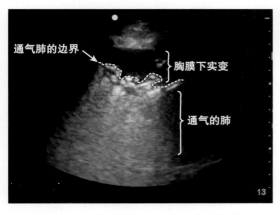

图 9.11　胸膜下实变。肺泡实变在胸膜线正下方,沿着前胸壁

如果存在胸腔积液,则应确定胸腔积液的特征。肺炎旁积液的特征为漂浮的碎片或气泡("浮游生物征"),有多个微小回声在液体和小腔内旋转(图 9.12;视频 9.18~视频 9.20)(见第 10 章)。肺炎患者肺叶内清晰的低回声区域代表坏死或脓肿(图 9.13;视频 9.21)。

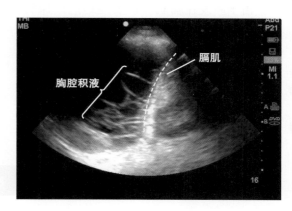

图 9.12　复杂分隔性胸腔积液。脓胸患者膈肌上方的无回声区域,伴有线性分隔的回声征象

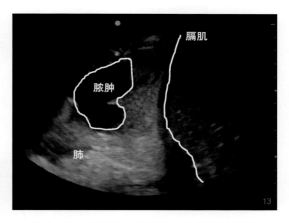

图 9.13　肺坏死。在膈肌上方的肺泡实变区可见肺坏死的无回声/低回声区

肺不张

肺基底部吸收性肺不张常见于机械通气的患者肺膨胀不全或近端支气管阻塞(视频 9.22)。肺不张表现为肺容积减少和"静态"空气支气管充气征(视频 9.23)。静态支气管充气征表现为支气管内滞留的气

泡,可在多达 40% 的肺炎患者中看到。因此,在解读这些征象时必须考虑临床背景。胸腔积液引起的压缩性肺不张也可导致肺容积减少,肺叶在积液中漂浮,且呼吸过程中肺尖呈正弦曲线运动(图 9.14;视频 9.24)。这种征象提示为单纯性胸腔积液,因为高黏度的肺炎旁胸腔积液会导致正弦运动的消失。

由于声波在膈肌反射后延迟返回探头,可以在膈肌上方看到肝脏或脾脏的镜像。窗帘征阳性,脊柱征阴性,膈上方肝脏/脾脏镜像成像均为正常征象,证实充气肺与膈肌相邻(视频 9.25)。然而,当出现下叶肺炎或胸腔积液时,通常可以看到椎体延伸到膈肌上方(脊柱征阳性)(视频 9.26)(见第 10 章)。

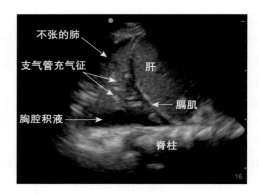

图 9.14 压缩性肺不张。胸腔积液压迫肺下叶,导致肺不张伴支气管充气征

根据肺征象诊断呼吸困难

大多数导致呼吸衰竭的急性呼吸困难主

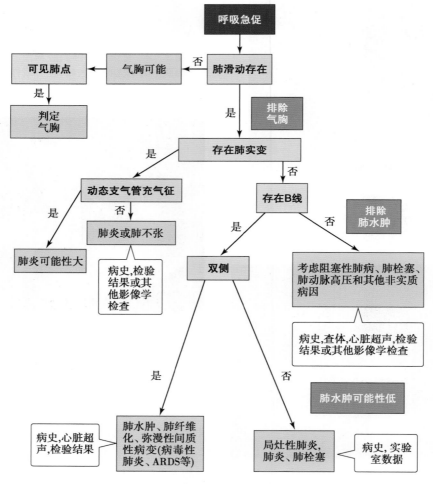

图 9.15 呼吸窘迫原因的鉴别流程

要是由以下 4 个原因之一引起的:①COPD/哮喘;②肺炎;③肺水肿;④肺栓塞[1,24,25]。幸运的是,先前讨论的肺部超声检查结果可以对急性呼吸困难患者的这些潜在情况进行高度准确的检测(90%)[1]。鉴于肺部超声对急性呼吸衰竭病因鉴别的高敏感性,并避免进行不必要和昂贵的诊断检测,建议在了解患者病史并进行体格检查的基础上进行肺部超声检查[17,18,24]。对于常见的疾病,如充血性心力衰竭,在两个或更多的双侧肺区出现阳性的 B 线与诊断急性心力衰竭的高阳性似然比(>7)相关[26]。除了进行肺部超声检查,操作者还必须能够将前面所述的各种征象与相应的肺部病理相联系起来(图 9.15)[27]。使用超声评估急性呼吸困难的案例实解,请参阅第 12 章。

表 9.2 总结了常见情况下的肺部超声征象。

表 9.2　肺超声表现总结

情况	肺和胸膜检查结果			注释
	上叶(前)　中叶(前外)		下叶(后基底)	
正常 COPD,哮喘 肺栓塞	 胸膜线 A线 • 肺滑动 • A 线 • M 型模式:沙滩征		 肺　窗帘 A线　肝 膈肌　脊柱 • 肺滑动 • A 线 • 窗帘征 • 脊柱征阴性	• 肺基底部通常可见少量 B 线 • 肺尖部可见肺滑动消失 • 肺炎可见于 COPD 急性加重期 • 肺梗死病灶周围可见局部 B 线
气胸	 肺点 A线 • 无肺滑动 • A 线 • M 型模式:平流层征或条码征		 肺　窗帘 A线　肝 膈肌　脊柱 • 肺滑动 • A 线 • 窗帘征 • 大面积气胸:无肺滑动,A 线	• 其他无肺滑动的情况:胸膜固定术、肺容积减少、肺通气减少或无通气 • 肺点在判断气胸中起重要作用 • 在仰卧患者,从锁骨到膈肌扫描前胸壁,因为空气会在肋膈前下隐窝积聚

表 9.2   肺超声表现总结（续）

情况	肺和胸膜检查结果		注释
	上叶（前） 中叶（前外）	下叶（后基底）	

肺水肿	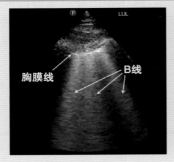 • 双侧弥漫性 B 线 • 肺滑动 • 细胸膜线	 • B 线 • 可能存在单纯性胸腔积液	• 非严重性肺水肿区域可有 A 线 • ARDS 肺超声显示双侧斑片状 B 线夹杂 A 线和增厚胸膜线
肺炎	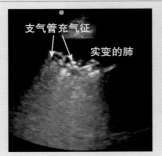 • 早期：局部单侧 B 线，肺滑动 • 晚期：肺实变、动态支气管充气征、碎片征、胸膜线增厚、肺滑动减弱	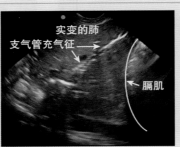 • 早期和晚期：与上叶表现相同 • 可能存在复杂的胸腔积液	• 可能存在胸膜下实变
肺不张	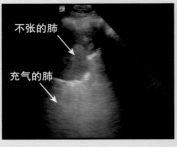 • 肺滑动减弱/消失，肺搏动明显（吸收性） • 肺实变 • 静态支气管充气征 • 局灶性 B 线	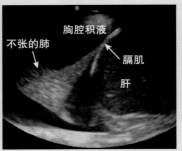 • 胸腔积液（压缩性） • 半侧膈肌抬高（吸收性） • 肺实变 • 静态支气管充气征 • 局灶性 B 线	• 肺不张最常见于肺下叶重力依赖的部分

ARDS,急性呼吸窘迫综合征;COPD,慢性阻塞性肺疾病。

要点和误区

- 呼吸困难但肺超声检查正常的患者应评估 COPD/哮喘、肺栓塞或非肺病理病变可能。
- 存在肺滑动可排除气胸，但肺滑动不存在可由气胸或其他原因引起，如胸膜固定术、肺容积减少或肺通气减少/不足。
- B 线是离散、垂直的；它们起自胸膜线并随着胸膜移动。B 线延伸到屏幕上的远场。单一肋间隙内出现 3 条或 3 条以上 B 线才考虑是病理性的。
- Z 线不应与 B 线混淆。虽然 Z 线也是垂直的，并起自胸膜线，但它们不会延伸到远场，也不是离散的。Z 线无病理意义。
- 要记住由于重力依赖性水肿，B 线通常在较低的肺区可以看到，而且可能不是病理的。而上肺区多发 B 线多为病理变化。
- 提示肺炎发生肺实变的检查结果包括：肺肝样变、动态支气管充气征、碎片征、肺尖失去了正弦运动、肺容积正常或增加，以及相关的包含复杂的特征的胸腔积液（漂浮的碎片、气泡、分隔等）。
- 肺不张引起的肺实变表现为肺容积减少，肺尖呈正弦运动并伴周围胸腔积液和静态支气管充气征。

病例 9.1

病情介绍

男性，58 岁，因"颅内出血"收入 ICU，后行气管插管保护气道。患者需要中心静脉置管，并处于头低脚高位接受手术。术后患者血氧饱和度立即下降到 68%，血压迅速下降到 75/40mmHg。ICU 团队高度怀疑是气胸，准备紧急置入胸管。在团队为置管做准备的同时进行了肺部超声检查。

超声发现

拟置入导管侧的肺超声检查显示所有前肋间隙下可见肺滑动（视频 9.27）。

病例解析

基于肺滑动的存在，排除了气胸的诊断，并通过手动通气、液体复苏和使用血管活性药物，将放置胸管计划转变为稳定生命体征。从而避免了急诊置管的危险和创伤。这种恶化是由于在颅内压升高的情况下，头低脚高位对迷走神经的特殊刺激反应。

肺部超声在排除气胸方面比胸部 X 线检查有更高的敏感性，而且可以在床旁更快地进行。肺滑动的存在排除了检查部位气胸的可能，其特异性为 100%，应用于失代偿患者疑似气胸的初步评估。

病例 9.2

病情介绍

男性，28 岁，在没有已知的既往病史情况下因机动车辆事故被送至急诊室。患者存在低氧血症、心动过速和低血压。由于抢救小组试图控制他头部和腿部伤口出血，抢救室室内混乱，限制了肺部听诊。医师们担心存在气胸的可能。患者的血压持续下降。进行了肺部重点超声检查。

超声发现

使用扩展 FAST 方案进行了肺重点超声检查。当超声探头放置在前胸壁时，在多个相邻肋骨间隙发现肺滑动消失（视频 9.28）。

病例解析

基于创伤患者肺滑动消失，在经验性置入胸腔导管时，可以快速地听到气体经管口排出的声音，随后患者生命体征逐渐稳定。

肺滑动的存在可以快速排除气胸，但肺滑动消失可能是气胸以外的其他原因造成的，如胸膜固定术或肺容积减少。然而，无病史或既往有胸膜疾病的可能性低的患者若无肺滑动，强烈提示气胸存在。鉴于该患者近期外伤史及生命体征不稳定，建议经验性胸腔闭式引流术。另一种选择是，如果时间允许，在胸管置入前，寻找肺点征象来确定气胸，其特异性为 100%。

病例 9.3

病情介绍

老年女性,72 岁,因呼吸急促就诊急诊科。患者有轻度高血压和心动过速。尽管使用无重复吸收面罩给氧(氧浓度 100%),患者的氧饱和度仍低于 90%。患者呼吸困难明显,肺部听诊显示双侧细湿啰音。实验室结果提示轻度白细胞增高。胸部 X 线检查显示双肺斑片状阴影。会诊医生怀疑患者由于多灶性肺炎发展为急性呼吸窘迫综合征(ARDS)。随后进行了肺超声检查。

超声发现

进行 6 点肺部超声检查。值得注意的是,在所有检查的肋间隙中,肺滑动明显,伴有细而平滑的胸膜线和融合的 B 线(视频 9.29)。此外,双侧有少量胸腔积液,在胸部 X 线片上未见。

病例解析

肺部超声表现与急性心源性肺水肿引起的肺泡间质综合征一致。开始使用利尿剂、硝酸甘油以及停用抗生素后患者的氧饱和度和呼吸困难症状明显改善。

肺超声检测心源性肺水肿的准确性很高。心源性肺水肿的表现包括双侧前间隙对称的 B 线,胸膜线细并伴有肺滑动,而非心源性肺水肿表现为局部胸膜线增厚、不规则、肺滑动减弱或消失。

病例 9.4

病情介绍

男性,81 岁,有缺血性心肌病病史,在心搏骤停后被收治到 ICU。患者存在低血压,推测为心源性休克。患者呼吸机供氧困难。胸部 X 线检查显示肺泡浸润并右肋膈角变钝,提示有少量胸腔积液。随后进行了肺重点超声检查。

超声发现

肺超声检查显示双肺 A 线伴右肺基底部肺泡实变。实变的肺叶有组织样外观(肝样变)和动态空气支气管充气征(视频 9.30)。并可见少量胸腔积液。

病例解析

该患者的肺超声表现与右下叶肺炎诊断一致。及时给予抗生素和血流动力学支持。

便携式胸部 X 线检查很难区分肺基底部病变的病因。肺部超声对检测胸腔积液有高度敏感性,可帮助鉴别肺不张和肺炎。肺炎引起的肺泡实变存在肝样变、动态支气管充气征或复杂的胸腔积液特征。

病例 9.5

病情介绍

男性,72 岁,有慢性阻塞性肺疾病(COPD)病史,因呼吸急促就诊于急诊科。患者存在低氧血症,听诊发现患者双肺有哮鸣音。胸部 X 线检查显示肺过度通气无任何斑片状阴影。随后进行了肺重点超声检查。

超声发现

肺超声检查显示患者右肺后侧有局灶性 B 线,伴胸膜线不规则和胸膜下实变(视频 9.31)。

病例解析

伴有轻微胸膜下实变和不规则胸膜线的局灶性 B 线符合早期右侧肺炎的诊断。在这种情况下,肺炎可能加重患者的 COPD 进展。及时给予抗生素治疗,同时对 COPD 急性加重进行标准治疗。

肺超声对肺炎的诊断敏感性高于胸部 X 线检查。局灶性 B 线与不规则的胸膜线和胸膜下实变相结合的表现支持肺炎的诊断,尽管胸部 X 线检查为阴性。

病例9.6

病情介绍

女性,62岁,因呼吸急促和左侧大量胸腔积液入住内科病房治疗。她需要进行诊断性及治疗性胸腔穿刺术。一共排出1.2L的浆液性液体。术后,患者立即诉胸部不适和呼吸急促。术后的床旁X线片仍在等待中。随即进行了肺部重点超声检查。

超声发现

肺超声检查显示肺滑动消失,气胸的存在可能性大。然而,存在B线,因此排除了气胸(视频9.32)。

病例解析

尽管肺滑动消失,但B线的存在排除了气胸的可能。大量B线的存在更加支持复张性肺水肿的诊断。患者被给予增氧,并被密切观察了一夜,在接下来的几个小时里她的症状消失了。

如果有以下3种表现中的任何一种,则排除气胸:肺滑动、B线和肺搏动。这些发现对存在肺滑动难以鉴别的患者特别有帮助。

复习题

1. 关于图9.16,下列哪个箭头指的是A线?

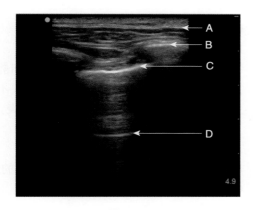

图9.16

A. A

B. B

C. C

D. D

答案:D。使用线阵探头显示前胸壁图像:软组织(A)、肋骨(B)、胸膜线(C)和A线(D)。A线是超声波在胸膜线和超声探头/皮肤界面之间的重复反射产生的混响伪影,其深度相当于胸膜线和探头/皮肤界面之间的距离。

2. 以下哪一种肺超声图像可以诊断或确定出现气胸?

A. 视频9.33

B. 视频9.34

C. 视频9.35

D. 视频9.36

答案:D。视频9.36显示肺点,或充气肺与气胸区域之间的边界或边缘;它对气胸的诊断有很高的特异性。肺点的识别或诊断气胸。有3种表现可以排除气胸:肺滑动、B线或肺搏动。视频9.33显示胸膜滑动和B线,两种超声检查结果排除了气胸。视频9.34显示肺滑动消失,这对气胸很敏感,但不是特异性的,因为其他情况也可导致肺滑动消失,包括胸膜粘连、肺容积减少(如黏液堵塞)和肺无/低通气(如主支气管插管)。视频9.35显示肺搏动,只有当脏胸膜和壁胸膜并列时才能看到,这也排除了气胸的可能。

3. 以下所有都是正常的肺部超声表现,除了_____。

A. A线

B. B线

C. Z线

D. 窗帘征

答案:B。B线提示小叶间隔增厚,可能是由于液体积聚或胶原、纤维组织沉积所致。虽然正常情况下在肺基底部或肺叶间裂可见少量B线,但B线被认为是病理的。A线、Z线和窗帘征都是正常肺超声的征象。

4. 动态支气管充气征的存在提示下列哪种

情况?

A. 气胸

B. 充血性心力衰竭

C. 肺炎

D. 肺不张

答:C。实变的肺部存在动态支气管充气征提示肺炎。动态支气管充气征对肺炎和肺不张的鉴别诊断更有特异性,只有6%的肺不张显示动态支气管充气征。动态支气管充气征不是气胸或充血性心力衰竭的特征性表现,除非有潜在的肺实变。

5. 图中所示的伪影的潜在机制是什么(图9.17)?

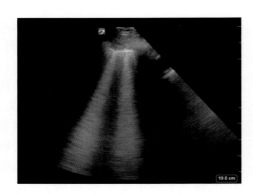

图9.17

A. 混响

B. 镜像

C. 声影

D. 回声增强

答案:A。这幅图像展示了混响伪影造成的B线,也称为彗星尾伪影。当强反射表面与超声光束接触时,会出现镜像伪影。超声波在物体和反射表面之间反复反射,在反射表面深处形成物体的镜像。在膈肌水平,肝脏或脾脏的镜像图像经常可以在膈肌上方看到。声影可见于深度衰减的结构,最常见的是肋骨。回声增强可见深部充满液体的结构,如胸腔积液或肺实变。

6. 下列哪一项最符合没有任何其他肺部状

况的慢性阻塞性肺疾病稳定期图像?

A. 视频9.37

B. 视频9.38

C. 视频9.39

D. 视频9.40

答:A。慢性阻塞性肺疾病稳定期的肺超声表现为正常征象,包括肺滑动和A线,如视频9.37所示。视频9.38显示肋间隙多发B线,提示肺水肿。视频9.39显示下叶肺炎,动态支气管充气征和复杂的胸腔积液。视频9.40使用线阵探头显示胸膜下肺实变。

7. 以下都是肺炎肺超声征象,除了_____。

A. B线

B. E线

C. 不规则的胸膜线

D. 碎片征

答案:B。皮下气肿可见E线。动态和静态支气管充气征、肺实变、B线、胸膜线不规则和胸膜积液的超声表现均提示肺炎。

8. 下列哪项不是B线的特征?

A. B线随肺滑动移动

B. B线呈射线状,高回声,垂直和离散的

C. B线起源于胸膜线,不高于胸膜线

D. B线通常在2~4cm后衰减

答案:D。B线延伸到屏幕上远场的外围,而Z线通常在2~4cm后衰减。其他选项都是B线的特征。

参考文献

1. Lichtenstein DA, Meziere GA. Relevance of lung ultrasound in the diagnosis of acute respiratory failure: the BLUE protocol. *Chest.* 2008;134:117-125.

2. Lichtenstein DA. *Whole Body Ultrasonography in the Critically Ill.* New York: Springer-Verlag; 2010.

3. Gargani L, Volpicelli G. How i do it: lung ultrasound. *Cardiovasc Ultrasound.* 2014;12:25.

4. Lichtenstein DA, Meziere G, Lascols N, et al. Ultrasound diagnosis of occult pneumothorax. *Crit Care Med.* 2005;33:1231-1238.

5. Reuss J. Sonography of the pleura. *Ultraschall Med.* 2010;31:8-22, quiz 23-25.

6. Volpicelli G. Sonographic diagnosis of pneumothorax. *Intensive Care Med.* 2011;37:224-232.

7. Volpicelli G, Elbarbary M, Blaivas M, et al. International evidence-based recommendations for

point-of-care lung ultrasound. *Intensive Care Med.* 2012;38:577–591.

8. Lichtenstein D, Meziere G, Biderman P, Gepner A. The "lung point": an ultrasound sign specific to pneumothorax. *Intensive Care Med.* 2000;26:1434–1440.

9. Soldati G, Testa A, Sher S, et al. Occult traumatic pneumothorax: diagnostic accuracy of lung ultrasonography in the emergency department. *Chest.* 2008;133:204–211.

10. Lichtenstein DA, Lascols N, Prin S, Mezière G. The "lung pulse": an early ultrasound sign of complete atelectasis. *Intensive Care Med.* 2003;29:2187–2192.

11. Lichtenstein D, Meziere G, Biderman P. The comet-tail artifact. an ultrasound sign of alveolar-interstitial syndrome. *Am J Respir Crit Care Med.* 1997;156:1640–1646.

12. Kerley P. Radiology in heart disease. *Br Med J.* 1933;2:594–612.

13. Volpicelli G, Mussa A, Garofalo G. Bedside lung ultrasound in the assessment of alveolar-interstitial syndrome. *Am J Emerg Med.* 2006;24:689–696.

14. Song G, Bae S, Lee Y. Diagnostic accuracy of lung ultrasound for interstitial lung disease in patients with connective tissue diseases: a meta-analysis. *Clin Exp Rheumatol.* 2015;34:11–16.

15. Gargani L. Lung ultrasound: a new tool for the cardiologist. *Cardiovasc Ultrasound.* 2011;9:6.

16. Nazerian P, Volpicelli G, Vann IS, et al. Accuracy of lung ultrasound for the diagnosis of consolidations when compared to chest computed tomography. *Am J Emerg Med.* 2015;33:620–625.

17. Volpicelli G, Caramello V, Cardinale L, Cravino M. Diagnosis of radio-occult pulmonary conditions by real-time chest ultrasonography in patients with pleuritic pain. *Ultrasound Med Biol.* 2008;34:1717–1723.

18. Cortellaro F, Colombo S, Coen D, Duca PG. Lung ultrasound is an accurate diagnostic tool for the diagnosis of pneumonia in the emergency department. *Emerg Med J.* 2012;29:19–23.

19. Bourcier JE, Paquet J, Seinger M, et al. Performance comparison of lung ultrasound and chest x-ray for the diagnosis of pneumonia in the ED. *Am J Emerg Med.* 2014;32:115–118.

20. Chavez M, Shams N, Ellington L, et al. Lung ultrasound for the diagnosis of pneumonia in adults: a systematic review and meta-analysis. *Respir Res.* 2014;15:50.

21. Ye X, Xiao H, Chen B, Zhang S. Accuracy of lung ultrasonography versus chest radiography for the diagnosis of adult community-acquired pneumonia: review of the literature and meta-analysis. *PLoS ONE.* 2015;10:e0130066.

22. Lichtenstein DA. Lung ultrasound in the critically ill. *Ann Intensive Care.* 2014;4:1.

23. Lichtenstein D, Mezière G, Seitz J. The dynamic air bronchogram: a lung ultrasound sign of alveolar consolidation ruling out atelectasis. *Chest.* 2009;135:1421–1425.

24. Zanobetti M, Poggioni C, Pini R. Can chest ultrasonography replace standard chest radiography for evaluation of acute dyspnea in the ED? *Chest.* 2011;139:1140–1147.

25. Ray P, Birolleau S, Lefort Y, et al. Acute respiratory failure in the elderly: etiology, emergency diagnosis and prognosis. *Crit Care.* 2006;10:R82.

26. Martindale JL, Wakai A, Collins SP, et al. Diagnosing acute heart railure in the emergency department: a systematic review and meta-analysis. *Acad Emerg Med.* 2016;23:223–242.

27. Bhagra A, Tierney DM, Sekiguchi H, Soni NJ. Point-of-care ultrasonography for primary care physicians and general internists. *Mayo Clin Proc.* 2016;91(12):1811–1827.

第 10 章

胸腔和膈肌

Ria Dancel ■ Xian Qiao ■ Peter M. Lee

崔红卫 译 ■ 袁茵 校

关键点

- 超声可快速鉴别在胸部 X 线片上表现为下叶高密度的各种状况,包括胸腔积液、肺炎、肺不张、升高的侧膈肌和占位。
- 超声可以识别最少 20mL 的胸腔积液,当积液超过 100mL,灵敏度可达 100%。
- 胸腔积液回声特征和分隔的存在可用于决定胸腔引流的时机和方法。
- 膈肌功能可以通过二维或 M 型超声测量膈肌的移动和厚度来评估。

背景

胸腔超声以肋骨和肺组织的超声影像特征为基础。肋骨对超声束近乎全反射,投射的阴影遮挡了深层结构的成像。通气的肺组织则完全散射声波,形成特定的伪影。除了气胸,大多数涉及积液或新生物的胸腔疾病都可以通过超声轻易探查。本章将回顾超声在评估胸腔疾病和膈肌中的应用。

胸腔积液

超声适用于胸腔积液的识别和诊断。胸腔积液传播声波,能清晰地看到液体边界和液体内的软组织。超声能比胸部 X 线检查更准确地识别胸腔积液,鉴别肺不张和胸膜增厚[1,2]。正常生理量的胸腔积液(3~5mL)就可被超声识别[3],大于 20mL 即能做出胸腔积液的可靠诊断[4]。超声发现超过 100mL 胸腔积液的敏感性可达 100%[5]。相反,前后位胸部 X 线片肋膈角变钝和同侧膈肌消失只有在积液超过 200mL 和 500mL 才能看到[6]。考虑到便携式胸部 X 线检查鉴别肺底部阴影效果差,超声尤其适用于重症监护病房。使用胸部计算机断层扫描(CT)作为金标准,发现胸腔超声检查对危重患者胸腔积液的诊断准确性高达 93%,优于床旁胸部 X 线摄影和听诊(分别为 47% 和 61%)[7]。一项包括 4 项研究的 meta 分析得出超声检测胸腔积液的敏感性和特异性分别为 93% 和 96%[8]。另外,诊断复杂性胸腔积液和不规则胸膜增厚,超声优于胸部 CT[9]。

技术

第 8 章已介绍了肺部和胸膜超声检查,本章将着重介绍胸腔超声的重要技术。

胸腔超声检查的探头大小需要与肋间隙匹配,一般使用频率为 2~5MHz 相控阵探头或者频率为 4~10MHz 的微凸探头。高频线性探头(5~15MHz)有更好的胸膜表面分辨力,并允许实时超声引导下操作,但穿透力很弱(6~9cm)。

通常屏幕方向标记位于左上角,探头位

于胸部,标记指向头侧。通过保持此方向,患者的头部将始终置于屏幕的左侧。

门诊患者行超声检查时常取直立位,而住院患者或者危重患者通常处于仰卧或半卧位。胸腔积液集聚在后侧肋膈隐窝,这是直立患者重力依赖区。对于仰卧位患者,探头应从腋后线向后延伸至肩胛正中线,超声束应朝向前方,以避免漏诊分层的胸腔积液或后胸膜病变。可能需要其他的操作者来翻动或抬高患者,尤其是肥胖患者。在对深部组织进行整体扫描后,应调整深度和增益以聚焦于肺和胸膜的特定截面。

图像解读

肋骨线下约 0.5cm 处第一条高反射线是胸膜线。沿胸前壁、侧壁、后壁,纵向滑动探头依次探查肋间隙,可看到近乎完整的胸膜。从肋膈隐窝看,右侧膈胸膜通常比左侧膈胸膜更容易观察到,尤其是在没有胸腔积液的情况下。3 种超声影像可帮助排除胸腔积液:窗帘征,镜像伪影,无脊柱征。正常情况下,通气的肺脏在呼吸周期中可能进入扫描区并阻挡深层结构的成像,这被称为"窗帘征"(视频 10.1 和视频 10.2)。此外,如果在膈肌上方看到镜像伪影,则可以确认在膈肌上方存在空气(即没有病理)(视频 10.3)。通常情况下,由于充满空气的肺散射声波,脊柱不能在膈肌水平以上被看到(视频 10.4)。然而,膈肌上方有液体时,可以清楚地看到脊柱。这被称为脊柱阳性征,其最常见的原因是胸腔积液(视频 10.5),严重的下肺肺炎时也可能被探查(视频 10.6)。

为了诊断是否存在胸膜积液,操作者应确认以下 3 个特征(图 10.1):

1. 解剖边界:识别膈肌、膈下器官(肝、脾)、胸壁和肺。膨胀不全的肺有类似于肝脏的组织样回声,并可能有静态支气管充气征(视频 10.7)。

2. 无回声区:特有解剖边界环绕的相对

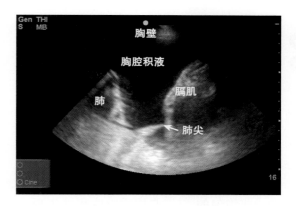

图 10.1　单纯无回声胸腔积液由膈肌,膨胀不全的肺和胸壁包围

无回声区通常是胸腔积液。

3. 动态变化:明确无回声暗区的特征,包括:①积液区内肺脏的独特运动,也称为"肺扑动"或"水母征";②膈肌运动(视频 10.8)。

彩色血流多普勒和 M 型超声可用于判断胸腔积液是否自由流动。自由流动的胸腔积液彩色多普勒显示为弥漫性流动(视频 10.9),漂浮的肺向胸壁移动和离开胸壁在 M 型模式下呈波浪状,常被称为正弦征。密集的胸膜腔分隔,胸膜增厚及周围的肺或胸膜肿块将显示无血流(视频 10.10)。

已推导出各种公式来计算胸腔积液的体积[10-15]。在肩胛中线纵向测量肺底到膈肌中部胸膜间的距离,中等量胸腔积液的体积可用该公式估计:积液容积 = 16×(脏胸膜和壁胸膜之间的距离)(mm)。在临床上,坐位患者的最大胸腔积液深度 ≥10cm 或积液跨越 3 个以上肋间隙时,其胸腔积液量可能大于 1L[13,14]。然而,在大多数患者中,使用胸腔积液的定性评估——少量、中等或大量,足以指导临床治疗[16,17]。

根据胸腔积液的超声表现,定性上可将其分为简单型和复杂型。简单型胸腔积液无回声,可自由流动。漏出液通常为简单型,除非是慢性的。渗出液可以是简单型,也可以是复杂型[18,19]。

复杂性胸腔积液是均质的或者非均质

性回声,并且可分类为复杂有分隔型(图10.2;视频10.11)或者复杂无分隔型(图10.3;视频10.12)[18]。复杂性积液几乎都是渗出液[18,19]。在检测分隔的敏感度上,胸腔超声优于CT扫描[20]。分隔或房室的存在高度提示渗出性积液。虽然高回声胸腔积液可能是渗出的,但慢性渗出液很少表现为复杂的特征,因此,超声检查有时并不能区别积液类型[19]。回声可以被描述为均匀的或非均匀的[18]。非均质胸腔积液表现为漂浮的碎片或气泡,也被称作"浮游生物征"(视频10.13)。匀质性胸腔积液通常细胞计数较高,可能是血胸或脓胸[21]。血胸最初是无回声的,但随着血凝块的形成和分隔而变得回声增强(视频10.14)。脓胸通常呈均质性回声,有时呈斑点状(视频10.15)。

肺炎所致胸腔积液通常是渗出性[22]。在第一阶段,有渗出液流出进入胸膜腔,可通过超声探查。在第二阶段,纤维化脓性阶段,胸腔积液感染,并逐渐包裹。典型的包裹性胸腔积液位于非重力依赖区,不随体位改变而移动,在胸腔穿刺术中往往不能彻底引流。此时需考虑置入胸管,因为超声发现分隔的存在增加了胸腔纤溶治疗(OR = 2.79)或者手术治疗(OR = 3.92)的可能性[21,23-27]。在第三阶段,脏胸膜和壁胸膜的胸腔积液中有成纤维细胞生长,导致胸膜增厚。

当CT不能清晰显示胸膜肺实质界面时,超声可以帮助区分脓胸与脓肿。脓胸容易引起压缩性肺不张并且壁胸膜均匀性增厚。肺实质脓肿通常边缘不规则且不均匀。沿脓肿周围实变区检测到彩色血流多普勒信号是肺脓肿最具特征性的表现,具有较高的诊断准确性(视频10.16)[28]。

胸膜实性病变

当脏胸膜和壁胸膜贴合时,正常胸膜厚度是0.2~0.3mm[29]。多达20%的患者可将实性胸膜病变误诊为少量胸腔积液,而彩色血流多普勒可用于鉴别这些病变,其敏感性为89%,特异性为100%[30]。胸膜增厚可因各种胸膜损伤引起。超声下胸腔积液合并胸膜增厚超过10mm、膈胸膜增厚超过7mm,尤其是合并胸膜结节是恶性肿瘤的声像[20,31]。胸膜纤维化导致脏胸膜呼吸运动减弱或消失[17]。

实性胸膜病变是胸膜腔内可见的回声结构,包括间皮瘤、脂肪瘤和软骨瘤(图10.4;视频10.17)。良性肿瘤有明显的包膜,不侵犯周围组织。首选医用胸腔镜直接观察以更好地评价实性胸膜肿块[32],因为胸部CT扫描在定性胸膜肿块时的敏感性和特异性较低[33-34]。恶性间皮瘤显示为胸膜表面增厚,边界不规则或模糊的低回声区,并可能浸润膈肌或胸壁,其也可特征性表现为多发

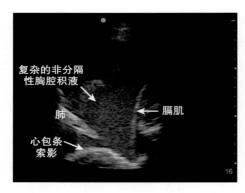

图10.2　复杂的非分隔性胸腔积液。可见回声性碎片均匀分布于胸腔积液内

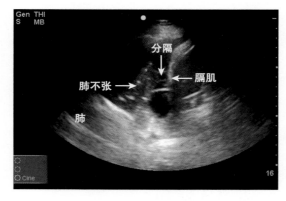

图10.3　复杂分隔性胸腔积液。在膈肌和肺下叶之间可见许多分隔

小结节。转移性胸膜肿瘤常伴有胸腔积液（图 10.5；视频 10.18）。转移灶通常呈现多个不同灰阶的回声区，可见侵犯胸壁和膈肌[35,36]。

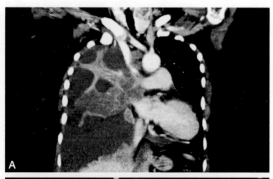

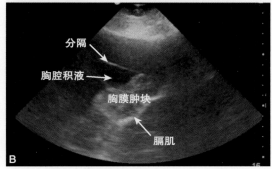

图 10.4　胸膜占位。（A）胸部计算机断层扫描证实有多个胸膜占位。（B）复杂分隔性胸腔积液内可见不规则形状的胸膜占位

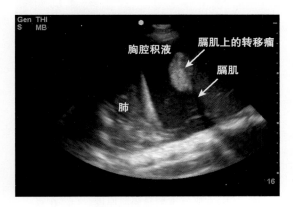

图 10.5　胸膜转移瘤。超声下表现为边界清楚、高回声、紧贴膈肌的包块

膈肌

对于机械通气、术后或有神经肌肉疾病

的患者，评估膈肌功能很重要。超声与 X 线透视检查相比，在评估膈肌方面有几个优势，包括显示膈上和膈下结构、测量移动度、避免 X 线透视的几何和放大误差，以及避免电离辐射。超声的便携性允许在床旁进行反复检查，这在机械通气患者中尤为重要[37-39]。评估膈肌功能的两种主要超声技术是测量膈肌移动度和厚度[40,41]。

测量膈肌移动时，患者处于仰卧或半卧位。将相控阵探头（3.5~5MHz）置于锁骨中线和腋前线之间的肋缘下，探头定位标记指向头端（图 10.6）。首选右侧进行检查，因为肝脏提供了一个良好的声学窗口，而左侧胃气经常掩盖膈肌。超声束稍偏向中部和头颅方向以便超声束指向膈肌的后三分之一[40,42]。一旦探头放好位置，吸气时膈肌移动度用 M 型超声测量。M 型超声光标线应尽可能垂直于膈肌中部或后部，以便进行精确测量（图 10.7，视频 10.19）。据报道，健康男性在平静呼吸、深呼吸和自主吸气期间的膈肌移动度分别为（1.8±0.3）cm、（7.0±0.6）cm 和（2.9±0.6）cm。女性在平静呼吸、深呼吸和自主吸气时，膈肌移动度分别为（1.6±0.3）cm、（5.7±1.0）cm 和（2.6±0.5）cm[37]。M 型超声也可以用来测量吸气时间、膈肌收缩变化率和呼吸周期的持续时间[41]。膈肌移动度大于 1.1cm 预测拔管成功的敏感性和特异性可分别达到 84% 和 83%[43]。

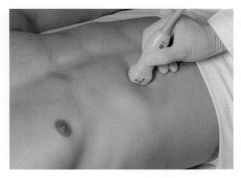

图 10.6　测量膈肌移动度的超声探头放置位置

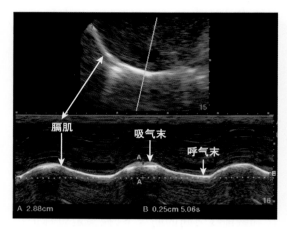

图 10.7　膈肌移动度。用 M 型模式在膈肌的后三分之一处测量吸气膈肌移动度

值得注意的是,姿势可能影响膈肌的移动。在直立位中,与前区和内侧区相比,膈肌的后区和外侧区通常有更大的移动范围。仰卧位时,由于腹内压力的变化,重力依赖区域向头侧移位,膈肌运动减少[44,45]。我们建议半卧位以获得最佳成像。

评估膈肌功能的第二种方法是测量膈肌厚度。高频线性探头(6~13MHz)放置在腋中线膈肌与肋骨相连接的地方,也称为重合区(图 10.8)。在高频线性探头扫查时,膈肌的典型表现为一条薄的高回声线条,由 3 层清晰结构组成:一层等回声肌层夹在两层高回声层之间,即胸膜和腹膜。膈肌厚度可采用二维模式或 M 型模式进行测量(图 10.9,视频 10.20)。在大多数健康的成年人中,呼气末的膈肌厚度在 1.8 和 3mm 之间变

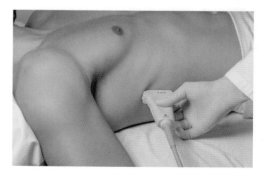

图 10.8　测量膈肌厚度的超声探头在重合区放置

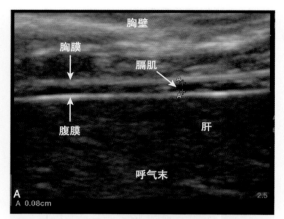

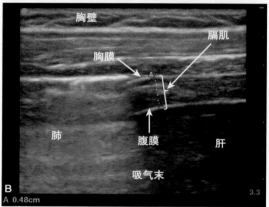

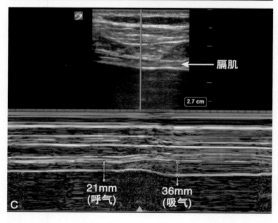

图 10.9　膈肌厚度。重合区有 3 层结构:胸膜、膈肌和腹膜。(A)在呼气末测量膈肌厚度。(B)在吸气末测量膈肌厚度。(C)在吸气末和呼气末使用 M 型模式测量膈肌厚度

化[42]。肌无力可使用膈肌增厚分数来评估[(吸气末的厚度−呼气末厚度)/呼气末厚度][41,42]。在多种疾病状态下增厚分数小于 20%提示膈肌无力,如危重症多发神经肌病、

肌萎缩侧索硬化和肌营养不良[41,46]。

如果有胸腔病变(积液、胸壁占位)、膈下器官(肝、脾、肾)和腹部病变(腹水),应明确鉴别。可能影响膈肌及其邻近结构扫查的主要因素包括体型、肋骨阴影、肠道气体、充气肺的干扰及超声的角度[40]。

要点和误区

- 一个完整的肺和胸膜检查包括 3 个区域的可视化:前、侧和后胸壁。为了检测仰卧位患者的胸腔积液,检查后外侧胸壁并将超声声束向前或"朝向天空"是至关重要的。
- 只有在积液超过 200mL 和 500mL 时,才能在胸部 X 线片上表现为肋膈角变钝和同侧膈肌消失,但操作者可以使用超声快速排除超过 100mL 的积液。
- 在肥胖患者中,可能很难在皮下组织深处识别到胸膜线。因此,操作者应首先确定肋骨,然后在肋骨深处 0.5cm 处寻找胸膜线。
- 彩色血流多普勒可用于鉴别胸膜占位与胸腔积液,判断胸腔积液是否自由流动以指导是否引流。
- 胸腔积液最常量化为少量、中量或大量。胸膜间距≥10cm 或胸腔积液超过 3 个肋间隙时等同于胸腔积液体积大于 1L。
- 虽然渗出性积液可能表现为简单或复杂,但高回声或分隔的存在高度怀疑渗出液。
- 超声检查发现胸膜异常,如结节或占位,并伴有单侧胸腔积液时,应高度怀疑转移性肿瘤。确认检查包括积液分析和/或胸腔镜。
- 膈肌功能可以通过测量呼吸时膈肌的移动度或厚度来评估。正常情况下,呼吸时膈肌增厚应超过 20%。

病例 10.1

病情介绍

一位 70 岁男性患者,以进行性呼吸困难 2 周为主诉入院。既往有原发性高血压、高脂血症、肾结石和吸烟史。患者在 2 个月内减轻了 6.8kg,过去的 1 周发热。体格检查发现呼吸音明显减弱,并且左后肺叩诊呈浊音。实验室化验提示代谢情况和血细胞计数正常。胸部 X 线片显示左肺门淋巴结肿大及左侧胸腔中等量积液。鉴别诊断包括恶性胸腔积液或肺炎旁积液。

超声发现

重点对左侧胸膜腔进行床旁超声检查。可见一复杂的非分隔性积液,且具有非均质的回声。漩涡状碎片,或"浮游生物征",证实存在复杂性胸腔积液(视频 10.21)。

病例解析

根据 Light 标准,胸腔积液分析符合渗出性积液。胸腔积液细胞学与腺癌一致,免疫组化染色提示原发肺癌。患者报告经胸腔穿刺治疗后呼吸困难改善,然而 1 个月后,患者因胸腔积液复发再次住院。患者决定接受姑息治疗,因此在超声引导下放置了一根隧道式的胸腔引流管。

相比胸部 X 线片,超声检测胸腔积液更敏感、更特异,并且超声可以揭示胸腔积液的特征或复杂性以指导治疗。虽然不能完全诊断,但复杂积液最可能是渗出性,而均质无回声积液可以是漏出液也可以是渗出液。

病例 10.2

病情介绍

一个 58 岁男性患者,以咳嗽、发热和呼吸困难加重 1 周为主诉入院。既往有高血压和糖尿病病史。患者体温高达 38.8℃。体格检查发现右后肺野呼吸音减弱和叩诊呈浊音。除了伴杆状核粒细胞增多的白细胞计数增高外,其他实验室化验在正常范围内。床旁 X 线片显示右下肺叶透亮度差,提示实变伴少量胸腔积液。最初的诊断是肺炎伴少量的肺炎旁积液。

超声发现

重点对右侧胸膜腔进行床旁超声检查。可见一复杂包裹性胸腔积液(视频 10.22)。由于积液的复杂性,经验性地先放置一个小口径胸管以引流胸腔积液。

病例解析

在放置 14.5F 胸管后,患者在 12 小时内排出了约 250mL 液体。胸腔积液分析符合渗出性液,以中性粒细胞为主,胸膜液 pH 为 7.05。在随后 12 小时内,引流很少,复查胸腔超声证实大量包裹性胸腔积液。胸膜腔注入纤维蛋白溶解剂。两剂纤溶剂后,引流出 1.5L,继续给予纤溶剂,共引流出 3.7L 胸腔积液。患者顺利地出院并使用抗生素治疗。

超声引导,无论是胸腔穿刺术还是放置胸管,都能显著降低气胸和邻近器官损伤的发生率。在包裹性胸腔积液的患者中,超声可以指导选择胸管插入的位置,并提供连续影像以监测积液的引流。

病例 10.3

病情介绍

一个患有杜氏肌营养不良症的 22 岁男性,以呼吸困难加重伴咳嗽、发热和胸痛 1 周为主诉就诊。在过去的 1 年,他除了长期夜间使用无创正压通气(noninvasive positive pressure ventilation,NIPPV)外,还需要在白天使用 NIPPV 约 4~5 个小时。在过去的几天里,他需要应用 NIPPV 时间进一步增加。他被送往急诊科就诊。胸科医师会诊怀疑是由于膈肌功能严重受损而引起的大叶性肺炎。在等待胸部 X 线片检查的同时,进行了床旁胸部超声检查。

超声发现

胸部超声检查显示左前上叶胸膜下实变(视频 10.23),疑似肺炎。对右侧膈肌的评估显示,在平静呼吸时移动了 20mm,在主动吸气时移动了 31mm(图 10.10)。

病例解析

患者症状是左上叶肺炎。但没有证据表明膈肌功能受损可能需要机械通气。患者接受抗生素治疗后病情有所好转。

超声允许对肺和膈肌快速动态成像以区分呼吸衰竭的原因。正常的膈肌移动在安静呼吸时约为 18mm,在健康男性主动吸气时约为 26mm。

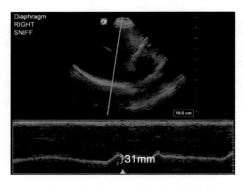

图 10.10　膈肌移动。在吸气试验期间,M 型模式下正常膈肌移动

病例 10.4

病情介绍

一名 51 岁男性以进行性加重呼吸困难 1 个月为主诉入院。数年未曾就医。患者自述有哮喘病史，并认为哮喘急性发作。他承认酗酒和使用静脉注射药物。体格检查发现他呼吸急促，腹胀及右下肺呼吸音消失。

超声发现

重点进行右侧胸腔超声检查提示右侧大量胸腔积液、小结节状肝脏和大量腹水（视频 10.24）。尽管移动受到胸腔积液和腹水的限制，但是膈肌似乎在收缩。

病例解析

超声引导下进行了诊断和治疗性腹腔穿刺和胸腔穿刺术，患者感觉呼吸困难和腹部不适缓解。胸腔积液化验分析提示肝性胸腔积液。他被诊断为酒精性肝硬化并开始接受利尿剂治疗。

超声评估肋膈隐窝能快速精确诊断膈肌上下积液。应该依据胸腔积液的性质和体积，通过超声来指导进行腹腔穿刺或胸腔穿刺。

病例 10.5

病情介绍

一个患有肝硬化、慢性肾脏疾病和血小板减少症的 55 岁男性患者，因顽固性肝性胸腔积液需要再次行胸腔穿刺术。置入引流管后引流出 1 600mL 黄色清亮积液。数小时后患者开始呼吸困难并出现低血压。左侧胸腔超声检查以评估是否有残留胸腔积液。

超声发现

超声检查发现双上肺胸膜滑动伴 A 线，排除了气胸。左侧可见大量胸腔积液，基于液体回声考虑这与有创操作后血胸有关。连续超声检查发现积液内血块形成，证实了血胸诊断（图 10.11；视频 10.25）。

病例解析

立即给予血液制品及液体静脉输注。胸外科会诊放置了大直径的胸管。暂无外科手术指征并且出血没有复发。患者在重症加强治疗病房进行监护。

在胸腔穿刺术前彩色多普勒超声可以被用来评估穿刺位置是否有迂曲的或侧支肋间血管。胸腔穿刺时肋间动脉破裂是个灾难性的并发症，常常需要外科手术干预。术后超声检查可以快速评估急性并发症、残留胸腔积液和导管位置。血胸最初表现为无回声，随后回声增强并可见血块和分隔。

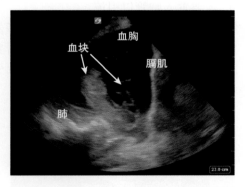

图 10.11　血胸。左侧大量血胸伴血块形成

复习题

1. 下列关于胸腔积液超声表现哪项陈述是正确的？
   A. 胸膜线通常在肋骨深处 0.5cm 处
   B. 大多数胸腔积液只有超过 200mL 才能被超声检测发现
   C. 对于识别早期局限性胸腔积液胸部 CT 优于超声
   D. 脉冲多普勒常被用来评估胸腔积液的动态变化

答案：A。胸膜到肋骨上边缘保持在 0.5cm，即使在有厚的皮下脂肪组织的肥胖患者。尽管生理性胸腔积液（3~5mL）可以被超声识别，但是只有当胸腔积液的量超过 100mL，超声识别胸腔积液的敏感性才能达到 100%。超声优于胸部 CT 发现纤维蛋白沉积和早期分隔的形成。彩色血流多普勒和 M 型超声可以评估胸腔积液的动态改变,脉冲多普勒不能被用来评估胸腔积液。

2. 下面哪个患者没有胸腔积液?
   A. 视频 10. 26
   B. 视频 10. 27
   C. 视频 10. 28
   D. 视频 10. 29
   答案:D。A~C 有阳性脊柱征伴不同量的胸腔积液。A 有少量胸腔积液,而 B 和 C 有大量胸腔积液。D 有 3 个超声表现能帮助除外胸腔积液:存在窗帘征,膈肌上方有镜像成像,没有脊柱征。

3. 哪一个视频提示胸腔积液超过 1L?
   A. 视频 10. 30
   B. 视频 10. 31
   C. 视频 10. 32
   D. 视频 10. 33
   答案:D。A~C 有相对少量胸腔积液因为胸膜间距小于 5cm。D 有中到大量胸腔积液。因为胸膜间距大约>10cm。一般来说,壁胸膜和脏胸膜间距超过 10cm 或积液跨度超过三肋间隙粗略估计至少 1L 胸腔积液。

4. 右侧膈肌的哪部分被用来测量吸气时膈肌移动?
   A. 前三分之一
   B. 中三分之一(膈顶)
   C. 后三分之一
   D. 以上全部
   答案:C。在使用 X 线透视和磁共振成像(MRI)的影像研究中,膈肌后三分之一的活动比前部膈肌大约多 40%。根据拉普拉斯定律,相比前部膈肌,后部膈肌的曲率和半径更小,这减少了跨膈肌压力。此外,由于膈肌的纤维结构与肋肌相反,位于膈肌后部的脚肌可能产生更大的力量。

5. 何种类型的超声探头更适合测量重合区膈肌增厚?

   A. 高频线阵探头
   B. 相控阵探头
   C. 凸阵探头
   D. 腔内探头
   答案:A。重合区被用来测量膈肌厚度。这个区域位于肺的最下端,靠近腋中线的肋缘。膈肌厚度以毫米(mm)为单位。因此,考虑到肌肉的表浅位置和厚度,高频线性探头非常适合测量膈肌厚度。

6. 表明膈肌无力的增厚分数的截止值是多少?
   A. <20%
   B. <40%
   C. <60%
   D. <80%
   答案:A。膈肌增厚分数计算公式如下:膈肌增厚分数 = (吸气末厚度 − 呼气末厚度)/呼气末厚度。小于 20%的增厚分数提示在多种疾病状态下膈肌无力,如危重症多神经肌病、肌萎缩型脊髓侧索硬化症和肌营养不良。

7. 关于这个患者的胸腔积液,下列哪个陈述是正确的(图 10.12)?
   A. 渗出液和漏出液的可能性是一样的
   B. 超声表现可排除血胸
   C. 根据超声表现考虑脓胸
   D. 需要置入胸管以引流
   答案:D。这种复杂的胸腔积液具有多发包裹腔室,需要置入胸管,并很可能需要灌注纤溶剂和脱氧核糖核酸酶来实现引

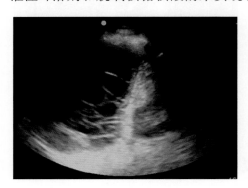

图 10. 12

流。厚的胸膜腔分隔提示胸腔积液很可能为渗出液，不太可能是漏出液。无论是血胸还是脓胸都不能根据超声表现来判断，而胸腔积液的采样是做出这两种诊断所必需的。

参考文献

1. Diacon AH, Brutsche MH, Soler M. Accuracy of pleural puncture sites: a prospective comparison of clinical examination with ultrasound. *Chest.* 2003;123(2):436-441.
2. Kelbel C, Borner N, Schadmand S, et al. [Diagnosis of pleural effusions and atelectases: sonography and radiology compared]. *Rofo.* 1991;154(2):159-163.
3. Gryminski J, Krakowka P, Lypacewicz G. The diagnosis of pleural effusion by ultrasonic and radiologic techniques. *Chest.* 1976;70(1):33-37.
4. Rothlin MA, Naf R, Amgwerd M, et al. Ultrasound in blunt abdominal and thoracic trauma. *J Trauma.* 1993;34(4):488-495.
5. Kalokairinou-Motogna M, Maratou K, Paianid I, et al. Application of color Doppler ultrasound in the study of small pleural effusion. *Med Ultrason.* 2010;12(1):12-16.
6. Blackmore CC, Black WC, Dallas RV, Crow HC. Pleural fluid volume estimation: a chest radiograph prediction rule. *Acad Radiol.* 1996;3(2):103-109.
7. Lichtenstein D, Goldstein I, Mourgeon E, et al. Comparative diagnostic performances of auscultation, chest radiography, and lung ultrasonography in acute respiratory distress syndrome. *Anesthesiology.* 2004;100(1):9-15.
8. Grimberg A, Shigueoka DC, Atallah AN, Ajzen S, Iared W. Diagnostic accuracy of sonography for pleural effusion: systematic review. *Sao Paulo Med J.* 2010;128(2):90-95.
9. Yu CJ, Yang PC, Wu HD, et al. Ultrasound study in unilateral hemithorax opacification. Image comparison with computed tomography. *Am Rev Respir Dis.* 1993;147(2):430-434.
10. Eibenberger KL, Dock WI, Ammann ME, et al. Quantification of pleural effusions: sonography versus radiography. *Radiology.* 1994;191(3):681-684.
11. Balik M, Plasil P, Waldauf P, et al. Ultrasound estimation of volume of pleural fluid in mechanically ventilated patients. *Intensive Care Med.* 2006;32(2):318-321.
12. Usta E, Mustafi M, Ziemer G. Ultrasound estimation of volume of postoperative pleural effusion in cardiac surgery patients. *Interact Cardiovasc Thorac Surg.* 2010;10(2):204-207.
13. Lisi M, Cameli M, Mondillo S, et al. Incremental value of pocket-sized imaging device for bedside diagnosis of unilateral pleural effusions and ultrasound-guided thoracentesis. *Interact Cardiovasc Thorac Surg.* 2012;15(4):596-601.
14. Zanforlin A, Gavelli G, Oboldi D, Galletti S. Ultrasound-guided thoracentesis: the V-point as a site for optimal drainage positioning. *Eur Rev Med Pharmacol Sci.* 2013;17(1):25-28.
15. Roch A, Bojan M, Michelet P, et al. Usefulness of ultrasonography in predicting pleural effusions > 500 mL in patients receiving mechanical ventilation. *Chest.* 2005;127(1):224-232.
16. Vignon P, Chastagner C, Berkane V, et al. Quantitative assessment of pleural effusion in critically ill patients by means of ultrasonography. *Crit Care Med.* 2005;33(8):1757-1763.
17. Mayo PH, Doelken P. Pleural ultrasonography. *Clin Chest Med.* 2006;27(2):215-227.
18. Yang PC, Luh KT, Chang DB, et al. Value of sonography in determining the nature of pleural effusion: analysis of 320 cases. *AJR Am J Roentgenol.* 1992;159(1):29-33.
19. Chen HJ, Tu CY, Ling SJ, et al. Sonographic appearances in transudative pleural effusions: not always an anechoic pattern. *Ultrasound Med Biol.* 2008;34(3):362-369.
20. Qureshi NR, Rahman NM, Gleeson FV. Thoracic ultrasound in the diagnosis of malignant pleural effusion. *Thorax.* 2009;64(2):139-143.
21. Tu CY, Hsu WH, Hsia TC, et al. Pleural effusions in febrile medical ICU patients: chest ultrasound study. *Chest.* 2004;126(4):1274-1280.
22. Light RW. The Light criteria: the beginning and why they are useful 40 years later. *Clin Chest Med.* 2013;34(1):21-26.
23. Light RW. The undiagnosed pleural effusion. *Clin Chest Med.* 2006;27(2):309-319.
24. Chen KY, Liaw YS, Wang HC, Luh KT, Yang PC. Sonographic septation: a useful prognostic indicator of acute thoracic empyema. *J Ultrasound Med.* 2000;19(12):837-843.
25. Kurian J, Levin TL, Han BK, Taragin BH, Weinstein S. Comparison of ultrasound and CT in the evaluation of pneumonia complicated by parapneumonic effusion in children. *AJR Am J Roentgenol.* 2009;193(6):1648-1654.
26. Piccolo F, Pitman N, Bhatnagar R, et al. Intrapleural tissue plasminogen activator and deoxyribonuclease for pleural infection. An effective and safe alternative to surgery. *Ann Am Thorac Soc.* 2014;11(9):1419-1425.
27. Rahman NM, Maskell NA, West A, et al. Intrapleural use of tissue plasminogen activator and DNase in pleural infection. *N Engl J Med.* 2011;365(6):518-526.
28. Chen HJ, Yu YH, Tu CY, et al. Ultrasound in peripheral pulmonary air-fluid lesions. Color Doppler imaging as an aid in differentiating empyema and abscess. *Chest.* 2009;135(6):1426-1432.
29. Reuss J. Sonography of the pleura. *Ultraschall Med.* 2010;31(1):8-22, quiz 23-25.
30. Wu RG, Yang PC, Kuo SH, Luh KT. "Fluid color" sign: a useful indicator for discrimination between pleural thickening and pleural effusion. *J Ultrasound Med.* 1995;14(10):767-769.
31. Bugalho A, Ferreira D, Dias SS, et al. The diagnostic value of transthoracic ultrasonographic features in predicting malignancy in undiagnosed pleural effusions: a prospective observational study. *Respiration.* 2014;87(4):270-278.
32. Wang XJ, Yang Y, Wang Z, et al. Efficacy and safety of diagnostic thoracoscopy in undiagnosed pleural effusions. *Respiration.* 2015;90(3):251-255.
33. Yilmaz U, Polat G, Sahin N, Soy O, Gulay U. CT in differential diagnosis of benign and malig-

nant pleural disease. *Monaldi Arch Chest Dis.* 2005;63(1):17–22.

34. Leung AN, Muller NL, Miller RR. CT in differential diagnosis of diffuse pleural disease. *AJR Am J Roentgenol.* 1990;154(3):487–492.

35. Suzuki N, Saitoh T, Kitamura S. Tumor invasion of the chest wall in lung cancer: diagnosis with US. *Radiology.* 1993;187(1):39–42.

36. Sugama Y, Tamaki S, Kitamura S, Kira S. Ultrasonographic evaluation of pleural and chest wall invasion of lung cancer. *Chest.* 1988;93(2):275–279.

37. Boussuges A, Gole Y, Blanc P. Diaphragmatic motion studied by M-mode ultrasonography: methods, reproducibility, and normal values. *Chest.* 2009;135(2):391–400.

38. Lerolle N, Guerot E, Dimassi S, et al. Ultrasonographic diagnostic criterion for severe diaphragmatic dysfunction after cardiac surgery. *Chest.* 2009;135(2):401–407.

39. Kim WY, Suh HJ, Hong SB, Koh Y, Lim CM. Diaphragm dysfunction assessed by ultrasonography: influence on weaning from mechanical ventilation. *Crit Care Med.* 2011;39(12):2627–2630.

40. Haji K, Royse A, Green C, et al. Interpreting diaphragmatic movement with bedside imaging, review article. *J Crit Care.* 2016;34:56–65.

41. Matamis D, Soilemezi E, Tsagourias M, et al. Sonographic evaluation of the diaphragm in critically ill patients. Technique and clinical applications. *Intensive Care Med.* 2013;39(5):801–810.

42. Chichra A, Makaryus M, Chaudhri P, Narasimhan M. Ultrasound for the pulmonary consultant. *Clin Med Insights Circ Respir Pulm Med.* 2016;10:1–9.

43. Jiang JR, Tsai TH, Jerng JS, et al. Ultrasonographic evaluation of liver/spleen movements and extubation outcome. *Chest.* 2004;126(1):179–185.

44. Krayer S, Rehder K, Vettermann J, Didier EP, Ritman EL. Position and motion of the human diaphragm during anesthesia-paralysis. *Anesthesiology.* 1989;70(6):891–898.

45. Froese AB. Gravity, the belly, and the diaphragm: you can't ignore physics. *Anesthesiology.* 2006;104(1):193–196.

46. Goligher EC, Fan E, Herridge MS, et al. Evolution of diaphragm thickness during mechanical ventilation. Impact of inspiratory effort. *Am J Respir Crit Care Med.* 2015;192(9):1080–1088.

第 11 章

肺和胸腔操作

Jose Cardenas-Garcia ■ J. Terrill Huggins

王生锋 译 ■ 刘小军 袁茵 校

关键点

- 操作前使用超声定位标识,有助于提高其安全性和成功率,前提是患者在定位标识和操作过程中保持相同体位。
- 推荐进行诊断性胸腔穿刺术的胸腔积液深度,经超声测量最小为 1.5cm。
- 与计算机断层扫描引导的活检相比,周围型肺部包块的超声引导下穿刺活检可以获得更多的组织标本,这是因为超声很容易从液体中鉴别出实性包块。

背景

本章节回顾了超声用于引导肺和胸腔操作的主要原则。操作技术和相关适应证、禁忌证和术后管理的内容在其他部分叙述[1-3]。与计算机断层扫描(CT)或荧光造影的引导相比,超声用于引导肺和胸腔操作具有如下优势,包括避免放射暴露、花费少、操作容易、易携带且不需要使用专用套件等。

与传统胸腔操作方法相比,应用超声引导胸腔操作具有以下几方面优势,包括:

1. 操作完成后并发症的即刻评估,如胸腔穿刺或胸膜活检术后所致的气胸(视频 11.1)或血胸(视频 11.2)。

2. 监测胸腔引流后积液或气胸消除的情况,有利于适时导管拔除[4]。

3. 胸腔积液的性质鉴定有助于选择最合适引流方法:胸腔穿刺术适用于单纯的无回声性胸腔积液(视频 11.3);小口径胸管用于复杂分隔型胸腔积液(视频 11.4);大口径胸管用于血胸(视频 11.5);隧道式胸管用于胸膜转移性肿瘤时的持续引流(视频 11.6)。

超声引导下置入胸腔引流装置有两种方法:定位-标识技术和实时引导穿刺技术。

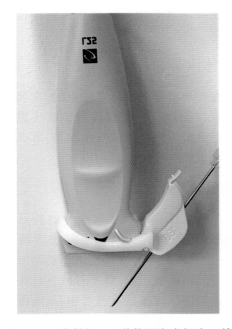

图 11.1 穿刺架。几种能固定在探头上并通过侧孔道稳定穿刺针的一次性超声探头穿刺架,可用于穿刺针进入组织时的实时成像

99

定位-标识技术可应用于大多数患者,但在胸膜或肺活检以及少量胸腔积液进行样本采集时,推荐选择实时超声引导下徒手穿刺或者穿刺架穿刺(图 11.1)。

技术

设备

配备高频线阵探头和低频的相控阵或者凸阵探头便携式超声机。高频线阵探头适用于:

- 周围型肺结节或胸膜包块的活检
- 评估胸膜线
- 彩色多普勒评估穿刺针穿刺位置的血管构成

相阵探头适用于大部分的胸腔引流操作。在开始扫查时,探头的标识指向头侧可观察到肺和胸膜的纵向图像,然后逆时针旋转探头 90°获得横向图像可进一步评估肺和胸膜。屏幕标识位于屏幕左上方以保持靶点和周围结构的空间定位关系。超声机器放置于操作者旁边且屏幕在其可直视的范围内。

患者体位

在超声引导下定位穿刺点时,重要的是在确定穿刺针穿刺位置后避免改变患者体位。若定位后患者体位发生改变,那么穿刺点就需重新选择与标记。

胸腔积液

非包裹性胸腔积液聚集于胸腔后外侧的肋膈隐窝,因此病情稳定的患者可取坐位,在床沿以足部为支撑且躯干前倾至能移动调节的病床桌子上,臂下可放置枕头以保持舒适的体位。在危重患者中,不能维持坐位的胸腔积液患者可取近直立位(床头抬高 60°~90°)或患侧上臂内收至头部或前胸取侧卧位。必须要关注的是气管插管和其他

体内留置设备的保护。

气胸

患者采取半卧位(床头抬高 45°),有利于气体分布于胸腔前侧肺尖区域。

肺和胸膜活检

进行活检时患者的体位取决于病灶的位置。对于后侧病变,最好选择俯卧位,这样能减弱胸廓的呼吸运动。

定位选择

胸腔积液

确诊胸腔积液,如第 9 章所描述的,需仔细识别其解剖边界、动态表现以及内部构成。操作者必须识别膈肌以避免穿刺针或管路置入膈下器官。膈肌水平在不同患者中变异很大。低潮气量的机械通气患者中,膈肌在胸腔内通常是抬高的。患者膈肌抬高或者合并存在腹水时,需先在纵切面上确定肝肾隐窝或脾肾隐窝,再把探头向头侧滑动以发现膈肌。

气胸

操作后肺滑动、B 线、肺搏动或一些非 A 线征象的存在可排除气胸[5]。A 线伴肺滑动消失,特别是如果术前已观察到肺滑动时,强烈提示气胸。因此,操作者在进行肺或胸腔操作前后均应寻找这些征象。只有肺点的存在能诊断气胸[6],在仰卧位患者中其通常能在前外侧胸壁被找到。对于仰卧位患者,操作者应首先用高频线阵探头在下胸壁的锁骨中线处扫到肺滑动征,再向头侧滑动探头以识别肺滑动消失的最顶点区域。

肺和胸膜活检

只有毗邻胸膜线的肺部实质病变适合于经胸超声引导下活检。为减少术后气胸

的发生,推荐对局灶性胸膜固定患者在可能的穿刺部位进行肺滑动消失的评估。胸膜活检时推荐使用线阵探头。

穿刺轨迹

进行胸膜活检时,安全的穿刺径路需避开膈下器官、心脏、血管及脏胸膜。识别膈肌是避免肝肾损伤的关键。经验不足的操作者可能会将强回声曲线形的肾被膜误认为是膈肌,有时也称"假性膈肌"。这种仅发生在腹水将肾被膜与肝或脾分隔开的情况下,此时肝或脾被当作位于"胸腔积液"中不张的肺组织。鉴别肾被膜和膈肌的一种方法是,掌握膈肌下部是向外侧延展至胸壁的而肾被膜下部则是向中线弯曲的特点(图11.2;视频 11.7)。

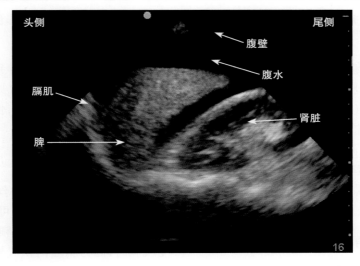

图 11.2　**假性膈肌**。弧形高回声的肾被膜可被错认为是膈肌("假性膈肌")。如图所示,这种情况发生时脾脏被误认为不张的肺。膈肌和肾被膜的关键不同点是肾被膜下部弯曲背离胸壁,而膈肌则弯曲朝向胸壁

肋间血管

操作者采用高频线阵探头和彩色或者能量多普勒成像预估穿刺径路以排除扭曲的肋间血管或肋间血管侧支(图 11.3)。肋间血管在老年患者中通常暴露于距脊柱的侧向间距 6cm 内的肋间隙内(图 11.4;视频 11.8 和视频 11.9)[7,8]。在胸壁上倾斜探头 45°~60°使声束尽可能与肋间血管的血流方向平行。调节彩色多普勒的增益以避免出现假阴性结果。进行前胸或脊柱旁区穿刺前,需回顾既往任何影像学图像(CT 或磁共振成像),特别需要关注的是心脏结构和大血管的位置。

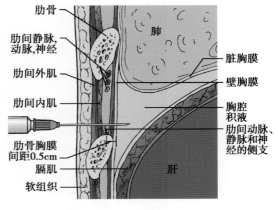

图 11.3　胸壁解剖

穿刺针进入的深度

在穿刺针进入胸腔前,测量皮肤与脏胸

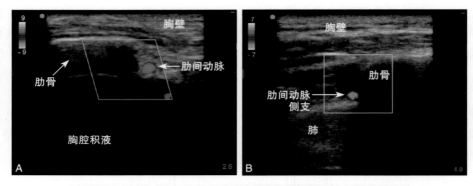

图 11.4 肋间动脉。(A)彩色血流多普勒显示肋骨下缘的肋间动脉。(B)彩色血流多普勒显示肋骨上缘的肋间动脉侧支

膜之间的距离能够使操作者预估进针深度。推荐安全地进行胸腔穿刺术的胸腔积液深度最小是 1.5cm(图 11.5)[9-11]。当进行肺部和胸膜病变活检时,需要在多平面对病变靶点的直径进行测量。操作者要注意的是探头对皮肤的加压会导致测量深度的低估,通常称为压迫伪影。因此,在冻结图像进行深度测量前,探头不能对皮肤加压。

穿刺针进入的角度

穿刺针进入的角度必须与探头方向一致以确保最佳的胸腔穿刺轨迹。当标定进针点时,操作者要牢记探头方向。插入穿刺

针时未沿着穿刺径路,是导致进针至预估深度却抽不出积液的一个常见错误来源。另外也会导致常见的并发症,例如血管损伤或脏器穿孔[5]。

导丝或导管位置的确认

当操作者不能确定导丝或导管置入胸腔内的位置时,使用超声可对其进行定位(图 11.6;视频 11.10 和视频 11.11)[12]。发生气胸时,因为胸腔内积气导致超声不能明确胸腔内导管的位置。进行活检操作时,应用超声对术后活检部位的评估有助于排除术后出血或气胸(见下文)[13]。

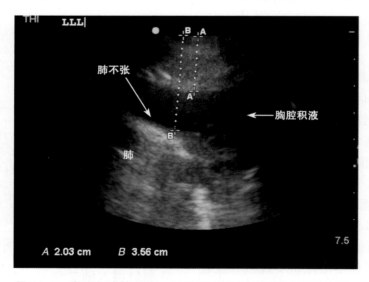

图 11.5 胸腔积液的深度。测量壁胸膜与脏胸膜之间的距离。推荐进行胸腔穿刺术的胸腔积液深度最小为 1.5cm

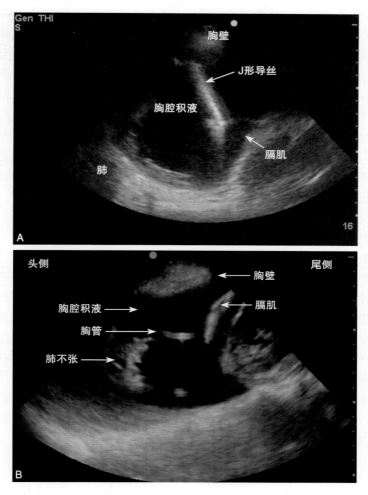

图 11.6　确认导丝(A)和胸管(B)在胸腔内的位置

胸腔穿刺术

推荐应用超声引导胸腔穿刺术以提高操作的成功率并降低并发症的发生风险[14-23]。当胸腔内没有或仅存少量积液时,避免进行无意义的引流,并且正确识别胸腔内脏器和血管结构,均可以提高操作的成功率和安全性。

胸腔穿刺术最常见的并发症包括气胸、疼痛、气短、咳嗽和血管迷走神经反应。其他并发症还包括复张性肺水肿、意外肝脾损伤、血胸、感染、皮下气肿、空气栓塞,以及胸壁和皮下血肿。更重要的是,与解剖定位途径进行胸腔穿刺术相比,超声引导途径能显著降低胸腔穿刺术后外伤性气胸的发生率,其优势比范围是 0.3~0.8[16-23]。

对自主呼吸和机械通气的患者,超声引导穿刺几乎消除了穿刺引起的操作后气胸的发生[14,15,24,25]。超声引导下发生的气胸伴有肺不张,这种情况通常发生在阻塞性肺不张后气胸时[26]。胸腔穿刺术中使用胸腔测压法能识别发生肺不张的病例。

选择合适的穿刺点,该点不仅证实积液与壁胸膜紧密相邻,而且在整个呼吸周期中,该点足够远离膈肌和肺。必须明确辨认膈肌、肝、脾等器官。推荐安全地进行胸腔穿刺术的胸腔积液深度最小是 1.5cm[9-11]。

肋骨上缘和壁胸膜之间的距离大约是 5mm，而与胸壁的厚度无关。在穿刺针抽吸过程中，如果针腔被血块或固体碎屑堵塞，通过注射少量生理盐水来通畅针腔。

胸腔穿刺时一般不推荐进行穿刺过程的实时成像，因为它不仅增加了操作难度，还可能妨碍维持适当的进针角度[9]。然而，资深的超声操作者可以利用实时成像采集到少量积液、包裹性积液或其他难以采集的胸腔积液样本用于诊断。

回抽到胸腔积液后，如果存在大量胸腔积液，置入导丝后立即回退穿刺针，紧接着采用 Seldinger 技术插入一根胸腔引流管。如果仅进行诊断性胸腔穿刺，不用导管，仅在 18~20G 穿刺针后连接 30~60ml 注射器，即可抽取足量积液。在治疗性胸腔穿刺引流中，操作者能应用超声对拔出引流管前剩余胸腔积液量进行评估（视频 11.12）。操作前后都应扫查到肺滑动以有效地排除术后即刻气胸（视频 11.13）。

胸腔闭式引流术

超声引导下胸腔闭式引流术的适应证包括胸腔感染、血胸、恶性胸腔积液、化学性胸膜固定术和气胸。之前提到的临床状况中，除血胸推荐放置大口径（18Fr）导管外，其他情况应用改良的 Seldinger 法放置的小口径（14Fr）导管均有效。在恶性胸腔积液患者中，应用带隧道的胸腔引流管（15.5Fr）能用于反复引流。前文描述过的方法用于胸管位置的定位标记（见前文"技术"）。

气胸患者放置胸管时需特别小心。尤其是超声清楚地观察到"肺点"时，对于气胸患者是能够使用超声引导置管的。若可以确定肺点，在该点上方无肺滑动的区域采用 Seldinger 技术插入一根小引流管是安全有效的。操作者必须知道的是，胸腔内积气时，超声不能明确脏胸膜和壁胸膜之间的距离。因此回抽到气体后应立即停止进针，通常进

针至肋骨后 5mm。高频线阵探头确认肺滑动消失的位点，并在此位点明确胸管置入的具体位置。此探头也能够用于监测胸管置入后气胸的吸收情况[27]。胸壁皮下气肿会干扰超声的应用。与胸腔积液时胸管的插入过程相比，胸腔内积气时，超声不能明确导丝的位置。对疑似存在大的肺大疱或发生小气胸的患者，建议应注意避免脏胸膜的损伤。这种情况下既往的胸部 CT 影像扫描是至关重要的。

胸腔镜检查

进行胸腔镜检查时，超声能明确安全的套管针插入位点。让胸腔积液患者取侧卧位后，采用低频探头能识别最佳的穿刺针插入位点。应用先前所述的方法（见"技术"部分）能增加充分地扫查到胸腔的机会，使脏胸膜损伤的风险减至最低[28]。对无胸腔积液和局灶性胸膜粘连的患者，高频线阵探头能通过扫查肺滑动识别胸腔，因此套管针能安全地置入[29]。

经胸活检

对于毗邻胸膜的周围型肺部病变，前纵隔肿块和胸膜病变，适合使用超声引导下穿刺。进行经胸活检操作时，推荐穿刺针实时可视化（视频 11.14）。根据穿刺活检的类型，应用同轴穿刺针进行活检时，其具有能对脏胸膜进行单孔操作的优点，能进行细针多针抽吸和切割针（Tru-Cut™ 针芯活检针）多针切割。在穿刺针实时可视化过程中，应用穿刺支架能固定穿刺针（见图 11.1）；然而，缺点是造成穿刺针摆动角度有限[10]。应用彩色多普勒和高频探头进行病变部位血管的评估。当病灶内扫查到血管增生时，为防止标本受血液污染，建议应用毛细血管技术获得标本同时避开血管。通过抽吸获取标本时，为避免污染标本或注射器内活检样

本,须去负压退针。

肺活检

只有毗邻胸膜且在整个呼吸周期中能够被超声扫查到的肺部病变,适合使用超声引导下活检术(图11.7;视频11.15)。对于周围型肺部病变活检,与CT引导相比,超声引导具有两个优势。首先,超声能很容易从坏死病变中区别液体和实体组织。在操作过程中,活检针可以朝向病变(更高回声)区吸取标本,有效增加获取的组织样本量[30]。其次,超声能很容易识别毗邻病灶的局灶胸膜粘连区域,从而降低医源性气胸发生的风险。对比增强超声引导下肺活检有大量病例[31,32]。这项技术有助于明确肺不张和肺炎的部位(肺动脉血供,早期对比增强)、识别肿瘤(支气管动脉供应,晚期对比增强)、组织坏死、积液或栓塞(缺乏对比)(图11.8;视频11.16)[33]。与非增强超声相比,应用对比增强超声有效增加获取的诊断性活检样本量(94% vs 78%)[31]。

肺脓肿引流

肺脓肿进行保守治疗(长期应用广谱抗生素,通过气道自发引流)失败后,才会考虑有创治疗策略。对不适合手术的患者,若肺脓肿毗邻胸膜且大于4cm,可选择超声引导下经皮胸腔穿刺引流进行治疗[34]。经皮胸腔穿刺引流术的并发症较少,包括无菌胸腔的污染和发展为支气管胸膜瘘。应用高频线阵探头选择肺滑动消失的位点进针能降低这些并发症发生的风险(例如,毗邻肺脓肿的局灶性胸膜粘连部位)[35]。

前纵隔活检术

鉴于胸腔前壁完全取代肺成为超声的声窗,使得超声引导下前纵隔肿块穿刺活检变成可能。采用高频线阵探头和彩色多普勒避开穿刺路径上的血管结构。在术前准备期间,应仔细阅读先前的CT扫描。通常需要使用切割刀的针芯活检来评估前纵隔的肿块,而对疑似转移癌的患者,这种情况下细针穿刺就足够[36,37]。

胸膜活检

高频线阵探头可发现胸膜的异常区域,例如胸膜增厚或胸膜结节。超声引导下胸膜活检比随机胸膜活检拥有更高的诊断率[38]。明确胸膜间皮瘤的诊断,必须活检到能证实组织受侵犯的样本;若患者不适合做胸腔镜,那么超声引导下活检被认为是明确诊断的首选操作[39]。在这种情况下,应用切割针的针芯活检来证明胸壁受侵犯是至关

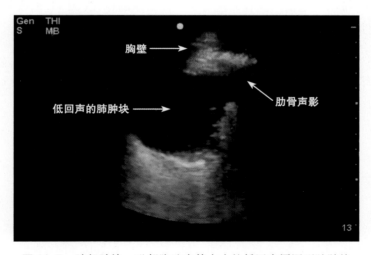

图11.7　肺部肿块。毗邻胸壁中等大小的低回声周围型肺肿块

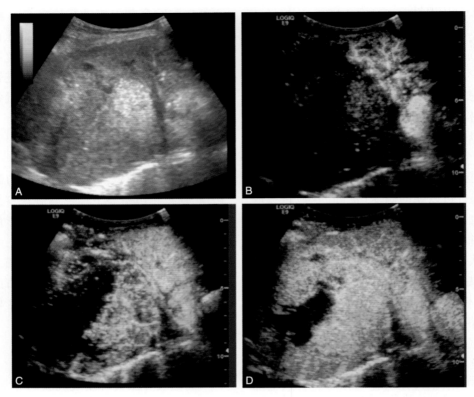

图 11.8　肺部超声造影。(A)二维非增强超声图像。(B)肺不张的早期对比增强超声。(C)肺部肿瘤的晚期对比增超声。(D)对比超声下为非增强的区域提示为坏死。(已获美国胸科学会转载授权。Copyright © 2016 美国胸科学会。《美国呼吸与危重病医学杂志》是美国胸科学会的官方杂志)

重要的。这就要求操作者部分退出同轴针,进入肋间隙后,再卸下切割针。而切割针的切割角度指向尾侧,远离神经血管束。采集到样本后,为排除"跳动羽毛征",操作者应考虑应用彩色多普勒和高频线阵探头对活检部位进行再评估。跳动羽毛征为一种少见的并发症,提示肋间动脉的损伤导致胸腔内持续性出血的存在(图 11.9;视频 11.17)[13]。

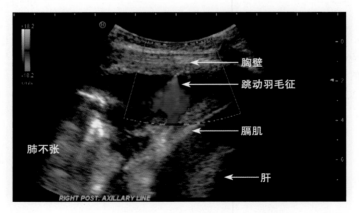

图 11.9　跳动羽毛征。彩色多普勒显示活检部位肋间动脉的损伤。(已获美国胸科学会转载授权。Copyright © 2016 美国胸科学会。《美国呼吸与危重病医学杂志》是美国胸科学会的官方杂志)

要点和误区

- 尽管床旁超声的应用范围广，但胸腔和肺超声仍不能对严重肥胖和皮下气肿的患者进行干预。
- 可通过超声测量从皮肤表面到脏胸膜和壁胸膜的距离。当穿刺针在肋骨上插入时，针尖从肋骨上缘须前进约5mm才能进入胸腔。推荐进行胸腔穿刺术的最小的胸腔积液深度是1.5cm。
- 应用彩色多普勒和高频线阵探头在预估穿刺径路上进行评估是一项有价值的技术，能降低肋间动脉等血管损伤的潜在风险。
- 在插入更宽口径的扩张器或导管之前，推荐使用超声成像来确定合适的导丝放置点。
- 尤其在进行靠近大血管或器官的操作时，超声发现和之前的 CT 扫描结果的恰当结合是必要的。
- 只有毗邻胸膜的肺部病变适合于超声引导下活检。

病例 11.1

病情介绍

患者，男，50 岁，既往有丙肝肝硬化和慢性血小板减少症病史，过去 1 周出现进行性呼吸困难和咳嗽。体格检查提示呼吸做功增加，左下肺呼吸音减弱，叩诊呈浊音。实验室检查结果提示白细胞计数 16 000/μL，血小板计数为 4 000/μL，同时国际标准比值为 2.8。胸部 X 线示左侧胸腔积液。进行床旁超声左侧胸腔检查。

超声发现

左侧胸腔积液和左下肺实变（视频 11.18）。胸腔积液为无分隔的无回声区，符合单纯胸腔积液的表现。遂决定进行诊断性和治疗性胸腔穿刺术。为避开膈肌和肺，穿刺位点标定在后外侧胸壁上。应用彩色血流多普勒超声排除穿刺轨迹上的肋间血管（视频 11.19）。测量皮肤表面距离壁胸膜的距离是 3.2cm（图 11.10）。为与术后做对比，操作前进行前上胸壁超声扫查记录正常的肺滑动征（视频 11.20）。然后置入穿刺针，针尖插入方向与探头方向一致，随后置入引流管。总共引流出 800mL 浑浊的黄色积液。术后应用超声确认胸腔积液的充分引流（视频 11.21），并通过超声评估肺滑动征排除气胸（视频 11.22）。

病例解析

患者的呼吸窘迫症状显著改善。其胸腔积液的性质分析符合渗出性改变。于入院当日因左下肺肺炎给予静脉抗生素治疗，于住院第 3 日改为口服抗生素治疗。血培养和胸腔积液培养结果均为阴性。为减少慢性肝硬化产生的胸腔积液，其院外服用的速尿片和螺内酯的剂量需要增加。

合并血小板减少和国际标准比值升高的患者，应用超声引导进行胸腔穿刺引流操作是安全的。应用超声能在积液量最大的部位进行穿刺位点的选择，应用彩色多普勒发现肋间变异的动脉束。

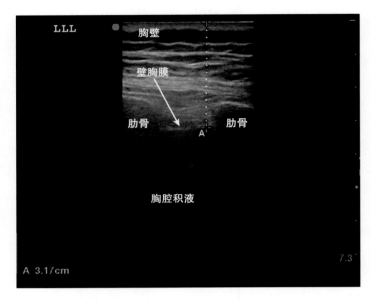

图 11. 10　测量胸壁的距离。 测量皮肤表面距离壁胸膜的距离是 3. 17cm

病例 11. 2

病情介绍

　　一名 68 岁的病理性肥胖女性患者,既往有高血压、冠心病和终末期肾病并透析的病史,因出现呼吸短促、低血压及精神状态改变被送入急诊室。入急诊科即开始给予无创机械通气。体格检查示为肥胖且意识模糊的女性患者,存在中度呼吸窘迫但能遵循简单指令。胸部听诊呼吸音减低,左侧胸廓叩诊呼吸音减低且心音遥远。实验室检查结果显示白细胞轻度增多(白细胞计数 12 000/μL)及尿毒症(血尿素氮 150mg/dL)。胸部 X 线提示整个左胸模糊影。随后进行床旁超声检查。

超声发现

　　床旁超声显示大量心包积液和左侧胸腔积液(视频 11. 23)。额外的心脏切面证实为大量心包积液(视频 11. 24~视频 11. 27)。请介入心脏科会诊行心包穿刺引流术。将患者送至心导管室前必须先行胸腔积液引流术。在腋中线上标记猪尾巴导管插入的位点。测量胸腔积液和心包积液的深度。应用超声确定胸腔内导丝的位置(视频 11. 28),再进行扩皮和置入猪尾巴导管。

病例解析

　　胸腔导管顺利置入并引流出胸腔积液 2 000mL。在引流出胸腔积液后,患者被送至心导管室进行心包穿刺引流术。心包积液和胸腔积液培养和细胞学检查结果均为阴性。患者重新规律透析治疗后积液未再生成。

　　应用超声能指导制定胸腔引流的最适宜方法,并降低胸腔引流操作过程中并发症的风险。应用超声能评估穿刺径路周围存在的肋间血管情况,测量穿刺深度,确认导丝在胸腔内的位置。床旁超声能显示被左侧胸腔积液掩盖的心包积液,促使专门的心脏切面的获得以评估心脏压塞的征象。

复习题

1. 以下哪项更适合应用高频线阵探头而不是低频探头进行操作?

　A. 胸膜肿块的活检

　B. 气胸胸膜线的评估

　C. 穿刺部位血管的评估

　D. A 和 B

　E. B 和 C

　F. A 和 C

　G. 以上所有

　答案:G。尽管相控阵探头能用于胸腔积

液的定量和定性评估,但高频线阵探头更适合应用于周围型肺结节和胸膜肿块的活检,胸膜线的评估以及联合彩色多普勒进行穿刺位点的血管评估。与低频(相控阵或凸阵)探头相比,线阵探头的高频声波对表层结构具有更好的分辨力。

2. 应用超声对胸腔积液引流的位点标定后,患者体位稍微改变。下一步最适合做什么?

A. 在标定的位点上继续进行操作。

B. 调整到先前的体位,然后在相同的位点上继续操作。

C. 应用超声重新评估操作位点(位置、角度和目标深度),重新对患者定位。

D. 停止操作,应用麻醉进行术中镇静。

答案 C。患者在定位穿刺点和操作过程中不改变体位是床旁超声引导操作的一个重要原则。如果患者的体位发生改变,应该重新进行超声评估对患者再次定位或者明确原始穿刺位点和预定径路仍是安全的。没有对患者重新成像并继续进行操作,特别是积液量小的时候,会增加发生并发症的风险。床旁胸腔引流操作通常耐受性较好,除非患者不能合作,术中镇静是不必要的。

3. 一名严重肺气肿及双上叶肺大疱患者接受右侧胸腔穿刺引流术,引流出胸腔积液1 600mL。术后 1 小时的胸部 X 线检查提示右侧大量气胸不能排除。患者目前无症状,呼吸困难较前减轻,需氧量较前较少。以下哪种超声检查结果是确定气胸的最特异征象?

A. 肺滑动消失

B. 肺搏动征消失

C. B 线消失

D. 出现肺搏动征

E. 出现肺点

答案 E。这个案例强调了胸腔操作术前超声评估前胸壁以明确基线情况的重要性。对严重肺大疱的患者,超声观察到足够的肺滑动征通常比较困难。肺点是确诊气胸的最特异征象。发生气胸时,胸腔内的气体通常上升至胸腔内重力依赖性最小的区域。肺点存在于部分被压缩的肺脏和胸腔内积气的交界处。通过观察通气肺脏在积气的胸腔内外的滑动情况识别肺点。

4. 以下关于胸腔穿刺引流操作的定位选择的描述中,哪项不正确?

A. 进行胸腔穿刺术时,推荐脏胸膜和壁胸膜之间的最小距离是 5mm。

B. 穿刺位点距脊柱中线的侧向间距一般超过 6cm。

C. 肋间动脉侧支会出现在肋骨上缘。

D. 肝肾或脾肾间隙可被误当作膈肌(假性膈肌)。

答案 A。深度少于 10~15mm 的胸腔积液被认为积液量太小而无法进行穿刺。英国胸科学会胸膜疾病指南推荐进行胸腔穿刺时,脏壁层之间的胸腔积液深度至少为 10mm。确定肋骨上缘的血管侧支,穿刺点距离脊柱中线的侧向距离超过 6cm,这样能降低损伤肋间血管的风险。为避免膈肌损伤,关键是要在进行胸腔引流操作前明确膈肌的位置,因为膈肌的位置变化很大。

5. 一名大量肝源性胸腔积液的患者在超声引导下行治疗性胸腔穿刺术。胸腔积液最初的颜色是清亮的黄色,但是随后就进展为血性。以下哪项超声征象最能体现彩色多普勒下活动性出血进入胸腔?

A. 平流层征

B. 肺搏动

C. 跳动羽毛征

D. 浮游生物征

答案 C。活动性出血进入胸腔内时应用高频线阵探头在彩色多普勒模式下能观察到跳动羽毛征。平流层征或条码征强调在 M 型超声下肺滑动的消失。肺搏动发生在脏胸膜和壁胸膜贴近时,心脏的搏动传递到了肺脏。浮游生物征见于胸腔积液内包含更高的细胞或者蛋白成分，或者更多的漂浮碎片。

6. 一名 70 岁的男性被推荐采用内科胸腔镜行淋巴细胞渗出性胸腔积液的检查。应用超声识别最佳套管针插入位置。当存在少量胸腔积液时，伴胸膜滑动存在的套管针穿刺位点优于伴胸膜滑动消失的位点。

A. 正确

B. 错误

答案 A。进行胸腔镜操作时，套管针必须插入胸腔内。当胸腔积液存在时胸腔很容易进入并被确认。当胸腔积液很少或没有时，胸膜滑动的存在可以识别脏胸膜和壁胸膜之间没有粘连或融合的位点，胸腔在此位点的进入是安全的。因此，应用二维（B 型）超声观察到肺滑动或应用 B 型超声观察到海岸征识别套管针插入的安全位点。

参考文献

1. Thomsen TW, DeLaPena J, Setnik GS. Videos in clinical medicine. Thoracentesis. *N Engl J Med*. 2006;355(15):e16.

2. Dev SP, Nascimiento B Jr, Simone C, Chien V. Videos in clinical medicine. Chest-tube insertion. *N Engl J Med*. 2007;357(15):e15.

3. Anevlavis S, Froudarakis ME. Advances in pleuroscopy. *Clin Respir J*. 2018;12(3):839–847.

4. Ng C, Tsung JW. Point-of-care ultrasound for assisting in needle aspiration of spontaneous pneumothorax in the pediatric ED: a case series. *Am J Emerg Med*. 2014;32(5):488.e3–488.e8.

5. Cardenas-Garcia J, Mayo PH. Bedside ultrasonography for the intensivist. *Crit Care Clin*. 2015;31(1):43–66.

6. Moreno-Aguilar G, Lichtenstein D. Lung ultrasound in the critically ill (LUCI) and the lung point: a sign specific to pneumothorax which cannot be mimicked. *Crit Care*. 2015;19:311.

7. Helm EJ, Rahman NM, Talakoub O, Fox DL, Gleeson FV. Course and variation of the intercostal artery by CT scan. *Chest*. 2013;143(3):634–639.

8. Kanai M, Sekiguchi H. Avoiding vessel laceration in thoracentesis: a role of vascular ultrasound with color doppler. *Chest*. 2015;147(1):e5–e7.

9. Havelock T, Teoh R, Laws D, Gleeson F. Pleural procedures and thoracic ultrasound: British thoracic society pleural disease guideline 2010. *Thorax*. 2010;65(suppl 2):ii61–ii76.

10. Beckh S, Bolcskei PL, Lessnau KD. Real-

11. Dancel R, Schnobrich D, Puri N, et al. Recommendations on the use of ultrasound guidance for adult thoracentesis: a position statement of the society of hospital medicine. *J Hosp Med*. 2018;13(2):126–135.

12. Jenkins JA, Gharahbaghian L, Doniger SJ, et al. Sonographic identification of tube thoracostomy study (SITTS): confirmation of intrathoracic placement. *West J Emerg Med*. 2012;13(4):305–311.

13. Corcoran JP, Psallidas I, Ross CL, Hallifax RJ, Rahman NM. Always worth another look? Thoracic ultrasonography before, during, and after pleural intervention. *Ann Am Thorac Soc*. 2016;13(1):118–121.

14. Mayo PH, Goltz HR, Tafreshi M, Doelken P. Safety of ultrasound-guided thoracentesis in patients receiving mechanical ventilation. *Chest*. 2004;125(3):1059–1062.

15. Petersen S, Freitag M, Albert W, Tempel S, Ludwig K. Ultrasound-guided thoracentesis in surgical intensive care patients. *Intensive Care Med*. 1999;25(9):1029.

16. Mercaldi CJ, Lanes SF. Ultrasound guidance decreases complications and improves the cost of care among patients undergoing thoracentesis and paracentesis. *Chest*. 2013;143(2):532–538.

17. Gordon CE, Feller-Kopman D, Balk EM, Smetana GW. Pneumothorax following thoracentesis: a systematic review and meta-analysis. *Arch Intern Med*. 2010;170(4):332–339.

18. Patel PA, Ernst FR, Gunnarsson CL. Ultrasonography guidance reduces complications and costs associated with thoracentesis procedures. *J Clin Ultrasound*. 2012;40:135–141.

19. Perazzo A, Gatto P, Barlascini C, Ferrari-Bravo M, Nicolini A. Can ultrasound guidance reduce the risk of pneumothorax following thoracentesis? *J Bras Pneumol*. 2014;40:6–12.

20. Barnes TW, Morgenthaler TI, Olson EJ, et al. Sonographically guided thoracentesis and rate of pneumothorax. *J Clin Ultrasound*. 2005;33:442–446.

21. Cavanna L, Mordenti P, Berte R, et al. Ultrasound guidance reduces pneumothorax rate and improves safety of thoracentesis in malignant pleural effusion: report on 445 consecutive patients with advanced cancer. *World J Surg Oncol*. 2014;12:139.

22. Grogan DR, Irwin RS, Channick R, et al. Complications associated with thoracentesis. A prospective, randomized study comparing three different methods. *Arch Intern Med*. 1990;150:873–877.

23. Raptopoulos V, Davis LM, Lee G, et al. Factors affecting the development of pneumothorax associated with thoracentesis. *AJR Am J Roentgenol*. 1991;156:917–920.

24. Ault MJ, Rosen BT, Scher J, Feinglass J, Barsuk JH. Thoracentesis outcomes: a 12-year experience. *Thorax*. 2015;70:127–132.

25. Mayo PH, Goltz HR, Tafreshi M, Doelken P. Safety of ultrasound-guided thoracentesis in patients receiving mechanical ventilation. *Chest*. 2004;125:1059–1062.

26. Heidecker J, Huggins JT, Sahn SA, Doelken P.

Pathophysiology of pneumothorax following ultrasound-guided thoracentesis. *Chest*. 2006; 130(4):1173-1184.

27. Volpicelli G. Sonographic diagnosis of pneumothorax. *Intensive Care Med*. 2011;37(2):224-232.

28. Sasaki M, Kawabe M, Hirai S, et al. Preoperative detection of pleural adhesions by chest ultrasonography. *Ann Thorac Surg*. 2005;80(2):439-442.

29. Marchetti G, Valsecchi A, Indellicati D, et al. Ultrasound-guided medical thoracoscopy in the absence of pleural effusion. *Chest*. 2015;147(4):1008-1012.

30. Pan JF, Yang PC, Chang DB, et al. Needle aspiration biopsy of malignant lung masses with necrotic centers. Improved sensitivity with ultrasonic guidance. *Chest*. 1993;103(5):1452-1456.

31. Cao BS, Wu JH, Li XL, Deng J, Liao GQ. Sonographically guided transthoracic biopsy of peripheral lung and mediastinal lesions: role of contrast-enhanced sonography. *J Ultrasound Med*. 2011;30(11):1479-1490.

32. Caremani M, Benci A, Lapini L, et al. Contrast enhanced ultrasonography (CEUS) in peripheral lung lesions: a study of 60 cases. *J Ultrasound*. 2008;11(3):89-96.

33. Laursen CB, Graumann O, Møller TV, Davidsen JR. Contrast-enhanced ultrasound-guided transthoracic lung biopsy. *Am J Respir Crit Care Med*. 2016;194(5):e5-e6.

34. Wali SO, Shugaeri A, Samman YS, Abdelaziz M. Percutaneous drainage of pyogenic lung abscess. *Scand J Infect Dis*. 2002;34(9):673-679.

35. Cardenas-Garcia JL, Singh AK, Koenig SJ. A 75-year-old woman with fever and a right upper lobe pulmonary mass. *Chest*. 2015;147(1):e1-e4.

36. Yu CJ, Yang PC, Chang DB, et al. Evaluation of ultrasonically guided biopsies of mediastinal masses. *Chest*. 1991;100(2):399-405.

37. Hsu WH, Chiang CD, Hsu JY, et al. Ultrasonically guided needle biopsy of anterior mediastinal masses: comparison of carcinomatous and non-carcinomatous masses. *J Clin Ultrasound*. 1995;23(6):349-356.

38. Benamore RE, Scott K, Richards CJ, Entwisle JJ. Image-guided pleural biopsy: diagnostic yield and complications. *Clin Radiol*. 2006;61(8):700-705.

39. Rahman NM, Gleeson FV. Image-guided pleural biopsy. *Curr Opin Pulm Med*. 2008;14(4):331-336.

40. Puchalski JT, Argento AC, Murphy TE, Araujo KL, Pisani MA. The safety of thoracentesis in patients with uncorrected bleeding risk. *Ann Am Thorac Soc*. 2013;10(4):336-341.

41. Hibbert RM, Atwell TD, Lekah A, et al. Safety of ultrasound-guided thoracentesis in patients with abnormal preprocedural coagulation parameters. *Chest*. 2013;144(2):456-463.

第 12 章

呼吸困难和肺栓塞

Christopher Dayton ■ Lewis A. Eisen

尚游 译 ■ 余愿 刘宏 校

关键点

- 操作者必须能够立即识别超声下由肺和胸膜产生的 5 个主要伪影：肺滑动、A 线、B 线、实变和胸腔积液。
- 根据肺部超声伪影的类型，操作者可以系统地评估并对急性呼吸困难和呼吸衰竭的患者做出准确诊断。
- 对于诊断急性肺栓塞和明确其严重程度，床旁即时超声是一种有效工具。

背景

对于明确急性呼吸困难的病因，体格检查和胸部 X 线的准确度有限[1]。事实证明，胸部超声是一种更准确的床旁诊断工具，可以快速检测是否存在肺部病变，包括肺泡/间质综合征[2]、胸腔积液[3]、气胸[4-6]和肺实变[7-12]。某些呼吸衰竭的病因会影响肺以外的其他器官，因此一些特定的肺外超声检查可以进一步地辅助鉴别诊断。系统地使用超声评估肺、心脏、下腔静脉和肢体深静脉，对于急性呼吸困难和呼吸衰竭患者的及时诊断和治疗具有重要的意义[13-19]。请参考后面章节中讨论的超声对右心室、下腔静脉和下肢深静脉血栓的评估（参见第 16、17 和 34 章）。

肺栓塞

肺栓塞是急性呼吸困难的原因之一，如果不治疗，死亡率将达到 30%，延迟治疗也有较高的死亡率[20,21]。计算机断层扫描（CT）血管造影作为急性肺栓塞的常用诊断性检查，不仅价格昂贵，而且使患者暴露在静脉造影剂和电离辐射下。作为 CT 血管造影的替代方法，多器官超声检查可能会提供有助于诊断急性肺栓塞的发现：深静脉血栓的存在、胸膜下梗死灶、右心室扩张或移动性血栓[22-29]。

特别是在疑似急性肺栓塞的患者中，超声发现深静脉血栓形成对肺栓塞的诊断有很高的特异性[17,22,26,27]。胸膜下梗死灶的超声影像表现为三角形或圆形的胸膜下实变，这些实变区域可能与胸腔积液相关，也可能与胸腔积液无关。这些病变最常见于肺下叶，可为肺栓塞的诊断提供一定的支持[23-25]。当发现急性右心室扩张或收缩减弱时，心脏超声可以提供肺栓塞非特异的支持证据[30,31]。

此外，超声可以提供一些用于明确肺栓塞严重程度的信息。超声检测右心室收缩功能不全或右心室与左心室直径比>0.9（正常<0.6）是考虑亚大面积肺栓塞的证据[32-37]。鉴于伴有急性右心室功能障碍的亚大面积肺栓塞的发病率和死亡率的增加，可以考虑使用溶栓剂。周期性地出现在下腔静脉或右心"移行性血栓"，单独使用肝素治疗时预后差，也应考虑使用溶栓剂。

一般原则

使用肺部超声对呼吸困难患者进行系

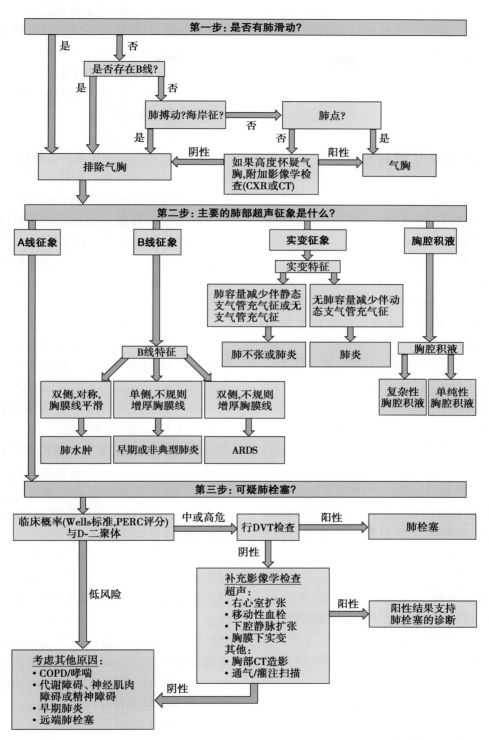

图 12.1　急性呼吸困难和肺动脉栓塞的诊断流程。ARDS，急性呼吸窘迫综合征；COPD，慢性阻塞性肺疾病；CT，计算机断层扫描；CXR，胸部 X 线；DVT，深静脉血栓；PERC，肺栓塞排除标准

统评估的方法如前所述(见第 9 章)[17]。本章提出了一种用于在急性呼吸衰竭情况下进行系统性多器官超声检查的流程(图12.1)。超声检查结果应始终根据患者的临床情况进行解释,并与其他临床数据相结合。

急性呼吸困难诊疗流程

第一步:是否有肺滑动?

1. 如果有,则转到第二步。

2. 如果没有,请查找 B 线。如果不存在B 线,则寻找有无肺搏动或在 M 型模式下是否有平流层征(或条码征)的存在。如果发现有,则寻找肺点明确气胸(PTX)的诊断。如果没有发现肺点,考虑进行胸片或 CT 检查,以评估气胸。

第二步:主要的肺部超声征象是什么?

1. A 线征象:提示肺栓塞,哮喘或慢性阻塞性肺疾病引起的急性气道阻塞。如果怀疑是肺栓塞,则转到肺栓塞的诊断流程。

2. B 线征象:观察 B 线征象的特征。

a. 双侧均匀弥漫分布的 B 线,伴平滑的、薄的、滑动的胸膜线,考虑肺水肿。

b. 单侧肺内斑片状,伴胸膜线不规则增厚、肺滑动减弱,考虑早期肺炎或非典型病原体肺炎。

c. 双侧局限性分布且伴胸膜不规则增厚,肺滑动减弱,考虑急性呼吸迫综合征。

d. 辅助超声征象:左心室收缩功能。排除严重的二尖瓣或主动脉瓣反流、下腔静脉直径及呼吸变异度,并对实变区域进行完整的肺评估。

3. 实变征象:典型的实变征象。

a. 无支气管影或出现静态支气管影伴肺容量减少,考虑肺不张。

b. 动态支气管影,肺容量正常或增大,而无肺扑动,考虑肺炎。

4. 胸腔积液:如果中等到较大的实变征并伴有肺扑动,则可考虑其为呼吸困难的主要原因,包括复杂的和单纯的胸腔积液。

第三步:是否疑似肺栓塞?

1. 根据现有的临床数据和预测规则评估肺栓塞的实际风险。

a. 病史,临床表现。

b. Wells 评分,肺栓塞的排除标准。

c. 年龄校正的 D-二聚体水平。

2. 存在中等或高的肺栓塞风险

a. 下肢加压超声检查评估下肢深静脉血栓。根据危险因素和临床可疑性,考虑进行上肢静脉加压超声检查。如果深静脉血栓呈阳性,则开始深静脉血栓和肺栓塞的治疗。

b. 辅助超声检查

(1)肺:至少看到 1 处肺外周,局灶性胸膜下实变,伴或不伴相关胸腔积液的征象支持肺栓塞的诊断,但不能明确诊断。

(2)心脏:右心室扩张伴收缩减弱与亚大面积或大面积肺栓塞相关。

(3)下腔静脉:下腔静脉扩张是肺动脉压升高引起的右心室扩张和收缩减弱的确切表现。在下腔静脉或右心室可能看到移动性血栓,这与不良的预后有关,需要立即溶栓或行血栓切除取出术。

c. 当务之急是要让操作者明白,床旁即时超声并不能排除肺栓塞。因此,必要时,应进行 CT 肺血管造影或肺通气/灌注扫描检查。需要排除肺部超声检查相对常见的急性呼吸困难的其他原因,包括哮喘,慢性阻塞性肺疾病(chronic obstructive pulmonary disease,COPD)、导致膈肌无力的神经系统疾病、代谢紊乱和精神疾病。

病例学习

以下 5 个病例场景,阐述了在评估急性呼吸困难或呼吸衰竭患者的过程中,如何使用上述胸部超声检查的流程。

病例 12.1

病情介绍

一名患者出现呼吸窘迫，快速反应小组被请来评估病情。患者为 76 岁女性，既往有糖尿病和高血压病史。她在 1 周前因非 ST 段抬高心肌梗死伴充血性心力衰竭入院。入院后，她接受了冠状动脉造影检查，在右冠状动脉和左回旋支动脉放置了支架。左心室射血分数估计约为 35%。

生命体征：体温 37℃，脉搏 110 次/min（心电监护仪显示窦性心律），血压 103/55mmHg，呼吸频率 34 次/min，无重复吸收面罩吸氧情况下血氧饱和度 92%。体格检查提示中度呼吸窘迫，浅快呼吸，肺底可闻及散在的干啰音。心动过速，律齐，颈静脉扩张。四肢呈现 1 度对称性的凹陷性水肿。

病情评估

该患者的鉴别诊断包括肺水肿、肺栓塞、心包填塞和肺炎。这位患者的病史和体格检查，包括颈静脉扩张，提示肺水肿，但胸部听诊的发现，却并不与呼吸窘迫的程度对应。在等待胸部 X 线检查的同时，我们为其进行了肺部超声检查。

前胸壁的肺部超声显示 A 线伴胸膜滑动（图 12.2；视频 12.1 和视频 12.2）。下肢静脉的快速评估发现股总静脉不可压缩，符合深静脉血栓的表现（图 12.3；视频 12.3）。床边心脏超声在心尖四腔心切面测得右心室和左心室内径比值<0.6，处于正常范围，且未发现移动性血栓（图 12.4；视频 12.4）。

病例解析

肺部超声显示双肺特别是在中叶和上叶未见 B 线，在临床上有力地排除了肺水肿的存在。因此，必须考虑急性呼吸窘迫的其他病因。双侧 A 线征象很大程度提示患者发生了肺栓塞、COPD 或哮喘引起的支气管收缩、代谢性或神经系统疾病的可能。同时下肢近端发现深静脉血栓支持肺栓塞的诊断。该患者没有大面积或亚大面积肺栓塞的临床迹象，也没有急性右心室心力衰竭的超声心动图证据，因此我们给予患者静脉推注肝素，随后持续泵入。根据超声检查结果，避免了盲目使用利尿剂。

病例要诀

- 当急性呼吸困难但肺部超声检查正常时，操作者应在鉴别诊断中考虑肺栓塞。
- 大多数肺栓塞起源于下肢静脉，静脉分支点是寻找深静脉血栓的常见部位，尤其是股总静脉与大隐静脉交叉处和腘静脉分叉处。
- 当急性呼吸困难与低血压相关时，操作者应考虑血流动力学改变继发于大片肺栓塞，后者总是伴随着右心室扩张。除非绝对禁忌证，大片肺栓塞是溶栓治疗的适应证。
- 在心源性或梗阻性休克的低血流状态下诊断"移动性血栓"时要谨慎。低血流状态可能会出现自发的回声对比或"烟雾"征象，造成回声在血管内移动的表现，因为不是聚集的，所以不代表血栓形成（视频 12.5）。

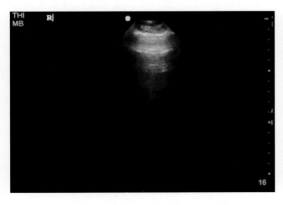

图 12.2　病例 1：双上肺可见 A 线

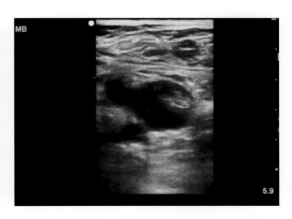

图 12.3　病例 1：右股总静脉存在深静脉血栓

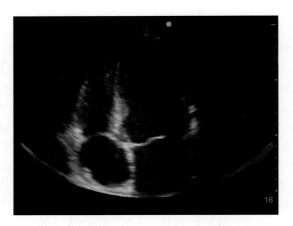

图 12.4　病例 1:心尖四腔心切面可见正常
右心室:左心室比值

病例 12.2

病情介绍

一名 72 岁男性,因呼吸困难伴慢性肾功能衰竭急性加重(慢性肾病Ⅳ期)就诊于急诊科。给予硝酸甘油和呋塞米的推注,症状有所好转。肾病中心认为患者容量过负荷,建议进行紧急透析。放置血液透析导管的过程中,在右侧颈内静脉反复穿刺 3 次后,成功插入血液透析导管。在完成操作时,患者出现了严重的急性呼吸困难。

生命体征:脉搏 144 次/min,律齐,血压 182/83mmHg,呼吸频率 38 次/min,无重复吸收面罩吸氧情况下血氧饱和度 92%。体检显示中度呼吸窘迫。心音呈心动过速,律齐,伴有颈静脉扩张。肺部听诊提示呼吸浅快,由于急诊室环境嘈杂,很难闻及呼吸音。下肢显示 1 度对称凹陷性水肿。

病情评估

在困难地置入了血液透析导管后,需要考虑是否有医源性气胸的发生。导致该患者呼吸失代偿的另一个可能的病因是液体过负荷,因此准备行血液透析。这两种情况的治疗干预明显不同。胸膜损伤导致的气胸或血胸,需要放置胸管。相反,持续恶化的液体过负荷,可能需要无创或有创机械通气,这可能会加剧未确诊的气胸。肺部超声显示双侧前胸壁存在肺滑动,可见多条 B 线,伴薄且平滑的胸膜(图 12.5;视频 12.6 和视频 12.7)。

肉眼评估左心室显示收缩功能降低(视频 12.8)。下腔静脉明显扩张(2.5cm),没有呼吸变异性(视频 12.9)。

病例解析

双侧肺滑动的存在立即排除了气胸的存在。此外,只要看到非 A 线征象的存在都可以排除气胸。双肺 B 线的存在支持间质综合征的诊断,其中最常见的是心源性肺水肿,特别是当伴有薄且平滑的胸膜线时。同时,左心室收缩功能下降和下腔静脉扩张进一步支持心源性肺水肿的临床诊断。将患者移至端坐位,增加硝酸甘油的输注,并开始无创机械通气治疗。在血液透析开始之前,症状已有所改善。

病例要诀

- 仰卧位患者前胸壁存在肺滑动或任何非 A 线征象(B 线、实变或积液),均可迅速排除气胸是导致呼吸衰竭的原因。
- 双侧前胸壁 B 线伴薄胸膜线,最常见病因是心源性肺水肿。
- 在尝试放置中心导管之前,可进行快速的肺部超声检查,以明确术前是否存在肺滑动。如果操作后肺滑动消失,那么操作者就会知道气胸的可能性很高,尤其是同时存在相应的症状和体征。

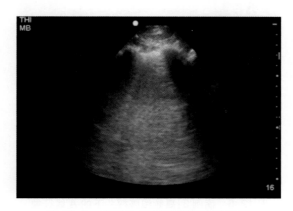

图 12.5　病例 2：双侧前胸壁可见 B 线

病例 12.3

病情介绍

　　一位 68 岁的女性患者，既往有慢性 COPD 病史，因 COPD 加重收入重症监护病房。无创通气后，她仍表现为进行性加重的高碳酸血症。快速顺序诱导后，行喉镜明视声门下气管内插管操作，呼末二氧化碳曲线确认气管插管成功。插管后，呼吸音减弱，但双侧均存在。但吸氧浓度为 100% 时，饱和度仅 85%。呼吸机测得气道峰压为 40mmHg，平台压为 30mmHg。立即取下呼吸机，100% 氧浓度下手动通气，但仍没有任何改善。

　　生命体征：脉率规整，102 次/min，血压 120/67mmHg，血氧饱和度 85%（球囊活瓣通气，FiO₂ = 100%）。体检提示患者镇静肌松状态。心脏听诊呈心动过速，律齐。肺部呼吸音微弱，双侧对称。

病情评估

　　尽管采取了各种干预措施，该患者仍表现为插管后气道峰压升高，饱和度下降。鉴别诊断包括严重误吸、气胸、对位不良的气管插管、肺不张和 COPD 急性加重。给予雾化吸入支气管扩张剂用于缓解气道梗阻。在进行紧急床边肺超声检查的同时安排了胸部 X 线片检查。

　　右肺超声可见肺滑动和 A 线征象，与正常通气肺一致（图 12.6；视频 12.10）。左肺超声显示无肺滑动，有肺搏动及 A 线征象（视频 12.11）。肺搏动的存在表明脏胸膜和壁胸膜相对贴附，因此排除了典型的气胸。肺搏动存在伴肺滑动消失提示气管插管进入右主支气管。同时，吸气过程中，左侧膈肌的微弱移动进一步证实了气管插管

进入右主支气管（视频 12.12 和视频 12.13）。

病例解析

　　气管导管向后回撤 3cm 后，血氧饱和度升高至 100%，气道峰压降至 25mmHg，随后胸部 X 线片证实气管导管放置在隆突上方的合适位置。

病例要诀

* 当肺滑动是主要关注点时，高频线阵探头可以提供胸膜线最佳的图像效果。因为肺尖距离膈肌很远，通常表现出最弱的胸膜滑动。

* 超声下无肺滑动并不是气胸所特有的征象。如果不存在或不能明确是否存在肺滑动，但怀疑是气胸，则需寻找肺点。其他导致肺滑动消失的原因包括胸膜固定（化学性胸膜粘连、感染性或炎症状态或纤维化肺疾病）、肺容量减少（完全性肺不张、黏液堵塞、全肺切除）以及肺通气减少或缺乏（呼吸暂停、气管插管进入支气管）。

* 与其他诊断检查相似，超声结果应当与临床相结合。尽管可以通过找到肺点来确诊气胸，但临床症状并不取决于气胸的诊断是否成立，而是取决于气胸面积的大小。例如，小面积的肺尖气胸很可能是无症状的，甚至可能很难用超声检测到。相反地，临床上出现的张力性气胸通常表现为弥漫性肺滑动消失。因此，如果在突然心肺衰竭的患者中发现了一个小面积的肺尖部气胸，气胸不太可能是唯一的病因，应该寻找导致患者病情突然变化的其他原因。

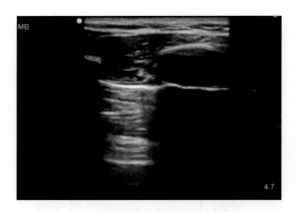

图 12.6　病例 3:高频线阵探头下的 A 线征象

病例 12.4

病情介绍

一名 65 岁男性,最近因社区获得性肺炎收入重症监护病房,行机械通气治疗。由于患者突发呼吸困难和呼吸衰竭,既往病史不明。入院胸部 X 线检查显示,"气管内导管位置良好,肺静脉淤血伴双肺浸润,少量胸腔积液。"给予患者广谱抗生素治疗,并用血管升压药来维持血压。吸入氧浓度(FiO$_2$)为 60%,呼气末正压(PEEP)维持在 14cmH$_2$O 时,测得动脉血氧分压(PaO$_2$)为 60mmHg。患者病情不稳定,无法转运行胸部 CT 扫描。

生命体征:脉率整齐,124 次/min,血压 102/63mmHg,血氧饱和度 95%。体格检查显示患者处于镇静状态并已行气管插管。心脏听诊发现心动过速,律齐。肺部检查提示右肺底呼吸音减弱,前胸部闻及湿啰音。左侧肺部听诊,从肺底至中段肺叶均闻及湿啰音。

病情评估

患者表现为明显的低氧血症。胸部 X 线检查示双侧肺浸润影提示可能为急性呼吸窘迫综合征、弥漫性肺水肿、伴有胸腔积液的肺实变。考虑

到床边仰卧位胸部 X 线的局限性,我们为患者进行胸部超声检查。

双侧肺上叶可见肺滑动和 A 线(图 12.7;视频 12.14 和视频 12.15)。左侧胸腔可见多分隔性胸腔积液,提示为感染性病变(图 12.8;视频 12.16)。右下叶超声显示与肺炎一致的肺实变伴少量胸腔积液。吸气时可见动态支气管影(图 12.9;视频 12.17)。

病例解析

在左侧胸腔行胸腔穿刺抽液送检证实为脓胸,并放置了胸腔引流管。持续使用抗生素后,氧气和血管升压药的用量随后减少。

病例要诀

- 靠近膈肌的下半胸腔模糊影,胸部 X 线常无法准确辨别其性质,而超声可以迅速区分最常见的病因:肺炎和胸腔积液。

- 超声对几种肺部疾病的诊断准确率与 CT 扫描相似,特别是可以将胸腔积液定性为简单胸腔积液或复杂胸腔积液,及是否伴有分隔。尤其是分隔的胸腔积液,一般只能通过超声才能准确发现。

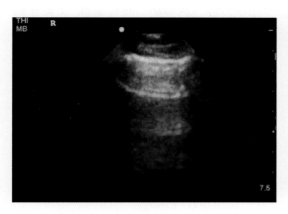

图 12.7　病例 4:双上叶可见 A 线

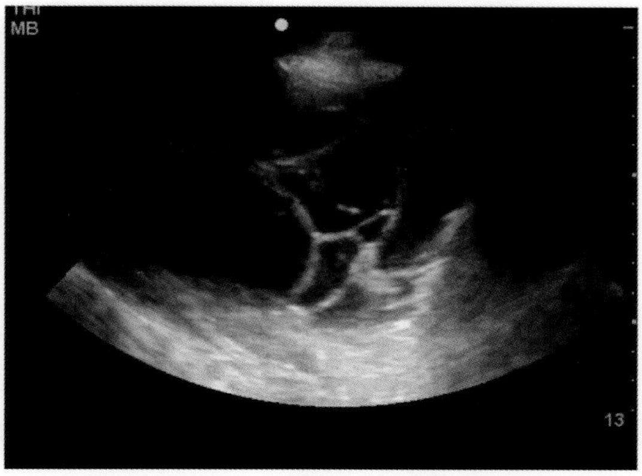

图 12.8　病例 4:伴有分隔的左侧复杂性胸腔积液

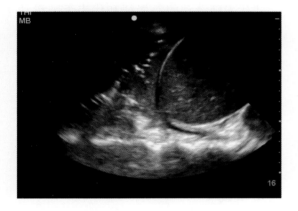

图 12.9　病例 4:右下叶实变伴支气管气影和少量胸腔积液

病例 12.5

病情介绍

一名 35 岁的男性患者,因嗜睡和呼吸窘迫就诊于急诊科,既往有糖尿病病史。患者的妻子代诉患者不适、上腹痛及呕吐 1 天。生命体征:体温 38.3℃,脉率 132 次/min,血压 103/48mmHg,呼吸频率 40次/min,5L/min 的鼻导管吸氧的情况下血氧饱和度为 100%。体格检查提示患者处于中至重度呼吸窘迫状态。刺激后可睁眼,但仅能单字回答。心音规则,心动过速,未闻及心脏杂音。双肺听诊呼吸音清。腹软,触诊时有轻微的上腹部压痛。下肢无水肿。

病情评估

患者出现呼吸窘迫、发热、心动过速、嗜睡和临界低血压(平均动脉压 = 66mmHg)。一旦出现这些症状,鉴别诊断范围很广,包括继发于肺炎或其他感染的脓毒症、肺栓塞和糖尿病酮症酸中毒。当医护团队开放静脉通道并送检实验室检查的同时,就应当行床旁超声检查。

双侧前、外侧及后肺野均可见伴有 A 线的肺滑动(图 12.10;视频 12.18 和视频 12.19)。需要注意,下肺叶的单根 B 线可能是正常征象。由于肺栓塞是一项可能的诊断,因此为患者进行了双下肢深静脉加压超声检查,结果为阴性(视频 12.20)。

心脏和下腔静脉超声成像显示为高动力的左心室,右心室与左心室内径比<0.9,下腔静脉在吸气时完全塌陷,同时也没有移动性血栓的证据(图 12.11;视频 12.21~视频 12.23)。

病例解析

患者的指尖血糖显著升高,>600mg/dL。实验室检查提示动脉血气 pH 值为 6.95,血清碳酸氢盐为 14mmol/L,阴离子间隙升高,血清酮体阳性。呼吸道聚合酶链式反应检测结果为 B 型流感病毒阳性。积极地予以静脉输液复苏,同时开始行胰岛素滴注及抗病毒治疗,并收入院。

病例要诀

- 对于有呼吸窘迫的患者,当床旁超声没有发现肺炎、肺不张、肺水肿、胸腔积液、气胸或肺栓塞的证据时,操作者在鉴别诊断时应考虑代谢、神经系统或精神疾病。
- 床旁超声检查不能排除肺栓塞的诊断。在没有明确其他诊断的情况下,应该进行额外的诊断性检查,最常用的是 CT 肺血管造影或肺通气/灌注扫描,以排除肺栓塞。

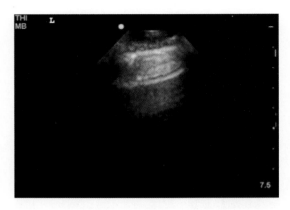

图 12.10　病例 5：双侧前、外侧及后肺野显示 A 线

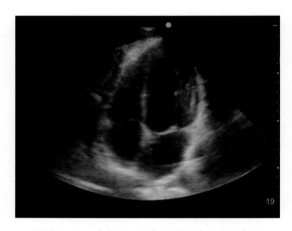

图 12.11　病例 5：心尖四腔心切面下的正常右心室与左心室内径比

复习题

1. 下列哪一幅图像可以明确诊断存在气胸？
   A. 视频 12.24
   B. 视频 12.25
   C. 视频 12.26
   D. 视频 12.27
   答案：D。唯一可以明确气胸的超声征象是肺点，即塌陷肺脏和正常通气的肺脏之间的边界或"边缘"。如 D 所示，肺点是通过看到一段胸膜滑动至无肺滑动的截面来识别的。A 显示正常的肺滑动。B 和 C 显示无肺滑动，这对气胸是敏感的，

但不是完全特异的。除气胸外，还有几种情况可导致肺滑动消失，包括黏液痰栓堵塞、胸膜固定术和气管插管进入一侧支气管。

2. 当使用二维超声不能明确肺滑动时，可以使用哪些技术来改善肺滑动的可视化？
   A. 增加深度
   B. 使用 M 型模式
   C. 放大或缩小图像
   D. 使用相控阵探头
   答案：B。M 型模式的使用有助于通过寻找代表肺滑动的海岸征和代表无肺滑动的平流层征或条码征来评估胸膜运动。降低成像深度或放大到胸膜表面可能有助于评估肺滑动。线阵探头，而不是相控阵探头，利用较高频率的声波，在浅层产生高分辨力图像，这是评估肺滑动的理想选择。

3. 以下哪项超声征象不能排除气胸的存在？
   A. 海岸征
   B. B 线
   C. 肺搏动
   D. A 线
   答案：D。M 型超声发现的海岸征与正常滑动一致，可以排除气胸的存在。平流层或条码征表示没有肺滑动，这可由气胸和其他几种情况导致。只有当脏胸膜和壁胸膜相对时，才能看到 B 线和肺搏动，它们的存在排除了气胸的可能。A 线必须伴有肺滑动，用以排除气胸的存在。当发生气胸时，通常可以看到无胸膜滑动的 A 线。

4. 以下哪个床旁心脏超声的征象最支持肺栓塞的诊断？
   A. 扩张的下腔静脉
   B. 右心室血栓
   C. 三尖瓣反流
   D. 下腔静脉"烟雾征"
   答案：B。右心移行性血栓并不常见，但当

存在时,它对肺栓塞具有特异性。下腔静脉扩张和三尖瓣反流可提示多种原因引起的右心充盈压增高,对肺栓塞不具有特异性。下腔静脉或心脏内可见"烟雾征"并不代表血栓,但可能提示无法分辨的低心输出量。

5. 在临床怀疑肺栓塞的情况下,下列哪种超声征象对肺栓塞的诊断最具特异性?

A. 双侧肺滑动伴 A 线

B. 下肢深静脉血栓检查阳性

C. 胸膜下实变

D. 海岸征

答案:B。对于疑似肺栓塞的患者,超声明确血栓形成对诊断有很高的特异性。导致急性呼吸困难的多种疾病均可以看到肺滑动伴 A 线征象,包括哮喘/COPD 加重、代谢紊乱、神经肌肉疾病和精神疾病。三角形或圆形的胸膜下实变可能代表肺栓塞中发现的肺梗死,但这不是肺栓塞的特异性表现。海岸征代表在 M 模式超声上看到的肺滑动,可见于正常或肺栓塞的病理状态。

参考文献

1. Lichtenstein D, Goldstein I, Mourgeon E, et al. Comparative diagnostic performances of auscultation, chest radiography, and lung ultrasonography in acute respiratory distress syndrome. *Anesthesiology.* 2004;100(1):9-15.
2. Al Deeb M, Barbic S, Featherstone R, Dankoff J, Barbic D. Point-of-care ultrasonography for the diagnosis of acute cardiogenic pulmonary edema in patients presenting with acute dyspnea: a systematic review and meta-analysis. *Acad Emerg Med.* 2014;21(8):843-852.
3. Zanobetti M, Poggioni C, Pini R. Can chest ultrasonography replace standard chest radiography for evaluation of acute dyspnea in the ED? *Chest J.* 2011;139(5):1140-1147.
4. Dulchavsky SA, Schwarz KL, Kirkpatrick AW, et al. Prospective evaluation of thoracic ultrasound in the detection of pneumothorax. *J Trauma Inj Infect Crit Care.* 2001;50(2):201-205.
5. Lichtenstein DA, Mezière G, Lascols N, et al. Ultrasound diagnosis of occult pneumothorax. *Crit Care Med.* 2005;33(6):1231-1238.
6. Soldati G, Testa A, Sher S, et al. Occult traumatic pneumothorax diagnostic accuracy of lung ultrasonography in the emergency department. *Chest J.* 2008;133(1):204-211.
7. Bouhemad B, Zhang M, Lu Q, et al. Clinical review: bedside lung ultrasound in critical care practice. *Crit Care.* 2007;11(1):205.
8. Lichtenstein DA, Lascols N, Mezière G, Gepner A. Ultrasound diagnosis of alveolar consolidation in the critically ill. *Intensive Care Med.* 2004;30(2):276-281.
9. Bourcier JE, Paquet J, Seinger M, et al. Performance comparison of lung ultrasound and chest x-ray for the diagnosis of pneumonia in the ED. *Am J Emerg Med.* 2014;32(2):115-118.
10. Chavez MA, Shams N, Ellington LE, et al. Lung ultrasound for the diagnosis of pneumonia in adults: a systematic review and meta-analysis. *Respir Res.* 2014;15(1):50.
11. Long L, Zhao HT, Zhang ZY, Wang GY, Zhao HL. Lung ultrasound for the diagnosis of pneumonia in adults: a meta-analysis. *Medicine (Baltimore).* 2017;96:e5713.
12. Llamas-Álvarez AM, Tenza-Lozano EM, Latour-Pérez J. Accuracy of lung ultrasonography in the diagnosis of pneumonia in adults: systematic review and meta-analysis. *Chest.* 2017;151:374-382.
13. Gavi E, Eisen La, Mayo P. Utility of an ultrasound driven algorithm in rapid response scenarios due to acute life threatening dyspnea. *Chest J.* 2007;132(4):567. Meeting Abstracts.
14. Volpicelli G, Elbarbary M, Blaivas M, et al. International evidence-based recommendations for point-of-care lung ultrasound. *Intensive Care Med.* 2012;38(4):577-591.
15. Pirozzi C, Numis FG, Pagano A, et al. Immediate versus delayed integrated point-of-care-ultrasonography to manage acute dyspnea in the emergency department. *Crit Ultrasound J.* 2014;6(1):5.
16. Laursen CB, Sloth E, Lassen AT, et al. Point-of-care ultrasonography in patients admitted with respiratory symptoms: a single-blind, randomised controlled trial. *Lancet Respir Med.* 2014;2(8):638-646.
17. Lichtenstein DA, Mezière GA. Relevance of lung ultrasound in the diagnosis of acute respiratory failure: the BLUE protocol. *Chest J.* 2008;134(1):117-125.
18. Bataille B, Riu B, Ferre F, et al. Integrated use of bedside lung ultrasound and echocardiography in acute respiratory failure: a prospective observational study in ICU. *CHEST J.* 2014;146(6):1586-1593.
19. Sekiguchi H, Schenck LA, Horie R, et al. Critical care ultrasonography differentiates ARDS, pulmonary edema, and other causes in the early course of acute hypoxemic respiratory failure. *CHEST J.* 2015;148(4):912-918.
20. Goldhaber SZ, Visani L, De Rosa M. Acute pulmonary embolism: clinical outcomes in the international cooperative pulmonary embolism registry (ICOPER). *Lancet.* 1999;353(9162):1386-1389.
21. Smith SB, Geske JB, Maguire JM, et al. Early anticoagulation is associated with reduced mortality for acute pulmonary embolism. *Chest.* 2010;137(6):1382-1390. doi:10.1378/chest.09-0959.
22. Mansencal N, Redheuil A, Joseph T, et al. Use of transthoracic echocardiography combined with venous ultrasonography in patients with pulmonary embolism. *Int J Cardiol.* 2004;96(1):59-63.
23. Reissig A, Heyne JP, Kroegel C. Sonography of

lung and pleura in pulmonary embolism: sono-morphologic characterization and comparison with spiral CT scanning. *CHEST J.* 2001;120(6): 1977–1983.

24. Mathis G, Blank W, Reisig A, et al. Thoracic ultrasound for diagnosing pulmonary embolism: a prospective multicenter study of 352 patients. *CHEST J.* 2005;128(3):1531–1538.

25. Jiang L, Ma Y, Zhao C, et al. Role of transthoracic lung ultrasonography in the diagnosis of pulmonary embolism: a systematic review and meta-analysis. *PLoS ONE.* 2015;10(6):e0129909.

26. Nazerian P, Vanni S, Volpicelli G, et al. Accuracy of point-of-care multiorgan ultrasonography for the diagnosis of pulmonary embolism. *CHEST J.* 2014;145(5):950–957.

27. Koenig S, Chandra S, Alaverdian A, et al. Ultrasound assessment of pulmonary embolism in patients receiving CT pulmonary angiography. *CHEST J.* 2014;145(4):818–823.

28. Ferrari E, Benhamou M, Berthier F, Baudouy M. Mobile thrombi of the right heart in pulmonary embolism: delayed disappearance after thrombolytic treatment. *CHEST J.* 2005;127(3): 1051–1053.

29. Fischer JI, Huis MA, Orland M, et al. Diagnosis of near-fatal pulmonary embolus-in-transit with focused echocardiography. *J Emerg Med.* 2013;45(2):232–235.

30. Bova C, Greco F, Misuraca G, et al. Diagnostic utility of echocardiography in patients with suspected pulmonary embolism. *Am J Emerg Med.* 2003;21(3):180–183.

31. Miniati M, Monti S, Pratali L, et al. Value of transthoracic echocardiography in the diagnosis of pulmonary embolism: results of a prospective study in unselected patients. *Am J Emerg Med.* 2001;110(7):528–535.

32. Mansencal N, Joseph T, Vieillard-Baron A, et al. Comparison of different echocardiographic indexes secondary to right ventricular obstruction in acute pulmonary embolism. *Am J Emerg Med.* 2003;92(1):116–119.

33. Meyer G, Vicaut E, Danays T, et al. Fibrinolysis for patients with intermediate-risk pulmonary embolism. *N Engl J Med.* 2014;370(15):1402–1411.

34. Chatterjee S, Chakraborty A, Weinberg I, et al. Thrombolysis for pulmonary embolism and risk of all-cause mortality, major bleeding, and intracranial hemorrhage: a meta-analysis. *JAMA.* 2014;311(23):2414–2421.

35. Kucher N, Boekstegers P, Müller OJ, et al. Randomized, controlled trial of ultrasound-assisted catheter-directed thrombolysis for acute intermediate-risk pulmonary embolism. *Circulation.* 2014;129(4):479–486.

36. Becattini C, Agnelli G, Salvi A, et al. Bolus tenecteplase for right ventricle dysfunction in hemodynamically stable patients with pulmonary embolism. *Thromb Res.* 2010;125(3):e82–e86.

37. Jaff MR, McMurtry MS, Archer SL, et al. Management of massive and submassive pulmonary embolism, iliofemoral deep vein thrombosis, and chronic thromboembolic pulmonary hypertension. *Circulation.* 2011;123(16):1788–1830.

概述

Kirk T. Spencer

邹晓静 译 ■ 余愿 校

关键点

- 目标导向心脏超声可促进医疗决策和快速启动合理治疗,尤其是非稳定患者,心力衰竭患者,或容量状态不明患者。
- 短期培训后,检查者即可准确评估左心室收缩功能,右心室大小及功能,心包积液,以及下腔静脉宽度和呼吸变异率。
- 重点心脏超声培训应包括 3 个核心内容:理论教育、图像采集实践及图像判读。

背景

与其他影像学检测方法(如计算机断层扫描、磁共振成像、核素灌注成像)相比,超声用于心脏成像更便携且经济。小型超声工作平台其操控旋钮及按键较少,使其易于操作。由于操作简单、设备体积小及价格低廉,超声吸引了不同专业的临床医师,促使超声广泛用于床旁心脏及血流动力学的评估[1,2]。虽然该项技术有多种术语指代,但其理念是用超声对心血管系统进行目标导向的床旁评估(表 13.1),以便特异性地回答与临床紧密相关的问题。床旁即时心脏超声的特点见表 13.2。

表 13.1 床旁即时心脏超声术语

术语	缩略词	术语	缩略词
基础重症心脏超声	BCCE	聚焦经胸超声心动图	FATE
床旁心脏超声		聚焦床旁超声心动图	
有限心脏超声		聚焦超声心动图	
有限心肺超声	CLUE	聚焦心脏超声/超声	FoCUS,FOCUS,FCU
定向床旁超声心动图		聚焦快速超声心动图	FREE

表 13.1　床旁即时心脏超声术语（续）

术语	缩略词	术语	缩略词
目标导向心脏超声	GDE	袖珍心脏超声	
便携式心脏超声		袖珍超声心动图	
便携式超声心动图		床旁即时心脏超声/床旁即时超声	PoCUS，POCUS
手持式心脏超声	HCU		
手持式超声心动图		床旁即时超声心动图	

表 13.2　床旁即时心脏超声检查点的主要特征

- 在床旁实施
- 辅助体格检查
- 问题导向
- 范围有限
- 方案简洁
- 动态方案（因临床问题和提供者培训而异）
- 时效性
- 可重复性
- 解读特定参数（不是对所有结果的综合评估）
- 实时解读
- 离散定性解读（有/无；正常/中等或更多偏离正常）
- 解读有助于临床决策
- 促进早期诊断/分类/管理

适应证及应用

床旁即时心脏超声检查应结合其他床旁检查，如体格检查及实验室检查数据，以形成诊断，指导合理诊疗。

依据不同临床需求采集特定的心脏切面。心脏病变是否可以准确和可靠地确认，涉及图像采集及判读的仪器性能和检查者技能是主要考虑因素。标准完整的心脏超声图像为 60 个切面，耗时 45 分钟完成，并需 3~6 个月的训练后方可胜任[3,4]。而床旁即时超声只需有限的训练即可熟练和精通。认识标准心脏超声和目标导向心脏超声之间的差异是安全，可靠，妥善使用心脏超声的先决条件。

床旁即时心脏超声可发现体格检查不易发现的征象，如心包积液，或传统床旁检测很难发现的临床问题，如左心室功能障碍。多数研究关注与金标准相比，床旁即时超声对特异性病变诊断的准确性。早前报道指出目标导向超声用于重症监护病房（ICU）减少了其他影像检查[5,6]。未来的研究应明确床旁即时心脏超声在改善预后方面的优点。

非稳定患者

床旁即时心脏超声的优点最早报道于胸部贯通伤患者[7,8]。血流动力学不稳定的患者，床旁即时心脏超声可快速用于床旁评估并对传统病情评估提供有益补充[9-11]。利用目标导向心脏超声给血流动力学不稳定患者进行初始评估已迅速成为 ICU 的标准诊疗。目前已建立了特异性的检查流程便于对低血压患者实施标准和快速的评估[12-14]。将目标导向心脏超声检查流程纳入低血压患者的评估有助于更准确地评估病情和诊断[15,16]。对于危重症患者，目标导向心脏超声可以改进容量状态和左心室收缩功能的床旁评估[17-21]。对于血流动力学不稳定的患者，心脏评估可指导管理容量负荷、利尿剂及启用和滴定使用血管活性药[22]。心脏超声也可以用于床旁识别提示肺栓塞的血流动力学变化[23]。在心肺复苏期间，心脏超声常用于帮助决定心搏停止后是否放弃或继续心肺复苏（见第 23 章）[24-26]。心脏超声用于心搏骤停很关键，它不会干扰或延迟心肺复苏，并且可以在检查脉搏以及在保证气道行目标导向食管超声检查时同步进行（见第 21 章）[25]。

失代偿心力衰竭

对于急性失代偿性心力衰竭和/或心源性休克患者，临床医师经过床旁即时心脏超声实践训练可识别左心室收缩功能正常或减低[27,28]。显然，在检查急性心力衰竭患者的左心室收缩功能时，心脏超声优于体格检查、心电图检查、胸部 X 线检查及血液生化检查[27]。尽管心力衰竭患者最终获益于全面超声心动图检查，但床旁即时心脏超声可即刻对左心室收缩功能做出判断，有助于启动合理治疗及避免治疗禁忌。急性心力衰竭患者住院期间尽早使用床旁即时超声预测对利尿剂的反应性优于肾功能或脑钠肽[29]，并且用于评估出院患者的再入院优于临床和实验室参数[30]。资料显示当床旁即时心脏超声常规用于急性心力衰竭患者住院期间诊疗时可缩短住院日及减少再入院[31,32]。

容量状态

对于呼吸循环衰竭的患者应常规评估容量状态。识别低血压患者容量不足或呼吸困难患者容量超负荷有助于诊断及治疗。颈静脉压力的评估常因机体状态而受到限制，即便当其清楚可见时，颈静脉压力也不易评估。中心静脉压升高时，心脏超声评估下腔静脉比体格检查更可行更准确[33]。下腔静脉宽度及塌陷性与中心静脉压相关，可帮助决定扩容或利尿。对于门诊患者，超声和临床方法评估患者容量状态的差异是普遍存在的，但超声评估不良心脏事件更具优势[34]。

筛查

由于在许多心脏病变的识别上，心脏超声比体格检查准确性更高，因此其可用于筛查无症状的心脏异常。左心室收缩功能障碍就是理想的筛查对象。其发生普遍（普通人群中发生率 2%~4%），通常无症状且被体格检查忽略，易于被心脏超声所检测，且即使是临床前期也能被有效治疗[35,36]。诸多研究已证实床旁即时心脏超声对于筛查无症状病患人群左心室功能障碍的可行性[37-41]。一项成本分析研究提示应用心脏超声筛查脑钠肽或心电图异常的患者，而不是直接筛查所有患者，对于识别无症状左心室功能障碍患者而言是效价比最高的办法[42]。除左心室功能障碍、左心室肥厚及左心房增大有重要的心血管预测意义，均可被床旁即时心脏超声成功筛查[40,43,44]。

床旁即时心脏超声的价值和临床意义已被研究所证实。术前，麻醉医师通过筛查发现了重要的心脏病变从而改变了对患者的管理策略[45-47]，并且在其他临床医疗实践中也有同样的发现[48,49]。在很多资源有限的情况下，心脏超声与听诊相比，对风湿性心脏病具有得天独厚的优势[50-55]。

文献回顾

临床医师经过有限的超声培训也能用心脏超声进行快速床旁检测识别特异性问题。床旁即时心脏超声可以评估左心室收缩功能。经有限超声培训，操作者对检测左心室收缩功能障碍的敏感性为 73%~100%，特异性为 64%~96%[19,21,28,37,39,56-64]。研究显示在评估左心室收缩功能时，胸骨旁声窗足以，即便心尖部异常可能无法识别[27,39,65,66]。

对于心脏影像，目前已达成共识即有限的切面足以进行诊断性评估，包括剑突下四腔心、剑突下下腔静脉、胸骨旁长轴、胸骨旁短轴及心尖四腔心切面[1,2,67-69]。胸骨旁长轴及短轴比心尖及剑突下切面容易掌握[70]。与心尖切面相比，胸骨旁声窗较少受患者体位影响及体型干扰,可提供稳定的图像。初学者评估左心室收缩功能时更倾向选择胸骨旁声窗[71]。通常,对于非专业人士而言,胸骨旁采集的有效图像是心尖部图像的2倍之多[72]。

床旁即时心脏超声还可诊断其他心脏病变(表13.3)。操作者可以在与临床实践相关的异常检测上精益求精,包括:①重症医师评估右心室大小;②图像采集及解释;③当结合体格检查及其他临床资料时其价值更高;④建立2~5分钟内快速采集高时效性的临床征象的流程;⑤保持对罕见征象的识别能力;⑥基于证据支持在有限超声培训下利用超声准确诊断[1,2,67-69,73]。

部分心脏诊断标准见表13.3。如果心脏病变超过床旁即时心脏超声的范围或存在未发现的异常心脏病变,共识认为患者需行全面的心脏超声专科检查[2,10]。使用定量频谱多普勒需经过额外训练,部分医师可能会寻求额外培训,但大多数临床医师仍可以实现表13.3中临床相关的目标导向的超声检查。

当床旁即时心脏超声由未受正规心脏超声训练的内科医师使用检查心脏病变(如左心室扩张、左心室收缩功能障碍、左心房扩张、左心室肥大、心包积液以及右心房压力升高)时,其优于体格检查[27,33,74,75,80,81]。在经过简短的训练后,对比体检、病史和心电图,床旁即时超声已被证明可以大大提高医学生和初级医生的临床诊断[61]。

表 13.3 床旁即时心脏超声检查的循证目标

目标	参考文献	评价	证据等级
左心室收缩功能	19,21,28,37,39,56-64	正常/降低/严重降低	++++
左心室大小	72,74	正常/增大	++
左心室肥厚	75-77	正常/轻度/严重	++
右心室大小	23,59,64,75	正常/增大(右心室与左心室比值增加)	+++
左心房大小	57,72	正常/增大	++
心包积液	57-60,64,72,75	无/有/大量	++++
下腔静脉宽度/塌陷	17,20,33,60,64,75,78,79	小/塌陷明显/无塌陷	+++
瓣膜结构异常	2	正常	++
心内巨大肿块	2	正常	++

局限性

尽管小型超声仪不可提供与完整超声平台一样的图像质量(见第50章)。然而,小型化袖珍或手持超声设备用于提高便携性和实用性,降低费用。这一改变可能会损失某些功能,并且屏幕大小可能限制更为精细的解读。为了简化操作,某些仪器仅有图像深度及增益的调节,而舍弃了高端设备所具有的图像放大能力。由于床旁即时超声主要为定性评估,因此缺乏计算软件包及其他工具做定量分析并非重要缺陷。

某些病变,例如先天性心脏病和人工瓣膜心内膜炎,通常属于心脏超声的专业范畴,其与检查者培训程度无关。

培训

多项研究证实非专业人员实施重点心脏超声检查的准确度在可接受范围[17-21,23,27,28,33,37-39,56-61,63,64,73-78,82]。

由于研究的非均质性使其很难得出关于培训的明确结论。由于受训者经验、超声设备、培训周期、成像方法及临床情况不同,培训方案也不尽相同。

　　合理的培训方案是检查者获取超声必需的知识及技能的最佳方法。对于新手的研究发现如果仅限于采集胸骨旁床旁即时心脏超声图像及结果判读,那么在经过20~30 次反复实践后即可达到"可接受水平"[70,83,84]。对于心尖声窗,则需要更多的训练,掌握技能需超过 45 次的反复练习[64,70]。

　　虽然普遍认同在开始给患者实施超声评估前要进行技能考核以确定熟练掌握超声技能,但目前尚无确认有效的办法进行能力评估[2]。大多指南和培训要求是基于培训时间(小时或月份)及超声检查实施和判读的例数而定,这些指标可等同于能力[10,85-88]。不幸的是,操作例数,或培训月份与结果判读的准确性之间的关联性较弱[89]。重点心脏超声检查例数与结果判读和图像采集技能之间的关联性较好,这一点支持注重实践的声像图采集练习的培训方案。尽管存在缺陷,但一致认为在进行能力评估前需进行一定程度的学习[2]。考核次数根据实施者准备在临床诊断的病变种类和需要用于诊断的切面数量决定。学习图像采集技能比学习图像解读技能需要的时间更长[64,70,83]。

　　理论培训应涵盖超声物理学及标准超声切面的正常心脏解剖。实践操作练习应在理论培训后继续进行一段合理时间,如有延误则会对能力培养产生有害影响[83]。

　　模拟训练及利用模特实践操作可用于学习标准心脏声窗、图像采集切面、超声探头操作及基本解剖[90,91]。然而,床旁临床实践中的图像采集经验非常宝贵。研究显示在超声科医师的督导下学习图像采集比独自练习具有更好的学习成效[92]。虽然独自练习很重要,但所有学员均需在督导下完成足量练习。检查者在学习技能时需使用与临床实践相同或具有相似性能的设备。例如,用高端全集成超声仪对稳定

的门诊患者进行练习培训并不适用小的便携式超声仪器对危重患者进行检查的医师。

　　回顾图像非常必要,因为在实践培训过程中,无法遇到临床实践中所有病例及正常变异。选择性的图像回顾可在理论课及自我培训单元完成。病例选择范围以临床情况,实践需求以及可能诊断为基础。

　　同许多医学技能一样,疏于练习则技能水平下降[93]。保持床旁即时心脏超声检查技能需要保证持续的操作练习。

复习题

1. 床旁即时心脏超声已被证明可以加快和改善以下所有临床情况下患者治疗,除了
   A. 穿透性胸部创伤
   B. 急性心肌梗死
   C. 不明原因休克
   D. 急性失代偿性心力衰竭
   答案:B。除急性心肌梗死外,列出的所有情况通过早期诊断和指导早期治疗决策,证明了床旁即时心脏超声检查的价值。

2. 床旁即时心脏超声在以下所有情况下对心脏停搏都是有用的,除了
   A. 确认肺栓塞的诊断
   B. 区分无脉搏电活动(PEA)和伪 PEA
   C. 指导术后心脏管理
   D. 评估心脏压塞是否为心脏停搏的原因
   答案:A。心脏超声可以在心脏停搏前后指导心脏复苏。床旁即时超声可以发现异常情况,如右心室扩张支持急性肺栓塞的诊断,但无论是在心脏停搏期间还是在非停搏情况下它对诊断并不起决定性作用。当在 10 秒脉搏检查中快速进行时,心脏停搏(真 PEA)和无脉搏但可见心脏收缩(伪 PEA)之间的区别可预测持续复苏努力的价值。

3. 关于床旁即时心脏超声在急性失代偿性心力衰竭(ADHF)中的应用,以下哪项是

正确的？

A. 它与长时间住院有关

B. 它与再入院增加有关

C. 与体格检查、胸部 X 线检查和心电图检查相比,它更能区分 HFrEF 和 HFpEF

D. 它应该由超过 100 次实践经验的医生来完成

答案:C。心脏超声在 ADHF 中的应用可以缩短住院时间,有助于防止再次入院。超声检查在检测左心室收缩功能降低方面明显优于体格检查、胸部 X 线检查和心电图检查。准确的左心室收缩功能可以经过 20 到 30 次督导检查后,通过胸骨旁长轴切面进行评估。

4. 以下哪项是基础床旁即时心脏超声培训时初学者的合适目标？

A. 胸痛患者的左心室壁运动异常

B. 三尖瓣闭锁患者分流明显

C. 除外胸痛患者主动脉夹层

D. 通过评估右心室大小判断肺栓塞的风险分层

答:D。答案 A 和 B 需要全面的超声心动图培训。即使是专家也不能基于经胸心脏超声影像排除主动脉夹层。确定肺栓塞患者的右心室大小和功能是使用床旁即时超声者可以掌握的技能。

5. 以下哪一项在培训医生进行床旁即时心脏超声检查时效果最差？

A. 模拟训练

B. 自我指导的案例回顾

C. 督导下图像采集

D. 无督导下图像采集

答案:A。虽然模拟器可以帮助教授心脏超声基础知识,但 B、C 和 D 是任何心脏超声培训课程的关键组成部分。督导下图像采集是最有益的,其次是使用影像回顾进行无督导下图像采集。由于无法习得临床实践中所有病例及正常变异,因此需要自我指导的案例和图像回顾来补充实践需求。

参考文献

1. Spencer KT, Kimura BJ, Korcarz CE, et al. Focused cardiac ultrasound: recommendations from the American society of echocardiography. *J Am Soc Echocardiogr.* 2013;26(6):567-581.

2. Via G, Hussain A, Wells M, et al. International evidence-based recommendations for focused cardiac ultrasound. *J Am Soc Echocardiogr.* 2014;27(7):683, e1-e33.

3. Picard MH, Adams D, Bierig SM, et al. American society of echocardiography recommendations for quality echocardiography laboratory operations. *J Am Soc Echocardiogr.* 2011;24(1):1-10.

4. Ryan T, Berlacher K, Lindner JR, et al. COCATS 4 task force 5: training in echocardiography: endorsed by the American society of echocardiography. *J Am Soc Echocardiogr.* 2015;28(6):615-627.

5. Alherbish A, Priestap F, Arntfield R. The introduction of basic critical care echocardiography reduces the use of diagnostic echocardiography in the intensive care unit. *J Crit Care.* 2015;30(6):1419, e7-e11.

6. Oks M, Cleven KL, Cardenas-Garcia J, et al. The effect of point-of-care ultrasonography on imaging studies in the medical ICU: a comparative study. *Chest.* 2014;146(6):1574-1577.

7. Plummer D, Brunette D, Asinger R, Ruiz E. Emergency department echocardiography improves outcome in penetrating cardiac injury. *Ann Emerg Med.* 1992;21(6):709-712.

8. Rozycki GS, Feliciano DV, Ochsner MG, et al. The role of ultrasound in patients with possible penetrating cardiac wounds: a prospective multicenter study. *J Trauma.* 1999;46(4):543-551, discussion 551-542.

9. Zieleskiewicz L, Muller L, Lakhal K, et al. Point-of-care ultrasound in intensive care units: assessment of 1073 procedures in a multicentric, prospective, observational study. *Intensive Care Med.* 2015;41(9):1638-1647.

10. Spencer KT, Kimura BJ, Korcarz CE, et al. Focused cardiac ultrasound: recommendations from the American society of echocardiography. *J Am Soc Echocardiogr.* 2013;26(6):567-581.

11. Ferrada P, Evans D, Wolfe L, et al. Findings of a randomized controlled trial using limited transthoracic echocardiogram (LTTE) as a hemodynamic monitoring tool in the trauma bay. *J Trauma Acute Care Surg.* 2014;76(1):31-37, discussion 37-38.

12. Seif D, Perera P, Mailhot T, Riley D, Mandavia D. Bedside ultrasound in resuscitation and the rapid ultrasound in shock protocol. *Crit Care Res Pract.* 2012;2012:503254.

13. Milne J, Atkinson P, Lewis D, et al. Sonography in hypotension and cardiac arrest (SHoC): rates of abnormal findings in undifferentiated hypotension and during cardiac arrest as a basis for consensus on a hierarchical point of care ultrasound protocol. *Cureus.* 2016;8(4):e564.

14. Perera P, Mailhot T, Riley D, Mandavia D. The RUSH exam: rapid ultrasound in SHock in the evaluation of the critically Ill. *Emerg Med Clin North Am.* 2010;28(1):29-56, vii.

15. Jones AE, Tayal VS, Sullivan DM, Kline JA. Randomized, controlled trial of immediate versus delayed goal-directed ultrasound to iden-

tify the cause of nontraumatic hypotension in emergency department patients. *Crit Care Med.* 2004;32(8):1703-1708.

16. Haydar SA, Moore ET, Higgins GL 3rd, et al. Effect of bedside ultrasonography on the certainty of physician clinical decisionmaking for septic patients in the emergency department. *Ann Emerg Med.* 2012;60(3):346-358, e344.

17. Gunst M, Ghaemmaghami V, Sperry J, et al. Accuracy of cardiac function and volume status estimates using the bedside echocardiographic assessment in trauma/critical care. *J Trauma.* 2008;65(3):509-515.

18. Mark DG, Hayden GE, Ky B, et al. Hand-carried echocardiography for assessment of left ventricular filling and ejection fraction in the surgical intensive care unit. *J Crit Care.* 2009;24(3):470, e1-e7.

19. Melamed R, Sprenkle MD, Ulstad VK, Herzog CA, Leatherman JW. Assessment of left ventricular function by intensivists using hand-held echocardiography. *Chest.* 2009;135(6):1416-1420.

20. Stawicki SP, Braslow BM, Panebianco NL, et al. Intensivist use of hand-carried ultrasonography to measure IVC collapsibility in estimating intravascular volume status: correlations with CVP. *J Am Coll Surg.* 2009;209(1):55-61.

21. Vignon P, Dugard A, Abraham J, et al. Focused training for goal-oriented hand-held echocardiography performed by noncardiologist residents in the intensive care unit. *Intensive Care Med.* 2007;33(10):1795-1799.

22. Kanji HD, McCallum J, Sirounis D, et al. Limited echocardiography-guided therapy in subacute shock is associated with change in management and improved outcomes. *J Crit Care.* 2014;29(5):700-705.

23. Taylor RA, Davis J, Liu R, et al. Point-of-care focused cardiac ultrasound for prediction of pulmonary embolism adverse outcomes. *J Emerg Med.* 2013;45(3):392-399.

24. Gaspari R, Weekes A, Adhikari S, et al. Emergency department point-of-care ultrasound in out-of-hospital and in-ED cardiac arrest. *Resuscitation.* 2016;109:33-39.

25. Breitkreutz R, Price S, Steiger HV, et al. Focused echocardiographic evaluation in life support and pen-resuscitation of emergency patients: a prospective trial. *Resuscitation.* 2010;81(11):1527-1533.

26. Prosen G, Krizmaric M, Zavrsnik J, Grmec S. Impact of modified treatment in echocardiographically confirmed pseudo-pulseless electrical activity in out-of-hospital cardiac arrest patients with constant end-tidal carbon dioxide pressure during compression pauses. *J Int Med Res.* 2010;38(4):1458-1467.

27. Razi R, Estrada JR, Doll J, Spencer KT. Bedside hand-carried ultrasound by internal medicine residents versus traditional clinical assessment for the identification of systolic dysfunction in patients admitted with decompensated heart failure. *J Am Soc Echocardiogr.* 2011;24(12):1319-1324.

28. Johnson BK, Tierney DM, Rosborough TK, Harris KM, Newell MC. Internal medicine point-of-care ultrasound assessment of left ventricular function correlates with formal echocardiography. *J Clin Ultrasound.* 2016;44(2):92-99.

29. Krishnan DK, Pawlaczyk B, McCullough PA, et al. Point-of-care, ultraportable echocardiography predicts diuretic response in patients admitted with acute decompensated heart failure. *Clin Med Insights Cardiol.* 2016;10:201-208.

30. Goonewardena SN, Gemignani A, Ronan A, et al. Comparison of hand-carried ultrasound assessment of the inferior vena cava and n-terminal pro-brain natriuretic peptide for predicting readmission after hospitalization for acute decompensated heart failure. *JACC Cardiovasc Imaging.* 2008;1(5):595-601.

31. Lucas BP, Candotti C, Margeta B, et al. Hand-carried echocardiography by hospitalists: a randomized trial. *Am J Med.* 2011;124(8):766-774.

32. Laffin LJ, Patel A, Saha N, et al. Inferior vena cava measurement by focused cardiac ultrasound in acute decompensated heart failure prevents hospital readmissions. *J Am Coll Cardiol.* 2014;63(12):A542.

33. Brennan JM, Blair JE, Goonewardena S, et al. A comparison by medicine residents of physical examination versus hand-carried ultrasound for estimation of right atrial pressure. *Am J Cardiol.* 2007;99(11):1614-1616.

34. Saha NM, Barbat JJ, Fedson S, et al. Outpatient use of focused cardiac ultrasound to assess the inferior vena cava in patients with heart failure. *Am J Cardiol.* 2015;116(8):1224-1228.

35. Atherton JJ. Screening for left ventricular systolic dysfunction: is imaging a solution? *JACC Cardiovasc Imaging.* 2010;3(4):421-428.

36. Martin LD, Mathews S, Ziegelstein RC, et al. Prevalence of asymptomatic left ventricular systolic dysfunction in at-risk medical inpatients. *Am J Med.* 2013;126(1):68-73.

37. Fedson S, Neithardt G, Thomas P, et al. Unsuspected clinically important findings detected with a small portable ultrasound device in patients admitted to a general medicine service. *J Am Soc Echocardiogr.* 2003;16(9):901-905.

38. Kirkpatrick JN, Davis A, Decara JM, et al. Hand-carried cardiac ultrasound as a tool to screen for important cardiovascular disease in an underserved minority health care clinic. *J Am Soc Echocardiogr.* 2004;17(5):399-403.

39. Kirkpatrick JN, Ghani SN, Spencer KT. Hand carried echocardiography screening for LV systolic dysfunction in a pulmonary function laboratory. *Eur J Echocardiogr.* 2008;9(3):381-383.

40. Lipczynska M, Szymanski P, Klisiewicz A, Hoffman P. Hand-carried echocardiography in heart failure and heart failure risk population: a community based prospective study. *J Am Soc Echocardiogr.* 2011;24(2):125-131.

41. Olesen LL, Andersen A, Thaulow S. Hand-held echocardiography is useful for diagnosis of left systolic dysfunction in an elderly population. *Dan Med J.* 2015;62(7).

42. Galasko GIW, Barnes SC, Collinson P, Lahiri A, Senior R. What is the most cost-effective strategy to screen for left ventricular systolic dysfunction: natriuretic peptides, the electrocardiogram, hand-held echocardiography, traditional echocardiography, or their combination? *Eur Heart J.* 2006;27(2):193-200.

43. Galasko G, Lahiri A, Senior R. Portable echocardiography: an innovative tool for community

based heart failure screening programmes. *Circulation*. 2001;104(17):334-335.

44. Senior R, Galasko G, Hickman M, Jeetley P, Lahiri A. Community screening for left ventricular hypertrophy in patients with hypertension using hand-held echocardiography. *J Am Soc Echocardiogr*. 2004;17(1):56-61.

45. Andruszkiewicz P, Sobczyk D, Gorkiewicz-Kot I, et al. Reliability of focused cardiac ultrasound by novice sonographer in preoperative anaesthetic assessment: an observational study. *Cardiovasc Ultrasound*. 2015;13:45.

46. Canty DJ, Royse CF, Kilpatrick D, Williams DL, Royse AG. The impact of pre-operative focused transthoracic echocardiography in emergency non-cardiac surgery patients with known or risk of cardiac disease. *Anaesthesia*. 2012;67(7):714-720.

47. Canty DJ, Royse CF, Kilpatrick D, Bowman L, Royse AG. The impact of focused transthoracic echocardiography in the pre-operative clinic. *Anaesthesia*. 2012;67(6):618-625.

48. Mjolstad OC, Dalen H, Graven T, et al. Routinely adding ultrasound examinations by pocket-sized ultrasound devices improves inpatient diagnostics in a medical department. *Eur J Intern Med*. 2012;23(2):185-191.

49. Yates J, Royse CF, Royse C, Royse AG, Canty DJ. Focused cardiac ultrasound is feasible in the general practice setting and alters diagnosis and management of cardiac disease. *Echo Res Prac*. 2016;3(3):63-69.

50. Beaton A, Aliku T, Okello E, et al. The utility of handheld echocardiography for early diagnosis of rheumatic heart disease. *J Am Soc Echocardiogr*. 2014;27(1):42-49.

51. Beaton A, Lu JC, Aliku T, et al. The utility of handheld echocardiography for early rheumatic heart disease diagnosis: a field study. *Eur Heart J Cardiovasc Imaging*. 2015;16(5):475-482.

52. Engelman D, Kado JH, Remenyi B, et al. Focused cardiac ultrasound screening for rheumatic heart disease by briefly trained health workers: a study of diagnostic accuracy. *Lancet Glob Health*. 2016;4(6):e386-e394.

53. Engelman D, Kado JH, Remenyi B, et al. Screening for rheumatic heart disease: quality and agreement of focused cardiac ultrasound by briefly trained health workers. *BMC Cardiovasc Disord*. 2016;16:30.

54. Lu JC, Sable C, Ensing GJ, et al. Simplified rheumatic heart disease screening criteria for handheld echocardiography. *J Am Soc Echocardiogr*. 2015;28(4):463-469.

55. Mirabel M, Bacquelin R, Tafflet M, et al. Screening for rheumatic heart disease: evaluation of a focused cardiac ultrasound approach. *Circ Cardiovasc Imaging*. 2015;8(1).

56. DeCara JM, Lang RM, Koch R, et al. The use of small personal ultrasound devices by internists without formal training in echocardiography. *Eur J Echocardiography*. 2002;4(2):141-147.

57. Lucas BP, Candotti C, Margeta B, et al. Diagnostic accuracy of hospitalist-performed hand-carried ultrasound echocardiography after a brief training program. *J Hosp Med*. 2009;4(6):340-349.

58. Mjolstad OC, Andersen GN, Dalen H, et al. Feasibility and reliability of point-of-care pocket-size echocardiography performed by medical residents. *Eur Heart J Cardiovasc Imaging*. 2013;14(12):1195-1202.

59. Beraud A-S, Rizk NW, Pearl RG, Liang DH, Patterson AJ. Focused transthoracic echocardiography during critical care medicine training: curriculum implementation and evaluation of proficiency*. *Crit Care Med*. 2013;41(8):e179-e181.

60. Bustam A, Noor Azhar M, Singh Veriah R, Arumugam K, Loch A. Performance of emergency physicians in point-of-care echocardiography following limited training. *Emerg Med J*. 2014;31(5):369-373.

61. Panoulas VF, Daigeler A-L, Malaweera ASN, et al. Pocket-size hand-held cardiac ultrasound as an adjunct to clinical examination in the hands of medical students and junior doctors. *Eur Heart J Cardiovasc Imaging*. 2013;14(4):323-330.

62. Mjolstad OC, Snare SR, Folkvord L, et al. Assessment of left ventricular function by GPs using pocket-sized ultrasound. *Fam Pract*. 2012;29(5):534-540.

63. Stokke TM, Ruddox V, Sarvari SI, et al. Brief group training of medical students in focused cardiac ultrasound may improve diagnostic accuracy of physical examination. *J Am Soc Echocardiogr*. 2014;27(11):1238-1246.

64. Mozzini C, Garbin U, Fratta Pasini AM, Cominacini L. Short training in focused cardiac ultrasound in an internal medicine department: what realistic skill targets could be achieved? *Intern Emerg Med*. 2015;10(1):73-80.

65. Kimura BJ, Gilcrease GW, Showalter BK, Phan JN, Wolfson T. Diagnostic performance of a pocket-sized ultrasound device for quick-look cardiac imaging. *Am J Emerg Med*. 2012;30(1):32-36.

66. Kimura BJ, Shaw DJ, Agan DL, et al. Value of a cardiovascular limited ultrasound examination using a hand-carried ultrasound device on clinical management in an outpatient medical clinic. *Am J Cardiol*. 2007;100(2):321-325.

67. Levitov A, Frankel HL, Blaivas M, et al. Guidelines for the appropriate use of bedside general and cardiac ultrasonography in the evaluation of critically ill patients—part II: cardiac ultrasonography. *Crit Care Med*. 2016;44(6):1206-1227.

68. ACEP's Emergency Ultrasound Section. Emergency ultrasound imaging criteria compendium. *Ann Emerg Med*. 2016;68(1):e11-e48.

69. Mayo PH, Beaulieu Y, Doelken P, et al. American college of chest physicians/la societe de reanimation de langue francaise statement on competence in critical care ultrasonography. *Chest*. 2009;135(4):1050-1060.

70. Chisholm CB, Dodge WR, Balise RR, et al. Focused cardiac ultrasound training: how much is enough? *J Emerg Med*. 2013;44(4):818-822.

71. Mark DG, Ku BS, Carr BG, et al. Directed bedside transthoracic echocardiography: preferred cardiac window for left ventricular ejection fraction estimation in critically ill patients. *Am J Emerg Med*. 2007;25(8):894-900.

72. Martin LD, Howell EE, Ziegelstein RC, et al. Hospitalist performance of cardiac hand-carried ultrasound after focused training. *Am J Med*. 2007;120(11):1000-1004.

73. Filopei J, Acquah SO, Bondarsky EE, et al. Diagnostic accuracy of Point-of-care ultrasound performed by pulmonary critical care physicians for right ventricle assessment in patients

with acute pulmonary embolism. *Crit Care Med.* 2017;45:2040-2045.

74. Martin LD, Howell EE, Ziegelstein RC, et al. Hand-carried ultrasound performed by hospitalists: does it improve the cardiac physical examination? *Am J Med.* 2009;122(1):35-41.

75. Galderisi M, Santoro A, Versiero M, et al. Improved cardiovascular diagnostic accuracy by pocket size imaging device in non-cardiologic outpatients: the NaUSiCa (Naples Ultrasound Stethoscope in Cardiology) study. *Cardiovasc Ultrasound.* 2010;8:51.

76. Perez-Avraham G, Kobal SL, Etzion O, et al. Left ventricular geometric abnormality screening in hypertensive patients using a hand-carried ultrasound device. *J Clin Hypertens.* 2010;12(3):181-186.

77. Bornemann P, Johnson J, Tiglao S, et al. Assessment of primary care physicians' use of a pocket ultrasound device to measure left ventricular mass in patients with hypertension. *JABFM.* 2015;28(6):706-712.

78. Blair JE, Brennan JM, Goonewardena SN, et al. Usefulness of hand-carried ultrasound to predict elevated left ventricular filling pressure. *Am J Cardiol.* 2009;103(2):246-247.

79. Goonewardena SN, Blair JEA, Manuchehry A, et al. Use of hand carried ultrasound, B-type natriuretic peptide, and clinical assessment in identifying abnormal left ventricular filling pressures in patients referred for right heart catheterization. *J Card Fail.* 2010;16(1):69-75.

80. Panoulas VF, Daigeler A, Malaweera ASN, et al. Pocket-sized hand-held cardiac ultrasound as an adjunct to clinical examination in the hands of medical students and junior doctors. *Eur Heart J Cardiovasc Imaging.* 2012;14(4):323-330.

81. Decara JM, Kirkpatrick JN, Spencer KT, et al. Use of hand-carried ultrasound devices to augment the accuracy of medical student bedside cardiac diagnoses. *J Am Soc Echocardiogr.* 2005;18(3):257-263.

82. Roelandt J, Wladimiroff JW, Baars AM. Ultrasonic real time imaging with a hand-held-scanner. Part II—initial clinical experience. *Ultrasound Med Biol.* 1978;4(2):93-97.

83. Hellmann DB, Whiting-O'Keefe Q, Shapiro EP, et al. The rate at which residents learn to use hand-held echocardiography at the bedside. *Am J Med.* 2005;118(9):1010-1018.

84. Kimura BJ, Amundson SA, Phan JN, Agan DL, Shaw DJ. Observations during development of an internal medicine residency training program in cardiovascular limited ultrasound examination. *J Hosp Med.* 2012;7(7):537-542.

85. ACEP. Emergency ultrasound guidelines. *Ann Emerg Med.* 2009;53(4):550-570.

86. Burwash IG, Basmadjian A, Bewick D, et al. 2010 Canadian cardiovascular society/Canadian society of echocardiography guidelines for training and maintenance of competency in adult echocardiography. *Can J Cardiol.* 2011;27(6):862-864.

87. Cholley BP. International expert statement on training standards for critical care ultrasonography. *Intensive Care Med.* 2011;37(7):1077-1083.

88. Sicari R, Galderisi M, Voigt JU, et al. The use of pocket-size imaging devices: a position statement of the European association of echocardiography. *Eur J Echocardiogr.* 2011;12(2).

89. Nair P, Siu SC, Sloggett CE, et al. The assessment of technical and interpretative proficiency in echocardiography. *J Am Soc Echocardiogr.* 2006;19(7):924-931.

90. Amini R, Stolz LA, Javedani PP, et al. Point-of-care echocardiography in simulation-based education and assessment. *Adv Med Educ Pract.* 2016;7:325-328.

91. Skinner AA, Freeman RV, Sheehan FH. Quantitative feedback facilitates acquisition of skills in focused cardiac ultrasound. *Simul Healthc.* 2016;11(2):134-138.

92. Cawthorn TR, Nickel C, O'Reilly M, et al. Development and evaluation of methodologies for teaching focused cardiac ultrasound skills to medical students. *J Am Soc Echocardiogr.* 2014;27(3):302-309.

93. Kimura BJ, Sliman SM, Waalen J, Amundson SA, Shaw DJ. Retention of ultrasound skills and training in "point-of-care" cardiac ultrasound. *J Am Soc Echocardiogr.* 2016;29(10):992-997.

第 14 章

心脏超声技术

Scott Millington

舒化青 译 ■ 高学慧 尚游 校

关键点

- 床旁即时心脏超声检查包含5个标准切面:胸骨旁长轴、胸骨旁短轴、心尖四腔、剑突下四腔和剑突下下腔静脉切面。
- 检查者应该至少在两个切面显示心脏结构,理想的是通过两个不同的声窗确认结果来下临床结论。
- 床旁即时心脏超声的核心技术是图像采集和图像判读,必须精通这两种技能,才能学会整合应用到临床。

背景

床旁即时心脏超声评估在技术精湛的检查者手中是非常有用而强大的临床工具。由于心脏超声需要同时评估结构和功能,因而必须获得高质量图像方能准确评估。为了提高心脏超声查判读的可靠度,应从两个或两个以上的切面获得图像。尽管必须投入大量的时间,来自不同专业和不同临床经验的学员均能掌握本章所描述的技术[1-7]。

超声的初学者在学会基本的超声探头放置后,其技术水平和自信心通常会迅速提高,他们会得到莫大的安慰。初学者如果接受足够的指导和系统的训练,就能适应心脏超声技术。传统培训专注于精通下述5个核心心脏切面:胸骨旁长轴、胸骨旁短轴(心室中段水平)、心尖四腔心、剑突下四腔心和剑突下下腔静脉(IVC)切面[8-10]。

解剖:声窗、平面和切面

声窗是指身体上放置超声探头以看清特定结构的解剖部位。经胸心脏超声有3个标准的声窗:胸骨旁、心尖和胸骨下(图14.1)。

成像平面是指解剖平面(矢状面、冠状面或水平面),超声束与之对齐。所有物体除非完全对称,均有长轴和短轴[11]。心脏的成像平面是根据心脏的轴线命名,传统描述为4个平面:长轴、短轴、四腔心和两腔心。长轴平面由左心室心尖到心底主动脉瓣(AV)垂直对切心脏。短轴平面与长轴垂直,产生心室的多个横切面。和长轴平面相似,四腔心平面由心尖到心底,但对切三尖瓣(TV)和二尖瓣(MV)。两腔心平面与四腔心垂直(图14.2)。在心脏的长轴和短轴之间有无数斜的平面,通常不命名。

声窗和平面结合产生成像切面,成像切面是通过特定的声窗获得心脏的标准切面。每一个声窗内有好几个不同成像切面,这些成像切面沿不同的成像平面获得,成像切面根据声窗和切面而命名。例如,在胸骨旁声窗有两个主要的切面,分别是胸骨旁长轴切面和胸骨旁短轴切面。

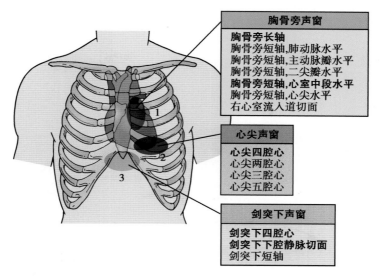

图 14.1　标准的经胸心脏的声窗。经胸心脏的图像用 3 个标准的心脏声窗:①胸骨旁;②心尖;③剑突下。从每一个声窗可以获得多个根据不同切面命名的不同的成像平面。5 个关键的心脏切面以粗体显示

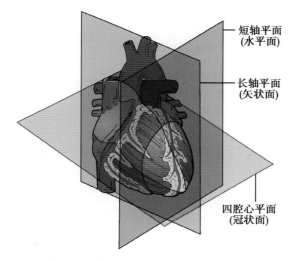

图 14.2　心脏的成像平面。通常描述的四个标准心脏成像平面:长轴、短轴、四腔和两腔(未显示)。长轴平面由左心室心尖到主动脉瓣纵向对切心脏。短轴平面与长轴平面垂直并横向对切心脏。四腔心平面由心尖到心底,对切三尖瓣和二尖瓣

人的胸部有骨性肋骨和充气的肺,这对于超声成像来说,构成了天然挑战。尽管有这些障碍,大部分患者通过胸骨旁、心尖和剑突下声窗能获得基本经胸心脏超声切面。本章将详细介绍这些声窗的每一个切面。特殊的临床问题有时可能需要用其他声窗,

比如胸骨上窝声窗评估主动脉弓,但这些切面不是标准床旁即时超声检查的部分。少数患者不能获得满意的图像,这种情况下可能需要经食管超声以获得对心脏恰当的评估(见第 20 章)[12]。

探头的移动

理解描述探头移动的惯用术语对于同事之间的交流和培训初学者都很重要。探头有 4 种基本的移动:滑动(sliding)、转动(rotating)、倾斜(tilting)和摆动(rocking)(图 14.3)[11,13]。

1. 滑动是指探头在皮肤表面移动,是探头和皮肤之间接触点移动的过程。

2. 转动是指以探头的中轴线像旋螺丝一样扭动探头。

3. 倾斜是指改变成像平面的角度,同时维持与皮肤表面的接触点不变。倾斜允许从同一个声窗看到一个结构一系列横断面的图像,比如从心底到心尖倾斜探头能获得一系列胸骨旁短轴切面。这种"跨平面"移动让检查者从左至右、或由头至尾全面扫描感兴趣的结构。倾斜也叫作扫查,成扇形。

探头移动

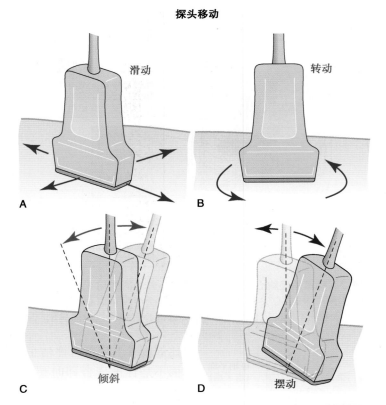

图14.3　探头移动。滑动为皮肤表面移动,转动指以探头的中轴线像旋螺丝一样扭动探头,倾斜是指改变成像平面的角度,以获得一系列横切面图像,摆动是指让超声束朝向或远离探头的定位标记,将图像调整位于屏幕的中间

　　4. 摆动是指让超声束朝向或远离探头的定位标记,同时保持与皮肤接触点不变。摆动和倾斜相似,但是是垂直的平面运动。这种平面内移动将图像调整位于屏幕的中间,允许从特殊角度看到目前视野之外的区域。

床旁即时心脏超声检查

　　初看心脏可以成像切面的数量好像是无限的,但常规定义的切面数量是有限的。根据传统的声窗,全面的经胸心脏超声能获得16个经典的成像切面。对于床旁即时超声检查,掌握5个成像切面即可以回答临床相关的绝大部分问题:

　　1. 胸骨旁长轴切面(PLAX)

　　2. 胸骨旁短轴、心室中段水平切面(PSAX)

　　3. 心尖四腔心切面(A4C)

　　4. 剑突下四腔心切面(S4C)

　　5. 剑突下下腔静脉切面(IVC)

胸骨旁声窗

声窗

　　心脏超声检查通常从胸骨旁声窗开始。胸骨旁声窗的主要优势在于绝大部分患者无论什么体位都能获得高质量的图像。理想情况下,患者应该仰卧位,并能转至左侧卧位使心脏更靠近前胸壁。慢性阻塞性肺疾病患者可能在更低声窗来获得更高质量图像。

　　胸骨旁声窗通过将相控阵探头放置在紧贴胸骨左缘第3或4肋间获得图像。在第2~5肋间的任何部位都可能获得最佳的声窗,检查者可以上下肋间滑动探头,以获得最佳质量的图像。最佳的胸骨旁声窗受到邻近的肋骨和肺干扰最小。一旦探查到最佳声窗,就应稳定住探头不要滑动。

胸骨旁长轴切面

胸骨旁长轴切面(PLAX)应调整探头使定位标记指向患者右肩(图 14.4;视频 14.1)。

超声束应该平行于从患者右肩到左髋的连线。获得的图像代表经心尖到心底的心脏长轴的解剖切面。

右心室在前面,位于屏幕的上面。握稳探头显示主动脉瓣和二尖瓣,并将超声束居中置于以左心室上方。当 AV 和 MV 在同一

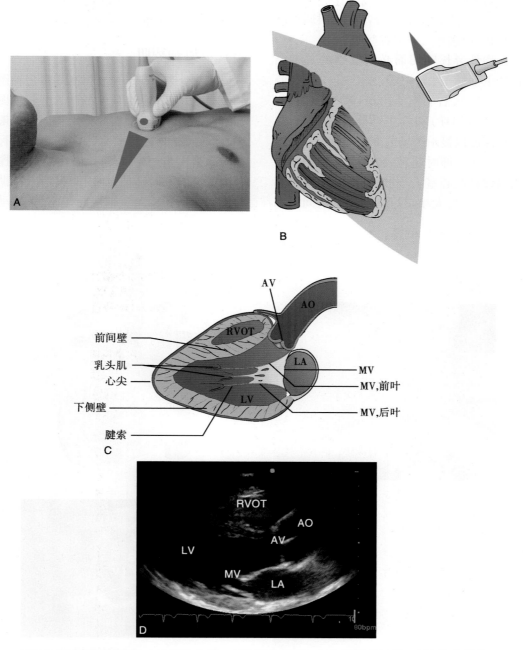

图 14.4　胸骨旁长轴。(A)探头位置。(B)图像切面。(C)横断面解剖。(D)超声图像。AO,主动脉;AV,主动脉瓣;LA,左心房;LV,左心室;MV,二尖瓣;RVOT,右心室流出道

个平面清楚显示,且超声束沿左心室长轴居中时,则获得了理想切面。轻微转动和倾斜探头,使左心室腔最大程度打开,避免低估心室腔。这种常见误差可能导致高估左心室的收缩功能,而低估了左心室心腔大小。如果不能获得高质量图像,则将探头上下滑动一个肋间隙并重新调节,或者让患者左侧卧位。最后,让能合作的患者有意识调整呼吸,理想的做法呼气末屏住呼吸。

在胸骨旁长轴切面必须鉴别的关键结构包括主动脉瓣、二尖瓣、左心室、心包(心脏的前与后)、右心室流出道(RVOT)、左心室流出道(LVOT)和胸主动脉升部和降部。应调整深度以显示远场的降主动脉。

对于床旁即时超声,胸骨旁长轴切面主要用以评估左心室大小和功能、主动脉瓣和二尖瓣、左心房大小。尽管左心室前间壁和下壁显像受限,但该切面能精确评估左心室收缩功能,也能鉴别心包积液,尤其是环形的积液。由于该切面仅能见右心室流出道的小部分,检查者不能准确评估右心室大小或功能;然而,能检测到严重扩张的右心室。胸骨旁长轴切面提供有关评估主动脉瓣和二尖瓣的基本信息,允许在左心室流出道水平评估动力性梗阻。

胸骨旁短轴切面

从胸骨旁声窗迅速获得高质量短轴图像的最有效方法是从高质量的胸骨旁长轴图像开始。在胸骨旁长轴切面将探头以二尖瓣为中心,然后顺时针转动90°,将探头定位标记指向患者左肩(图14.5)。应注意避免探头在胸壁滑向不同部位,应用两只手来帮助从长轴切面顺畅转向短轴切面,一只手转动探

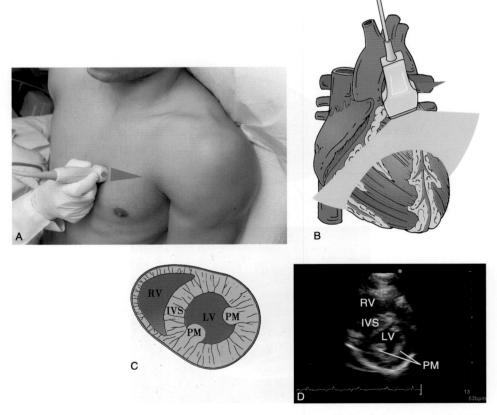

图14.5　胸骨旁短轴。(A)探头位置。(B)图像切面。(C)横断面解剖。(D)超声图像。IVS,室间隔;LV,左心室;PM,乳头肌;RV,右心室

头,另一只手使探头在皮肤表面保持稳定。

胸骨旁短轴切面能获得 5 个不同的成像平面。鉴于床旁即时超声的目的,大部分检查者喜欢用心室中段水平来可靠地描述左心室总体收缩功能。当切面上看见两个乳头肌并显示对称,则获得了心室中段胸骨旁短轴切面,如图 14.5 所示。获得真正左心室心腔的横断切面图像很重要,应充分转动探头使左心室心腔看上去为圆形。椭圆形左心室心腔提示为离轴成像或缩短成像,这样会导致对左心室收缩功能评估的误差。

对于评估左心室总体收缩功能和节段性左心室室壁运动来说,短轴心室中段切面是理想的切面。图 14.6 显示了左心室室壁节段的术语。在考虑右心室扩张和功能不全时,该切面也有助于评估室间隔的形态和功能,还能很清楚显示大量或中量环形心包积液。

除了心室中段切面,在特殊临床情况下可能还需用其他短轴切面,从心底到心尖按照解剖顺序列举如下(图 14.7):

1. 肺动脉水平:从心室中段水平,向上倾斜超声束朝向心底,一旦看见肺动脉瓣(PV)、肺动脉主干(MPA)和升主动脉短轴(视频 14.2),就获得了正确切面。在极少数的急性肺动脉栓塞(PE)病例,可能会在肺动脉主干或左或右肺动脉近端见到血栓。可以用肺动脉反流流速评估平均肺动脉压和舒张期肺动脉压。

2. 主动脉瓣水平:从肺动脉水平,稍微将探头向下朝向心尖倾斜。理想的图像包括主动脉瓣短轴切面,可能需要轻微转动探头直到所有的 3 个主动脉瓣瓣叶对称出现。理想的图像包括右心房(RA)、三尖瓣(TV)、右心室流出道(RVOT)和左心房(LA)(视频 14.3)。该切面可评估主动脉瓣或三尖瓣。

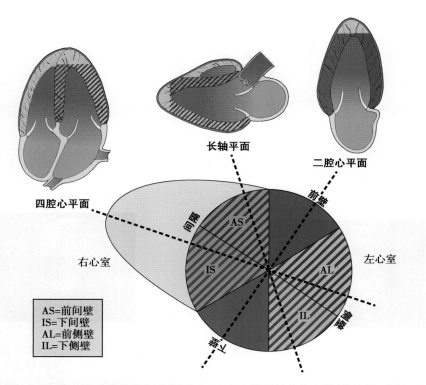

图 14.6　左心室室壁节段和成像平面。左心室沿长轴分为 3 段(基底段、中间段和心尖段),基底段和中间段各有 6 个节段(前壁、前侧壁、前间壁、下壁、下侧壁和下间壁),而心尖段有 4 个节段(间隔、下壁、侧壁和前壁)

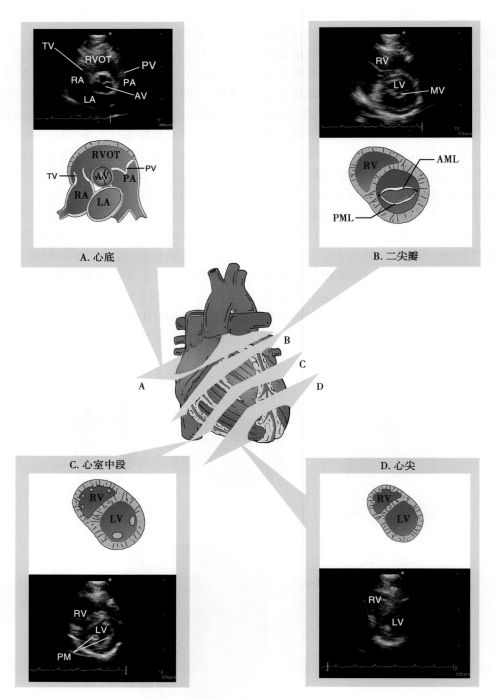

图 14.7　胸骨旁短轴图像平面和不同水平横断面解剖。（A）心底——肺动脉和主动脉瓣水平。（B）二尖瓣。（C）心室中段。（D）心尖。AML，二尖瓣前叶；AV，主动脉瓣；LA，左心房；LV，左心室；PA，肺动脉；PML，二尖瓣后叶；PV，肺动脉瓣；RA，右心房；RV，右心室；RVOT，右心室流出道；TV，三尖瓣

3. 二尖瓣水平：当从胸骨旁长轴转动到短轴切面时，通常首先看到"鱼口"样的二尖瓣（视频 14.4）。该切面允许评估二尖瓣解剖结构，但对于急诊患者这个切面应用受到限制。由于受到二尖瓣环的限制，与心室中段水平相比，该切面评估左心室收缩功能可能会被低估。

4. 心室中段、乳头肌水平：对于绝大多数急诊患者，该切面获得最有用的临床信息。在圆形的左心室腔中心横断面看到两个对称的乳头肌（视频 14.5）。单个左心室室壁节段的运动最好在这个水平上进行评估，还可以评估左心室整体收缩功能。

5. 心尖水平：倾斜探头，将超声束朝向心尖即可获得这个短轴切面。从乳头肌中间水平开始，连续向下移动，看到左心室心尖（视频 14.6）。与心室中段水平相比，该切面可能高估了左心室收缩功能。极少数病例可能看到左心室心尖血栓。

心尖声窗

声窗

经典的心脏成像顺序是胸骨旁声窗继而为心尖声窗。总的来说，相比于胸骨旁和剑突下声窗，在心尖声窗获得质量足够好的图像更有挑战性。理想情况患者应该左侧卧位，或者至少部分左侧卧位。对于重症患者，可能无法忍受重新定位，尽管图像质量有所下降，但仍可能会探查到心尖切面。肥胖或机械通气患者常常不能获得可分辨的心尖图像。

心尖四腔心切面

将探头放在左心室心尖对于从心尖声窗获得精确图像至关重要，该位置在不同患者之间可能变异很大。总的来说，男性心尖位于左侧乳头稍下侧，女性位于左侧乳房的外下象限下方。一种方法是将探头置于胸壁从胸骨旁短轴部位向外下滑动到心尖，另一种方法是首先分辨脾脏，然后向头侧滑动探头到心尖。一旦看到左心室心尖，则大角度倾斜探头，将超声探头朝向患者右肩，探头定位标记应该指向患者左侧（图 14.8）。

摆动探头使室间隔垂直位于屏幕中间。可能需要轻微转动探头，以显示左心室和右心室腔真正的纵切面。为了优化左心室腔的切面，尤其避免缩短变形，可能需要精细调整探头位置。如探头没有对准真正心尖，在心尖声窗通常出现缩短变形，心脏看上去短而圆，而不是长而椭圆。图 14.8 和视频 14.7 显示理想的心尖四腔心图像；注意左心室、右心室、左心房和右心房，还有二尖瓣和三尖瓣均能清楚显示。

心尖四腔心切面是标准床旁即时心脏超声检查的重要部分，能提供大量的临床信息。这个切面允许测量右心室收缩功能、与左心室相比的右心室相对大小，能评估二尖瓣和三尖瓣，还能鉴别心包积液。尽管仅能看见前外侧壁和下间壁，通常可以充分评估左心室整体收缩功能。尽管不是标准床旁即时超声检查范围，但额外的心尖切面能提供对心脏更全面的评估（图 14.9）。

1. 心尖四腔心切面：如上所述，这是心尖声窗最基本的切面（视频 14.7）。

2. 心尖两腔心切面：从心尖四腔心切面开始，将探头逆时针转动 90°。理想的切面仅显示左心室、二尖瓣和左心房（视频 14.8），如果该切面有右心室或左心室流出道任何部分，则探头分别为转动不够或转动过度。该切面允许评估左心室区域功能，尤其是左心室的前壁和下壁。

3. 心尖三腔心切面：从心尖两腔心切面开始，将探头逆时针再转动 30°，理想的切面显示左心室、二尖瓣和左心房，同时左心室流出道和主动脉瓣显示于 5 点位置（视频 14.9）。该切面允许评估左心室区域功能，尤其是左心室的下侧壁和前间壁。

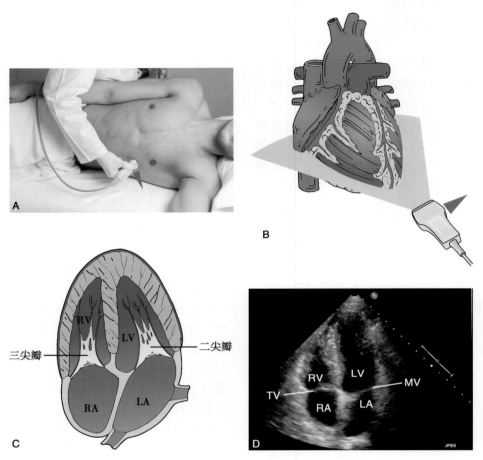

图 14.8　心尖四腔心切面。（A）探头位置。（B）图像切面。（C）横断面解剖。（D）超声图像。LA，左心房；LV，左心室；MV，二尖瓣；RA，右心房；RV，右心室；TV，三尖瓣

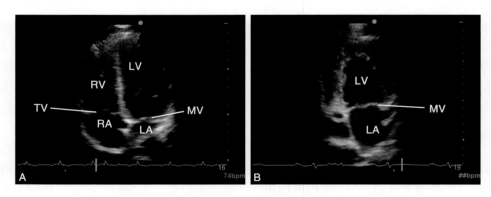

图 14.9　不同平面的心尖切面。（A）四腔心切面。（B）两腔心切面。

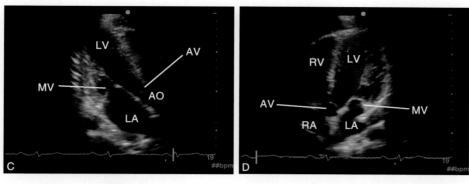

图 14.9(续)　(C)三腔心切面。(D)五腔心切面。AV,主动脉瓣;LA,左心房;LV,左心室;MV,二尖瓣;RA,右心房;RV,右心室;TV,三尖瓣

4. 心尖五腔心切面:从心尖四腔心切面开始,将探头朝向胸壁向前倾斜 20°~30°。理想的切面显示如四腔心切面一样的 4 个心腔(左心室、右心室、左心房和右心房),另外左心室流出道和主动脉瓣在 7 点位置(视频 14.10),该切面提供关于主动脉瓣的额外信息,并用来用频谱多普勒测量每搏量和心输出量(见第 21 章)。

剑突下声窗

声窗

对于床旁即时超声,剑突下声窗能迅速提供大量信息,尤其是对于危重患者来说。剑突下声窗具有以下几个优点:

1. 仰卧位适用。

2. 体表标记可靠,绝大多数病例能快速获得图像。

3. 紧急情况下,如心脏停搏,剑突下声窗通常旷置,能最低程度干扰复苏而获得超声图像。

4. 由于慢性肺部疾病或机械通气引起肺过度通气的患者心脏下移,剑突下声窗能采集高质量的图像。

5. 心包压塞和严重的右心室功能不全是两种需要紧急处理的情况,通常能通过剑突下声窗有效诊断。

6. 低血容量和左心室收缩功能不全是两种常见的临床情况,经常也能通过剑突下声窗诊断。

将探头放置在剑突正中线的下方,探头定位标志朝向患者左侧,用力向下压探头,几乎在剑突下呈水平位。有些患者需要很大的压力,应提醒患者可能会感觉不适。超声探头应向上朝向心脏和左肩。如果检查者在这个声窗难以看到心脏,应让患者屈膝以放松腹肌,或者让患者深吸气后憋住气使心脏暂时下移。如果肠道或胃部气体干扰图像采集,检查者可以将探头滑向患者右侧,探头贴紧邻近剑突的右肋缘,以肝脏作为声窗。

剑突下四腔心切面

一旦在剑突下声窗见到心脏,细微调整探头有助于获得理想的四腔心切面。理想的情况下可以看到沿心脏长轴成十字排列的右心室、左心室、右心房和左心房,以及心包(图 14.10;视频 14.11)。

剑突下四腔心切面允许评估右心室收缩功能和显示右心室游离壁,这一点在其他切面不能实现;还能比较右心室和左心室心腔的大小,但是,由于图像平面是通过右心室的下部分而不是中间,该切面上右心室大小可能被低估了。剑突下声窗对于评估心包积液和心包压塞时右心室舒张期塌陷高度敏感。

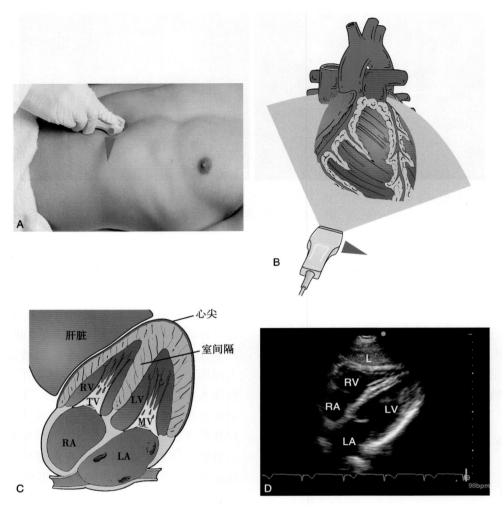

图 14.10　剑突下四腔心切面。（A）探头放置。（B）成像平面。（C）横断面解剖。（D）超声影像。L,肝脏;LA,左心房;LV 左心室;MV,二尖瓣;RA,右心房;RV,右心室;TV,三尖瓣

类似于心尖四腔心切面,通过剑突下声窗,很多患者能获得良好的左心室切面。剑突下四腔心切面通常用于快速评估左心室整体收缩功能,在紧急情况下通常足以指导治疗。

下腔静脉切面

从剑突下声窗能获得下腔静脉的纵切面(见第 17 章)。通过从剑突下四腔心切面开始,将探头逆时针转动 90°以使探头定位标志指向头侧,摆动探头使超声面朝向患者背后,然后倾斜探头使超声束与下腔静脉对齐,即可获得剑突下下腔静脉切面(图 14.11;视频 14.12)。在该部位可能需要细

微调节探头,使超声束对齐下腔静脉正中,这样显示的是下腔静脉的真正长轴切面,同时在屏幕上显示右心房-下腔静脉交点。下腔静脉的最大直径和呼吸变异性在紧邻肝静脉-下腔静脉交点的远端(或距离下腔静脉-右心房交点 2cm)测量。

理想的剑突下下腔静脉长轴切面显示肝静脉汇入下腔静脉,伴随下腔静脉汇入右心房。显示右心房-下腔静脉交汇点避免了将腹主动脉误以为下腔静脉的常见错误。尽管腹主动脉通常更容易钙化、有搏动性、由腹膜后脂肪包绕并且位于下腔静脉的左侧,但是初学者在床旁快速评估时仍容易将

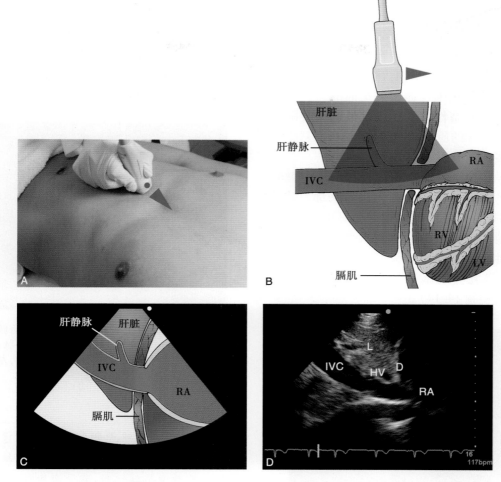

图 14.11 剑突下下腔静脉切面。(A)探头位置。(B)成像平面。(C)横断面解剖。(D)超声图像。D,膈肌;HV,肝静脉;IVC,下腔静脉;L,肝脏;LV,左心室;RA,右心房;RV,右心室

其误认为是下腔静脉。

其他的心脏切面

胸骨旁右心室流入道切面

从胸骨旁长轴切面,倾斜探头使超声探头面朝向患者右臀,则获得右心室流入道切面。理想的右心室流入道切面允许显示右心室、右心房和三尖瓣,而不显示左心室任何部分(图 14.12;视频 14.13)。该切面允许显示三尖瓣后叶和评估三尖瓣关闭不全(TR)。如果显示部分左心室,可能将三尖瓣

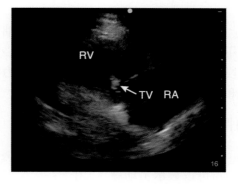

图 14.12 胸骨旁右心室流入道切面。RV,右心室;TV,三尖瓣;RA,右心房

的间隔叶误以为是后叶。三尖瓣关闭不全的患者可以用频谱多普勒测量跨瓣膜压力

差,以评估肺动脉收缩压。

剑突下短轴切面

剑突下短轴切面与胸骨旁短轴切面形状和临床用途相似。推荐从胸骨旁或剑突下声窗获得短轴切面来做全面的血流动力学评估。阻塞性肺疾病或机械通气会降低胸骨旁图像的质量,剑突下短轴切面对于这些患者尤其有用。

从剑突下四腔心切面将探头逆时针转动90°,探头方向标记指向患者头部。转动探头时,首先显示的结构是心脏的基底部,与胸骨旁声窗的肺动脉瓣水平或主动脉瓣水平相似。将超声探头面朝向心尖倾斜探头,获得乳突肌水平的心室中段切面(图14.13;视频14.14)。

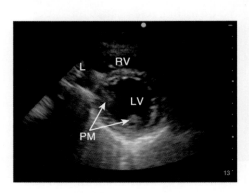

图14.13　剑突下短轴切面。 L,肝脏; LV,左心室;PM,乳突肌;RV,右心室

与胸骨旁短轴切面相似,剑突下短轴切面用于评估左心室整体收缩功能和左心室节段性室壁运动,也可以见到室间隔动力状态和心包积液。

胸骨上声窗

尽管不常规采集胸骨上图像,但是胸骨上声窗可以显示主动脉弓,用于在床旁即时超声快速鉴别急性主动脉病理情况。患者仰卧,颈部后仰,探头置于胸骨上窝,探头方位标记指向患者左肩,向下倾斜探头使超声探头面朝向纵隔,需要将探头逆时针转动10°~20°

使超声束与主动脉纵向对齐。胸骨上长轴切面允许显示主动脉弓、部分升主动脉和降主动脉。在主动脉弓下方的横截面中可见右侧肺动脉(图14.14;视频14.15)。为了证实胸骨上长轴的发现,顺时针转动探头90°以显示主动脉弓横切面,从而获得胸骨上短轴切面。

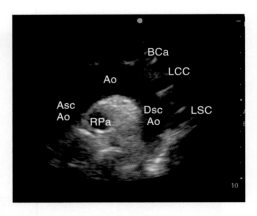

图14.14　胸骨上长轴切面。 Ao,主动脉弓;Asc Ao,升主动脉;BCa,头臂动脉;Dsc Ao,降主动脉;LCC,左颈总动脉;LSC,左锁骨下动脉;RPa,右肺动脉

要点和误区

心脏超声几乎无限制的自由成像可能看起来很难,然而,通过掌握5个核心切面(胸骨旁长轴切面、胸骨旁短轴切面、心尖四腔心切面、剑突下四腔心切面和剑突下下腔静脉切面),检查者即能回答绝大多数常见的临床问题。检查者一旦掌握了心脏图像的解读,即可能将这些图像与患者的临床表现相结合,以指导临床治疗。第15~19章中强调了对于常见的和重要的图像进行解释和整合。

- 初学者应该重点掌握5个核心的心脏切面,积累一定经验后,可以基于特殊病人的临床常见问题学习其他更多的心脏切面。
- 首先,在非肥胖、稳定且合作的患者身上开始训练基础心脏图像采集技能,从这类患者身上能容易获得高质量图像。

- 患者体位在心脏超声成像中很重要。从胸骨旁和心尖声窗采集可以判读的图像的最佳体位是左侧卧位,而剑突下声窗需要仰卧位。
- 一旦首次捕获心脏的切面,仅需要细微调整探头就可以优化图像,大幅度移动探头通常会导致整个切面消失,这是初学者常犯的错误。
- 心脏超声医师对于初学者提高心脏图像采集技能是重要的资源,初学者在试图掌握 5 个核心心脏切面时,可以考虑请有经验的心脏超声医师进行操作指导。
- 将床旁即时心脏超声整合到真正患者的临床管理中是最难的阶段,应该在有经验的检查者指导下逐步进行,确保质量对保证患者安全至关重要。

复习题

1. 以下哪一个切面不是床旁即时心脏超声检查的 5 个核心切面之一?
   A. 剑突下下腔静脉切面
   B. 剑突下四腔心切面
   C. 心尖二腔心切面
   D. 胸骨旁短轴切面
   E. 胸骨旁长轴切面
   答案:C。心尖二腔心切面显示左心室、左心房和二尖瓣,但不是床旁即时心脏超声的核心切面之一,5 个核心切面是:胸骨旁长轴、胸骨旁短轴、心尖四腔心、剑突下四腔心和剑突下下腔静脉切面。

2. 匹配以下列举的胸骨旁长轴切面的每一个结构(图 14.15):

降主动脉　（　）	右心室　（　）
二尖瓣前叶（　）	左心房　（　）
腱索　　　（　）	主动脉瓣（　）

   答案:

降主动脉　（F）	右心室　（E）
二尖瓣前叶（B）	左心房　（D）

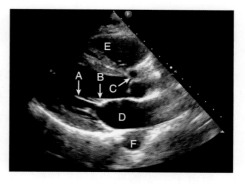

图 14.15

腱索　　　（A）　　　主动脉瓣(C)

3. 胸骨旁长轴切面是评估(　　　)的理想切面。
   A. 右心室功能
   B. 用彩色多普勒评估二尖瓣
   C. 用彩色多普勒评估主动脉瓣
   D. 二尖瓣贴近室间隔
   E. 左心室前壁运动
   答案:D。从胸骨旁长轴切面二尖瓣前叶显示清楚,在舒张期贴近室间隔。尽管经常在胸骨旁长轴切面用彩色多普勒评估二尖瓣和主动脉瓣,但血流方向与超声平面垂直,因而可能会低估反流的严重性。从胸骨旁长轴切面不能显示左心室的前壁和右心室的大部分室壁。

4. 胸骨旁短轴切面的心室中段水平允许评估以下项目,除了
   A. 主动脉瓣
   B. 室间隔形状
   C. 左心室功能
   D. 心包积液
   答案:A。在胸骨旁短轴切面的心室中段水平不能显示主动脉瓣,将探头向头侧倾斜,到胸骨旁短轴切面的心底水平就能显示主动脉瓣。

5. 为什么心室中段水平用于从胸骨旁短轴切面评估左心室收缩功能(LVSF)?
   A. 二尖瓣水平不能充分显示下壁和侧壁
   B. 心尖水平不能充分显示下壁和侧壁
   C. 二尖瓣水平可能会低估左心室收缩

功能

D. 心尖水平可能会低估左心室收缩功能

E. 以上都不对

答案:C。二尖瓣、心室中段和心尖水平均能清楚显示左心室所有 4 个壁(前壁、侧壁、间隔和下壁),在心室中段水平评估左心室收缩功能最为准确,由于心尖的高动力特点,在心尖水平会高估左心室收缩功能,而由于二尖瓣环的限制,导致二尖瓣水平可能低估。

6. 在胸骨旁短轴切面显示不同水平图像,最基本的探头手法是什么?

A. 滑动

B. 转动

C. 倾斜

D. 摆动

答案:C。从胸骨旁短轴切面的中段水平,应将探头缓慢向头侧或尾侧倾斜,即可显示胸骨旁短轴切面的好几个水平图像,一定小心避免将探头滑动到胸壁其他位置。有时候可能需要摆动探头将图像显示在屏幕的中央,但很少需要转动探头。

7. 匹配以下列举的心尖四腔心的每一个结构(图 14.16):

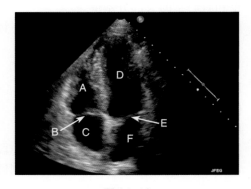

图 14.16

左心房(　　)　　　　　右心房(　　)

左心室(　　)　　　　　右心室(　　)

二尖瓣(　　)　　　　　三尖瓣(　　)

答案:

左心房(F)　　　　　　右心房(C)

左心室(D)　　　　　　右心室(A)

二尖瓣(E)　　　　　　三尖瓣(B)

8. 从心尖四腔心切面通常显示以下左心室的哪一个室壁?

A. 侧壁和间隔

B. 前侧壁和下间隔

C. 前壁和下壁

D. 前间隔和下侧壁

答案:B。心尖四腔心切面可见前侧壁和下间隔,心尖二腔心切面可见前壁和下壁,心尖三腔心可见前间隔和下侧壁(见图 14.6)。

9. 以下哪一个有关剑突下四腔心(S4C)切面的说法正确?

A. 最好左侧卧位

B. 过度膨胀肺能改善采集 S4C 切面图像

C. 清楚显示主动脉瓣

D. 对于鉴定心包积液敏感性低

答案:B。由于慢性肺病或机械通气引起的肺部过度充气的患者心脏下移,剑突下声窗是理想的成像部位。仰卧位是 S4C 切面图像采集的标准体位。尽管转动探头可以显示主动脉瓣,但标准的 S4C 切面仅能显示二尖瓣和三尖瓣。S4C 切面对于鉴定心包积液高度敏感。

10. 从哪个部位测量下腔静脉的变异性(图 14.17)?

答案:C。下腔静脉的最大直径和呼吸变异在距离下腔静脉-右心房交界以远 2cm 处测量,或者紧贴在肝静脉-下腔静脉交界的远侧。

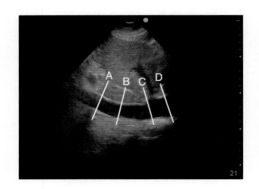

图 14.17

参考文献

1. Melamed R, Sprenkle MD, Ulstad VK, Herzog CA, Leatherman JW. Assessment of left ventricular function by intensivists using hand-held echocardiography. *Chest.* 2009;135(6):1416-1420.
2. Mark DG, Hayden GE, Ky B, et al. Hand-carried echocardiography for assessment of left ventricular filling and ejection fraction in the surgical intensive care unit. *J Crit Care.* 2009;24(3): 470.e471-470.e477.
3. Razi R, Estrada JR, Doll J, Spencer KT. Bedside hand-carried ultrasound by internal medicine residents versus traditional clinical assessment for the identification of systolic dysfunction in patients admitted with decompensated heart failure. *J Am Soc Echocardiogr.* 2011;24(12): 1319-1324.
4. Brennan JM, Blair JE, Goonewardena S, et al. A comparison by medicine residents of physical examination versus hand-carried ultrasound for estimation of right atrial pressure. *Am J Cardiol.* 2007;99(11):1614-1616.
5. Lucas BP, Candotti C, Margeta B, et al. Diagnostic accuracy of hospitalist-performed hand-carried ultrasound echocardiography after a brief training program. *J Hosp Med.* 2009;4(6):340-349.
6. Martin LD, Howell EE, Ziegelstein RC, et al. Hospitalist performance of cardiac hand-carried ultrasound after focused training. *Am J Med.* 2007;120(11):1000-1004.
7. Perez-Avraham G, Kobal SL, Etzion O, et al. Left ventricular geometric abnormality screening in hypertensive patients using a hand-carried ultrasound device. *J Clin Hypertens (Greenwich).* 2010;12(3):181-186.
8. Mayo PH, Beaulieu Y, Doelken P, et al. American college of chest physicians/la societe de reanimation de langue francaise statement on competence in critical care ultrasonography. *Chest.* 2009;135(4):1050-1060.
9. Cardenas-Garcia J, Mayo PH. Bedside ultrasonography for the intensivist. *Crit Care Clin.* 2015;31(1):43-66.
10. Arntfield R, Millington S, Ainsworth C, et al. Canadian recommendations for critical care ultrasound training and competency. *Can Respir J.* 2014;21(6):341-345.
11. Ihnatsenka B, Boezaart AP. Ultrasound: basic understanding and learning the language. *Int J Shoulder Surg.* 2010;4(3):55-62.
12. Cook CH, Praba AC, Beery PR, Martin LC. Transthoracic echocardiography is not cost-effective in critically ill surgical patients. *J Trauma.* 2002;52(2):280-284.
13. AIUM technical bulletin. Transducer manipulation. American institute of ultrasound in medicine. *J Ultrasound Med.* 1999;18(2):169-175.

第 15 章

左心室功能

Robert Arntfield ■ Stephen D. Walsh ■ Pierre Kory ■ Nilam J. Soni

舒化青 译 ■ 史源 尚游 校

关键点

- 左心室收缩功能的定性测定能充分指导即时的临床决策,经过短期对心脏超声的重点培训检查者就能准确地操作。
- 左心室收缩功能的定性评估分为收缩过强、正常、减低或严重降低,根据多个切面上心内膜位移、心肌增厚和二尖瓣前叶向室间隔的运动来评价。
- 床旁可以判定左心室舒张功能、节段性室壁运动异常和血流动力学参数,但需要额外的培训,这超出了左心室收缩功能的总体解释所需范畴。

背景

左心室收缩功能不全可导致急性疾病或使其加重。在分类不明的休克中,通过定性方法进行左心室收缩功能分级,床旁即时评估左心室功能增加了诊断和处理决策的准确性。来自不同专科的医生经过对心脏图像采集和判读重点培训后,能掌握左心室超声影像操作技能[1-12]。

左心室收缩功能

正常情况下左心室是心脏最大和肌肉最发达的腔,通过标准的经胸心脏超声声窗很容易进行评价。常用切面包括胸骨旁长轴、胸骨旁短轴、心尖四腔和剑突下四腔心切面。有效地应用床旁即时超声则需要进行规范的心脏图像采集(见第14章)。

确定左心室功能的传统定量方法包括Simpson双平面法或面积变化分数,这些方法不常规应用于床旁即时心脏超声。这些方法需要额外的培训,费时,容易产生误差,并且未必能更准确地评估左心室收缩功能[13]。因此,床旁即时心脏超声已经包括了测定左心室收缩功能的定性方法。

众多研究已证实床旁即时心脏超声定性方法指导危重患者处理的可行性和准确性[1-7]。很多研究证实,定性的可视化评估左心室射血分数(left ventricular ejection fraction,LVEF)与作为金标准的全面超声心动图测量和计算获得的LVEF相当。当可视化评估左心室收缩功能时,应注意左心室的所有节段,尤其注意以下3个心脏的特征(图15.1):

1. 心内膜的移动。收缩期心内膜是否向左心室腔中心对称性运动?

2. 心肌增厚。收缩期左心室所有节段心肌是否增厚大约40%?

3. 二尖瓣前叶尖端向室间隔运动(传统的超声心动图的专业术语为E峰至室间隔距离)。二尖瓣前叶尖端是否移动到距离室间隔1cm以内?这相当于射血分数>40%。

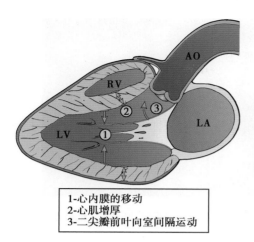

1-心内膜的移动
2-心肌增厚
3-二尖瓣前叶向室间隔运动

图 15.1　左心室整体收缩功能的判定。通过评估心内膜的移动、心肌增厚和二尖瓣前叶尖端向室间隔运动（E 峰至室间隔距离）来可视化评估左心室（LV）收缩功能。心内膜移动是收缩期心内膜向左心室腔的中心移动。心肌增厚是所有左心室节段肌肉对称性增厚至少 40%。二尖瓣前叶尖端正常靠近室间隔 1cm 内。AO，主动脉；LA，左心房；LV，左心室；RV，右心室

这种方法容易将左心室收缩功能分为 4 个不同等级：①正常；②过强；③减弱；④严重减弱。这种左心室收缩功能粗略分级定性方法具有应用直观和易于整合到病人处理中的优点。

正常的左心室收缩功能

随着心内膜向左心室腔的中心运动，在左心室收缩功能正常的患者可见收缩期心肌所有节段增厚。在能见到二尖瓣的切面，可见瓣叶尖端向左心室壁靠近（图 15.2）。重要的是要记住正常情况下左心室并非完全排空，在心内膜缘测量左心室中段心腔的直径，收缩期大约缩短 30%～40%，在收缩末期左心室内平均剩余 30%～50% 血容量（图 15.3；视频 15.1 和视频 15.2）。

过强的左心室收缩功能

判断左心室收缩过强在评估无法解释的低血压、或急性呼吸困难时有价值，最常见于

低血容量或严重的外周血管舒张（如脓毒症）。这种情况下，左心室内膜运动增强和室壁厚度增加，导致左心室腔收缩末期几乎或

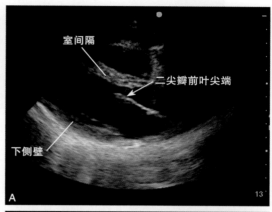

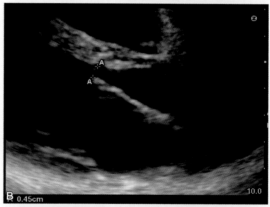

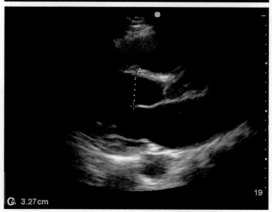

图 15.2　二尖瓣前叶向室间隔正常地运动。（A）胸骨旁长轴切面舒张早期显示二尖瓣前叶尖端正常靠近室间隔，（B）放大切面测量距离（该患者为 0.45cm），（C）左心室收缩功能严重降低时可见二尖瓣位移减小（该患者为 3.27cm）

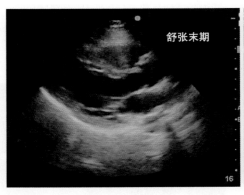
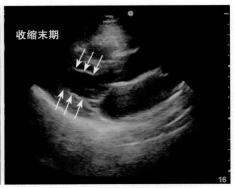

图 15.3　正常的心内膜移动和心肌增厚。收缩期可见正常的心内膜移动(箭头)和左心室间隔和下壁心肌增厚

完全消失(图 15.4;视频 15.3 和视频 15.4)。尽管左心室收缩过强通常提示低血容量和/或血管舒张,但也应该考虑其他前负荷或后负荷严重减低的病因,其中很多伴随异常表现,且很容易通过多系统的床旁即时超声检查发现,如大面积肺栓塞、严重的二尖瓣反流,或心脏压塞。而且,也应该考虑到因各种原因引起的高心排量心衰,如甲亢、贫血或感染。

减低的或严重减低的左心室收缩功能

如上所述,左心室收缩功能分级在床旁即时超声检查中是很常见的,重点在于左心室功能分级的定性方法。对于左心室功能不全,功能降低经典地表述是降低或

严重减低,通过评估 3 个重要的参数来确定:①心内膜移动;②心肌增厚;③二尖瓣移动。

心内膜移动减少和心肌增厚降低有时能直观判读为左心室收缩功能降低,但在评估左心室功能中也可以用二尖瓣活动(E 峰至室间隔距离)解释。从概念上讲,由于左心室病理性扩张,二尖瓣瓣叶由固定长度的腱索束缚,这种束缚在收缩末期伴随着每搏量降低并导致舒张充盈下降,使二尖瓣前叶开放受限。这在胸骨旁长轴切面最容易看见(见图 15.5;视频 15.5)。二尖瓣前叶尖端到室间隔的距离在完全开放时>1cm 的定性评估能诊断为左心室收缩功能降低,并且射血分数(EF)<40%,

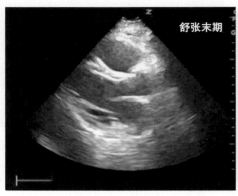
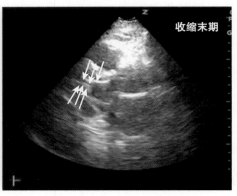

图 15.4　过强的左心室收缩功能。胸骨旁长轴切面显示收缩期心肌增厚增加、心内膜移动增多、左心室心腔消失

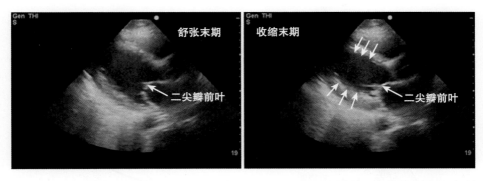

图 15.5　降低的左心室收缩功能。胸骨旁长轴切面显示二尖瓣前叶与室间隔的距离增加、心内膜移动减小(箭头)和心肌增厚减少

其灵敏度、特异度和准确度分别为 69%、91% 和 89%[14]。已证实这种评估在简短培训后容易在床旁进行[6,14]。重要的是要记住床旁超声鉴别左心室收缩功能不全需要合理地结合于临床治疗,因为它对于任何特定的患者和/或疾病的不同阶段指导作用和关联性会因人而异。

与正常相比,减低的左心室收缩功能表现为心内膜活动减低、心肌增厚减少以及二尖瓣前叶尖端靠近室间隔的程度减少(视频 15.6)。当左心室收缩功能变为严重减低时,可见心内膜移动非常有限,心肌增厚严重降低。由于从左心房流入的血液非常有限,扩张的左心室腔束缚二尖瓣运动,因此二尖瓣开放程度很小(视频 15.7)。

从常用切面上评估左心室功能

胸骨旁长轴切面

按照惯例,心脏超声成像从胸骨旁声窗开始,胸骨旁长轴(PLAX)切面通过前间隔和下侧壁显示左心室,心尖通常不在视野之内(图 15.6)。胸骨旁长轴切面容易学习,并容易获得,将这单一的切面作为筛选检查的部分[7,12]。该切面与心内膜垂直,因而能很好评估左心室壁的心肌增厚和心内膜移动(视频 15.8),以及二尖瓣前叶的运动。左心

室收缩功能正常时,舒张期二尖瓣前叶尖端应该几乎触及室间隔,然而,如存在结构瓣膜疾病,如主动脉瓣反流或二尖瓣狭窄,在这些相对罕见的情况下,二尖瓣前叶运动则不能用于评估左心室收缩功能。当左心室收缩功能降低时,左心室舒张期二尖瓣前叶与室间隔的距离增加,由于左心室扩张,因而舒张期充盈血流减少(图 15.5)。

在扫描胸骨旁长轴切面时一个重要的误区是离轴成像。如果左心室腔倾斜成像,左心室直径可能会被错误地认为变窄,可能误以为左心室功能收缩过强(视频 15.9)。表 15.1 概括了从不同切面评估左心室收缩功能常见误区。列举了从胸骨旁长轴切面左心室收缩功能正常(见视频 15.1 和视频 15.8)、收缩过强(见视频 15.3 和视频 15.10)、减弱(见视频 15.6 和视频 15.11)和严重减弱(见视频 15.7 和视频 15.12)的例子。

胸骨旁短轴切面

将探头从胸骨旁长轴切面顺时针旋转 90°得到胸骨旁短轴切面(PSAX)。胸骨旁短轴切面能显示左心室从心底到心尖的横切面(见第 14 章,图 14.7)。与其他切面不同,胸骨旁短轴切面允许同时显示左心室所有 4 个室壁,通过该切面最直观可行地实现对左心室收缩功能的真正的整体近似评估(图 15.7;视频 15.13)。正常情况下,在胸骨旁短轴切面左心室所有 4 个室壁都应该向左

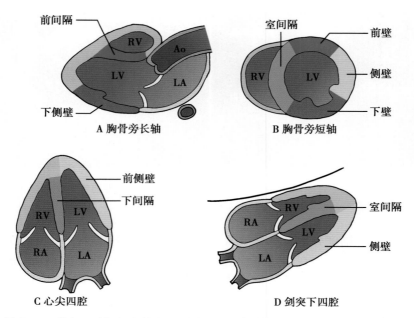

图 15.6　常规心脏切面上的左心室壁。(A)胸骨旁长轴切面可见前间壁和下侧壁;(B)胸骨旁短轴切面可见左心室环形室壁,用于评估室间隔、下壁、侧壁和前壁节段性室壁运动;(C)心尖四腔心切面可见下间隔和前侧壁;(D)剑突下四腔心切面的成像平面可能变化较大,但一般可见室间隔和侧壁。Ao,主动脉;LA,左心房;LV,左心室;RA,右心房;RV,右心室

表 15.1　评估左心室收缩功能常见误区

切面	误区:可能高估左心室功能	误区:可能低估左心室功能
胸骨旁长轴	离轴,通过左心室的切面倾斜 S 形室间隔 严重肥厚/肥厚型心肌病	局部室壁运动异常 瓣膜疾病(由于严重的主动脉瓣反流或二尖瓣狭窄引起二尖瓣活动减低)
胸骨旁短轴	心尖水平切面	二尖瓣水平切面
心尖四腔	由于离轴成像缩短左心室	局部室壁运动异常
剑突下四腔	由于离轴成像缩短左心室	局部室壁运动异常
所有切面	低血压/后负荷降低	快速性心律失常

心室腔向心收缩。但评估左心室收缩功能时,胸骨旁短轴切面首选心室中段(乳头肌)水平切面,因为在二尖瓣水平容易低估左心室收缩功能(视频 15.14),而在心尖水平容易高估左心室收缩功能(视频 15.15)。因为左心室在短轴上呈环形,检查者可盯着左心室腔的中心,评估所有左心室壁向中心的运动。有些检查者在进行可视化定性评估时,甚至会将一个手指放在左心室腔的中心。示例显示了胸骨旁短轴切面左心室收缩功能正常(见视频 15.13)、过强(视频 15.16)、减弱(视频 15.17)和严重减弱(视频 15.18)。

尽管获得准确的结果并进行整合通常需要额外的经验,检查者应用床旁超声在胸骨旁短轴切面也可以检测严重的节段性室壁运动异常(见图 15.6;视频 15.19)。即时超声检查者必须明确他们的学习范围和技能。

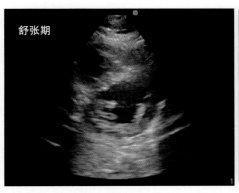 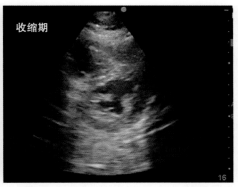

图 15.7　胸骨旁短轴切面。在舒张末期和收缩末期,胸骨旁短轴切面在心室中段水平的环形特性,允许判读左心室总体收缩功能

心尖四腔心切面

心尖四腔心切面(A4C)也提供了有关左心室收缩功能的信息,因为通过心尖声窗横切左心室的下间隔和前侧壁(见图 15.6)。因为心尖四腔心切面超声束与左心室壁的轴线更平行,与胸骨旁切面超声束垂直心内膜相比,心尖四腔心切面对心内膜的分辨力可能会下降。如果从更靠近头部的肋间获得心尖四腔心切面,心脏和左心室在视觉上会缩短,这样可能导致高估左心室收缩功能。与胸骨旁长轴切面相似,由于只见左心室的两个壁,胸骨旁短轴切面通常推荐作为节段性室壁运动异常的佐证。少数情况下,从心尖四腔心切面看到不一致收缩是由于应激性心肌病(Takotsubo 心肌病)。这种类型的收缩表现为心尖扩张而左心室心底部收缩正常到过强收缩。床旁快速识别这种日益被认识到的现象,有助于更有效地诊断和治疗[15]。示例显示了心尖四腔心切面左心室收缩功能正常(视频 15.20)、过强(视频 15.21)、减弱(视频 15.22)和严重减弱(视频 15.23)。

剑突下声窗

将探头放置在剑突下区域,用肝脏作为声窗,相对较容易获得剑突下四腔心切面(S4C)(见第 14 章)。由于在远场仅能显示左心室的室间隔和外侧壁,剑突下四腔心切面对于左心室功能分级评估通常具有挑战性(见图 15.6)。剑突下四腔心切面在紧急情况下单独用于粗略评估左心室收缩功能,如在严重低血压或心搏骤停情况下。示例显示了剑突下四腔心切面左心室收缩功能正常(视频 15.24)、过强(视频 15.25)、减弱(视频 15.26)和严重减弱(视频 15.27)。

对于危重患者,尤其是机械通气的患者或正在进行心肺复苏的患者,检查者通常局限于剑突下声窗,剑突下短轴切面作为左心室的佐证切面具有重要价值。将探头逆时针旋转使探头标记指向患者头部来获得该切面。如前所述,与胸骨旁短轴切面相似,能采集和判读在乳头肌水平的左心室短轴切面(图 15.8;视频 15.28)。

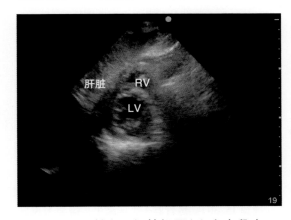

图 15.8　剑突下短轴切面(心室中段水平)。除了剑突下四腔心切面,剑突下短轴切面提供了一个评估左心室总体收缩功能的辅佐切面,尤其是仅能从剑突下声窗成像时。LV,左心室;RV,右心室

要点和误区

- 图像判读的准确性依赖于获得高质量的图像。对离轴图像的判读通常导致高估左心室收缩功能,这样可能对危重患者的临床处理产生负面影响。

- 胸骨旁长轴和心尖四腔心切面仅分别显示左心室的前间隔和下侧壁、前侧壁和下间隔,如果存在节段性室壁运动异常可能导致低估左心室收缩功能。因而,胸骨旁短轴切面具有独特价值,能通过提供左心室所有壁的环形切面,从而弥补其他心脏切面的不足。

- 有多个胸骨旁短轴平面,而心室中段(乳头肌水平)平面是床旁判定左心室总体收缩功能的最佳切面。

- 二尖瓣活动是评估左心室收缩功能很好的补充,从胸骨旁长轴切面最易获得。

- 如果二尖瓣前叶尖端距室间隔在 1cm 以内,则可以认为左心室射血分数 >40%。

- 二尖瓣前叶尖端的活动可能由于与左心室收缩功能无关的原因而减弱,包括二尖瓣狭窄或主动脉瓣反流。相反,对于急性左心室功能不全(如心肌梗死),二尖瓣活动可能尚可。因而,单独用二尖瓣活动来评估左心室收缩功能可能具有误导性,通常需要结合心肌增厚和心内膜移动来综合判断。

- 当剑突下声窗是仅能获得的声窗时,联合剑突下短轴切面和剑突下四腔心切面,大大有助于评估左心室收缩功能。将从剑突下四腔心切面逆时针旋转探头,将探头标记指向患者头侧可获得剑突下短轴切面。

病例 15.1

病情介绍

患者,男,46 岁。既往体健。新发气促、咳嗽 2 天。近期从热带国家旅游回来,回程 9 小时飞机。发热,体温 38.2℃,心动过速。体检:轻度呼吸窘迫,双下肺闻及啰音。主要鉴别诊断:充血性心力衰竭、肺炎和肺栓塞。

超声发现

进行床旁即时超声检查以明确新发气促的可能原因。胸骨旁长轴切面发现左心室整体收缩功能减弱,表现为心内膜移动减弱,心肌增厚减少和二尖瓣前叶移动减少(视频 15.29)。同时注意到远场的左侧胸腔积液。心包表现正常。心尖四腔心切面佐证了左心室收缩功能严重减弱。另外,该切面显示右心室中度扩张,伴收缩功能减弱(视频 15.30)。尽管鉴于临床病史,需要考虑肺

栓塞,而超声结果显示双心室功能不全,尤其是左心室收缩功能严重减弱。

病例解析

患者收入院,接受了进一步的心衰治疗,包括利尿、降低后负荷,并进一步查因。结论为该患者最大可能为在旅行中发生病毒性心肌炎。6 个月后随访,患者恢复了绝大部分运动能力,心功能明显改善。

接受过培训的检查者进行重点心脏超声检查,通过以下 3 个关键的指标来定性判断左心室收缩功能:心内膜移动、心肌增厚和二尖瓣前叶向室间隔的运动(E 峰与室间隔距离)。从胸骨旁长轴切面开始,容易识别减弱的左心室收缩功能,进一步在其他佐证的切面确认。

病例 15.2

病情介绍

患者，男，75 岁。既往有冠心病和高血压病史。患者因最近诊断胰腺癌而行 Whipple 手术（胰十二指肠切除术），术后收入重症监护病房（ICU）。尽管术中麻醉医师已给予去甲肾上腺素输注，患者入 ICU 时仍低血压。接诊医师面临着的选择：是通过增加血管活性药物剂量来维持灌注、还是给既往具有心脏疾病的该患者静脉补液？

超声发现

进行了床旁即时心脏超声检查，由于手术敷料，仅能获得胸骨旁声窗。胸骨旁长轴切面（视频 15.31）显示心内膜移动和心肌增厚均增强，收缩末期左心室壁相接触。心包和右心室正常。由于胸骨旁长轴切面离轴成像可能高估左心室功能，

检查者采集到心室中段水平的胸骨旁短轴切面（视频 15.32）也显示左心室功能强有力，从而确认过强的左心室收缩功能。

病例解析

鉴于超声结果显示为过强的左心室收缩功能和未充盈的左心室，给予静脉补液进一步容量复苏，接下来 1 小时输注 2L 晶体液，患者低血压改善，升压药剂量显著减少。

通过心内膜移动增强和左心室壁增厚，伴随着左心室腔收缩末期几乎或完全消失来判定左心室收缩过强。在急诊低血压患者，过强的左心室收缩功能大多提示低血容量或外周血管扩张，但也需要考虑其他原因，如大面积肺栓塞、严重二尖瓣反流或心脏压塞。

病例 15.3

病情介绍

患者，女，27 岁。既往有未控制的高血压病史。因气促、咳嗽和胸痛入院。很快发展为低血氧性呼吸衰竭，需要气管插管。胸片显示双侧浸润影，提示肺炎。实验室检查结果：白细胞计数显著升高（26×10^9/L），以中性粒细胞为主，肌酐升高。体检：双肺啰音，心脏听诊左侧胸骨旁全收缩期杂音，双下肢高度水肿。

超声发现

进行床旁即时心脏、肺和双下肢超声检查。胸骨旁长轴和短轴切面显示左心室严重肥厚，收缩功能正常（视频 15.33 和视频 15.34），二尖瓣的彩色多普勒显示重度二尖瓣反流，为收缩期杂音的可能原因（视频 15.35）。肺部超声显示双下肺叶渗出，

伴少量胸腔积液。下肢加压超声检查显示双侧股总静脉血栓形成（视频 15.36 和视频 15.37）。

病例解析

除了给予广谱抗生素，开始静脉肝素抗凝。胸部 CT 显示双侧坏死性肺炎，伴空洞，一个大的鞍形栓子和小的双侧肺栓子。培养结果提示肺炎的原因为耐甲氧西林金黄色葡萄球菌。该患者长期住院期间并发肾功能衰竭、脓毒症休克、难治性低血压而死亡。

床旁即时超声检查能鉴别左心室肥厚（左心室壁>1cm）和用彩色血流多普勒识别严重的瓣膜反流。诊断舒张功能不全、节段性室壁运动异常和其他结构异常通常不在重点心脏超声检查范畴，尽管可能鉴别到显著异常。

病例 15.4

病情介绍

患者，男，46 岁。进行性呼吸困难、咳痰 3 天就诊于急诊科。患者高热、呼吸急促、低血压、低氧血症。由于合并罕见性先天性疾病，个子非常小。体检：左肺底呼吸音粗，右上胸骨旁闻及舒张早期杂音。实验室检查结果显示中性粒细胞占优势的白细胞增多，乳酸升高和急性肾功能衰竭。胸片显示左下肺叶肺炎。由于低氧性呼吸衰竭行

气管插管，并开始静脉使用广谱抗生素、静脉输注去甲肾上腺素，并转入 ICU。

超声发现

行床旁即时超声检查来评估其持续性低血压，胸骨旁长轴切面显示心肌增厚显著减小、二尖瓣前叶运动较弱（视频 15.38），胸骨旁短轴切面证实了心肌增厚和心内膜移动减小（视频 15.39），剑突下四腔心显示右心室扩张，伴随右心室收缩功

病例 15.4(续)

能减弱(视频 15.40),剑突下短轴切面证实心内膜移动和心肌增厚减弱,表现为室间隔矛盾运动,持续伴随右心室压力过负荷(视频 15.41),主动脉瓣彩色多普勒显示由于非重度主动脉瓣关闭不全引起的舒张期反流(视频 15.42)。值得注意的是,由于患者小儿一样体型,应用震荡通气,导致患者超声图像振动。

病例解析

诊断为脓毒性心肌病并全心衰。除了用米力农和利尿剂减轻右心室后负荷,开始使用强心剂增加心输出量,平均动脉压和氧合显著改善,随着升压药需求量降低,患者逐渐稳定。

脓毒症诱发的心肌病表现为心肌收缩力急性降低,通常随着感染控制而好转,是脓毒症常见并发症,脓毒症患者中发生率高达 40%,脓毒症诱发的心肌功能不全通常累及左右心室,伴随着死亡率升高[16]。

病例 15.5

病情介绍

患者,男,70 岁。既往合并慢性阻塞性肺疾病、肝硬化、需长期透析的终末期肾病。因床旁穿刺损伤腹壁血管引起腹腔内大出血,行剖腹术后转入 ICU。尽管已静脉输注晶体液和压积红细胞,患者仍低血压,血管结扎后患者血红蛋白稳定,发热但没有脓毒症依据。尽管给予大剂量升压药,患者仍低血压,而且没有出血或感染的临床证据,因而行床旁即时心脏超声检查来鉴别休克原因。

超声发现

胸骨旁长轴切面显示心内膜移动和室壁增厚减少,提示左心室收缩功能减弱。二尖瓣前叶运动相对尚正常,但右心室扩张(视频 15.43)。胸骨旁短轴切面的乳头肌水平证实左心室收缩功能中到重度减弱(视频 15.44)。心尖四腔心切面质量有限,但也显示左心室收缩功能中到重度减弱,右心室扩张,并可见起搏器的导线(视频 15.45)。剑突下下腔静脉切面显示下腔静脉扩张(>2.5cm),随着机械通气无明显呼吸变异(视频 15.46 和图 15.9)。

病例解析

诊断为严重的左心室收缩功能减弱、心源性休克。随后行肺部超声检查发现双肺 B 线,该表现与心源性肺水肿一致。建议停止液体复苏,以避免进一步输液,由于存在严重左心室收缩功能不全,开始给予强心药支持。平均动脉压改善,而逐渐降低升压药需求,患者的乳酸值和尿量逐渐改善。

床旁即时超声能迅速鉴别严重的左心室收缩功能减弱。有些急性左心室功能不全的患者,二尖瓣前叶运动可能相对尚正常,尽管本例中左心室收缩功能已严重减低。值得注意的是,该患者在穿刺前应用床旁即时超声引导的话,用彩色血流多普勒鉴别腹壁血管,则可能降低出血风险(见第 24 章)[17]。

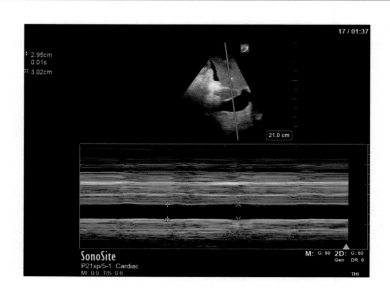

图 15.9 扩张的下腔静脉。从剑突下声窗可见下腔静脉扩张,无明显呼吸变异

复习题

1. 以下哪个参数用于床旁即时超声定性评估左心室收缩功能?
   A. 心肌增厚
   B. 心内膜回声强度
   C. 二尖瓣后叶向室间隔运动
   D. 三尖瓣前叶向室间隔运动

   答案:A。床旁即时超声定性评估左心室收缩功能依赖于观察以下指标:①收缩期心内膜的对称位移;②心肌增厚大约40%;③二尖瓣前叶尖端靠近室间隔1cm内(也称为 E 峰距室间隔距离)。同时应该采集多个切面来真实评估左心室整体收缩功能。心内膜回声强度、二尖瓣后叶向室间隔运动,以及三尖瓣前叶向室间隔运动都不用于评估左心室收缩功能。

2. 以下哪一个是床旁即时超声评估左心室收缩功能时最常规使用的分级?
   A. 收缩过强,正常,收缩过弱
   B. 过强,正常,减弱,严重减弱
   C. 射血分数(EF)≥72%,EF 52%~71%,EF 41%~51%,EF 30%~40%,EF <30%
   D. 左心室流出道(LVOT)速度时间积分(VTI)<15cm,LVOT VTI 15~25cm,LVOT VTI>25cm

   答案:B。一般来说,床旁即时超声左心室收缩功能大体分为 4 级:①正常;②过强;③减弱;④严重减弱。该分级与临床一致,而且对于检查者看起来直观。测量左心室收缩功能的定量方法需要进一步培训,而且未必更为准确,在床旁即时超声检查中较少应用。高级的血流动力学测量,包括 LVOT VTI,可以作为定性评估的一个补充,限于更高水平的使用者。收缩力是左心室功能的一个单独的表述指标(过强收缩、正常、收缩过弱),不常规应用。

3. 以下哪项是导致高估左心室收缩功能的

常见错误?
   A. 在胸骨旁短轴切面的乳突肌水平
   B. 胸骨旁短轴切面的二尖瓣水平
   C. 在缩短的心尖四腔心切面
   D. 将探头放置最强心尖冲动点的心尖四腔心

   答案:C。如果从太靠近头侧的肋间采集心尖四腔心切面,心脏显现缩短,从而导致过高估计左心室功能。理想的是将探头放置在最强心尖搏动点上采集心尖四腔心切面,以准确评估心功能。胸骨旁短轴切面在乳突肌,或称心室中段水平为准确评估左心室收缩功能的最佳水平。胸骨旁短轴二尖瓣水平可能低估左心室收缩功能,而在心尖水平可能高估左心室收缩功能。

4. 以下病例(视频 15.47 和视频 15.48)的左心室收缩功能最合适的分级为哪一个?
   A. 正常
   B. 过强
   C. 减弱
   D. 严重减弱

   答案:B。该病例显示左心室收缩功能过强的例子。胸骨旁长轴切面(见视频15.47)上,左心室心内膜位移和心肌增厚均增强,二尖瓣前叶尖端触及室间隔。胸骨旁短轴切面(见视频 15.48)证实心内膜位移和心肌增厚均增强,左心室腔几乎完全排空。低血容量和/或血管扩张是左心室收缩功能过强的常见原因,尽管也应该考虑其他病因。

5. 患者,男,68 岁,因肺水肿导致低氧血症呼吸衰竭入 ICU。拔管后出现短暂的心搏骤停,但迅速恢复自主循环,输注去甲肾上腺素仍低血压,进行床旁即时超声检查(视频 15.49~视频 15.51),根据超声 检查结果,接下来最合适的处理是什么?
   A. 增加血管加压药
   B. 开始用 β 受体阻滞剂治疗心衰
   C. 给予快速静脉液体输注

D. 开始使用强心药

答案:D。床旁即时心脏超声结果显示为左心室收缩功能严重减弱。心肌增厚和心内膜位移显著减弱,二尖瓣前叶尖端不能达到室间隔 1cm 内。剑突下四腔心切面(见视频 15.51)与胸骨旁长轴切面的结果一致。增加血管加压药不可能解决低血压。而在低血压和左心室收缩功能严重减弱的情况下,应避免使用负性肌力药,如 β 受体阻滞剂。尽管肺部超声和评估下腔静脉可能有帮助,而该患者存在严重左心室收缩功能减弱,以及肺水肿导致的低氧性呼吸衰竭,不可能从静脉液体输注中获益。开始应用强心药物,如肾上腺素或多巴胺,是最合适的处理,能改善心率、心肌收缩力和增加心输出量。

6. 以下哪一个不常规用于床旁即时心脏超声评估左心室功能?

A. 左心室舒张功能

B. 节段性室壁运动异常

C. 结构性瓣膜疾病

D. 血流动力学计算

E. 以上所有

答案:E。左心室舒张功能评估、节段性室壁运动异常、结构性瓣膜病和血流动力学计算均不是常规床旁即时心脏超声评估左心室功能的部分,这些是更高级的超声心动图评估,限于经过更多培训的人员或专家完成。

7~10. 选择心脏切面的名称和每例患者左心室收缩功能的分级(正常、过强、减弱和严重减弱)

问题	视频	切面	左心室收缩功能
7	视频 15.52	F	L
8	视频 15.53	C	I
9	视频 15.54	A	K
10	视频 15.55	B	J

A. 胸骨旁长轴切面

B. 胸骨旁短轴切面

C. 心尖四腔心切面

D. 心尖二腔心切面

E. 心尖三腔心切面

F. 剑突下四腔心切面

G. 剑突下下腔静脉切面

H. 剑突下短轴切面

I. 正常

J. 过强

K. 减弱

L. 严重减弱

参考文献

1. Melamed R, Sprenkle M, Ulstad V, Herzog C, Leatherman J. Assessment of left ventricular function by intensivists using hand-held echocardiography. *Chest.* 2009;135(6):1416-1420.

2. Moore C, Rose G, Tayal V, et al. Determination of left ventricular function by emergency physician echocardiography of hypotensive patients. *Acad Emerg Med.* 2002;9(3):186-193.

3. Johnson BK, Tierney DM, Rosborough TK, et al. Internal medicine point-of-care ultrasound assessment of left ventricular function correlates with formal echocardiography. *J Clin Ultrasound.* 2016;44(2):92-99.

4. Unluer EE, Karagoz A, Akoglu H, Bayata S. Visual estimation of bedside echocardiographic ejection fraction by emergency physicians. *West J Emerg Med.* 2014;15(2):221-226.

5. Bustam A, Noor Azhar M, Singh Veriah R, et al. Performance of emergency physicians in point-of-care echocardiography following limited training. *Emerg Med J.* 2014;31:369-373.

6. McKaigney CJ, Krantz MJ, La Rocque CL, et al. E-point septal separation: a bedside tool for emergency physician assessment of left ventricular ejection fraction. *Am J Emerg Med.* 2014;32:493-497.

7. Kimura BJ, Amundson SA, Willis CL, Gilpin EA, DeMaria AN. Usefulness of a hand-held ultrasound device for the bedside examination of left ventricular function. *Am J Cardiol.* 2002;90(9):1038-1039.

8. Manasia AR, Nagaraj HM, Kodali RB, et al. Feasibility and potential clinical utility of goal-directed transthoracic echo-cardiography performed by noncardiologist intensivists using a small hand-carried device (SonoHeart) in critically ill patients. *J Cardiothorac Vasc Anesth.* 2005;19:155-159.

9. Vignon P, Dugard A, Abraham A, et al. Focused training for goal-oriented hand-held echocardiography performed by noncardiologist residents in the intensive care unit. *Intensive Care Med.* 2007;33:1795-1799.

10. Lemola K, Yamada E, Jagasia D, Kerber RE.

A hand-carried personal ultrasound device for rapid evaluation of left ventricular function: use after limited echo training. *Echocardiography.* 2003;20:309–312.

11. Secko MA, Lazar JM, Salciccioli LA, Stone MB. Can junior emergency physicians use E-point septal separation to accurately estimate left ventricular function in acutely dyspneic patients? *Acad Emerg Med.* 2011;18(11):1223–1226.

12. Kimura BJ, Shaw DJ, Agan DL, et al. Value of a cardiovascular limited ultrasound examination using a hand-carried ultrasound device on clinical management in an outpatient medical clinic. *Am J Cardiol.* 2007;100:321–325.

13. Feigenbaum H, Armstrong WF, Ryan T *Feigenbaum's Echocardiography.* 6th ed. Philadelphia: Lippincott Williams & Wilkins.

14. Kimura BJ, Yogo N, O'Connell C, et al. A cardiopulmonary limited ultrasound examination for "quick-look" bedside application. *Am J Cardiol.* 2011;108(4):586–590.

15. Hrymak C, Liu S, Koulack J, et al. Embolus from probable takotsubo cardiomyopathy: a bedside diagnosis. *Can J Cardiol.* 2014;30:1732. e9–1732.e11.

16. Romero-Bermejo FJ, Ruiz-Bailen M, Gil-Cebrian J, et al. Sepsis-induced cardiomyopathy. *Curr Cardiol Rev.* 2011;7(3):163–183.

17. Platovsky A, Galen BT. Case file: point-of-care ultrasound should end the outdated practice of "marking for a tap". *POCUS J.* 2017;2(2):11–12.

第 16 章

右心室功能

James F. Fair III ■ Robert Arntfield

邹晓静　赵鑫 译 ■ 史源　尚游 校

关键点

- 床旁即时评估右心室的目的是确定因肺动脉压力升高或直接的右心室损伤引起的急性右心衰竭。
- 用床旁即时超声通过定性分析右心室大小、功能和室间隔动力学能迅速识别右心衰竭。
- 定量测量,包括三尖瓣环收缩期位移及右心室收缩压,可以用于客观评估对治疗的反应。

背景

历史上,左心室一直是血流动力学和心脏超声评估心脏的重点。最近,右心室功能的重要性已逐渐被重视,并发布了评估正常右心室的大小和功能的标准指南[1,2]。

评估右心室是诊断和治疗休克和呼吸衰竭的急危重症患者所必需的。应根据临床情况考虑导致右心衰竭的可能原因,是突发的肺动脉高压[如肺栓塞、机械通气、急性呼吸窘迫综合征(acute respiratory distress syndrome,ARDS)],还是原发性右心衰竭(如创伤、梗阻)。

在处理休克患者时,评估右心室功能及早期识别急性右心衰至关重要。除了指导正性肌力药物的应用和液体复苏外,右心室结构和功能对左心衰[3]、急性肺栓塞[4]、ARDS[5]和严重脓毒症[6]有预测价值。对于脓毒症休克患者,右心室大小可以指导液体复苏。如果给右心室功能不全伴室间隔弓形突出的患者容量负荷,可进一步使左心室充盈受损,减少左心室输出量,加剧休克状态[7]。

研究显示在循环衰竭疑似肺栓塞的患者中,高达 90% 由肺栓塞导致休克的患者其床旁即时心脏超声有右心衰竭特征[8]。对于确诊为肺栓塞而没有休克的患者,如果通过超声证实有右心衰竭征象,则严重不良事件的风险升高,包括持久的肺动脉高压。因此,右心室特征是疑似或确诊肺栓塞患者临床决策的重要影像学因素[9]。

对于呼吸衰竭的患者,床旁即时心脏超声可以诊断和评估肺动脉高压的严重性以指导机械通气的管理。例如,对于 ARDS 患者,不加选择地升高呼吸末正压(PEEP)会增加右心室后负荷,可能导致心输出量下降。心肺交互作用可能导致这种右心室功能受损的患者休克恶化。在滴定正压通气时,必须权衡肺泡复张和右心室后负荷增加之间的利弊。在高 PEEP 或高气道压机械通气时需特异性动态评估右心室大小和形态[10]。

解剖

右心室位于胸骨下中部分后面纵隔内，在左心室前面，右心室腔解剖上分为 3 部分：流入道（窦部）、流出道（漏斗部）和心尖。尽管心尖肌肉布满小梁，而右心室收缩功能主要依靠窦部和漏斗部（图 16.1 和图 16.2）。在心肌收缩期，流入道肌肉首先收缩，升高右心室压力，流出道肌肉伸展来调节压力和延长收缩。

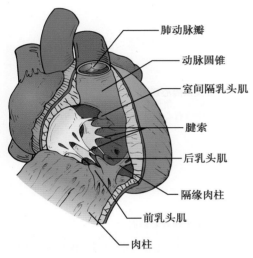

图 16.1　右心室的解剖

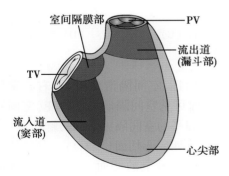

图 16.2　右心室的各个部分：流入道（窦部）、心尖和流出道（漏斗部）。PV，肺动脉瓣；TV，三尖瓣

右心室收缩复杂且分步进行。首先，有小梁的窦部纵向收缩，从心底到心尖的距离缩短。随后，右心室游离壁向室间隔放射状收缩，缩短心室腔的周长。最后，从左心室

底部和左心室心尖部的收缩扭转推动右心室同时收缩[11]。

右心室游离壁正常情况下比左心室游离壁薄，因为右心室将血液泵入肺血管，而肺血管的阻力比体循环低。正常的右心室腔大约为左心室腔的 2/3 大小。右心室在胸骨旁短轴切面呈新月形（图 16.3），而在心尖四腔心切面的冠状位呈三角形（图 16.4）[11]。

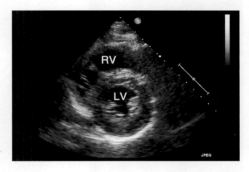

图 16.3　右心室形状。胸骨旁短轴切面新月形右心室。RV，右心室；LV，左心室

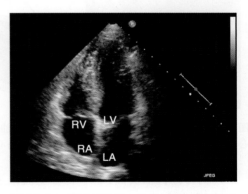

图 16.4　右心室形状。心尖四腔心正常三角形右心室。LA，左心房；LV，左心室；RA，右心房；RV，右心室

从常用切面评估右心室

用第 14 章讨论的标准超声心动图切面观察右心室最为直观，由于右心室结构和功能的复杂性，应从所有可以获得的心脏切面评估右心室。通过以下最常用的心脏切面判读右心室的大小和功能（图 16.5）：

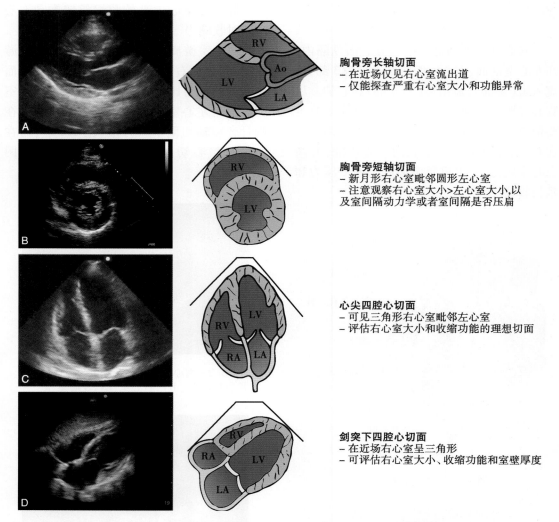

图 16.5　**右心室的标准切面。**（A）胸骨旁长轴。（B）胸骨旁短轴。（C）心尖四腔心。（D）剑突下四腔心。Ao，主动脉；LA，左心房；LV，左心室；RA，右心房；RV，右心室

　　1. 胸骨旁长轴切面：显示右心室流出道近端，在近场可见右心室游离壁（图 16.5A）。在正常心脏，右心室的大小与升主动脉和左心房大致相同（称为"三分法"）。该切面可以显示由于右心室输出少导致的左心室充盈不良（视频 16.1）。此切面可观察到右心室严重的大小或功能异常，但应结合其他切面共同证实，然后做出重要的临床决定。

　　2. 胸骨旁短轴切面（心室中段水平）：正常情况下，在该切面上新月形右心室毗邻圆形左心室。该切面通过直接与毗邻的左心室大小比较以评估右心室的相对大小（图

16.5B）。而且，室间隔清楚可见，右心室压力过负荷时可见室间隔动力学改变（室间隔"反弹"成扁平的室间隔见下面的解释）。

　　3. 心尖四腔心切面（A4C）：这是总体评估右心室信息最全的切面。当获得正确的轴位切面时，并列比较左右心室，能很容易判读右心室相对大小（图 16.5C）。室间隔可以被清楚地显示，从而可以判读室间隔的动力学。右心室的收缩功能通常是定性评估的，也可进行定量评估（见以下关于三尖瓣环收缩期位移的讨论）。在该切面适合评估与超声束平行的血流速度，分析三尖瓣多

普勒血流和测定肺动脉压力。

4. 剑突下四腔心（S4C）：在近场可见与肝脏毗邻的三角形右心室（图 16.5D）。同 A4C 切面相仿，在剑突下四腔心切面能够并列比较右心室和左心室大小和功能。尽管离轴成像是常见的缺陷，当不能获得 A4C 时，该切面对于评估右心室很有价值。由于右心室游离壁与超声束几乎垂直，该切面能相当好地显示右心室心内膜，因而非常适合评估右心室室壁厚度—有助于鉴别急性和慢性右心室病变。

右心室大小和功能的解读

急性循环功能不全或呼吸衰竭的患者通常进行床旁即时右心室评估，重点评估是否存在右心衰。急性右心衰通常是由右心室组织直接损伤或肺循环阻力突然升高（急性肺心病）引起。右心室组织直接损伤通常为心肌梗死或钝性创伤所致，而急性肺心病常见原因为大的肺栓塞、ARDS、严重低氧、代谢性紊乱或机械通气过高气道压力[12,13]。

除了急性右心衰竭，通过详细的右心室评估可能获得很多其他重要的诊断性结果，如三尖瓣反流严重程度的鉴定、右心室收缩压的测定和心内膜炎的评估，这些应用需要更细微的描述，需要额外的训练才能达到熟练程度。应该系统地进行右心室评估，来探查右心室负荷过重或衰竭的特异征象，以下描述的各种结果因患者的病因、病程急缓、生理状态和接受的治疗不同而有差异。

1. 右心室大小：右心室游离壁的肌肉组织相对较薄弱，在急性右心衰竭时心室腔容易扩张。确定右心室扩大最常用和实用的方法是直接与左心室进行并列比较。在心尖四腔心切面上评估右心室大小最为直观，但也可以通过剑突下四腔心切面观察。在心尖四腔心切面上应该调整探头以适当地显示右心室的游离侧壁，尽可能获得最大右心室腔宽度（图 16.6；视频 16.2 和视频 16.3）。在舒张末期，最常应用以下参数对右心室大小进行定性评估（图 16.7）：

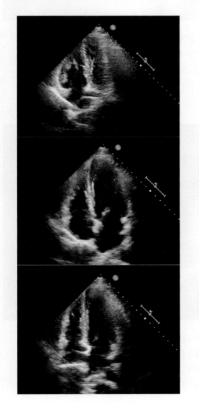

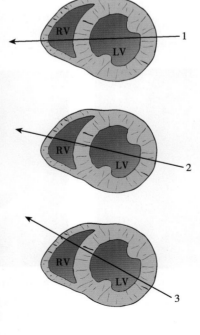

图 16.6　右心室离轴成像。最佳的心尖四腔心切面应在同一平面显示所有四个心腔且室间隔垂直于屏幕中间。评估右心室大小应将超声探头置于正中且平分左右心室（线 2）。如探头旋转超过心尖右心室成像会假性增大（线 1）或减小（线 3）。LV，左心室；RV，右心室

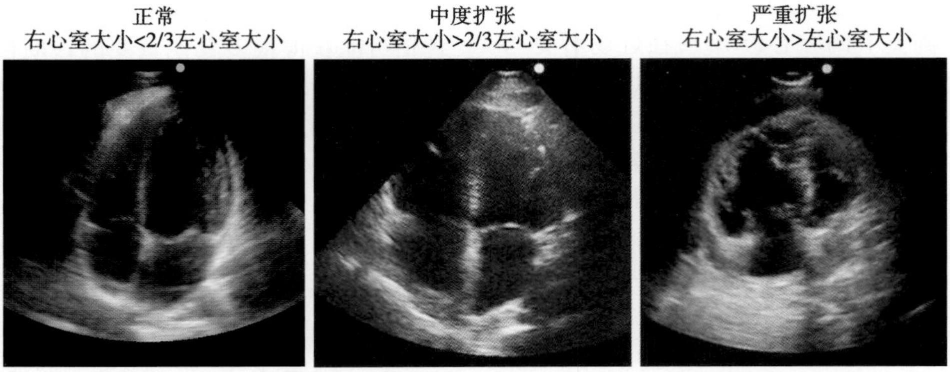

正常
右心室大小<2/3左心室大小

中度扩张
右心室大小>2/3左心室大小

严重扩张
右心室大小>左心室大小

图16.7 右心室扩张。从心尖四腔心切面上正常、中度扩张和严重扩张的右心室

a. 正常的右心室：<2/3 左心室
b. 中度扩张：右心室>2/3 左心室
c. 严重扩张：右心室>左心室[14]

另外一个重要的参数是在心尖鉴定优势腔室，右心室扩张时代替左心室在心尖变为优势腔室，这在心尖四腔心切面看得最清楚（图16.8；视频16.4）。随着右心室扩张，在短轴上右心室呈圆形（图16.9；视频16.5）；在心尖四腔心切面，右心室的扩张使右心室的形状从正常的三角形扭曲为椭圆形（图16.10；视频16.6）。

2. **右心室壁厚度**：在临床上区分急性右心衰（如大面积肺栓塞）和慢性右心衰（如慢性阻塞性肺疾病）通常对于诊断和治疗非常

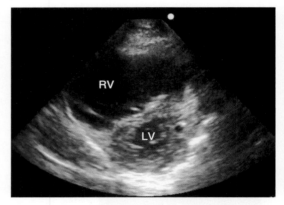

图16.9 **扩张的右心室**。在胸骨旁短轴切面示扩张的右心室呈圆形而不是新月形。LV，左心室；RV，右心室

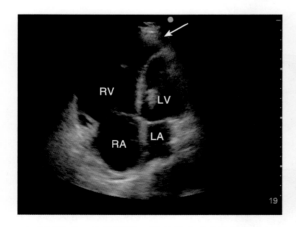

图16.8 **心尖优势**。增大的右心室（RV）在心尖四腔心切面取代左心室占据心尖（箭头指示右心室占据心尖）。LA，左心房；LV，左心室；RA，右心房；RV，右心室

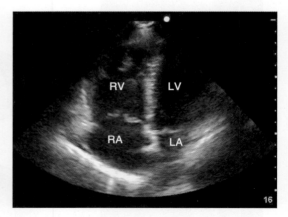

图16.10 **扩张的右心室**。在心尖四腔心切面扩张的右心室呈椭圆形而不是典型的三角形。RV，右心室；LV，左心室；RA，右心房；LA，左心房

重要。尽管,肺栓塞只能通过胸部 CT 血管造影或由心脏超声发现血栓来确诊,但右心室壁厚度可为慢性右心衰提供重要信息。随着右心室压力增加,右心室过度肥大和右心室壁厚度的增加表明这是个慢性过程。舒张末期剑突下四腔心切面是进行室壁厚度测量的最佳切面,要小心避开小梁。正常的右心室游离室壁厚度应该小于 5mm[1,15],右心室室壁厚度超过 1cm 强烈提示慢性病变(图 16.11;视频 16.7)。值得注意的是,即便存在慢性右心室病变也不能排除在慢性心衰基础上叠加急性病变。此外,右心室壁厚度急性增加可发生于 48h 内的急性肺动脉阻力增加(例如急性肺栓塞),此时,超声心动图无法鉴别急、慢性过程。因而,评估右心室壁厚度可能最有助于诊断右心衰竭且室壁厚度正常(<5mm)患者的急性过程。

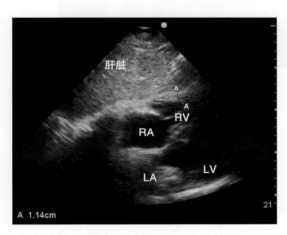

图 16.11　右心室肥厚。 一个慢性肺动脉高压患者,剑突下四腔心切面舒张末期右心室壁厚度增加(1.1cm)。RV,右心室;LV,左心室;RA,右心房;LA,左心房

3. **室间隔:**室间隔的形状和运动提供了关于右心室压力的重要信息。室间隔在胸骨旁短轴切面和心尖四腔心切面看得最清楚。正常情况下,左心室为圆形,在收缩期和舒张期室间隔凹面朝向左心室心腔(图 16.12A;视频 8)。当右心室压力升高,可见

室间隔变得扁平并被推向左心室。室间隔扁平提示在心动周期的某一刻右心室压力高于左心室压力。这一现象可发生于收缩期和/或舒张期。室间隔扁平常常见于舒张期,因为只有慢性严重肺动脉高压才能产生较高压力,使得室间隔在收缩期表现为扁平。舒张期室间隔扁平称为室间隔矛盾运动,可见室间隔反弹(视频 16.9 和视频 16.10)。进行性增高的压力导致在整个心动周期中右心室压力高于左心室,因此,室间隔表现为扁平[16]。从胸骨旁短轴尤其容易辨别,正常圆形左心室变为"D"字形(图 16.12B;视频 16.11)。

4. **右心室收缩功能:**与较新的三维或 MRI 技术相比,二维超声心动图方法评估右心室收缩功能仍相对粗糙[17]。与左心室放射状向心性收缩不同,右心室是从心底到心尖纵向垂直收缩(图 16.13;视频 16.12)。通过检查右心室游离壁和三尖瓣环的动力学来评估右心室收缩功能,心尖四腔心切面或剑突下四腔心切面是最佳观察切面。与评估左心室收缩功能相似,常规应用定性的方法床旁评估右心室收缩功能。用基于主观的目测方法将右心室收缩功能分级为正常或收缩功能轻度(视频 16.13)、中度(视频 16.14)或重度(视频 16.15 和视频 16.16)降低。

尽管没有公认的评估右心室收缩功能的定量方法,三尖瓣环收缩期位移(TAPSE)由于简易快速,是目前应用最广泛的方法。TAPSE 从心尖四腔心测量外侧三尖瓣环收缩期的最大纵向位移,随着右心室收缩功能减低,可见三尖瓣环位移减弱。通常用 M 模式测量 TAPSE,测量线对准外侧三尖瓣环,在时间-运动图像上测量三尖瓣位移距离(图 16.14)。TAPSE 的正常范围在 22~24mm,右心室收缩功能降低定义为 TAPSE 低于 17mm[1,2]。虽然,TAPSE 并非在所有病例的右心室评估中所必需,但其测量简易,可用于血流动力学干预后评估效果以及用于肺栓塞的急性右心衰的预后评估[18]。

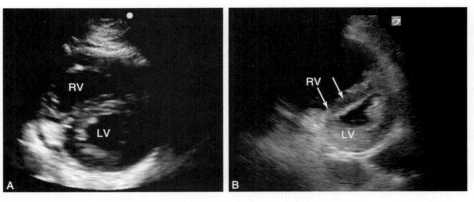

图 16.12　室间隔。在胸骨旁短轴切面比较正常的室间隔（A）和右心衰竭患者扁平的室间隔弓形突向左心室（B）。LV，左心室；RV，右心室

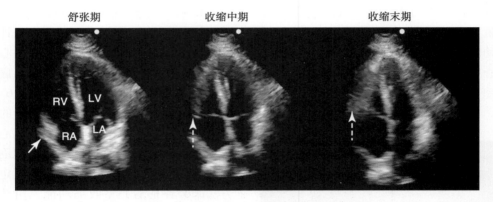

| 舒张期 | 收缩中期 | 收缩末期 |

图 16.13　右心室收缩功能。在心尖四腔心切面示三尖瓣环在收缩期向心尖纵向运动（箭头）。LA，左心房；LV，左心室；RA，右心房；RV，右心室

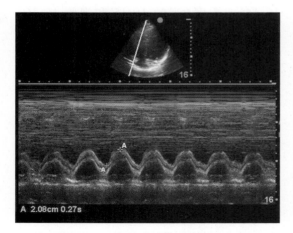

图 16.14　三尖瓣环收缩期位移（TAPSE）。在心尖四腔心切面运用 M 模式测量三尖瓣环收缩期位移（TAPSE），重复的锯齿形代表三尖瓣环的收缩运动，TAPSE 是毫米量度（本例为 20mm）

5. 评估肺动脉压：明确肺动脉高压的存在和程度可以为整体右心功能评估提供重要信息。右心室后负荷增加可能是急性生理过程（例如大面积肺栓塞），慢性过程（如 COPD 或睡眠暂停）或由于原发性肺血管病变（如特发性肺动脉高压）。通过超声心动图测量右心室收缩压（RVSP）计算肺动脉压力是目前使用的最普遍的方法。尽管需要使用频谱多普勒技术，即便右心导管是金标准，但超声由于其无创性、可重复性以及可评估对治疗的反应性仍被广泛使用。RVSP 可以指导 ICU 患者右心室后负荷管理，对于肺动脉高压患者指导机械通气参数设置和血管舒张药的使用剂量。

根据公式测量右心室收缩压分两步：
RVSP＝［右心室（RV）与右心房（RA）间压力

梯度（PG）]+RA 压。第一，计算 RV-RA PG。需用彩色多普勒测量最大三尖瓣反流,通常在 A4C 声窗进行。将采样线置于三尖瓣反流处,连续采集反流频谱（图 16.15;视频 16.17）。测量三尖瓣反流峰流速,超声利用改良 Bernoulli 方程（压力 = $4V^2$）自动计算 PG。第二,评估 RA 压,RA 压加上 PG。自主呼吸患者,RA 压通过下腔静脉（IVC）直径评估。如果 IVC 宽度>2.1cm 且塌陷率<50%,RA 压较高,一般为 15mmHg。（视频 16.18）如果 IVC 直径<2.1cm 且塌陷率>50%,RA 压较低,一般为 3mmHg。（视频 16.19）如果介于两者之间,一般 RA 压为 8mmHg[19]。对于正压通气患者,

IVC 直径与 RA 压力呈线性相关,但是 IVC 的呼吸变异度极小[20]。实际上,除非 IVC<1cm,一般在机械通气时 RA 压范围在 10~20mmHg。

评估 RV 时其他常见的发现包括留置导管和起搏器或植入式除颤器的导联（图 16.16;视频 16.20）。RV 的可视化评估有助于紧急情况下引导放置肺动脉导管或临时起搏器（视频 16.21）。

与左心室相比,右心室有密集的小梁。表现为肌肉密度增加,包括叫作节制索的突出线性结构,是右心室心尖的正常表现,不应该误以为是病理表现。表 16.1 总结了右心室评估的表现和注意事项。

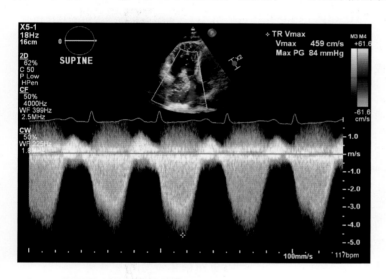

图 16.15 测量三尖瓣反流。连续多普勒波普显示峰流速和压力梯度

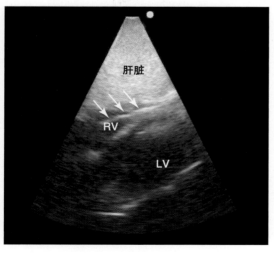

图 16.16 起搏器。剑突下声窗可见右心室内高回声起搏线（箭头）。LV,左心室;RV,右心室

表 16.1　右心室评估的总结

特征	RV 衰竭表现	最佳切面	注意事项
RV 大小	RV>2/3LV 大小(中度扩张) RV>LV 大小且心尖以 RV 为主(严重扩张)	心尖四腔心或剑突下四腔心	离轴成像可能低估 RV 大小(图 16.6)
RV 形状	新月形(短轴切面)和三角形(四腔心切面)消失	胸骨旁短轴 心尖四腔心或剑突下四腔心	离轴成像可能得到含糊的结果
RV 室壁厚度	急性衰竭通常<0.5cm 慢性衰竭可能会>1cm	剑突下四腔心	不能排除慢性右心衰急性加重 避免测量小梁
室间隔	室间隔矛盾运动(轻度) 室间隔压扁(中度到重度)	胸骨旁短轴	室间隔矛盾运动不是 RV 衰竭所特有 离轴成像可能误以为是压扁室间隔的表现
RV 收缩功能	RV 纵向收缩减弱或 TAPSE<17mm	心尖四腔心或剑突下四腔心	RV 游离壁普遍成像差
RV 收缩压	异常>35mmHg,但衰竭时可能下降	心尖四腔心	与血流方向不平行会低估反流速度

TAPSE,三尖瓣收缩期位移;RV,右心室;LV,左心室。

要点和误区

- 右心室由于位于胸骨后,可能难以成像,当胸骨旁或心尖声窗难以获取时,剑突下声窗是非常好的选择。
- 新月形、三角形右心室不同于圆形、卵圆形左心室。右心室包绕左心室,任何平面对于右心室的离轴成像可能导致右心室假性增大或变小。通常在评估右心室大小或功能前通过倾斜探头或扇形扫描以采集最大右心室直径。

- 机械通气时,高气道压尤其是过高的 PEEP 可能会加重或者诱导右心衰竭。
- 右心衰竭患者,如室壁厚度<0.5cm,则右心室功能不全可能为急性。
- 明显的三尖瓣反流时,将采样线与连续多普勒反流频谱平行,可准确评估右心室收缩压。
- 如果休克患者合并急性右心衰竭时,可通过超声评估液体复苏,正性肌力药,利尿剂哪一项是最恰当的临床管理办法。

病例 16.1

病情介绍

　　一名既往健康的 62 岁男性患者,1 天前出现呼吸困难和轻微咳嗽至急诊就诊。生命体征显示低氧血症和心动过速。行便携式胸部 X 线片考虑为"轻症肺炎"。开始使用抗生素,但患者病情恶化,需要无创机械通气治疗。不久后,患者出现低血压,并被认为是由于肺部感染而出现脓毒症休克。行床旁即时心脏超声检查以指导复苏。

超声发现

　　床旁即时心脏超声检查有以下发现。心尖四腔切面(视频 16.22)显示严重右心室功能障碍。严重的右心室扩张,McConnell 征,右心室游离壁收缩减弱伴右心室尖端高动力。存在三尖瓣反流,由连续多普勒测得的流速表明压力梯度升高(图 16.17)。下腔静脉长轴切面(视频 16.23)显示一个低回声血栓横贯右心房。

病例解析

　　患者急性失代偿期的鉴别诊断立即转为肺栓塞,胸部 CT 扫描证实了疑似的大面积肺栓塞。根据指南进行溶栓治疗,患者的症状和气体交换异常迅速改善。使用床旁即时心脏超声进行监测。心尖和剑突下四腔心视图显示右心室大小和功能恢复正常(视频 16.24 和视频 16.25)。

　　对于急性肺栓塞患者,床旁即时心脏超声可以快速发现右心室功能障碍,并指导溶栓治疗的决策。由于急性右心室功能障碍和 McConnell 征并非急性肺栓塞的特异性表现,因此需要进行胸部 CT 扫描以明确诊断急性肺栓塞。然而,特别是对于病情不稳定的患者,发现右侧循环系统血栓可明确溶栓指征。

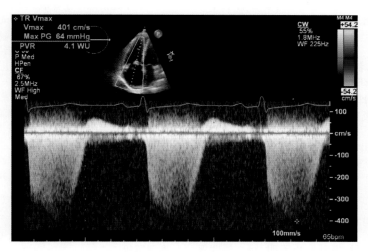

图 16.17　三尖瓣反流速度。测量三尖瓣反流峰值流速,压力梯度 64,表明右心室收缩压明显升高

病例 16.2

病情介绍

一名 58 岁男性患者因重症胰腺炎并发急性呼吸窘迫综合征（ARDS）入重症监护病房进行治疗，机械通气时有更高氧气需求。根据目前指南予以高水平 PEEP 进行治疗。患者氧合稳定，但血流动力学恶化，立即予以床旁即时心脏超声检查。

超声发现

床旁即时心脏超声显示胸骨旁长轴切面下右心室流出道呈圆形扩大，左心室收缩功能保持不变（视频 16.26）。由于胸骨旁长轴切面不足以评估右心室，因此取胸骨旁短轴切面（视频 16.27）和剑突下切面（视频 16.28）。两个切面均显示右心室中度增大，右心室收缩功能降低伴室间隔扁

平。结果表明急性肺心病是由于急性呼吸窘迫综合征（缺氧性血管收缩）和高水平的 PEEP 所致。

病例解析

超声检查结果表明高的呼吸机压力引起急性右心衰竭，并导致低血压。因此，降低 PEEP 可使右心室压力减轻和肺血流增加而改善氧合。

虽然增加 PEEP 可以改善氧合，但逐渐增加的平均气道压力会增加右心室后负荷，从而导致右心功能衰竭。在进行 PEEP 滴定和处理高气道平台压（>30cmH$_2$O）的患者时，监测右心室大小和功能可以帮助早期识别并通过调整呼吸机设置进行右心室压力的管理。

病例 16.3

病例介绍

67 岁女性，既往有糖尿病、高血压、肥胖和睡眠呼吸暂停病史，因呼吸困难到急诊科就诊。测体温 38.5℃，血压 145/90mmHg，呼吸频率 30 次/min，心率 120 次/min，无重复吸收面罩（15L/min）条件下血氧饱和度 87%。胸部 X 线片显示右下叶肺炎，由于缺氧和呼吸做功增加，予以气管插管进行机械通气治疗。

超声发现

在插管后患者的血氧饱和度升高到 94%（在 FiO$_2$ 为 100%，PEEP 为 12cmH$_2$O 条件下），但患者血压下降。床旁即时心脏超声检查评估低血压原因，本以为是肺炎所致脓毒症休克，并计划进一步液体复苏。然而，胸骨旁长轴切面（视频 16.29）显示右心室流出道（RVOT）扩张，而不是低血容量导致的右心室充盈不足，且由心尖四腔切面

（视频 16.30）证实右心室扩张伴收缩功能下降，三尖瓣环收缩期位移（TAPSE）为 14mm（图 16.18）。此外，下腔静脉（IVC）宽大，无呼吸变异（图 16.19）。

病例解析

基于此信息停止补液。予以肾上腺素维持血压，三尖瓣环收缩期位移从 14mm 增加到 21mm（图 16.20）。患者在重症监护病房随着肺炎缓解逐渐稳定。进一步检查确定患者有潜在的肺动脉高压，由于不愿使用持续气道正压（CPAP）进行睡眠呼吸暂停的治疗。

未确诊的慢性肺动脉高压患者，通常是由于睡眠呼吸暂停引起的，由于正压通气增加右心室后负荷引起右心功能衰竭，插管后可迅速出现低血压。肺动脉高压患者具有复杂的心肺生理功能，最好采用床旁即时心脏超声检查指导治疗。

病例 16.4

病例介绍

一名 58 岁男性，既往病史不明，因心搏骤停被送往急诊科。他妻子在家看到患者倒地，呼叫急救中心，并开始行心肺复苏术。当急救中心到达时，发现患者始动节律为无脉冲电活动，插管并送往急诊室。

超声发现

到达时，患者接受持续的胸部按压。在第一次脉搏检查时，床旁即时超声检查显示右心室扩张伴收缩功能严重下降，三尖瓣环收缩期位移为 10mm（视频 16.31）。考虑到心脏有节律性的收缩，患者血压测得 73/40mmHg，下腔静脉扩张，无呼吸变异（视频 16.32），根据病史和超声检查结

果，急性肺栓塞和心肌梗死是最可能的两个诊断。

病例解析

患者开始使用肾上腺素，血压有所改善，但病情太不稳定而无法进行胸部 CT 扫描。心电图排除了 ST 段抬高心肌梗死。患者被送至介入科进行导管导向取栓术。大的双侧近端肺栓塞被取出，患者被送到重症监护病房继续使用肝素治疗。

床旁即时心脏超声可以发现潜在的可逆性心脏停搏的原因，包括由大面积肺栓塞或心肌梗死引起的急性右心功能衰竭。如果临床情况高度提示急性肺栓塞导致心脏停搏，那么无论是静脉还是导管导向的使用溶栓剂，都可能挽救生命。

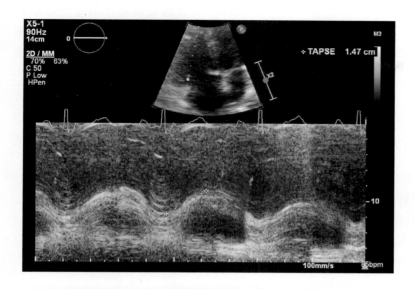

图 16. 18　三尖瓣环收缩期位移减少。三尖瓣环收缩期位移 14mm 表明右心室收缩功能受损

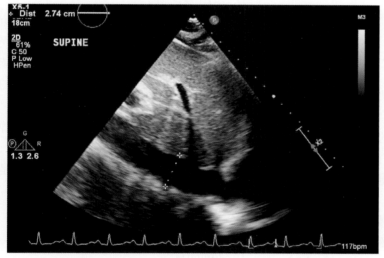

图 16. 19　扩张的下腔静脉（IVC）。下腔静脉扩张大于 2. 1cm

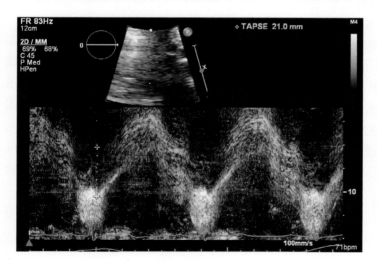

图 16. 20　三尖瓣环收缩期位移改善。三尖瓣环收缩期位移测量值 21mm 在正常范围内，表明干预治疗后右心室收缩功能改善

复习题

1. 以下哪种异常可以通过此图像（视频 16.33）明确诊断？

    A. 右心室扩张

    B. 右心室收缩力下降

    C. 右心室壁厚度增加

    D. 以上均不能

   答案：D。胸骨旁长轴视图只能提供有限的右心室大小和功能的数据，因为右心室环绕左心室，所以只能看到右心室流出道的一部分。胸骨旁长轴切面右心室发现需用更完整的右心室切面（例如心尖四腔或剑突下四腔）证实。

2. 以下关于右心室图像采集的陈述中哪一项是正确的？

    A. 右心室壁厚度通常从心尖四腔切面测量

    B. 用多普勒超声评估三尖瓣反流最好从心尖四腔切面进行

    C. 右心室：左心室大小的相对比较不能在剑突下四腔切面进行

    D. 三尖瓣环收缩期位移通常从剑突下四腔切面测量

   答案：B。由于多普勒信号与反流方向相对平行，所以心尖四腔切面可以提供最精确的三尖瓣反流流速测量。右心室壁厚度最精确测量从剑突下四腔切面进行，在该超声图像的近场，右心室游离壁与肝脏相邻。右心室与左心室大小的相对比较最好从心尖四腔切面进行，但当心尖切面不理想时也可以从剑突下四腔切面进行。

3. 从以下哪一种超声心动图中最容易看出由于右心室压力增加而导致的室间隔扁平？

    A. 胸骨旁长轴

    B. 胸骨旁短轴

    C. 心尖四腔

    D. 剑突下四腔

答案：B。胸骨旁短轴是评估室间隔动力学的一个很好的切面，因为室间隔相对于右心室和左心室的运动可以很好地显示出来。从胸骨旁短轴切面左室中段水平可以很好地观察到室间隔扁平，乳头肌可以帮助定位左室中段。从二尖瓣水平的胸骨旁短轴切面来看，由于心脏底部的室间隔栓系，可能会忽视室间隔扁平。

4. 建议使用哪种超声模式来测量三尖瓣反流的峰值流速？

    A. 脉冲多普勒

    B. 连续多普勒

    C. 彩色多普勒

    D. 组织多普勒

答案：B。连续多普勒是测量三尖瓣反流峰值速度的首选模式，因为它可以测量光标线上任何地方的最高速度。而且，连续多普勒可以测量比脉冲多普勒更高的速度。

5. 如果三尖瓣反流（图 16.21）合并下腔静脉直径大于 2.1cm 且无任何呼吸变异度，那么该患者的肺动脉收缩压估计值是多少？

    A. 39mmHg

    B. 58mmHg

    C. 74mmHg

    D. 93mmHg

答：D。从图像中我们可以看到右心室和右心房之间的梯度是 78mmHg。为了获得右心室收缩压，必须将估算的右心房压力加到该梯度上。根据美国超声心动图学会指南，如果下腔静脉扩张超过 2.1cm，并且塌陷率小于 50%，则测得的三尖瓣反流压力梯度将增加 15mmHg，估计肺动脉收缩压为 93mmHg。

6. 超声心动图检查结果对肺栓塞有明确的诊断价值吗？选择所有适用的选项。

    A. McConnel 征

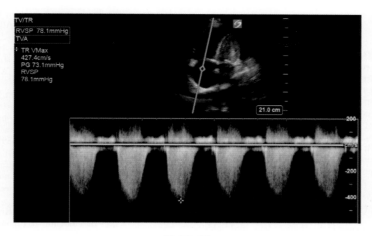

图 16.21

B. 右心室扩张

C. 三尖瓣环收缩期位移减低

D. 右心室移行性血栓

答案:D。只有右心室移行性血栓可以在超声心动图上明确地诊断肺栓塞,并且可以证明使用溶栓药物的合理性,尤其是在病情不稳定的患者中。虽然其他超声心动图的发现可以在急性肺栓塞时看到,但没有一个是肺栓塞的特异性征象。然而,这些发现可高度提示急性肺栓塞,并可在适当的临床环境下引导治疗的启动。

7. 三尖瓣环收缩期位移测量对评估右心室(图16.22)有何提示? 选择所有适用的选项。

A. 右心室扩张

B. 右心室收缩功能降低

C. 被评估的右心室收缩压升高

D. 右心室大小正常

答案:B。此图像显示三尖瓣环收缩期位移为 13mm,由于三尖瓣环收缩期位移小于 17mm 被认为是异常的,该患者很可能右心室收缩功能受损。三尖瓣环收缩期位移不测量右心室大小,也不估计右心室收缩压。

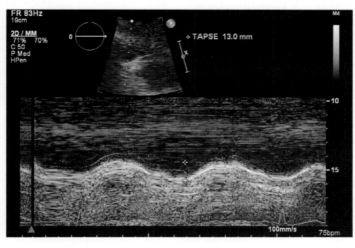

图 16.22

参考文献

1. Rudski LG, Lai WW, Afilalo J, et al. Guidelines for the echocardiographic assessment of the right heart in adults: a report from the American society of echocardiography endorsed by the European association of echocardiography, a registered branch of the European society of cardiology, and the Canadian society of echocardiography. *J Am Soc Echocardiogr.* 2010;23:685.

2. Lang RM, Badano LP, Mor-Avi V, et al. Recommendations for cardiac chamber quantification by echocardiography in adults: an update from the American society of echocardiography and the European association of cardiovascular imaging. *J Am Soc Echocardiogr.* 2015;28:1–39. e14.

3. Ghio S, Gavazzi A. Independent and additive prognostic value of right ventricular systolic function and pulmonary artery pressure in patients with chronic heart failure. *J Am Coll Cardiol.* 2001;37(1):183–188. doi:10.1016/S0735-1097(00)01102-5.

4. Torbicki A, Perrier A, Konstantinides S, et al. Guidelines on the diagnosis and management of acute pulmonary embolism: the task force for the diagnosis and management of acute pulmonary embolism of the European society of cardiology. *Eur Heart J.* 2008;29:2276–2315.

5. Osman D, Monnet X, Castelain V, et al. Incidence and prognostic value of right ventricular failure in acute respiratory distress syndrome. *Intensive Care Med.* 2009;35:69–76. doi:10.1007/s00134-008-1307-1.

6. Kimchi A, Ellrodt AG, Berman DS, et al. Right ventricular performance in septic shock: a combined radionuclide and hemodynamic study. *J Am Coll Cardiol.* 1984;4:945–951.

7. De Groote P, Millaire A, Foucher-Hossein C, et al. Right ventricular ejection fraction is an independent predictor of survival in patients with moderate heart failure. *J Am Coll Cardiol.* 1998;32:948–954.

8. Mansencal N, Redheuil A, Joseph T, et al. Use of transthoracic echocardiography combined with venous ultrasonography in patients with pulmonary embolism. *Int J Cardiol.* 2004;96(1):59–63.

9. Weekes AJ, Johnson AK, Troha D, et al. Prognostic value of right ventricular dysfunction markers for serious adverse events in acute normotensive pulmonary embolism. *J Emerg Med.* 2016;doi:S0736-4679(16)30713-2.

10. Vieillard-Baron A, Schmitt JM, Augarde R, et al. Acute cor pulmonale in ARDS. *J Crit Care Med.* 2001;29(8):1551–1555.

11. Jiang L. Right ventricle. In: Weyman AE, ed. *Principle and Practice of Echocardiography.* Baltimore, MD: Lippincott Williams & Wilkins; 1994:901–921.

12. Vieillard-Baron A, Schmitt JM, Augarde R, et al. Acute cor pulmonale in acute respiratory distress syndrome submitted to protective ventilation: incidence, clinical implications, and prognosis. *Crit Care Med.* 2001;29:1551–1555.

13. Jardin F, Vieillard-Baron A. Right ventricular function and positive pressure ventilation in clinical pratice: from hemodynamic subsets to respirator settings. *Intensive Care Med.* 2003;29:1426–1434.

14. Lai WW, Gauvreau K, Rivera ES, et al. Accuracy of guideline recommendations for two-dimensional quantification of the right ventricle by echocardiography. *Int J Cardiovasc Imaging.* 2008;24:691–698.

15. Matsukubo H, Matsuura T, Endo N, Asayama J, Watanabe T. Echocardiographic measurement of right ventricular wall thickness. A new application of subxiphoid echocardiography. *Circulation.* 1977;56:278–284.

16. Louie EK, Rich S, Levitsky S, Brundage BH. Doppler echocardiographic demonstration of the differential effects of right ventricular pressure and volume overload on left ventricular geometry and filling. *J Am Coll Cardiol.* 1992;19:84–90.

17. Haddad F, Hunt SA, Rosenthal DN, Murphy DJ. Right ventricular function in cardiovascular disease, part i: anatomy, physiology, aging, and functional assessment of the right ventricle. *Circulation.* 2008;117:1436–1448.

18. Lobo JL, Holley A, Tapson V, et al. Prognostic significance of tricuspid annular displacement in normotensive patients with acute symptomatic pulmonary embolism. *J Thromb Haemost.* 2014;12(7):1020–1027.

19. Bossone E, D'Andrea A, D'Alto M, et al. Echocardiography in pulmonary arterial hypertension: from diagnosis to prognosis. *J Am Soc Echocardiog.* 2013;26(1):1–14.

20. Bendjelid K, Romand JA, Walder B, Suter PM, Fournier G. Correlation between measured inferior vena cava diameter and right atrial pressure depends on the echocardiographic method used in patients who are mechanically ventilated. *J Am Soc Echocardiogr.* 2002;15(9):944–949.

第17章

下腔静脉

Matthew D. Tyler ■ Robert Arntfield ■ Aviral Roy ■ Haney Mallemat
侯果 译 ■ 余追 校

关键点

- 床旁即时超声使下腔静脉可视化变得非常容易,结合心脏和肺超声结果,还能指导液体管理。
- 正确判读下腔静脉的变化需要对血流动力学和呼吸生理的透彻理解。
- 心脏压塞的患者表现为下腔静脉淤血、扩张。因此,心包积液的患者如果没有这两种表现,可以迅速排除心脏压塞。

背景

床旁即时超声通过探查下腔静脉,能迅速、无创地判断右心房压。在某些情况下,可以评估容量状态和容量反应性。短期重点培训后能掌握图像的采集和解读,各种培训方案也已被证明对来自不同医学专业的检查者有效[1]。尽管图像采集相对容易,但对下腔静脉

检查结果的判读是有细微差别的,需要充分认识其用途和局限性,并整合其他的临床数据。

正常解剖

下腔静脉位于主动脉右侧,从腹膜后间隙经肝脏和膈肌与右心房相连(图 17.1)。从剑突下心脏声窗探查,下腔静脉看起来像

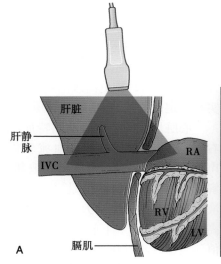
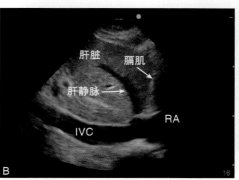

图 17.1 下腔静脉(IVC)解剖。从剑突下声窗可见下腔静脉长轴切面(A)和图像(B)将右心房、膈肌和肝脏平分。LV,左心室;RA,右心房;RV,右心室

175

是一根薄壁、宽大的肝内血管。正常情况下血管的直径呈现典型的呼吸时相变异性（视频17.1）。下腔静脉属于容量血管，因而对胸腔内压和腹腔内压的变化非常敏感。在自主呼吸的患者，吸气时胸腔内压力变为负值，可以观察到下腔静脉直径会随之减小。而在被动接受正压通气的患者，随着一次呼吸机送气，胸腔内压力增加，下腔静脉直径增加（图17.2和图17.3）。某些情况下如慢性肺动脉高压、右心功能不全、三尖瓣反流等可改变下腔静脉的正常大小和呼吸时相变异性[2,3]。此外，下腔静脉的大小也会受到非心脏因素的影响，包括内脏循环的静脉回心血量，呼吸时膈肌的运动，以及腹腔内压的升高[4,5]。

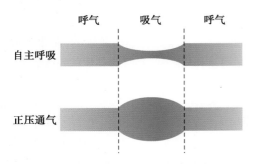

图17.2　下腔静脉的呼吸时相变异性。吸气时，下腔静脉随自主吸气而塌陷，随被动正压通气而扩张

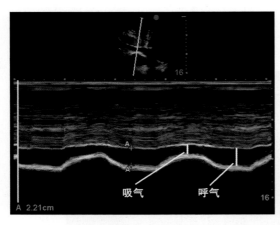

图17.3　M型超声图像下下腔静脉呼吸变异性。自主呼吸的患者，使用M型超声图像可以看到下腔静脉正常的呼吸变异

适应证和应用

下腔静脉超声检查最常见的临床适应证见表17.1。

表17.1　下腔静脉超声检查的适应证

适应证	注意点
CVP	自主呼吸患者近似值
心包积液	不扩张的下腔静脉能排除心脏压塞
右心衰竭	肺心病和严重的三尖瓣反流均可见下腔静脉扩张 不能用下腔静脉推测CVP或容量反应性
血管内装置的位置	确定静脉装置的正确位置，包括体外膜氧合导管位置和经股静脉起搏电极的位置
容量反应性	实用性有限

CVP，中心静脉压。

下腔静脉超声传统上被用于指导低血压患者复苏时的液体管理决策[6-8]。具体地说，在呼吸周期中，下腔静脉的最大直径和塌陷程度可能会影响临床医生是否补液的决定。尽管这种做法被广泛应用，但是文献中关于这些技术的精确性和普遍性仍存在相互矛盾的证据（见后文"图像判读"部分）。

下腔静脉超声可以用来估算中心静脉压（CVP）[9,10]。尽管临床上经常使用这项技术，但并不能证明CVP能够预测容量反应性[11]。但CVP在更高级的超声心动图中确实有一定的价值，包括肺动脉压的估测。

心脏压塞的超声心动图特征（右心房和右心室塌陷、频谱多普勒血流变化、M型超声技术）需要经验以准确地获取超声图像和解读（见第18章）。但是，由于环形心包积液引起显著的血流动力学变化，导致CVP升高，在这种情况下下腔静脉评估有很大的价值。当出现心脏压塞时，下腔静脉扩张并充盈。如果下腔静脉在呼吸周期中塌陷，则可排除心脏压塞[12]。

下腔静脉的大小和可塌陷性也可能指导那些进行血液透析或急性失代偿心衰的患者清除液体量。下腔静脉的检查结果可能有助于确定液体清除是否充分，可以作为患者干体重以外的一个有用的辅助指标[13-17]。

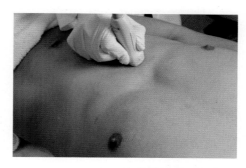

图 17.4　剑突下下腔静脉长轴切面的探头位置。探头标记指向头侧以获得剑突下下腔静脉的长轴图像

图像采集

对于成人，任何低频探头都可以用来显示下腔静脉，如相控阵、凸阵或微凸探头。而相控阵探头是最常用的。这里介绍已有的两种下腔静脉成像的技术方法。

1. 剑突下心脏声窗

基于其可靠性和可重复性，我们推荐剑突下声窗在右心房交界处显示下腔静脉的长轴切面（见第 14 章）[18,19]。将相控阵探头放在剑突下声窗，探头标记指向患者头部（图 17.4）。确保下腔静脉清晰可见的技巧是，以右心房为焦点从剑突下四腔心切面开始，逆时针旋转探头，使超声束和下腔静脉走行一致。理想的下腔静脉长轴切面应同时显示下腔静脉进入右心房，一段肝静脉汇入下腔静脉。鉴别右心房-下腔静脉交界处和肝静脉有助于避免将邻近的腹主动脉误判为下腔静脉（视频 17.2）。向中间倾斜探头能显示搏动的厚壁的腹主动脉（视频 17.3）。必须使探头位于长轴的中心，来纵向显示下腔静脉，以准确评估真实的直径和易塌陷性。离轴成像产生血管的斜行切面视图，会导致测得的直径小于实际值，叫作"滚轴效应"（图 17.5）。一旦获取了右心房-下腔静脉交界处的下腔静脉长轴切面，应该通过倾斜和旋转探头进行细微调整，捕获真实的直径。

2. 经肝脏的冠状位切面

当剑突下切面不能显示下腔静脉时（如妊娠、术后伤口、医用敷料、肠管气体或患者不适），肝实质提供了很好的声窗可显示下腔静脉。将探头放在腋中线，探头标记朝向头部。向后（也就是使超声束向后）倾斜探头，捕获下腔静脉通过肝脏和膈肌的长轴切面。该切面可见主动脉位于下腔静脉的深处

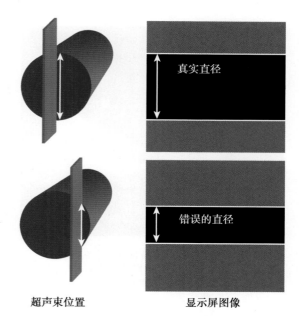

真实直径

错误的直径

超声束位置　　　　　　　显示屏图像

图 17.5　滚轴效应。离轴成像会错误地使下腔静脉直径变窄（滚轴效应），在任何圆柱形结构都能看到这种现象

（图 17.6 和图 17.7；视频 17.4 和视频 17.5）。

为了定量测量下腔静脉直径及其随呼吸的变化，需要冻结图像，测量离右心房和下腔静脉交界处大约 2cm 的静脉长轴垂直直径[20]。该位置已被证明具有良好的可靠性和可重复性[21]。一旦测量出最大直径，可以用放映功能逐帧滚动，找到相同呼吸周期内的最小直径。M 型超声也可用于跟踪呼吸周期内下腔静脉直径的变化（图 17.8）。确保 M 型超声采集平面垂直于下腔静脉，避免错误地增加下腔静脉的直径。

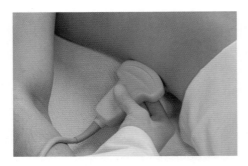

图 17.6　下腔静脉经肝切面的探头位置。
探头标记点指向头侧,在腋中线可获得下腔
静脉的经肝冠状切面。可以使用相控阵或
凸阵探头(如图所示)

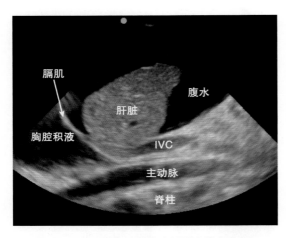

图 17.7　经肝的下腔静脉(IVC)纵向切面。
在伴有腹水和右侧胸腔积液的患者中,可以
看到下腔静脉、主动脉和脊柱在硬化肝脏的
深处。注:此病例采用了影像学常规(屏幕
标记在左侧)

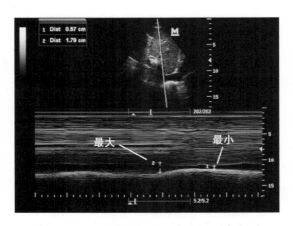

图 17.8　下腔静脉的呼吸变异性。自主呼
吸患者下腔静脉的 M 型超声图像显示呼吸
变异性,最大和最小直径均使用测量器测量

图像分析

对下腔静脉大小和易塌陷性的判读一
定要结合临床。下腔静脉超声能解决四个
最常见的临床问题是:
1. 容量反应性
2. 心脏压塞
3. 中心静脉压评估
4. 血管内装置的放置

容量反应性

当评估容量反应性时,需要考虑患者的
呼吸模式。主要分为:
1. 自主通气——自主呼吸,有或者没有
使用有创或无创的呼吸机支持。
2. 被动通气——机械通气,没有自主呼
吸做功。

自主通气

对于自主呼吸患者,利用下腔静脉来评
估前负荷反应性存在相当大的不确定性。
一些小样本研究认为,尽管准确性不高,测
量下腔静脉指数(最大直径-最小直径/最大
直径)、下腔静脉最大直径或下腔静脉最小
直径可用于确定患者是否具有容量反应
性[1,22-26]。然而,也有部分研究表明下腔静
脉直径的变化与容量反应性之间没有相关
性,不应将其单独用于自主呼吸的患者(图
17.9)[27-33]。

考虑到文献里相互矛盾的数据,对于是
否推荐某个下腔静脉超声所获得的塌陷百
分比阈值作为冲击式补液,以增加心输出量
并没有达成共识。相反,许多专家认为,单
独用下腔静脉直径的极值有助于指导液体
管理;然而,影响心输出量的各种变量的异
质性使得验证这一假设的高质量研究具有
挑战性。因此,作者认为,在休克状态下,几
乎完全塌陷或下腔静脉细小(<1cm)提示前
负荷敏感,但应结合其他临床资料和心肺超
声检查结果,综合评估。

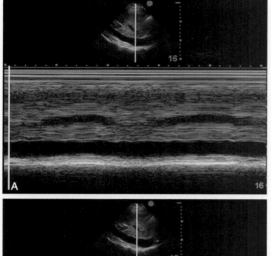

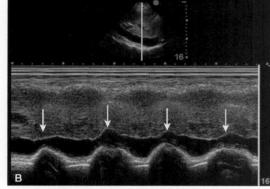

图 17.9　自主通气时下腔静脉的变化。 M 型超声图像显示同一个患者不同呼吸用力时刻。(A)浅快呼吸对下腔静脉直径影响较小。(B)深快呼吸导致下腔静脉明显塌陷和直径显著变化(箭头所指)。这个例子说明,对于自主呼吸患者进行下腔静脉标准化评估的困难

被动通气

　　被动机械通气(没有任何自主呼吸)的患者具备标准化的下腔静脉负荷条件,是用下腔静脉评估液体反应性的理想患者(图 17.10;视频 17.6)。对该人群老年患者的小样本研究表明,下腔静脉(IVC)扩张指数($IVC_{最大}-IVC_{最小}/IVC_{最小}$)大于 12%~18% 时,有液体反应[34-37]。这些患者具有严格的纳入标准,包括潮气量 ≥8ml/kg 和规则的心律。更新的研究表明,下腔静脉扩张指数在确定患者是否具有液体反应性可能不像以前认为的那样可靠[29,33,38-41],并且,任何时候很少有重症监护病房(ICU)患者(2%)能

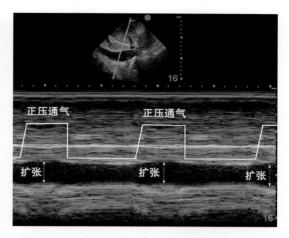

图 17.10　被动通气时患者下腔静脉变化。 在使用呼吸机被动机械通气的患者中,M 型超声图像显示下腔静脉没有随呼吸相位变化

同时满足所有这些标准,手术室患者的这一比例高达 39%[42,43]。无论如何,下腔静脉扩张仍然是一个生理学上合理和临床上特殊的概念。

　　与下腔静脉塌陷指数相似,扩张指数只是低血压患者综合评估的一个组成部分。以上述引用的文献为指导,笔者谨慎得出如下结论:下腔静脉扩张指数 ≥12%~18% 表明患者可能会从静脉输液中获益,而下腔静脉扩张指数 ≤12%~18% 表明患者可能不会从静脉输液中获益。在大多数患者中,如果随着呼吸下腔静脉内径变细(直径 <1cm)或完全消失,临床上给予液体复苏是合理的(图 17.11;视频 17.7 和视频 17.8)。

　　与下腔静脉相比,以上腔静脉随呼吸周期的变化来预测容量反应性的可靠性越来越高[41,44]。评估上腔静脉必须使用经食管超声心动图。尽管其在床旁即时使用和可获得性日益增多(见第 20 章),但其应用尚未成为常规。

　　最后,被动抬腿试验和左心室流出道的每搏量变异度是评估前负荷敏感性的重要辅助手段。这些技术需要更多的人力,但笔者鼓励经常遇到这种临床情况的医生熟练

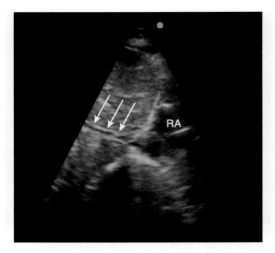

图 17.11 塌陷的下腔静脉。图示细小的、塌陷的下腔静脉(箭头所指)。RA,右心房

掌握这些概念(见第 21 章)。

心脏压塞生理学

当检测到心包积液并怀疑心脏压塞时,下腔静脉超声是敏感的筛查工具,以确定心包内压是否超过右心房压和中心静脉压。

对于存在心包积液和下腔静脉过度充盈(定义为深吸气后下腔静脉塌陷小于50%)的患者诊断心脏压塞的敏感性为97%,但特异性仅为40%(视频 17.9)[12]。因而,如果考虑心脏压塞,而深吸气时下腔静脉塌陷 50% 或更大,则可排除心脏压塞,而不需要更复杂的超声心动图技术(图17.12)。尽管扩张的下腔静脉不为心脏压塞所特有,结合下腔静脉扩张和心包积液提示可能存在心脏压塞(图 17.13;视频 17.10)。如果不能做出临床诊断,则应该请会诊或高级超声心动图检查。

评估中心静脉压

长期以来,心脏病学家用下腔静脉直径和可塌陷性来评估中心静脉压。测得 CVP后,再与其他高级超声心动图参数结合,用来计算肺动脉压(见第 16 章)。然而,用中

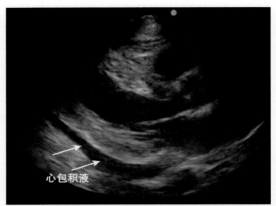

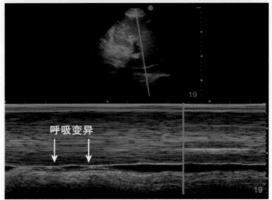

图 17.12 心包积液不伴填塞。除了少数情况(术后或局限性心包积液)外,中量心包积液伴有狭窄且塌陷的下腔静脉,可排除心脏压塞

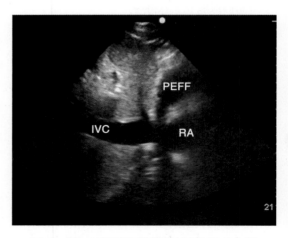

图 17.13 扩张的下腔静脉(IVC)和心包积液。扩张的 IVC 伴心包积液(PEFF)提示心脏压塞可能。RA,右心房

心静脉压来评估容量状态和指导液体管理具有争议性,及其局限性[45-47]。表 17.2 列出了根据下腔静脉直径和可塌陷性估测中心静脉压的指南[48-50]。值得注意的是,这些参数已经在清醒的自主呼吸患者中得到验证,而非机械通气患者。

表 17.2　下腔静脉直径和可塌陷性与中心静脉压[48-50]

下腔静脉直径和可塌陷性	中心静脉压(平均值)
正常:≤2.1cm 和>50%	0~5mmHg(3mmHg)
中间:≤2.1cm 和<50% 或者≥2.1cm 和>50%	5~10mmHg(8mmHg)
高:>2.1cm 和<50%	10~20mmHg(15mmHg)

血管内装置置入

危重症管理中使用的各种血管内装置(如经股静脉插入临时起搏电极,用于体外膜氧合的双腔静脉-静脉导管、下腔静脉滤器等)均通过下腔静脉置入(图 17.14)。操作者可通过获取下腔静脉图像,评估是否成功置入,或术后是否出现错位或移位(视频 17.11 和视频 17.12)。

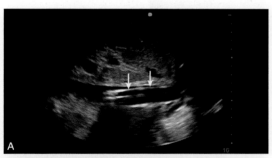
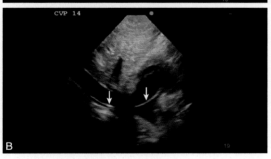

图 17.14　下腔静脉内的装置。(A)Avalon 导管(箭头所指)用于静脉-静脉体外膜氧合。导管置于右侧颈内静脉,经上腔静脉、右心房进入下腔静脉。(B)经股静脉插入的起搏器丝经下腔静脉进入右心(箭头所指)

要点和误区

- 区分下腔静脉和腹主动脉。下腔静脉跨越肝脏后汇入右心房,可以借此追踪。而主动脉位于中线左侧,壁厚,有搏动,且周围有脂肪层。

- 在测量下腔静脉直径时,获得最大直径和注意滚轴效应是非常重要的:离轴、倾斜扫描会导致下腔静脉最大的直径被低估。

- 在距离右心房和下腔静脉交界 2cm 处或肝静脉汇入下腔静脉的根部评估下腔静脉直径大小和呼吸变异。如果使用 M 型超声,确保采样线垂直于下腔静脉管壁。

- 下腔静脉超声在评估患者的容量状态和液体反应性时应谨慎使用。

- 扩张的、无塌陷的下腔静脉对心脏压塞具有高敏感性,当下腔静脉可塌陷时,可排除心脏压塞。

- 可以通过下腔静脉(IVC)直径和可塌陷性估测中心静脉压(CVP):IVC>2.1cm 伴塌陷<50%,CVP = 10~20mmHg;IVC < 2.1cm 伴塌陷 > 50%,CVP = 0 ~ 5mmHg。

病例 17.1

病情介绍

男性,79 岁,既往有糖尿病和慢性肾病病史。因结肠穿孔引起腹腔感染和脓毒症行腹部手术。术后转入 ICU。术中输注 5L 液体,但仍然持续性低血压。患者处于浅镇静状态,并通过自主吸气努力来触发呼吸机。收治患者 1 小时后,进行床旁超声检查以评估液体反应性。

超声发现

肋缘下下腔静脉长轴切面显示下腔静脉宽度正常,吸气时下腔静脉明显塌陷(视频 17.13)。M 型超声图像表明下腔静脉直径随呼吸剧烈变化(图 17.15)。胸骨旁心脏短轴切面显示左心室心腔收缩末期闭合,与高动力、低充盈的左心室一致(视频 17.14)。左、右前胸壁的肺超声显示正常A 线(视频 17.15 和视频 17.16)。

病例解析

根据目前对自主呼吸患者下腔静脉的超声评估的结果尚不能确定液体反应性。然而,再结合其他临床所见,如胸骨旁短轴切面显示心脏高动力,充盈不足,且肺超声显示为干肺(A 线),积极的液体复苏是有信心的。相反,如果肺部超声提示肺血管外肺水(B 线)堆积,另一种有效增加前负荷的干预方法是使用血管加压药。

这个病例说明正压通气对下腔静脉超声检查结果影响的重要性,尤其是在自主呼吸的患者,需要进行液体管理决策,又缺乏有力的证据明确下腔静脉超声检查结果对液体反应性的影响时,需要整合辅助超声图像(肺和左心室)和下腔静脉的结果。

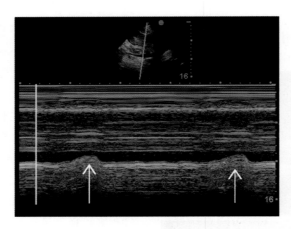

图 17.15 下腔静脉呼吸变异性。 M 型超声显示下腔静脉随着深的自主呼吸的呼吸变异性(箭头所指)

病例 17.2

病情介绍

患者女性,71 岁,慢性肾功能衰竭和尿毒症心包积液,因错过规律血液透析后,发生充血性心力衰竭入院。因容量超负荷接受了一次紧急血液透析治疗后,该患者的呼吸急促症状仍无缓解,但血流动力学稳定。行床旁即时心脏超声检查,评估心包积液,并确定患者目前气促是否与积液有关。

超声发现

胸骨旁长轴(视频 17.17)和短轴(视频 17.18)图像显示中度心包积液,左心室肥厚,左心室收缩功能中度减低。心尖四腔切面(视频 17.19)显示相同的表现,包括中度心包积液。肋缘下下腔静脉视图显示下腔静脉扩张,没有呼吸变异性(视频 17.20)。M 型超声也确认了下腔静脉扩张,且未见呼吸时相变异性(图 17.16)。

病例 17.2(续)

病例解析

当下腔静脉未扩张并且显示呼吸变异性时,下腔静脉超声最有助于排除心脏压塞(高灵敏度)。该病例,一旦发现下腔静脉扩张且不随呼吸塌陷,鉴别诊断除了心脏压塞,还应当包括右心衰、肺动脉高压、容量超负荷和三尖瓣疾病。心脏超声各切面未见任何典型的压塞表现,如右心房或心室塌陷。然而,在本病例中,医生未能确定排除心脏压塞。因此,当床旁即时超声检查不能排除心脏压塞时,建议咨询心脏病专家,以确定是否存在心脏压塞和是否需要进行心包穿刺。针对本病例,多学科讨论和高级超声心动图检查,最终排除心脏压塞。患者诊断为肺部感染。

这个病例证明了床旁即时心脏超声对心包积液患者评估下腔静脉的价值。心包积液患者下腔静脉存在呼吸变异性即可排除心脏压塞。扩张、充盈的下腔静脉支持心脏压塞的诊断,但不具有特异性。因此,要确诊心脏压塞,下腔静脉超声结果必须和临床症状,以及其他心脏超声检查结果综合考虑。

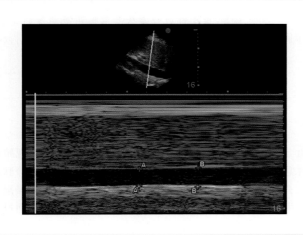

图 17.16　充盈的下腔静脉和心包积液。下腔静脉的 M 型超声图像显示无呼吸变异性

病例 17.3

病情介绍

一名 42 岁女性因肺部感染出现脓毒症休克收治 ICU。她氧合下降,合并严重急性呼吸窘迫综合征(ARDS),需要大量镇静剂和肌松剂。呼吸机的吸入氧浓度为 80%,呼气末正压(PEEP)为 16cmH$_2$O。她有持续性心动过速和严重低血压,需要大剂量的去甲肾上腺素和血管加压素才能维持平均动脉压至 65mmHg。实验室生化检查发现乳酸明显升高。为了确定是否需要液体复苏,患者接受了床旁即时超声检查。

超声发现

心脏超声视图很难采集到。然而,有限的心脏超声检查显示下腔静脉扩张(>2cm)充盈,没有呼吸变异性(视频 17.21)。肺部超声检查(视频 17.22)显示 B 线融合和胸膜增厚。

病例解析

该病例表明仅使用下腔静脉超声评估容量状态的局限性。在此病例中,心脏超声图像无法获取。由于患者对呼吸机参数需求高和肺的病理改变,下腔静脉超声提供的临床数据极少。高 PEEP(16cmH$_2$O)会增加胸膜腔内压,进而增加右心压力,导致下腔静脉扩张。B 线也可能不代表肺水肿,可能是原发肺部炎症的表现。扩张的下腔静脉和 B 线的鉴别诊断应该促使医生寻求其他的临床数据来指导决策。高级超声心动图指标(上腔静脉可塌陷性)或被动抬腿试验可以帮助确定患者是否能从额外的液体复苏中获益。

这个案例强调了在评估容量状态时仅有下腔静脉图像的局限性。扩张和充盈的下腔静脉可以由多种情况引起的,如果没有额外的心脏超声图像,鉴别诊断仍然很宽泛。在这种情况下,应寻求其他液体反应性的动态预测指标,如上腔静脉塌陷性和动脉多普勒血流测量,以指导液体复苏的决策。

病例 17.4

病情介绍

　　患者男性，54 岁，流浪汉，有糖尿病、心肌病和酗酒史，在急诊科呈现出昏迷和低体温状态，立即行气管插管以保护气道和机械通气。患者心率正常，以 30ml/kg 速度补液，仍处于低血压状态，MAP 持续在 50~60mmHg，临床治疗小组立即使用去甲肾上腺素纠正低血压。血浆乳酸水平升高，肾功能正常且尿量充足。鉴于患者有严重心肌病的病史，治疗小组进行了下腔静脉超声检查以确定是否需要额外的补液。

超声发现

　　下腔静脉剑突下长轴切面显示每次正压通气时，下腔静脉扩张（视频 17.23）。

病例解析

　　根据生命体征、实验室检查和尿量很难评估患者的容量状况。下腔静脉超声可以提供额外的数据来指导决策。患者处于被动机械通气状态，无自主呼吸。尽管没有提供潮气量信息，新的文献表明在接受 6ml/kg 潮气量的患者中，可依赖下腔静脉的大小和塌陷性[41]。基于高下腔静脉扩张指数，谨慎地进行补液。治疗后患者血压改善，随后停用了去甲肾上腺素。

　　医护人员通常不愿意给有心衰病史的患者静脉输液。通过结合下腔静脉、心脏和肺超声检查结果，医生可以对液体复苏做出更明智的决策。接受正压通气的患者应完全消除自主呼吸，以便准确解读下腔静脉超声结果。

病例 17.5

病情介绍

　　患者女性，85 岁，因发热和意识不清，近 3 天自觉疲劳和食欲下降，被家人带来医院。在急诊科，她被诊断为泌尿系统感染导致的脓毒症，并因为低血压接受 30ml/kg 的液体输注，以及去甲肾上腺素纠正持续性低血压，随后住进了 ICU。经鼻导管吸氧（流量 2L/min），氧饱和度为 96%。入院后无尿，并且需要低剂量去甲肾上腺素维持血压。实验室检查提示肌酐和乳酸值均明显升高。

超声发现

　　长轴切面显示吸气时下腔静脉完全塌陷（视频 17.24）。肺部超声检查显示双肺正常滑动贯穿肺野的 A 线（视频 17.25）。给予 1L 的液体输注后，去甲肾上腺素用量下调和 200mL 的尿液，但氧流量增加到 6L/min。再次进行了下腔静脉超声检查（视频 17.26），图像显示吸气塌陷率减少和肺部超声显示 B 线增多（视频 17.27）。

病例解析

　　本病例为老年患者，因泌尿道感染出现脓毒症休克，但仍能自主呼吸。文献关于下腔静脉超声对评估自主呼吸患者液体反应性的作用提出了相互矛盾的结论。然而，针对此患者，医生通过结合完全塌陷的下腔静脉超声和其他临床数据认为，患者受益于液体复苏。输液后对患者进行再次超声评估，发现患者下腔静脉塌陷性、血流动力学和尿量均有所改善，但也注意到患者的吸氧流量增加，肺部超声出现 B 线，提示可能出现肺水肿。医生立即意识到继续静脉输液可能会导致呼吸衰竭，减慢了补液速度。

　　本病例凸显了干预前后一系列床旁即时超声检查连续评估的价值。在本病例中，在静脉输液前后分别对下腔静脉和肺进行了评估，患者血流动力学的改善和肺水肿早期症状的出现表明不需继续进行液体复苏。

复习题

1. 测量下列哪个患者的下腔静脉呼吸变异性可明确液体反应性，使患者得到最大的临床收益？

　　A. 56 岁女性患有哮喘和流感，合并急性呼吸窘迫综合征，使用了肌松剂，需要 6ml/kg 的保护性低潮气量，PEEP 为 18cmH_2O。

　　B. 78 岁男性患有二尖瓣狭窄，慢性肺动脉高压，右心功能障碍，因脓毒症休克行气管插管，使用呼吸机被动通气，潮气量为 8ml/kg。

C. 80 岁男性,因尿路感染而脓毒症休克,接受去甲肾上腺素治疗,经鼻导管吸氧,氧流量为 4L/min,并且床旁超声提示下腔静脉随吸气时塌陷50%。

D. 65 岁患者,因肺炎需要机械通气,正在使用血管加压药,被动通气,接受 6ml/kg 的低潮气量。

答案:D。下腔静脉的变化在高 PEEP(A)、肺动脉高压和右心功能障碍(B)时对评估液体反应性是不可靠的。下腔静脉超声结果对确定自主呼吸患者的液体反应性缺乏文献依据(C)。有限的数据表明下腔静脉的变化在被动通气,即使潮气量为 6ml/kg 的患者,可能会提供一些有用的数据来引导液体复苏。

2. 76 岁女性,有肺腺癌淋巴结转移史,一周内呼吸急促加重,伴有下肢水肿。床旁即时心脏超声检查显示(视频 17.28),呼气时,她的下腔静脉最大直径为 2.1cm。吸气时下列下腔静脉的直径哪一个不太可能诊断心脏压塞?

A. 2.5cm

B. 2.0cm

C. 1.6cm

D. 1.0cm

答案:D。在不需要机械通气、自主呼吸的患者中,吸气时下腔静脉塌陷通常大于50%。一项研究表明,对于心包积液的患者,下腔静脉充盈(定义为吸气时塌陷小于50%)对诊断心脏压塞的敏感性为97%,诊断特异性为40%。A、B 和 C 可以支持心脏压塞的诊断,因为吸气时下腔静脉直径变化小于 50%,特别是 A 和 B 变化极小。只有 D(1.0cm)显示在吸气时下腔静脉的内径塌陷超过 50%,不太可能诊断为心脏压塞。

3. 下列哪一个图像提供了一个理想的剑突下长轴切面以测量下腔静脉直径?

A. 图 17.17

B. 图 17.18

C. 图 17.19

D. 图 17.20

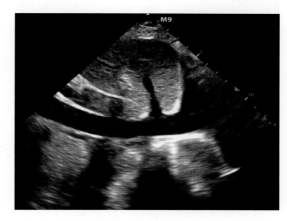

图 17.17

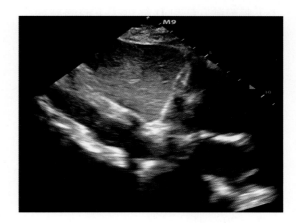

图 17.18

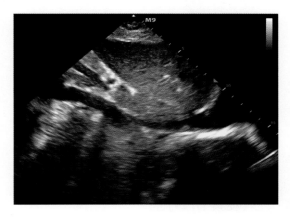

图 17.19

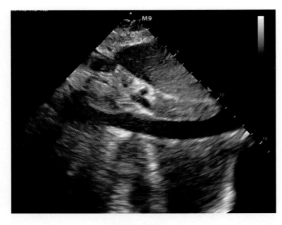

图 17.20

答案:A。只有 A 清楚显示了下腔静脉进入右心房和肝静脉汇入下腔静脉的切面。B 是腹主动脉的图像,如果不清楚右心房-下腔静脉交接处,经常会被误认为是下腔静脉。C 和 D 提供了下腔静脉的糟糕图像。在 C 中,超声指向圆柱形下腔静脉的一侧,并使下腔静脉直径错误地缩小。D 不包括右心房和肝静脉,因此可能被误认为是主动脉。

4. 估计最大下腔静脉直径 2.4cm,塌陷 60% 的患者的中心静脉压(CVP)是多少?

A. 0~5mmHg

B. 5~10mmHg

C. 10~20mmHg

D. >20mmHg

答案:B。表 17.2 显示了下腔静脉的直径和塌陷与 CVP 的关系的最新建议。该患者的下腔静脉大于 2.1cm,塌陷超过 50%,使 CVP 处于 5~10mmHg(平均 8mmHg)。在计算肺动脉压时,应使用平均值 8mmHg 的 CVP。先前的建议指出扩张的、充盈的下腔静脉(即没有或极小的吸气塌陷)与 CVP 大于 20mmHg 相关,但这种相关性已从建议中删除。

5. 估计这个患者的中心静脉压(CVP)是多少(视频 17.29)?

A. 0~5mmHg

B. 5~10mmHg

C. 10~20mmHg

D. >20mmHg

答案:A。该患者的下腔静脉很窄(<1cm),呼吸时完全塌陷。估计的 CVP 值较低,在 0~5mmHg 范围内(平均值 3mmHg)。表 17.2 显示了关于下腔静脉的直径和塌陷性与 CVP 相关性的最新建议。

6. 一位 67 岁的男性,3 天前行乙状结肠切除和肠吻合术。因吻合口瘘,术后第 2 天行再次手术。目前患者在 ICU 镇静基础上,接受机械通气,出现心动过速和低血压,需要使用去甲肾上腺素。1 天前他在术中输注了 3L 液体。床旁心脏超声显示左心室收缩功能正常,右心功能无明显障碍。肺部超声检查正常,有滑动和 A 线。吸入氧浓度为 40%,PEEP 为 5cmH$_2$O,能维持氧合。下腔静脉超声在图 17.21 和图 17.22 中显示。这个患者能从静脉输液中受益吗?

A. 不会。下腔静脉扩张指数小于 12%~18%。

B. 不会。PEEP 值太高,无法解释下腔静脉的结果,且无潮气量数据。

C. 不会。最近做了腹部手术,这使得下腔静脉不能作为液体反应性的一个指标。

D. 会。下腔静脉扩张指数大于 12%~18%,其临床数据表明患者可能对静脉输液有反应。

答案:D。该患者下腔静脉最大直径为 2.52cm,最小直径为 1.94cm。因此,计算的下腔静脉扩张指数为 23%。患者使用肌松剂后,需呼吸机被动通气。Vignon 等对液体反应性指数进行的大规模研究发现,下腔静脉可用于接受 6ml/kg 潮气量进行机械通气的患者和最近做过腹部手术的患者[41]。除下腔静脉扩张指数大于 12% 到 18% 外,该患者还有心动过速和低

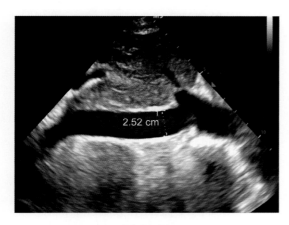

图 17.21

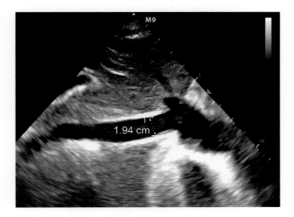

图 17.22

血压,无肺水肿征象,且心功能正常。下腔静脉结果和临床数据都表明该患者可能受益于液体复苏。

参考文献

1. Preau S, Bortolotti P, Colling D, et al. Diagnostic accuracy of the inferior vena cava collapsibility to predict fluid responsiveness in spontaneously breathing patients with sepsis and acute circulatory failure. *Crit Care Med.* 2017;45(3):e290-e297.
2. Mandelbaum A, Ritz E. Vena cava diameter measurement for estimation of dry weight in haemodialysis patients. *Nephrol Dial Transplant.* 1996;11(suppl 2):24-27.
3. Via G, Tavazzi G, Price S. Ten situations where inferior vena cava ultrasound may fail to accurately predict fluid responsiveness: a physiologically based point of view. *Intensive Care Med.* 2016;42(7):1164-1167.
4. Kimura BJ, Dalugdugan R, Gilcrease GW III, et al. The effect of breathing manner on inferior vena caval diameter. *Eur J Echocardiogr.* 2010;12(2):120-123.
5. Cavaliere F, Cina A, Biasucci D, et al. Sonographic assessment of abdominal vein dimensional and hemodynamic changes induced in human volunteers by a model of abdominal hypertension. *Crit Care Med.* 2011;39(2):344-348.
6. Shokoohi H, Boniface KS, Pourmand A, et al. Bedside ultrasound reduces diagnostic uncertainty and guides resuscitation in patients with undifferentiated hypotension. *Crit Care Med.* 2015;43(12):2562-2569.
7. Schmidt GA, Koenig S, Mayo PH. Shock: ultrasound to guide diagnosis and therapy. *Chest.* 2012;142(4):1042-1048.
8. Seif D, Perera P, Mailhot T, Riley D, Mandavia D. Bedside ultrasound in resuscitation and the rapid ultrasound in shock protocol. *Crit Care Res Pract.* 2012;2012:503254.
9. Schefold JC, Storm C, Bercker S, et al. Inferior vena cava diameter correlates with invasive hemodynamic measures in mechanically ventilated intensive care unit patients with sepsis. *J Emerg Med.* 2010;38(5):632-637.
10. Stawicki SP, Braslow BM, Panebianco NL, et al. Intensivist use of hand-carried ultrasonography to measure IVC collapsibility in estimating intravascular volume status: correlations with CVP. *J Am Coll Surg.* 2009;209(1):55-61.
11. Dellinger RP, Levy MM, Rhodes A, et al. Surviving Sepsis Campaign: international guidelines for management of severe sepsis and septic shock, 2012. *Intensive Care Med.* 2013;39(2):165-228.
12. Himelman RB, Kircher B, Rockey DC, Schiller NB. Inferior vena cava plethora with blunted respiratory response: a sensitive echocardiography sign of cardiac tamponade. *J Am Coll Cardiol.* 1988;12(6):1470-1477.
13. Cheriex EC, Leunissen KM, Janssen JH, Mooy JM, Van Hooff JP. Echography of the inferior vena cava is a simple and reliable tool for estimation of "dry weight"in haemodialysis patients. *Nephrol Dial Transplant.* 1989;4(6):563-568.
14. Agarwal R, Bouldin JM, Light RP, Garg A. Inferior vena cava diameter and left atrial diameter measure volume but not dry weight. *Clin J Am Soc Nephrol.* 2011;6(5):1066-1072.
15. Goonewardena SN, Gemignani A, Ronan A, et al. Comparison of hand-carried ultrasound assessment of the inferior vena cava and n-terminal pro-brain natriuretic peptide for predicting readmission after hospitalization for acute decompensated heart failure. *JACC Cardiovasc Imaging.* 2008;1(5):595-601.
16. Blair JE, Brennan JM, Goonewardena SN, et al. Usefulness of hand-carried ultrasound to predict elevated left ventricular filling pressure. *Am J Cardiol.* 2009;103(2):246-247.
17. Goonewardena SN, Blair JE, Manuchehry A, et al. Use of hand carried ultrasound, B-type natriuretic peptide, and clinical assessment in identifying abnormal left ventricular filling pressures in patients referred for right heart catheterization. *J Card Fail.* 2010;16(1):69-75.
18. Feigenbaum H, Armstrong WF, Ryan T. *Left Atrium, Right Atrium, and Right Ventricle. Feigenbaum's Echocardiography.* 6th ed. Philadelphia, PA: Lippincott Williams and Wilkins; 2005:181-213.
19. Lichtenstein DA. *Whole Body Ultrasonography in the Critically Ill.* 1st ed. Berlin, Germany Springer

Science & Business Media; 2010.

20. Wallace DJ, Allison M, Stone MB. Inferior vena cava percentage collapse during respiration is affected by the sampling location: an ultrasound study in healthy volunteers. *Acad Emerg Med.* 2010;17(1):96-99.

21. Akkaya A, Yesilaras M, Aksay E, Sever M, Atilla OD. The interrater reliability of ultrasound imaging of the inferior vena cava performed by emergency residents. *Am J Emerg Med.* 2013;31(10):1509-1511.

22. Corl KA, George NR, Romanoff J, et al. Inferior vena cava collapsibility detects fluid responsiveness among spontaneously breathing critically-ill patients. *J Crit Care.* 2017;41:130-137.

23. Airapetian N, Maizel J, Alyamani O, et al. Does inferior vena cava respiratory variability predict fluid responsiveness in spontaneously breathing patients? *Crit Care.* 2015;19(1):400.

24. Lanspa MJ, Grissom CK, Hirshberg EL, Jones JP, Brown SM. Applying dynamic parameters to predict hemodynamic response to volume expansion in spontaneously breathing patients with septic shock. *Shock.* 2013;39(2):155.

25. Muller L, Bobbia X, Toumi M, et al. Respiratory variations of inferior vena cava diameter to predict fluid responsiveness in spontaneously breathing patients with acute circulatory failure: need for a cautious use. *Crit Care.* 2012;16(5):R188.

26. Weekes AJ, Tassone HM, Babcock A, et al. Comparison of serial qualitative and quantitative assessments of caval index and left ventricular systolic function during early fluid resuscitation of hypotensive emergency department patients. *Acad Emerg Med.* 2011;18(9):912-921.

27. Corl K, Napoli AM, Gardiner F. Bedside sonographic measurement of the inferior vena cava caval index is a poor predictor of fluid responsiveness in emergency department patients. *Emerg Med Australas.* 2012;24(5):534-539.

28. Kory P. Counterpoint: should acute fluid resuscitation be guided primarily by inferior vena cava ultrasound for patients in shock? No. *Chest.* 2017;151(3):533-536.

29. Sobczyk D, Nycz K, Andruszkiewicz P, Wierzbicki K, Stapor M. Ultrasonographic caval indices do not significantly contribute to predicting fluid responsiveness immediately after coronary artery bypass grafting when compared to passive leg raising. *Cardiovasc Ultrasound.* 2016;14(1):23.

30. Juhl-Olsen P, Vistisen ST, Christiansen LK, et al. Ultrasound of the inferior vena cava does not predict hemodynamic response to early hemorrhage. *J Emerg Med.* 2013;45(4):592-597.

31. Resnick J, Cydulka R, Platz E, Jones R. Ultrasound does not detect early blood loss in healthy volunteers donating blood. *J Emerg Med.* 2011;41(3):270-275.

32. de Valk S, Olgers TJ, Holman M, et al. The caval index: an adequate non-invasive ultrasound parameter to predict fluid responsiveness in the emergency department? *BMC Anesthesiol.* 2014;14(1):114.

33. Long E, Oakley E, Duke T, Babl FE, Paediatric Research in Emergency Departments International Collaborative (PREDICT). Does respiratory variation in inferior vena cava diameter predict fluid responsiveness: a systematic review and meta-analysis. *Shock.* 2017;47(5):550-559.

34. Barbier C, Loubières Y, Schmit C, et al. Respiratory changes in inferior vena cava diameter are helpful in predicting fluid responsiveness in ventilated septic patients. *Intensive Care Med.* 2004;30(9):1740-1746.

35. Feissel M, Michard F, Faller JP, Teboul JL. The respiratory variation in inferior vena cava diameter as a guide to fluid therapy. *Intensive Care Med.* 2004;30(9):1834-1837.

36. Machare-Delgado E, Decaro M, Marik PE. Inferior vena cava variation compared to pulse contour analysis as predictors of fluid responsiveness: a prospective cohort study. *J Intensive Care Med.* 2011;26(2):116-124.

37. Moretti R, Pizzi B. Inferior vena cava distensibility as a predictor of fluid responsiveness in patients with subarachnoid hemorrhage. *Neurocrit Care.* 2010;13(1):3-9.

38. Charbonneau H, Riu B, Faron M, et al. Predicting preload responsiveness using simultaneous recordings of inferior and superior vena cavae diameters. *Crit Care.* 2014;18(5):473.

39. de Oliveira OH, de Freitas FG, Ladeira RT, et al. Comparison between respiratory changes in the inferior vena cava diameter and pulse pressure variation to predict fluid responsiveness in postoperative patients. *J Crit Care.* 2016;34:46-49.

40. Theerawit P, Morasert T, Sutherasan Y. Inferior vena cava diameter variation compared with pulse pressure variation as predictors of fluid responsiveness in patients with sepsis. *J Crit Care.* 2016;36:246-251.

41. Vignon P, Repessé X, Bégot E, et al. Comparison of echocardiographic indices used to predict fluid responsiveness in ventilated patients. *Am J Respir Crit Care Med.* 2017;195(8):1022-1032.

42. Mahjoub Y, Lejeune V, Muller L, et al. Evaluation of pulse pressure variation validity criteria in critically ill patients: a prospective observational multicentre point-prevalence study. *Br J Anaesth.* 2013;112(4):681-685.

43. Maguire S, Rinehart J, Vakharia S, Cannesson M. Respiratory variation in pulse pressure and plethysmographic waveforms: intraoperative applicability in a north American academic center. *Anesth Analg.* 2011;112(1):94-96.

44. Vieillard-Baron A, Chergui K, Rabiller A, et al. Superior vena caval collapsibility as a gauge of volume status in ventilated septic patients. *Intensive Care Med.* 2004;30(9):1734-1739.

45. Marik PE, Cavallazzi R. Does the central venous pressure predict fluid responsiveness? An updated meta-analysis and a plea for some common sense. *Crit Care Med.* 2013;41(7):1774-1781.

46. Marik PE, Baram M, Vahid B. Does central venous pressure predict fluid responsiveness?: a systematic review of the literature and the tale of seven mares. *Chest.* 2008;134(1):172-178.

47. Eskesen TG, Wetterslev M, Perner A. Systematic review including re-analyses of 1148 individual data sets of central venous pressure as a predictor of fluid responsiveness. *Intensive Care Med.* 2016;42(3):324-332.

48. Rudski LG, Lai WW, Afilalo J, et al. Guidelines for the echocardiographic assessment of the right heart in adults: a report from the American society of echocardiography. *J Am Soc Echocar-*

diogr. 2010;23(7):685-713.

49. Porter TR, Shillcutt SK, Adams MS, et al. Guidelines for the use of echocardiography as a monitor for therapeutic intervention in adults: a report from the American society of echocardiography. *J Am Soc Echocardiogr.* 2015;28(1):40-56.

50. Lang RM, Badano LP, Mor-Avi V, et al. Recommendations for cardiac chamber quantification by echocardiography in adults: an update from the American Society of Echocardiography and the European Association of Cardiovascular Imaging. *Eur Heart J Cardiovasc Imaging.* 2015;16(3): 233-271.

第 18 章

心包积液

Shane Arishenkoff ■ Maili Drachman ■ Jonn Christian Fox

李宏宾 译 ■ 周婷 孙荣青 校

关键点

- 经过床旁即时超声针对性培训的检查者可以快速准确检测到心包积液。
- 心脏压塞的二维超声心动图表现通常为一系列血流动力学损害,从扩张的下腔静脉到右心房收缩期塌陷再到右心室舒张期塌陷。
- 使用超声引导心包穿刺可以降低并发症的风险并且提高穿刺成功率。

背景

随着心脏床旁即时超声应用的增加,心包积液更容易也更经常被发现。使用床旁即时超声的临床医生除了能够识别心包积液外还必须具备评估超声心动图检查结果对血流动力学重要性的临床技能。

心包积液定义为心包腔出现超过 50mL 的液体,可能由恶性肿瘤、尿毒症、外伤、感染和风湿性疾病引起。尽管普通人群心包积液的发生率不清楚,数据显示急诊科其他原因不能解释的呼吸困难患者中,高达 13.6% 具有不同临床意义的心包积液[1]。

考虑到以心脏压塞形式危及生命的心包积液时,诸如贝克三联征(低血压、颈静脉扩张和心音低钝)这样的体格检查结果并不特异,在积液快速集聚的外伤患者可能可靠[1,2]。急诊床旁即时超声比传统心脏超声探查心脏压塞更具有时效性,并能挽救生命[3]。有充分的证据表明,不同领域的非心脏医生经过适当训练[4-6]能学会重点心脏超声,与全面经胸超声心动图相比,能可靠诊断心包积液,准确率>95%[7,8]。一旦确诊心包积液,床旁即时超声的可重复性就具有重要价值,可频繁地反复评估积液量和对血流动力学影响的变化。发现心包积液的下一步是评估积液量和可能的相关疾病[9]。

图像分析

心包是一层致密的纤维双层膜,完全环绕心脏和主动脉近端几厘米及肺动脉。致密的心包组织是高回声的,作为心脏超声的边界,很容易识别。心包囊是位于心包脏层和壁层之间的一个空间。

正常心脏在心包腔内含有大约 10mL 浆液。超声不能看到如此少量液体,大多数切面看到脏层和壁层心包为邻近心肌的一层高回声带。心包积液通常被视为一个无回声带,包绕心脏,将壁层心包膜和不均质的灰色心肌分离。一般来说,如果心包积液仅在收缩期可见,则积液小于 50mL,在临床上表现为不明显的积液[9]。尽管心包内极少量液体可能为正常,但超声不能常规地鉴别病因(生理性和心包疾病)。高风险的临床情况下,少量积液可能是重要的、进展性心包疾病的先兆（如穿透伤、心脏操作后），除非能排除，否则即使为非常少量液体也应该认为是病理性，而且必须反复评估积液。

　　自由流动的心包积液最初聚集在后面，在心包腔最低垂区域能检测到。剑突下四腔心切面可见位于右心室游离壁和邻近肝脏心包的无回声带（图 18.1；视频 18.1）。胸骨旁长轴和短轴切面可见心包积液位于左心室后，但位于降主动脉前（图 18.2；视频 18.2）。随着心包积液量的增加，积液变为环形（图 18.3）。心脏手术或经皮心脏操作后，或反复发作的心包疾病患者，心包积液可能包裹，不能随患者体位改变而自由流动。识别包裹性心包积液很重要，因为即使少量包裹性积液通过直接挤压心室腔就可能发生血流动力学改变（视频 18.3）。此外，心包积液可形成分隔，常见于感染性积液（图 18.4；视频 18.4）。

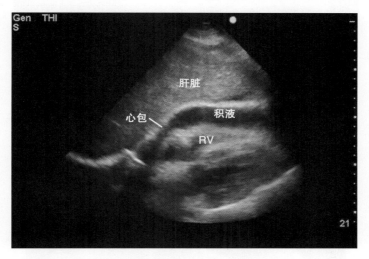

图 18.1　**心包积液（剑突下切面）**。剑突下四腔心切面可见少量心包积液将肝脏与右心室（RV）游离壁之间的心包层分离

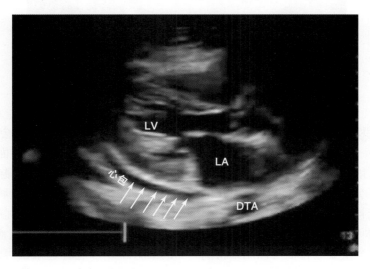

图 18.2　**心包积液（胸骨旁切面）**。胸骨旁长轴切面示远场心脏后方聚集少量心包积液（箭头所指）。DTA，胸降主动脉；LA，左心房 LV，左心室

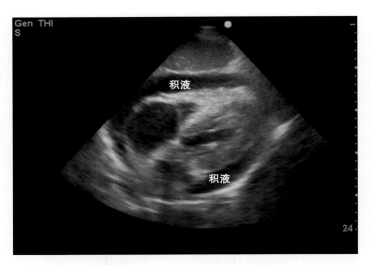

图 18.3　心包周围积液。剑突下四腔心切面显示中到大量心包周围积液

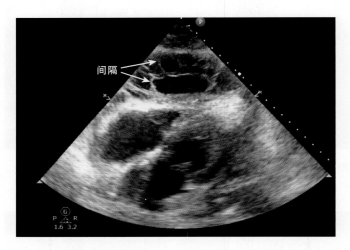

图 18.4　分隔性心包积液。在耐甲氧西林金黄色葡萄球菌（MRSA）感染的脓毒症患者中，从剑突下四腔心切面可以看到巨大的心包积液伴分隔

心包积液的鉴别

　　有些情况可能很像心包积液，必须与真正的心包积液区分。首先，心包两层之间的心外膜脂肪可能被误诊为心包积液，因为心包间隙内的液体和脂肪都可能出现无回声或低回声。有 3 个重要的特征可以用来帮助区分脂肪和真正的心包积液。第一，与液体相比，脂肪为更灰或等回声表现，而不是无回声（视频 18.5）。第二，积液，除非是包裹性的，这是相对罕见，通常会聚集在最低垂的心包间隙（仰卧患者在后面）。因此，位于前面的孤立心包间隔可能为脂肪垫（图 18.5；视频 18.6）。第三，脂肪在右房室沟和右心室游离壁最丰富，在左心室最少量[9]。

　　积液含有脓液、纤维素、血栓或恶性肿瘤的细胞碎片可能看起来回声较强，粗看以为是心肌或邻近肺组织（图 18.6；视频 18.7）。其次，胸腔积液可能被误以为是心包积液。胸骨旁长轴切面上可见这两种积液都是位

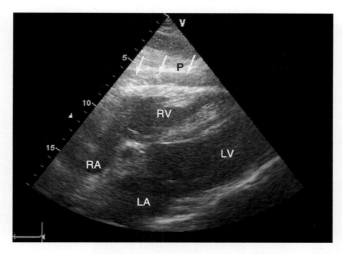

图 18.5　心外膜脂肪垫。剑突下四腔心切面显示心外膜脂肪垫（箭头所指），主要特征是能通过回声密度鉴别脂肪垫而周围没有液体聚集。LA，左心房；LV，左心室；RA，右心房；RV，右心室

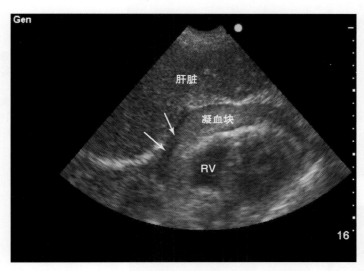

图 18.6　心包血凝块。剑突下四腔心切面可见心包血凝块。复杂积液中混杂的回声信号很常见。箭头指向有一些已形成凝血的无回声积液。RV，右心室

于心左心房和左心室后面的无回声区，但根据他们与胸降主动脉的关系区分开来。心包积液横跨于胸降主动脉前面，而左侧胸腔积液位于胸降主动脉后面（图 18.7 和图 18.8；视频 18.8 和视频 18.9）。如果不能很好显示胸降主动脉，则应从胸骨旁短轴和剑突下切面确认积液来源，或者也可以获得专门的左侧胸膜切面。最后，某些特定切面上，检查者必须警惕不要将腹水误以为是心包积液。因为剑突下心脏成像切面通过上腹部，在该切面可能将腹水误判为心包积液（图 18.9；视频 18.10）。心脏周围没有液体环绕、结合多个心脏和腹部超声切面能排除这种误区。

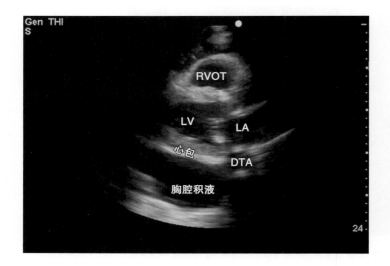

图 18.7 心包积液与胸腔积液。从胸骨旁长轴切面见大量左侧胸腔积液，并没有心包积液。代表胸腔积液的无回声区不在降主动脉（DTA）的前面，与心包积液不同。LA，左心房；LV，左心室；RVOT，右心室流出道

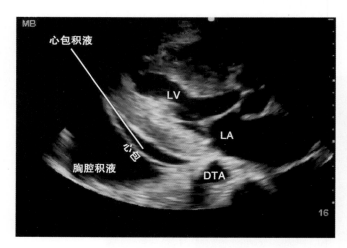

图 18.8 心包积液和胸腔积液。胸骨旁长轴切面证实同时有心包积液和左侧胸腔积液。心包积液容易区分，因为它们位于降主动脉（DTA）的前方，而左胸腔积液仅位于 DTA 的后方。LA，左心房；LV，左心室

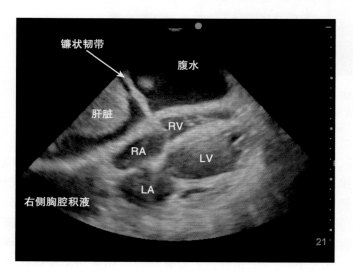

图 18.9 心包积液与腹水。剑突下四腔心切面示有腹水而没有心包积液。由于该切面腹水邻近心包，可能误解为心包积液。注意到镰状韧带和心脏周围没有环形聚集的积液有助于避免这种错误。注意右侧胸腔积液也存在。RV，右心室；LV，左心室；RA，右心房；LA，左心房

病理表现

心包积液的血流动力学作用依赖于积液体积、液体聚积的速度，以及患者血管内容量状态。心包积液缓慢增加（如恶性肿瘤积液），可能很大量（>2 000mL），却很少增加心包内压力（视频 18.11），然而即使是小容量却快速积聚（50~100mL）可能导致心包内压力显著增加（如起搏器导线植入期间心肌贯穿伤）（图 18.10）。另外决定心包积液血流动力学结果的重要因素包括液体性质（浆液性还是血性）、解剖分布（包裹性还是环形）、心包膜的完整性（炎性、新生肿瘤侵入、纤维素）、患者的容量状态、积液下心脏腔室大小、厚度和功能[10]。

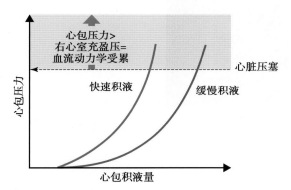

图 18.10 心包积液。心包内压力与心包积液量的关系。心包积液迅速聚集导致心包压力突然增加，较小积液量即可引起心脏压塞，而积液缓慢聚集导致心包压力逐渐上升，需要更大积液量才能导致心脏压塞

心包积液量

已有好几种定量心包积液量的方法。虽然积液量并不能常规地预测血流动力学的重要性，但大量积液是预后不良的主要危险因素，通常需要更密切的关注和更频繁的干预。此外，心包积液量有助于确定其病因。例如，无炎性征象或心脏压塞的大量积液更可能是慢性和特发性的，其似然比为20[11]。为此，在描述积液量时使用统一标准是有价值的。下述评估方法是最常用的，反映了在舒张末期测量的心包积液的最大尺寸（图 18.11）。

1. 少量：<1cm（视频 18.12）
2. 中量：1~2cm（视频 18.13）
3. 大量：>2cm（视频 18.14）

心脏压塞

评估心脏压塞时，重要的是要记住压塞是一个临床诊断。压塞发生的生理是当心包内压力超过一个或多个心腔内的压力时，导致心脏充盈受损和相应的心输出量下降（图 18.12）。临床上任何血流动力学不稳定并伴有特殊的心包周围积液的患者都应该怀疑心脏压塞（视频 18.15）。重要的是要认识到，在生命体征恶化之前，心脏压塞表现在超声上可能是明显的，并且可能在血流动力学不稳定之前识别出恶化的情况。心脏压塞的心脏超声表现包括心室收缩期右心房塌陷、心室舒张期右心室塌陷、右心室充盈减少导致下腔静脉扩张（表 18.1）。一旦确定存在有意义的心包积液，最简单且最有价值的下一步超声心动图检查是测量下腔静脉的直径和可塌陷性。扩张的下腔静脉对于心脏压塞诊断灵敏度为 97%[15]。因此，如果下腔静脉不扩张或证实有很好的呼吸变异性，那么不可能存在心脏压塞。当临床上积液存在，但可能是由一个更合理的病因干扰时，这种正常下腔静脉的阴性预测价值非常有助于排除心脏压塞。另一方面，扩张的下腔静脉并非心脏压塞所特异；然而，当考虑存在心脏压塞时，它为该诊断提供生理支持。

在心脏停搏中，心脏压塞是无脉性电活动（PEA）的一个潜在可逆原因，急诊心脏超声能够发现心脏压塞[16]。有报道证实心脏具有收缩力的无脉性电活动患者中心包积液发生率高达 67%[17]。心脏停搏时的心脏超声非常有用，因为 PEA 和近 PEA 是电节律，如果不直接观察心脏，就无法区分（见第 23 章）。

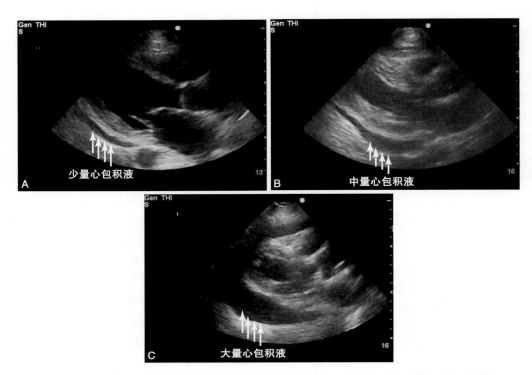

图 18.11 心包积液量。从胸骨旁长轴切面可见少量(A)、中量(B)和大量(C)心包积液

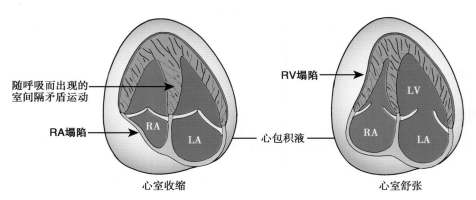

图 18.12 心腔塌陷。心包压力增加对右心房和右心室的影响。每个心腔在各自舒张期压力最低的时候容易塌陷。LA,左心房;LV,左心室;RA,右心房;RV,右心室

表 18.1　心脏压塞的超声表现

- **心包周围积液**：通常为中到大量，除了包裹性积液

- **右心房收缩性塌陷**：右心房游离壁内凹时间超过心室收缩期的 1/3 对于诊断心脏压塞具有 94% 灵敏性和 100% 特异性[11]

- **右心室舒张期塌陷**：灵敏性 60%~90% 和特异性 85%~100%[12]

- **心室容量随呼吸的变异性**：在心尖四腔心切面，吸气时右心室容量增加（舒张期室间隔朝向左心室运动，收缩期朝向右心室运动），呼气时降低[13]

- **下腔静脉过度充盈**：在下腔静脉-右心房交接点远端 1~2cm 测量扩张的下腔静脉直径吸气时降低<50%（灵敏度 97% 和特异度 40%）[14]

大量心包积液后期可见心包腔内"摆动的心脏"（视频 18.16），导致著名的心电图的心电交替现象。与心脏压塞相一致的其他超声表现包括：使用脉冲波多普勒的经瓣膜血流变化的呼吸变异（三尖瓣>60%，二尖瓣>30%），呼气期间肝静脉舒张性血流的过度逆转[9]，以及舒张早期组织多普勒速度的降低。这些技术通常被认为是为高级超声心动图的范畴。

心包积液患者有一定程度右心房/右心室塌陷，某些结果可能被误认为心脏压塞：①正常的心室或心房收缩在心包积液存在时更容易被理解，并且可以被误解为右心房/右心室塌陷；②右心室壁舒张期轻微的"凹迹"在心包积液很常见；③低血容量状态下可能发生右心房塌陷，会伴随下腔静脉塌陷，与心脏压塞时下腔静脉扩张相反。

心包引流

心脏压塞是真正需要快速诊断和处理的心脏急诊。当临床体征提示发生血流动力学变化的大量积液时，如果患者低血压，应立即开始扩容和考虑临时应用血管活性药物[18,19]。这些姑息处理仅仅是决定性的程序化治疗的准备工作。心包积液的清除可分为手术和经皮介入治疗。外伤性心包积血和化脓性心包炎首先考虑手术引流[20]，传统手术包括心包开窗术、心包胸膜造瘘或心包切除术。然而，除了穿透性创伤和有分隔的积液，包括术后压塞在内的心脏压塞标准治疗在过去 20 年中已转向经皮技术[21]。

除了那些导致压塞的积液，超声发现积液大于 20mm 即为心包引流的指征[22]，若以诊断为目的，如心包积液细胞学检查和心外膜或心包膜活组织检查，更少量积液也可以进行。除了紧急心包穿刺术，相对禁忌证包括未纠正的凝血机制紊乱、抗凝治疗、血小板减少（血小板<50 000/mm³）和少量位于后面或包裹性积液。应特别警惕主动脉夹层引起的心包积血，已有结果显示少数患者心包穿刺术使其预后更差[23]。

超声引导下心包穿刺术的操作成功率为 97%，而总的并发症发生率为 4.7%[24]。应该强调超声引导是心包穿刺术的标准处理。以解剖标志为基础的心包穿刺术的并发症发生率明显更高，发生率高达 20%[25]，死亡率高达 6%[26-28]。当用超声引导进行心包穿刺术时，主要并发症的发生率是 1.2%，包括导致死亡或立即心脏手术的心脏穿孔、气胸、肋间动脉撕裂。少见并发症发生率是 3.5%，包括暂时的腔室穿透和室上性心动过速。心脏前方积液>10mm 的患者超声引导的成功率高（93%），而少量心脏后方的积液成功率仅为 58%[24]。近

期报道的包括使用支气管内超声和内镜超声引导心包穿刺术的新技术可能变得更加普遍[29,30]。

超声引导下的心包穿刺技术既没有严格定义,也没有标准化,可以用剑突下、心尖或胸骨旁声窗引导穿刺针进入心包腔。剑突下径路最常用的,大多数患者通常最容易实施。从安全性角度考虑,穿刺进针部位和轨迹应该由超声来确定。应标记出积液最多、胸壁最薄的部位。实时超声引导针尖入路是有挑战性的,通常需要两个人操作,一人握住探头固定在心尖,另一人通过剑突下径路进针。

除了定位最佳进针部位,超声还能帮助决定进针深度以引流心包积液,并在操作过程中监测引流。剑突下径路选择 16~18G 口径的导管,在剑突与左肋缘之间以小的角度(<30°)进针,在肋缘下进入。针指向左肩,一边用注射器持续抽吸,一边缓慢进针。一旦穿破心包,抽出液体,可进行一次性治疗性引流,或通过导丝置入猪尾形导管以进行长期引流[23]。在扩张隧道和置入心包引流管前确定针位于心包腔内至关重要。可通过给予气泡盐水或通过三通再注射几毫升引流液来确认。通过超声下看见心包腔内湍流或气泡来获得肉眼确认(图 18.13;视频 18.17)。在左心室腔内见到气泡(图 18.14;视频 18.18)应该立即退针,重新调整针的角度,并请外科会诊。

对于长期引流者,置入的猪尾形导管留在心包腔,直到 24 小时引流液体少于 25~30mL。置入的用于长期引流的心包导管已经演变为标准化处理。心包积液的复发率较单纯心包穿刺术低(23% vs 65%),外科治疗的复发率也较低[24]。

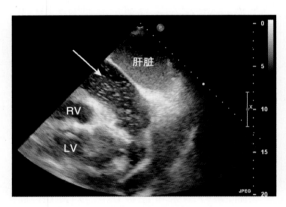

图 18.13　心包穿刺针位置的确认。剑突下四腔心切面可见心包穿刺时滴入气泡盐水到心包腔(箭头所指)确认穿刺针在心包内的位置合适。LV,左心室;RV,右心室

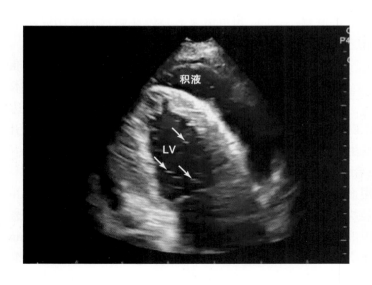

图 18.14　穿刺针进入左心室。心包穿刺期间注射流动盐水(箭头所指)时可见左心室内气泡,表明穿刺针进入了左心室(LV)内

要点和误区

- 区分心包积液和胸腔积液：心包积液通常是环形的；在胸骨旁长轴切面，心包积液在胸降主动脉（DTA）前方，而胸腔积液在 DTA 后方。如果怀疑胸腔积液，应该进行左侧胸腔的专属切面检查。

- 区别心包积液和心外膜脂肪垫：脂肪垫看起来是低回声，但通常与多数无回声的渗出液相反，有一些回声。大多数积液总是首先聚集在心脏后方；如果仅在心脏前面发现无回声区，大多数可能为心外膜脂肪垫。当有疑惑时，应该通过不同心脏声窗的切面来确认。

- 包裹性积液：手术或经皮操作后，或再发的心包疾病患者，心包积液可能为包裹性的。识别包裹性积液尤其重要，因为即使小量包裹性积液也可能发生血流动力学改变，可能需要经食管超声心动图来进一步评估。

- 回声性心包积液：如心包积液有大量的脓液、纤维素、血液或细胞碎片，则会出现相对回声，并可能被误认为是心肌或周围组织。

- 心脏压塞是临床诊断：诊断心脏压塞时必须全面考虑患者的既往史、体征、物理检查和心脏超声结果。

- 扩张的下腔静脉对于心脏压塞具有高灵敏性（97%）：当下腔静脉不扩张（< 2.5cm）或表现有呼吸变异性，检查者应有高度信心判断患者不存在心脏压塞。

- 低血容量导致右心房塌陷：低血容量而没有心脏压塞的患者可能会见到右心房塌陷，一个重要的区别点是低血容量患者的下腔静脉会塌陷。

病例 18.1

病情介绍

55 岁男性，最近被诊断出肺部肿块，因肺不张和阻塞性肺炎导致呼吸衰竭而被送进重症监护病房（ICU）。开始机械通气后，仍持续低血压。这提示 ICU 医师行床旁心脏即时超声检查以明确低血压的潜在原因。

超声发现

剑突下四腔心切面（视频 18.19）显示大量环形心包积液。除了积液量较大外，还有心脏压塞的生理学证据，因为右心房由于心包压升高而塌陷。剑突下下腔静脉的长轴切面（视频 18.20）显示了无呼吸变异的下腔静脉充盈。尽管对心脏压塞不是特异性的，但是对于有心包积液和其他心脏压塞临床症状的患者，下腔静脉充盈支持心脏压塞的诊断。

病例解析

考虑到心包积液和血流动力学不稳定，在准备设备进行紧急超声辅助心包穿刺的同时积极给予静脉输液。抽吸 500mL 血性积液后，患者的血流动力学得到改善，复查心脏超声（视频 18.21）显示胸骨旁长轴视图中无残留积液。

在心包积液和有其他临床症状（包括低血压、心动过速和呼吸急促）的患者中，检查到有右心房/右心室塌陷和下腔静脉充盈可诊断心脏压塞。心包慢性积液是一个重要的考虑因素。少量心包积液（50~100mL）的快速积聚可导致心脏压塞，而缓慢积聚则需要更大的积液量（1 000~2 000mL）才能导致压塞。因此，心包积液量不是心脏压塞的可靠指标，患者必须有其他临床症状和超声检查结果来诊断压塞。

病例 18.2

病情介绍

60 岁女性,既往病史不明,因呼吸急促、突发无脉性电活动(PEA)心脏停搏连夜入院。除常规进行高级心脏生命支持(ACLS)外,行剑突下床旁心脏即时超声检查寻找潜在的可逆性停搏的原因和任何心肌收缩的迹象。

超声发现

在胸骨旁区进行心肺复苏(CPR)的同时,通过剑突下视图显示心脏。尽管在 CPR 过程中会有持续的运动,但还是获得了剑突下四腔心成像(视频 18.22),并显示出中到大量的心包积液。

病例解析

紧急行心包穿刺,排出 250mL 淡黄色液体,自主循环恢复。将患者转移到重症监护病房,开始静脉输液,并置入心包引流管,进行进一步检查以确定积液的原因。

心脏压塞是 PEA 的一个潜在可逆的原因,应根据 ACLS 指南予以考虑。剑突下四腔心切面对检测心包积液具有高灵敏度,并可在进行胸外按压和气道稳定时获得。如果发现心包积液并怀疑是导致患者心脏停搏的原因,则应进行紧急心包穿刺,这可能挽救生命。

病例 18.3

病情介绍

男性,25 岁,既往身体健康,告知其初级保健医生胸痛随前倾坐位而改善。他报告说,一周前有鼻塞、鼻腔黏液,但这些症状后来都消失了。检查发现,他一般情况良好,生命体征稳定,有心包摩擦。抽血检查,并进行床旁即时超声检查以评估患者心脏。

超声发现

胸骨旁长轴切面显示有少量心包积液在后壁积聚。右心室舒张期适当舒张,没有心脏压塞的迹象(视频 18.23)。

病例解析

患者的实验室检查,包括白细胞计数和肌钙蛋白,都在正常范围内,一般状况仍良好。根据病史、体格检查、心电图和超声检查结果,他被诊断为病毒性心包炎。出院带药布洛芬,嘱限制活动,并在 1 周内复查心脏即时超声。

心包积液最初积聚在心包间隙的后部,根据在舒张末期的测量结果被分为少量(<1cm)、中量(1~2cm)或大量(>2cm)。影响心包积液临床意义的因素很多,包括积液的速度、积液量、积液的性质和患者的容量状况。心包积液的临床意义可综合临床和超声表现。

病例 18.4

病情介绍

男性,20 岁,既往身体健康,胸部中枪后因疼痛和呼吸急促被救护车送至创伤中心。就诊时,患者低血压、心动过速。创伤团队对患者进行了创伤超声重点评估(FAST)检查,以评估其血流动力学状态不稳定的原因。

超声发现

FAST 检查的剑突下切面评估心包积血。剑突下四腔心切面显示出中量心包积液。有证据表明,心包压增高导致右心房和右心室异常塌陷(视频 18.24)。

病例解析

外科医生准备进行紧急开胸手术的同时,开始用晶体液和血液制品扩容。积血从心包囊中排出,并进行右心室穿透性损伤的修复。患者在外科重症监护室恢复良好。

剑突下切面可作为评估创伤患者心包积血 FAST 检查方案的一部分。快速积液,最常见的原因是心包腔出血,即使积液量不大,也会很快导致血流动力学不稳定。床旁即时超声检查提示有心脏压塞迹象的穿透性创伤患者需要紧急清除心包积血。第 33 章有关于该主题的更多举例和讨论。

病例 18.5

病情介绍

老年男性,72 岁,在常规冠状动脉搭桥术后住进重症监护病房(ICU)。在接下来的 6 小时内,血流动力学逐渐恶化,对血管活性药物和静脉输液的反应有限。对其进行心脏床旁即时超声检查。

超声发现

由于手术敷料和纵隔引流管,只能获得心尖四腔心切面。

技术上困难的心尖四腔切面显示左心室和右心室的大小和功能大体正常。尽管没有心包周围积液,但一些积液似乎与右心房相邻(视频 18.25)。由于经胸心脏超声成像在心脏外科术后中常常不充分,因此需要使用高级超声心动图仪来进行床旁经食管超声心动图 (TEE)。

从经胃短轴观察,TEE 显示一个邻近右心室和左心室后方大量有分隔的心包积液(视频 18.26)。

病例解析

根据经胸心脏超声和 TEE 检查结果,患者再次进手术室进行心包引流和再次纵隔探查。术中发现一条小血管出血并烧灼。8 天后患者出院回家。

心包积液的检测是心脏即时超声的一个应用,经过简单的训练后,检查者可以很容易地掌握;但是,与其他应用类似,当无法获得足够的成像切面时,经胸成像存在固有局限性。如果存在不确定性,应使用高级超声心动图仪,以复查经胸心脏成像结果,或进行经食管超声心动图检查作进一步评估。

病例 18.6

病情介绍

女性,47 岁,转移性乳腺癌患者,因胸痛和呼吸急促而到急诊室就诊。来院时血压低,初始心电图显示窦性心动过速与低电压。进行心脏床旁即时超声检查。

超声发现

超声显示大量心包积液,其表现与心脏压塞一致。剑突下切面显示,在收缩期,心包内有一条巨大的无回声条带,伴有反常的舒张性右心室塌陷和右心房塌陷(视频 18.27)。心尖四腔切面显示,脉冲多普勒的取样窗位于二尖瓣上方,显示二尖瓣血流随呼吸显著变化(相当于超声心动图上的奇脉)。插图显示 V_{peak} 最大值和最小值。在吸气

相这两个数值的差异超过30%,符合超声奇脉表现,高度提示有压塞(图 18.15)。

病例解析

鉴于患者的临床表现和床旁超声检查结果,给予静脉注射晶体液,以改善心率和血压。紧急至心导管室进行透视和超声心动图引导下心包穿刺术。从心包腔排出 770mL 积液。

心脏压塞是一个临床诊断。超声心动图特征包括右心室塌陷,下腔静脉扩张,二尖瓣或三尖瓣血流频谱多普勒变化。虽然大量的积液更容易导致心脏压塞,但积液的速度在临床上更为重要。慢性恶性心包积液患者在症状出现之前可能会逐渐积聚大量积液。

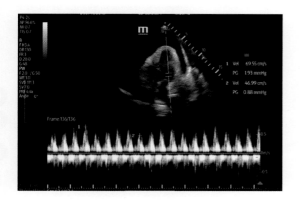

图 18.15　二尖瓣血流。在二尖瓣瓣尖远端放置取样窗的情况下,使用脉冲波多普勒进行心尖四腔成像,显示超声心动图上的奇脉。显示 V_{peak} 最大值和最小值。如果吸气时这两个值之间的差值超过25%,则高度提示心脏压塞。在这个患者中,最大峰值 69.55cm/s 和最小峰值 46.99cm/s 之间有 32%的差异,这是升高的

病例 18.7

病情介绍

女性,70 岁,4 周前因症状性房颤接受导管消融治疗,出现呼吸急促、干咳和严重的胸痛 4 天。手术并不复杂,消融后患者感觉良好。患者诉不舒服,但没有极度的痛苦。发热,血压 98/50mmHg,脉律整齐 108 次/min。对奇脉的评估是阴性的,差值为 6mmHg。X 线显示双侧少量胸腔积液和心影增大。

超声发现

只获得一个剑突下四腔切面,显示出少量环形心包积液,在后方尤为明显(视频 18.28)。注意右心房游离壁舒张末期塌陷,持续到收缩早期。

病例处理

考虑到心脏消融过程与相关疼痛的时间关系,患者被诊断为心脏损伤后综合征。用布洛芬和秋水仙碱治疗,改善了胸膜性胸痛和咳嗽。复查超声心动图显示心包积液最终消失。

虽然这种情况在心肌梗死或心脏手术中更常见,但在心脏手术后,如消融或起搏器植入后,偶尔会出现心脏术后损伤综合征。心脏术后损伤综合征是一种炎症状态,可能有自身免疫的存在。右房塌陷的存在是值得注意的,但不是心脏压塞的特异性表现。由于内科原因造成少量积液导致压塞是罕见的。通常对布洛芬或泼尼松有良好的反应。

病例 18.8

病情介绍

男性,68 岁,患有高血压和冠状动脉疾病,突发撕裂性胸痛和晕厥。血压是 78/35mmHg,心率是 130 次/min,吸入 4L/min 的氧气时血氧饱和度可以维持。昏睡状态,呼之有反应。由于胸痛的存在,不能鉴别导致休克的原因,因此在获得其他临床信息的同时,立即行心脏超声检查。

超声发现

剑突下心脏切面显示大量积液,新月形回声团覆盖在心尖(视频 18.29)。偏轴胸骨旁长轴视图也显示左心室后方的回声物(视频 18.30)。心包积液的深度似乎达到 2cm。

病例解析

高度怀疑主动脉夹层,因此呼叫心脏手术的同时扩容以处理即将发生的心脏压塞。生命体征暂时改善,带患者行计算机断层扫描(CT),证实了 A 型主动脉夹层。紧急至手术室,接受主动脉和主动脉瓣置换手术。

如果不进行治疗,主动脉夹层 24 小时内死亡率为 33%,因此通过床旁即时超声快速诊断和治疗主动脉夹层非常重要。对主动脉夹层合并心包积血患者行心包穿刺术可能会影响预后,应进行外科治疗。

病例 18.9

病情介绍

乌干达农村一名携带人类免疫缺陷病毒(HIV)的 41 岁男子发热住院。患者自诉服用了抗逆转录病毒药物,但其 CD4 计数和病毒载量尚不清楚。患者消瘦、虚弱,轻微活动即呼吸短促。他认为一个家庭成员死于肺结核。他的血压是 105/70mmHg,脉搏是 110 次/min,室内静息状态呼吸良好。颈静脉压升高,下肢水肿,心音遥远,胸片提示心脏增大。

鉴于体格检查显示中心静脉压升高,使用便携超声设备进行心脏超声检查。

超声发现

胸骨旁长轴图像显示左心室后方的组织样结构回声(视频 18.31)。胸骨旁短轴图像证实左心室后方存在组织样结构(视频 18.32)。心尖四腔切面显示左室游离壁外侧的回声结构相同(视频 18.33)。患者左心室周围有同心的等回声结构,最大直径(>2cm)位于左心室后部。

病例 18.9(续)

病例解析

很明显,回声结构太厚,不可能是心肌。在这种情况下,它很可能代表结核出血性心包炎的血块。基于对肺结核的强烈临床怀疑、资源有限和没有心脏压塞,没有尝试抽取心包中可能出血的内容物,患者开始接受抗结核治疗。

在非洲,肺结核是心包积液最常见的原因。分枝杆菌通过心包周围受感染结构的直接传播、血行传播或淋巴传播到达心包。结核通常会导致纤维蛋白性或出血性心包积液,与其他炎症性心包积液一样,也会导致缩窄性心包炎。

病例 18.10

病情介绍

男性,53 岁,最近患肺炎球菌感染的脓毒症合并急性肾功能衰竭,现转诊至医院。来院时除血压不稳定外,患者无发热,一般状况可。收缩压读数显示在吸气时下降了 6mmHg。患者似乎是高血容量状态,行心脏超声检查以协助液体管理。

超声发现

胸骨旁长轴显示少量心包周围积液,液体多积聚在后部(视频 18.34)。右心室游离壁轻度弯曲。胸骨旁短轴切面证实有少量心包周围积液(视频 18.35)。室间隔看起来正常,没有弯曲。主动脉瓣水平胸骨旁短轴显示右心室游离壁清晰可见,显示轻微的舒张早期塌陷(视频 18.36)。心尖四腔切面显示舒张期右心室游离壁塌陷更为明显(视频 18.37)。最后,下腔静脉显示大于 50%

的正常塌陷指数(视频 18.38)。

病例解析

即使患者有轻微的右室游离壁舒张早期塌陷,他也不符合基于下腔静脉检查结果的超声心动图压塞标准。考虑到积液对血流动力学的潜在影响,患者按计划进行了血液透析,但没有清除血容量作为预防措施。开始更强的血液透析方案,积液逐渐消失。

显示正常的下腔静脉可塌陷性可以保证心包内压不升高,并阻碍静脉血回流心脏。虽然压塞可以由少量积液引起,但很少见到由继发内科疾病,如肾功能衰竭的少量积液引起的压塞。少量心包积液引起的心脏压塞通常是由于外伤、主动脉夹层或经皮或外科心脏手术导致心包出血所致。

复习题

1. 仰卧位患者,流动性心包积液最初在心包腔的哪里积聚?
   A. 前部
   B. 后部
   C. 下缘
   D. 侧面

   答案:B。自由流动的心包液积聚在体位最依赖的心包腔。仰卧位的患者,液体首先出现在后部。从剑突下四腔心切面看,在右心室游离壁和邻近肝脏的心包之间可见一条无回声带。从胸骨旁长轴和短轴观察,可见液体位于左心室后方。随着心包积液量增大,积液逐渐呈环形。有分隔的积液可能不会随着患者体位的变化而移动。

2. 下列哪项陈述在区分心外膜脂肪垫和心包积液时是错误的?
   A. 心外膜脂肪垫通常出现在前面,而心包积液最初积聚在后面
   B. 心外膜脂肪垫回声增强,心包积液无回声
   C. 心外膜脂肪垫在左房室沟和左室游离壁最丰富
   D. 从剑突下四腔心的角度可以清楚地看到心外膜脂肪垫和心包积液

   答:C。心外膜脂肪垫,介于心包两层之间的脂肪组织,可能被误诊为心包积液。与心包积液相比,心外膜脂肪的回声要比无回声的强。心外膜脂肪垫在前面可见,不像心包积液重力依赖性地积聚。心外膜

脂肪在右房室沟和右心室游离壁最丰富，在左心室上方最少。心外膜脂肪垫和心包积液都可以从剑突下四腔切面清楚地看到（见视频18.6）。

3. 胸骨旁长轴切面下如何区分胸腔积液和心包积液？

A. 心包积液在降主动脉后，而胸腔积液在降主动脉前

B. 心包积液在降主动脉前，而胸腔积液在降主动脉后

C. 心包积液可见于降主动脉外侧，而胸腔积液可见于降主动脉内侧

D. 心包积液可见于降主动脉内侧，而胸腔积液可见于降主动脉外侧

答案：B。胸腔积液可能被误认为是心包积液。两者都是无回声的，在胸骨旁长轴切面中位于左心房和心室的后部。然而，心包积液在降主动脉（DTA）前，而左胸积液在DTA后。如果DTA不清楚，应该从胸骨旁短轴和剑突下的角度，或者从一个专用的左胸膜的角度来评价胸腔积液。在某些切面中，检查者必须保持警惕，不要将腹水误认为心包液。由于剑突下心脏成像平面穿过上腹部，腹水在这一切面可能被误认为心包积液。

4. 以下哪项是决定心包积液对心脏血流动力学的临床意义的重要因素？

A. 积液量

B. 液体积聚速度

C. 患者的容量状态

D. 以上都是

答案：D。心包腔积液对血流动力学的影响既取决于积液的量和速度，也取决于患者的血管内容量状态。缓慢增多的心包积液（如恶性积液）量可以变得相当大（>2 000mL），心包压力几乎没有增加，而即使是少量液体（50~100mL）的快速积聚也会导致心包压力显著增加（如放置起搏器导线时的心肌穿孔）。决定心包积液血流动力学后果的其他重要因素包括心包积液性质（浆液性与血性）、解剖分布（包

裹性与环形）、心包膜的完整性（炎症、肿瘤、浸润、纤维状）、患者的容量状态，以及积液下面心腔的大小和厚度。

5. 如何描述大量心包积液？

A. 舒张末期深度>1cm

B. 舒张末期深度>2cm

C. 收缩末期深度>1cm

D. 收缩末期深度>2cm

答案：B。虽然积液量并不能常规地预测血流动力学的重要性，但大量的积液通常需要更密切的监测和更频繁的干预。为此，在描述积液量时使用通用标准是很有价值的。最常用的心包积液量分类如下：少量（深度<1cm）、中量（深度为1~2cm）和大量（深度>2cm）。心包积液最宽的尺寸或深度是在舒张末期测量的。

6. 下列哪项超声检查结果与心脏压塞相符？

A. 右心房（RA）收缩期塌陷、右心室（RV）舒张期塌陷和下腔静脉（IVC）扩张

B. RA舒张期塌陷、RV收缩期塌陷和IVC扩张

C. RA收缩期塌陷、RV舒张期塌陷和IVC变平

D. RA舒张期塌陷、RV收缩期塌陷和IVC变平

答案：A。当心包内的压力超过一个或多个心腔的压力时，就会发生心脏压塞，导致心脏充盈受损，相应的心输出量下降。心包积液的血流动力学不稳定患者临床上应怀疑心脏压塞。重要的是要认识到生理性压塞在生命体征改变之前在超声上是明显的，并且可能是在血流动力学不稳定之前识别恶化过程的有用工具。心脏压塞的超声表现包括右心房收缩期塌陷、右心室舒张期塌陷和下腔静脉扩张。

7. 对于脉搏130次/min、血压90/50mmHg、心脏即时超声心包积液深度2.1cm的清醒患者，下一步应该立即做什么？

A. 获得全面的经胸超声心动图

B. 胸部CT平扫与静脉造影

C. 静脉输液

D. 开始静脉注射多巴酚丁胺

答案：C。心脏压塞是一种真正的心脏急症，需要快速诊断和治疗。当临床症状显示有明显的血流动力学效应的积液时，应立即开始治疗，扩大血管内容量，如果患者低血压，应考虑临时使用血管活性药物。这些暂时性的干预只是紧急明确治疗的前奏。治疗心脏压塞所需的干预措施是清除心包积液。

8. 超声引导心包穿刺术与单纯使用标志相比有什么好处？

A. 降低心脏穿孔的风险

B. 降低气胸风险

C. 操作成功率更高

D. 以上都是

答案：D。超声引导下心包穿刺的手术成功率为 97%，并发症发生率为 4.7%。应强调超声引导是心包穿刺术的标准处理。使用标记行心包穿刺术的并发症发生率明显较高，发病率达 20%，死亡率高达 6%。在超声引导下进行心包穿刺时，主要并发症的发生率为 1.2%，包括心脏穿孔导致死亡或立即需要心脏外科手术、气胸和肋间动脉裂伤。使用超声可以有助于观察和跟踪针尖，确定最佳的穿刺位置和深度，并在置入引流导管之前确定合适的位置。

参考文献

1. Blavais M. Incidence of pericardial effusion in patients presenting to the emergency department with unexplained dyspnea. *Acad Emerg Med.* 2001;8(12):1143-1146.

2. Demetriades D, van der Veen BW. Penetrating injuries of the heart: experience over two years in South Africa. *J Trauma.* 1983;23:1034-1041.

3. Plummer D, Heller M. Cardiac applications. In: Heller M, Jehle D, eds. *Ultrasound in Emergency Medicine.* Philadelphia, PA: WB Saunders; 1995.

4. Mandavia D, Aragona J, Chan L, et al. Ultrasound training for emergency physicians: a prospective study. *Acad Emerg Med.* 2000;7:1008-1014.

5. Lanoix R, Leak LV, Gaeta T, et al. A preliminary evaluation of emergency ultrasound in the setting of an emergency medicine training program. *Am J Emerg Med.* 2000;18:41-45.

6. Lucas BP, Candotti C, Margeta B, et al. Diagnostic accuracy of hospitalist-performed hand-car-

ried ultrasound echocardiography after a brief training program. *J Hosp Med.* 2009;4:340-349.

7. Mandavia D, Hoffner R, Mahaney K, Henderson S. Bedside echocardiography by emergency physicians. *Ann Emerg Med.* 2001;38(4):377-382.

8. Vignon P, Chastagner C, François B, et al. Diagnostic ability of hand-held echocardiography in ventilated critically ill patients. *Crit Care.* 2003;7(5):84-91.

9. Klein A, Abbara S, Agler D, et al. American Society of Echocardiography clinical recommendations for multimodality cardiovascular imaging of patients with pericardial disease. *J Am Soc Echocardiogr.* 2013;26(9):965-1012.

10. Goldstein JA. Cardiac tamponade, constrictive pericarditis and restrictive cardiomyopathy. *Curr Probl Cardiol.* 2004;29:503-567.

11. Adler Y, Charron P, Imazio M, et al. 2015 ESC Guidelines for the diagnosis and management of pericardial diseases. *Eur Heart J.* 2015;36(42):2921-2964.

12. Gillam LD, Guyer DE, Gibson TC, et al. Hydrodynamic compression of the right atrium: a new echocardiographic sign of cardiac tamponade. *Circulation.* 1983;68:294-301.

13. Singh S, Wann LS, Schuchard GH, et al. Right ventricular and right atrial collapse in patients with cardiac tamponade—a combined echocardiographic and hemodynamic study. *Circulation.* 1984;70:966-971.

14. Otto CM. Pericardial disease. In: Otto CM, ed. *Textbook of Clinical Echocardiography.* 4th ed. Philadelphia, PA: Saunders; 2009:242-258.

15. Himelman RB, Kircher B, Rockey DC, Schiller NB. Inferior vena cava plethora with blunted respiratory response: a sensitive echocardiographic sign of cardiac tamponade. *J Am Coll Cardiol.* 1988;12:1470-1477.

16. Bocka JJ, Overton DT, Hauser A. Electromechanical dissociation in human beings: an echocardiographic evaluation. *Ann Emerg Med.* 1988;17:450-452.

17. Tayal VS, Kline J. Emergency echocardiography to detect pericardial effusion in patients in PEA and near-PEA states. *Resuscitation.* 2003;59(3):315.

18. Spodick DH. Acute cardiac tamponade. *N Engl J Med.* 2003;349:684-690.

19. Angel J, Anivarro I, Domingo E, Solersolder J. Cardiac tamponade: risk and benefit of fluid challenge performed while waiting for pericardiocentesis. *Circulation.* 1997;96(supplI):1-30.

20. Spodick DH. Pericardial diseases. In: Braunwald E, Zippes DP, Libby P, eds. *Heart Disease.* 6th ed. Philadelphia, London, Toronto, Montreal, Sydney, Tokyo: W.B. Saunders; 2001:1823-1876.

21. Allen KB, Faber LP, Warren WH, Shaar CJ. Pericardial effusion: subxiphoid pericardiostomy versus percutaneous catheter drainage. *Ann Thorac Surg.* 1999;67(2):437-440.

22. Sagrista-Sauleda J, Angel J, Permanyer-Miralda G, et al. Long-term follow-up of idiopathic chronic pericardial effusion. *N Engl J Med.* 1999;341(27):2054-2059.

23. Isselbacher EM, Cigarroa JE, Eagle KA. Cardiac tamponade complicating proximal aortic dissection: is pericardiocentesis harmful? *Circulation.* 1994;90:2375-2379.

24. Tsang TS, Enriquez-Sarano M, Freeman WK,

et al. Consecutive 1127 therapeutic echocardiographically guided pericardiocenteses: clinical profile, practice patterns, and outcomes spanning 21 years. *Mayo Clin Proc.* 2002;77(5):429-436.

25. Bishop LHJ, Estes EHJ, McIntosh HD. The electrocardiogram as a safeguard in pericardiocentesis. JAMA. 1956;162:264-265.

26. Buzaid AC, Garewal HS, Greenberg BR. Managing malignant pericardial effusion. *West J Med.* 1989;150:174-179.

27. Hingorani AD, Bloomberg TJ. Ultrasound-guided pigtail catheter drainage of malignant pericardial effusions. *Clin Radiol.* 1995;50:15-19.

28. Suehiro S, Hattori K, Shibata T, et al. Echocardiography-guided pericardiocentesis with a needle attached to a probe. *Ann Thorac Surg.* 1996;61: 741-742.

29. Hashimoto Y, Inoue K. Endoscopic ultrasound-guided transesophageal pericardiocentesis; an alternative approach to a pericardial effusion. *Endoscopy.* 2016;48(suppl 1 UCTN):E71-E72.

30. Sharma RK, Khanna A, Talwar D. Endobronchial ultrasound. A new technique of pericardiocentesis in posterior loculated pericardial effusion. *Chest.* 2016;150(5):e121-e123.

第 19 章

瓣膜

Ahmed F. Hegazy

熊伟 译 ■ 史源 秦秉玉 校

关键点

- 用二维超声和彩色多普勒进行基本的心脏瓣膜评估。
- 床旁超声能发现严重的主动脉瓣或二尖瓣反流,对于识别急性循环或呼吸衰竭的患者至关重要。
- 全面的瓣膜评估需要进行全面超声心动图检查的高级培训和会诊。

背景

筛查重要的瓣膜病理状况是床旁即时心脏超声的重要部分,出现不明原因的心肺衰竭的患者,应在床旁进行快速而准确的评估。基本的床旁超声瓣膜评估包括二维超声目测瓣膜结构和彩色多普勒检查,以及心房和心室大小和功能的评估。床旁即时评估瓣膜可以对患者的处理产生重要影响,包括不能解释的肺水肿、心力衰竭、脓毒症休克和呼吸机依赖。体外循环支持的禁忌证(如对于主动脉内球囊反搏和静脉-动脉体外膜氧合的禁忌证——主动脉瓣关闭不全)也可通过床旁超声排除。

美国超声心动图学会和欧洲超声心动图学会指南详细描述了超声心动图评估自体瓣膜反流、狭窄和修补瓣膜的功能不全[1-7]。对自体瓣膜反流的全面评估需要整合多重定量、半定量和定性测量来进行严重程度分级。尽管对二尖瓣整合的定量评估更为准确,并能反映长期预后和死亡率[8],但这种评估需要时间和专业技能。不同检查者用于定量的参数缺少一致性,即使是有

经验的超声心动图检查者之间也是如此[9]。因而,最近有些作者将对瓣膜反流进行准确定量的过程描述为一种艺术,而不是科学[10]。而且,定量评估极少用于大量反流的紧急处理,用定性评估更容易发现大量反流[11]。进行详细的瓣膜评估需要专业技能、设备和时间,因而不在床旁超声应用范畴。

已发布的文件概括了重症监护病房床旁即时心脏超声资质需要的初级和高级技能[12]。重点心脏瓣膜评估主要用二维超声和彩色多普勒来筛查严重的主动脉瓣或二尖瓣反流。急性严重的瓣膜反流不经治疗,其死亡率高到让人难以接受。如果鉴定为瓣膜反流,没有先前的图像很难确定为慢性[11]。由于床旁即时瓣膜评估的本质是迅速辨别可能影响患者血流动力学的异常,因而反流严重程度分级很重要。严重的瓣膜反流需要早期处理,不管是会诊行紧急全面超声心动图、机械通气支持还是手术。因此,将反流性瓣膜损伤分为"严重",即能导致急性疾病或使急性疾病复杂化,或"不严重",即所有其他等级的瓣膜病。如果不能确定危重患者反流严重与否,则确保立刻行

全面超声心动图检查。重要的是注意有些严重反流是稳定的慢性的反流，可能不需要紧急处理。

一般注意事项

二维成像

应该在多个切面进行瓣膜或其周围解剖结构的二维检查。如果检测到不正常，检查者应该注意准确的部位（如受累及的瓣叶）、可疑的进程（如心内膜炎、缺血、扩张）和功能不全的机制（如脱垂、连枷、限制、穿孔）[5,6]。评估人工瓣膜功能和病理学需要超声心动图专家级的技能水平。

用二维超声检查能鉴别所有钙化、赘生物、增厚、瓣叶连枷和受限[1]。一个主要的结构缺陷应该提示检查者考虑"严重的"或病理意义的损伤的可能性。鉴于全面的全平台的超声心动图检查，仍有15%感染性心内膜炎患者为假阴性，床旁即时心脏超声不能排除感染性心内膜炎[7]。典型赘生物产生于瓣膜低压一侧，如果赘生物为破坏性或体积很大，可能被检测到。

最后，必须认识到瓣膜异常引起的心脏腔室适应性反应。评估心房和心室大小能帮助确定严重性和是否为慢性病变。急性左侧瓣膜反流时，左心室和左心房经常不扩张。然而，区分急性反流和慢性反流具有挑战性，需要复习以前的超声心动图，并且需要高级超声心动图检查技能。

检查的范围

与床旁即时心脏超声的其他领域相比，如右心室、左心室、下腔静脉的评估，瓣膜评估往往较少应用。因此，床旁即时检查为目标导向性地鉴别严重的二尖瓣或主动脉瓣反流，这种严重的反流如果没有被识别并处理，可能导致严重疾病或死亡[12]。必须及时辨认因主动脉夹层、心内膜炎或外伤引起的严重的急性主动脉瓣反流和因心肌缺血或心内膜炎引起的严重的急性二尖瓣反流。三尖瓣反流也容易辨认，可能支持潜在的诊断，如肺动脉高压、肺栓塞或心内膜炎。

根据二维超声对瓣膜评估，对怀疑可能存在瓣膜狭窄，需要更专业技能来准确鉴定，一般情况下对做出诊断的时限性要求不高。狭窄瓣膜的特征依赖于频谱多普勒，因而被认为是一种更适合高级超声心动图检查者的技能。

彩色多普勒

彩色多普勒是快速评估瓣膜反流的主要方式。检查者在使用彩色多普勒时必须清楚主要注意事项和常见误区。在应用彩色多普勒之前，必须首先理解关键的概念，如脉冲重复频率、奈奎斯特极限、混叠（图19.1 和表 19.1；也可参见第 2 和 5 章）。

以下建议能帮助在用彩色多普勒评估反流时优化操作和准确性[1,6,13]：
- 成像深度最小化
- 扇形图像尺寸狭窄化
- 设置合适的彩色增益
- 调整成像切面与血流平行
- 设置奈奎斯特极限在 40~70cm/s
- 用最小的合理彩色框，包含感兴趣的瓣膜和接受反流的腔室

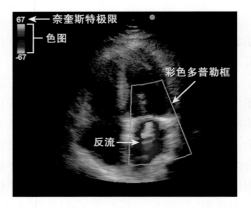

图 19.1　彩色多普勒。 屏幕显示奈奎斯特极限、色图、覆盖左心房和二尖瓣反流束的彩色取样框

表 19.1　彩色多普勒的术语

术语	定义
脉冲重复频率(PRF)	PRF(每秒钟的脉冲)是探头发射和接收信号的频率,由血流速度和图像深度决定。如果第二个脉冲在第一次接收前发送,那么探头就不能区别两次脉冲的反射信号,会产生模糊(混叠)
奈奎斯特极限	奈奎斯特极限是仪器能在混叠发生前准确显示彩色多普勒的血流速度的高限,是 PRF 除以 2
混叠	当血流速度超过奈奎斯特极限时,仪器不能准确显示血流的方向或速度
彩色图	彩色图以色彩与亮度分别定义了血流的方向与速度。典型的规定是蓝色为血流背离探头,而红色为血流朝向探头。速度通过蓝色或红色的色泽编码;较明亮的色泽表示较快的速度,而较黯淡的色泽表示较慢的速度

　　彩色多普勒鉴定反流和根据喷彩的尺寸评估严重程度。另外一个能帮助反流严重程度分级的参数是测量彩色血流多普勒射流的反流口宽度。反流口宽度是反流的彩色多普勒射流的最小直径,反映有效反流瓣口面积,反流口宽度在近端血流会聚和远端射流扩散之间的颈部,垂直于彩色射流进行测量(图 19.2;视频 19.1)。该测量很大程度上不依赖驱动压力和固定瓣口的血流比例,然而,多种射流的准确性不能确定[5,6,13]。

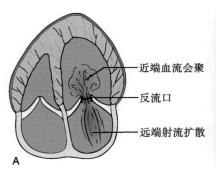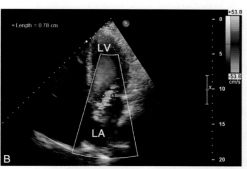

图 19.2　反流口宽度。(A)显示测量反流口宽度的示意图。(B)心尖四腔心切面显示反流口宽度为 0.78cm,与严重的二尖瓣反流一致。LA,左心房;LV,左心室

频谱多普勒

　　频谱多普勒包括脉冲多普勒和连续多普勒,提供了一种定量但耗时的评估瓣膜和血流动力学的方法。这些技术在额外培训后可应用于床旁。一些参数,诸如血流逆转、顺行血流的密度和速度、压差半降时间和减速时间,都是频谱多普勒衍生的帮助评估瓣膜损伤严重程度分级的参数,不在本章讨论的范围内[1,2,5,6,14]。

病理表现

二尖瓣反流

　　二尖瓣反流是由于二尖瓣叶在收缩期不完全关闭,血流反流进入左心房。反流的程度主要受反流瓣口面积影响,也受收缩期长短和左心房-左心室压力梯度影响[12]。二尖瓣反流可能由于器质性原因(原有的瓣膜疾病或原发性瓣膜病)或二尖瓣结构正常的

功能性(继发性瓣膜病)原因引起[13]。

二维超声检查发现

二维超声模式下目视检查瓣膜形态是任何瓣膜评估的第一步。这种目视二维超声评估的重要性不能被过分强调。二尖瓣的形态学评估通常经胸骨旁长轴、心尖四腔及剑突下四腔切面进行。二尖瓣瓣叶通常表现为薄而柔软并在舒张期开放。在收缩期,瓣膜的关闭与对合表现为瓣叶尖端完全彼此贴近。二维超声观测下的瓣叶异常形态学包括瓣叶增厚、钙化、赘生物、穿孔(视频 19.2)[1]、脱垂和连枷瓣叶(图 19.3;视频 19.3)。在左心室扩大及腱索牵拉时,帐篷样瓣叶及对合不良可出现功能性二尖瓣关闭不全(视频 19.4)[6]。室间隔肥厚可引起左心室流出道血流加速及收缩期二尖瓣前叶尖端带入左心室流出道内。这种带入现象为二尖瓣前叶收缩期前向运动并引起动态左心室流出道梗阻,尤其在脓毒症休克中可能导致患者死亡,可给予液体负荷和/或β受体阻滞剂[15](视频 19.5 和视频 19.6)。如存在室间隔异常肥厚,需利用二维超声检查二尖瓣前叶是否带入[16]。

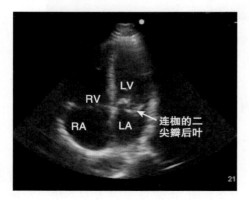

图 19.3　连枷二尖瓣。心尖四腔切面可见连枷的二尖瓣后叶接合在二尖瓣前叶后面。该瓣膜病变与严重的二尖瓣反流相符。LA,左心房;LV,左心室;RA,右心房;RV,右心室

分析左心室及左心房的大小与功能对考量二尖瓣疾病的时程很重要。慢性二尖瓣反流可见到左心房大小与顺应性的缓慢增加与反流量相适应。左心室由于慢性容量过负荷也可能扩张。急性与亚急性二尖瓣反流,较短的时程不会出现室腔大小与顺应性的逐渐增加。因此左房与左心室大小正常的肺水肿提示急性或亚急性二尖瓣反流(视频 19.7)[6]。

彩色多普勒检查发现

彩色多普勒是探测二尖瓣反流和进行分级的主要方法。标准化的定性和定量指标有助于确定二尖瓣反流是否严重(表 19.2)[1,17]。表 19.2 列出的结果中,由于左心房大小、负荷状态和左心室功能的影响,用彩色多普勒来确定反流面积并不完美,但是其相对简单,最为常用[4,12]。虽然不严重的反流(图 19.4;视频 19.8)可能会影响一些患者的血流动力学,但是所有严重反流患者都具有重要临床意义,因而必须迅速识别(图 19.5;视频 19.9)。

射流方向可以为二尖瓣反流提供病理学及病因学线索。中心型射流常见于功能性或继发性二尖瓣反流(见表 19.1;视频 19.10)。左心室收缩功能障碍及左心扩张是功能性二尖瓣反流的常见原因。偏心型射流(图 19.6;视频 19.11)通常发生在原发性二尖瓣反流不对称瓣叶的功能障碍。一般来讲,活动过度(脱垂或连枷)的瓣叶引发的反流束远离瓣叶,而活动受限的瓣叶引发的射流朝向受影响的一侧[6]。瓣叶脱垂通常见于二尖瓣黏液瘤退行性变。典型连枷瓣叶常见于心肌梗死时的乳头肌断裂。瓣叶受限,伴有偏心型射流朝向受累瓣叶,可见于多种情况。这些情况包括区域性左心室缺血及风湿性二尖瓣疾病时的乳头肌功能障碍。然而,如果风湿性疾病进展同等侵及两个瓣叶,射流可为中心型[4]。心内膜炎所致瓣

表 19.2　严重的二尖瓣反流的检查发现

二维超声	彩色多普勒	频谱多普勒(高级)
• 严重的瓣膜病变(原发性:连枷瓣叶,乳头肌断裂,严重卷曲,大穿孔;继发性:严重帐篷样瓣叶,瓣叶对合不良)	• 中心反流束面积占据>50%左心房 • 反流口宽度 ≥0.7cm(>80%双平面超声成像)[a] • 偏心射流在左心房形成漩涡	• 反流容积≥60ml • 反流分数≥50% • 肺静脉收缩期反流 • E 峰峰值流速(>1.2m/s) • 有效的反流瓣口面积≥0.4cm^2

[a] 心尖四腔及心尖二腔切面平均值。

引自 Zoghbi WA,Adams D,Bonow RO,et al. Recommendations for Noninvasive Evaluation of Native Valvular Regurgitation:A Report from the American Society of Echocardiography Developed in Collaboration with the Society for Cardiovascular Magnetic Resonance. *J Am Soc Echocardiogr.* 2017;30(4):303-371. doi:10.1016/j.echo.2017.01.007.

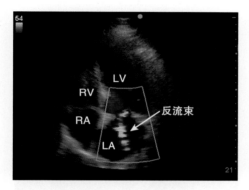

图 19.4　非严重二尖瓣反流。心尖四腔切面显示少量反流束进入左心房,与不严重的二尖瓣反流相符。LA,左心房;LV,左心室;RA,右心房;RV,右心室

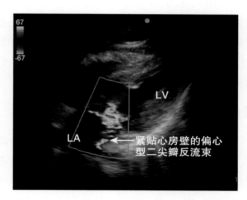

图 19.6　偏心型二尖瓣反流。剑突下四腔心切面示偏心型二尖瓣反流束折回左心房。且不论反流束面积,偏心型反流束已提示严重二尖瓣反流。LA,左心房;LV,左心室

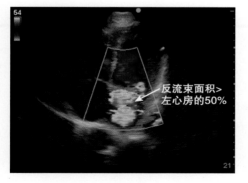

图 19.5　严重二尖瓣反流。心尖四腔切面显示彩色射流占据超过 50%左心房,与严重的二尖瓣反流相符

叶破坏可呈现典型不定向反流束(视频 19.12 和视频 19.13)[7]。

主动脉瓣反流

主动脉瓣反流可能由于主动脉瓣或主动脉根病变所致。急性主动脉瓣反流的病因学包括感染性心内膜炎、胸部外伤和急性主动脉夹层。导致主动脉瓣反流的其他病因包括炎性疾病、结缔组织疾病和先天性疾病(包括二叶式瓣膜)[1]。

二维超声检查发现

通常在胸骨旁长轴和胸骨旁短轴主动

脉瓣水平观察主动脉瓣的解剖和运动最佳。从这些切面检查者能探测到扩张的主动脉根部（视频 19.14）、二叶式瓣膜和大的赘生物（视频 19.15）。少数情况下可见夹层撕脱的内膜，但即使是全面的经胸超声心动图检测主动脉夹层的敏感性也很低[18]。主动脉瓣叶心内膜炎不应该与主动脉瓣纤维样赘生物（视频 19.16）或阿朗希乌斯结节相混淆，它们是正常的改变[19]。

　　评估左心房和左心室对主动脉瓣反流的适应性变化很重要。继发于主动脉瓣反流的慢性容量过负荷导致左心室扩张（视频 19.17）。尽管心室功能最开始正常，左心室功能不全也会逐渐发生。急性主动脉瓣反流患者左心室舒张末压急剧升高，心室顺应性差容易导致急性容量过负荷（视频 19.18）。慢性反流急性加重会产生相似的结果，但通常症状更重[11]。

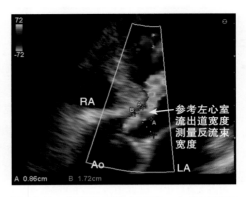

图 19.7　主动脉反流束宽度。 心尖五腔切面主动脉瓣的图像显示反流束占据左心室流出道宽度的 50%。Ao，主动脉；LA，左心房；RA，右心房

彩色多普勒检查发现

　　彩色多普勒能检测主动脉瓣反流的存在，并帮助确定其严重性。用于彩色多普勒评估的常用切面是心尖五腔切面和胸骨旁长轴切面，在心尖五腔切面进行多普勒检查容易与主动脉瓣对齐（图 19.7），胸骨旁长轴切面上主动脉瓣、左心室流出道和主动脉有相当好的轴向分辨力（图 19.8）。表 19.3 列举了严重主动脉瓣反流的标准[1]。

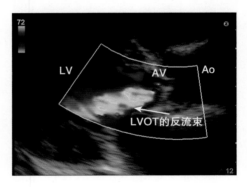

图 19.8　主动脉反流。 胸骨旁长轴切面示主动脉瓣（AV）反流束流入左心室流出道（LVOT）。LV，左心室；AV，主动脉瓣；Ao，主动脉

表 19.3　严重的主动脉瓣反流超声检查发现

二维超声	彩色多普勒	频谱多普勒（高级）
• 严重瓣膜病变（异常/连枷，或宽大对合缺陷）	• 中心型射流面积大；偏心型射流多变	• 压差减半时间<200ms
	• 射流宽度/LVOT 直径≥65%	• 显著全舒张期逆向血流
	• 射流面积/LVOT 面积>60%	• 反流容积≥60ml
	• 反流瓣口宽度>0.6cm	• 反流分数≥50%
		• 有效反流瓣口面积≥0.3cm^2

LVOT，左心室流出道。

引自 Zoghbi WA, Adams D, Bonow RO, et al. Recommendations for Noninvasive Evaluation of Native Valvular Regurgitation: A Report from the American Society of Echocardiography Developed in Collaboration with the Society for Cardiovascular Magnetic Resonance. *J Am Soc Echocardiogr.* 2017;30(4):303-371. doi:10.1016/j.echo.2017.01.007

三尖瓣反流

三尖瓣前叶是其三个瓣叶中最大的,正常情况下这些瓣叶较二尖瓣薄。应该根据右心室大小和功能来评估三尖瓣。由于右心室压力或容量过负荷引起的功能性三尖瓣反流较由于瓣膜病理改变引起的结构性三尖瓣反流更为常见(视频 19.19)。结构性三尖瓣反流的病因学包括心内膜炎、风湿性心脏病(与二尖瓣和主动脉瓣疾病有关)、黏液样变性、Ebstein 畸形、类癌综合征和外伤(视频 19.20)[4]。

二维超声检查发现

三尖瓣的评估方法和二尖瓣相似,从胸骨旁和心尖四腔切面的右心二维图像可以显示连枷的瓣叶、赘生物和脱垂,以及瓣膜严重的对合缺陷或瓣膜关闭不全,这提示功能性三尖瓣反流。

彩色多普勒检查发现

彩色多普勒能检测到严重的三尖瓣反流(图 19.9;视频 19.21 ~ 视频 19.25)[1]。超过 50%右心房面积的中央型射流,射流紧缩口宽度≥0.7cm,或出现紧贴右心房壁的偏心型射流的表现,均支持严重三尖瓣反流的诊断。表 19.4 列出了严重三尖瓣反流的典型特征。

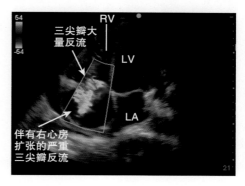

图 19.9　严重三尖瓣反流。心尖四腔切面示由于感染性心内膜炎引起的严重三尖瓣反流。注意大量反流、右心房严重扩大和少量心包积液。LA,左心房;LV,左心室;RV,右心室

表 19.4　严重的三尖瓣反流超声检查发现

二维超声	彩色多普勒	频谱多普勒(高级)
• 严重瓣膜病变(连枷瓣叶,大的穿孔,或瓣叶卷曲并对合不良)	• 大的中心型射流;或冲击房壁尺寸多变的偏心型射流 • 中心型射流占据右心房>50%[a] • 反流瓣口宽度≥0.7cm	• 反流容量≥45mL • 收缩期肝静脉逆向血流 • 跨三尖瓣 E 峰峰值流速>1m/s • 有效反流瓣口面积≥0.4cm²

[a] 奈奎斯特极限设置为 50~70cm/s。

引自 Zoghbi WA,Adams D,Bonow RO,et al. Recommendations for Noninvasive Evaluation of Native Valvular Regurgitation: A Report from the American Society of Echocardiography Developed in Collaboration with the Society for Cardiovascular Magnetic Resonance. *J Am Soc Echocardiogr*. 2017;30(4):303-371. doi:10.1016/j.echo.2017.01.007.

狭窄性瓣膜损伤

狭窄性瓣膜通常在二维超声检查中有一些异常发现。总的来说,正常的形态学表现可以排除任何具有临床意义的狭窄。狭窄性瓣膜通常显示为活动度降低、增厚和钙化(图 19.10 和图 19.11;视频 19.26)。另外,上游腔室对狭窄引起的压力增加的反应是扩张或肥厚[2]。对于床旁即时心脏超声评估,主观评估瓣膜来发现潜在的狭窄是合理的。床旁即时定性检查瓣膜也可能对筛查严重的主动脉瓣狭窄提供诊断信息。形

态学正常伴瓣叶活动正常的瓣膜可以排除严重的主动脉瓣狭窄[20]。如果怀疑瓣膜狭窄，应该采用多普勒和定量方法的全面超声心动图检查。

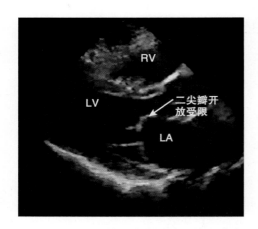

图 19.10　风湿性二尖瓣狭窄。胸骨旁长轴切面示二尖瓣开放减弱，以一种称作"舒张隆起"或"曲棍球棒"模式的特征性模式开放，提示二尖瓣狭窄。LA，左心房；LV，左心室；RV，右心室

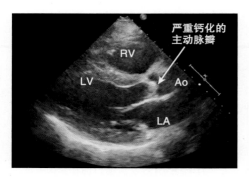

图 19.11　严重主动脉狭窄。胸骨旁长轴切面示主动脉瓣狭窄伴严重钙化。RV，右心室；LV，左心室；LA，左心房；Ao，主动脉

病例 19.1

病情介绍

一位无既往病史的 51 岁男性因咳嗽与进行性呼吸困难 3 天就诊急诊科。确诊为社区获得性肺炎，带抗生素回家，后因呼吸困难加重而返回急诊科。到院时，氧饱和度为 71%，呼吸窘迫。予以气管插管后患者随即进展为休克。以肺炎引发的脓毒症休克和急性呼吸窘迫综合征为初步诊断被转往重症监护室。心电图显示下壁 T 波倒置。心肌酶及白细胞计数升高。刚到重症监护室，便进行了床旁超声检查。

超声发现

心脏的心尖切面较难获得，但获得了充分暴露的剑突下及胸骨旁切面。剑突下四腔切面显示左心室收缩功能正常但彩色多普勒（视频 19.27）显示出严重的二尖瓣反流。二尖瓣结构增大，剑突下四腔切面及胸骨旁短轴切面所见怀疑二尖瓣基底部动脉瘤（视频 19.28 和视频 19.29）。

因此紧急行经食管超声，食管中段四腔切面证实了严重的二尖瓣反流（视频 19.30），以及基底部动脉瘤（视频 19.31）和二尖瓣后叶连枷瓣叶（视频 19.32）。

病例解析

由于继发于缺血性乳头肌断裂的急性二尖瓣反流，诊断由急性呼吸窘迫综合征变更为急性心源性肺水肿。心内膜炎也作为潜在诊断，但是并无临床或微生物学证据支持心内膜炎诊断。

经过协商讨论了心脏及心胸外科手术事宜。冠状动脉造影显示了明显的冠状动脉病变以及左心室下壁室壁瘤。患者进行了冠状动脉旁路移植术，室壁瘤修补术以及二尖瓣置换术。术后病情平稳并在术后两周出院回家。

床旁即时超声可以粗略检测瓣膜异常。严重的瓣膜反流可通过彩色多普勒在床旁进行检测。对急性严重二尖瓣反流的患者加快诊断，可避免治疗延误。

病例 19.2

病情介绍

一位 39 岁男性因 5 天来逐渐加重的呼吸短促就诊于急诊科。既往有吸烟、静脉毒品滥用及丙型肝炎感染史。由于呼吸短促，无法回答问题。患者发热，心动过速，并且存在呼吸困难需要面罩给氧（FiO_2 为 50%）。由于呼吸状况逐渐恶化，予以紧急气管插管。插管后紧接着出现了严重而持续的低血压。在尚未明确的心肺衰竭情况下，进行了床旁即时超声检查。

超声发现

最初的二维超声胸骨旁长轴切面平淡无奇（视频 19.33），但彩色多普勒的进一步检查显示出严重的主动脉反流（视频 19.34）。胸骨旁长轴切面放大至主动脉瓣显示其中一个主动脉瓣膜尖端存在病变（视频 19.35）。彩色多普勒心尖五腔切面通过占据大部分左心室流出道的彩色射流证实了严重的主动脉反流（视频 19.36）。

病例解析

心脏超声图形清楚地展示了急性的严重主动脉反流。在主动脉瓣无冠瓣或左冠瓣的瓣膜尖端可见赘生物。考虑到患者发热及静脉毒品滥用史，临床高度怀疑主动脉瓣的感染性心内膜炎。启动经验性广谱抗生素的应用，并且全面的经食管超声心动图证实了伴有严重反流的主动脉瓣心内膜炎。患者接受了紧急的主动脉瓣置换术并在术后第 10 天出院。

即使排除心内膜炎通常超出了床旁即时超声检查的范畴，但仍可检测到大的瓣膜赘生物。即便是全面的经胸超声心动图也会漏诊大约 15% 的赘生物，认识到这一点很重要。除检测赘生物外，床旁即时心脏超声还可显示其他异常，如减弱的左心室收缩功能或心包积液，指导急性病患者的治疗。

病例 19.3

病情介绍

一位来自养老院的 81 岁羸弱的女性因意识障碍与呼吸急促加重来到急诊科。既往高血压，糖尿病及早期老年痴呆病史。女儿陈述患者在过去几个月存在明显的认知功能减退并提及心脏杂音的病史。检查中，患者处于呼吸窘迫，低氧（面罩给氧 6L/min 时 SpO$_2$ 89%）和低血压（85/55mmHg）状态。随即在急诊室进行了紧急的床旁即时超声检查来评估她的心肺衰竭。

超声发现

胸骨旁长轴切面显示左心室扩大，收缩功能严重减退，以及主动脉瓣严重钙化并伴有瓣叶活动受限（视频 19.37）。

彩色多普勒显示在主动脉根部强烈提示主动脉狭窄的主动脉瓣后湍流，以及偏心型射流（视频 19.38）。这些发现提示需要进行经胸超声

心动图检查以及心内科会诊。

病例分析

全面的超声检查证实了严重主动脉狭窄，中到重度二尖瓣反流以及重度左心室收缩功能障碍。随后安排了心胸外科会诊来讨论治疗方案。谨慎地提出了最佳的外科手术治疗，但在讨论手术风险后，女儿拒绝手术干预。出于对结局的切实的考虑，家庭决定改变病人的治疗目标，并将重点放在减轻痛苦。

床旁即时超声在评估尚未明确的心脏杂音方面是非常重要的工具，尤其在急性起病的患者。在二维超声形态学表现正常，并在收缩期瓣叶开放正常的主动脉瓣，可以有效排除严重的主动脉狭窄。相反地，主动脉瓣重度钙化并且开放受限，则需要通过全面的经胸超声心动图检查进一步评估。

病例 19.4

病情介绍

一位近期移民离开非洲的 32 岁女性因过去 3 周逐渐加重的呼吸短促和咳嗽来到急诊科。目前孕 28 周，并在最初将呼吸短促归咎于受孕。患者诉在过去几天咳白色稀薄痰，呼吸短促加重并无法完全平躺。既往在非洲无可用的就医记录。呼吸频率 32 次/min，氧气面罩 10L/min，氧饱和度 94%，血压和心率在正常范围。为了进一步评估进行了床旁即时超声检查。

超声发现

胸骨旁长轴切面显示二尖瓣增厚并伴开放受限且在舒张期穹窿样膨出（视频 19.39）。胸骨旁短轴切面显示左心室收缩功能正常（视频 19.40）。心尖四腔切面证实了二尖瓣开放受限（视频 19.41），并且心尖五腔切面也显示二尖瓣在舒张期穹窿样膨出（视频 19.42）。彩色多普勒在心尖四腔切面显示了不严重的二尖瓣反流，以及舒张期血流汇聚于血流受限的二尖瓣（视频 19.43）。因高度怀疑二尖瓣狭窄，安排了全面的超声心动图

检查。

病例解析

全面的超声心动图检查证实了二尖瓣狭窄，可能是继发于风湿性瓣膜病，为中度狭窄。请心内科、心外科、产科和新生儿科多学科会诊。经皮二尖瓣球囊成形术被确定为孕期最安全的选择，而在生产后接受二尖瓣置换术。二尖瓣球囊成形术成功实施，患者症状快速缓解，并且完成了平安的足月产。

即使对二尖瓣狭窄详尽的评估和分级超出了床旁即时超声的范畴，二维超声对瓣膜形态和功能的评估也能在床旁提供极其有价值的信息。二尖瓣评估应包括大体形态，瓣膜厚度，收缩期对合，以及舒张期开放。增厚的二尖瓣瓣叶因开放不充分以及舒张期的穹窿样隆起得出了在风湿性二尖瓣疾病中所描述的特征性"曲棍球棒"的表现。左心房通常因慢性二尖瓣狭窄而扩大，并可引发肺动脉高压和右心室功能障碍。

复习题

1. 下面哪项最精确描述了基本床旁即时超声瓣膜评估的本质？
   A. 仅用二维超声目测瓣膜形态和功能
   B. 二维超声目测瓣膜形态和功能，以及彩色血流多普勒检查
   C. 彩色血流多普勒检查及通过脉冲和连续多普勒评估射流流速及压力梯度
   D. 彩色血流多普勒检查，脉冲及连续多普勒流速评估，以及瓣膜结构的组织多普勒成像

   答案：B。二维超声目测和彩色血流多普勒检查是基本床旁即时超声瓣膜评估的两大本质组成。运用脉冲和连续多普勒要求高阶培训，超出了床旁即时超声的基本能力。瓣膜结构的组织多普勒成像是一门主要应用于评估舒张功能的技术，而非瓣膜评估。

2. 当进行二维超声目测二尖瓣时，最常用到哪些切面？
   A. 胸骨旁长轴、心尖四腔及剑突下四腔切面
   B. 胸骨旁长轴、心尖四腔及胸骨旁短轴乳头肌水平切面
   C. 胸骨旁短轴乳头肌水平、心尖四腔切面及剑突下短轴乳头肌水平切面
   D. 胸骨旁短轴乳头肌水平、心尖四腔及剑突下四腔切面

   答案：A。二尖瓣瓣叶在胸骨旁长轴、心尖四腔及剑突下四腔切面最利于评估。二尖瓣瓣叶在胸骨旁短轴或剑突下短轴乳头肌水平切面不易观察。

3. 下面哪项技术改善了心脏瓣膜的获取以及彩色多普勒检查的精确性？
   A. 将超声束调整至尽可能与血流方向垂直
   B. 将奈奎斯特极限设置为不到 30cm/s
   C. 最大化图像深度
   D. 用最小的彩色多普勒检查框，包含瓣

膜和接收反流的腔室

答案：D。要改善图像获取以及彩色多普勒成像的精确性，用最小彩色取样框包含感兴趣的瓣膜和接收反流的腔室非常重要。评估血流流速很大程度上依赖把超声束调整为尽可能与血流方向水平而非垂直。不到 30cm/s 或更小的奈奎斯特极限更适用于低速血流的检查（如房间隔缺损血流），但评估瓣膜反流，奈奎斯特极限应设置为 50~70cm/s。空间分辨力的改善是通过最小化图像深度而非最大化。

4. 下面哪项最佳描述了反流口宽度的测量？
   A. 彩色血流多普勒反流束的最小直径
   B. 在接受反流束的腔室，距离瓣膜 2~3cm 处测量
   C. 用于评估瓣膜狭窄的严重性
   D. 高度依赖于驱动压力以及不同的流速

   答案：A。反流口宽度是反流的彩色多普勒射流的最小直径，反映有效反流瓣口面积。在近端血流会聚和远端射流扩散之间的颈部，垂直于彩色射流进行测量。运用彩色多普勒血流成像时这一狭窄颈部通常处于瓣叶水平。反流口宽度测量很大程度上不依赖驱动压力和流速，但受到反流瓣口面积影响。

5. 当进行二维超声目测心脏瓣膜时，下面哪项是正确的？
   A. 左心室及心房的扩张通常见于急性左心瓣膜反流
   B. 二尖瓣瓣膜前叶通常在收缩期贴近室间隔
   C. 形态表现正常并且充分开放的瓣叶可以排除临床上明显的瓣膜狭窄
   D. 赘生物通常形成于房室瓣的心室面

   答案：C。明显的瓣膜狭窄可以通过二维超声下表现正常的瓣膜形态以及充分开放加以排除。左心室和心房的扩张是一个时间依赖的过程且通常见于慢性的左心瓣膜反流。二尖瓣瓣膜前叶通常在舒张期贴近室间隔。赘生物最常见出现于

低压的三尖瓣与二尖瓣的心房侧,以及主动脉瓣的心室侧。观测到的赘生物通常为活动不依赖瓣膜本身活动的振荡团块。

6. 当运用彩色血流多普勒评估瓣膜反流时,下列哪项原则是正确的?

　　A. 传统彩色血流图蓝色表示血流流向探头而红色表示血流远离探头

　　B. 奈奎斯特极限是血流速的高限,当被超越时不能准确计算血流的方向或速度

　　C. 通过加速奈奎斯特极限可避免混叠

　　D. 奈奎斯特极限不依赖于脉冲重复频率

答案:B。彩色血流多普勒最适用于评估平行于超声束且流速低于奈奎斯特极限的血流。当血流流速超过奈奎斯特极限,仪器无法准确显示血流的方向或速度。这种现象叫做"混叠"。奈奎斯特极限由操作者设置,在大多数超声机上,被称为"比例"。奈奎斯特极限等于脉冲重复频率的一半。传统彩色血流图蓝色表示血流远离探头而红色表示血流流向探头。记住这一规定的一个记法是 BART(Blue Away, Red Towards,蓝色远离,红色靠近)。

7. 下面哪个发现提示重度二尖瓣反流?

　　A. 反流口宽度为 0.5cm 的中心型射流

　　B. 中心型射流占据超过 30% 左心房面积

　　C. 偏心射流在左心房形成漩涡

　　D. 与收缩期肺静脉血流减弱相关的反流束

答案:C。偏心型二尖瓣反流束,通常紧贴左心房壁并在左心房形成漩涡,不管二尖瓣反流束面积,均提示重度二尖瓣反流。其他提示重度二尖瓣反流的发现包括:中心反流束面积占据>50%左心房,反流口宽度≥0.7cm 的中心型射流,以及与肺静脉收缩期反流相关的反流束。

8. 下面哪个发现提示重度主动脉反流?

　　A. 反流束宽度占据左心室流出道宽度的 40%

　　B. 与降主动脉全舒张期逆向血流相关的反流

　　C. 反流口宽度为 0.5cm 的反流束

　　D. 压差减半时间大于 500 毫秒的反流束

答案:B。与降主动脉全舒张期逆向血流相关的主动脉反流符合重度主动脉反流。其他提示重度主动脉反流的发现包括:反流束宽度占据超过 65% 的左心室流出道宽度,反流瓣口宽度大于 0.6cm 的反流束,射流的压差减半时间小于 200 毫秒。

参考文献

1. Zoghbi WA, Adams D, Bonow RO, et al. Recommendations for noninvasive evaluation of native valvular regurgitation: a report from the American Society of Echocardiography developed in collaboration with the society for cardiovascular magnetic resonance. *J Am Soc Echocardiogr*. 2017;30(4):303–371. doi:10.1016/j.echo.2017.01.007.

2. Baumgartner H, Hung J, Bermejo J, et al. Recommendations on the echocardiographic assessment of aortic valve stenosis: a focused update from the European association of cardiovascular imaging and the American Society Of Echocardiography. *J Am Soc Echocardiogr*. 2017;30(4):372–392. doi:10.1016/j.echo.2017.02.009.

3. Zoghbi WA, Chambers JB, Dumesnil JG, et al. Recommendations for evaluation of prosthetic valves with echocardiography and doppler ultrasound: a report From the American Society of Echocardiography's Guidelines and Standards Committee and the Task Force on Prosthetic Valves, developed in conjunction with the American College of Cardiology Cardiovascular Imaging Committee, Cardiac Imaging Committee of the American Heart Association, the European Association of Echocardiography, a registered branch of the European Society of Cardiology, the Japanese Society of Echocardiography and the Canadian Society of Echocardiography, endorsed by the American College of Cardiology Foundation, American Heart Association, European Association of Echocardiography, a registered branch of the European Society of Cardiology, the Japanese Society of Echocardiography, and Canadian Society of Echocardiography. *J Am Soc Echocardiogr*. 2009;22(9):975–1014, quiz1082–1084. doi:10.1016/j.echo.2009.07.013.

4. Lancellotti P, Tribouilloy C, Hagendorff A, et al. Recommendations for the echocardiographic assessment of native valvular regurgitation: an executive summary from the European Association of Cardiovascular Imaging. *Eur Heart J Cardiovasc Imaging*. 2013;14(7):611–644. doi:10.1093/ehjci/jet105.

5. Lancellotti P, Tribouilloy C, Hagendorff A, et al. European Association of Echocardiography recommendations for the assessment of valvular regurgitation. Part 2: mitral and tricuspid regurgitation (native valve disease). *Eur J Echocardiogr*. 2010;11(3):223–244. doi:10.1093/ejechocard/

jeq030.

6. Lancellotti P, Moura L, Pierard LA, et al. European Association of Echocardiography recommendations for the assessment of valvular regurgitation. Part 2: mitral and tricuspid regurgitation (native valve disease). *Eur J Echocardiogr.* 2010;11(4):307-332. doi:10.1093/ejechocard/jeq031.

7. Habib G, Badano L, Tribouilloy C, et al. Recommendations for the practice of echocardiography in infective endocarditis. *Eur J Echocardiogr.* 2010;11(2):202-219. doi:10.1093/ejechocard/jeq004.

8. Enriquez-Sarano M, Avierinos J-F, Messika-Zeitoun D, et al. Quantitative determinants of the outcome of asymptomatic mitral regurgitation. *N Engl J Med.* 2005;352(9):875-883. doi:10.1056/NEJMoa041451.

9. Biner S, Rafique A, Rafii F, et al. Reproducibility of proximal isovelocity surface area, vena contracta, and regurgitant jet area for assessment of mitral regurgitation severity. *JACC Cardiovasc Imaging.* 2010;3(3):235-243. doi:10.1016/j.jcmg.2009.09.029.

10. Grayburn PA, Bhella P. Grading severity of mitral regurgitation by echocardiography: science or art? *JACC Cardiovasc Imaging.* 2010;3(3):244-246. doi:10.1016/j.jcmg.2009.11.008.

11. Stout KK, Verrier ED. Acute valvular regurgitation. *Circulation.* 2009;119(25):3232-3241. doi:10.1161/CIRCULATIONAHA.108.782292.

12. Mayo PH, Beaulieu Y, Doelken P, et al. American College of Chest Physicians/La Société de Réanimation de Langue Française statement on competence in critical care ultrasonography. *Chest.* 2009;135(4):1050-1060. doi:10.1378/chest.08-2305.

13. Grayburn PA. How to measure severity of mitral regurgitation. *Postgrad Med J.* 2008;84(994):395-402. doi:10.1136/hrt.2005.086462.

14. Baumgartner H, Hung J, Bermejo J, et al. Echocardiographic assessment of valve stenosis: EAE/ASE recommendations for clinical practice. *J Am Soc Echocardiogr.* 2009;22(1):1-23, quiz 101-102. doi:10.1016/j.echo.2008.11.029.

15. Chauvet JL, El-Dash S, Delastre O, et al. Early dynamic left intraventricular obstruction is associated with hypovolemia and high mortality in septic shock patients. *Critical Care.* 2015;19:262.

16. Nagueh SF, Bierig SM, Budoff MJ, et al. American Society of Echocardiography clinical recommendations for multimodality cardiovascular imaging of patients with hypertrophic cardiomyopathy: endorsed by the American Society of Nuclear Cardiology, Society for Cardiovascular Magnetic Resonance, and Society of Cardiovascular Computed Tomography. *J Am Soc Echocardiogr.* 2011;24(5):473-498. doi:10.1016/j.echo.2011.03.006.

17. Thavendiranathan P, Phelan D, Collier P, et al. Quantitative assessment of mitral regurgitation: how best to do it. *JACC Cardiovasc Imaging.* 2012;5(11):1161-1175. doi:10.1016/j.jcmg.2012.07.013.

18. Nienaber CA, von Kodolitsch Y, Nicolas V, et al. The diagnosis of thoracic aortic dissection by noninvasive imaging procedures. *N Engl J Med.* 1993;328(1):1-9. doi:10.1056/NEJM199301073280101.

19. Ho SY. Structure and anatomy of the aortic root. *Eur J Echocardiogr.* 2009;10(1):i3-i10. doi:10.1093/ejechocard/jen243.

20. Abe Y, Ito M, Tanaka C, et al. A novel and simple method using pocket-sized echocardiography to screen for aortic stenosis. *J Am Soc Echocardiogr.* 2013;26(6):589-596. doi:10.1016/j.echo.2013.03.008.

第 20 章

经食管超声心动图

Brian M. Buchanan ■ Hailey Hobbs ■ Robert Arntfield

史源 译 ■ 邹晓静 尚游 校

关键点

- 经食管超声心动图(transesophageal echocardiography,TEE)比经胸超声心动图(transthoracic echocardiography,TTE)获得更可靠的声窗和更高质量的图像。
- 对于那些已经掌握床旁即时心脏超声操作的人,理解 TEE 图像是一种可以迅速掌握的技能。
- 通常情况下在床旁即时 TEE 中,目标导向的 28 切面的完整的 TEE 评估并不需要。4 切面为导向的 TEE 是一个合适的起点,足以快速评估血流动力学不稳定患者危及生命的病理状态。
- 床旁即时 TEE 在心肺复苏中有其独特价值,它可以帮助诊断、管理和评估预后,而不会中断高质量的胸部按压。

背景

床旁即时经食管超声心电图(point-of-care transesophageal echocardiography,POC-TEE)在经胸超声可能受到解剖或临床条件的限制的情况下,如肥胖、肺过度充气、皮下气肿或心脏停搏中具有特殊价值[1-3]。

TEE 可以可靠地获得高质量的图像,从而在诸多临床场景中证明了与经胸超声相比的诊断优势,包括血流动力学不稳定、容量反应性预测、心脏内分流、胸主动脉夹层和心脏术后[4-8]。

尽管其可靠性高,在危重疾病中诊断率高,TEE 在床旁即时检测中依然被认为是一项新技术。其广泛使用的障碍包括昂贵的探头、跨学科和缺乏床旁 TEE 的培训标准。

培训

在 POC-TEE 培训方面有一些独特的考虑。在历史上,TEE 是心脏病专家的工具,但已发表的指南和共识推荐麻醉学、急诊医学和重症医学的医生使用,尤其是在复苏中使用[3,6,9-13]。危重症超声心动图国际培训标准进一步将 POC-TEE 细分为基础和高级危重症超声心动图[14]。心脏麻醉医师在心脏手术期间进行的围手术期 TEE 是一个独特的知识体系,需要严格的培训和认证,这个 POC-TEE 并不相同。

虽然经胸和经食管超声图像的理解通常是可以互通的,但 TEE 还需要额外的空间定位训练。

TEE 探头插入和操作技术与 TTE 不同,侵入性阻碍了在正常受试者的训练。作为替代选择,高保真的模拟为实现探头插入和操作提供了机会[9,15]。模拟培训已经在多学科中证实可以提升训练速度,以获得需要学习的能力[16-19]。

各个亚专业中获得 POC-TEE 能力所需要的学习培训次数有所不同。一个重症专家共识认为获得高级危重症超声的能力需要 35 次充分指导下的 TEE 训练,但采用模拟训练需要的培训次数可以更少[16,19,20,21]。

适应证

POC-TEE 的主要适应证与 TTE 相似,包括容量状态、双心室功能、心包和左侧瓣膜的评估。在选定的情况下,具有高级培训的操作人员可以(表 20.1)执行更高级的应用。使用 POC-TEE 的选择通常是由床旁 TTE 检查的质量差或提供的信息不确定所驱动的,或者由于临床原因 TTE 不能进行,例如在心肺复苏(cardiopulmonary resuscitation, CPR)或手术期间。

表 20.1　经食管超声心动图的基本和高级适应证

基本应用	高级应用
休克	高级血流动力学(心肺交互作用,每搏输出量,舒张功能)
心脏停搏	操作引导(ECMO、起搏器、导管放置)
容量状态	感染性心内膜炎
心包积液	瓣膜的高级评估
严重瓣膜疾病	急性主动脉病变(主动脉夹层)
	卵圆孔穿孔/分流
	心源性栓塞(左心耳)

ECMO,体外膜氧合。

禁忌证

TEE 的绝对禁忌证包括:食管或胃穿孔;食管肿瘤,狭窄或憩室;活动性胃肠出血;以及近期食管或上消化道手术。相对禁忌证在表 20.2 中列出。如果患者或家属无法提供可靠的病史,应审查病历排除任何禁忌证。最终,与任何程序一样,必须权衡风险和可能的收益。

表 20.2　经食管超声心动图的禁忌证

经食管超声心动图的禁忌证	
绝对禁忌证	1. 胃肠疾病(内脏穿孔,活动性上消化道出血,近期上消化道手术)
	2. 食管疾病(狭窄,肿瘤,穿孔,憩室,食管切除术,食管胃切除术,近期食管手术)
相对禁忌证	1. 胃肠疾病(近期上消化道出血,消化性溃疡病,食管炎,吞咽困难,胃肠手术,症状性食管裂孔疝)
	2. 食管疾病(食管贲门黏膜撕裂、硬皮病,食管静脉曲张)
	3. 颈椎疾病(寰枢关节疾病,严重关节炎)
	4. 先前接受过头部/颈部/胸部放射治疗
	5. 凝血病,血小板减少症

引自 Hilberath JN, Oakes DA, Shernan SK, et al. Safety of transesophageal echocardiography. *J Am Soc Echocardiogr.* 2010;23(11):1115-1127. doi:10.1016/j.echo.2010.08.013.

并发症

TEE 并发症发生率低,安全性好[4,21-24]。TEE 的不良事件和并发症在很大程度上取决于气道的安全性,药物镇静,禁忌证和操作者的经验。当 TEE 应用于完全抗凝的患者时,严重食管创伤并发症的发生率为 0.03%,口咽部少量出血的总并发症发生率小于 2.3%[21,24-26]。

在 POC-TEE 的情况下,大多数患者是危重的,通常已行气管插管,大大降低了与气道安全相关的风险。镇静引起的低血压和呼吸暂停可能分别需要短暂的血管升压药和通气策略的改变。与探头插入或操作相关的口咽和食管损伤是罕见的[4,22],但范围可从轻微并发症(自限性口咽出血)到严重并发症(食管穿孔)。虽然食管穿孔的风险是一些人焦虑的来源,但在广泛群体中发生率很低(0.01%~0.03%的 TEE 测试)[21,22]。表 20.3 列举了 TEE 并发症。

表 20.3 经食管超声心动图的并发症

经食管超声心动图的并发症	
口咽部	嘴唇裂伤,牙齿损伤,咽喉部穿孔,意外插入气管,大出血
食管部	吞咽疼痛,裂伤或穿孔
胃部	胃撕裂伤或穿孔,出血
其他	气道狭窄,热损伤,压力性坏死,支气管痉挛,喉痉挛心律失常,麻醉引起的低血压

解剖:成像窗口、平面和切面

食管在心脏和大血管旁提供一个没有骨骼、肌肉或大量的软组织阻隔的广阔声窗。这种接近心脏的情况提供了使用高频超声探头的可能,从而产生比 TTE 更高质量的图像。

TEE 的两个主要声窗是食管中段和经胃声窗。食管声窗位于大约 30~35cm 的深度。左心房接近食管,位于所有食管切面的近场。进一步推进探头通过胃食管连接处获得经胃声窗。由于个体解剖的差异须专注于获得目标图像,而不是严格地坚持探头插入深度和角度。与 TTE 类似,了解心脏和大血管在长轴和短轴上的解剖关系对于获得特定的视图至关重要。有关标准心脏成像平面的更多细节,请参阅第 14 章。

标准 TEE 成像切面根据声窗和横断面成像平面命名(图 20.1)。当探头插入约 30~35cm 的经食管位置和探头角度为 0°时,心脏在冠状面上可见。此位置显示 TEE 的四腔心,这是 TTE 对应四腔心的镜像视图。在这个声窗中,有可能产生无数的不同结构的切面沿一个完整的 180°旋转。因此,在使用 POC-TEE 时,操作者必须关注目标导向的问题和切面。

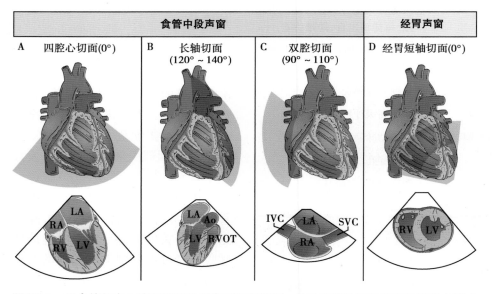

图 20.1 **经食管超声心动图(TEE)成像平面和切面。** 显示了获取 TEE 切面的标准心脏成像平面。4 个主要的床旁 TEE 切面是食管中段 4 腔(A)、长轴(B)和双腔(C)切面,以及经胃短轴切面(D)。Ao,主动脉;CS,冠状窦;IVC,下腔静脉;LA,左心房;LV,左心室;RA,右心房;RV,右心室;RVOT,右心室流出道;SVC,上腔静脉。(Modified from Otto,CM. *Textbook of Clinical Echocardiography*. 6th ed. Philadelphia,PA:Elsevier;2018;Figures 3-1-3-17.)

图像采集

探头插入技术

TEE探头插入类似内镜操作技术,应该在床旁超声技术中给予特别的关注。在大多数情况下,行POC-TEE的患者处于气道保护和镇静状态。探头应处于解锁位置,绝不能强行操作。探头前端有一个温度计,旨在提醒操作者高温带来的潜在损伤风险。

在探头插入过程要给予足够的润滑并被动或主动的前屈,以便使其通过咽喉部。最常见的插入错误是偏离中线,这可能导致探头插入梨状窝。我们建议常规上抬下颚,以方便插入。插入过程很少需要喉镜检查。

探头移动

TEE的探头运动是独特的,它位于食管和胃,而操作者必须使用探头在身体(图20.2)之外的部分进行操控。探头操作分为4种不同的动作(图20.3;视频20.1)。

1. 推进和退出:探头可以从食管向胃推进和退出。所有TEE切面的名称以食管和胃中的成像窗口为开头,例如食管中段长轴或经胃短轴,前进和后退探头,探头的曲度必须处于中立和解锁的位置。

2. 前屈和后屈:较大的控制轮沿前-后轴为向前弯曲探头前部(前屈)或后弯曲(后屈)。

3. 探头旋转:整个探头切面可以在食管内旋转,参考点是探头的前面。需要大的旋转运动来成像中央胸部以外的结构,如降胸主动脉和腔静脉,而小的旋转将微调图像以将特定的区域呈现在图像中心。

4. 侧屈:手柄上较小的控制轮的操纵使探头前端横向向右或向左弯曲。在实践中,这种控制很少被使用,但偶尔可以用于优化成像或多普勒平面。

5. 成像平面:几乎所有的TEE探头都有两个小按钮在手柄的一侧,以电子方式引导和切换成像平面从中立位轴向平面上的0°一直到180°。

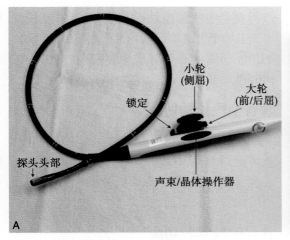
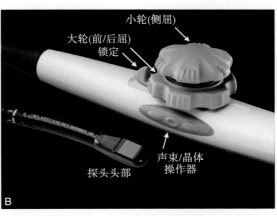

图20.2　经食管超声心动图(TEE)探头。(A)TEE探头有手柄、体和尖端。(B)探头控制位于手柄上。大轮控制前屈/后屈,小轮控制侧屈

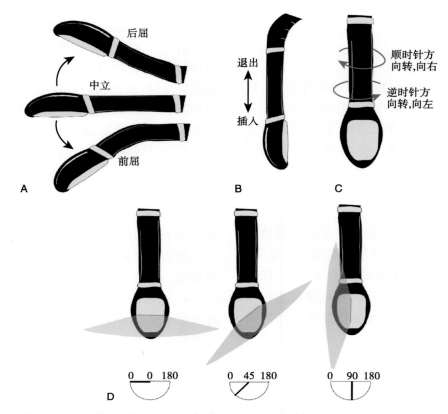

图20.3　TEE探头的操纵。 TEE操作的4个主要动作是(A)前屈和后屈、(B)插入和退出、(C)旋转和(D)全平面角度。(From Lang et al. ASE's Comprehensive Echocardiography Second Edition,Saunders/Elsevier,2016. Figure 11-1.)

成像原则

POC-TEE是一个目标导向的评估,一个全面的TEE评估至少需要的所有28个切面。临床问题需要和操作者培训决定需要获取哪些切面。虽然有几个不同的TEE流程[27-29],我们建议新手最初学习操作POC-TEE时掌握4个基本切面。这4个POC-TEE基本切面可以获取可靠的图像(左心室功能、右心室功能、心包和容量状态),并引导操作者掌握TEE的机械技能和认知技能。以四切面为焦点的经食管超声检查和经胸检查十分相似(表20.4)。

食管中段四腔切面

探头在食管中段位置,成像平面为0°,获得食管中段四腔切面(视频20.2)。成像平面从食管后部(近场)到纵隔前部(远场)。如果左心室的心尖部成像缩短,在食管中段内轻微后屈探头,直到左心室出现卵圆形。

食管中段长轴切面

从食管中段切面设置角度为120°~140°,就可获得食管中段长轴切面(视频20.3)。经食管超声食管中段长轴切面对应经胸超声的胸骨旁长轴切面。

食管中段双腔切面

上腔静脉和下腔静脉的长轴对应于食管中段切面90°~110°的成像平面。由于腔静脉位于中线右侧,探头须沿自己的轴顺时针方向旋转(视频20.4)。

表 20.4　经食管超声心动图切面，对应经胸超声心动图切面和常见应用

经食管超声切面		对应经胸超声切面		应用
食管中段四腔心切面		心尖四腔心切面		• 左心室功能 • 右心室大小和功能 • 主动脉瓣、二尖瓣、三尖瓣 • 心包积液
食管中段长轴切面		胸骨旁长轴切面		• 左心室功能 • 主动脉瓣和二尖瓣 • 左心室流出道和升主动脉 • 心包积液

表 20.4　经食管超声心动图切面、对应经胸超声切面和常见应用(续)

经食管超声切面	对应经胸超声切面	应用
食管中段双腔切面	剑突下下腔切面	• SVC/IVC 变异度 • 操作引导
经胃短轴切面	胸骨旁短轴切面	• 左心室功能 • 右心室大小 • 室间隔形态和运动 • 心包积液

Ao,主动脉;IS,室间隔;IVC,下腔静脉;LA,左心房;LV,左心室;MV,二尖瓣;PM,乳头肌;RA,右心房;RV,右心室;RVOT,右心室流出道;SVC,上腔静脉;TV,三尖瓣。

经胃短轴切面（乳头肌水平）

从食管中段位置开始,成像平面设置为0°,探头进入胃。当探头进入胃,前屈,以获得乳头肌水平经胃短轴切图(视频 20.5)。

选择性应用

即时心脏超声(无论是 TTE 还是 TEE)的基石是评估血流动力学或呼吸功能异常患者的左心室功能、右心室功能、心包积液和容量状态。但是,卓越的图像质量,留置位置和 TEE 的新颖视角使操作者能够回答TTE 可能无法解决的临床问题。

容量状态评估

TEE 提供了在 TTE 上不可见的大血管的清晰切面,包括上腔静脉(图 20.4)。使用食管中段双腔切面,将 M 模式光标垂直于上腔静脉放置以测量其最大可能直径(图 20.5和视频 20.6)。可以使用上腔静脉塌陷指数[SVCCI(%)=(最大直径−最小直径)/最大直径×100]以确定上腔静脉的呼吸性变化幅度[30]。在一般重症监护病房(ICU)人群中,

上腔静脉的呼吸变异显示出比下腔静脉或脉压变化来预测容量反应性更好的诊断准确性[7,30,31]。

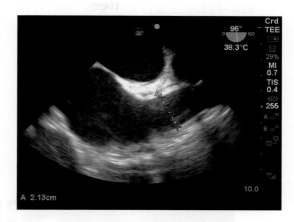

图 20.4　上腔静脉测量。此处显示的是食管中段双腔切图,卡尺横跨上腔静脉,直径为 2.13cm

在应用上腔静脉研究结果时,一些重要的数值值得一提。随着呼吸周期的变化,上腔静脉变化 21% 可以用作 ICU 患者容量反应性的阈值,并且具有 81%~84% 的特异度(图 20.5)。使用变化 31% 作为截断值可以达到 90% 的更高特异度。相反,排除容量反应性的上腔静脉变化灵敏度在每个呼吸周

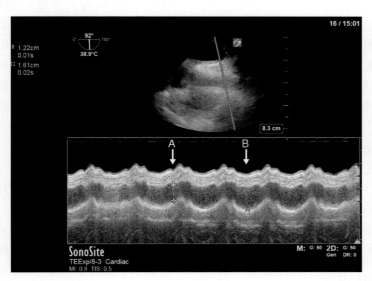

图 20.5　M 模式下的上腔静脉(SVC)变化。吸气(A)和呼气(B)期间 SVC 变化的测量显示出 24% 的变化(1.61cm−1.22cm×100%=24%)

期的变化小于 4% 时最好[1,7]。

心肺复苏

　　POC-TEE 在心脏停搏中特别有用,可提供诊断、治疗和预后 3 个方面的信息来指导治疗。目标导向的心脏停搏内 POC-TEE 可以在对复苏团队干扰最小的情况下快速确定骤停的原因。特别是避免经胸成像可防止直接干扰胸外心脏按压。

　　食管中段四腔心切面是在心脏停搏过程中获得的初始视图,可以评估左心室、右心室、心包和 CPR 的质量(图 20.6)。TEE 可以对心脏停搏机制进行全面的血流动力学评估,包括在脉搏检查期间评估诱发原因和心脏活动。病例系列研究发现,在 31% ～ 67% 的心脏停搏病例中,TEE 在管理方面的改变具有治疗效果[5,9,32]。

　　最后,在脉搏检查期间使用 TEE 检测心脏活动有助于指导预后。在脉搏检查期间通过超声观察到心脏活动与更高的立即存活和自主循环(return of spontaneous circulation,ROSC)恢复机会相关,而没有任何心肌活动则预示了较差的结局[33](视频 20.7 和视频 20.8;另请参见第 23 章)。

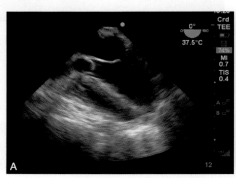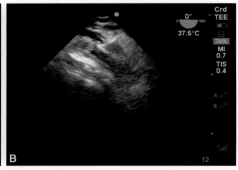

图 20.6　心脏停搏过程中的食管四腔切面。 在胸部回弹(A)和主动按压(B)期间可以看到心脏

操作引导

　　TEE 产生的高质量图像可以指导各种操作。通过 TEE 直接可视化可动态指导包括体外膜氧合(ECMO)置管、主动脉内球囊反搏、肺动脉导管和经静脉心脏起搏器在内的侵入性手术[34-36]。

　　食管中段经腔静脉切面对于引导操作特别有价值。此切面提供了上腔静脉的长轴视图,其中可以直接看到导线、导管和套管。通过在相同的 90° 矢状成像平面中推进探头,可以从经胃声窗在长轴平面中看到下腔静脉(视频 20.9)[34,35]。

胸骨切开术后休克

　　胸骨切开术后,常规建议使用 TEE 进行休克评估,因为大多数经胸声窗因敷料、胸管和正压通气而被遮盖。尽管与胸骨切开术评估有关的独特解剖学和外科问题可能经常需要高级心脏超声医师,但初级 POC-TEE 医生(尤其是在心包或纵隔压塞的评估中)可揭示病因并指导休克患者的即刻管理(视频 20.10)。

未来的方向

　　POC-TEE 越来越普及为急诊环境中管理循环衰竭的方式带来了一系列变化。未来的发展领域包括扩展 POC-TEE 协议,在床旁 ECMO 置管中常规采用[36],急诊科快速识别主动脉夹层[8,37],经食管肺部超声检查[38],以及开发用于持续监测的小型留置 TEE 探头[39-42]。

要点和误区

- 鼻胃管和经口胃管以及温度计可以在 TEE 探头和食管黏膜之间引入空气,从而无法获得高质量的图像。在插入探头之前,应考虑卸下这些设备。
- 操作者应在进行 TEE 之前查看患者病历是否有禁忌证。TEE 的绝对禁忌证包括食管病变(狭窄,肿瘤,憩室,食管切除术,食管胃切除术,近期食管手术)和胃肠道病变(内脏穿孔,活动的上消化道出血,近期的上消化道手术)。

- 在某些急症患者中,POC-TEE 的潜在诊断优势可能会抵消相对禁忌证的存在。
- POC-TEE 提供的大量解剖学信息可能会使学习该技能的新手不知所措。从四腔心流程开始,操作者可以将注意力集中在威胁生命的疾病上。
- 在心脏停搏时,应首先获得食管中段四腔心切面。与经胸超声图像相比,TEE 可以在不中断 CPR 的情况下确定导致心脏停搏的可逆原因,并且可以指导治疗和预后。

病例 20.1

病情介绍

　　一位有高血压和血脂异常病史的 81 岁男子接受腹部主动脉瘤的选择性修复。术后,患者出现胸痛和动态 T 波倒置,并被诊断为术后非 ST 段抬高型心肌梗死(NSTEMI)。将患者转到心脏重症监护病房(CCU),并计划在几天内进行经皮冠状动脉造影 +/- 血管成形术。在 CCU 期间,他出现了暴发性充血性心力衰竭,尽管已采取初步措施,但病情恶化需要插管。他需要逐渐增加去甲肾上腺素的剂量,并被转移至内科 ICU 进行进一步治疗。心电图显示心前区导联($V_3 \sim V_5$)有显著的 ST 段压低。尝试了 TTE 检查,但图像质量较差。急需进行 TEE,以查明心源性休克和 NSTEMI 后的并发症。

超声发现

　　获得了食管中段四腔心、食管中段长轴和经

胃短轴切面。食管中段四腔心切面显示左心室的收缩功能严重降低,右心室的大小保持不变以及右心室收缩功能降低(视频 20.11)。食管中段长轴和经胃短轴切面(视频 20.12 和视频 20.13)进一步证明,左心室收缩功能严重减弱,左心室间隔运动不足和前壁、外侧壁和下壁运动减退(注意前壁在 TEE 短轴切面的远处)。

病例解析

　　进行 TEE 检查后不久,患者开始静脉应用肾上腺素治疗,总体左心室功能和平均动脉压得到改善。在咨询了心脏导管团队之后同意将患者紧急转到附近的医院进行冠状动脉介入治疗。

　　POC-TEE 在经胸影像不佳或无法获得的患者中特别有用。这个病例显示了使用高分辨力 TEE 图像快速获得左心室功能(严重降低)并识别局部室壁运动异常的能力。

病例 20.2

病情介绍

　　一名 34 岁的男子因呼吸急促和急性肾功能衰竭入院。既往病史包括肥胖、局灶性节段性肾小球硬化、肺动脉高压和肺栓塞。TTE 检查发现心包积液较多,考虑是由尿毒症心包炎引起的。心包穿刺术的实施由于右心室穿孔、心包积血和心脏压塞而变得复杂,需要紧急胸骨切开术。术后,他因持续性休克被送往重症监护病房,需要去

甲肾上腺素、血管升压素和去氧肾上腺素来维持血压。呼气末正压为 $12cmH_2O$ 时,FiO_2 增加到 0.7。由于肥胖和胸骨切开术,TTE 图像质量较差,因此急诊进行了 POC-TEE 以评估休克和低氧血症的原因。

超声发现

　　食管中段四腔心(视频 20.14)和经胃短轴切面(视频 20.15)均显示出明显的右心室扩张、右

病例 20.2(续)

心室收缩功能降低以及与右心室压力和容量超负荷相符的室间隔运动异常。左心室收缩功能被保留(视频 20.16)。下腔静脉和上腔静脉是充血的(视频 20.17)。可见少量心包积液(见视频 20.14),但没有心包填塞的证据。从食管中段四腔心切面使用彩色多普勒观察,很容易看到三尖瓣反流(视频20.18)。三尖瓣反流射流的连续波多普勒估计右心室收缩压为 60~70mmHg,提示严重的肺动脉高压。

病例解析

POC-TEE 的发现促使该团队继续治疗严重的肺动脉高压,并且将右心衰竭作为休克的原因。患者开始接受米力农的正性肌力支持、减掉呼气末正压,并开始进行连续静脉血液透析以清除体液,以改善右心室血流动力学。

在胸骨切开术后患者中,POC-TEE 是评估心功能的可靠且快速的方法。对于休克患者,可以及时评估右心室的大小和功能,并使用频谱多普勒超声检查,可以准确地测量三尖瓣反流速度来计算肺动脉收缩压。

病例 20.3

病情介绍

一名有静脉吸毒史的 51 岁男子因低血压和呼吸急促被送往医院。脾梗死和急性小脑卒中使他的病情变得复杂。随后,他因呼吸衰竭被转送到 ICU。插管后不久进行了 POC-TEE。

超声发现

食管中段四腔心切面(视频 20.19)显示左心室收缩功能轻度降低和少量心包积液。在基底隔膜附近可以看到一个可能的团块进入和移出图像。为了更好地评估左心室流出道和该区域,获得了食管中段长轴切面(视频 20.20)。该切面非常清晰地显示了主动脉瓣右冠瓣上的活动团块。

彩色多普勒显示主动脉瓣关闭不全伴有严重的主动脉瓣反流(视频 20.21)。这些发现证实了可疑的感染性心内膜炎。双腔切面(视频 20.22)显示远场有少量心包积液,而经胃短轴切面显示左心室收缩功能轻度降低,近场有少量心包积液(视频 20.23)。

病例解析

该患者开始使用广谱抗生素。他因主动脉瓣置换而紧急转诊至心血管外科。

食管中段长轴切面可清晰显示主动脉瓣和二尖瓣,并可诊断包括感染性心内膜炎在内的所有瓣膜病变。

病例 20.4

病情介绍

一名 12 年前曾接受心脏移植的 59 岁男子因三尖瓣瓣膜修复并发心力衰竭、反复进行胸骨切开术以清除凝块和 ECMO 置管而被收入心脏外科重症监护室。他有一个单腔右心室起搏器。他被成功地从 ECMO 撤机,并气管切开脱离呼吸机。在重症监护室近两个月后,他在诉说呼吸急促后突然出现了无脉性电活动。插入 TEE 探头以寻找可逆的骤停原因。

超声发现

在进行心肺复苏和脉搏检查时显示了食管中段四腔心切面。持续进行心肺复苏过程中的食管中段四腔心切面(视频 20.24)显示出足够的胸外按压和右心室充盈不足。脉搏检查期间的食管四腔心切面(视频 20.25)未显示出任何明显的可逆性心脏停搏病因,并证实了右心室运动消失和左心室的严重运动功能减退。

病例解析

TEE 探头保持在原位,用于评估按压效果并评估脉搏检查期间的心脏活动。不幸的是,尽管进行了长时间的复苏,但患者仍未获得 ROSC,并且心血管外科医生并不认为他是进一步体外生命支持的候选人。停止复苏后患者死亡。

POC-TEE 在心脏停搏期间提供诊断,治疗和预后信息。进行 CPR 的同时可能可以获得骤停的可逆原因。超声心动图上缺乏心脏活动对预后很重要,可以在 TEE 或 TTE 上轻松识别。

病例 20.5

病情介绍

一名 56 岁的男子因 A 群链球菌而出现脓毒症。他的病程因多器官衰竭、右膝化脓性关节炎和脊椎脓肿而复杂化。考虑到怀疑的脓毒性栓塞现象,将进行 POC-TEE 以寻找心源性栓子。

超声发现

获得了食管中段四腔心、长轴、双腔和经胃的短轴切面。食管中段四腔心(视频 20.26)和经胃短轴切面(视频 20.27)显示出较大的周围心包积液,并有一些纤维化的残留。在食管中段长轴切面中可见左心室功能是正常的,没有瓣膜赘生物的迹象(视频 20.28)。上腔静脉和下腔静脉正常(视频 20.29)。在没有血流动力学不稳定的情况下,心包积液被认为具有重要的临床意义,但与心包填塞不符。

病例解析

尽管 POC-TEE 的最初指征是寻找心源性栓子,但却发现大量心包积液。患者接受了心包穿刺术,穿刺液培养为阴性。他的脓性右膝关节在手术室中进行冲洗,硬膜外脓肿用 6 周的静脉内抗生素治疗。经过长期的重症监护治疗,他康复良好并出院。

与其他即时超声检查类似,POC-TEE 可能会发现未经怀疑但具有临床意义的超声检查结果;在这个病例中,心包积液量较大。相对快速地获取多个 TEE 切面,从而可以全面评估心包积液的大小和影响。

病例 20.6

病情介绍

一名左心室射血分数降低(45%~50%)的 83 岁男子因出现急性呼吸困难和低氧血症就诊于急诊科。胸部 X 线检查显示双肺浸润影和周围支气管聚集,提示急性肺水肿。起始给予无创正压通气同时静脉利尿。尽管采取了这些最初的治疗措施,但患者的呼吸状况仍迅速恶化,需要进行气管插管。静脉内注射氯胺酮、芬太尼和罗库溴铵迅速诱导患者,然后进行插管。顺利插管后不久,患者的血压逐渐下降,随后发生心室纤颤和心脏停搏。经过短暂的 5 分钟的除颤和胸外按压复苏后,患者的自主循环恢复,但需要大量的去甲肾上腺素。尝试 TTE 失败后,进行了 POC-TEE。

超声发现

食管中段四腔心(视频 20.30)显示左心室收缩功能严重降低,右心室功能正常,心包积液少,二尖瓣和三尖瓣大体正常。从食管中段长轴(视频 20.31 和 20.32)和短轴切面(视频 20.33)来看,主动脉瓣钙化严重,活动性很差,并且合并主动脉瓣狭窄。腔静脉切面(视频 20.34)显示原位中心静脉导管,经胃短轴切面证实左心室功能严重降低(视频 20.35)。

病例解析

基于高阶的多普勒检查确认主动脉瓣严重狭窄,瓣膜面积为 0.16cm[2]。鉴于这些发现,应用肾上腺素增强左心室收缩力,增加后负荷,并增加冠状动脉灌注。严重的主动脉瓣狭窄可解释诱发性心律失常和心脏停搏。当患者经历进行性低血压时,患者的后负荷和冠状动脉灌注严重降低。冠状动脉灌注下降导致缺血性心律失常,室颤。不幸的是,患者的意识水平仍然较低。由于缺乏神经功能恢复的可能性,该家庭选择了姑息治疗。

POC-TEE 可以发现导致休克的隐匿原因,尤其是在 TTE 切面存在不足的情况下。如果探头靠近主动脉瓣,TEE 可提供出色的主动脉瓣图像。当怀疑存在严重的主动脉瓣狭窄时,可使用高阶的超声心动图技术对狭窄程度进行分级。

病例 20.7

病情介绍

　　一名急性腹痛的 73 岁男子,存在未经治疗的房颤和贲门失弛缓症病史。腹部的计算机断层扫描(CT)血管造影显示继发于肠系膜上动脉栓塞的急性肠系膜缺血。肠系膜上动脉栓塞切除术后,患者的病情稳定了 24 小时。考虑栓塞可能是心脏来源,但 TTE 无法检测到。进行了 POC-TEE,以检查心脏来源的栓塞。

超声发现

　　食管中段长轴切面(视频 20.36)显示左心室的收缩功能严重下降,二尖瓣和主动脉瓣正常。此外,在左心房内见到"烟"或自发的回声对比,这表示在心房颤动的情况下,心房内的血流量低。血流瘀滞易于导致血栓形成。食管中段双腔切面的深度减小到 11cm,以聚焦在左心耳上(视频 20.37)。在左心耳的孔内可见漂浮摇摆的新生物,提示血栓形成。

病例解析

　　患者被诊断为左心耳血栓,并开始抗凝治疗。该病例对心脏栓塞的研究证实了 POC-TEE 的广泛应用。尽管对该主题的广泛讨论不在本章范围之内,但本案例强调了 TEE 能够快速回答复杂但重点突出的临床问题的能力。

　　由于左心房位于食管的前方,因此可以使用 TEE 从食管中段声窗生成左心房的高分辨力图像。尽管常规 POC-TEE 不会包括对左心耳的评估,但这种情况凸显了 TEE 在训练有素的操作者手中的价值。

复习题

1. 如果将 TEE 成像平面设置为零度,并且已将探头成功插入到食管中,哪一项将是获得的第一个切面?
   A. 食管四腔心切面
   B. 食管长轴
   C. 胃短轴
   D. 食管双盲观

   答案:A。成像平面的轴位于水平面,并且当成像平面设置为零度时,人体在解剖学上分为尾部和延髓部。在成像平面设置为零度的情况下首先获得的声窗是食管中段位置的四腔心切面。

2. 下列哪种情况不是 TEE 已知的潜在并发症?
   A. 吞咽困难
   B. 喉痉挛
   C. 牙齿受伤
   D. 心脏压塞

   答案:D。尚无 TEE 导致心脏压塞的案例记录。吞咽困难,喉痉挛和牙齿损伤都是TEE 的并发症。

3. 以下哪种技术可以帮助 TEE 探头插入?
   A. 改造探头
   B. 沿口咽前进探查
   C. 使用直接喉镜
   D. 缩下颌

   答案:C。可以通过在中线处轻轻地向前弯曲探头来帮助插入探头,同时助手可以提供下颌的推力。这可以盲插,但是如果盲插通行不成功,则直接或可视喉镜检查会很方便。足够的润滑也将有助于探头的插入。

将以下每个切面与相应的图像进行匹配:

4. 食管中段四腔心切面(答案:C)
5. 食管中段长轴切面(答案:A)
6. 食管中段双房切面(答案:D)
7. 经胃短轴切面(答案:B)
   A. 图 20.7
   B. 图 20.8

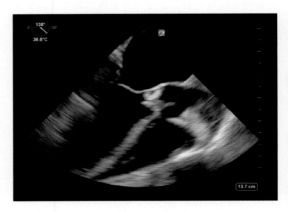

图 20.7

C. 图 20.9

D. 图 20.10

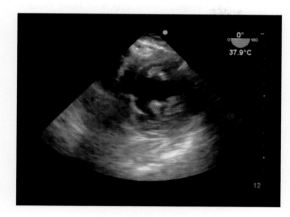

图 20.8

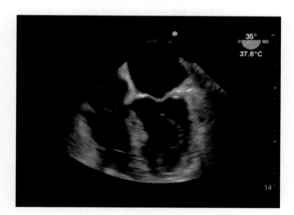

图 20.9

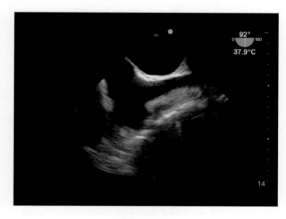

图 20.10

8. 以下哪些 TEE 切面在解剖学上与 TTE 获得的胸骨旁长轴切面最相似？

A. 食管中段双腔切面

B. 食管中段四腔心切面

C. 食管中段长轴切面

D. 经胃长轴切面

答案：C。TEE 食管中段长轴切面在解剖学上与经胸骨旁长轴切面相同，但是逆时针旋转 90°并以镜像方式投影。

9. 随着 TEE 探头前进超过胃食管连接点，并且探头角度为 0°，需要怎样移动探头才能获得经胃短轴切面？

A. 前屈

B. 后屈

C. 侧屈

D. 探头旋转

答案：A。当探头前进超过胃食管连接点时，它可能与胃的上基底部失去接触。探针的轻柔前屈可确保黏膜接触。

10. 一名 18 岁男子被送入 ICU，突然出现心脏停搏。在复苏过程中插入 TEE 探头。使用 TEE 可以发现哪些原因导致心脏停搏？

A. 心肌梗死

B. 肺栓塞

C. 主动脉夹层

D. 体温过低

E. 以上所有

答案：E。TEE 在心脏停搏中可以帮助确定诊断。使用 TEE，可以快速检测出心包填塞，肺栓塞，心肌梗死和主动脉夹层。TEE 探头尖端包含一个温度计，可在研究期间监测体温过高，但也可用于确定较低的核心温度。在一系列的尸检患者中，TEE 敏感度为 93%，对骤停原因的阳性预测值为 87%[32]。

11. 以下哪项可能会干扰 TEE 图像质量？

A. 气管导管

B. 鼻胃管

C. 胃空肠饲管

D. 心脏手术后的状况

E. 插入中心静脉导管

答案:B。鼻胃管和口胃饲管以及食管温度计都穿过食管,可能会中断探头与食管黏膜的接触,从而形成空气界面,从而降低图像质量。

12. 可以通过在哪两个标准的 TEE 切面之间进行切换来方便放置导流设备,例如肺动脉导管、起搏器以及 ECMO 套管的正确方向?

A. 食管中段四腔心和食管中段长轴切面

B. 食管中段四腔心和经胃短轴切面

C. 双腔和经胃短轴切面

D. 双腔和食管中段长轴切面

E. 双腔和食管中段四腔心切面

答案:E。双腔切面可用于确认任何需要中心插管设备的导丝放置。双腔和食管中段四腔心切面的交替有助于在难以进行血流导向放置的环境(如严重的肺动脉高压、三尖瓣关闭不全)中直接操作。

参考文献

1. Bouferrache K, Amiel J-B, Chimot L, et al. Initial resuscitation guided by the surviving sepsis campaign recommendations and early echocardiographic assessment of hemodynamics in intensive care unit septic patients. *Crit Care Med*. 2012;40(10):2821-2827. doi:10.1097/CCM.0b013e31825bc565.

2. Vignon P, Mentec H, Terre S, et al. Diagnostic accuracy and therapeutic impact of transthoracic and transesophageal echocardiography in mechanically ventilated patients in the ICU. *Chest*. 1994;106(6):1829-1834. doi:10.1378/chest.106.6.1829.

3. Garcia YA, Singh K, Mendez J, et al. Abstract: feasability, safety, and clinical utility of transesophageal echocardiography performed by pulmonary/critical care fellows in medical ICU's. *Chest*. 2016;150(4):464A. doi:10.1016/j.chest.2016.08.477.

4. Colreavy FB, Donovan K, Lee KY, Weekes J. Transesophageal echocardiography in critically ill patients. *Crit Care Med*. 2002;30(5):989-996. doi:10.1097/00003246-200205000-00007.

5. Blaivas M. Transesophageal echocardiography during cardiopulmonary arrest in the emergency department. *Resuscitation*. 2008;78(2):135-140. doi:10.1016/j.resuscitation.2008.02.021.

6. Mayo PH, Narasimhan M, Koenig S. Critical care transesophageal echocardiography. *Chest*. 2015;148(5):1323-1332. doi:10.1378/chest.15-0260.

7. Vignon P, Repessé X, Bégot E, et al. Comparison of echocardiographic indices used to predict fluid responsiveness in ventilated patients. *AJRCCM Artic Press*. 2016;201604-201844. doi:10.1164/rccm.201604-0844OC.

8. Landau JH, Power AH, Leeper WR. Arntfield RT. Bedside identification of blunt thoracic aortic injury with point-of-care transesophageal echocardiography. *Trauma*. 2016;18(4):287-290. doi:10.1177/1460408616646587.

9. Arntfield R, Pace J, Hewak M, Thompson D. Focused transesophageal echocardiography by emergency physicians is feasible and clinically influential: observational results from a novel ultrasound program. *J Emerg Med*. 2016;50(2):286-294. doi:10.1016/j.jemermed.2015.09.018.

10. Kaplan A, Mayo PH. Echocardiography performed by the pulmonary/critical care medicine physician. *Chest*. 2009;135:529-535. doi:10.1378/chest.08-0818.

11. Canty DJ, Royse CF. Audit of anaesthetist-performed echocardiography on perioperative management decisions for non-cardiac surgery. *Br J Anaesth*. 2009;103(3):352-358. doi:10.1093/bja/aep165.

12. Chichra A, Koenig S, Lakticova V, Narasimhan M, Mayo P. Abstract: training pulmonary/critical care fellows in advanced critical care transesophageal echocardiography: a simulator based training project. *Chest*. 2015;148(4):455A, 455B. doi:10.1378/chest.2280908.

13. Smith WB, Robinson AR, Janelle GM. Expanding role of perioperative transesophageal echocardiography in the general anesthesia practice and residency training in the USA. *Curr Opin Anaesthesiol*. 2015;28(1):95-100. doi:10.1097/ACO.0000000000000146.

14. ICU ERT on U. International expert statement on training standards for critical care ultrasonography. *Intensive Care Med*. 2011;37:1077-1083. doi:10.1007/s00134-011-2246-9.

15. Ogilvie E, Vlachou A, Edsell M, et al. Simulation-based teaching versus point-of-care teaching for identification of basic transoesophageal echocardiography views: a prospective randomised study. *Anaesthesia*. 2015;70(3):330-335. doi:10.1111/anae.12903.

16. Prat G, Charron C, Repesse X, et al. The use of computerized echocardiographic simulation improves the learning curve for transesophageal hemodynamic assessment in critically ill patients. *Ann Intensive Care*. 2016;6(1):27. doi:10.1186/s13613-016-0132-x.

17. Arntfield R, Pace J, Hewak M, Thompson D. Ultrasound in emergency medicine physicians is feasible and clinically influential: observational data from a novel ultrasound program. *J Emerg Med*. 2016;50(2):286-294. doi:10.1016/j.jemermed.2015.09.018.

18. Ferrero NA, Bortsov AV, Arora H, et al. Simulator training enhances resident performance in transesophageal echocardiography. *Anesthesiology*. 2014;120(1):149-159. doi:10.1097/ALN.0000000000000063.

19. Charron C, Tonnelier A, Vignon P, et al. Number of supervised studies required to reach competence in advanced critical care transesophageal echocardiography. *Intensive Care Med*. 2013;39(January):1019-1024. doi:10.1007/s00134-013-2838-7.

20. Vieillard-Baron A, Mayo PH, Vignon P, et al. International consensus statement on training

standards for advanced critical care echocardiography. *Intensive Care Med.* 2014;40:654–666. doi:10.1007/s00134-014-3228-5.

21. Min JK, Spencer KT, Furlong KT, et al. Clinical features of complications from transesophageal echocardiography: a single-center case series of 10,000 consecutive examinations. *J Am Soc Echocardiogr.* 2005;18(9):925–929. doi:10.1016/j.echo.2005.01.034.

22. Hilberath JN, Oakes DA, Shernan SK, et al. Safety of transesophageal echocardiography. *J Am Soc Echocardiogr.* 2010;23(11):1115–1127. doi:10.1016/j.echo.2010.08.013.

23. Slama MA, Novara A, Van De Putte P, et al. Diagnostic and therapeutic implications of transesophageal echocardiography in medical ICU patients with unexplained shock, hypoxemia, or suspected endocarditis. *Intensive Care Med.* 1996;22(9):916–922. doi:10.1007/s001340050187.

24. Nowak-machen M, Schmid E, Schlensak C, et al. Safety of transesophageal echocardiography during extracorporeal life support. *Perfusion.* 2016;31(8):634–639. doi:10.1177/0267659116647472.

25. Hutteman E, Schelenz C, Kara F, Chatzinkolaou K, Reinhart K. The use and safety of transoesophageal echocardiography in the general ICU—a minireview. *Acta Anaesthesiol Scand.* 2004;48:827–836. doi:10.1111/j.1399-6576.2004.00423.x.

26. Otto MC. *Textbook of Clinical Echocardiography.* 5th ed. Saunders; Philadelphia, PA; 2013.

27. Mayo PH, Narasimhan M, Koenig S. Critical care transesophageal echocardiography. *Chest.* 2015;148(5):1323–1332. doi:10.1378/chest.15-0260.

28. Arntfield R, Pace J, McLeod S, et al. Focused transesophageal echocardiography for emergency physicians-description and results from simulation training of a structured four-view examination. *Crit Ultrasound J.* 2015;7(1):27. doi:10.1186/s13089-015-0027-3.

29. Charron C, Prat G, Caille V, et al. Validation of a skills assessment scoring system for transesophageal echocardiographic monitoring of hemodynamics. *Intensive Care Med.* 2007;33(10):1712–1718. doi:10.1007/s00134-007-0801-1.

30. Vieillard-Baron A, Chergui K, Rabiller A, et al. Superior vena caval collapsibility as a gauge of volume status in ventilated septic patients. *Intensive Care Med.* 2004;30(9):1734–1739. doi:10.1007/s00134-004-2361-y.

31. Charbonneau H, Riu B, Faron M, et al. Predicting preload responsiveness using simultaneous recordings of inferior and superior vena cava diameters. *Crit Care.* 2014;18(5):473. doi:10.1186/s13054-014-0473-5.

32. Van Der Wouw PA, Koster RW, Delemarre BJ, et al. Diagnostic accuracy of transesophageal echocardiography during cardiopulmonary resuscitation. *J Am Coll Cardiol.* 1997;30(3):780–783. doi:10.1016/S0735-1097(97)00218-0.

33. Gaspari R, Weekes A, Adhikari S et al. A retrospective study of pulseless electrical activity, bedside ultrasound identifies interventions during resuscitation associated with improved survival to hospital admission. A REASON Study. *Resuscitation.* 2017;120:103–107.

34. Arntfield RT, Millington SJ, Wu E. An elderly woman that presents with absent vital signs. *Chest.* 2014;146(5):e156–e159. doi:10.1378/chest.13-3029.

35. Cronin B, Robbins R, Maus T. Pulmonary artery catheter placement using transesophageal echocardiography. *J Cardiothorac Vasc Anesth.* 2017;31(1):178–183. doi:10.1053/j.jvca.2016.07.012.

36. Fair J, Tonna J, Ockerse P, et al. Emergency physician–performed transesophageal echocardiography for extracorporeal life support vascular cannula placement. *Am J Emerg Med.* 2016;34(8):1637–1639. doi:10.1016/j.ajem.2016.06.038.

37. Patil T. Neirich A. Transesophageal echocardiography evaluation of the thoracic aorta. *Ann Card Anaesth.* 2016;19:44.

38. Cavayas YA, Girard M, Desjardins G, Denault AY. Transesophageal lung ultrasonography: a novel technique for investigating hypoxemia. *Can J Anaesth.* 2016;63:1266–1276.

39. Held JM, Litt J, Kennedy JD, et al. Surgeon-performed hemodynamic transesophageal echocardiography in the burn intensive care unit. *J Burn Care Res.* 2016;37(1):63–68. doi:10.1097/BCR.0000000000000325.

40. Begot E, Dalmay F, Etchecopar C, et al. Hemodynamic assessment of ventilated ICU patients with cardiorespiratory failure using a miniaturized multiplane transesophageal echocardiography probe. *Intensive Care Med.* 2015;41(11):1886–1894. doi:10.1007/s00134-015-3998-4.

41. Vieillard-Baron A, Slama M, Mayo P, et al. A pilot study on safety and clinical utility of a single-use 72-hour indwelling transesophageal echocardiography probe. *Intensive Care Med.* 2013;39(4):629–635. doi:10.1007/s00134-012-2797-4.

42. Shanewise JS, Cheung AT, Aronson S, et al. ASE/SCA guidelines for performing a comprehensive intraoperative multiplane transesophageal echocardiography examination: recommendations of the American Society of Echocardiography Council for Intraoperative Echocardiography and the Society of Cardiovascular Anesthesiologists Task Force for Certification in Perioperative Transesophageal Echocardiography. *Anesth Analg.* 1999;89(4):870–884. doi:10.1016/S0894-7317(99)70199-9.

第 21 章

血流动力学

Gulrukh Zaidi ■ **Vincent I. Lau** ■ **Paul Mayo**

尚游 译 ■ 舒化青 袁世荧 校

关键点

- 重症床旁超声心动图是一项帮助一线操作者诊断和管理循环衰竭患者的重要技术。
- 几种频谱多普勒技术可应用于危重患者进行定量血流动力学评估。
- 每搏量测定是一种常见的血流动力学监测技术,可以帮助确定前负荷敏感性。

背景

对于一线操作者,床旁即时心脏超声或重症床旁超声心动图(critical care echocardiography,CCE)是有用的诊断和监测工具。CCE 拥有包括操作者培训指南在内的强有力且不断丰富的证据。基础 CCE 使用二维模式超声经胸成像进行目标导向检查,旨在回答常见的临床问题。基础 CCE 可以对心功能进行即时和连续的定性评估,是床旁超声检查的关键组成部分。定量的血流动力学评估,包括需要使用频谱多普勒技术的心内压和血流监测。频谱多普勒具有定量的特性,有可能会产生严重误差,使用时需要额外的培训。作为血流动力学评估的前言,本章将重点介绍两个最常见的主题:左心室每搏输出量的测量和前负荷敏感性的鉴定。

多普勒原理

多普勒超声利用多普勒效应来测量心腔和血管内血流速度和方向。对多普勒原理的全面了解是进行定量血流动力学测量所必需的,关键原理可回顾第 2 章。在使用多普勒超声之前,操作者必须熟悉脉冲波多普勒(pulsed-wave Doppler,PWD)和连续波多普勒(continuous-wave Doppler,CWD),脉冲重复频率(pulse repetition frequency,PRF)和混叠,以及血流方向和多普勒探查的影响。

左心室每搏输出量

了解每搏输出量(stroke volume,SV)和心输出量(cardiac output,CO)对于操作者管理循环衰竭具有重要价值。SV 测量可以指导诊断,影响管理决策及治疗干预的倾向。传统上,SV 只能通过侵入性监测获得,通常局限于重症监护病房(intensive care unit,ICU)或手术室,但随着床旁即时超声的日益普及,训练有素的操作者几乎可以在任何环境下进行定量血流动力学评估。测量左心室每搏输出量(left ventricular stroke volume,LVSV)需要获得高质量的二维心脏切面,并了解使用多普勒超声时的潜在缺陷。

第一步:左心室流出道的测量

准确测量左心室流出道(left ventricular outflow tract,LVOT)内径至关重要,有两方面原因,首先,经胸超声心动图倾向于低估测量值[1,2]。其次,在计算 SV 时,LVOT 半径是会被平方的,如果得到的测量值不准确,会导致显著的误差。

要测量左心室流出道内径,操作者必须首先获得聚焦于左心室流出道和主动脉瓣(aortic valve,AV)的高质量胸骨旁长轴切面。理想情况下,获取的切面前面通过右冠瓣远端最高点平分右冠瓣,后面为左冠瓣叶和无冠瓣叶之间[3]。放大 AV 以获得最高的测量准确性,并冻结图像以查看收缩中期最大程度打开的 AV。使用机器卡尺测量 AV 底部的 LVOT 内径(图 21.1)。将内径除以 2 即可得到 LVOT 半径,计算 LVOT 横截面积[4]:

$$LVOT 的面积 = 3.14 \times (LVOT 半径)^2$$

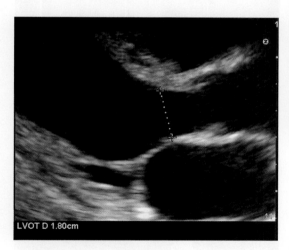

图 21.1　左心室流出道(LVOT)直径。 通过从胸骨旁长轴切面放大主动脉瓣根部测量左心室流出道内径。LVOT 面积 = $(1.8cm/2)^2 \times 3.14 = 2.5cm^2$

正常情况下,成年人 LVOT 直径为 1.8~2.2cm,并且与体型有关。作为参考,测得的 LVOT 直径与在基于体表面积预测的 LVOT 直径的偏差在 2mm 内:$LVOT_{预测}(mm) = (5.7 \times BSA) + 12.1$[3]。

第二步:速度时间积分的测量

首先,操作者必须获得高质量的心尖五腔心切面。从心尖四腔心切面,将探头倾斜 10°~20°,使超声束向前胸壁显示 LVOT 和 AV。重点关注 LVOT,在离轴的心尖五腔心切面上 LVOT 可能显示最佳。将脉冲多普勒取样框放置在 LVOT 的中心(图 21.2),由此产生的轨迹是 LVOT 收缩期血流速度(图 21.3)。追踪收缩期血流速度曲线,机器上的心脏软件会计算曲线下的面积,得出速度时间积分(velocity time integral,VTI)。VTI 是以厘米(cm)为单位测量的,表示每次心脏收缩从 LVOT 流向主动脉的血液的移动距离。

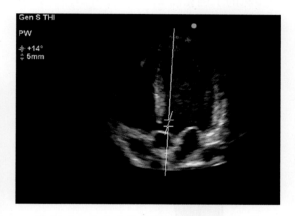

图 21.2　左心室流出道(LVOT)速度。 脉冲波多普勒取样框位于心尖五腔心切面 LVOT 的中心,获得速度时间积分,用于每搏输出量的测定

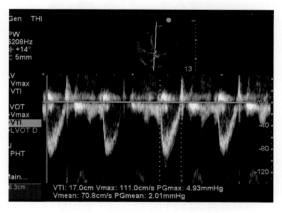

图 21.3　速度时间积分(VTI)。 VTI 测定功能从心尖五腔心切面计算左心室血液流出的频谱多普勒曲线下面积

第三步:每搏量的计算

用以下公式计算 LVSV:

$$LVSV(cm^3) = LVOT\ 面积(cm^2) \times LVOT\ VTI(cm)$$

这个方程式是基于这样一个概念,即收缩期一定体积的圆柱体形状的血液从 LVOT 被推入主动脉。SV 表示圆柱体的体积,圆柱体的基底为 LVOT 截面面积,高度为 LVOT VTI(图 21.4)。VTI 表示每次左心室收缩该血液圆柱体所移动的距离。计算 SV 的这 3 个步骤的示例见图 21.5 和视频 21.1。大多数超声仪器附带的心脏软件在一旦输入 LVOT 内径和 VTI 后即直接计算出 LVSV。与热稀释测量相比,用该技术测量的 LVSV 更准确[5]。但是,操作者应该意识到此技术的一些常见缺陷:

1. 必须获得 LVOT 高质量的二维图像才能准确测量 LVOT 内径。因为计算 SV 时,

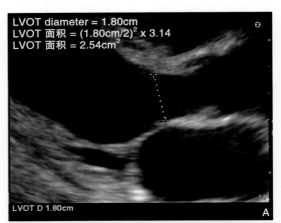

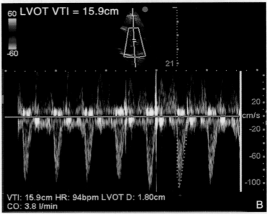

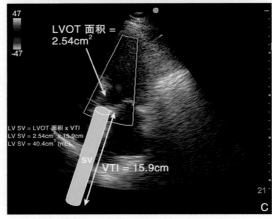

图 21.5　每搏输出量的计算。(A)第一步,从放大的胸骨旁长轴切面测量左心室流出道(LVOT)内径。(B)第二步,将脉冲多普勒取样框放置在主动脉瓣近端的 LVOT,测量速度时间积分(VTI)(该病例为 15.9cm)。(C)第三步,VTI 乘以 LVOT 面积计算每搏输出量:LVSV = 2.54cm² × 15.9cm = 40.4cm³ 或 mL

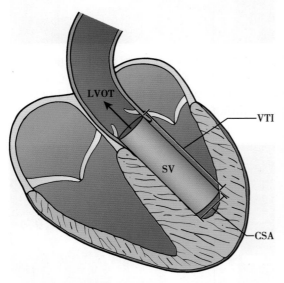

图 21.4　每搏输出量(SV)。SV 是圆柱体形状的血液体积。柱体的高度是速度时间积分(VTI),底部是左心室流出道(LVOT)的横截面面积(CSA)。将这两个值相乘(底×高),即可计算出 SV。LVOT,左心室流出道;SV,每搏输出量;VTI,速度时间积分;CSA,横截面面积

LVOT 半径是需要平方的,所以 LVOT 内径测量中的任何误差都会倍增地影响最终 SV 计算的准确性。获得 2 到 3 个测量值并使用平均值可以缩小此误差。一般情况下,用经胸超声心动图测量 LVOT 内径总是偏小。

2. 与所有多普勒测量一样,LVOT VTI 测量是角度依赖的,需要 LVOT 充分显示。操作者应该巧妙地处理二维图像,以获得最佳的多普勒截断角度。此外,呼吸运动可能导致心脏在成像平面忽隐忽现,导致错误的多普勒血流测量。

3. 多普勒取样框应放置在离主动脉瓣足够近的位置,以避免加速效应导致高估 LVOT VTI。如果 AV 关闭信号在 VTI 曲线上很明显,则取样框离 AV 太近(图 21.6)。

4. 如果患者心律不齐,如心房颤动,LVSV 会随着左心室充盈时间的变化而变化。获得多个测量值(心房颤动≥5 次),并使用平均值表示平均的 LVSV。

LVOT VTI 除了用于计算 LVSV 外,它还可以用作半定量工具,用于:

1. SV 降低的快速检测。LVOT VTI 的测量可作为 LVSV 降低的快速评估方法。如果 VTI 在正常范围(18～22cm),那么血流动力学衰竭与 LVSV 下降无关。如果 VTI 显著降低,可能需要对 LVSV 进行定量计算,以确定氧气输送是否降低到危险程度。

2. 前负荷敏感性。LVOT VTI 和峰流速与 SV 相关,这两个测量值都可用于确定前负荷灵敏度。

LVSV 测量的临床应用:

1. 左心室射血分数与 LVSV 之间的相关性有限。患者左心室小而呈高动力状态,通常射血分数高,但 LVSV 降低。相反,严重扩张型心肌病和射血分数降低的患者可能具有正常的 LVSV。对于血流动力学衰竭的患者,操作者可以同时测量 LVSV 和射血分数,以指导他们的临床决策。

2. LVSV 的连续测量。当启动增加 LVSV 的干预时,LVSV 的连续测量提供有关

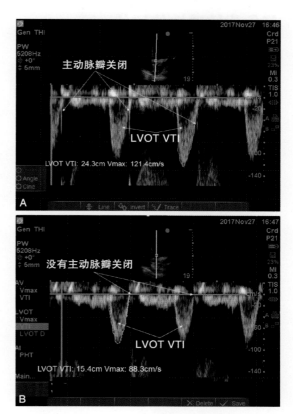

图 21.6　脉冲(PW)多普勒取样框的正确位置。(A)由于流经主动脉瓣(AV)的血流加速,PW 多普勒取样框太靠近 AV,导致高估左心室流出道(LVOT)速度时间积分(VTI)。AV 关闭信号的存在表明 PW 多普勒取样框离 AV 太近。(B)没有主动脉瓣关闭伪影证实了 PW 多普勒取样框在 LVOT 中的正确位置。避免了主动脉瓣的血流加速作用使该患者的 LVOT VTI 测量值从 24.3cm 降至 15.4cm

干预效果的即时数据。例如,如果用强心药增加 CO,当药物以规定的增量进行滴定时,操作者可以连续测量 LVOT VTI。

3. 心输出量的计算。计算 CO 时需要使用 LVSV,计算方法是将 SV 乘以患者的心率(HR):CO = SV × HR。

4. 瓣膜评估。测量 LVSV、LVOT、VTI 和 LVOT 峰流速常用于高级定量评估瓣膜狭窄和反流。

5. 前负荷敏感性。LVSV 可用于确定前负荷敏感性,如下所述。

前负荷敏感性的评估

前负荷敏感性(也称为容量反应性)的评估是复苏过程中的常规问题。因为已证实过多液体复苏会增加危重患者的死亡率,该临床问题的重要性已日益引起重视[4,6]。

在临床表现(出血、严重低血容量等)有容量复苏指征的情况下,超声心动图在即时决策中的作用有限。在多数情况下,临床和实验室结果更为模棱两可,床旁即时超声和超声心动图可以指导临床决策。基于初级超声评估没有扩容禁忌证(右心室扩张,左心室收缩功能降低,肺超声检查见双肺大量B线)的情况下,操作者将发现进一步采用高级技术来确定扩容是否会增加 LVSV 和CO 的价值。可能有 3 种结果:

1. 高前负荷敏感性:建议进行容量复苏。

2. 低前负荷敏感性:不建议进行容量复苏。

3. 结果不明确:容量复苏的决定需要额外的数据或者可能基于临床判断。

不幸的是,即使有了高级的技术,超声检查也可能产生不确定的结果。文献回顾显示,为任何常用技术建立固定的临界值都会导致大量的假阳性和假阴性结果[7]。或者,操作者可以使用"灰色区域"的方法,该方法认为极端值具有诊断意义,否则被认为是不确定的,需要临床判断。在早期的文献中,绝对临界值是标准,但最近的文献与该方法相矛盾[7]。

根据动脉波形测量的脉压呼吸变异,其应用价值已得到充分验证,分析 SV、LVOT VTI 或 LVOT 峰流速的呼吸变异对于评估前负荷敏感性是有用的[8,9]。评估动脉压的呼吸变异是检测 SV 呼吸变异的替代方法,但当使用多普勒超声技术时,可以直接测量 SV 呼吸变异。考虑到 LVOT 内径在整个心脏周期中保持恒定,而且 LVOT VTI 或 LVOT 峰流速与 SV 成正比,故不需要定量计算 SV。

SV 的呼吸变异大于 12% 表示患者对前负荷敏感的可能性很高(即 SV 和 CO 可能会随着容量复苏而升高)[10]。要使 SV 呼吸变异有用,操作者必须了解此方法的一些重要注意事项:

1. 接受机械通气的患者潮气量(tidal volume,VT)至少为 8ml/kg(理想体重)。在评估前负荷敏感性时,可能需要将 VT 暂时从标准的 6ml/kg 增加。

2. 患者应该完全被动机械通气,没有任何自主呼吸。

3. 患者规则的窦性心律,心率与呼吸频率比大于 3.6。

4. 虽然最初的报告认为 12% 的临界值表示前负荷敏感性,但使用前面讨论的"灰色地带"方法可以更好地解释呼吸相变化(即 SV、LVOT VTI 或 LVOT 峰值流速的百分比变化越大,患者对前负荷敏感的可能性就越大)。

5. 由于存在右心室衰竭是导致呼吸变异显著的另一个原因,而此时禁忌容量复苏,因而在分析 SV 呼吸变异时,操作者也需要评估右心室功能。

6. SV 可随 VT 和呼气末正压(PEEP)的改变而改变,增加 VT 和 PEEP 可增加 SV 的呼吸变异。因此,进行序列测量是应设置相同的 VT 和 PEEP。

7. 许多机械通气患者测量 SV、LVOT VTI 或 LVOT 峰流速的呼吸变异时,无法达到上述要求(以上列出的第 1~6 项)[11]。

另一种确定前负荷敏感性的方法是被动抬腿试验。开始时,患者半卧位(床头30°)时测量 LVOT VTI。然后患者被放在仰卧位置,双腿抬高至 45 度,这会导致血液迅速重新分配到胸腔。1 分钟后,再次测量LVOT VTI(见图 21.8),VTI 或 SV 的显著增加表明前负荷敏感。最初的报告确定 14%的临界值作为前负荷敏感性的指标[11],但最近的报告表明,"灰色地带"方法更适合。被动抬腿试验的一个优点是对于存在自主呼吸努力和心房颤动的患者经验证是有效的，可取多次测量 LVOT VTI 的平均值评估[12]。如果无法进行超声心动图成像，也可以使用各种无创监测设备测量 SV 的变化。此外，肱动脉峰值流速的呼吸变异与桡动脉脉压变异相关[13]。尽管具有与测量 LVOT VTI 的相同局限性，但这提供了另一种确定前负荷敏感性的替代方法。

已经描述了几种其他的超声心动图技术来评估前负荷敏感性[14]。上腔静脉大小的呼吸变异在确定前负荷敏感性方面具有相似的作用[15]，但需要使用经食管超声心动图检查（见第 20 章）。一项比较各种超声心动图指标的研究发现 LVOT 峰值流速的呼吸变异大于 18% 和上腔静脉变异大于 31% 是预测机械通气患者液体反应性的特异性指标[7]。

如果没有接受培训或者超声没有多普勒功能，操作者可以结合二维模式下下腔静脉大小和动态变化来评估前负荷敏感性（参见第 17 章）[16]。

培训

尽管我们认为掌握基础 CCE 是一线操作者的基本技能，但掌握高级 CCE 可能不是必需的，应该由操作者的实践需求来决定。操作者可以选择熟练掌握少数多普勒测量，比如 LVOT VTI 及其衍生测量。少部分人可能有兴趣全面掌握高级 CCE，以达到与受过培训的心脏超声心动图医生相当的技能水平，而专注于在重症监护的应用。由于多普勒超声测量存在潜在误差，因此掌握高级 CCE 需要对多普勒超声进行全面的学习。相比之下，掌握基础水平的超声心动图相对简单。

美国超声心动图委员会和重症医学的主要专业协会已经制定了高级 CCE 的国家级认证[17]。这包括一项书面委员会考试和一个以确保申请人能够胜任与高级 CCE 相关的床边图像采集、图像解释和临床整合的流程。认证的要求是以高级 CCE 培训标准的国际共识为蓝本，该共识是以欧洲重症医学会发起的欧洲超声心动图认证为基础[18]。

要点和误区

- 通过左心室每搏量（SV）的测量可以计算多个变量，包括心输出量和外周氧输送量，这些变量是指导血流动力学衰竭患者液体复苏的关键。

- 测量 SV、左心室流出道（LVOT）的速度时间积分（VTI）或 LVOT 峰值流速的呼吸变异可用于判断休克患者的前负荷敏感性。操作者可以使用"灰色地带"的方法来解释变化，而不是使用特定的临界值来确定前负荷敏感性。

- 为了使用 LVOT VTI 来表示前负荷敏感性，需要以下几个条件：
  - 患者在接受呼吸机支持，没有自主呼吸，潮气量设定为 8ml/kg（理想体重），呼气末正压水平不高。
  - 患者窦性心律，律齐，心率/呼吸频率大于 3.6，无右心室功能不全。

- 被动抬腿试验可用于有自主呼吸努力和心房颤动的患者，来评估前负荷敏感性。

- 多普勒取样框与血流方向对线不佳将导致低估 LVSV。LVOT VTI 可用经胸超声心动（TTE）（心尖 5 腔心切面或 3 腔心切面）或经食管超声心动图（TEE）（120° 角经胃长轴切面或 0° 角经胃长轴切面）测量。一般来说，应该选择提供最佳多普勒角度的切面，测量的结果最为准确，此外，脉冲波多普勒取样框放置在离 AV 太近的位置会因血流加速而导致对 LVSV 的高估。

- 因为 LVOT 半径在计算中是需要被平方的，因而 LVOT 内径测量的不准确会导致 LVSV 测量的明显偏差，使用 2~3 个独立测量结果的平均值可以提高准确性。

病例 21.1

病情介绍

患者,男性,72 岁,既往有左心室收缩功能严重减低病史。因呼吸衰竭和低血压收入 ICU。患者白细胞计数升高,尿常规显示大量白细胞,开始给予广谱抗生素治疗脓毒症休克。患者正接受机械通气支持,无自主呼吸,潮气量为 8ml/kg(理想体重),呼吸频率为 14 次/min,呼气末正压为 5cm H_2O,脉搏 97 次/min,窦性心律,律齐。重症监护小组予以进行床旁超声心动图检查,以明确其休克的特征,指导最初的治疗。

超声发现

胸骨旁长轴切面显示左心室收缩功能严重降低(视频 21.2)。二尖瓣解剖提示,曾对该瓣膜进行过手术干预,测量左心室流出道(LVOT)内径为 1.95cm(图 21.7),胸骨旁短轴切面证实左心室收缩功能严重降低(视频 21.3),LVOT 流速时间积分(VTI)为 10.3cm(图 21.8),LVOT 峰值流速无明显的呼吸变异(图 21.9)。

血流动力学分析

每搏输出量(SV)计算如下:SV = [(1.95cm/2)^2×3.14]×10.3cm = 31mL。31mL 的 LVSV 乘以 97 次/min 的脉搏,计算出的心输出量(CO)为 3L/min(心脏指数 1.5L/min)。由于 LVOT VTI 的呼吸变异很小,患者对前负荷不敏感。

病例解析

重症监护小组开始予以多巴酚丁胺进行正性肌力支持,逐渐增加多巴酚丁胺药物剂量,动态监测 LVOT VTI(图 21.10~图 21.12)显示左心室 SV 和心脏指数均改善,确定多巴酚丁胺的最佳剂量为 15μg/(kg·min)。胸骨旁短轴切面显示左心室收缩功能有所改善,但仍严重降低(视频 21.4)。开始输注多巴酚丁胺后,患者血压有所改善,开始予以利尿处理。

对于 LVSV 无呼吸变异的休克患者,尤其是左心室收缩功能严重减低的患者,不宜进行容量复苏。动态超声心动图检查可用于监测患者启动升压药或正性肌力支持后的情况,并可指导治疗干预。

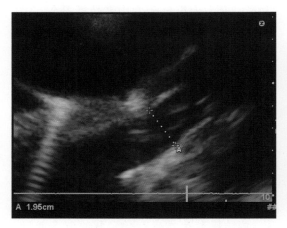

图 21.7 左心室流出道(LVOT)内径测量。 从放大的胸骨旁长轴切面测得该患者 LVOT 内径为 1.95cm

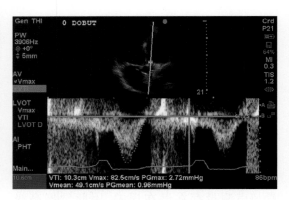

图 21.8 速度时间积分(VTI)的测量。 在追踪左心室流出道的流速曲线后,用心脏超声软件计算出该患者的 VTI 为 10.3cm

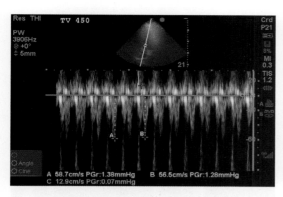

图 21.9　呼吸变异。左心室流出道峰值流速无呼吸变异

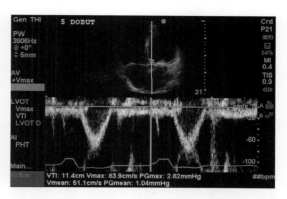

图 21.10　使用 5μg/（kg·min）的多巴酚丁胺时，测量左心室流出道速度时间积分

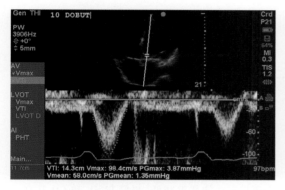

图 21.11　使用 10μg/（kg·min）的多巴酚丁胺时，测量左心室流出道速度时间积分

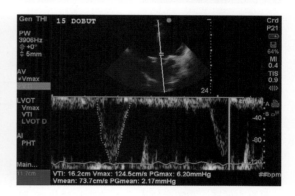

图 21.12　使用 15μg/（kg·min）的多巴酚丁胺时，测量左心室流出道速度时间积分

病例 21.2

病情介绍

患者，50 岁，女性，因肾癌行右肾切除术。术后第二天，出现低血压（80/40mmHg），血红蛋白从 13.5g/dL 降至 6g/dL。用床旁超声来明确她休克的特征，并指导初步治疗。

超声发现

胸骨旁长轴和短轴切面显示左心室收缩功能过强，下腔静脉窄且吸气相塌陷（视频 21.5）。从胸骨旁长轴切面测量 LVOT 内径为 2.22cm（图 21.13）。LVOT 速度时间积分（VTI）仅为 13.5cm（图 21.14）。

血流动力学分析

患者的 SV 计算如下：SV = [（2.22cm/2）² × 3.14]×13.5cm=52mL。当患者的脉搏为 108/min 时，将 SV 与脉搏相乘得到 5.6L/min 的 CO。考虑到患者高动力的左心室收缩功能，较小的下腔静脉和低 SV，她极可能从液体复苏中受益。LVOT VTI 为 13.5cm，低于正常预期值 18~22cm。由于心动过速和 LVOT 内径较宽，患者的 CO 相对正常。

病例解析

静脉液体复苏后，给予患者大量输注血液成分（浓缩的红细胞、血浆和血小板）以治疗低血容量性休克。腹部 CT 血管造影显示手术部位出血，她被送到介入手术室进行肾静脉栓塞，栓塞成功，患者完全康复。

正常或高动力状态的左心室射血分数并不能自动等同于足够的 SV 或 CO。该患者较大的 LVOT 内径和心动过速维持了 CO，但由于前负荷不足，SV 较低。

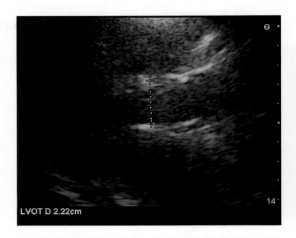

图 21. 13　左心室流出道（LVOT）的测量。从胸骨旁长轴切面测量到的左心室流出道内径为 2. 22cm

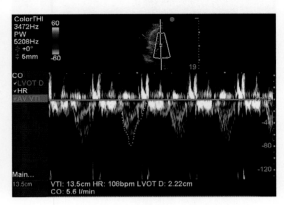

图 21. 14　速度时间积分（VTI）的测量在描绘出左心室流出道的流速曲线后，计算出该患者的 VTI 为 13. 5cm

病例 21. 3

病情介绍

患者，65 岁，男性，表现为前壁 ST 段抬高心肌梗死（STEMI），并有多次表现为心室颤动的心搏骤停，需要除颤和溶栓治疗，复苏 60 分钟后恢复自主循环。在随后的几天里，患者持续休克，肌酐和乳酸升高，在 15μg/min 去甲肾上腺素的维持下，患者表现血压低（90/50mmHg），心率正常（80 次/min）。用重症床旁超声心动图来明确休克的特征，并指导治疗。

超声发现

胸骨旁长轴和短轴切面显示严重的左心室收缩功能障碍（视频 21. 6）。从胸骨旁长轴切面测量左心室流出道（LVOT）内径为 2. 80cm。但是，测量是在主动脉瓣下方进行的，并且从非放大的图像测量（图 21. 15），这可能导致高估 LVOT 内径（正常为 1. 8~2. 2cm）。LVOT 速度时间积分（VTI）被误测为 26. 9cm（图 21. 16），高于正常（正常为 18~22cm）。此外，用连续波多普勒（CWD）而不是脉冲波多普勒（PWD）测量 LVOT VTI，这可能高估了真实的 LVOT VTI。

血流动力学分析

左心室 SV 被误算为 165mL，在脉搏为 80 次/min 的情况下，CO 被高估为 13. 3L/min，考虑到患者为 STEMI 所致心源性休克，以及直观评估的左心室收缩功能严重减低，测量 LVSV 和 CO 升高并没有临床指导意义的。不准确的血流动力学分析可能会导致错误地认为 SV 和 CO 是足够的，因此，考虑到直观评估的左心室收缩功能和定量血流动力学评估之间的差异，应该促使操作者更仔细地检查计算结果，并质疑其测量的正确性。

病例解析

由于患者多次心脏停搏，发现患有缺氧缺血性脑病，并伴肌阵挛。在与家属协商后，重症监护团队最终撤回了患者的生命支持。

频谱多普勒血流动力学评估可能存在误差。对于 SV 的测定，请记住放大视图以准确测量 LVOT 内径，并确保内径是在主动脉瓣根部测量的。另外，LVOT VTI 测量和 SV 测定应用脉冲波多普勒而不是连续波多普勒。

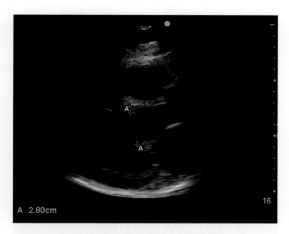

图 21.15 左心室流出道(LVOT)内径的不准确测量。错误地在主动脉瓣下方和非放大的视图中进行测量,导致对 LVOT 内径的高估

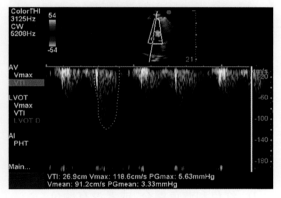

图 21.16 左心室流出道速度时间积分(VTI)的不准确测量。使用连续多普勒测量,高估 VTI 为 26.9cm

复习题

(对于这些复习题,使用了以下缩写:LV,左心室;VTI,速度时间积分;LVOT,左心室流出道;PEEP,呼气末正压;SV,每搏量)

1. 计算左心室 SV 的公式以下哪一个正确?
   A. SV = LVOT VTI×LVOT 内径
   B. SV = LVOT VTI×(LVOT 半径)^2
   C. SV = LVOT VTI×LVOT 面积
   D. SV = LVOT VTI×LVOT 内径×3.14(π)
   答案:C。从概念上讲,SV 被建模为一个

圆柱体,底部面积由 LVOT 横截面积表示,高度由收缩期底部向前移动的距离表示(即 SV = LVOT VTI×LVOT 的面积)。通过胸骨旁长轴切面测量左心室流出道内径,[(LVOT 内径/2)^2×π]计算左心室流出道横截面积,从心尖 5 腔心切面测量 LVOT VTI。左心室每搏输出量的测量是评估血流动力学功能的重要组成部分,需要具备使用频谱多普勒测量计算左心室每搏输出量的专门知识。

2. 成年人 LVOT VTI 的正常范围是多少?
   A. 12~16cm
   B. 18~22cm
   C. 24~28cm
   D. 32~36cm
   答案:B。了解正常的 LVOT VTI 对于休克患者 SV 的快速半定量评估有临床意义。发现 VTI 正常可以直接提示休克状态与严重的心输出量减少(没有明显的心动过缓)无关。在某些情况下,操作者可能需要获得准确的定量 SV(如瓣膜功能的定量测量),但是简单的 LVOT VTI 测量可能就足以快速评估休克。

3. 如果 LVOT 内径是 2.0cm,LVOT VTI 是 14cm,那么 LVSV 是多少?
   A. 21mL
   B. 44mL
   C. 63mL
   D. 87mL
   答案:B。计算 LVSV 的公式为:SV = LVOT VTI×LVOT 面积。LVSV 的测量是血流动力学功能的重要组成部分,因此需要对基于多普勒测量的 LVSV 的计算有专门的了解。

4. 对心源性休克患者进行血流动力学评估(图 21.17、图 21.18 和视频 21.7),假设患者正常窦性心律下,心率为 60 次/min,计算的每搏量和心输出量分别为:
   A. SV 11ml/次,CO 0.7L/min
   B. SV 25ml/次,CO 1.5L/min

C. SV 35ml/次,CO 2.1L/min

D. SV 138ml/次,CO 8.3L/min

答案:C。当 LVOT 内径为 2cm,LVOT VTI 为 11cm 时,计算的每搏量为:

$$SV = \pi(LVOT 内径/2)^2 \times LVOT\ VTI$$

$$SV = \pi \times (2cm/2)^2 \times 11cm$$

$$SV = \pi(1)^2 \times 11cm = \pi \times 11cm = 35ml$$

$$CO = SV \times HR = 35mL/次 \times 60\ 次/min = 2\ 100mL/min = 2.1L/min$$

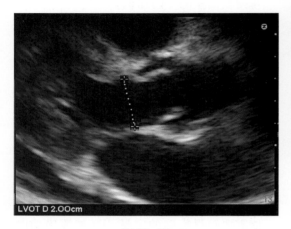

图 21.17

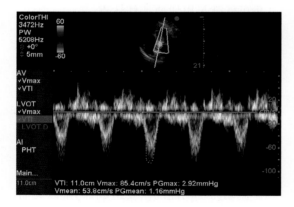

图 21.18

5. 当从胸骨旁长轴切面测量 LVOT 内径时,将卡尺放置的正确位置是?（图 21.19）?

　　A. A 线

　　B. B 线

　　C. C 线

　　D. D 线

答案:C。C 线是用机器卡尺测量主动脉瓣根部左心室流出道内径的最佳位置。切记放大主动脉瓣以获得最大的测量精度,并冻结图像以查看主动脉瓣在心脏收缩中期最大限度地打开。A 线和 B 线在左心室流出道,而不在主动脉瓣根部,D 线在升主动脉的主动脉瓣叶尖端。

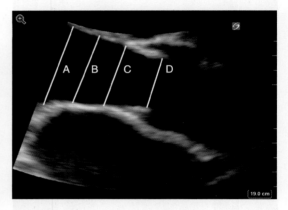

图 21.19

6. 如果多普勒与血流方向的夹角为 90°,彩色多普勒超声图像将如何显示?

　　A. 红色图像

　　B. 蓝色图像

　　C. 黄色图像

　　D. 红色和蓝色混合,或者没有颜色

答案:D。多普勒超声测量血流速度是角度依赖的,随着入射角的增大,测得的血流速度则减小,在 90°入射角下,没有多普勒频移,因此,在目标血管中将看到无血流,或混合的红蓝血流。使用常规设备时,红色表示血流朝向探头,蓝色表示血流背离探头。黄色不是彩色多普勒常用的颜色,但可用于能量多普勒超声。

7. 患者,86 岁,女性,因双侧肺炎行机械通气,并因严重脓毒症休克和低血压输注需要 1μg/(kg·min)去甲肾上腺素。为了计算左心室每搏量,操作者测量了 LVOT VTI(视频 21.8),脉冲多普勒测量的 LVOT VTI 为 26cm(图 21.20)。LVOT VTI 升高最可能的原因是什么?

A. 感染性休克所致的高动力性心功能

B. 前负荷敏感性

C. 通过主动脉瓣血流加速

D. 使用多巴酚丁胺

答案：C。脉冲多普勒取样框错误地放置在 AV 的水平（视频 21.8）。当血流进入狭窄的 AV 时，血流会加速，流速以可预见的速度增加，由于血流加速导致在 AV 水平上测量的 LVOT VTI 错误地增加，该患者为 26cm（正常范围为 18~22cm），这导致了对 LVSV 的高估。因此，在测量 LVOT VTI 时，操作者必须小心地将脉冲多普勒取样框放置在主动脉瓣下方的 LVOT 中。

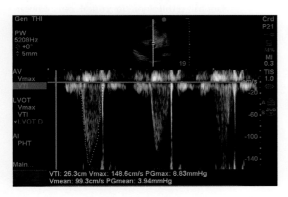

图 21.20   VTI 26.3cm，V_{max} 148.6cm/s，PG_{max} 8.83mmHg，V_{mean} 99.3cm/s，PG_{mean} 3.94mmHg

8. 患者，38 岁，男性，处于休克状态，因急性呼吸衰竭正在行机械通气支持，呼吸机设置为辅助控制通气模式，呼吸频率 16 次/min，吸入氧浓度 80%，PEEP 10cmH$_2$O，潮气量 8ml/kg 理想体重，患者以 20 次/min 的频率触发呼吸机。LVOT VTI 显示他的收缩期峰值流速有 40% 的呼吸变异。关于 LVOT VTI 的呼吸相变化，下列说法中哪一项是正确的？

A. 前负荷敏感的概率高

B. 前负荷敏感的概率低

C. 前负荷敏感的概率是不确定的

答案：C。容量反应性的评估要求患者在呼吸机支持下完全被动呼吸（即没有自主

呼吸），该病例触发呼吸机的频率高于设定的呼吸频率，这表明有自主呼吸。这使每搏量、LVOT VTI 或 LVOT 峰值流速的呼吸变异作为容量反应性指标无效。因此，最好将患者归类为前负荷敏感概率不确定。

9. 患者，40 岁，女性，既往有严重肺动脉高压病史，血压低，正在接受机械通气支持。呼吸机设置为辅助控制模式，呼吸频率 16 次/min，潮气量 6ml/kg 理想体重，PEEP 5cmH$_2$O。脉搏 80 次/min，窦性心律，节律正常。床边超声心动图显示右心室扩大（视频 21.9）。LVOT VTI 的收缩期峰值流速的呼吸变异为 35%。下列关于 LVOT VTI 呼吸变异的说法中哪一项是正确的？

A. 前负荷敏感的概率高

B. 前负荷敏感的概率低

C. 前负荷敏感的概率是不确定的

答案：B。在机械通气支持情况下确定患者的容量反应性需要明确左心室 SV 或其代用指标的呼吸变异。另外，右心室衰竭是 SV 呼吸变异的另一个原因。该患者的心尖四腔心切面提示存在右心室严重扩张，而这与 SV 呼吸变异相关，不太可能从液体复苏中获益，相反很可能有害。这个案例强调了在使用 SV 变异来确定前负荷敏感性时考虑混杂因素的重要性。

参考文献

1. Gaspar T, Adawi S, Sachner R, et al. Three-dimensional imaging of the left ventricular outflow tract: impact on aortic valve area estimation by the continuity equation. *J Am Soc Echocardiogr.* 2012;25(7):749–757.

2. Shiran A, Adawi S, Ganaeem M, Asmer E. Accuracy and reproducibility of left ventricular outflow tract diameter measurement using transthoracic when compared with transesophageal echocardiography in systole and diastole. *Eur J Echocardiogr.* 2009;10(2):319–324.

3. Hahn RT, Pibarot P. Accurate measurement of left ventricular outflow tract diameter: comment on the updated recommendations for the echocardiographic assessment of aortic valve stenosis. *J Am Soc Echocardiogr.* 2017;30(10):1038–1041.

4. Marik P, Bellomo R. A rational approach to

fluid therapy in sepsis. *Br J Anaesth.* 2016;116(3): 339-349.

5. Bouchard A, Blumlein S, Schiller NB, et al. Measurement of left ventricular stroke volume using continuous wave doppler echocardiography of the ascending aorta and M-mode echocardiography of the aortic valve. *J Am Coll Cardiol.* 1987;9(1):75-83.

6. Marik PE. Fluid responsiveness and the six guiding principles of fluid resuscitation. *Crit Care Med.* 2016;44(10):1920-1922.

7. Vignon P, Repesse X, Begot E, et al. Comparison of echocardiographic indices used to predict fluid responsiveness in ventilated patients. *Am J Respir Crit Care Med.* 2017;195(8):1022-1032.

8. Michard F, Boussat S, Chemla D, et al. Relation between respiratory changes in arterial pulse pressure and fluid responsiveness in septic patients with acute circulatory failure. *Am J Respir Crit Care Med.* 2000;162(1):134-138.

9. Michard F, Teboul JL. Predicting fluid responsiveness in ICU patients: a critical analysis of the evidence. *Chest.* 2002;121(6):2000-2008.

10. Feissel M, Michard F, Mangin I, et al. Respiratory changes in aortic blood velocity as an indicator of fluid responsiveness in ventilated patients with septic shock. *Chest.* 2001;119(3):867-873.

11. Mahjoub Y, Lejeune V, Muller L, et al. Evaluation of pulse pressure variation validity criteria in critically ill patients: a prospective observa-

tional multicentre point-prevalence study. *Br J Anaesth.* 2014;112(4):681-685.

12. Maizel J, Airapetian N, Lorne E, et al. Diagnosis of central hypovolemia by using passive leg raising. *Intensive Care Med.* 2007;33(7):1133-1138.

13. Brennan JM, Blair JEA, Hampole C, et al. Radial artery pulse pressure variation correlates with brachial artery peak velocity variation in ventilated subjects when measured by internal medicine residents using hand-carried ultrasound devices. *Chest.* 2007;131(5):1301-1307.

14. Miller A, Mandeville J. Predicting and measuring fluid responsiveness with echocardiography. *Echo Res Pract.* 2016;3(2):G1-G12.

15. Vieillard-Baron A, Chergui K, Rabiller A, et al. Superior vena caval collapsibility as a gauge of volume status in ventilated septic patients. *Intensive Care Med.* 2004;30(9):1734-1739.

16. Barbier C, Loubieres Y, Schmit C, et al. Respiratory changes in inferior vena cava diameter are helpful in predicting fluid responsiveness in ventilated septic patients. *Intensive Care Med.* 2004;30(9):1740-1746.

17. Diaz-Gomez JL, Frankel HL, Hernandez A. National certification in critical care echocardiography: its time has come. *Crit Care Med.* 2017;45(11):1801-1804.

18. International consensus statement on training standards for advanced critical care echocardiography. *Intensive Care Med.* 2014;40(5):654-666.

第 22 章

低血压与休克

Mangala Narasimhan ■ Viera Lakticova

尚游 译 ■ 舒化青　袁世荧 校

关键点

- 床旁即时超声是一种无创、可靠的工具,可以在床边快速准确地评估血流动力学不稳定的患者。
- 应用已制定的床旁即时超声方案可以迅速区分低血容量性、心源性、梗阻性及分布性休克。
- 可以进行目标导向的系列的床旁超声检查,来监测处于休克状态的危重患者。

对于血流动力学不稳定的患者,检查者可以应用床旁即时超声,以快速鉴别休克的病因和监测治疗效果。选择并实施挽救生命的治疗措施来逆转休克,这完全取决于能否明确潜在病因;例如,低血容量性休克需要大量液体复苏,而如果给急性肺心病患者以大量输液会立即引起失代偿,或者给予容量空虚的患者以强心治疗同样可能导致死亡。为便于准确分类和指导恰当的治疗,危重休克患者的床旁心脏超声检查主要包括 5 项标准评估[1]:

1. 左心室大小和功能
2. 右心室大小和功能
3. 心包积液
4. 血管内容量状态
5. 明显的瓣膜异常

已发表了多个方案描述床旁即时超声用于休克患者。而上述的 5 项标准评估不仅是目标导向超声心动图(goal-directed echocardiography,GDE)方案的关键所在,而且也是其他休克方案的核心部分,包括休克快速超声评估(Rapid Ultrasound in Shock,RUSH)方案和低血压及心脏停搏的超声检查(Sonography in Hypotension and Cardiac arrest,SHoC)方案[1-3]。RUSH 和 SHoC 方案将相同的 GDE 原则与其他诊断性超声检查相结合,RUSH 和 SHoC 方案包括心脏评估[胸骨旁和剑突下心脏切面,以及剑突下下腔静脉切面],以及胸部、腹部及下肢的全身超声检查,用于探测肺炎、胸腔积液、气胸、腹腔积液、腹主动脉瘤、肾脏和膀胱疾病以及下肢深静脉血栓[2,3]。其他方案也已经发表,包含了类似与 GDE、RUSH 和 SHoC 的心脏评估的内容[3,4]。表 22.1 总结了休克患者的关键超声结果。

表 22.1　床旁即时超声用于休克评估

	低血容量休克	心源性休克	梗阻性休克	分布性休克
心脏检查	**左心室:** - 收缩功能过强 - 收缩末期排空(PLAX,PSAX) **右心室:** - 心室大小正常或缩小(A4C)	**左心室:** - 功能严重减弱(所有切面) - 心室扩张 **右心室:** - 心室可能扩张 **瓣膜:** - 彩色多普勒可能发现的重度 MR 或 AR - 二维超声检查可能存在 AS	**左心室:** 心脏压塞: - 收缩功能过强 - 心包积液伴右心室舒张期塌陷 **右心室:** 肺栓塞: - 右心室扩大,压力升高(A4C,S4C) - D 字形室间隔(PSAX)	**左心室:** - 收缩功能过强或正常(脓毒症早期)-收缩功能降低(脓毒症晚期) **右心室:** - 心室大小正常或缩小
肺部检查	**肺:** - A 线为主 **胸腔:** - 无胸腔积液	**肺:** - B 线为主 **胸腔:** - 可能有双侧胸腔积液	**肺:** 气胸: - 肺滑动消失 - A 线为主 **胸腔:** 肺栓塞: - 可能有少量胸腔积液,小的胸膜下实变(梗死)	**肺:** - 可能有肺炎 (实变征象或有限的 B 线) **胸腔:** - 可能有胸腔积液(肺炎,脓胸)
IVC 检查	塌陷	扩张	扩张	正常或塌陷
补充检查	**腹部:** - 腹主动脉瘤 - 主动脉夹层 - 腹腔内出血(FAST 检查) **血管:** - 静脉塌陷(颈内静脉,股静脉)	**腹部:** - 慢性右心或左心心衰的腹水	**腹部:** 心脏压塞: - 颈内静脉扩张 肺栓塞: - 下肢 DVT 检查	**腹部:** 可能有腹水(腹膜炎)

A4C,心尖四腔心切面;AR,主动脉瓣反流;AS,主动脉瓣狭窄;DVT,深静脉血栓;FAST,创伤超声重点评估;IVC,下腔静脉;MR,二尖瓣反流;PLAX,胸骨旁长轴切面;PSAX,胸骨旁短轴切面;S4C,剑突下四腔心切面。

病例 22.1

病情介绍

患者,男,59 岁,因头晕和短暂晕厥被送往急诊室,既往有冠心病和心肌梗死病史。生命体征:体温 38℃,脉搏 122 次/min,血压 86/40mmHg,呼吸频率 28 次/min,血氧饱和度 88%。

体格检查:神志嗜睡,中度呼吸窘迫,皮肤黏膜干燥,口齿不清,心动过速,未闻及心脏杂音,双侧肺底可闻及细湿啰音,四肢无水肿。

最初检查结果显示白细胞明显增多、乳酸升高,尿液分析呈脓尿。胸部 X 线提示双侧肺间质浸润影;100% 无重复呼吸面罩给氧的情况下,血氧饱和度为 88%;心电图显示左束支传导阻滞,最初的肌钙蛋白检测结果正常。

超声发现

基于患者存在发热和脓尿,怀疑引起低血压和嗜睡的根本原因是脓毒症。由于患者的循环容量空虚而无外周水肿,胸部 X 线检查结果归因于发生急性呼吸窘迫综合征。立即给予液体复苏,但静脉输液 2L 后,血压和临床检查均无改善。经重症监护团队会诊后,进行重点心肺超声检查,结果显示如下:

- 左心室的大小和功能:左心室扩张,伴重度功能减低(心内膜移动幅度降低,心肌增厚降低,二尖瓣前叶向室间隔运动受限)(图 22.1;视频 22.1)。
- 右心室的大小和功能:右心室只能在胸骨旁长轴切面上可见,导致评估有限;然而,在此切面右心室看起来轻度增大,可能收缩功能低下。
- 下腔静脉的直径及可塌陷性:扩张至近 3cm,不可塌陷(图 22.2;视频 22.2)。
- 心包积液:无。

- 瓣膜功能:彩色多普勒提示中度二尖瓣反流(MR)(图 22.3;视频 22.3)。
- 肺超声:肺前区显示融合性的 B 线,伴有平滑细薄的胸膜滑动(图 22.4;视频 22.4)。

左心室整体功能严重降低,提示灌注不足的可能主要病因为心源性。双侧肺前区显示融合 B线和平滑细薄的胸膜滑动征象,符合肺动脉楔压大于 18mmHg 的心源性肺水肿[5]。下腔静脉扩张进一步提供了心脏充盈压增高的证据,不存在重度二尖瓣反流证实主要病因是左心衰竭引起的急性心源性休克。输注多巴酚丁胺,并给予利尿剂和抗凝剂后,患者呼吸困难缓解,尿量增加,且精神状态改善。复查肌钙蛋白升高,紧急行心脏血管造影检查发现左冠状动脉前降支阻塞,进行了血管成形术和支架置入术。

病例解析

心源性休克呈现低心输出量征象,通常表现为少尿、四肢冰凉、意识模糊和心源性肺水肿。既往无充血性心力衰竭病史的患者,若发生这种急性不良事件需要进一步调查病因。心源性休克的治疗应集中于逆转其潜在病因,最常见的病因是缺血、梗死或慢性左心衰竭急性发作,首先给予利尿剂和/或多巴酚丁胺等正性肌力药物治疗来提高灌注,明确治疗效果可以使用连续重复床旁超声检查评估左心室收缩功能和间质性肺水肿。

病例要诀

- 双侧 B 线出现在肺前区和侧区,以及薄、光滑且滑动的胸膜是心源性肺水肿的诊断依据。
- 心源性肺水肿合并休克的患者都必须进行彩色多普勒来筛查重度二尖瓣反流。

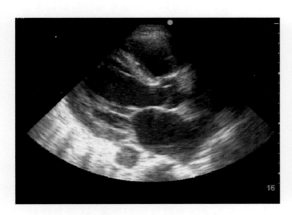

图 22.1　病例 22.1:胸骨旁长轴切面

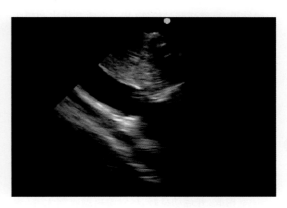

图 22.2　病例 22.1:剑突下下腔静脉(IVC)切面,显示下腔静脉扩张

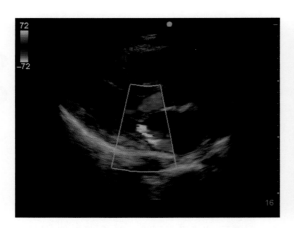

图 22.3　病例 22.1：胸骨旁长轴切面彩色多普勒显示中度二尖瓣反流

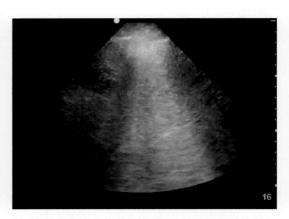

图 22.4　病例 22.1：肺部超声（上叶）双侧融合的 B 线

病例 22.2

病情介绍

　　患者，女，43 岁，既往有哮喘病史，近期有踝关节手术史。因呼吸困难进行性加重 2 周收入急诊科，另外患者指出对医生处方的新型支气管扩张剂无效。生命体征：脉搏 130 次/min，血压 88/42mmHg，呼吸频率 30 次/min，无重复吸收面罩下血氧饱和度为 94%。

　　体格检查：患者表情疲惫、轻微嗜睡伴轻度呼吸困难。肺部听诊前侧呼吸音清，后背偶尔可闻及微弱的哮鸣音。除了左小腿远端水肿外，其余检查未见异常。

　　首次动脉血气分析显示重度低氧血症和轻度呼吸性碱中毒，胸部 X 线检查正常。

病情评估

　　鉴于患者严重的低氧血症和正常的胸部 X 线结果，高度怀疑肺栓塞（PE）导致其休克和呼吸窘迫。在等待胸部计算机断层扫描（CT）血管造影的同时，进行了床边超声检查来探讨呼吸衰竭的病因，检查期间，患者血压下降，导致心脏停搏。床旁超声检查结果显示如下：

- 左心室的大小和功能：胸骨旁短轴切面上显示左心室为高动力状态并呈现 D 字征，符合急性肺心病合并左心室充盈不足（图 22.5；视频 22.5）。
- 右心室的大小和功能：心尖四腔和胸骨旁短轴切面均显示右心室严重扩张。心尖部由右心室构成，并运动良好，尽管游离壁收缩无力（麦康奈尔征）（图 22.6；视频 22.6）。

- 下腔静脉的直径及可塌陷性：直径扩张至 3cm，不可塌陷。
- 心包积液：任何切面均未见积液。
- 瓣膜功能：瓣膜结构基本正常；彩色多普勒提示未见明显二尖瓣反流（MR）。
- 肺超声：肺超声显示两侧前胸壁 A 线为主，伴明显肺滑动征象（图 22.7；视频 22.7）。
- 深静脉血栓（DVT）的下肢加压超声检查：股总静脉内可见血栓回声，符合 DVT（图 22.8；视频 22.8）。

　　双肺超声显示正常通气表现可以排除任何间质性病变引起呼吸困难，双肺超声显示正常通气表现可以将其病因缩小到以下两种主要可能：阻塞性气道疾病（哮喘/慢性阻塞性肺疾病）或肺栓塞[5,6]，患者同时存在哮喘和肺栓塞的危险因素。心脏超声检查显示右心室扩张及室间隔弯曲形成 D 字形左心室，这意味着右心容积和压力超负荷或者肺心病[7,8]。急性压力超负荷导致右心室扩大伴相对薄右心室壁，正常厚度<5mm，而慢性右心室压力应变引起右心室肥厚，常伴右心室壁厚度>1cm。该患者超声显示心尖部主要由右心室构成，提示患者为急性过程，心尖四腔心切面显示心尖主要由右心室构成，该明显异常结果进一步证实急性右心室压力过负荷，而且右心室心尖段收缩良好而中间段游离壁收缩无力（麦康奈尔征）——右心室压力过负荷的征象，这与急性肺栓塞以及急性右心室梗死密切相关[9,10]。

病例 22.2（续）

该患者高度怀疑肺栓塞,下肢加压超声检查可作为补充检查,左股总静脉内部分闭塞性的回声信号,提示静脉血栓。

病例解析

根据该患者的病史和床旁即时超声检查结果,推测诊断为急性肺栓塞,立即注射纤溶酶原激活物,并开始心肺复苏,复苏 4~5 分钟后显示自主循环恢复。

病例要诀

- 当气体位于壁胸膜之下(气胸)或脏胸膜深部(正常通气),均可见 A 线。肺滑动的存在(正常通气)或消失(气胸)可推断气体所在位置。
- 急性右心压力超负荷导致右心室扩张,右心室游离壁相对较薄,通常厚度<5mm。慢性右心室压力过负荷导致右心室壁增厚,通常大于 1cm。

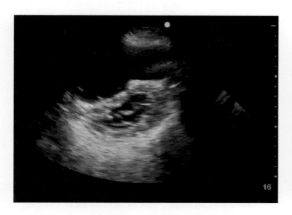

图 22.5　病例 22.2:胸骨旁短轴切面可见右心室扩张,D 字形室间隔

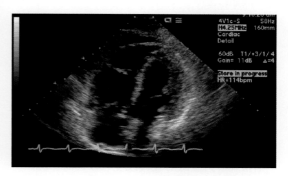

图 22.6　病例 22.2:心尖四腔心切面显示右心室扩张

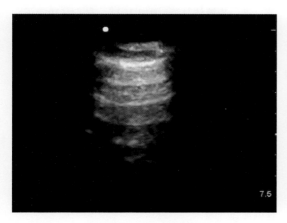

图 22.7　病例 22.2:肺超声显示双侧(上叶)A 线

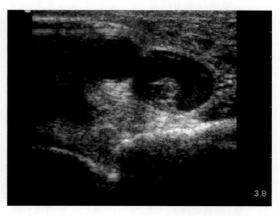

图 22.8　病例 22.2:左下肢股静脉超声显示管腔内有血栓信号

病例 22.3

病情介绍

患者,男,49 岁,10 年前因不明原因心脏停搏放置植入式心脏除颤器,现因进行性虚弱,乏力伴呼吸困难 3 天送入急诊科。患者自述 2 周前参加过周末徒步旅行。

生命体征:体温 37.7℃,脉搏 150~160 次/min,血压 88/40mmHg,呼吸频率 30 次/min,无重复吸收面罩吸氧下血氧饱和度 92%。

体格检查:患者轻微出汗,呼吸费力,双肺呼吸音粗。心动过速,可闻及收缩期杂音,心尖部最响。双下肢未见水肿及发绀,腿上可见几处抓痕,四肢触诊湿冷。

首次检查的心电图显示室上性心动过速,无缺血性改变。便携式胸部 X 线检查提示轻度肺血管充血,无胸腔积液及肺渗出影。电解质和血气分析显示急性乳酸性酸中毒,白细胞计数轻度升高,为 11.4×10^9/L。

病情评估

根据患者低血压,室上速,白细胞增多以及低热等依据,初步诊断为脓毒症。静脉输注 3L 液体后仅观察到血压的轻微改变(90/60mmHg)。为了评估患者的休克状态,应用床旁即时超声进行检查:

- 左心室的大小和功能:所有检查切面均可见左心室呈高动力状态,左心室腔于收缩末期排空(图 22.9 和图 22.10;视频 22.9~视频 22.11)。
- 右心室的大小和功能:右心室形态和功能正常,无明显扩张(图 22.11;视频 22.11)。
- 下腔静脉的直径和可塌陷性:下腔静脉直径小,伴周期变异(图 22.12;视频 22.12)。
- 心包积液:所有切面均未见心包积液。
- 瓣膜功能:大体正常,彩色多普勒提示未观察到明显的二尖瓣反流(未展示彩色多普勒结果)。

- 肺部超声:左上叶有非融合性的 B 线的散在分布,伴有增厚且不规则的胸膜。未见胸腔积液及实变征象(图 22.13 和图 22.14;视频 22.13 和视频 22.14)。

如果肺超声显示散在分布的非融合 B 线伴有增厚且不规则胸膜,提示肺部炎症或感染而非心源性肺水肿,其肺超声表现为均匀、融合的 B 线伴薄而平滑的胸膜。没有胸腔积液进一步支持非心源性因素导致 B 线征象[5,6]。心脏超声的所有切面均显示左心室高动力状态,最常见的原因是低充盈或容量不足。而患者收缩末期心室排空伴有循环衰竭,提示存在低血容量性休克或脓毒症休克,或两者同时存在。这两种休克状态可通过检查下腔静脉的内径和变异性进行区别。在该病例中,塌陷的下腔静脉支持血容量严重不足的诊断。从心脏切面估测的射血分数>75%,但充盈不足导致每搏输出量减少,继而心输出量明显降低。未见心包积液排除了心脏压塞引起的休克,右心室大小、形态及功能正常排除右心室衰竭引起的休克。该患者下腔静脉搏动性塌陷和呼吸变异性,均见于血容量严重不足的患者。而有时显示的几乎完全塌陷的管腔能帮助鉴别低血容量性休克和分布性休克。在严重的低血容量性休克中,可见完全塌陷的下腔静脉,而分布性休克下腔静脉的直径可以缩小、正常或增大[11,12]。

病例解析

局部不规则胸膜、B 线以及不伴胸腔积液等征象,提示肺部感染病变[13],而高动力状态的左心室和几乎完全塌陷的下腔静脉符合感染性休克引起的低血容量,这提示患者需要更多的液体复苏。进一步液体复苏(增加 3L)后,左心室功能正常,下腔静脉内径增大且不易塌陷。接下来的 12 小时内 4 次血培养均为革兰氏阳性球菌呈阳性。几天后经食管超声心动图检查显示右心室除颤器导线上附着独自漂浮的回声结构,即感染源,这也进一步证实肺超声检查结果是因为炎症和感染引起的。超声下分散的、微小的胸膜下实变征象为血栓或菌栓的特异性表现;然而,在该患者的肺超声检查中未发现这一现象。后期的 CT 扫描发现局部实变区,提示肺尖处存在脓毒症栓子(图 22.15)。

病例要诀

- 散在的 B 线伴增厚且不规则的胸膜提示感染性或炎症性病因。
- 收缩末期左心腔排空伴有下腔静脉完全塌陷可诊断为血容量严重不足引发的休克状态。

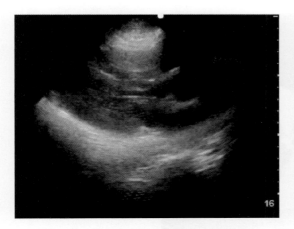

图 22.9　病例 22.3：胸骨旁长轴可见收缩末期左心室心腔排空

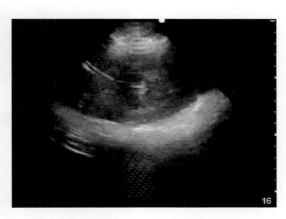

图 22.10　病例 22.3：胸骨旁短轴可见收缩末期左心室心腔排空

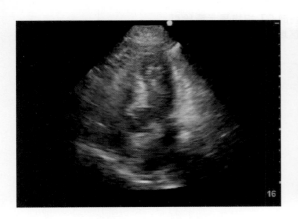

图 22.11　病例 22.3：心尖四腔心可见右心室大小、形态正常

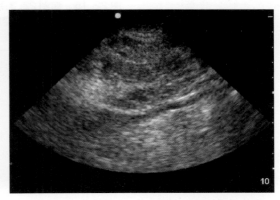

图 22.12　病例 22.3：下腔静脉切面可见细小、易塌陷的下腔静脉

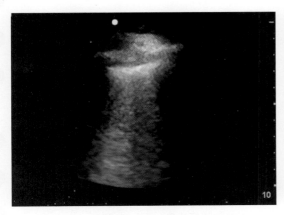

图 22.13　病例 22.3：左上肺叶可见非融合的 B 线和增厚的胸膜

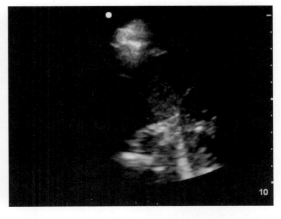

图 22.14　病例 22.3：左下肺叶未见胸腔积液

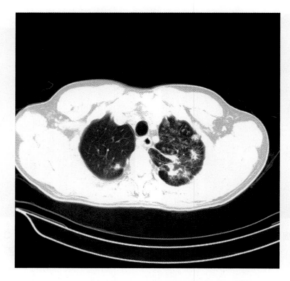

图 22.15　病例 22.3：胸部 CT 扫描显示菌栓引
起的左上肺叶小的实变区域

病例 22.4

病情介绍

　　患者，男，72 岁，既往有冠心病史，近期行冠状动脉搭桥手术，术后第 5 天常规生命体征检查发现有低血压（70/40mmHg）。患者除了在术后第 3 天突发心房颤动给予抗凝治疗外，病情基本平稳。进一步询问患者病情，发现他有进行性加重的呼吸困难，轻微咳嗽，伴少量黄痰，患者否认发热和寒战，但感觉全身无力。随后出现精神状态进行性恶化和血压降低（60/40mmHg），并被收入院。

　　生命体征：体温 37.5℃，脉搏 120 次/min，血压 60/40mmHg，呼吸频率 24 次/min。

　　体格检查：虚弱无力，呼吸急促。左肺底呼吸音减弱，未闻及干、湿啰音及哮鸣音。心脏检查显示心动过速，无颈静脉怒张，未闻及杂音。

　　心电图检查显示电压正常，窦性心动过速，无缺血性改变。便携式胸部 X 线检查清晰地显示心影增大，左肺基底部透亮度降低，提示胸腔积液。全血细胞计数显示白细胞计数正常，轻度贫血。动脉血气显示急性呼吸性酸中毒合并乳酸水平升高的代谢性酸中毒。

病情评估

　　患者突然出现的低血压和呼吸困难，需要考虑的鉴别诊断有心包积液伴填塞、血性胸腔积液、肺炎或肺栓塞。给予 3L 生理盐水后，患者血压仍持续偏低，维持在 80/40mmHg，随后开始使用去甲肾上腺素。床边超声检查显示如下：

- 左心室的大小和功能：左心室大小正常，收缩功能正常（可见心肌增厚和室壁内膜偏移）（视频 22.15）。
- 右心室的大小和功能：所有切面均显示正常（图 22.16；视频 22.16）。
- 下腔静脉的直径和可塌陷性：下腔静脉扩张，直径>2cm，不可塌陷（图 22.17；视频 22.17）。
- 心包积液：所有切面均未发现心包积液。
- 肺部超声：双侧前上叶可见正常的 A 线征象，伴有胸膜滑动（图 22.18；视频 22.18）。左下叶可见明显的大片肺泡实变、动态支气管征和少量胸腔积液（图 22.19；视频 22.19）。右下叶显示窗帘征伴少量 B 线，这对很多患者来说是正常的肺部征象（视频 22.20）。

病例 22.4（续）

病例解析

该患者处于休克状态,而进行重点心脏超声检查结果却"正常",考虑可能病因是液体复苏后分布性或"血管舒张性"休克,这是脓毒症患者充分液体复苏后,最常见的一系列表现,包括左心室功能不存在高动力状态和正常、不可塌陷的下腔静脉。检查者再次确认这些征象来排除其他令人担忧的病因,如心脏压塞或大面积肺栓塞合并右心室衰竭。无心包积液以及正常的右心室,使得检查者可以将治疗重点集中于左下肺炎。肺超声检查有助于鉴别 X 线显示的左肺基底部非特异性阴影是伴有少量胸腔积液的肺炎,而不是中量的胸腔积液。立即开始应用广谱抗生素,2 天后停用升压药。

病例要诀

- 分布性休克的脓毒症患者在接受了充分的液体复苏后,通常重点心脏超声检查结果正常,并伴有扩张的、不可塌陷的下腔静脉。
- 休克状态下应进行一系列超声检查,可以通过下腔静脉的直径和可塌陷性,左心室的大小,以及 B 线存在与否等多项指标来指导液体复苏。

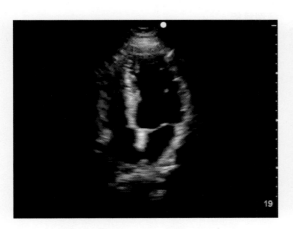

图 22.16　病例 22.4:心尖四腔心切面可见左心室、右心室大小及功能正常

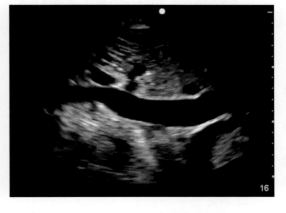

图 22.17　病例 22.4:下腔静脉切面可见下腔静脉扩张,不可塌陷

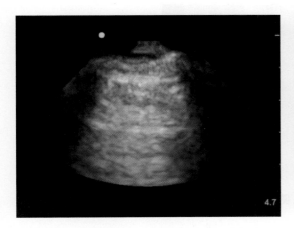

图 22.18　病例 22.4:双侧(上叶)肺超声可见 A 线征象

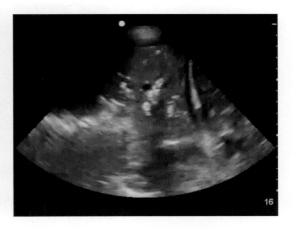

图 22.19　病例 22.4:左下叶可见肺泡实变,伴支气管充气征和少量胸腔积液

病例 22.5

病情介绍

患者,女,63 岁,因慢性阻塞性肺疾病加重并气促入院。入院时,发现患者有高碳酸血症,伴双侧呼吸音减弱和轻度喘息。给予双水平正压模式的无创呼吸支持以增加呼吸功。入院几个小时后,患者因突发的呼吸急促加重和胸痛,需要紧急救治。

生命体征:体温 37.5℃,脉搏 116 次/min,血压 80/50mmHg,呼吸频率 30 次/min,无重复吸收面罩给氧的情况下血氧饱和度为 90%。

体格检查:神志清醒、警觉、有方向感。行无创通气,呼吸急促,听诊右侧呼吸音减弱。其他未见异常。

心电图提示除窦性心动过速外,无其他异常。因低氧性呼吸衰竭转入内科 ICU。

病情评估

床旁超声检查结果显示如下:

- 左心室的大小和功能:左心室大小和功能正常,二尖瓣和主动脉瓣总体上正常(视频 22.21)。
- 右心室的大小和功能:所有切面均显示右心室正常(视频 22.22)。
- 下腔静脉的直径和可塌陷性:大小正常,可塌陷(视频 22.23)。
- 心包积液:所有切面均未见心包积液(视频 22.24)。

- 肺部超声:左侧前胸壁肺超声检查显示 A 线伴正常肺滑动(视频 22.25)。右侧前胸壁呈 A 线,但无肺滑动(视频 22.26)。进一步对右前外侧胸壁进行超声检查,在同一视野内可见肺滑动突然消失的临界点,符合肺点的诊断(视频 22.27)。

这些发现排除了心源性休克、严重低血容量性休克、右心衰竭以及心脏压塞。超声仔细检查右肺,提示 A 线,但无肺滑动,右前外侧胸壁有肺点。肺点是指在单个肋骨间隙内可见肺滑动突然消失的临界点,或在脏胸膜和壁胸膜之间有无气体的临界点,肺点对于气胸的特异性是 100%。

病例解析

便携式胸部 X 线检查证实存在右侧气胸(图 22.20)。在锁骨中线右侧第二肋间隙紧急置入胸管,氧合立即改善。

病例要诀

- 在正确的操作下,肺部超声显示 A 线伴肺滑动消失,应高度怀疑气胸。如果发现肺点,可以明确气胸的存在。对于不稳定的患者,立即置入胸管是合理的。
- 肺超声检查呈 A 线伴肺滑动征象可以排除气胸。

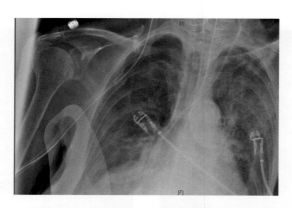

图 22.20　病例 22.5:便携式胸部 X 线显示右侧气胸

病例 22.6

病情介绍

患者,男,74 岁,既往有糖尿病、高血压和冠心病,此次因精神状态改变而被收入重症监护病房(ICU)。由于意识减退行气管插管。疑诊脑炎,后行腰椎穿刺确诊为病毒性脑炎。因假丝酵母菌菌血症的发生,ICU 内的治疗变得复杂,需要开始进行抗真菌治疗。患者入住 ICU 的第 15 天,进行了床边气管切开术,气管切开手术进行得很顺利。然而,术后 45 分钟,他的生命体征突然发生变化,血压降至 62/42mmHg,脉搏升至 120 次/min,血氧饱和度降至 94%。怀疑发生术后气胸,紧急行床旁即时超声检查。

病情评估

床旁超声检查结果显示如下:

- 左心室的大小和功能:左心室大小正常,但呈高动力状态,左心室腔收缩末期排空(视频 22.28 和视频 22.29)。彩色多普勒未见瓣膜功能障碍。
- 右心室的大小和功能:所有切面均显示右心室大小和功能正常(视频 22.30)。
- 下腔静脉的直径和可塌陷性:下腔静脉直径小,可塌陷,或"虚化"(视频 22.31)。
- 心包积液:所有切面均可未见心包积液(视频 22.32)。
- 肺部超声:左前肺和右前肺虽然有细微的变化,但显示正常,胸膜滑动伴 A 线征象(视频 22.33)。

心尖四腔心切面显示右心室大小正常,排除了可引起血流动力学明显变化的肺栓塞作为病情恶化的原因;双侧肺滑动征象排除了可引起心血管不稳定的大量气胸的存在。因此,怀疑是由于血管内容量丧失引起的急性低血容量。在没有任何外源性容量损失的情况下(例如,大量利尿,气管部位出血等),进行了腹部或胸部出血的超声检查,使用创伤重点超声评估(FAST)检查方案对腹部进行评估,立即显示出游离液体(视频 22.34),腹腔内存在液体回声符合腹腔内出血的诊断。

病例解析

立即给予血液制品进行容量复苏。急诊行胸腹部血管造影,并外科和介入放射科会诊。计算机断层扫描(CT)血管造影显示脾动脉瘤,正在出血。患者接受了动脉瘤弹簧圈栓塞治疗,操作成功。但不幸的是,患者在 24 小时后再次出血,需要手术干预。

病例要诀

- 当心脏超声显示血管内容量空虚时,更广泛地应用床旁即时超声来评估肺、腹部和其他器官,通常可以确定潜在的病因。
- 在血流动力学不稳定的患者,床旁即时超声可以快速评估患者,以指导进一步的检查以及开始经验性治疗。

复习题

1. 在胸骨旁长轴切面视图中,评估左心室收缩功能的最佳描述是什么(视频 22.35)?
   A. 正常
   B. 轻度减退
   C. 严重减退
   D. 高动力状态
   答案:C。胸骨旁长轴切面显示左心室收缩功能严重减退。左心室室腔大小在收缩期和舒张期变化不大,在收缩期心肌增厚较小。所有这些都符合左心室收缩功能严重减退。该切面还可以显示心包积液和左房扩大。

2. 在心尖四腔心切面中,评估左心室收缩功能的最佳描述是什么(视频 22.36)?
   A. 正常
   B. 轻度减退
   C. 严重减退
   D. 高动力状态
   答案:D。在心尖四腔心切面,左心室收缩功能是高动力状态的。左心室收缩末期排空。此外,在收缩期二尖瓣向左心室流出道弯曲。

3. 导致该患者休克的原因最有可能是什么(视频 22.37)?
   A. 低血容量
   B. 肺栓塞

C. 心脏压塞

D. 心源性休克

答案：C。该患者有大量的心包积液，在心动周期内每个腔处于最低压力时，都有右心房和右心室塌陷的迹象。左心室收缩功能降低，但不严重。右心室并未如引起血流动力学显著变化的肺栓塞所预期的那样明显扩张。注意罕见的奇脉的超声心动图（吸气时右心房和右心室扩张而挤压左心室，随后因血液迅速充盈左心室而导致左心室扩张）。

4. 根据这单一切面，导致该患者的休克原因最有可能是什么（视频 22.38）？

   A. 急性瓣膜病

   B. 低血容量

   C. 左心室衰竭

   D. 右心室衰竭

答案：A。在此心尖四腔/心尖五腔交替出现的切面中，可以看到主动脉瓣心室侧有大量赘生物。该发现通常与影响血流动力学的瓣膜关闭不全有关，并可能导致严重休克和充血性心力衰竭。在这一切面上，没有低血容量、严重的左心室衰竭或右心室衰竭的证据。

5. 根据这单一切面，导致该患者休克的最有可能原因是什么（视频 22.39）？

   A. 低血容量

   B. 肺栓塞

   C. 心脏压塞

   D. 心源性休克

答案：B。有限的心尖四腔切面表明，患者有大面积肺栓塞，右心室严重扩张并伴有室间隔矛盾运动。评估该患者下肢静脉显示深静脉血栓形成（视频 22.40）。无心包积液，左心室收缩功能基本正常，排除了心脏压塞和心源性休克。

6. 导致该患者休克的原因最有可能是什么（视频 22.41）？

   A. 低血容量

   B. 肺栓塞

C. 心脏压塞

D. 心源性休克

答案：A。这段视频显示了剑突下四腔心切面和下腔静脉切面，这两个切面最适用低血容量性休克。剑突下四腔心切面显示高动力的左心室收缩功能，以及腹水。下腔静脉切面显示为小的、塌陷的或"虚化的"下腔静脉。无右心室扩张、心包积液和左心室收缩功能减退，排除了所列的其他类型的休克。

参考文献

1. Schmidt GA, Koenig S, Mayo PH. Shock: ultrasound to guide diagnosis and therapy. *Chest*. 2012;142(4):1042–1048.

2. Perera P, Mailhot T, Riley D, Mandavia D. The RUSH exam: rapid ultrasound in SHock in the evaluation of the critically ill. *Emerg Med Clin North Am*. 2010;28(1):29–56, vii. doi:10.1016/j.emc.2009.09.010. PubMed PMID: 19945597.

3. Atkinson P, Bowra J, Milne J, et al. International federation for emergency medicine consensus statement: sonography in hypotension and cardiac arrest (SHoC): an international consensus on the use of point of care ultrasound for undifferentiated hypotension and during cardiac arrest. *CJEM*. 2017;19:459–470.

4. Manno E, Navarra M, Faccio L, et al. Deep impact of ultrasound in the intensive care unit: the "ICU-sound" protocol. *Anesthesiology*. 2012;117(4):801–809.

5. Lichtenstein DA, Mezière GA, Lagoueyte JF, et al. A-lines and B-lines: lung ultrasound as a bedside tool for predicting pulmonary artery occlusion pressure in the critically ill. *Chest*. 2009;136:1014–1020.

6. Lichtenstein DA, Mezière GA. Relevance of lung ultrasound in the diagnosis of acute respiratory failure: the BLUE protocol. *Chest*. 2008;134:117–125.

7. Mayo PH, Vieillard-Baron A, Doelken P, et al. American College of Chest Physicians/La Société de Réanimation de Langue Française. Statement on competence in critical care ultrasonography. *Chest*. 2009;135:1050–1060.

8. Lodato JA, Ward RP, Lang RM. Echocardiographic predictors of pulmonary embolism in patients referred for helical CT. *Echocardiography*. 2008;25(6):584–590.

9. McConnell MV, Solomon SD, Rayan ME, et al. Regional right ventricular dysfunction detected by echocardiography in acute pulmonary embolism. *Am J Cardiol*. 1996;78(4):469–473.

10. Casazza F, Bongarzoni A, Capozi A, Agostoni O. Regional right ventricular dysfunction in acute pulmonary embolism and right ventricular infarction. *Eur J Echocardiogr*. 2005;6(1):11–14.

11. Akilli A, Bayir A, Kara F, Ak A, Cander B. Inferior vena cava diameter as a marker of early hemorrhagic shock: a comparative study. *Ulus Travma*

Acil Cerrahi Derg. 2010;16(2):113-118.

12. Barbier C, Loubières Y, Schmit C, et al. Respiratory changes in inferior vena cava diameter are helpful in predicting fluid responsiveness in ventilated septic patients. *Intensive Care Med.* 2004;30(9):1740-1746.

13. Copetti R, Soldati G, Copetti P. Chest sonography: a useful tool to differentiate acute cardiogenic pulmonary edema from acute respiratory distress syndrome. *Cardiovasc Ultrasound.* 2008;6:16.

第 23 章

心脏停搏

Phillip Andrus ■ Felipe Teran

张建成 译 ■ 李宏宾 孙荣青 校

关键点

- 床旁即时超声可识别具有较高生存率的心脏停搏患者,包括假性无脉性电活动和室颤的患者。
- 心脏停搏期间,治疗通过床旁即时超声检测到的室颤、心脏压塞和张力性气胸可挽救生命。
- 心搏停止提示预后不良,可指导终止复苏。
- 在心脏停搏期间,通过床旁经食道超声心动图可实时反馈胸外按压的效果。

背景

美国心脏协会和欧洲复苏委员会均推荐在心脏停搏时使用超声[1,2]。在心脏停搏时,急救人员经常使用超声评估复苏的实施、范围和复苏时间。床旁即时超声可提供重要的诊断和预后信息,并在心脏停搏期间指导进一步治疗。

由于心脏停搏治疗的复杂性,将超声纳入复苏流程的策略至关重要。急救人员在不中断心肺复苏(cardiopulmonary resuscitation,CPR)的情况下必须使自己处于床边合适的位置,选择适当的探头和应用明确的检查流程。本章回顾了心脏停搏时床旁即时超声检查的策略和启发。有关特定超声检查的技术和细节,请参阅本书中特定章节。

诊断方法

在对心脏停搏患者进行复苏期间,患者的电节律将指导救治团队与高级生命支持(advanced cardiac life support,ACLS)指南规定的管理路径一致。重点超声检查可使急救人员在进行 CPR 时寻找可迅速纠正的心脏停搏原因。随着越来越多的工具[如体外生命支持(extracorporeal life support,ECLS)]可用于支持心脏停搏的患者,使用床旁即时超声来识别心脏停搏的病因可能会更加有益[3-5]。床旁即时超声在心脏停搏中的作用和范围取决于潜在的心脏节律。

室颤

如果心律为室颤(或无脉性室性心动过速),则应立即进行除颤,并且不应因进行超声检查而延迟除颤。有时,重点心脏超声可检测到隐匿性室颤,但由于其纤细的特性会被误认为是心搏停止[6]。尽管这种情况很罕见,但识别到表现为室颤的心脏超声可能会避免不希望的延迟除颤(视频 23.1 和视频 23.2)。

无脉电活动/心脏停搏

当患者的心律是无脉电活动(pulseless electrical activity, PEA)或心脏停搏时,超声起着很重要的作用。这些心脏停搏节律具有广泛的鉴别诊断,表 23.1 中总结了 5 个"H's"和 5 个"T's"。这些临床表现中的许多种可通过床旁即时超声来快速识别。

表 23.1　无脉电活动/心脏停搏的鉴别诊断

H's	T's
低血容量(Hypovolemia)	**张力性气胸(Tension pneumothorax)**
缺氧(Hypoxia)	**心脏压塞(cardiac Tamponade)**
H$^+$离子(酸中毒)[H$^+$ ion(acidosis)]	中毒(Toxins)
低钾/高钾血症(Hypo/hyperkalemia)	**血栓形成(肺栓塞)[Thrombosis(pulmonary embolism)]**
低温(Hypothermia)	血栓形成(心肌梗死)[Thrombosis(myocardial infarction)][a]

[a] 自主循环恢复后。
粗体表示超声确诊的病因。

低血容量

当床旁即时超声显示低前负荷状态[下腔静脉(inferior vena cava, IVC)充盈不足或左心室排空]或容量丢失的证据(腹腔内或盆腔内积液或腹主动脉瘤)应考虑低血容量性心脏停搏。由于胸外按压和正压通气之间复杂的相互作用,以及在心脏停搏期间这些压力向 IVC 的传导,因此通常很难在心脏停搏期间准确解释 IVC 的动力学。因此,在心脏停搏期间,如果出现 IVC 塌陷或小口径(视频 23.3),应给予大量的液体补给。如果 IVC 检查结果支持血容量不足,尽管正在进行 CPR,也可以轻松进行超声检查腹腔积液(视频 23.4 和视频 23.5)。当腹腔游离积液、盆腔积液或腹主动脉瘤确定为导致心脏停搏的可能病因时(视频 23.6),应考虑立即进行外科会诊并给予血液制品,但是对已经心脏停搏的患者实施手术干预预后较差。

张力性气胸

张力性气胸主要见于创伤患者,偶见于慢性肺部疾病或术后患者。在检查心律时应迅速进行胸膜的肺滑动检查,并与呼吸球囊(bag-valve mask, BVM)或呼吸机的呼吸同步。肺滑动的存在可靠地排除了超声扫描区域的气胸,而无肺滑动支持气胸诊断,但不能确诊气胸(视频 23.7;请参阅第 10 章)。在心脏停搏的情况下,当超声支持气胸或临床上强烈怀疑气胸时,应行针头减压或胸腔闭式引流术。

心脏压塞

心包积液表现为心脏周围无回声或低回声液体。对于心脏停搏的患者,即使 CPR 正在进行,急救人员也能识别出是否存在心包积液(视频 23.8 和视频 23.9)。如果心脏停搏期间出现心包积液,则提示心脏压塞是心脏停搏的原因,除非另有证明。复苏工作重点应放在立即行心包穿刺引流积液。

肺栓塞

肺栓塞(pulmonary embolism, PE)的证据可在复苏期间通过床旁即时超声检查观察到。如果有致病性 PE 的患者血液循环恢复,会出现典型的急性右心功能不全,表现为右心室明显扩大伴 IVC 扩张。然而,在心脏停搏期间这些右心表现是非特异性的。心脏停搏引起心排血量突然减少以及随后复苏过程中静脉输液可导致右心室相对增大、IVC 充盈和左心室充盈不足[7]。然而,如果在心房、心室(视频 23.10)、股静脉或腘静脉中发现血栓,则应怀疑 PE 是心脏停搏的原因。在持续胸外按压过程中很容易地扫描到下肢静脉血栓（视频 23.11；另见第 34 章）。如果临床或超声高度怀疑 PE，则应考虑在复苏时启动溶栓治疗[2,8]。

心肺复苏指南

对于心脏停搏期间心律不稳定的患者，最重要的干预措施是进行高质量的胸外按压。即使是经过 ACLS 认证的急救人员，胸外按压也经常不能达到推荐的标准。[9,10]通过急救人员的反馈来提高 CPR 血流动力学效果的努力主要集中在胸部按压的深度和频率上。在胸外按压过程中，床旁即时超声具有可视化心腔的能力，从而对 CPR 的质量提供了直接的反馈。[11,12]

根据心脏泵理论，在 CPR 过程中，心输出量是由压缩心室产生的。当采用目前指南推荐的标准进行胸外按压时，大多数情况下最大受压区域位于升主动脉、主动脉根或左心室流出道。[11,13,14]压迫这些结构实际上可能会减少心输出量。然而，调整按压位置以最大限度地压迫左心室似乎可改善血流动力学，并可能产生更高的冠状动脉灌注压力、恢复自发循环（return of spontaneous circulation，ROSC）和提高生存率。[15,16]

经胸超声心动图并不能很好地评估心脏按压的充分性，而经食道超声心动图（transesophageal echocardiography，TEE）可提供沿预期受压轴，连续可靠的心脏高分辨力图像。急诊科（emergency department，ED）和重症监护病房（intensive care unit，ICU）床旁 TEE 的整合提高了对 CPR 质量的认识并影响该情况下 CPR 实施的方式[17]（见第 20 章）。

预后

超声在心脏停搏中最普遍的应用是判断预后。心脏停搏，在超声上定义为无心肌活动或心内膜位移，预后极差（图 23.1；视频 23.12）[18-20]。仅瓣膜扑动可由液体移

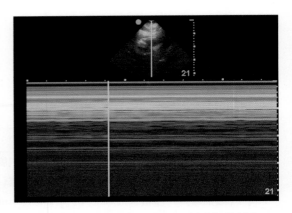

图 23.1 心脏停搏。 M 型超声图像从剑突下四腔切面显示心脏停搏

位或外部压力引起，不应作为心脏活动的指标。在少数记录在案的心脏停搏的幸存者中，还没有关于神经系统完好的幸存者的报道[21-22]。

无脉患者监护仪显示的电活动和超声显示的心脏活动称为假性 PEA（视频 23.13）。仅通过临床评估被认为处于 PEA 的患者中，超过 80% 的患者在超声检查中有心搏[23]。这些患者与超声检查没有心脏活动的 PEA 患者有很大的不同，因为其具有更好的预后[24-26]。一项有关心脏停搏期间超声检查结果的大型观察性研究表明，假性 PEA 与生存率有最高的相关性[22]。应优先考虑将床旁即时超声应用于这类患者心脏停搏的复苏。

技术

探头的选择

由于心脏停搏期间经胸超声显像尽管非常有效但仍有一些限制，因此最好选择单一多功能探头。在目前的超声技术中，最常用的是体积小的相控阵探头，而微凸或凸阵探头可作为备选。无论选择何种探头进行躯干成像，需要使用高频线阵探头扫描深静脉血栓（deep venous thrombosis，DVT）和评估气胸。

位置

　　除了选择单一探头,超声医生和机器的位置需要仔细考虑。当急救团队成员有指定的位置和角色时,复苏工作运行效率最高。理想情况下,超声医生应该是一个独立的、专门的团队成员,而不是直接参与复苏。超声医生可以独立获取和解读图像,并向急救团队组长报告。当使用经胸超声心动图时,超声医师最好的位置是患者的右臀部,处于这个位置时很容易获取心脏、肺、腹部和下肢静脉的图像。当使用 TEE 时,超声机放置在床头左侧,操作人员位于床头或患者左侧,确保屏幕面向操作者,便于图像采集和解读(图 23.2)。

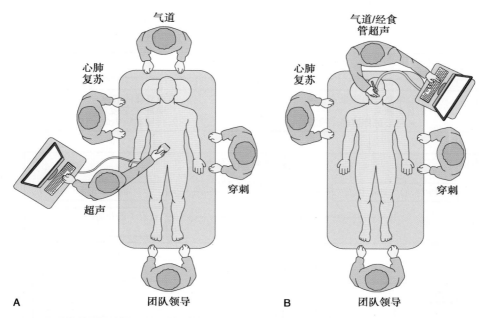

图 23.2　急救团队成员的位置。使用经胸超声心动图(A)或经食管超声心动图(B)复苏时队员的位置

图像采集

　　采集图像的质量取决于是否正在进行胸外按压或急救团队正在进行脉搏检查。在胸外按压时,心脏、IVC、腹部、主动脉和深静脉可毫无困难地显像。心脏在剑突下或心尖四腔切面中显像最好。限制在这些切面获取心脏图像可避免超声凝胶扩散到除颤垫,干扰胸外按压或机械 CPR 设备。

　　在进行胸外按压和脉搏检查时,应查看心脏切面。当一个胸外按压周期接近完成时,超声医生应该将探头放在最佳的心脏切面,以最大限度地在非按压期间进行成像,并将超声相关的延迟恢复胸外按压的风险降到最低。在脉搏检查之前,考虑将视频录制时间设置为>10 秒,以便在整个无按压期间捕获心脏图像。如有必要,胸外按压恢复后,可以详细查看存储的视频片段。

　　如果发现心脏停搏并终止复苏,应使用二维模式(见视频 23.12)或 M 模式(见图 23.1)获取记录心脏停止跳动的视频片段。如果在脉搏检查期间录制视频片段,最好采用回顾性记录模式,以避免将注意力集中在获取图像上,可能会延迟恢复胸外按压。

方案与模式

　　已经设计了许多床旁即时超声与心脏停搏复苏相结合的方案与模式。[27-29]一些来源于对无差别低血压的评估方案,包括一种在心脏停搏中可能不可行的系统方案。在复苏过程中,重点应该在高收益的病因检查和其对应的有效干预,如心脏压塞或气胸。一旦自主循环恢复,系统超声方案［如休克和低血压快速超声（Rapid Ultrasound for Shock and Hypotension, RUSH）方案］可能揭示尚未发现的心脏停搏的病因[30]。

心脏停搏的超声方案应考虑心脏停搏的生理学。由于CPR过程中应尽量减少胸外按压的中断,因此将超声方案集成到心脏停搏患者的复苏中需要将切面划分为可在胸外按压时完成的切面和在脉搏检查时完成的切面。此外,TEE还可用于评估胸外按压的深度,并指导按压的位置。

心脏停搏超声方案的设计应考虑到机构的资源、人员和可用设备。图23.3所示为采用该方法的模式示例。

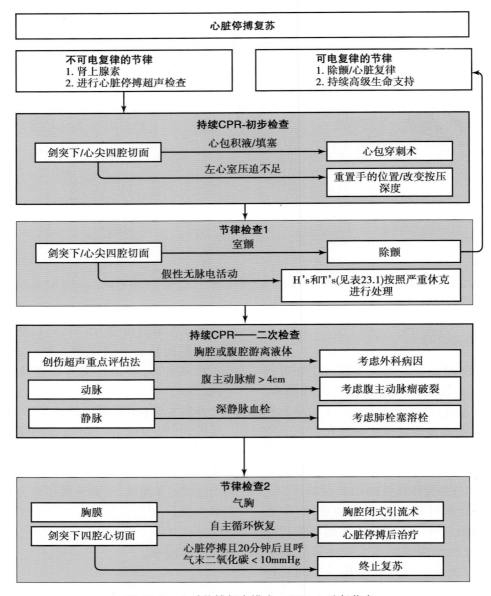

图 23.3　心脏停搏超声模式。CPR,心肺复苏术

要点和误区

- 识别室颤
  - 极细室颤的患者在心脏监护仪上可能显示为心脏停搏。
  - 这些患者的床旁即时超声显示伴有最小心室壁位移的快速收缩。
- 避免心搏停止的混杂因素
  - 机械通气通过肺扩张可将运动传导到心肌。确定检测到的任何心肌运动不仅仅与通气相吻合。
  - 仅瓣膜运动不应考虑为心肌收缩的标志。无心输出量的患者血管内液体的移位可能导致瓣膜运动。
  - 同样,心搏停止的患者也可能出现心室内的液体涡流。当没有心肌收缩时,静脉注射药物的气泡可能产生心脏内明显运动的假象。
- 识别心脏压塞
  - 如果心脏停搏期间发现心包积液,应假定患者有心脏压塞,并立即进行心包穿刺。对于心脏停搏的患者,不要延迟引流来确定右心房和心室运动与心动周期的相关性。
- 在心脏停搏时选择一个切面显示心脏
  - 考虑到按压会干扰胸骨旁的位置,优选剑突下或心尖切面。此外,使用超声凝胶会使胸部光滑,可能会干扰 CPR。
  - 此外,除颤垫放置在胸前。超声凝胶具有导电性,可能导致电流沿胸壁传导,而不是通过胸部传导,降低心肌除颤的有效性。
  - 高级生命支持治疗应连续进行且不受通过剑突下声窗进行成像的超声医生的影响。如果这个切面不能获得满意的声窗,可以尝试心尖四腔切面。经食管超声心动图的切面优于剑突下切面和心尖切面。

病例 23.1

病情介绍

一名 55 岁男性,心导管插管后入院过夜观察,突发无反应。护士报告患者出现癫痫样活动,现在昏迷且无反应。脉搏未触及,监测仪显示心搏停止。行心肺复苏术(CPR),按高级生命支持(ACLS)方案进行一轮药物治疗,随后开始超声检查。

超声发现

随着 CPR 的进行,相控阵探头放置在剑突下声窗以获得心脏的切面(视频 23.14)。声窗受到胸外按压的限制,但没有心包积液的证据。随后,将探头旋转 90 度以显示下腔静脉(IVC;视频 23.15)。下腔静脉扩张。探头向右上象限滑动,Morison 陷凹中无积液(视频 23.16)且创伤超声重点评估(FAST)的切面正常。快速评估主动脉直径,显示正常(视频 23.17)。回到剑突下切面,急救团队准备进行脉搏检查。当实施 CPR 时,心脏纤颤变得很明显(视频 23.18)。监护仪仍显示心脏停搏,但很明显患者是室颤。除颤后,监护仪上出现窦性心律,自主循环恢复,可认识到超声上的纤颤的分辨力(视频 23.19)。

病例解析

患者在间歇性室性心律失常除颤后保持窦性心律。患者转入重症监护室(ICU),通过电生理学放置植入式心脏除颤仪,且恢复良好。

细室颤可能被误认为是心搏停止,如果床旁即时超声在脉搏检查中显示室颤或无脉性室性心动过速,应立即除颤。当自主循环(ROSC)恢复时,急救人员可以使用休克方案进行系统的超声评估,如休克和低血压快速超声(RUSH)方案。

病例 23.2

病情介绍

一名 37 岁女性，心肺复苏已经进行了几分钟。脉搏检查时，监护仪上有散在规律的电活动，但颈动脉脉搏未触及。她被诊断为无脉性电活动，急救团队应专注于进行高质量的胸外按压。在进行胸外按压的同时进行重点超声检查。

超声发现

剑突下心脏四腔切面显示微弱而有规律的心脏收缩（视频 23.20），与假性无脉性电活动（PEA）一致。心脏周围没有无回声带，因此排除心包积液。除了左股静脉不可压缩（与深静脉血栓形成一致）外，其他超声图像未显示血栓（视频 23.21）。继续胸外按压，同时护士注射溶栓药并开始输注肝素。随着呼气末 CO_2 读数下降，急救团队感到疲劳，在一次脉搏检查中，剑突下四腔切面显示心脏停搏（视频 23.22），且 M 型超声证实无心脏活动（图 23.4）。

病例解析

患者被宣布死于疑似大面积肺栓塞。床旁即时超声检查发现假性 PEA 和 DVT，如果使用溶栓药物，可能给予患者生存的机会。经过长时间的复苏努力，超声记录心跳停止，急救团队诊断患者是不可能存活的心脏停搏，终止复苏。

在高级生命支持（ACLS）培训中，床旁即时超声可识别传统上称为"5 H's 和 T's"的潜在可逆性心脏停搏病因，包括气胸、心脏压塞、低血容量和 DVT/肺栓塞。对这些情况的检查可指导急救团队的复苏工作，并有可能提高患者生存的机会。

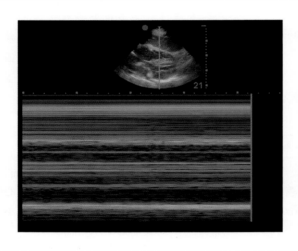

图 23.4　心脏停搏。剑突下四腔切面 M 型超声显示心脏停搏图像

病例 23.3

病情介绍

一名 46 岁的高中理科老师突发胸痛和昏倒。她的学生立即行心肺复苏术并拨打急救电话。医护人员建立静脉通道，插管，并迅速将她送往医院。到达急诊科后继续实施 CPR，但 10 分钟后，呼气末 CO_2 仍处在 9mmHg 的低水平。急救团队配备了一个经食管超声探头，并快速插入探头指导心脏停搏的处理。

超声发现

食管中段长轴切面（视频 23.23）显示了极好的按压深度。但最大受压点位于左心室流出道上方，很可能阻断 CPR 想要产生的心输出量。超声医生告知急救团队，急救团队的组长指示施救人员沿心脏长轴的侧面和下方移动按压部位。经食管超声心动图（TEE）显示胸部按压改善，按压左心室而不是左心室流出道（视频 23.24）。

病例解析

调整后不久，呼气末 CO_2 上升到 30mmHg。心脏节律检查显示窦性心动过速，可触及颈动脉搏动。患者被送往重症监护病房接受后期治疗。

胸外按压通常不按推荐的标准进行，会有损 CPR 的有效性。最大按压部位常位于左心室流出道或升主动脉，可能阻碍心脏血液的流出。TEE 可用于评估胸外按压的深度和部位，并为急救人员提供胸外按压质量的即时反馈。

病例 23.4

病情介绍

　　一名 63 岁慢性血液透析的男性患者,因严重高钾血症和急性肺水肿需要插管和机械通气而被收治到重症监护病房(ICU),突发心脏停搏,呼叫急救团队。急救人员到达后,患者处于插管状态,护士报告说在自主循环(ROSC)恢复前已经给他注射了一轮肾上腺素、钙和碳酸氢钠。监护仪显示患者仍有低血压,血压为 76/44mmHg。开始经剑突下四腔心切面检查。

超声发现

　　当把探头放在胸部时,显示有大量心包积液,且右心房和心室游离壁反常运动(视频 23.25)。将探头旋转 90 度,可以看到下腔静脉(IVC)扩张并过度充盈(视频 23.26)。通知团队组长,患者有大量心包积液和下腔静脉过度充盈,这与心脏压塞的表现一致。

病例解析

　　在超声引导下,采用胸骨旁入路放置心包导管,从心包腔引流出 300mL 血液。ROSC 恢复。通知心胸外科医生,患者被送往手术室。

　　如果在心肺复苏(CPR)期间发现心包积液,则认为心脏压塞是心脏停搏的原因,应紧急行心包穿刺术。心包穿刺术是为数不多的在心脏停搏时可挽救生命并迅速促使 ROSC 的干预方法之一。

复习题

1. 下列哪项超声检查结果在 CPR 中不应优先检测?

   A. 心包积液

   B. 节段性室壁运动异常(RWMA)

   C. 张力性气胸

   D. 室颤

   答:B。识别 RWMA 可能导向潜在的诊断急性心肌梗死,但只有在 ROSC 恢复后才能检测到 RWMA。此外,有关 RWMA 的解释具有挑战性,因为这一发现可能与导致心脏停搏的缺血事件有关,也可能与心脏停搏期间缺血的结果有关。使用超声,特别是在脉搏检查期间,可以检测出细室颤、张力性气胸和心包积液。

2. 下列哪一项是心脏停搏时最不合适的超声检查声窗?

   A. 心尖四腔切面

   B. 食管中段四腔切面

   C. 胸骨旁长轴切面

   D. 剑突下四腔切面

   E. 心尖三腔心切面

   答:C。因为有干扰胸外按压的风险,在心脏停搏复苏时应避免胸骨旁切面。具体来说,胸部的超声凝胶会干扰高质量的胸外按压,并可能因扫描后擦除凝胶导致不必要的按压中断。经胸超声心动图最常用的是心尖和肋下(剑突下)切面,而食管中部或其他切面则用于重点经食管超声心动图。

3. 一名患者在院外发生心脏停搏后被送到急诊科。心律显示心脏停搏,超声心动图的初步评估如下(视频 23.27)。关于超声心动图的发现,下列哪项是最合适的预后描述:

   A. 如果证明发生了心脏停搏,患者存活的机会很大。

   B. 患者生存率低,但若 ROSC 恢复,神经预后良好。

   C. 如果患者得到及时的除颤,预后是好的。

   D. 超声只能识别可逆性病因,但对预后无影响。

   E. 患者生存出院的可能性极小,并且没有神经系统完整的生存可能。

   答:E。视频显示心脏停搏。超声诊断心脏停搏最重要的应用之一是诊断预后不良的患者。几项观察性研究表明,心脏停搏的患者入院,其生存预后极差,未见该类患者神经系统完整的生存报道。

4. 根据这个视频(视频 23.28),在对发生心脏停搏的哮喘患者进行第二次心律检查时,应该考虑以下哪一种干预措施?

A. 再次给予肾上腺素处理

B. 增加按压深度

C. 针头减压或胸腔闭式引流术

D. 心包穿刺术

答:C。视频显示无肺滑动。虽然张力性气胸不是肺滑动消失的唯一病因,但是是一种可治疗的 PEA 原因,应予以考虑。在没有其他解释(如单肺插管)的情况下,优先行针头减压或胸腔闭式引流术。

5. 在下列心脏停搏患者中,TEE 比经胸超声心动图更有用?

A. BMI 为 35

B. 长期慢性阻塞性肺疾病病史

C. 近期心脏搭桥手术

D. 多发肋骨骨折

E. 以上所有

答:E。由于靠近心脏,TEE 可在以上描述的任何患者中获取高质量图像。对于肥胖(如 BMI>30)、COPD、近期心脏手术胸骨切开和通常伴有肋骨骨折的皮下气肿等患者,TTE 可能由于图像质量的限制而在技术上不能充分用于决策。

6. 正在进行 CPR 的心脏停搏患者中,超声结果显示右心室与左心室大小比为 1:1。对于此发现,下列哪个说法是最准确的?

A. 诊断为急性肺栓塞,应开始溶栓

B. 可能是右心室心肌梗死,应开始溶栓

C. 可能是低血容量,应开始静脉输液

D. 可能发生右侧张力性气胸,应实施针头减压或胸腔闭式引流术

E. 这一发现在心脏停搏复苏中是非特异性的,应谨慎解释

答:E。多项研究表明,在心脏停搏期间,即使没有急性肺栓塞或肺动脉高压,也可以看到右心室增大。这是一个病理生理学的发现,可能是由于预计的静脉血在低流速状态下淤积,增加右心室大小而不影响左心室大小。

7. 无脉且监护仪上有心电活动的患者,下列哪项超声心动图结果会给患者最好的预后?

A. 视频 23.29

B. 视频 23.30

C. 视频 23.31

D. 视频 23.32

答:C。假性无脉电活动(PEA)即触及不到脉搏,但在监护仪上有电活动,且超声心动图上有规律的心脏活动。在观察性研究中,这类患者的生存率明显高于真性 PEA 患者。答案 A 显示心脏停搏。答案 B 显示心脏停搏并伴有孤立的瓣膜扑动,这不是心脏活动。答案 D 显示心脏停搏,但在脉搏检查中可以看到由于人工通气引起的心脏运动。

参考文献

1. Link MS, Berkow LC, Kudenchuk PJ, et al. Part 7: adult advanced cardiovascular life support: 2015 American heart association guidelines update for cardiopulmonary resuscitation and emergency cardiovascular care. *Circulation.* 2015;132(suppl 2):S444-S464.

2. Soar J, Nolan JP, Böttiger BW. European resuscitation council guidelines for resuscitation 2015: section 3. Adult advanced life support. *Resuscitation.* 2015;95:100-147.

3. Goldberger ZD, Chan PS, Berg RA. Duration of resuscitation efforts and survival after in-hospital cardiac arrest: an observational study. *Lancet.* 2012;380(9852):1473-1481.

4. Shin TG, Choi JH, Jo IJ, et al. Extracorporeal cardiopulmonary resuscitation in patients with in-hospital cardiac arrest: a comparison with conventional cardiopulmonary resuscitation. *Crit Care Med.* 2011;39:1-7.

5. Maekawa K, Tanno K, Hase M, Mori K, Asai Y. Extracorporeal cardiopulmonary resuscitation for patients with out-of-hospital cardiac arrest of cardiac origin: a propensity-matched study and predictor analysis. *Crit Care Med.* 2013;41:1186-1196.

6. Amaya SC, Langsam A. Ultrasound detection of ventricular fibrillation disguised as asystole. *Ann Emerg Med.* 1999;33(3):344-346.

7. Berg RA, Sorrell VL, Kern KB. Magnetic resonance imaging during untreated ventricular fibrillation reveals prompt right ventricular overdistention without left ventricular volume loss. *Circulation.* 2005;111(9):1136-1140.

8. Neumar RW, Shuster M, Callaway CW. Part 1: executive summary: 2015 American heart association guidelines update for cardiopulmonary resuscitation and emergency cardiovascular care. *Circulation.* 2015;132(18 suppl 2):S315-S367.

9. Abella BS, Sandbo N, Vassilatos P. Chest compression rates during cardiopulmonary resuscitation are suboptimal: a prospective study during in-hospital cardiac arrest. *Circulation*. 2005;111(4):428-434.

10. Abella BS, Alvarado JP, Myklebust H. Quality of cardiopulmonary resuscitation during in-hospital cardiac arrest. *JAMA*. 2005;293(3):305-310.

11. Hwang SO, Zhao PG, Choi HJ. Compression of the left ventricular outflow tract during cardiopulmonary resuscitation. *Acad Emerg Med*. 2009;16(10):928-933.

12. Zanatta M, Benato P, Cianci V. Ultrasound guided chest compressions during cardiopulmonary resuscitation. *Resuscitation*. 2015;87:e13-e14.

13. Shin J, Rhee JE, Kim K. Is the inter-nipple line the correct hand position for effective chest compression in adult cardiopulmonary resuscitation? *Resuscitation*. 2007;75(2):305-310.

14. Nestaas S, Stensæth KH, Rosseland V, Kramer-Johansen J. Radiological assessment of chest compression point and achievable compression depth in cardiac patients. *Scand J Trauma Resusc Emerg Med*. 2016;24:54.

15. Cha KC, Kim YJ, Shin HJ. Optimal position for external chest compression during cardiopulmonary resuscitation: an analysis based on chest CT in patients resuscitated from cardiac arrest. *Emerg Med J*. 2013;30(8):615-619.

16. Anderson KL, Castaneda MG, Boudreau SM, Sharon DJ, Bebarta VS. Left ventricular compressions improve hemodynamics in a swine model of out-of-hospital cardiac arrest. *Prehosp Emerg Care*. 2016;21(2):272-280.

17. Arntfield R, Pace J, Hewak M, Thompson D. Focused transesophageal echocardiography by emergency physicians is feasible and clinically influential: observational results from a novel ultrasound program. *J Emerg Med*. 2016;50(2):286-294.

18. Blaivas M, Fox JC. Outcome in cardiac arrest patients found to have cardiac standstill on the bedside emergency department echocardiogram. *Acad Emerg Med*. 2001;8(6):616-621.

19. Tayal VS, Kline JA. Emergency echocardiography to detect pericardial effusion in patients in PEA and near-PEA states. *Resuscitation*. 2003;59(3):315-318.

20. Salen P, Melniker L, Chooljian C, et al. Does the presence or absence of sonographically identified cardiac activity predict resuscitation outcomes of cardiac arrest patients? *Am J Emerg Med*. 2005;23(4):459-462.

21. Blyth L, Atkinson P, Gadd K, Lang E. Bedside focused echocardiography as predictor of survival in cardiac arrest patients: a systematic review. *Acad Emerg Med*. 2012;19(10):1119-1126.

22. Gaspari R, Weekes A, Adhikari S. Emergency department point-of-care ultrasound in out-of-hospital and in-ED cardiac arrest. *Resuscitation*. 2016;109:33-39.

23. Bocka JJ, Overton DT, Hauser A. Electromechanical dissociation in human beings: an echocardiographic evaluation. *Ann Emerg Med*. 1988;17(5):450-452, 1988.

24. Flato UA, Paiva EF, Carballo MT, et al. Echocardiography for prognostication during the resuscitation of intensive care unit patients with nonshockable rhythm cardiac arrest. *Resuscitation*. 2015;92:1-6.

25. Paradis NA, Martin GB, Goetting MG, et al. Aortic pressure during human cardiac arrest. Identification of pseudo-electromechanical dissociation. *Chest*. 1992;101(1):123.

26. Prosen G, Križmarić M, Završnik J, Grmec S. Impact of modified treatment in echocardiographically confirmed pseudo-pulseless electrical activity in out-of-hospital cardiac arrest patients with constant end-tidal carbon dioxide pressure during compression pauses. *J Int Med Res*. 2010;38(4):1458-1467.

27. Breitkreutz R, Walcher F, Seeger FH. Focused echocardiographic evaluation in resuscitation management: concept of an advanced life support-conformed algorithm. *Crit Care Med*. 2007;35(5 suppl):S150-S161.

28. Hernandez C, Shuler K, Hannan H, et al. C.A.U.S.E.: cardiac arrest ultra-sound exam–a better approach to managing patients in primary non-arrhythmogenic cardiac arrest. *Resuscitation*. 2008;76(2):198-206.

29. Lichtenstein DA. How can the use of lung ultrasound in cardiac arrest make ultrasound a holistic discipline. The example of the SESAME-protocol. *Med Ultrason*. 2014;16(3):252-255.

30. Weingart S, Duque D, Nelson BP. *Rapid Ultrasound for Shock and Hypotension*. 2008. Available from: emcrit.org/rush-exam Accessed January 9, 2017.

第四部分

腹腔和盆腔

第 24 章

腹腔游离液体

Craig Sisson ■ Jessica Solis-McCarthy

王睿 译 ■ 王雅鑫　杜贤进 校

关键点

- 腹部重点部位超声检查是一种检测腹腔游离液体的灵敏且可靠的床旁技术,尽管它无法区分液体的性质。
- 对于病情不稳定的钝性创伤患者,超声检查可以作为初始筛查是否存在腹腔积液的首选方法。
- 有证据表明超声引导下进行腹腔穿刺术可提高手术成功率并减少相关并发症的发生。

背景

　　腹腔游离液体分为腹膜内积液和腹膜外积液。腹膜内积液位于腹膜腔内,而腹膜外积液位于腹膜腔外,通常称为腹膜后积液。在本章中,我们使用术语"腹腔游离液体"指腹膜腔内游离积液。

　　人们认识到腹腔游离液体的常见积聚部位与重力相关已有一个多世纪了[1-3]。众所周知,通过腹部物理检查诊断腹腔内病变的敏感性较低[4-8]。执业医师可以通过超声来检测腹腔游离液体并且用来引导操作,最常用于超声引导穿刺。游离液体在超声图像(视频 24.1)上显示为黑色或无回声。

　　超声无法精确地区分腹腔游离液的类型,例如血液、腹水、尿液或胆汁。因此,在解释腹腔游离液的存在和意义时,必须考虑病史线索,例如近期的创伤或既往疾病状况。

　　超声可以探查到的腹腔最小液体量取决于如下几个因素:患者的体位、积液原因、积液出现距离观察的时间、体型、成像质量和操作者技巧[9-13]。据报道用超声至少可探查到 100~620mL 腹腔游离液体[14]。

　　腹腔游离液体出现的原因可以被分为创伤性和非创伤性两种。在创伤患者中,腹腔游离液体的存在提示腹腔出血,否则需要能证明是其他情况。因此患者腹腔游离液体的出现可以被视为实质器官损伤的一个替代标志。钝性伤所致腹腔内积血通常来自上腹部,由于损伤肝脾所致[15]。继发于钝性外伤所致的腹腔出血最敏感的探查区域是肝肾隐窝[16]。非创伤性因素所致腹腔游离液体,包括急性因素,如异位妊娠破裂和非急性因素,如肝硬化所致的慢性腹水等。

在进行程序性引导时,超声能够对诊断性或治疗性腹腔穿刺进行引导定位。超声引导下腹腔穿刺能够提高穿刺的成功率,减少穿刺并发症的风险,降低住院费用及住院时间[17-19]。

正常解剖结构

通过超声探查腹腔游离液体需要理解腹腔游离液体所聚集的解剖间隙,腹腔分为大小腹膜腔。大的腹膜腔进一步被横结肠系膜分为结肠上区和结肠下区。病理性积液可以通过升结肠和降结肠旁边的结肠旁沟这样一个腹膜间隙在结肠上区和结肠下区之间流动。

在直立位和仰卧位时,腹盆腔中最明显的重力依赖区是骨盆,尤其是骨盆的骶骨岬处。仰卧位时,肝肾间隙或称莫里森陷凹是骨盆入口上方的腹腔内最明显的重力依赖区。在仰卧位时,液体在肝肾间隙积聚有3个原因:首先,肝肾间隙相对于其他腹部结构而言更加靠后;其次,腰椎脊柱前凸以及骶骨岬相对于肝肾间隙更靠前的位置使得液体不能自由流动到盆腔;再次,膈结肠韧带(左上腹膜反折)将血液从左上腹分流到右上腹的肝肾间隙[20]。但是如果患者处于直立位,则无论液体起源于何处,都会积聚在盆腔。

图像采集

使用超声检查腹部和盆腔时,需要一个低频的凸阵探头或一个相控阵探头。有3个区域必须加以评估以便探测到腹腔游离液体:右上腹、左上腹和盆腔。肝、脾和充满尿液的膀胱分别是评估右上腹、左上腹和盆腔的主要声窗(图24.1)。空虚的或者破裂的膀胱、皮下气肿、胃肠积气、伤口敷料以及脾脏缺如可以降低超声从这些声窗探查腹腔游离液体的敏感性。将患者置于头高脚低位或头高位有助于促进腹腔游离液体在重力依赖区域积聚,从而提高检查的敏感性,以便检测到少量液体[13,14,21]。

右上腹

在右上腹,有3个探查区域:右膈下区、肝肾间隙、右侧结肠旁沟内的右肾下极。系统探查这3个区域可以避免遗漏少量腹腔积液。将探头放在腋中线第9肋和第11肋之间,探头与冠状面平行,标记指向头部,并向后稍微旋转(图24.2)。调整探头的位置,使之聚焦在肝脏和肾脏之间的潜在空间(即肝肾间隙或者莫里森陷凹)(图24.3)。将探头从前向后倾斜扫描整个肝肾间隙,显示肝下缘,寻找游离液体。向上摆动或滑动探头,显示右膈下间隙,并向下显示右肾的下极。右肾下极可以作为右结肠旁沟的解剖标志(图24.4;视频24.2和视频24.3)。

左上腹

在左上腹有3个区域必须观察:左膈下区(脾周间隙)、脾肾间隙和左肾下极。与右上腹相比,用超声探头观察左上腹的最佳观察位置更靠后和靠上,这是由脾脏的位置所决定的。探头放置的位置为冠状面腋后线第6~9肋间,探头的标记指向头部(图24.5)。如患者为仰卧位,此时操作者指关节通常会接触到床面。通过顺时针旋转探头 10°~20°,探头轻微向后指,可以改善图像质量。首先,评估左膈下或脾周间隙,这是游离液体最可能积聚的位置(图24.6;视频24.4)。和右上腹一样,从前向后对脾肾间隙进行扇形超声扫查。与肝肾间隙相反,由于脾肾韧带附着在脾脏、左肾和胰腺尾部,脾肾间隙不是游离液体最易积聚位置。左肾和脾的下极应与左结肠旁沟的上半部分一起扫查。

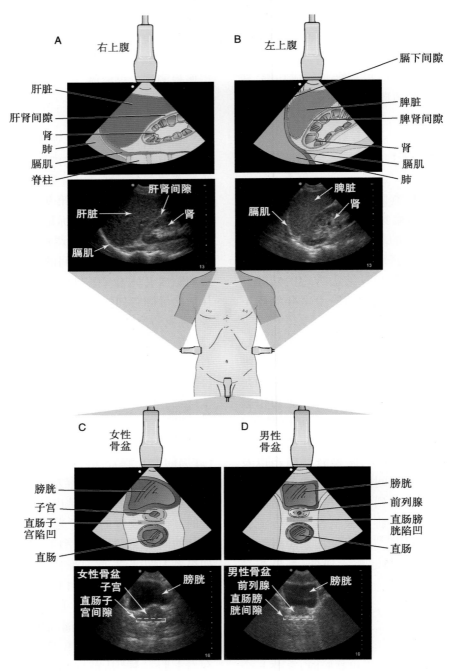

图 24.1 腹腔游离液体的探查。（A）右上腹。显示右侧膈下间隙、肝肾间隙（莫里森陷凹，右上腹最重要的区域）和肝脏的右下极。（B）左上腹。显示左膈下间隙（左上腹最重要的区域）、脾肾间隙和肾脏的左下极。（C）和（D）骨盆窗。显示女性的直肠子宫间隙（C）和男性的直肠膀胱间隙（D）

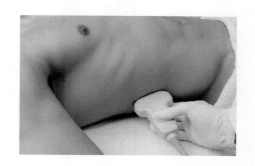

图 24.2　探头在右上腹的位置。将探头放置在第 9 和第 11 肋骨之间的腋中线上,使探头方向标记指向头,并向后稍微旋转

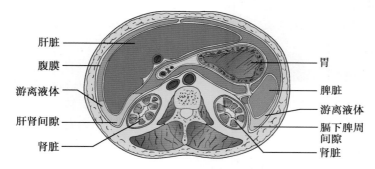

图 24.3　右和左上腹部横轴切面解剖图。腹膜游离液体积聚在肝肾隐窝(莫里森陷凹)和脾周间隙中

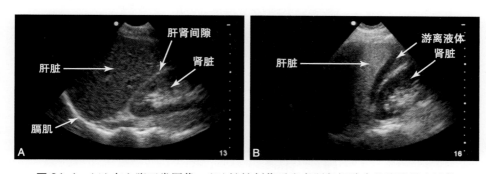

图 24.4　(A)右上腹正常图像。(B)钝性创伤后患者肝肾间隙中的腹腔游离液体

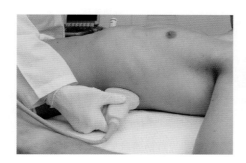

图 24.5　探头在左上腹的位置。将探头放置在第 6 和第 9 肋骨之间的腋后线上,探头方向标记指向头,并向后稍微旋转

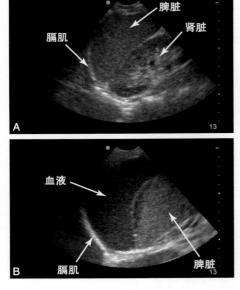

图 24.6 （A）正常的左上腹。（B）左膈下间隙的腹腔游离液体

骨盆

　　骨盆内的腹腔游离液体,男性患者常积聚于直肠膀胱陷凹(亦称为道格拉斯陷凹)内,女性则积聚于直肠子宫陷凹内(图24.7)。观察盆腔时,将探头横放在耻骨联合上方,探头标记指向患者的右侧。将探头倾斜向下扫查盆腔,直到观察到膀胱(图24.8;视频24.5~视频24.7)。设置扫查深度,使膀胱处于屏幕上端1/3至1/2处。在膀胱深处可以观察到后方回声增强伪像,通常需要减小远场增益。倾斜探头从膀胱底到膀胱颈仔细观察整个膀胱,以便彻底评估直肠膀胱陷凹或直肠子宫陷凹内是否有游离液体(图24.9;视频24.8和视频24.9)。将探头顺时针旋转90°,以获取膀胱的矢状面图像并从左到右扫描整个膀胱。如果膀

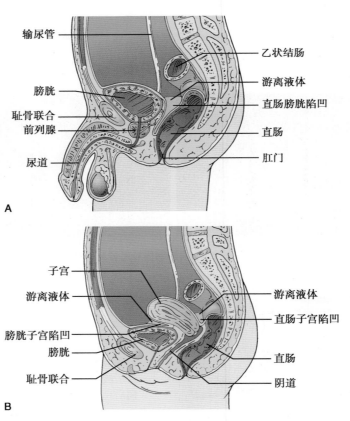

图 24.7 盆腔游离液体积聚在男性患者的直肠膀胱陷凹(A)和女性患者的直肠子宫陷凹内(B)

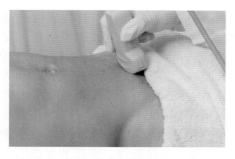

图 24.8　探查骨盆时探头的位置。 将探头放置在耻骨联合上方,然后将超声波束向骨盆下方倾斜

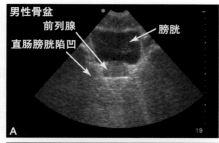

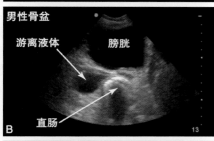

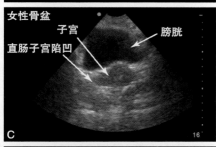

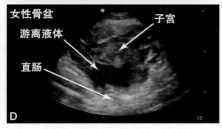

**图 24.9　** 正常(A)和在直肠膀胱陷凹中积聚游离液体的异常(B)男性骨盆。正常(C)和在直肠子宫陷凹(道格拉斯陷凹)中积聚了游离液体的异常(D)女性骨盆

胱空虚,则可以通过导尿管注入温生理盐水并夹闭导尿管使之再次充盈。

图像分析

在创伤患者中,肝脏或脾脏的损伤很难直接观察到,而腹腔游离液体的存在是实质器官损伤的替代标志。当出血来源于上腹部时,肝肾间隙是仰卧位患者检测腹腔游离液最敏感的位置[16]。在左上腹,游离液体最早积聚在左膈下,而在右上腹,游离液体最早积聚于肝肾间隙[20]。在解剖学上没有遮挡的情况下,脾周间隙中的液体最终流向更为重力依赖的右上腹的肝肾间隙内。

正常情况下,男性盆腹腔不存在游离液体。在女性,盆腔中可能存在少量生理性液体。如果盆腔游离液体的量较多或存在其他提示异常的临床表现,则应调查其来源。评估女性盆腔游离液体的紧迫性取决于患者病情的稳定性和临床情况。

一般来讲,所有类型的腹腔游离液体,包括腹水、血液、胆汁、淋巴液和尿液,超声检查时都会显示为黑色或无回声(见视频24.1)。但是,含有血凝块、脓液或碎片的腹腔游离液体,由于蛋白质含量高,似乎具有更多的回声(视频24.10和视频24.11)。来自破裂的空腔脏器的固体碎片可能会产生异质性回声。还可以看到腔隙形成(视频24.12和视频24.13)以及肠管与腹壁的粘连(视频24.14)。

随着腹腔液体的积聚,可以观察到固定于肠系膜的小肠袢自由漂浮于腹腔(图24.10;视频24.15)。腹腔可以容纳数升的液体,随着液体的积聚,腹部会逐渐膨隆。若不排出腹水,腹腔压力会增高,导致膈肌活动受限,还可能导致腹腔间室综合征。

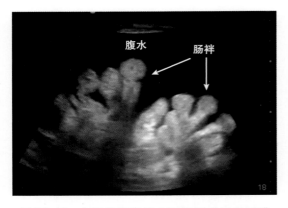

图 24.10　大量腹腔积液中可见固定于肠系膜的小肠袢漂浮

病理发现

腹腔积血

对于遭受腹部钝性外伤出现病情不稳定的患者，扩展的创伤超声重点评估（extended focused assessment with sonography for trauma，EFAST）已经成标准筛查工具（参见第 33 章）。探查少量腹腔积血的最敏感部位是右上腹的肝肾间隙、左上腹的膈下间隙和盆腔的直肠膀胱陷凹。彻底探查肝脏、脾脏、肾脏的下缘也很有必要，因为这些部位也可能积聚少量液体。

腹水

腹水是肝硬化最常见的并发症[22]，需要住院治疗。出现腹水是肝硬化病程进展的重要标志。出现腹水后 1 年与 5 年的病死率分别为 15% 与 44%[23]。超声可以将腹水引起的腹胀和其他常见原因，例如脂肪组织、腹壁水肿（视频 24.16）和肠管胀气（视频 24.17）引起的腹胀区分开来。腹水量可定性分为少量（视频 24.18）、中量或大量（视频 24.19）。在肝硬化的晚期，肝脏看起来较小，并呈纤维化，伴有回声增加（视频 24.20），并且可以看到偶发的再生结节或肿块（视频 24.21）。

其他病理发现

非外伤性腹腔游离液体的最常见的病因是肝硬化引起的腹水。其他病因包括右心衰竭、肾衰竭、胰腺炎和腹膜透析。女性患者中卵巢疾病也是引起腹水的重要病因。妊娠试验阳性患者，如果存在腹腔游离液体，但无法证实宫内妊娠，则需要考虑宫外孕（见第 29 章，妊娠前 3 个月）。其他导致特定性别产生腹水的疾病包括卵巢囊肿破裂出血、卵巢恶性肿瘤。男性和女性的多种癌症都可以出现恶性腹水。其他少见病因包括门静脉、肝静脉、下腔静脉血栓形成。

穿刺术

超声引导下腹腔穿刺能够减少穿刺并发症并提高穿刺成功率[17-19]。超声最常用于在进行诊断性或治疗性穿刺术之前定位穿刺点。穿刺前通过排尿或放置导尿管排空膀胱。患者取仰卧位，床头抬高 30° ~ 45°，使腹水积聚于下腹部两侧。

使用低频凸阵或相控阵探头，探头标记指向头侧，纵向扫查下腹部。从两边侧腹到腹直肌进行扫查，确定腹水量最多，距离邻近器官最远，距离腹壁最近的部位。理想的穿刺点位于腹直肌外缘的肌腱内（图 24.11）。在肌腱内侧腹壁下血管受伤的风险更大，而在腹壁外侧由于肌肉较厚也有血管损伤的风险（图 24.12）。如果在下腹部未发现积液，应扫查腹腔内重力依赖敏感区域，如左右上腹部和盆腔，以诊断是否存在腹水。若下腹部仅发现少量的液体，则穿刺有风险（视频 24.22）。

腹壁上有多根表浅或较深的血管，穿刺时要避开。腹壁下、腹壁浅、旋髂、胸腹动静脉是腹壁的大血管（见图 24.12）。在腹直肌外侧缘进行穿刺，可避开大多数的腹壁血管。但腹壁下血管的位置、范围和分支变异较大，为了尽可能安全，应使用高频线阵探头在彩色血流或频谱多普勒模式下评估穿刺部位，以便于识别出经过该位置的血管。将彩色血流框或多普勒框置于腹壁上预期的穿刺位置上（视频 24.23），若在穿刺点处探查到血管，滑动探头数厘米，然后重新检查，直到发现没有血管的穿刺部位。

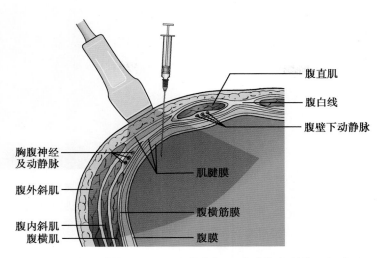

图 24.11　**腹壁横轴切面**。腹壁前外侧肌腱膜是穿刺的理想窗口。应避开前腹壁血管（腹壁下血管）和侧腹壁血管（胸腹壁血管）。腹外侧壁具有大量脂肪组织和肌肉组织，不是腹腔穿刺的理想位置。腹部中线的无血管白线是一个替代部位，但在穿刺前必须行膀胱减压

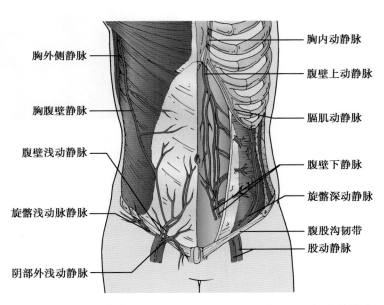

图 24.12　**腹壁血管解剖**。注意在穿刺时应避开腹壁下、肋下、旋髂和胸腹动静脉的位置

　　尽管超声被经常用来进行穿刺点的定位（静态引导），在腹腔液体量很小或者损伤邻近器官的风险较大时，实时超声引导能被用来追踪穿刺针进入腹腔的过程。进行实时超声引导下穿刺时，用无菌套件包住探头，并将其置于无菌区，在直视下以横向（平面外）或纵向（平面内）的方式跟踪针尖。在直视下依次局部麻醉皮肤和皮下组织，以确保皮肤到腹膜的所有组织均被麻醉（视频 24.24）。采用同样的方法，在直视下将粗的穿刺针或套管针刺入腹腔，进行诊断性或治疗性抽液（视频 24.25）。

要点和误区

- 充满胃液的胃可能会被误认为左上腹的腹腔游离液体，紧急情况下或者突发事件中更是如此（图24.13）[24]。
- 既往腹部手术可能改变液体在重力依赖区域的积聚，进行超声检查时，注意腹壁上的伤疤非常重要。
- 如果肾周的液体并非来源于腹腔，那么应该考虑这些液体来源于腹膜后器官，尤其是来源于损伤的输尿管或者腹主动脉瘤。超声评估腹膜后结构并不敏感，此时应该使用计算机断层扫描（CT）扫描腹部。
- 没有病理性粘连或者瘢痕的情况下，腹腔游离液体将会分散到重力依赖区，而不会出现清晰的边界。了解腹部解剖及其超声的表现可以使操作者区分腹腔游离液体和其他充满液体的结构，比如肾囊肿、充满液体的胃、精囊或肾周脂肪（图24.14）。
- 充满气体的结构（包括胃、大小肠和皮下气肿）不能提供令人满意的声窗来观察内部的结构。对于胀气的小肠，用力按压探头，缓慢调节其角度常常可以推开覆盖的肠袢，以便可以更好地观察到深部器官。

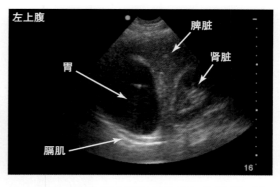

图24.13　左上腹声窗显示充满液体的胃。请注意，液体没有在膈肌下方分层，界限清晰，并且正常情况下边缘呈弧形的脾脏在此显得锋利或尖锐

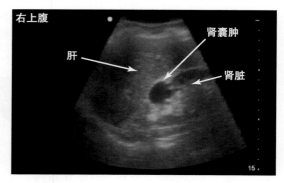

图24.14　右上腹肝肾间隙处的肾囊肿可能会被误当成腹腔游离液体

病例24.1

病情介绍

一名26岁的男性司机在一次机动车事故中因钝挫伤被送往急诊科。患者与弹出的安全气囊发生了侧面碰撞，当时他系有安全带。患者到达急诊科时被固定在担架上，并已戴上颈托。患者很警觉，但意识欠清晰，诉胸痛和腹痛。体格检查显示弥漫性腹痛，肌紧张和反跳痛。重要的体征是心动过速（132次/min）和低血压（80/40mmHg）。

超声发现

按照创伤重点评估超声检查（FAST）方案进行床旁即时超声检查。右上腹和左上腹超声检查显示肝肾间隙（视频24.26）和左膈下间隙（视频

24.27）有大量游离液体。骨盆内未检测到游离液体（视频24.28）。

病例解析

患者被置入两根粗管径的外周静脉导管，输入2L乳酸林格液，同时进行O型血配型。输入两个单位的O型血后，患者的血压仍然很低。随后患者被紧急送到手术室进行剖腹探查。术中发现脾脏和肝脏损伤。

采用FAST方案可以快速评估创伤患者，检测有无腹腔出血。在仰卧位的创伤患者体内，游离液体最初在右上腹的肝肾间隙和左上腹的膈下间隙积聚，然后进入骨盆。

病例 24.2

病情介绍

一名 66 岁女性,有高血压和未经治疗的直肠癌病史,近 1 个月以来腹胀加重。患者诉运动耐力下降,呼吸急促。患者腹部膨隆,触诊时感觉不适。实验室检查显示患者的白细胞计数正常,肝功能检查轻度升高。

超声发现

在进行体格检查之前,一位同事征求了放射科的意见对患者进行了腹部超声检查,并在其中一个部位标记了"X"记号后进行穿刺。将探头放在标记点上方,显示紧邻腹膜的一些充气肠袢和水肿的腹壁(视频 24.29)。侧向上滑动探头可以看到少量腹水,在这里可以安全地进行腹腔穿刺(视频 24.30),并且此处腹壁较薄,只有 1.88cm(图 24.15)。在开始穿刺之前,为检测是否存在浅表血管,使用彩色血流多普勒检查,发现所选部位皮下组织中有一条动脉(视频 24.31)。将探头向旁边移动几厘米,确定安全的进针位置。

病例解析

用一根带导芯的 16 号针在选定的部位进行诊断性和治疗性穿刺术。总共引流出 900mL 乳糜性腹水。患者诉症状有所缓解,并称赞治疗人员的操作没有让她不适。实验室检查示腹水为恶性,并排除了自发性细菌性腹膜炎。

即时超声可以很容易地鉴别腹水、充气肠管、脂肪组织和腹壁水肿引起的腹胀。超声引导下的穿刺术提高了穿刺成功率,降低了并发症发生率。超声可以定位腹水量最多,不靠近任何肠管或大血管,可以安全穿刺的位置。

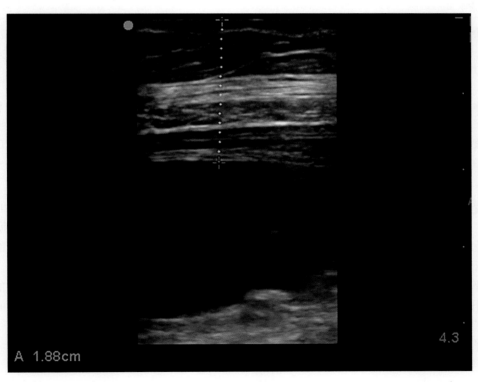

图 24.15

病例 24.3

病情介绍

一名 24 岁女性,因急性下腹疼痛就诊。患者主诉右下腹剧烈疼痛。她的月经周期不规则,上一次月经是在 2 个月前。到达医院时,患者的脉搏是 120 次/min,血压是 110/65mmHg。患者有弥漫性的腹部压痛并有腹肌紧张。患者的血清妊娠定性试验呈阳性,血红蛋白和血细胞比容分别为 9g/dL 和 26%。再次评估患者时,患者的腹部似乎更加膨隆,重复测量脉搏和血压分别为 140 次/min 和 90/40mmHg。

超声发现

对患者进行腹部即时超声检查,未见宫内妊娠。在右上腹肝肾间隙(莫里森陷凹)(视频 24.32)、盆腔内直肠子宫陷凹(道格拉斯陷凹)(视频 24.33)和膀胱输尿管间隙(视频 24.34)可检测到腹腔游离液体。

病例解析

根据患者妊娠试验阳性,存在腹腔游离液体,以及正在出现的失血性休克,怀疑是宫外孕破裂。咨询产科后对其行急诊探查手术。术前,给予她输入了一些血液制品。术中发现右侧输卵管因异位妊娠而破裂,于是术中切除了右侧输卵管卵巢。

在门诊患者中,由于骨盆是腹盆腔中重力依赖性最明显的部位,腹腔游离液体通常会积聚在盆腔。在女性,腹腔游离液体尤其会聚集在直肠子宫陷凹。如果盆腔内有足够的游离液体,同时患者处于仰卧位,一些液体可能会沿着右结肠旁沟流到肝肾间隙,此处是腹腔中重力依赖最明显的位置。

病例 24.4

病情介绍

一名 38 岁的女性,既往有多囊卵巢综合征的病史,性交后出现急性右下腹痛,疼痛剧烈且难以忍受。患者体型肥胖,右下腹触诊时有触痛。否认过去做过任何腹部手术。患者的白细胞计数升高 $15×10^9$/L,妊娠测试呈阴性,血红蛋白为 10g/dL。

超声发现

急诊腹部超声检查显示在直肠子宫陷凹(道格拉斯陷凹)存在腹腔游离液体,内有碎片。经阴道超声显示双侧卵巢多发囊肿,大小不一,血管多普勒超声显示血流正常(视频 24.35)。

病例解析

鉴于盆腔有游离液体,双侧卵巢有多个囊肿,患者被诊断为卵巢囊肿破裂。静脉输液和使用止痛药后,患者的腹痛症状有所改善,复查血红蛋白稳定。

复习题

1. 仰卧时,骶骨岬上方哪一腹膜反折处的重力依赖性最明显?

   A. 脾肾间隙

   B. 肝肾间隙

   C. 直肠膀胱陷凹

   D. 直肠子宫陷凹

   E. 膀胱子宫陷凹

   答案:B。肝肾间隙是骶骨岬上方重力依赖性最明显的部位。肝肾腹膜反折处相对于其他腹膜隐窝更靠后。此外,腰椎的曲度和骶骨岬相对于肝肾间隙的位置靠前,阻止游离液体流入骨盆。最后,膈结肠韧带是左上腹的腹膜反折,它防止脾损伤时流出的血液顺着左结肠旁沟流下来,并将血液从左上腹分流到右上腹的肝肾隐窝。

2. 与右上腹的肝肾间隙相似,左上腹的脾肾间隙是评价腹膜游离液体最重要的空间部位。

   A. 对

   B. 错

   答案:B。与右上腹的肝肾间隙相比,左上腹最需要评估的空间部位是左膈下间隙或脾周间隙,这是液体最有可能首先积聚的地方。脾肾间隙通常只积聚从脾周区溢出的液体。

3. 以下哪个患者的特征有助于腹盆腔的超声成像?

   A. 无脾

   B. 皮下气肿

   C. 充满尿液的膀胱

   D. 充满气体的肠管

   答案:C。充满液体的结构充当声波进入腹盆腔产生超声图像的声窗。充满血液的肝脏和脾脏在右上腹和左上腹充当声窗。同样,充满尿液的膀胱是显示骨盆结构的理想声窗。充满气体的肠管会散射声波,阻碍腹部和骨盆深层结构的显示。皮下气肿和无脾也限制了腹盆腔的超声成像。

4. 无论男女,当即时超声检测到盆腔腹腔游离液体时,都是一种病理发现。

   A. 对

   B. 错

   答案:B。在女性的盆腔中,即时超声可以检测到少量的生理游离液体。然而,在妊娠试验阳性和腹痛的女性中,检测到盆腹腔的游离液体则高度怀疑异位妊娠。

5. 以下哪些血管在穿刺术中有撕裂的危险?

   A. 腹壁下动脉

   B. 旋髂深动脉

   C. 旋髂浅动脉

   D. 胸腹壁静脉

   E. 所有上述答案

   答案:E。以上列出的所有血管都存在于腹壁的皮下组织中,在穿刺过程中应避免损伤(见图 24.12)。一般情况下,穿刺点应选择在腹直肌的外侧,以避开较大的腹壁下血管。然而,问题在于腹壁下血管是弯曲的且存在多个分支,并且位置各不相同,可能进入腹直肌的外侧。通过使用彩色血流或能量多普勒的高频线性探头,操作者可以评估腹壁上的进针位置,以排除任何较大的浅表血管,从而防止意外的血管损伤。

6. 下面哪个图像显示有足够的腹水可以安全地进行诊断性穿刺术?

   A. 视频 24.36

   B. 视频 24.37

   C. 视频 24.38

   D. 视频 24.39

   答案:A。在肝脏和小肠之间的位置可见中等量的腹水,可以安全地进行诊断性腹腔穿刺术。如果担心肝脏或小肠间歇性漂浮到进针部位,操作者可以使用实时超声引导来跟踪针尖进入腹腔液体中。尽管 B、C 和 D 中的患者有腹水,但腹水的量不能保证可以安全进针。

7. 腹腔游离液体的下列哪个特征不能被超声波检测到?

   A. 腹腔液体的性状

   B. 形成小腔的存在

   C. 腹壁粘连

   D. 腹腔游离液体的体积

   E. 以上都不是

   答案:A。超声不能明确地区分不同类型的腹腔游离液体(血液、腹水、胆汁和尿液)。然而,含有碎片或凝血块的腹腔游离液体通常在超声下表现出更强的回声。超声可准确检测腹壁粘连/瘢痕形成,定性评估腹腔游离液体的量(小、中和大)。

参考文献

1. Box C. The abdominal watersheds and their influence on the localization of intraperitoneal infections. *Lancet*. 1910;175(4517):848–852.
2. Symington J. The abdomino-pelvic cavity. *J Anat Physiol*. 1913;47(Pt2):143–158.
3. Mitchell GAG. The spread of acute intraperitoneal effusions. *Br J Surg*. 1940;28(110):291–313.
4. Rodriquez A. Recognition of intra-abdominal injury in blunt trauma victims. A prospective study comparing physical examination with peritoneal lavage. *Am Surg*. 1982;48(9):457–459.
5. Ferrera P, Verdile VP, Bartfield JM, Snyder HS, Salluzzo RF. Injuries distracting from intra-abdominal injuries after blunt trauma. *Am J Emerg Med*. 1998;16:145–150.
6. Michetti C, Sakran JV, Grabowski JG, et al. Physical examination is a poor screening test for abdominal-pelvic injury in adult blunt trauma patients. *J Surg Res*. 2010;159:456–461.
7. Richards J, Derlet RW. Computed tomography and blunt abdominal injury: patient selection based on examination, haematocrit and haema-

turia. *Injury.* 1997;28(3):181–185.

8. Soyuncu Y, Cete Y, Bozan H, Kartal M, Akyol AJ. Accuracy of physical and ultrasonographic examinations by emergency physicians for the early diagnosis of intraabdominal haemorrhage in blunt abdominal trauma. *Injury.* 2007;38: 564–569.

9. Branney W, Wolfe RE, Moore EE, et al. Quantitative sensitivity of ultrasound in detecting free intraperitoneal fluid. *J Trauma.* 1995;39:375–380.

10. Gracias V, Frankel HL, Gupta R, et al. Defining the learning curve for the focused abdominal sonogram for trauma (FAST) examination: implications for credentialing. *Am Surg.* 2001;67:364–368.

11. Goldberg BB, Goodman GA, Clearfield HR. Evaluation of ascites by ultrasound. *Radiology.* 1970;96:15–22.

12. Paajanen H, Lahti P, Nordback I. Sensitivity of transabdominal ultrasonography in detection of intraperitoneal fluid in humans. *Eur Radiol.* 1999;9:1423–1425.

13. Abrams B, Sukumvanich P, Seibel R, Moscati R, Jehle D. Ultrasound for the detection of intraperitoneal fluid: the role of Trendelenburg positioning. *Am J Emerg Med.* 1999;17(2):117–120.

14. Patel N, Riherd JM. Focused assessment with sonography for trauma: methods, accuracy, and indications. *Surg Clin North Am.* 2011;91:195–207.

15. Soto J, Anderson SW. Multidetector CT of blunt abdominal trauma. *Radiology.* 2012;265(3): 678–693.

16. Rozycki G, Ochsner MG, Feliciano DV, et al. Early detection of hemoperitoneum by ultrasound examination of the right upper quadrant: a multicenter study. *J Trauma.* 1998;45(5): 878–883.

17. Nazeer S, Dewbre H, Miller AH. Ultrasound-assisted paracentesis performed by emergency physicians vs. the traditional technique: a prospective, randomized trial. *Am J Emerg Med.* 2005;23:363–367.

18. Mercaldi C, Lanes SF. Ultrasound guidance decreases complications and improves the cost of care among patients undergoing thoracentesis and paracentesis. *Chest.* 2013;143(2):532–538.

19. Patel PA, Ernst FR, Gunnarsson CL. Ultrasonography guidance reduces complications and costs associated with thoracentesis procedures. *J Clin Ultrasound.* 2012;40(3):135–141.

20. Christie-Large M, Michaelides D, James SLJ. Focuses assessment with sonography for trauma: the FAST scan. *Trauma.* 2008;10:93–101.

21. Salen P, Melanson SW, Heller MB. The focused abdominal sonography for trauma (FAST) examination: considerations and recommendations for training physicians in the use of a new clinical tool. *Acad Emerg Med.* 2000;7:162–168.

22. Runyon BA. Introduction to the revised American association for the study of liver diseases practice guideline management of adult patients with ascites due to cirrhosis 2012. *Hepatology.* 2013;57(4):1651–1653.

23. Runyon BA. Management of adult patients with ascites due to cirrhosis: an update. *Hepatology.* 2009;49(6):2087–2107.

24. Nagdev A, Racht J. The "gastric fluid" sign: an unrecognized false-positive finding during focused assessment for trauma examinations. *Am J Emerg Med.* 2008;26:630.e5–630.e7.

第 25 章

肾脏

Behzad Hassani

王鹏 译 ■ 余志中 校

关键点

- 肾脏床旁超声检查的主要适应证是评价肾积水。
- 肾脏超声检查应同时探查膀胱。膀胱出口梗阻导致膀胱过度充盈是肾积水的常见原因之一。
- 床旁超声检查发现任何可疑肿块或病变,都需要进一步行诊断性影像学检查。

背景

对于存在急性症状的低危患者,包括不明原因腹痛和无痛性血尿等,肾脏超声检查高效且无电离辐射,在疾病初期可作为计算机断层扫描(CT)检查的替代手段[1]。为避免电离辐射的危害,超声是孕妇和儿童尿路梗阻的首选影像学检查方法。最近一项多中心随机对照试验,比较在急诊科床旁即时超声、CT 和影像科超声用于初始评估疑似肾石症方法的有效性。3 组患者的结局(高危并发症、严重不良事件、急诊科再就诊住院治疗)无显著差异。但是,当床旁即时超声或影像科超声作为初始影像学检查方法时,而不使用 CT,累积辐射暴露会减少。此外,床旁即时超声组的患者在急诊科停留时间略短于影像科超声组。研究得出结论,超声检查应该作为疑似肾结石患者急诊科初始评估的影像学方法[2]。

床旁肾脏超声重点探查可准确探测梗阻性尿路疾病患者肾积水的存在并进行分级[3]、直观显示巨大梗阻性结石[4]、描述肾脏囊性或实性肿块的特征[5]。如临床高度怀疑肾结石,单侧肾积水可作为诊断结石导致梗阻性尿路疾病的确切依据。结合腹部(肾脏、输尿管和膀胱)平片可提高超声发现单发钙化性结石的敏感性[6]。超声观察到的肾积水严重程度与梗阻持续时间相关[7],也可能与导致梗阻的结石大小相关[8]。如肾结石性疾病的临床可能性很小,或考虑其他病变可能,如腹主动脉瘤、胆囊疾病、卵巢扭转或异位妊娠等,超声未发现肾积水可有效地排除结石病。

正常解剖

肾脏是腹膜后器官,位于身体纵斜切面,下极较上极更靠前、靠外(图 25.1)。因此,探头应斜向放置以显示肾脏长轴。与右肾比较,左肾位置偏上、偏后,而由于肝脏的影响,右肾位置偏下、偏外侧。由于前方胃肠道气体干扰,左肾通常通过脾脏声窗显示。右肾则通常通过肝脏声窗显示。右肾略大于左肾,但各方向径线差别在 2cm 以内。

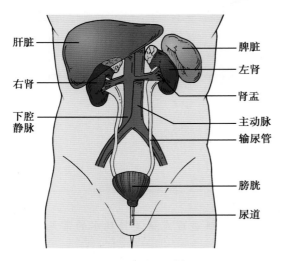

图 25.1　泌尿系统解剖

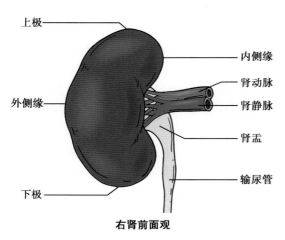

右肾前面观

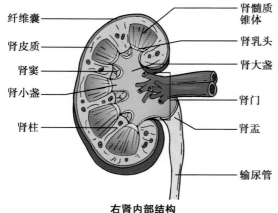

右肾内部结构

图 25.2　肾脏切面解剖

肾脏由截然不同的两部分解剖结构组成：肾实质和肾窦（图 25.2）。肾实质进一步分为肾皮质和肾髓质。髓质由锥形的髓质锥体组成。除肾门外，肾实质在各方向包绕肾窦。肾门是肾动脉、肾静脉和近端输尿管进入肾窦的部位。肾窦内富含脂肪，显示为高回声，将其与低回声的肾实质区别开来。这种回声的差异称为肾脏超声双密度[5,9]。

图像获取

低频探头、相控阵探头或凸阵探头，可以为肾脏成像提供足够的穿透力。相控阵探头声束较窄，有利于肋间探查，然而凸阵探头的宽声束可以在长轴切面单帧图像上显示肾脏全貌。

对怀疑肾脏疾病的患者，请考虑先扫查健侧肾脏以获取基础图像用以与患侧对比。检查右肾时，患者取仰卧位，探头置于剑突水平腋中线行冠状切面扫查。将肾脏图像置于屏幕中心，逆时针旋转探头 15°～30°，使探头方向标记（"凹口"）稍指向后方以获得肾脏纵向（长轴）切面图像。保持探头在体表同一位置，前后倾斜或扇形扫查，由前至后对整个肾脏进行评估。在长轴切面基础上逆时针转动探头 90°以获得肾脏横截面（短轴）图像。上下倾斜探头或扇形扫查评估肾脏上极和下极（图 25.3）。

与右肾比较，左肾更靠后上方。探头置于腋后线冠状切面扫查显示左肾。改善左肾显示的技术：①将探头尽量向后移（"指节处触到床"）；②患者取右侧卧位；③嘱患者用力吸气后屏气使肾脏下移。接着，顺时针旋转探头 15°～30°，使探头方向标记稍指向后方，获取左肾纵切面图像，然后从纵轴切面将探头逆时针旋转 90°以获得肾脏横切面图像[5,9]。

同时获取膀胱纵切面和横切面图像以全面评估整个泌尿系统（见第 26 章）。

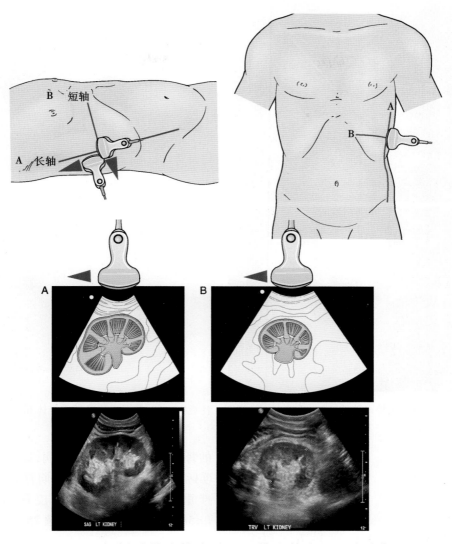

图 25.3 肾脏超声纵(长轴)切面(A)和横(短轴)切面(B)探头位置

图像分析

Gerota 筋膜和肾周脂肪显示为环绕肾脏周围的带状高回声,纤维囊显示为肾脏高回声轮廓。正常肾实质回声均匀,较肝、脾的回声低。髓质锥体内充满液体,表现为低回声或无回声,围绕肾窦呈半圆形排列的三角形凸起。

肾髓质的回声明显低于周围肾皮质的回声。

由于富含脂肪组织,正常肾窦为高回声,无肾盂积水的情况下,肾窦呈现均一的高回声,内部可见无回声尿囊(图 25.4;视频 25.1)。输尿管通常被肠气遮挡,但当扩张时,输尿管可能在超声图像上显示为由肾盂向下方延续的管状结构[5,9]。

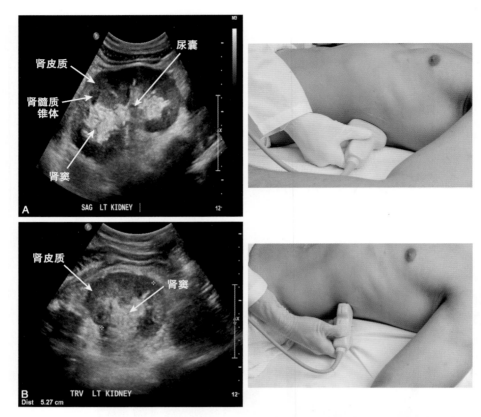

图 25.4 正常肾脏长轴(A)和短轴(B)视图。注意突出的,低回声的肾髓质锥体和高回声的肾窦

病理征象

大小

正常肾脏长 9~13cm,宽 3~7cm,厚 3~6cm,正常的实质厚度 1.1~2.3cm[10]。萎缩

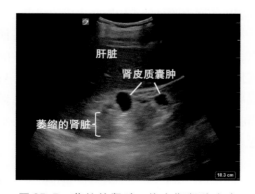

图 25.5 萎缩的肾脏。终末期肾脏疾病患者,可见右肾严重萎缩伴多个小囊肿

的肾脏病表示慢性肾脏疾病,通常无需测量实际径线即可识别。终末期肾脏疾病肾脏严重萎缩,而且常伴有皮质或髓质小(<5mm)囊肿(图 25.5;视频 25.2)[11,12]。

肾积水

肾积水超声图像表现为高回声肾窦内的无回声液性暗区。肾积水根据严重程度分为轻度、中度和重度(图 25.6)[13],可能与远端导致梗阻的结石大小有关。许多临床路径都将肾积水的严重程度作为指导制定治疗方案的关键环节[1,8,13]。

轻度肾积水定义为肾盏的扩张,肾乳头维持正常形态。肾窦正常时为高回声,轻度肾积水时肾窦中央轻度扩张,成无回声区(图 25.7)。随着轻度肾积水病情进展,肾窦中央扩张的程度加重,但肾髓质锥体的形态保持不变(图 25.8)。肾髓质锥体保持正常形态是轻度肾积水区别于中度肾积水的特征,而与肾盂扩张程度无关(视频 25.3 和视频 25.4)。

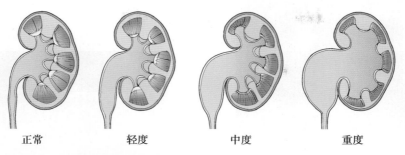

正常　　　　　　轻度　　　　　　中度　　　　　　重度

图 25.6　肾积水的严重程度。轻度肾积水:肾盏扩张,髓质椎体和乳头保持正常形态。中度肾积水:肾盏扩张,肾乳头消失,髓质锥体圆钝。重度肾积水:肾盏球样扩张,肾乳头和髓质锥体完全消失,肾皮质变薄

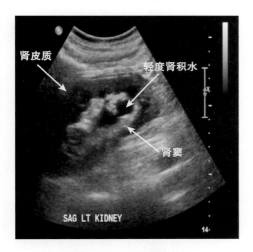

肾皮质　　轻度肾积水　　肾窦

SAG LT KIDNEY

图 25.7　轻度肾积水

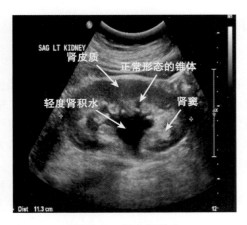

SAG LT KIDNEY

肾皮质　正常形态的锥体

轻度肾积水　　肾窦

Dist　11.3 cm

图 25.8　轻度肾积水

中度肾积水特点是肾盏呈圆形扩张,肾乳头消失,髓质锥体变圆钝。肾盏进行性扩张导致肾窦展开呈手套状,这通常被称为"熊掌征"(图 25.9;视频 25.5 和视频 25.6)。外周肾皮质保持正常结构是中度肾积水区别于重度肾积水的特征。

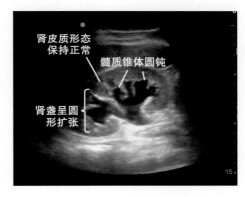

肾皮质形态保持正常　　髓质锥体圆钝

肾盏呈圆形扩张

图 25.9　中度肾积水

重度肾积水定义为肾盏呈球样扩张合并肾皮质不同程度变薄。重度肾积水时肾盏扩张合并为一个大的尿液无回声区,肾窦和髓质锥体结构完全消失。正常高回声的肾窦由于中央大量积液而完全呈现为无回声。外周薄层肾皮质是仅存的正常肾脏结构。肾结构的严重破坏是重度肾积水的主要特征(图 25.10;视频 25.7 和视频 25.8)。

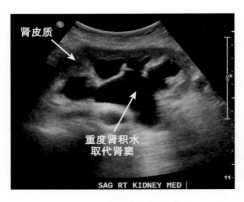

图 25.10　重度肾积水

肾积水时由于肾盏破裂和尿液外渗可形成肾周少量积液(图 25.11;视频 25.9 和视频 25.10)。尿液囊肿是肾周积液集聚的表现(视频 25.11)。肾周积液导致感染或肾周脓肿形成的概率明显升高,需要密切随访[1]。

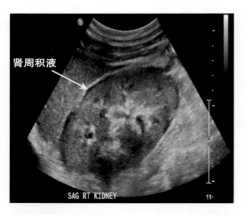

图 25.11　肾周积液。右肾长轴切面见少量肾周积液,提示肾盏破裂,尿液外渗

其他一些情况可与肾积水有相似的超声表现。以下技术可以帮助确认肾积水诊断:①怀疑肾积水时,追踪显示无回声区,至肾盏处应相互融合;②在长轴和短轴切面上全面显示疑为肾积水无回声区的轮廓和结构;③使用彩色多普勒或能量多普勒超声鉴别肾脏血管与扩张的肾盏(视频 25.12)[9]。

肾髓质锥体也可显示为无回声而被误认为肾积水,但三角形髓质锥体之间被皮质分隔,通过倾斜探头可以显示其清晰的

分界。肾实质和肾盂旁囊肿也可有肾积水类似表现,但囊肿壁光滑,球形无回声区与肾盂不延续(图 25.12 和图 25.13;视频 25.13)。

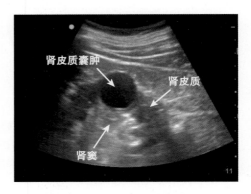

图 25.12　单一肾囊肿

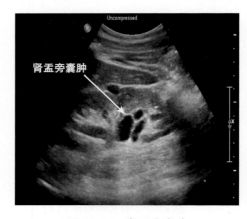

图 25.13　肾盂旁囊肿

肾结石

超声探查输尿管结石敏感性较低[4]。结石可见于肾实质内、肾盂输尿管结合部近端或输尿管膀胱结合部远端。一般来说,输尿管由肾脏至膀胱的走行过程中,受肠管气体干扰难以准确评估。结石为高回声,后方伴声影(图 25.14;视频 25.14~视频 16)。

肾积水的严重程度可能与结石大小相关[8]。肾绞痛伴中重度肾积水患者结石大于 5mm 的可能性明显大于轻度或无肾积水患者[8]。小于 5mm 的结石通常无须处理即

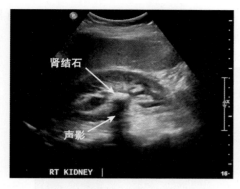

图 25.14　肾结石。 右肾长轴切面见一巨大肾结石伴声影

可排泄掉,5~9mm 的结石亦可自行排泄,但大于 1cm 的结石排泄的可能性小,很可能需要泌尿科干预[14]。

肾囊肿

肾囊肿是常见的良性病变(图 25.12;视频 25.17),但肾脏恶性病变可能表现为复合型囊肿。良性囊肿,必须满足以下所有标准[9]:

1. 壁薄且光滑,囊内为无回声,无分隔和实性成分。

2. 圆形或椭圆形,与周围肾实质分界清晰,各切面上回声均匀。

3. 囊肿后方回声明显增强。

如上述诊断标准未完全满足,应考虑复合型囊肿(图 25.15;视频 25.18),需考虑肾脓肿或恶性病变可能,需行进一步检查。

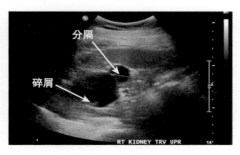

图 25.15　巨大复合型囊肿。 复合型囊肿外观形态不规则,内有分隔、钙化或碎屑

多发性肾囊肿见于多囊肾和获得性囊性肾病。多囊肾是肾脏囊性疾病谱中极端的例子(图 25.16;视频 25.19 和视频 25.20)。多囊肾的特征为大量大小不一、形态不规则的囊肿,破坏了双肾的正常结构。这些患者常见症状为腰痛、血尿、高血压以及肾功能衰竭。获得性囊性肾病同样表现为多发性囊肿,见于行透析的终末期肾病的患者,其恶性变可能性较高。大部分慢性肾脏疾病患者表现为双肾缩小,回声增强,而并发获得性囊性肾病者双肾见多发囊肿。

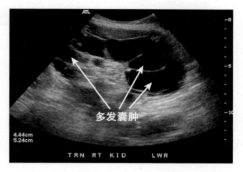

图 25.16　多囊肾。 正常肾脏结构被大量大小不一的囊肿完全破坏

肾脏肿块

腹部影像学检查偶然发现的肾脏恶性肿瘤发病率和死亡率均较低[15]。床旁即时超声发现任何可疑肿块均需进一步检查并行专科会诊(图 25.17;视频 25.21 和

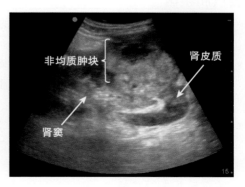

图 25.17　肾脏肿块。 超声见一巨大、形态不规则的肾脏肿块,内部回声不均匀,经进一步检查后,诊断为肾细胞癌

视频 25.22）[15]。正常变异可被误认为肾脏恶性肿瘤，如异常肥大的肾柱（Bertin 柱），为增生的肾皮质结构伸入肾窦内导致肾盏变形（图 25.18）。

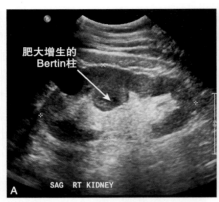
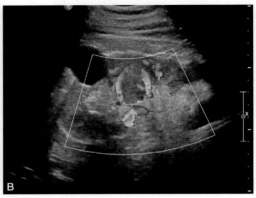

图 25.18　肥大增生的 Bertin 柱。二维超声图像可见正常的肾皮质伸入肾窦内（A），彩色多普勒超声未见增生的血流信号，证实该组织是 Bertin 柱（B）。注意单纯的肾皮质囊肿

肾细胞癌是成人肾脏恶性肿瘤最常见类型。超声图像表现呈高度异质性。与邻近组织比较，肿瘤可显示为等回声、低回声或高回声，部分区域为囊性，可误认为良性肾囊肿（视频 25.23 和视频 25.24）。肾脏错构瘤是肾脏良性肿瘤最常见类型。肿瘤为肾皮质内边界清晰的高回声团块。肾错构瘤与高回声的肾细胞癌有相似的超声表现。因此，床旁即时超声如偶然发现肾脏肿块后应采集其他影像学资料并行专科会诊。

要点和误区

- 用超声评估肾脏时，首先扫查无症状的肾脏，将其与有症状的一侧进行比较。
- 当怀疑发现异常时，必须在长轴切面倾斜探头或扇形扫查，多个切面评估异常结构。
- 行肾脏超声扫查时需同时进行膀胱超声检查。膀胱下游梗阻导致膀胱过度充盈时，可引起双侧肾积水，应在膀胱排空后复查肾脏超声。

- 对于低血容量患者，肾盏一过性塌陷可能会导致肾积水程度被低估。血容量不足患者在进行液体复苏后被重新评估疑似肾积水。
- 肾血管是肾血流进入和流出肾窦的部位，可能被误认为轻度肾积水。使用彩色多普勒或能量多普勒超声区分血管和积水。
- 妊娠期常见右侧不同程度的肾积水，可能并非病理性。
- 单侧肾积水时，可能是由于肿块或腹膜后淋巴结病压迫一侧输尿管，或肾结石梗阻。
- 超声未发现肾积水并不能排除尿路结石的可能性，小结石可不造成明显梗阻。
- 肾结石为常见病，肾实质内非梗阻性结石可能与患者临床表现无关。
- 所有肾脏肿块在未经进一步证实之前，均应考虑恶性可能。床旁即时超声发现肾脏肿块后需要进一步放射影像学检查。

病例 25.1

病情介绍

患者,男,20 岁,因左下腹剧烈疼痛 4 小时于深夜入急诊科。疼痛始于左腰部,转移至左下腹,伴恶心。患者生命体征稳定但显得很痛苦。体格检查,左下腹深部触诊中度压痛,无腹膜刺激征,以及左肋脊角轻压痛。白细胞计数 $23 \times 10^9/L$,并伴核左移。主要鉴别诊断包括肾盂肾炎、憩室炎和肾结石。

超声发现

重点腹部超声检查显示腹腔无游离液体,而左肾轻度肾积水(视频 25.25),提示肾绞痛是最可能的病因。

病例解析

患者被诊断为疑似肾绞痛,口服止痛药物,门诊全面肾脏超声检查,并试行药物排石治疗后出院。诊断性的超声证实了床旁即时超声发现的肾积水,此外,发现了一个 6mm 的部分阻塞性的结石(图 25.19 和图 25.20)。膀胱超声彩色血流多普勒显示双侧输尿管射流(图 25.21)。几天后,患者自主排出了结石,并且没有任何并发症。

医疗服务提供者可以使用床旁即时超声准确检查肾积水并进行分级。当临床高度怀疑肾结石时,单侧肾积水可作为结石导致的尿路梗阻的间接依据。即使可能没有发现结石,中到重度肾积水与大于 5mm 的结石有关。小于 5mm 的结石通常自行排出体外,无须干预。

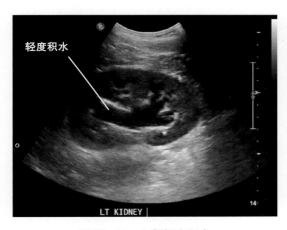

图 25.19 左肾轻度积水

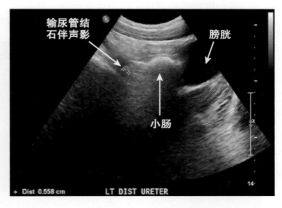

图 25.20 输尿管结石。输尿管远端一 6mm 结石导致部分梗阻。注意无回声的膀胱在屏幕右侧

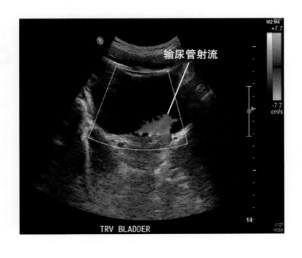

图 25.21 输尿管射流。彩色多普勒超声见膀胱后壁输尿管射流,表明输尿管未完全梗阻

病例 25.2

病情介绍

　　患者,女,62 岁,因右腰及下腹部疼痛 2 小时入急诊科。患者有肾绞痛病史,既往体健,无住院史和手术史。此次疼痛与以往肾绞痛发作类似,患者坚信在家口服止痛药和止吐药会使症状缓解。患者无发热,但心动过速,心率 105 次/min。右侧肋脊角压痛。尿液分析见镜下血尿。白细胞计数、血红蛋白和肌酐正常。

　　患者口服止痛药和止吐药后出院回家。在接下来的几小时里,患者病情恶化,右腰痛加重,难治性呕吐,并出现进行性的意识模糊。患者被救护车送至医院,并且发热(40℃),心动过速,心率120 次/min,以及意识模糊。

超声检查结果

　　重点腹部超声检查显示右肾肾积水。肾乳头

和髓质锥体变钝,符合中度肾积水的表现。肾盂内可见一 2cm 的肾结石(图 25.22;视频 25.26)。

病例解析

　　启动静脉输液和抗生素治疗。泌尿外科会诊,急诊行膀胱镜检查并置入输尿管支架。支架置入和抗生素治疗后,该患者状况改善。经过数周的抗生素治疗,患者接受了成功的体外冲击波碎石术。

　　肾积水是根据肾脏结构的变形程度分级的。中度肾积水与轻度肾积水的区别在于:肾盏呈圆形扩张,肾乳头消失,以及髓质锥体变圆钝。表现为中度或重度肾积水的肾石病患者,与大于 5mm 的结石有关。5~9mm 的结石可能自行排出,但是如果没有泌尿外科的干预,>1cm 的结石很难自行排出。

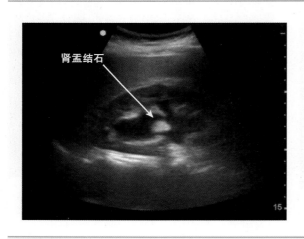

图 25.22　巨大肾结石。一 2cm 的阻塞性结石卡在肾盂,导致中度肾积水

病例 25.3

病情介绍

　　患者,女,45 岁,因尿急、尿频、排尿困难于急救中心就诊。患者主诉症状开始即伴左腰部不适。患者发热体温升至 38.5℃ 且左肋脊角轻度压痛。白细胞增多核左移,尿液中白细胞、亚硝酸盐、血液呈阳性。怀疑急性肾盂肾炎,进行了重点肾脏超声检查评估肾积水。

超声发现

　　超声检查无症状的右肾怀疑是轻度肾积水,但进一步使用彩色多普勒评估确认肾窦中无回声的区域是血管,而不是扩张的肾盏(图 25.23;视频 25.27)。与左肾相似,右肾也怀疑肾积水。使

用彩色多普勒鉴别血管与肾盏,无回声区域无血流信号,确认是中度肾积水(图 25.24;视频 25.28)。

病例解析

　　基于临床肾盂肾炎的诊断以及超声结果显示输尿管梗阻,请泌尿科会诊,腹部 CT 确认为一个 5mm 的输尿管中段结石。泌尿科当晚放置了输尿管支架,以治疗引起脓毒症的结石。

　　肾门及其内部的血管与肾积水有相似表现,而彩色多普勒超声是用以区分血管和肾积水的主要手段。对于肾盂肾炎的患者,应考虑肾积水和肾结石等可能的复杂因素。

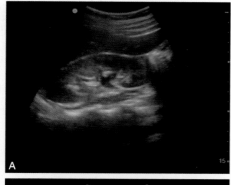

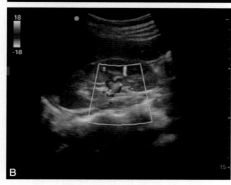

图 25.23　肾血管与肾积水。肾脏纵切面显示肾窦内无回声区,怀疑肾积水(A),但应用彩色多普勒确认无回声区为肾血管(B)

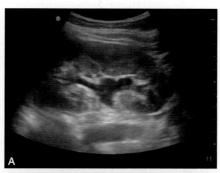

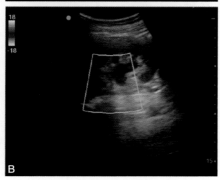

图 25.24　中度肾积水。肾脏纵切面显示肾窦内无回声区(A)。彩色多普勒显示该区域内无血流信号,确认为肾积水(B)

复习题

1. 相比于右肾,左肾的位置更偏_____,更靠_____。

   A. 上,前

   B. 上,后

   C. 下,前

   D. 下,后

   答案:B。相比于右肾,左肾的位置更偏上,更靠后。由于前方肠和胃内气体的干扰,左肾通常透过脾脏声窗显示。右肾位于肝脏的前下方,常通过肝脏声窗显示。

   问题 2~8,请为图 25.25 中字母所代表的结构选择恰当的答案:

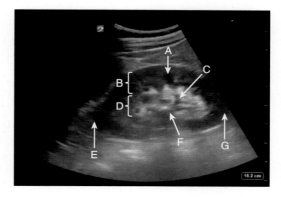

图 25.25

2. 肾小盏

3. 肾大盏

4. 肾锥体

5. 肾皮质

6. 肾窦

7. 肾上极

8. 肾下极

   答案:2,C;3,F;4,A;5,B;6,D;7,E;8,G。

9. 关于中度肾积水,以下哪项正确?

   A. 中度肾积水肾髓质锥体保持正常形态

   B. 中度肾积水的特征是皮质变薄

   C. 中度肾积水普遍肾脏结构完全破坏

   D. 中度肾积水特征是典型的"熊掌"样表现

答案：D。肾乳头消失和肾髓质锥体变钝导致典型的"熊掌征"是中度肾积水的表现。肾皮质变薄和肾结构完全破坏是重度肾积水的特征。

问题 10～14，每一个问题都对应一个视频。请对肾积水严重程度分级：

A. 无肾积水

B. 轻度肾积水

C. 中度肾积水

D. 重度肾积水

▶ 10. 视频 25.29

11. 视频 25.30

12. 视频 25.31

13. 视频 25.32

14. 视频 25.33

答案：

10. C。肾盂扩张，髓质锥体变钝和肾窦"熊掌"样表现最符合中度肾盂积水。

11. A。正常右肾未见积水。注意皮质小囊肿。

12. B。轻度肾积水常表现为肾窦中央轻度扩张，肾乳头和锥体结构保留。

13. D。尽管未显示整个右肾，但见肾形态结构严重变形，肾盂重度扩张，仅剩下薄薄的皮质边缘，这最符合重度肾积水。注意该患者有腹水。

14. C。肾盂的"熊掌"样表现外观和髓质锥体变钝与中度肾积水特征一致。

▶ 15. 视频 25.34 中绿色箭头所示有何异常发现？

A. 皮质囊肿

B. 肾盂旁囊肿

C. 肾结石

D. 肾脏肿块

答案：C。绿色箭头所指为皮质内无阻塞性肾结石。石头产生明显的声影。在此视频中肾皮质及肾盂旁均未见无回声囊肿，视频中也未见边界不规则的异质性肿块。

16. 下列哪一项不是单纯的（良性）肾囊肿的声像图特征？

A. 壁薄

B. 无分隔，内部为无回声，无实性回声

C. 圆形或椭圆形，与相邻实质组织分界清楚

D. 在各切面回声均匀

E. 后方声影

答案：E。单纯的囊肿是无回声的，内部无回声或无实性回声。作为一种充满液体的结构，简单的囊肿表现出后方回声增强，但不存在后方声影。

17. 下列哪项描述是错误的？

A. 肥大的肾柱是等回声肿瘤，是肾细胞癌的癌前病变。

B. 容量充足的患者存在双侧输尿管射流排除显著的尿路梗阻性疾病特异性高。

C. 肾细胞癌的声像表现是多样性的，与邻近组织相比，可能是等回声、低回声或高回声的。

D. 单侧肾积水可能是由于肿块病变或腹膜后淋巴结肿大导致输尿管外部受压。

答案：A。肥大的肾柱是过度增生的皮质组织，使肾窦中的肾盏变形，并且没有癌前病变的可能。其他描述均正确。

参考文献

1. Swadron S, Mandavia D. Renal. In: Ma OJ, Mateer JR, Blaivas M, eds. *Emergency Ultrasound*. 2nd ed. New York, NY: McGraw-Hill; 2008 [chapter 10].

2. Smith-Bindman R, Aubin C, Bailitz J, et al. Ultrasonography versus computed tomography for suspected nephrolithiasis. *N Engl J Med*. 2014;371(12):1100-1110.

3. Dalziel PJ, Noble VE. Bedside ultrasound and the assessment of renal colic: a review. *Emerg Med J*. 2013;30(1):3-8.

4. Fowler KA, Locken JA, Duchesne JH, et al. US for detecting renal calculi with nonenhanced CT as a reference standard. *Radiology*. 2002;222:109-113.

5. Tublin M, Thurston W, Wilson SR. The kidney and urinary tract. In: Rumack CM, Wilson

SR, Charboneau JW, Levine D, eds. *Diagnostic Ultrasound*. 4th ed. New York, NY: Elsevier; 2011 [chapter 9].

6. Dalla Palma L, Stacul F, Bazzocchi M, et al. Ultrasonography and plain film versus intravenous urography in ureteric colic. *Clin Radiol*. 1993;47:333–336.

7. Brown DFM, Rosen CL, Wolfe RE. Renal ultrasonography. *Emerg Med Clin North Am*. 1997;15:877–893.

8. Goertz JK, Lotterman S. Can the degree of hydronephrosis on ultrasound predict kidney stone size? *Am J Emerg Med*. 2010;28:813–816.

9. Bates JA. *Abdominal Ultrasound: How, Why and When*. 3rd ed. New York, NY: Churchill Livingstone; 2011.

10. Sienz M, Ignee A, Dietrich CF. Sonography today: reference values in abdominal ultrasound: aorta, inferior vena cava, kidneys. *Z Gastroenterol*.

2012;50:293–315.

11. O'Neill WC. Renal relevant radiology: use of ultrasound in kidney disease and nephrology procedures. *Clin J Am Soc Nephrol*. 2014;9:373–381.

12. Gosmanova EO, Wu S, O'Neill WC. Application of ultrasound in nephrology practice. *Adv Chronic Kidney Dis*. 2009;16:396–404.

13. Nobel V, Brown DF. Renal ultrasound. *Emerg Med Clin North Am*. 2004;22:641–659.

14. Coll D, Varanelli MJ, Smith RC. Relationship of spontaneous passage of ureteral calculi to stone size and location as revealed by unenhanced helical CT. *AJR Am J Roentgenol*. 2002;178:101–103.

15. Sweeney JP, Thornhill JA, Graiger R, McDermott TE, Butler MR. Incidentally detected renal cell carcinoma: pathological features, survival trends and implications for treatment. *Br J Urol*. 1996;78:351–353.

第 26 章

膀胱

Behzad Hassani

王鹏 译 ■ 余志中 校

关键点

- 床旁膀胱超声的主要适应证为估计膀胱容量、确定导尿管正确留置、探查结石,以及评估梗阻性尿路疾病患者的输尿管射流。
- 膀胱容量可用公式计算:膀胱容量=0.75×宽径×长径×高径。
- 床旁即时超声检查如发现膀胱肿块,需进一步检查,包括其他影像学检查及专科会诊。

背景

床旁超声膀胱检查的主要临床应用包括:估计膀胱容量,确认导尿管位置正确,探查结石,以及评估梗阻性尿路疾病患者的输尿管射流。

许多主诉有尿潴留症状的患者其实并非真正的尿潴留[1]。由于体型的影响,相当一部分患者体格检查所估计的膀胱容量往往不准确。膀胱超声能准确判断膀胱容量,且避免不必要的尿管置入。如必须留置尿管时,床旁超声可以确定导尿管位置和功能是否正常。对于儿童患者,超声估计膀胱容量可避免不必要的插管[2],实时超声引导可降低耻骨上缘膀胱抽吸的并发症[3]。

正常解剖

膀胱是三角形器官,位于耻骨联合正后方偏下(图 26.1)。输尿管从后下方进入膀胱三角区(图 26.2)。在男性,前列腺尾部环绕膀胱颈,横径通常不超过 5cm。

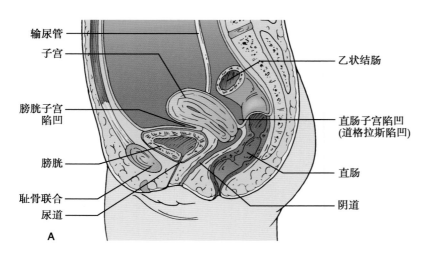

图 26.1 膀胱矢状面正常解剖。(A)女性盆腔。

图中标注:输尿管、子宫、膀胱子宫陷凹、膀胱、耻骨联合、尿道、乙状结肠、直肠子宫陷凹(道格拉斯陷凹)、直肠、阴道

A

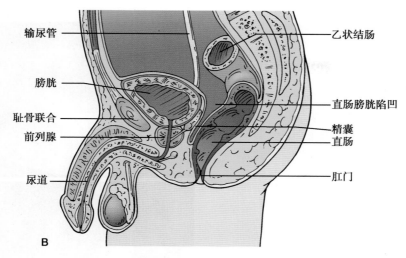

图 26.1(续)　(B)男性盆腔

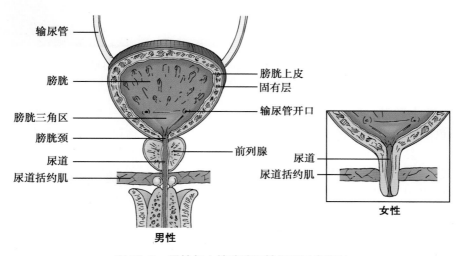

图 26.2　男性与女性膀胱短轴切面正常解剖

图像获取

频率为 3.0 ~ 5.0MHz 的凸阵探头最适合膀胱检查。凸阵探头频率适中,可提供最佳的穿透力和分辨力,探头接触面大有利于显示整个膀胱。膀胱内充满液体,易被超声穿透,导致后方回声增强,或在膀胱后方形成高回声区。检查时应减低远场增益以更好地显示膀胱后方的低回声或无回声区,如盆腔游离积液[4]。

从耻骨上方扫查膀胱最为理想。患者取仰卧位,将探头横向放置于耻骨联合上缘,超声束指向尾部(图 26.3A;视频 26.1)。上下倾斜探头在横切面上全面显示膀胱。评估膀胱扩张的程度,有无结石及肿块。如果膀胱未充盈,探头需指向盆腔尾端显示膀胱图像。前列腺为高回声,可在横切面膀胱下壁后方显示。将探头顺时针转动 90°在矢状面获得膀胱长轴图像(图 26.3B;视频 26.2)。在矢状面倾斜探头,从左至右扫查整个膀胱壁。

对于肾绞痛患者,如观察到输尿管射流,或尿液间歇性进入膀胱即可排除输尿管完全性梗阻。观察输尿管射流时,在横切面

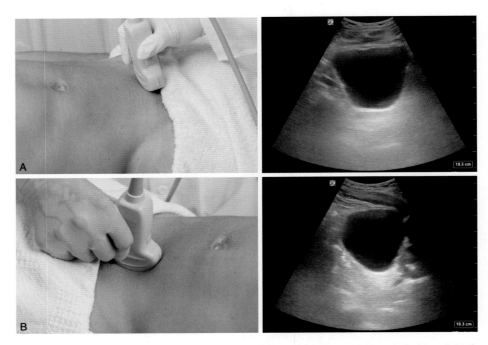

图 26.3　探头位置。(A)显示膀胱短轴切面时探头位置,并且探头向尾部倾斜以获得膀胱短轴切面图像。(B)显示膀胱矢状面时探头位置

上缓慢探查整个膀胱,重点观察膀胱三角区[4-6]。彩色多普勒或能量多普勒低流速设置(即低脉冲重复频谱)是观察输尿管射流的最佳模式。能量多普勒特别适合检查包括输尿管射流在内的低流量状态,如输尿管射流。该射流显示为彩色的射流束由膀胱基底进入中心(图 26.4;视频 26.3 和视频 26.4)。在血容量充足的患者,输尿管射流每 15~20 秒出现一次,每次持续时间不超过 1 秒[7]。双侧输尿管射流均存在即可排除严重梗阻性尿路疾病,具有较高特异性[8,9]。如患侧输尿管射流消失而健侧正常时则应怀疑存在输尿管梗阻。

病理征象

尿潴留

膀胱容量可用以下公式计算[10,11]:

膀胱容量 = 0.75×宽径×长径×高度

在横切面上测量宽径和前后径(即长径),在矢状面测量上下径(即高度)(图 26.5)。以往研究已证实应用上式估计的膀胱容量与实际导管测量结果之间相关性良好(相关系数 = 0.983)[10]。绝大多数床旁即时超声机器内置有基于上述径线计算膀胱容量的功能。

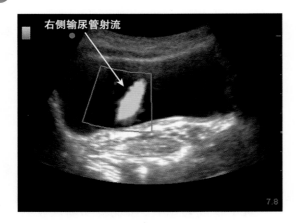

图 26.4　输尿管射流。使用能量多普勒可清晰显示右侧输尿管射流

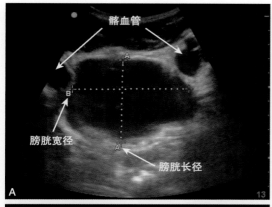

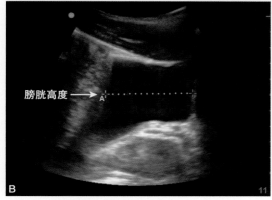

图 26.5　膀胱容量测量。（A）短轴切面测量膀胱宽径（W）和长径（L）。（B）矢状面测量膀胱高度（H）。膀胱容量应用以下公式计算：膀胱容量 = 0.75×W×L×H

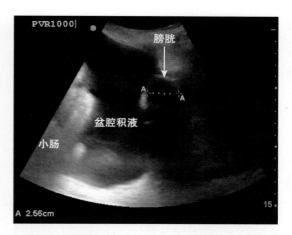

图 26.6　膀胱扫描错误。 膀胱扫描仪不能区分盆腔积液与膀胱里的尿液。长轴切面显示，膀胱内仅少量尿液，但膀胱扫描错误地测量该患者的膀胱内有大于 1L 的尿液

重要的是要认识到，一般用于膀胱容量评估的扫描仪不能将膀胱内的尿液与盆腔积液区分开来。因此，对于腹腔积液的患者，应使用床旁即时超声准确评估膀胱容量（图 26.6）。

膀胱容量可通过观察膀胱顶与脐的相对位置进行定量评估[1]。在矢状切面上将膀胱顶部置于图像中心。通过探头中心在皮肤上的位置可判断膀胱顶与脐的相对位置。大部分尿潴留患者的膀胱顶部至少向脐部延伸一半距离以上（视频 26.5）[1]。如存在尿潴留，应进一步探查肾脏以排除双侧肾积水（见第 25 章），对于慢性尿路梗阻患者，双侧肾积水的存在对预后有重要意义价值。

虽然床旁经腹超声容易发现前列腺肥大（横径大于 5cm），但无法鉴别良性增生或恶性病变（图 26.7；视频 26.6）。如有临床指征，应进一步行泌尿专科会诊、经直肠超声检查和活组织检查。

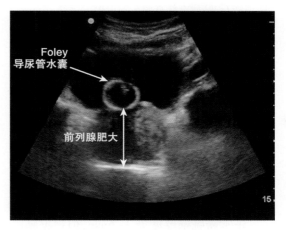

图 26.7　前列腺肥大。 短轴切面显示增大的前列腺以及置入导尿管的膀胱

留置导尿管

可用超声确认导尿管是否在膀胱腔内（视频 26.7）。如果正确留置导尿管后引流量少，超声如探查到大量残余尿液，可判断

是导尿管的问题(视频 26.8),也有可能是碎片或血凝块堵塞导尿管(视频 26.9 和视频 26.10)。

膀胱结石

膀胱结石最常见于肾结石通过输尿管下行进入膀胱。慢性尿潴留患者,也可在原位形成膀胱结石[4]。膀胱结石为可移动的高回声,后方伴声影(图 26.8;视频 26.11)。

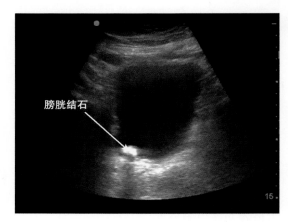

图 26.8 膀胱结石。短轴切面可见膀胱内一高回声结石,其后方伴有明显的声影

膀胱肿块

典型的膀胱肿块表现为膀胱壁上不规则高回声突起,或膀胱壁局限性增厚(图 26.9;视频 26.12)[4-6]。膀胱肿块大部分为移行细胞癌。膀胱肿块的鉴别诊断包括恶性病变、膀胱憩室、膀胱壁先天性膨出以及慢性或复发性膀胱炎所致膀胱壁增厚。

正常膀胱壁厚度为 3~6mm,但根据膀胱充盈状态不同存在较大变异(视频 26.13)。血凝块可被误认为膀胱肿块,应在持续充分膀胱冲洗后复查(视频 26.14)。需要进一步的影像学检查以及专家会诊,以进一步评估膀胱肿块。

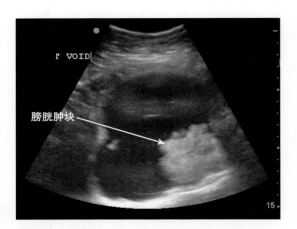

图 26.9 膀胱肿块。短轴切面见膀胱腔内一巨大肿块

要点和误区

- 为准确计算膀胱容量,应该在各切面上测量膀胱最大径线。倾斜探头或扇形扫查找到最大径线后冻结图像进行测量。应用以下公式:膀胱容量 = 0.75 × 宽径 × 长径 × 高度。

- 盆腔游离液体易被误认为膀胱。检查时需要在短轴切面和长轴切面上全面仔细扫查膀胱及其周围组织结构。使膀胱充分充盈或在其内发现导尿管球囊有助于鉴别膀胱和盆腔游离液体(视频 26.15)。

- 由于操作不当的原因,输尿管射流可能很少或没有探查到。尽管输尿管射流的存在对排除梗阻性疾病具有较高的特异性,但不能因超声检查未观察到其存在而由此得出梗阻性尿路疾病的结论。

- 床边超声很容易确认导尿管位置是否正确,以及检测导尿管故障。

- 血凝块在超声上可显示为膀胱内团块。持续膀胱冲洗可使血凝块溶解,然后彻底扫查膀胱以评估肿块。

病例 26.1

病情介绍

患者,男,60 岁,恶心、呕吐、食欲缺乏 4 周。他主诉了多种泌尿系统症状:尿频、尿流速变慢,以及尿量减少。否认腰痛、排尿困难和血尿。有药物治疗前列腺良性增生肥大的病史。无发热,生命体征正常。该患者肥胖,难以通过体格检查评估膀胱大小。直肠检查证实前列腺肥大。实验室检查提示肌酐升高。

超声发现

床旁超声显示膀胱扩张显著,膀胱顶部位于脐平面(视频 26.16)。超声确认留置导尿管并且导尿管位置正确(见视频 26.6)。前列腺明显增大,肾脏超声显示双侧中度肾积水(视频 26.17 和视频 26.18)。

病例解析

导尿管引流了 2L 的尿液,几乎没有凝块。泌尿科会诊,患者入院观察。住院过程中并发减压后血尿需要输血。该患者还合并梗阻后利尿(24 小时尿量为 4 000mL),需要静脉补液。患者肌酐降至正常,留置导尿管出院回家。几周后,该患者门诊行经尿道前列腺切除术。

进行床旁膀胱超声检查很容易。对于排尿减少的患者,膀胱超声检查可以快速鉴别尿潴留、导尿管阻塞及尿量减少。可使用以下公式定量评估膀胱容积:

$$膀胱容量 = 0.75 \times 宽径 \times 长径 \times 高度$$

病例 26.2

病情介绍

患者,女,47 岁,下尿路症状病史 3 周。由于家庭医生拟诊尿路感染,该患者接受了几疗程的抗生素治疗。她诉有双侧腰痛、排尿困难、尿频、尿急以及偶发肉眼血尿。她还诉有排尿紧迫、排尿延迟和排尿不尽。否认既往肾绞痛史和血尿史。吸烟史 20 包/年。生命体征和体格检查无异常。实验室检查结果显示轻度贫血和肌酐轻度升高。尿检发现白细胞和血液成分。

超声发现

行床旁即时膀胱超声检查。膀胱扩张,排尿后膀胱残余量为 700mL。此外,还发现了一些膀胱肿块(视频 26.19)。

病例解析

由于血凝块和膀胱肿块的超声表现相似,开始予以持续膀胱冲洗。冲洗后进行超声检查,仍可见膀胱肿块。泌尿科会诊,膀胱镜检查诊断为膀胱癌。患者最终接受了经尿道膀胱肿瘤切除治疗。

膀胱内的血凝块很容易被误认为是膀胱肿块。当怀疑有肿块时,应行持续膀胱冲洗实验,然后用超声重新评估。一旦怀疑膀胱肿块需要进一步的检查以及泌尿科医生会诊。

复习题

1. 以下哪种伪像常出现在充盈膀胱的后方或深部?

   A. 声影

   B. 边缘伪像

   C. 镜面伪像

   D. 回声增强

   答案:D。回声增强,或后方回声增强,是一种能够在充满液体结构的深部见到的伪像。由于充满液体的物体声阻抗低,比如膀胱,大量回声从深部组织经充盈的膀胱体返回至超声探头,导致这些组织表现为高回声,或比平时更亮。

2. 哪种超声成像模式最适合观察输尿管射流?

   A. 二维灰阶

   B. M 型

   C. 频谱多普勒

   D. 能量多普勒

   答案:D。能量多普勒特别适合低流量状态,如输尿管射流。输尿管射流呈明亮的橙黄色,从膀胱底部流向其中心。能量多普勒与彩色多普勒不同,不显示方向信息。选项所列其他成像模式均未用于检测输尿管射流。

3. 下列哪个公式最常用于计算膀胱容积?

 A. 0.25×宽径×长径×高度

 B. 0.35×宽径×长径×高度

 C. 0.50×宽径×长径×高度

 D. 0.75×宽径×长径×高度

答案:D。以往的研究表明,使用上述公式(膀胱容积＝0.75×宽径×长径×高度)估算的膀胱容积与实际导尿测量的膀胱容积之间存在密切的相关性(相关系数＝0.983)。值得注意的是,膀胱形状对超声评估膀胱容积准确性有相当大的影响[11]。尽管将相应的校正系数应用于体积计算将提高估计的准确性,但无论膀胱形状如何,校正系数 0.75 都会产生最接近的近似值。

4. 估计该患者的膀胱容积是多少(图 26.10 和图 26.11)?

 A. 250mL

 B. 350mL

 C. 450mL

 D. 550mL

答案:C。使用公式(膀胱容积＝0.75×宽径×长径×高度),估算的膀胱容积为 0.75×

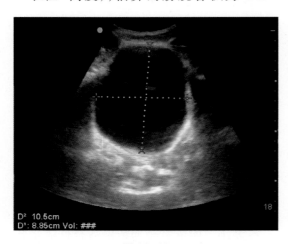

图 26.10

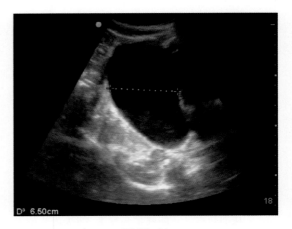

图 26.11

(10.5cm×8.85cm×6.5cm)等于 453mL。

5. 以下哪个图像显示膀胱腔内导尿管位置合适和减压的膀胱?

 A. 视频 26.20

 B. 视频 26.21

 C. 视频 26.22

 D. 视频 26.23

答案:A。A 在短轴切面和长轴切面视图中都显示了在减压膀胱腔中适当放置的导尿管,并且有大量盆腔腹水可能被误认为是潴留的尿液。B 显示导尿管腔内放置,但膀胱中有少量残余尿提示导管故障。C 显示膀胱的短轴切面,膀胱腔内见导尿管留置,少量残留尿液和大量盆腔积液。D 在短轴切面和长轴切面中显示了一个膨胀的膀胱,未见导尿管。

6. 超声测量哪个径线最适合描述前列腺肥大?

 A. 横向直径>5cm

 B. 纵向直径>5cm

 C. 横向直径>2.5cm

 D. 纵向直径>2.5cm

答案:A。前列腺位于膀胱深处,通常包绕膀胱颈。通常,前列腺的横向直径小于 5cm。

参考文献

1. Skinner A, Bladder EDE. In: Socransky S, Wiss R, eds. *Point-of-Care Ultrasound for Emergency Physicians—"The EDE Book."* Sudbury, ON: The EDE 2 Course Inc.; 2012.

2. Gochman RF, Karasic RB, Heller MB. Use of portable ultrasound to assist urine collection by suprapubic aspiration. *Ann Emerg Med.* 1991;20(6):631–635.

3. Kiernan SC, Pinckert TL, Keszler M. Ultrasound guidance of suprapubic bladder aspiration in neonates. *J Pediatr.* 1993;123:789–791.

4. Hwang JQ, Poffenberger CM. Renal and urinary system ultrasound. In: Carmody KA, Moore CL, Feller-Kopman D, eds. *Handbook of Critical Care & Emergency Ultrasound.* New York, NY: McGraw-Hill; 2011.

5. Tublin M, Thurston W, Wilson SR. The kidney and urinary tract. In: Rumack CM, Wilson SR, Charboneau JW, Levine D, eds. *Diagnostic Ultrasound.* New York, NY: Elsevier; 2011.

6. Hagen-Ansert SL. *Textbook of Diagnostic Sonography.* 7th ed. New York, NY: Mosby; 2012.

7. Bates JA. *Abdominal Ultrasound: How, Why and When.* 3rd ed. New York, NY: Churchill Livingstone; 2011.

8. Burge HJ, Middleton WD, McClennan BL, et al. Ureteral jets in healthy subjects and in patients with unilateral ureteral calculi: comparison with color doppler US. *Radiology.* 1991;180:437–442.

9. Strehlau J, Winkler P, De La Roche J. The uretero-vesical jet as a functional diagnostic tool in childhood hydronephrosis. *Pediatr Nephrol.* 1997;11:460–467.

10. Chan H. Noninvasive bladder volume measurement. *J Neurosci Nurs.* 1993;25:309–312.

11. Bih LI, Ho CC, Tsai SJ, Lai YC, Chow W. Bladder shape impact on the accuracy of ultrasonic estimation of bladder volume. *Arch Phys Med Rehabil.* 1998;79(12):1553–1556.

第 27 章

胆囊

Daniel R. Peterson

许丹 译 ■ 欧阳雅淇 潘爱军 校

关键点

- 由于胆囊形态、大小和位置的变异,获取胆囊图像有时可能存在一定困难。
- 床旁即时超声可发现胆囊结石、胆囊壁增厚、胆囊周围积液和超声 Murphy 征,有助于急性胆囊炎的诊断。
- 尽管急性胆囊炎的诊断不需要测量胆总管的直径,但全面的胆管超声检查包括胆总管直径的测量。

背景

胆囊疾病是各个医学专业医护人员都关注的疾病。根据疾病严重程度不同,胆囊炎可表现为无症状胆囊结石、急性胆囊炎,到逆行性胆管炎。对于右上腹疼痛疑似胆囊疾病的患者,床旁即时超声是一项有价值的评价手段。床旁即时超声的优点为无电离辐射、快速成像、在许多医疗机构能够开展、对胆囊疾病敏感性和特异性高、可能减少患者住院时间和费用[1-5]。

多项研究显示由非放射科医师进行的床旁胆囊重点超声检查,其准确性与放射科医生进行的全面的胆囊超声检查相当[6-10]。最近一项系统综述发现急诊科医师对有典型症状的胆石症进行超声检查,敏感性和特异性分别为 89.8% 和 88.0%[5]。另外,在接受有限的床旁即时胆囊超声操作培训后,初学者能迅速掌握并胜任,无须进一步的全面培训[11]。

床旁胆囊和胆管超声检查最重要的阳性发现包括:

- 胆囊结石
- 超声 Murphy 征
- 胆囊壁增厚
- 胆囊周围积液
- 胆总管扩张

超声检查首要且最重要的发现是有无胆囊结石。通常非结石性胆囊炎是非常罕见的,但对于重症患者需要考虑其存在。超声 Murphy 征阳性、胆囊壁增厚和胆囊周围积液均为急性胆囊炎的特征性表现,通过床旁即时超声也比较容易发现。胆总管的评价最困难也最费时。在床旁即时超声检查时,胆总管内径测量的应用价值在一些研究中受到质疑。在对 125 例病理学证实为胆囊炎患者的回顾性研究中发现,由影像科医生进行的超声检查中,所有存在胆总管扩张的病例均合并有以下一项或多项超声表现:超声 Murphy 征阳性、胆囊壁增厚、胆囊周围积液,或者合并有实验室检查异常[12]。另一项对 777 例胆囊结石和胆管结石患者的回顾性研究中显示不伴有异常超声表现或实验室检查的孤立性胆总管扩张仅占所有病例的

0.4%[13]。这些研究表明,胆总管检查并不能提高床旁即时超声诊断急性胆囊炎的敏感性。

最近的一项研究表明,对胆结石的快速超声检查可能足以排除胆囊炎。在 164 位腹痛的患者中,无胆结石的阴性预测值为 100%(95% CI 92.2% ~ 100%)[14]。因此,如果没有发现胆结石,经验丰富的医师可以排除胆囊炎。

正常解剖

胆囊位于右上腹肝后下缘(图 27.1)。正常胆囊呈梨形,位于左、右肝之间的正中裂内,胆囊底是胆囊结构最靠前、下的部分,也往往是超声最先探查到的部位。胆囊底

与胆囊体和胆囊颈相延续,并向头侧和后侧逐渐变细形成胆囊管(图 27.2)。胆囊管与来自肝内的肝总管汇合成胆总管。胆囊管通常在超声上无法显示,因此胆管系统的肝外部分即被认为是胆总管。胆总管走行至胰头并通过 Oddi 括约肌进入十二指肠。

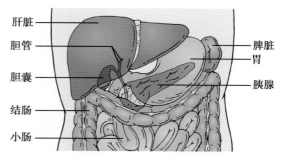

图 27.1　右上腹解剖。右上腹和胆囊解剖

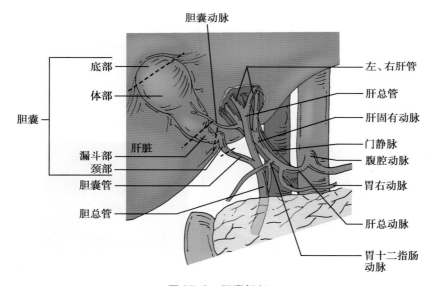

图 27.2　胆囊解剖

图像采集

大部分床旁即时超声检查时患者通常取仰卧位,包括胆囊超声检查。对于清醒能配合检查的患者,可采用特定的方法更好地显示胆囊。指导患者深吸气后屏住呼吸可使胆囊暂时下降至显像区域,或者让患者连

续呼吸时"鼓肚子"也经常能让胆囊显像。患者左侧卧位时能使肝脏和胆囊降至肋缘以下,避开充气的小肠,增加胆囊的可视性。

胆囊检查通常采用腹部凸阵探头(频率 2 ~ 5MHz),也可使用相控阵探头,其探头接触面积小,尤其适合肋间探查。使用腹部检查优化图像分辨力是非常重要的。与所有的超声检查一样,低频率超声穿透力强,但

分辨力低。在评价胆囊疾病时,应尽可能使用高频率的超声,在保证足够穿透力的同时达到最大分辨力。

首先将探头置于患者右侧肋下缘,指示标记指向头侧,探头稍向头侧倾斜(图27.3)。然后沿肋缘向侧下方移动探头直

至显示胆囊图像。胆囊为低回声椭圆形或圆形结构。小范围转动并倾斜探头直到显示胆囊长轴图像。在纵切面(长轴切面)上,壁厚的门静脉和胆囊形成类似"感叹号"的结构,两者由高回声的主叶间裂相连接(图27.4)。

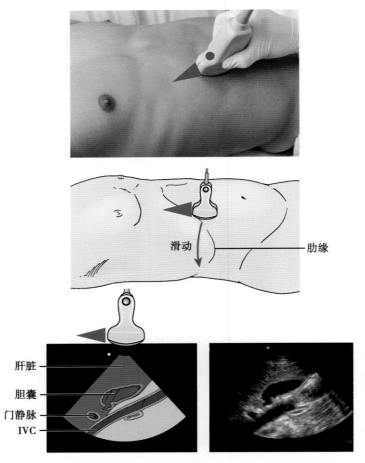

图 27.3　长轴切面扫查胆囊的超声探头位置。IVC,下腔静脉

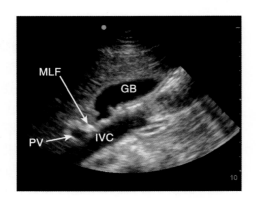

图 27.4　胆囊长轴切面。IVC,下腔静脉;MLF,主叶间裂;PV,门静脉;GB,胆囊

在长轴切面基础上,逆时针转动探头90°,可显示胆囊横切面(短轴切面),此时探头指示标记指向患者右侧(图 27.5)。横切面上胆囊呈圆形(图 27.6)。在横切面和纵切面上均应扫查整个胆囊以保证全面显示胆囊结构。

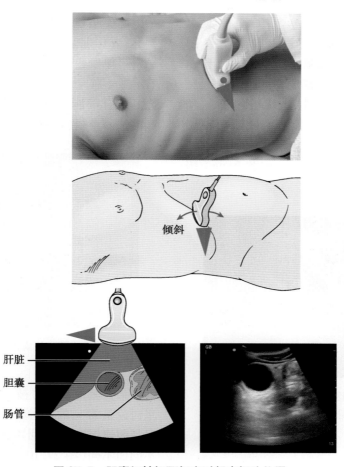

肝脏
胆囊
肠管

图 27.5　胆囊短轴切面扫查时超声探头位置

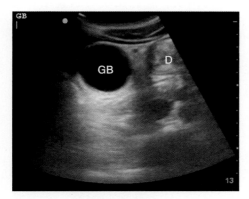

图 27.6　胆囊(GB)短轴切面。D,十二指肠

当上述方法显示胆囊有困难时,也可通过右前下胸壁肋间显示胆囊。肋间探查时首选相控阵探头,探头接触面积小,可最大程度减少肋骨声影的影响。将探头置于右侧胸壁腋中线处,从侧胸壁开始于肋间滑动探头找到胆囊,然后从不同切面来显像观察。肋间显像的不足之处是无法评价超声Murphy 征。

测量胆总管直径是床旁胆囊超声检查最困难也是最费时的部分,因为熟练进行此检查需要经过大量的培训和实践。虽然其在急性胆囊炎诊断中的价值受到质疑

（见背景），但在进行胆总管超声检查时，检查者通常会获取胆总管直径的数值。由于胆总管位于门静脉前方，因此胆囊长轴切面显像有助于胆总管的定位和测量（视频 27.1）。肝门区包含门静脉、胆总管和肝动脉，通常被叫作"米老鼠"征（图 27.7）。使用变焦功能、彩色多普勒和能量多普勒显像有助于胆总管和门静脉、肝动脉的鉴别。在肝动脉走行于门静脉和胆总管中间的平面，从长轴切面或短轴切面测量胆总管内径，从胆总管一侧内壁到另一侧内壁的直径通常小于 6mm（图 27.8；视频 27.2）。

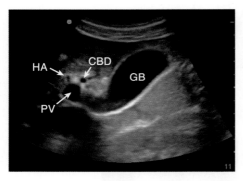

图 27.7　肝门区短轴切面和胆囊长轴切面。CBD，胆总管；GB，胆囊；HA，肝动脉；PV，门静脉

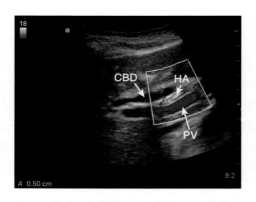

图 27.8　胆总管的测量。肝门区长轴位，利用彩色多普勒可以区分胆总管（CBD）与肝动脉（HA）和门静脉（PV）

病理征象

胆石症

胆囊结石为胆囊内高回声、可移动的结构，后方伴明显声影（图 27.9；视频 27.3）。结石可单发或多发，大小不一。胆囊颈部结石一般不移动，更容易引起临床症状。胆囊充满结石仅能在右上腹看到一条伴后方声影的强回声线（视频 27.4）。

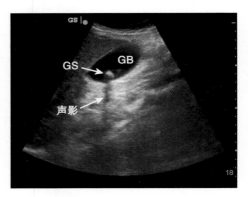

图 27.9　胆囊。胆囊内（GB）伴声影的胆囊单发结石（GS）

某些其他征象可被误认为胆囊结石，这里讨论最常见的两种与胆囊结石相似的情况。胆囊沉积物的回声强度随沉积物性质不同而不同（图 27.10；视频 27.5）。偶尔可见沉积物形成的圆形结构，类似胆囊结石，称为胆泥团块。胆泥团块与胆囊结石最重

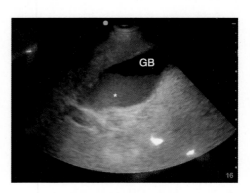

图 27.10　胆囊泥沙样沉积物。胆囊（GB）泥沙样沉积物（星号）在胆囊内分层

要的区别在于其后方不存在声影。但是胆汁淤积有可能导致梗阻和急性胆囊炎。胆囊息肉为附着于胆囊壁上的良性小结节状结构,因其不活动且后方无声影,与胆囊结石明显不同(图 27.11;视频 27.6)。

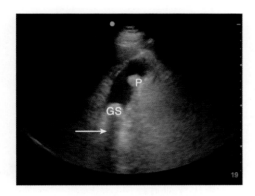

图 27.11 胆囊息肉与胆囊结石。胆囊体可见胆囊息肉(P),胆囊颈可见嵌顿的胆囊结石(GS)。只有结石才能投下阴影(箭头)

急性胆囊炎

急性胆囊炎为胆囊壁急性炎症,常由结石导致胆囊管梗阻而引起,主要征象为胆囊结石、超声 Murphy 征、胆囊壁增厚和胆囊周围积液。这些征象可以单独或合并存在,结合实验室检查的异常可诊断为急性胆囊炎。

将超声探头加压置于胆囊最前方可引出超声 Murphy 征。与右上腹其他区域相比胆囊区压痛最明显时应高度怀疑急性胆囊炎。胆囊内发现结石且超声 Murphy 征阳性诊断急性胆囊炎的阳性预测值大于 90%,不存在结石且超声 Murphy 征阴性对急性胆囊炎的阴性预测值为 95%[15]。

正常胆囊壁厚度小于 3mm。胆囊壁厚度大于 3mm 最常见于胆囊炎(图 27.12;视频 27.7)[16]。然而,假阳性胆囊壁增厚可见于腹水(视频 27.8)、充血性心力衰竭、肝炎、胰腺炎、低白蛋白血症和非禁食状态(胆囊收缩,囊壁厚度测量值不可靠)。值得注意的是,由于后方回声增强效应容易引起胆囊后壁测量值偏高,因此应于胆囊最前部测量胆囊壁厚度。

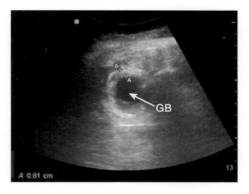

图 27.12 胆囊壁增厚。胆囊横切面可以看到胆囊壁增厚(8.1mm,正常<3mm)。GB,胆囊

胆囊周围积液是胆囊炎特征性表现,是指胆囊邻近部位可见局限性液体聚集(图 27.13;视频 27.9)。发现胆囊周围积液后,应当仔细观察确定液体不沿腹膜延伸,以此与腹水区别。侧边伪像在胆管超声时十分常见,表现为圆形管状结构附近出现回声失落现象,需注意勿与积液或结石混淆(图 27.14)。发生胆囊破裂时,右上腹可见积液而无法显示胆囊,因此诊断比较困难。

胆总管扩张

胆石症同样可见于胆总管内,称为胆总管结石。胆总管内的结石可为胆囊内结石通过胆囊管进入并滞留于胆总管内,也可为胆总管原位形成的结石。与胆囊结石一样,当结石引起阻塞导致胆总管扩张和胆囊炎症时即引

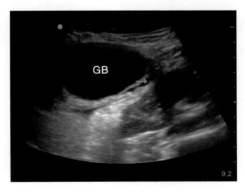

图 27.13 胆囊周围积液。在胆囊(GB)附近可以看到胆囊周围积液(箭头处)

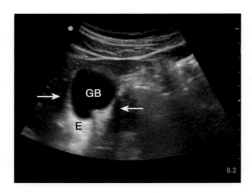

图 27.14　胆囊伪影。胆囊后方回声增强（E）和胆囊伪影（箭头所示）。GB，胆囊

起临床症状的发生。这种情况同样可发生于胆囊已切除的患者，表现为急性胆管炎。因此无论患者有胆囊与否，如怀疑为胆管疾病，行胆管超声检查时均应测量胆总管的直径。

胆总管内径正常小于 6mm。胆总管结石或胰腺肿块可导致胆总管阻塞，引起胆总管扩张（图 27.15；视频 27.2）。胆总管直径正常值上限随年龄增长而增加；年龄每增加 10 岁，胆总管内径正常值上限增加 1mm（例如，80 岁患者胆总管内径 8mm 亦在正常范围）。胆囊切除术后患者胆总管也可扩张（可达 10mm），行使胆汁储存功能。

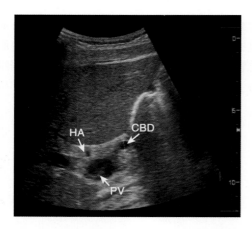

图 27.15　胆总管（CBD）扩张。肝门区短轴位可看到扩张的胆总管（8.4mm，正常<6mm）。HA，肝动脉；PV，门静脉

非结石性胆囊炎在临床上不常见，多见于重症监护病房内患者。其具有急性结石

性胆囊炎其他所有特征（超声 Murphy 征阳性、胆囊壁增厚、胆囊内周围积液，并可能存在胆总管扩张），但胆囊内无结石征象。

要点和误区

- 辨认胆囊
  - 患者呼吸：嘱患者深吸气后屏气可使胆囊下降进入视野范围。
  - 患者体位：如患者可配合，左侧卧位有利于胆囊的显示。肝脏及胆囊移至肋缘下方，充气的肠管被推开。
  - 禁食：患者刚进食后，胆囊收缩以排空胆汁，导致显示困难。如有可能，等待数小时后在患者禁食状态下复查床旁即时超声。
  - 肋间入路：如果由于肠气或膈肌升高而无法从肋下入路观察到胆囊，则可以使用肋间入路。将超声探头放于腋中线最下肋骨的上方，向上肋间隙滑动直到看到胆囊。
- 识别胆囊结石
  - 假阳性结石包括胆囊息肉和胆泥团块，后两者均无声影。认识这些类似征象可避免假阳性胆囊炎诊断。
  - 小胆结石比大结石更容易滞留在胆囊颈部，引起胆囊炎。声影可能是嵌顿的小结石的唯一征象。
- 辨认胆总管
  - 定位到肝门，用彩色多普勒血流显像鉴别胆总管与门静脉、肝动脉。
- 右上腹积液
  - 腹水经常出现在右上腹，类似胆囊周围积液，并导致胆囊壁增厚。
- 伪像
  - 侧边伪像易被误认为胆囊周围积液或结石。
  - 后方回声增强可导致胆囊壁测量值假性地增加，所以应该在胆囊前壁测量胆囊壁厚度。

病例 27.1

病情介绍

患者,男,57 岁,因恶心、呕吐,伴右上腹疼痛 2 天入急诊科。他曾经有过一次类似的症状,不过不严重,未经干预自行缓解。该患者生命体征基本正常,查体右上腹压痛,肝功能正常。主要鉴别诊断:胆囊炎、肠梗阻和消化性溃疡病。

超声发现

胆囊超声检查发现胆囊长轴位胆囊扩张,伴胆囊壁增厚(图 27.16;视频 27.10)。胆囊颈部有一个大的胆囊结石和胆泥,超声 Murphy 征阳性。胆总管未看到。

病例解析

请普外科会诊,给予患者补液、镇痛、抗感染治疗,并收住院。入院第 3 天该患者接受了胆囊切除术。

超声 Murphy 征阳性可高度预测急性胆囊炎的诊断。胆囊结石、胆囊壁厚度大于 3mm、胆囊周围积液是支持急性胆囊炎诊断的其他超声表现。

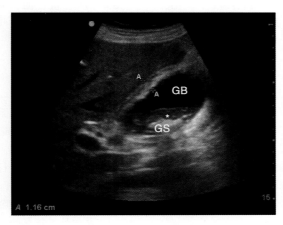

图 27.16　急性胆囊炎。胆囊壁增厚,胆囊周围积液,胆结石(GS),胆囊(GB)泥沙样沉积物(星号)

病例 27.2

病情介绍

患者,女,56 岁,肥胖,因严重右上腹疼痛入急诊科。在过去的几个月里,患者间断出现类似的疼痛,并确诊了胆囊结石,自诉 2 个月前因右上腹疼痛行内镜逆行胰胆管造影。患者发热,肝功能化验值轻度增高,白细胞 $16 \times 10^9/L$。主要鉴别诊断:急性胆囊炎和/或胆管炎。

超声发现

胆囊超声检查提示超声 Murphy 征阳性,胆囊颈部有一个大的胆囊结石、胆囊壁增厚和周围水肿(图 27.17)。第二个胆囊结石在胆囊体,胆囊腹侧可能有一个局限性穿孔伴周围积液(图 27.18;视频 27.11)。

病例解析

现有证据提示患者可能胆囊穿孔及疼痛恶化,普外科医生会诊进行了内镜逆行胰胆管造影、括约肌切开术和胆管支架放置术,以引流胆汁,同时给予补液、广谱抗生素和镇痛治疗。患者急性期好转后,接受了开放式胆囊切除术,未出现并发症。

胆结石的大小和数量差别很大,大的胆囊结石很容易被发现,但小的结石更容易影响机体并导致症状发生。对于右上腹疼痛的胆囊结石患者,应彻底评估胆囊颈。

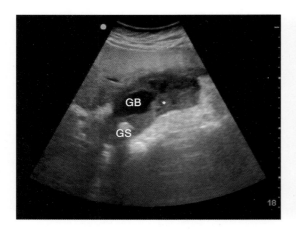

图 27.17　嵌顿的胆囊结石。胆囊结石(GS)嵌顿在增厚的胆囊(GB)颈,不规则的胆囊壁、胆囊周围积液和碎片征(星号)符合慢性胆囊炎表现

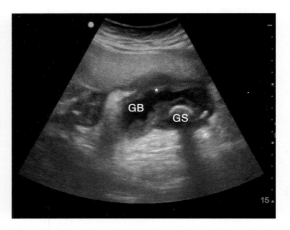

图 27.18　慢性胆囊炎。非移动性胆囊结石(GS),伴胆囊(GB)壁增厚,胆囊腹侧壁可疑缺损,伴胆囊周围积液(星号处),符合慢性胆囊炎表现

病例 27.3

病情介绍

　　患者,女,36 岁,因恶心、呕吐和右上腹疼痛入急诊科。该患者有胆结石,曾接受过一次逆行胰胆管造影并移除了胆囊管中的胆结石。患者无发热,无特殊不适,转氨酶轻度上升。主要鉴别诊断:急性胆囊炎和胆囊结石。

超声发现

　　胆囊超声检查发现胆囊小结石,胆囊壁厚度 4.3mm,超声 Murphy 征阴性(图 27.19)。胆总管

结石检查发现胆总管内至少有 1 个结石,符合黄疸的诊断(图 27.20;视频 27.12)。

病例解析

　　患者接受了内镜逆行胰胆管造影检查,从胆总管内取出 5mm 的结石。患者症状缓解,2 天后接受了腹腔镜下胆囊切除术。

　　胆总管结石较急性胆囊炎少见,但表现方式相似。一个完整的床旁胆囊超声检查包括评估胆总管的大小和显示有无结石。

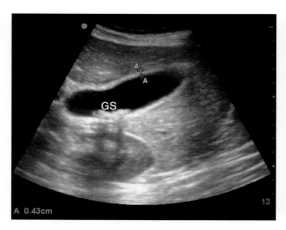

图 27.19　多发胆囊小结石。胆囊内可见多个胆囊结石(GS),胆囊壁厚 4.3mm

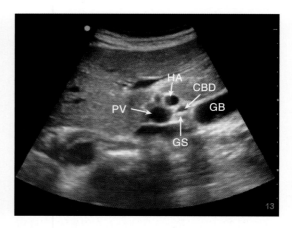

图 27.20　胆总管结石。胆总管(CBD)内胆结石(GS)。GB,胆囊;HA,肝动脉;PV,门静脉

复习题

1. 以下哪些结构可以在肝门中找到?
   A. 下腔静脉、门静脉、胆总管
   B. 门静脉、肝动脉、肝静脉
   C. 胆总管、肝静脉、肝动脉
   D. 肝动脉、胆总管、门静脉
   答案:D。胆总管、肝动脉和门静脉组成肝门。当使用多普勒超声鉴别这 3 种结构时,胆总管无血流信号。胆总管壁比肝静脉和门静脉厚。

2. 胆囊壁的最大正常厚度是多少?
   A. 2mm
   B. 3mm
   C. 4mm
   D. 5mm
   答案:B。3mm 是禁食患者胆囊壁正常厚度的上限。测量胆囊壁厚度时,应当测量胆囊壁的最前部。避免测量后壁,因为后壁的回声会错误地增加胆囊壁厚度的测量值。

3. 正常成年人(小于 50 岁)的胆总管直径正常值最大内径是多少?
   A. 4mm
   B. 5mm
   C. 6mm
   D. 7mm
   答案:C。未行胆囊切除的正常人胆总管的正常内径小于 6mm。胆总管直径是指从内壁到对侧内壁的距离。正常情况下胆总管每年扩张约 1mm(胆总管直径 8mm 对于一位 80 岁患者来说是正常的)。胆囊切除术后患者的胆总管直径可到 10mm。

4. 图 27.21 中的箭头表现了什么类型的伪影?
   A. 回声增强
   B. 胆结石的声影
   C. 边缘伪影
   D. 镜像
   答案:C。边缘伪影的特点是充满流体结构的曲面因声波折射形成的阴影,比如胆囊或颈内静脉。这是一个正常的声影,不

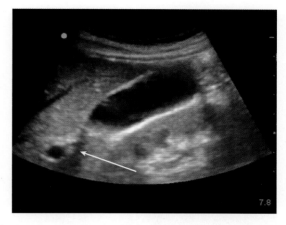

图 27.21

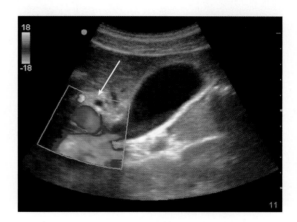

图 27.22

能说明存在胆结石。

5. 图 27.22 中的箭头表示的是哪个结构?
   A. 胆总管
   B. 肝动脉
   C. 下腔静脉
   D. 门静脉
   答案:A。胆囊长轴切面箭头所指处为胆总管。肝门还包含了门静脉和肝动脉,使用彩色超声多普勒看有无血流很容易鉴别。

6. 胆囊息肉和胆结石的超声特征有哪些相同和不同?
   A. 结石和息肉都能形成阴影
   B. 彩色多普勒下息肉是有搏动的
   C. 只有结石能移动
   D. 以上都是
   答案:C。只有结石是能移动的,并投下阴

影。胆囊息肉在形态上可能像结石,但不能投下阴影,也不能移动。息肉可能附着在胆囊表面,如前壁,当患者体位改变时息肉不会移动。

7. 在图 27.23 中,最可能看到回声增强的地方是?

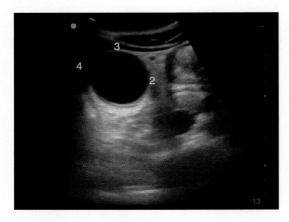

图 27.23

A. 1

B. 2

C. 3

D. 4

答案:A。1 对应的是胆囊后壁,是回声增强的部位,是测量胆囊壁厚度最不准确的地方。由于回声增强,后壁可能显得较厚或边缘模糊。胆囊侧壁与超声声束平行,可能会低估胆囊壁的厚度,而不能完全反映胆囊壁厚度。前壁不受超声伪影的影响,是测量胆囊壁厚度最准确的部位,通常应该小于 3mm。

参考文献

1. Blaivas M, Harwood RA, Lambert MJ. Decreasing length of stay with emergency ultrasound examination of the gallbladder. *Acad Emerg Med.* 1999;6:1020-1023.

2. Durston W, Carl ML, Guerra W, et al. Comparison of quality and cost-effectiveness in the evaluation of symptomatic cholelithiasis with different approaches to ultrasound availability in the ED. *Am J Emerg Med.* 2001;19:260-269.

3. Miller AH, Pepe PE, Brockman CR, Delaney KA. ED ultrasound in hepatobiliary disease. *J Emerg Med.* 2006;30(1):69-74.

4. Young N, Kinsella S, Raio CC, et al. Economic impact of additional radiographic studies after registered diagnostic medical sonographer (RDMS)-certified emergency physician-performed identification of cholecystitis by ultrasound. *J Emerg Med.* 2010;38(5):645-651.

5. Ross M, Brown M, McLaughlin K, et al. Emergency physician-performed ultrasound to diagnose cholelithiasis: a systematic review. *Acad Emerg Med.* 2011;18:227-235.

6. Kendall JL, Shimp RJ. Performance and interpretation of focused right upper quadrant ultrasound by emergency physicians. *J Emerg Med.* 2001;21(1):7-13.

7. Rosen CL, Brown DFM, Chang Y, et al. Ultrasonography by emergency physicians in patients with suspected cholecystitis. *Am J Emerg Med.* 2001;19:32-36.

8. Summers SM, Scruggs W, Menchine MD, et al. A prospective evaluation of emergency department bedside ultrasonography for the detection of acute cholecystitis. *Ann Emerg Med.* 2010;56:114-122.

9. Torres-Macho J, Antón-Santos J, García-Gutierrez I, et al. Initial accuracy of bedside ultrasound performed by emergency physicians for multiple indications after a short training period. *Am J Emerg Med.* 2012;30(9):1943-1949.

10. Seyedhosseini J, Nasrelari A, Mohammadrezaei N, Karimialavijeh E. Inter-rater agreement between trained emergency medicine residents and radiologists in the examination of gallbladder and common bile duct by ultrasonography. *Emerg Radiol.* 2017;24(2):171-176.

11. Gaspari RJ, Dickman E, Blehar D. Learning curve of bedside ultrasound of the gallbladder. *J Emerg Med.* 2009;37(1):51-56.

12. Fox J, Mervis E, Becker BA, et al. Can common bile duct measurements be excluded in the emergency ultrasonographic evaluation of patients with gallstones? *J Emerg Med.* 2011;41(2):212.

13. Becker BA, Chin E, Mervis E, et al. Emergency biliary sonography: utility of common bile duct measurement in the diagnosis of cholecystitis and choledocholithiasis. *J Emerg Med.* 2014;46(1):54-60.

14. Villar J, Summers S, Menchine M, et al. The absence of gallstones on point-of-care ultrasound rules out acute cholecystitis. *J Emerg Med.* 2015;49(4):475-480.

15. Ralls PW, Colletti PM, Lapin SA, et al. Real-time sonography in suspected acute cholecystitis: prospective evaluation of primary and secondary signs. *Radiology.* 1985;155:767-771.

16. Handler SJ. Ultrasound of gallbladder wall thickening and its relation to cholecystitis. *AJR.* 1979;132:581-585.

第 28 章

腹主动脉

Christopher R. Tainter ■ Gabriel Wardi

杨青 译 ■ 朱江勃 王雪 校

关键点

- 超声检查是腹主动脉瘤首选的初始筛选手段。
- 应从两个垂直的切面(短轴切面和长轴切面)整体评估腹主动脉,以避免遗漏细微的异常。应避免成像平面倾斜,这样可能会高估或低估腹主动脉直径。
- 腹主动脉内膜片的存在对诊断胸主动脉夹层有高度特异性。

背景

腹主动脉是一个重要的腹膜后结构,因腹主动脉疾病常常难以诊断而可能成为临床中的灾难性问题。用威廉·奥斯勒的话来说:"没有什么疾病像主动脉瘤一样让人产生敬畏。"如果确立了主动脉影像学诊断,那么采取适当的介入措施可以改善这一类疾病的转归[1]。

腹主动脉瘤(abdominal aortic aneurysm,AAA)是最常见的主动脉异常。可能伴随有血栓、内膜剥离或破裂,常导致特别高的死亡率,约 90%[2-4]。腹主动脉瘤的发病率随着年龄的增高、家族史、男性性别、外周血管疾病史以及吸烟史而增高[5]。男性和女性总的患病率分别约 4.7% 和 3.0%[6],其中,80~85 岁的男性比率最高,达 5.9% 左右,90 岁以上女性为 4.5%[7]。据统计,在美国每年约有 15 000 人死于主动脉瘤,其中 9 000 人归因于腹主动脉瘤。年龄大于 65 岁的男性患者死亡率更高[8],60~64 岁患者中腹主动脉瘤为第 15 位死亡原因[9]。

任何患者,若出现腹部不适,均应考虑进行主动脉影像学检查,特别是存在已知危险因素的患者,以及存在典型病史或检查发现

低血压、背痛或者搏动性腹部包块的患者[5]。在那些腹主动脉瘤破裂的患者中,据估计有约 30% 的患者在初诊时被误诊[3,4]。此外,对于无症状患者的筛查,也有各种建议。例如美国预防服务工作组的 B 级建议,建议对 65~75 岁之间有吸烟史的所有男性进行筛查[8]。

在腹主动脉瘤的检测和测量中,床旁即时超声检查已成为一种被广泛接受的成像模式[1]。已经证明,在腹主动脉瘤检测中,床旁即时超声具有较高的灵敏度(97.5%~100%)和特异度(94.1%~100%)[10,11]。在主动脉直径的测量上,床旁即时超声与计算机断层扫描(CT)具有较高的相关性,但对准确直径测量可能会稍微低估 2mm[1,12]。

正常解剖学

腹主动脉位于腹膜的后面,自主动脉于第 12 胸椎水平移行出胸腔后由膈后部开始延续,直至第 4 腰椎水平分为左右髂总动脉。正常成人肾下腹主动脉的直径约 2cm,若测量直径超过 3cm 考虑动脉瘤可能(见下影像解析部分)。在通过腹腔时,其主要的分支包括左右肾动脉、腹腔干、肠系膜上动脉、肠

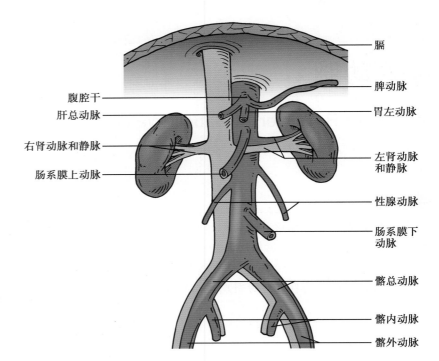

图 28.1 腹主动脉
的解剖学

标注（从上到下，左侧）：
腹腔干
肝总动脉
右肾动脉和静脉
肠系膜上动脉

标注（右侧）：
膈
脾动脉
胃左动脉
左肾动脉和静脉
性腺动脉
肠系膜下动脉
髂总动脉
髂内动脉
髂外动脉

系膜下动脉及性腺动脉(图 28.1)。此外,也有分支供应膈、肾上腺、腹壁和脊髓。

图像采集

可采取经腹方法获得腹主动脉的横切面和纵切面的超声显影。检查时,将相控阵或凸阵探头(3.5~5MHz)置于腹部中央肋缘正下方,将探头标记点指向患者右侧显影主动脉近端(图 28.2;视频 28.1)。椎体是显影主动脉时一个有用的参照点。腹主动脉位于椎体的前方,稍偏左侧。在主动脉近

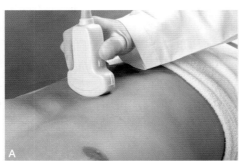

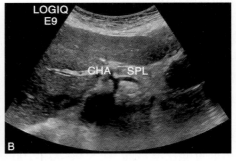

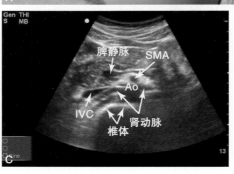

图 28.2 主动脉近端(短轴切面图像)。(A)探头在腹主动脉近端横切面(短轴)图中的位置。(B)可见腹腔干分支为肝总动脉(CHA)和脾动脉(SPL)。(C)可见肠系膜上动脉(SMA)及左右肾动脉从主动脉(Ao)分出。注意脾静脉和下腔静脉(IVC)的位置。椎体位于主动脉后方

端首先看到的两个分支是腹腔干（视频 28.2）和肠系膜上动脉（视频 28.3）。在仅单纯评价是否存在腹主动脉瘤时，这些结构的评价常不太重要，但它们的鉴别可提供有用的参照点。

当在短轴切面上鉴别出了主动脉，则在腹壁上向下滑动探头，从而对主动脉进行连续成像。在短轴切面上，使探头位于脐正上方，将超声束指向后方，使主动脉远端显影，在此处，其分为左右髂总动脉（图 28.3；视频 28.4）。

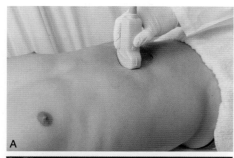
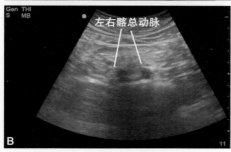

图 28.3　远端主动脉（短轴切面图像）。（A）腹主动脉远端横切面（短轴）图时探头的位置。（B）横切面中可见腹主动脉远端分支为左右髂总动脉

在短轴中评价了主动脉后，应采集长轴切面图像，以准确评价主动脉的内径。此时，将探头置于腹主动脉近端，探头顺时针旋转 90 度，使探头标记点指向患者头端。此外，若超声探头的平面与这些血管对准，可能会显示腹腔干和肠系膜上动脉（图 28.4；视频 28.5）。

应同时获得短轴切面和长轴切面的主动脉内径测量结果。重点是将探头垂直于主动脉，以获得真实的短轴切面图像来测量主动脉内径，因为，倾斜的图像可能低估或高估内径。将测量卡尺置于主动脉壁的外缘，分别在近端和远端测量主动脉的内径（图 28.5）。

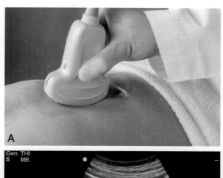
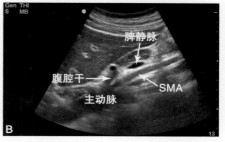

图 28.4　主动脉近端（长轴切面）。（A）腹主动脉近端长轴切面图上的探头位置。（B）在长轴切面上观察到主动脉近端分支为腹腔动脉和肠系膜上动脉（SMA）。在短轴切面上观察到脾静脉跨过 SMA

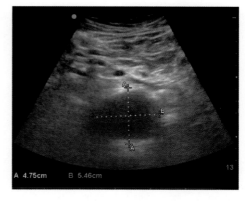

图 28.5　主动脉直径的测量。测量卡尺置于腹主动脉壁的外缘，测量其前后径及横径

如果在前中腹部无法获得可判断的图像（多是因为肠道气体、引流管或瘢痕），那么可以采取替代方法，即在左右侧肋腹对主动脉进行侧位成像。使探头标记点指向患者头端，将探头放在右侧或左侧腋中线，恰好位于肋缘下，以采集主动脉的纵切面图。

用脾脏、腹水或左侧胸腔积液为透声窗,可以很好地从左胁侧显影主动脉(图 28.6;视频 28.6)。自右胁腹开始,纵向显示两个管道,在图像底部,于肝脏后方观察到无回声结构。其中,近视野结构是下腔静脉,较深的结构是腹主动脉(图 28.7;视频 28.7)。将探头顺时针旋转 90°,获得主动脉的短轴切面,但基于主动脉的深度,于侧位采集短轴切面图可能有一定的挑战性。

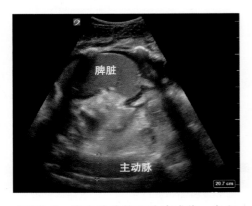

图 28.6　腹主动脉的左胁腹成像。 自左胁腹成像时显示的典型腹主动脉长轴切面图。此时以脾脏为透声窗

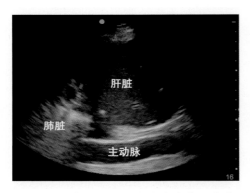

图 28.7　腹主动脉的右胁腹成像。 自右胁腹成像时显示的典型腹主动脉长轴切面图。此时以肝脏为透声窗

如果主动脉的这些替代成像方法不可行,那么有两种技术可以克服肠道气体的干扰:①延迟一段时间后重复行经腹的检查可能对稳定的患者有效,因为肠道会随着时间推移而移动;②用探头在腹壁上施加一定的压力,可以人为地将肠道积气推移。

图像分析

腹主动脉瘤

动脉瘤是指动脉的永久性局部扩张,与正常的动脉直径相比,直径增加至少 50%[13]。根据惯例,若腹主动脉直径超过 3.0cm 就被认为是动脉瘤。大多数的腹主动脉瘤是梭状的,而不是囊袋状的。应该从短轴切面和长轴切面来显影腹主动脉瘤(图 28.8;视频 28.8 和视频 28.9)。

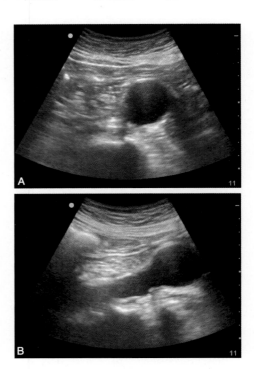

图 28.8　腹主动脉瘤。 短轴切面(A)和长轴切面(B)上观察到的腹主动脉瘤远端

动脉瘤破裂的风险与动脉瘤的大小直接相关,较小的扩张不会立即引起临床症状。但是鉴别诊断很重要,所以当这些动脉瘤诊断时就应该转介给血管外科医师。对于较大的动脉瘤,建议缩短监测间隔时间:对于直径 4.0~4.9cm 者,建议每 12 个月复查一次;对于 5.0~5.4cm 者,每 6 个月复查一次。对于直径大于 5.5cm 动脉瘤患者,在手术风险可接受情况下,建议择期手术修复治疗[1]。对怀

疑因腹主动脉瘤引起的急性腹痛或腰腹部疼痛者,应紧急血管外科咨询和/或行 CT 成像。

主动脉夹层

　　主动脉夹层起源于升主动脉(A 型)或降主动脉(B 型),并且可以向远端延伸至腹主动脉。经食管超声心动图(TEE)和 CT 血管造影仍是评估胸主动脉夹层的首选检查方法。尽管经胸超声心动图(TTE)可以检测到胸主动脉夹层,但其确切作用尚未得到良好的评价。据估计,经胸超声在胸主动脉夹层诊断中的灵敏度范围是 67% ~ 80%[14,15],但是若出现起伏的内膜片,则提示有极高度的特异度,可接近 100%(视频 28. 10)。如果临床怀疑胸主动脉夹层,而经胸超声不能确诊,则应进一步行经食管超声或 CT 血管造影检查,以确诊或排除。对于培训合格的检查者,经食管超声是检测胸主动脉夹层的首选方法之一(视频 28. 11)。

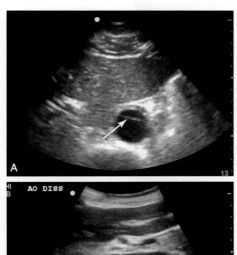
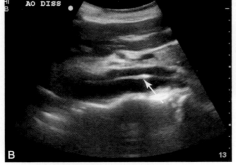

图 28. 9　腹主动脉夹层。短轴切面(A)和长轴切面(B)上观察到的出现内膜瓣(箭头示)的腹主动脉夹层动脉瘤

　　当出现内膜片时,可通过床旁即时超声检测到延伸至腹主动脉的主动脉夹层(图 28.9;视频 28. 12 和视频 28. 13)。彩色多普勒超声可用于评估可疑的内膜瓣(视频 28. 14 和视频 28. 15)。

主动脉内装置定位

　　主动脉超声检查可用于引导放置和确认主动脉内装置的位置,包括体外膜氧合插管,复苏性主动脉球囊阻断术导管,或主动脉内球囊反搏(视频 28.16)(请参阅第 20 和 33 章)。

要点和误区

- 主动脉被肠气掩盖:可在推动探头时给予有力、恒定的压力,使有气体的肠袢移位,从而减轻气体的影响。在这种情况下,凸阵探头可能更有用。多数情况下,恒定的压力可能使肠袢移位,使主动脉显影。
- 将主动脉误以为邻近结构:主动脉可能会与椎体、主动脉旁淋巴结或下腔静脉混淆。其中,主动脉呈搏动式血流,使用多普勒超声可以证实这一点。除下腔静脉外,多数邻近结构在进行多普勒检查时不会显示血流。下腔静脉的管壁较薄,位于椎体右侧、存在呼吸相位变化,可据此与主动脉相区别,而且,根据腹腔干和肠系膜上动脉源自主动脉也可进行鉴别。
- 低估主动脉直径:存在附壁血栓更可能发生这一情况,导致与周围组织混淆。为避免这一错误,重点是应该总是从管壁的最外侧开始测量,对主动脉直径进行最为保守的估计。
- 仅当穿过圆柱体的中心并且垂直于管腔壁进行的直径测量才是准确的。如果在纵向平面上偏离圆柱中心,则管腔壁之间的测量值会低估直径(请参见圆柱效果,图 17.5),或者如果倾斜测量,则会高估直径。为了提高精度,应始终在短轴和长轴切面上测量直径。

病例 28.1

病情介绍

70 岁男性,主诉左侧腰腹部疼痛。既往有高血压、高脂血症、肾结石病史,有吸烟史。自述此次左侧腰腹部疼痛症状与之前输尿管结石典型症状一样。测量生命体征显示血压明显升高。因身体状态原因查体受限,但发现腹部有轻压痛,脊肋角无压痛。尿常规和白细胞计数正常。初步诊断:输尿管结石,同时不能排除腹主动脉瘤可能。

超声发现

肾脏和主动脉床旁超声检查:在短轴和长轴切面检查可见直径 5cm 腹主动脉瘤(见图 28.10)。另外,用彩色多普勒在短轴切面检查时发现动脉瘤的附壁血栓(视频 28.17)。肾脏超声检查可见一些小的结石影(1~3mm),但未见任何输尿管梗阻的图像。

病例解析

镇痛和控制血压是降低动脉瘤破裂风险的首选治疗。疼痛减轻后,可以进行关于腹主动脉瘤的进一步诊治,包括咨询血管外科医师。

床旁超声检查发现腹主动脉瘤有时具有"救命性"意义,特别是当患者没有典型的腰腹部或者背部疼痛症状的时候。经过严格培训的检查者可提供高准确度的主动脉超声检查。应在长轴和短轴分别测量主动脉直径,直径正常值为 3cm。

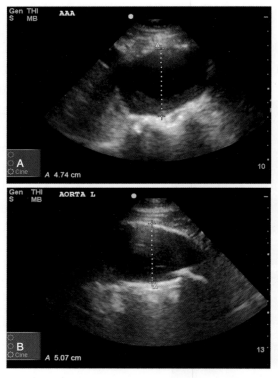

图 28.10   腹主动脉瘤。短轴切面(A)和长轴切面(B)上观察到的腹主动脉瘤(5.0cm)

病例 28.2

病情介绍

75 岁男性患者被带入急诊室,因疼痛而呻吟,指向上腹部和胸部疼痛。因语言不通,无法获得详细病史。测量生命体征示低血压(70/40mmHg)和心动过速(115 次/min)。腹部触诊示全腹压痛及腹肌紧张。

超声发现

急诊行床旁超声检查。患者不能保持固定体位来完成此项检查,但是根据有限的超声图像可见腹主动脉不是特别扩张(图 28.11);但是,在放大的图像上可见主动脉内膜片样组织波动影(视频 28.18)。因为血压偏低,行心脏超声检查。在胸骨旁长轴切面图像上可见扩张的升主动脉和心包积液(图 28.12,视频 28.19)。第四肋间图像可见急性、大量心包积液伴右心室舒张期塌陷——心

包压塞的标志(视频 28.20)。

病例解析

该患者诊断是升主动脉瘤,并发动脉瘤撕裂延伸至腹主动脉。因心包压塞的进展,应在液体复苏同时紧急咨询血管和心脏外科手术问题。床旁经食管超声证实存在升主动脉瘤并发破裂至腹主动脉。立即将患者送至手术室进行救命性的带主动脉瓣人工血管升主动脉替换术(Bentall 术)。该患者经过长期的术后住院治疗后最终出院回家。

主动脉夹层图像为内膜片横跨主动脉管腔伴或不伴动脉瘤扩张。彩色多普勒通过鉴别真腔和假腔可以帮助主动脉夹层的诊断,同时可帮助区分夹层膜片和附壁血栓。床旁超声检查可于另外的影像学检查之前,发现近端和远端延伸的腹主动脉夹层。

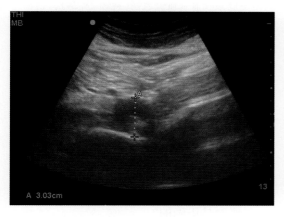

图 28.11 正常腹主动脉。在横切面(短轴)测量腹主动脉前后径为 3cm

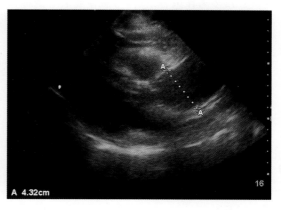

图 28.12 升主动脉瘤。从胸骨旁长轴切面测量升主动脉的直径为 4.3cm

病例 28.3

病情介绍

47 岁男性患者,因胸痛和腹痛,伴背部放射痛,就诊于急诊室。他最近有冰毒滥用史。测量生命体征发现心率 130 次/min,血压 230/125mmHg。在检查时表现为焦虑、大汗。实验室检查显示安非他命尿检阳性,肌钙蛋白阴性,肌酐 2.5mg/L。

超声发现

进行了床旁即时超声检查。腹主动脉显影可见其近端部分测量值在正常范围。然而,通过对主动脉进行更仔细的观察,可见波动的内膜片(图 28.13)。在短轴切面(视频 28.21)和长轴切面上可见主动脉夹层征象(视频 28.22)。

病例解析

该患者诊断为 B 型急性主动脉夹层。胸部和腹部 CT 进一步确认主动脉夹层诊断,同时可见夹层累及肾动脉,肾动脉未见血流,也解释了肌酐升高的原因。为恢复肾脏血流,该患者被送往手术室手术治疗,术后恢复良好。

床旁即时超声虽不是发现主动脉夹层的理想方法。但是,床旁即时超声快速、即时,正如该病例所示的内膜片,诊断主动脉夹层特异性接近 100%。床旁超声诊断胸主动脉夹层敏感性在 67%~80% 之间。

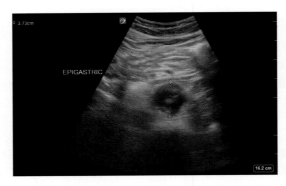

图 28.13 腹主动脉夹层。腹主动脉近端影像
未见任何动脉瘤的迹象,然而,可见波动的内膜
瓣是夹层的可靠证据

病例 28.4

病情介绍

72 岁男性患者,急性心肌梗死后心源性休克,紧急行冠状动脉左前降支血运重建后转至重症监护病房。因为休克,他在接受大量强心药支持,同时正在行主动脉内球囊反搏(intra-aortic balloon pump,IABP)机械支持。血乳酸在升高,担心 IABP 位置太低,可能导致肠系膜血流障碍。需要行床旁即时超声评估 IABP 的位置。

超声发现

超声图像显示 IABP 在原来位置(视频28.23),同时在腹主动脉近端可见膨胀和收缩图像。彩色多普勒图像证实肠系膜上动脉开放,同时可见肠系膜血管血流通畅(视频 28.24)。

病例解析

让人放心的超声图像解释了该患者的乳酸升高,不是因为 IABP 导致的医源性的肠系膜缺血,医师把注意力放在优化血流动力学,进一步滴定血管活性药物剂量。在这个病例中,超声应用使该患者幸免于不必要的内置装置的调整。

床旁即时超声可以评估主动脉内置装置,同时协助排查装置的运行、定位或者移位问题。

复习题

1. 以下哪项不是发生腹主动脉瘤的危险因素?
   A. 女性
   B. 吸烟史
   C. 腹主动脉瘤家族史
   D. 外周血管疾病史
   E. 年龄

   答案:A。既往流行病学研究显示男性性别、吸烟史、腹主动脉瘤家族史、外周血管疾病史都是发生腹主动脉瘤的危险因素。

2. 床旁即时超声在腹主动脉瘤的诊断中有较高的灵敏度和特异度。和腹部 CT 相比,关于超声测量主动脉直径的说法,以下哪项是正确的?
   A. 超声高估主动脉直径
   B. 超声低估主动脉直径
   C. 超声可准确测量主动脉直径
   D. 超声不能估计主动脉的大小,需要另外的影像学检查

   答案:B。和 CT 相比,尽管应用了正确的方法(在轴向切面测量主动脉壁的外缘距离),床旁即时超声仍会稍微低估主动脉的确切直径。因此,应从主动脉壁的外缘测量。

3. 在图 28.14 中,红色箭头指的是以下哪根血管?
   A. 肠系膜上动脉
   B. 肠系膜下动脉

C. 腹腔干

D. 肾静脉

E. 脾动脉

答案:C。腹腔干分支为脾动脉和肝总动脉。这一典型图像看上去像飞翔的鸟,因此被称作"海鸥征"。

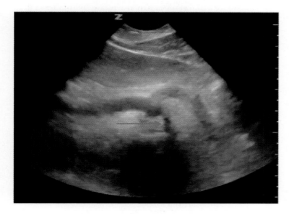

图 28.14

4. 在成人中,肾下主动脉的平均直径为____ cm。当主动脉直径大于____ cm 时可定义为腹主动脉瘤。

A. 1,3

B. 2,3

C. 1,4

D. 2,4

答案:B。动脉瘤是指动脉的永久性局部扩张,与正常的动脉直径相比,直径增加至少 50%。

5. 对于一个腹痛的患者,根据床旁即时超声图像(视频 28.25),下一步最合适的处理是什么?

A. 正常图像,不需要随访

B. 12 个月内随访腹部超声

C. 门诊咨询血管外科医师

D. 行腹部 CT 进一步评估腹主动脉

E. 需要住院咨询血管外科医师

答案:E。应立即就诊血管外科并转送至手术室。这位患者有一个 5cm 的腹主动脉瘤,并有证据显示有血栓形成。这是造成他腹痛的原因,且需要立即干预。

6. 关于经胸床旁即时超声评估胸主动脉夹层的描述,以下哪个选项是正确的?

A. 床旁即时超声是首选的检查方法

B. 未出现波动的内膜片即可排除主动脉夹层

C. 波动的内膜片对诊断主动脉夹层具有特异性

D. 经胸超声和经食管超声在胸主动脉夹层诊断方面具有同样的灵敏度

答案:C。直观的,经胸超声中见内膜片显影时高度怀疑主动脉夹层,文献显示特异度接近 100%。虽然有研究显示其灵敏度范围 67%~80%,但经食管超声是更灵敏的检查方法。

7. 鉴别图 28.15 中的结构:

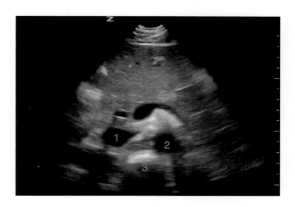

图 28.15

1. _____

2. _____

3. _____

A. 肠道

B. 主动脉

C. 下腔静脉

D. 椎体

答案:1,C;2,B;3,D。椎体是显影主动脉时一个有用的参照点。腹主动脉位于椎体的前方,稍偏左侧,而下腔静脉在稍右侧。如果难以鉴别下腔静脉和主动脉时,可应用彩色多普勒或者频谱多普勒,区分动脉和静脉血流。

参考文献

1. Chaikof EL, Dalman RL, Eskandari MK, et al. The Society for Vascular Surgery practice guidelines on the care of patients with an abdominal aortic aneurysm. *J Vasc Surg.* 2018;67:2-77, e2.

2. Heikkinen M, Salenius J, Zeitlin R, et al. The fate of AAA patients referred electively to vascular surgical unit. *Scand J Surg.* 2002;91(4):345-352.

3. Marston WA, Ahlquist R, Johnson G Jr, Meyer AA. Misdiagnosis of ruptured abdominal aortic aneurysms. *J Vasc Surg.* 1992;16:17-22.

4. Budd JS, Finch DR, Carter PG. A study of the mortality from ruptured abdominal aortic aneurysms in a district community. *Eur J Vasc Surg.* 1989;3:351-354.

5. Kent KC, Zwolak RM, Egorova NN, et al. Analysis of risk factors for abdominal aortic aneurysm in a cohort of more than 3 million individuals. *J Vasc Surg.* 2010;52(3):539.

6. Bengtsson H, Bergqvist D, Sternby NH. Increasing prevalence of abdominal aortic aneurysms. A necropsy study. *Eur J Surg.* 1992;158(1):19-23.

7. Bengtsson H, Sonesson B, Bergqvist D. Incidence and prevalence of abdominal aortic aneurysms, estimated by necropsy studies and population screening by ultrasound. *Ann N Y Acad Sci.* 1996;800:1-24.

8. U.S. Preventive Services Task Force. Screening for abdominal aortic aneurysm: recommendation statement. *Ann Intern Med.* 2005;142(3):198-202.

9. LCWK1. *Deaths, percent of total deaths, and death rates for the 15 leading causes of death in 5-year age groups, by race, and sex: United States.* 2013. www.cdc.gov/nchs/data/dvs/lcwk1_2013.pdf. Accessed January 29, 2016.

10. Tayal VS, Graf CD, Gibbs MA. Prospective study of accuracy and outcome of emergency ultrasound for abdominal aortic aneurysm over two years. *Acad Emerg Med.* 2003;10(8):867-871.

11. Costantino TG, Bruno EC, Handly N, Dean AJ. Accuracy of emergency medicine ultrasound in the evaluation of abdominal aortic aneurysm. *J Emerg Med.* 2005;29(4):455-460.

12. Knaut AL, Kendall JL, Patten R, Ray C. Ultrasonographic measurement of aortic diameter by emergency physicians approximates results obtained by computed tomography. *J Emerg Med.* 2005;28(2):119-126.

13. Johnston KW, Rutherford RB, Tilson MD, et al. Suggested standards for reporting on arterial aneurysms. Subcommittee on Reporting Standards for Arterial Aneurysms, Ad Hoc Committee on Reporting Standards, Society for Vascular Surgery and North American Chapter, International Society for Cardiovascular Surgery. *J Vasc Surg.* 1991;13(3):452-458.

14. Roudaut RP, Billes MA, Gosse P, et al. Accuracy of M-mode and two-dimensional echocardiography in the diagnosis of aortic dissection: an experience with 128 cases. *Clin Cardiol.* 1988;11(8):553-562.

15. Khandheria BK, Tajik AJ, Taylor CL, et al. Aortic dissection: review of value and limitations of two-dimensional echocardiography in a six-year experience. *J Am Soc Echocardiogr.* 1989;2(1):17-24.

第 29 章

早期妊娠

Starr Knight ■ Nathan Teismann

高慧 胡仕静 译 ■ 赵茵 校

关键点

- 经腹或经阴道床旁即时超声检查可用于评估早孕期相关症状，并排除异位妊娠。
- 结合临床病史、体格检查、血清 β-人绒毛膜促性腺激素（human chorionic gonadotropin，hCG）水平和超声结果进行诊断，指导医师评价和管理早孕期有症状的患者。
- 早孕期流产常见于有症状者。超声检查明确诊断后，与患者讨论治疗措施。

背景

应用和适应证

盆腔床旁即时超声常规用于急诊科和产科。当早孕发生腹痛和阴道出血，需要考虑的主要诊断有：①宫内妊娠（intrauterine pregnancy，IUP）活胎；②IUP 失败（流产）；③异位妊娠。体格检查、血液检查和超声检查对患者的精确评估是十分重要的。对于就诊时未进行不孕症治疗的患者，异位妊娠的风险很低，确诊为 IUP 可以排除异位妊娠[1]。

异位妊娠患者在早期阶段通常伴随有单侧下腹痛。发生异位妊娠破裂时，患者会出现急性、弥漫性腹痛、晕厥、血流动力学不稳或休克。据报道，在所有早孕伴发症状患者中，2%为异位妊娠。但到急诊科就诊的患者发病率远高出这一数字，可达 8%～10%[2,3]。在大部分通过超声评估异位妊娠的情况中，如无可见 IUP，而 β-hCG 定量水平高于 3 000mIU/mL，可直接诊断异位妊娠[4]。有时超声可直接发现宫外妊娠孕囊、附件环状征或者卵巢附件外软组织肿块。黄体囊肿破裂也可

能导致腹腔内出血，须警惕任何在早孕期出现的盆腹腔内非同寻常量的游离液体。应考虑异位妊娠破裂，除非被证明是其他情况。

文献回顾

已有一些研究分析了床旁即时盆腔超声的诊断精确度及其在评估异位妊娠患者中的应用。2010 年的一份 meta 分析显示，床旁即时盆腔超声展示了极高的精确度，其灵敏度为 99.3%，阴性预测值 99.9%，阴性似然比为 0.08。这表明床旁即时盆腔超声可作为一项常规手段用于排除异位妊娠[5]。超声特异性依赖于操作者经验、超声仪器和检查方法（即单独的经腹视图还是结合经阴道视图）。

训练有素的医生可全天候进行床旁即时超声，能快速评估患者病情。一项关于超声诊断在急诊科使用的全国性调查显示，疑似异位妊娠的患者在晚上和周末接受超声检查的可能性降低了 50%[6]。此外，研究显示，行床旁即时超声检查时发现 IUP 可提高效率，减少急诊科留观时间，特别是在下班时间[7-9]。

通过床旁即时超声检查，医师可对病情

不稳定的患者进行评价,快速鉴别患者是否有腹腔积血,加快需要手术处理的异位妊娠患者的诊疗速度[10]。

正常解剖学

子宫是盆腔中的肌性器官,位于膀胱和直肠之间,长 7cm,宽 5cm(图 29.1)。宫颈或子宫下段延伸为阴道。子宫长轴通常和阴道长轴呈一定角度,为前倾位。宫颈上部的子宫称为子宫体,正常时相对宫颈多呈前屈位。输卵管自子宫两侧子宫角进入子宫体。子宫底部高于两侧宫角。

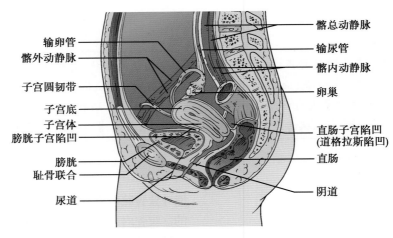

图 29.1　女性盆腔解剖

膀胱子宫陷凹是膀胱与子宫前壁之间潜在的间隙。子宫后壁和直肠之间是直肠子宫陷凹,也称为后盲路或道格拉斯陷凹。通常,小肠占据该间隙,通过超声可观察到此处存在一定量生理性游离液体。病理性腹腔内积液可存于上述膀胱子宫陷凹和直肠子宫陷凹。在异位妊娠破裂的情况中,膀胱子宫陷凹和直肠子宫陷凹甚至肝肾间隙(莫里森陷凹)中可发现大量腹腔内血液(见第 24 章)。

在未产女性中,卵巢位于骨盆后壁附近的卵巢窝中。该间隙位于髂外血管的上方,阔韧带前方,髂内血管和子宫的后方。重点是记住妊娠期间卵巢可能移位,其位置会不断变化。正常卵巢大小为 2～4cm(长径)。卵巢的中心部分是髓质,含脉管系统;外周为皮质,含卵泡和卵母细胞。

图像采集

经腹超声技术

经腹超声(transabdominal scanning,TAS)通常使用凸阵探头(2～5MHz)。许多仪器有可选择用于该检查的产科设置,即应用最优技术设置用于盆腔结构的可视化和孕期相关测量的自动计算。按照惯例,与探头标记点对应的屏幕定位标志应该处于屏幕左上方。检查时,患者采取仰卧位,并暴露下腹部至耻骨联合。最好使膀胱充盈,因为充盈的膀胱可提供显示子宫及其附件的声窗。在子宫横切面检查时,将探头置于耻骨联合正上方,使探头标记点指向患者右侧(图 29.2)。后将探头顺时针旋转 90°,使探头标记点指向头端,于相同位置获得矢状面图像(图 29.3)。

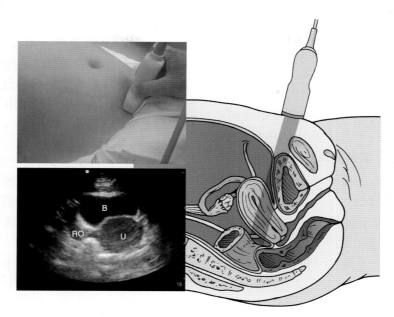

图 29.2　经腹横断面扫描。B,膀胱;RO,右侧卵巢;U,子宫

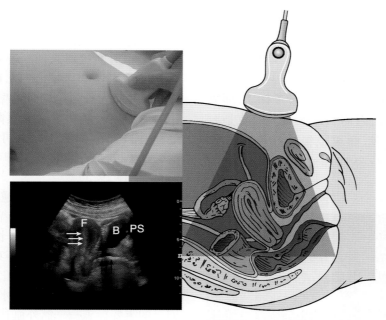

图 29.3　经腹矢状面扫描。B,膀胱;F,宫底;PS,耻骨联合;黑色箭头,阴道;白色箭头,子宫内膜

在横切面视图中,可在近区观察到充盈的膀胱,子宫位于其正后方(视频 29.1)。于子宫两侧可观察到卵巢,但在单个图像中通常不能同时看到两侧卵巢。在子宫内,子宫肌层环绕着子宫内膜,相较之下,回声较弱。子宫内膜厚度随月经周期变化。月经期后,子宫内膜出现多层外观,后在增殖期逐渐增厚。后在月经期,子宫内膜又会再次变薄,并能在子宫腔中观察到液体。可通过向上即向下倾斜探头,使超声束指向骨盆,而由宫颈至宫底寻找子宫。

在矢状位,可于屏幕右上方看到耻骨于远区投射一个阴影(见图 29.3)。膀胱位于耻骨联合正后方,大致呈三角形。宫体位于膀胱后方,可与子宫内膜线、宫底、宫颈和阴道在该视图中一起显影(视频 29.2)。使探头由左至右呈扇形推动,以获得子宫的多个断面。向任一侧滑动探头,将声束指向侧方以鉴别卵巢。

正常的卵巢呈球形或椭球形,一般呈等回声,在其内部散布有无回声的卵泡(图 29.4)。有时因叠压肠道气体在 TAS 上难以鉴别。髂血管可作为有用的参考标志,卵巢位于髂外血管的内侧邻近区域。即使是容易被显影的患者,卵巢也很难通过 TAS 评估,因此最好行经阴道扫描(transvaginal scanning,TVS)。

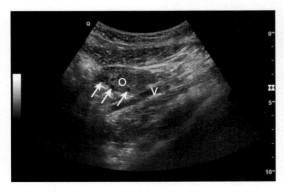

图 29.4　卵巢(O)(经腹切面)。V,髂静脉;箭头,卵泡

TAS 可提供开阔的盆腔视图,可以显示子宫周围的结构。在某些情况下,可仅由 TAS 来确诊 IUP 而排除异位妊娠。如果在 TAS 上显示了卵黄囊或胚芽,不必再进行 TVS。依本书作者经验,即使已确诊 IUP,TVS 也能提供非常重要的信息。因此,我们推荐在大部分患者应同时使用 TAS 和 TVS。

经阴道超声技术

对盆腔进行 TVS 时,需使用阴道内探头(5~8MHz)。患者应采取膀胱截石位,并在检查前排空膀胱。插入阴道前,在探头上使用超声凝胶,并覆盖一个无菌探头套,探头套外面再覆盖无菌凝胶。

扫描开始时,将探头标记点指向天花板,获得子宫矢状面图(图 29.5)。应使用排空的膀胱作为探头插入的标记:操作者应缓慢插入探头,直至屏幕左侧近场显示膀胱。在该点,可于长轴观察到宫底,且能看到子宫内膜线指向宫颈(视频 29.3)。将探头由一侧向另一侧逐渐推进,从而观察整个子宫。后将超声束由正中矢状位向后移动,显示宫颈和道格拉斯陷凹。若有游离液体存在,应仔细检查该区域(图 29.6)。

将探头向外侧推向骨盆壁,可于子宫两侧看见卵巢。通常可在卵巢附近看到髂外静脉(图 29.7)。在卵巢内,可见不同大小卵泡(视频 29.4)。也可看见卵巢囊肿或多囊卵巢(视频 29.5)。

然后返回正中矢状位,逆时针 90°旋转探头,使探头标记点指向患者右侧,获得子宫及其附件的冠状位图(图 29.8;视频 29.6)。检测到子宫后,将声束指向侧面方可显影卵巢。探查卵巢时,超声束应指向侧面,且超声指向应倾斜而非水平,以便定位卵巢的重要标志——髂外血管。

TVS 可高分辨力地显影宫腔内容物,与 TAS 比较,TVS 可于妊娠更早期显示并鉴别孕囊内的卵黄囊。TAS 可大范围了解盆腔内容物,而 TVS 可更为集中,高分辨力地显示子宫腔内容物,两种技术可互为补充。

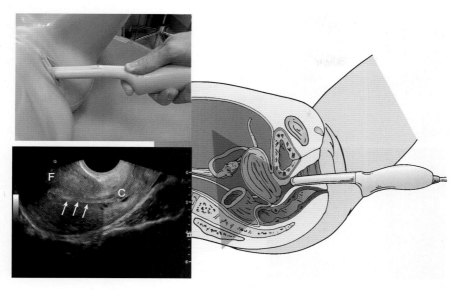

图 29.5　经阴道矢状面扫描。C,子宫颈;F,子宫底;箭头,子宫内膜线

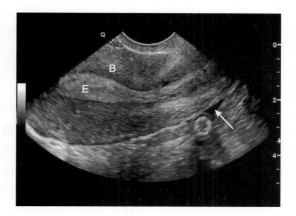

图 29.6　道格拉斯陷凹(白色箭头)内的游离液体(经阴道矢状面视图)。B,子宫体;E,子宫内膜线;红色箭头,小肠袢

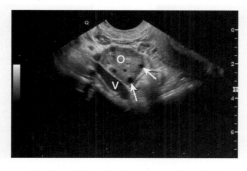

图 29.7　卵巢(O)(经阴道矢状面视图)。V,髂静脉;箭头,卵泡

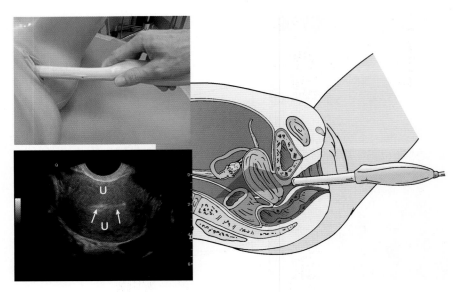

图 29.8　经阴道冠状面(横截面)扫描。U,子宫;箭头,子宫内膜线

图像分析

正常所见

　　正常妊娠中,超声检查表现应与胎龄相对应,可估测孕龄。子宫内膜增厚是妊娠最早的超声特征,属于非特异性表现[11]。随妊娠期进展逐渐检测到孕囊(图 29.9;视频 29.7)。孕囊呈低回声的圆形或卵圆形结构,周围有环状回声,即包蜕膜。妊娠早期,需鉴别 IUP 中真实的孕囊与具有类似外观的其他结构,如蜕膜囊肿或子宫内膜腔积液(即假孕囊)[12]。下列条件是真孕囊的特征,有助于鉴别诊断:①位于子宫底;②椭球形或球形;③较子宫内膜腔呈偏心状(即孕囊并非处于子宫内膜腔自身积液处,而是在其附近植入;这也被叫作"蜕膜内征"[13])(图 29.10);④存在蜕膜反应[孕囊附近的组织环相对子宫其他区域呈高回声征;这也被叫作"双蜕膜征"(图 29.11)];⑤孕囊直径>5mm。如为子宫内膜分泌液体填充子宫内膜腔的潜在空隙,形成的是假孕囊。位于子宫宫体内膜腔内的假孕囊,边缘锐利而非正常孕囊外周为圆润光滑表现,缺乏蜕膜反应,直径一般<5mm。

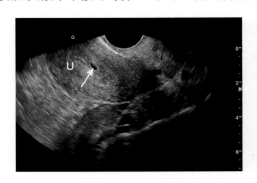

图 29.9　小孕囊(箭头)(经阴道矢状面视图)。U,子宫

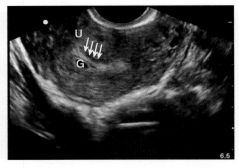

图 29.10　蜕膜内征。G,孕囊;U,子宫;箭头,子宫内膜线

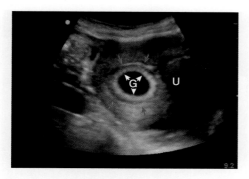

图 29.11　双蜕膜囊征。G,孕囊;U,子宫;
红色箭头,外环;白色箭头,内环

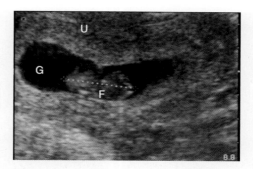

图 29.13　顶臀长。使用测径器测量胎儿最长径获得 CRL。有时可在胎儿附近观察到卵黄囊,但不应计入 CRL 测量中。多数仪器有预置功能,可在获得了 CRL 结果后计算胎龄。举例:CRL 为 2.72cm,则相当于 9 周 4 天的胎龄。G,孕囊;U,子宫;F,胎儿

上述标准提示真孕囊的存在,但是 IUP 的确切证据为探及宫腔内孕囊中的卵黄囊[13,14]。卵黄囊位于孕囊内,正圆形,中央呈无回声区,外有薄壁回声环(图 29.12;视频 29.8)。第 10 周时,卵黄囊直径最大可达 6mm,后逐渐退化,到 12 周时完全消失[15]。大部分正常妊娠中,当孕囊直径超过 8mm 时,即可显影卵黄囊[16]。

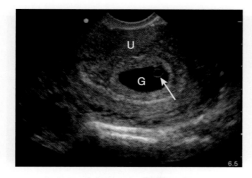

图 29.12　孕囊(G)卵黄囊(箭头)。U,子宫

妊娠第 5 周后不久,常可在卵黄囊附近看到一小盘状物,即"胚极"或胚胎。大约 6 周时,可在胚胎内观察到心管搏动。顶臀长(crown-rump length,CRL)为胚胎的最长径,可用于估计妊娠早期(前 3 个月)的胎龄(图 29.13)。在早期妊娠阶段,M 型超声测定胎心率通常为 110 ~ 175 次/min(bpm)(图 29.14)[17]。即使是有流产症状的早期妊娠患者,如果胎心率位于正常范围内,超过 90%的概率可生长至足月分娩[18-20]。

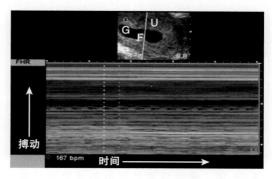

图 29.14　用于测量胎心率的 M 型超声。在 M 型超声检查中,指示线直接位于胎儿心脏搏动闪烁位置的上方。随胎儿心跳,会定期重复出现小的冲击波动。使用测量功能时,画两条线,标记一个心动周期,仪器会随之计算心率。该例胎心率为 167 次/min。G,孕囊;U,子宫;F,胎儿;箭头,胎儿心跳

在孕囊内可观察到独立的无回声裂隙,即羊膜。早孕期不易探查,通常到第 7 周较为明显。不应与卵黄囊混淆(图 29.15)。羊膜内包含有胚胎,若发现羊膜囊内无胚胎,则可确诊为妊娠失败[21]。也就是所谓的"空羊膜征"。随羊膜扩展,孕囊内的绒膜腔最终闭塞,与绒毛膜边缘融合,该过程通常到 12 周结束[11]。

卵巢中可显示黄体或黄体囊肿(图 29.16;视频 29.9)。黄体是由破裂的卵泡在排卵后形成的,其功能主要是在早期妊娠过

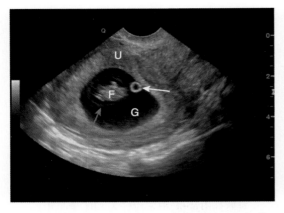

图 29.15　羊膜（红色箭头）和卵黄囊（白色箭头）经阴道视图所见。F,胎儿;G,孕囊;U,子宫

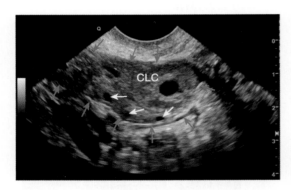

图 29.16　含黄体囊肿卵巢的经阴道视图。CLC,黄体囊肿;白色箭头,卵泡;红色箭头,卵巢边界

程中支持妊娠。临床上,如果黄体破裂或过度增大(视频 20.10 和视频 29.11)致使卵巢扭转,可能出现盆腔疼痛。

位置正常的宫内节育器(intrauterine device,IUD)在超声下显影为子宫体内 T 形的回声结构(图 29.17;视频 29.12)。任何一个放置有宫内节育器且妊娠试验呈阳性的患者,都应假定为异位妊娠。但在极少数病例中,即使宫内节育器位置正常,也有 IUP 的可能性(视频 29.13)。

病理学发现

无法存活的妊娠

一旦发现 IUP,需要评价胚胎生存活力。

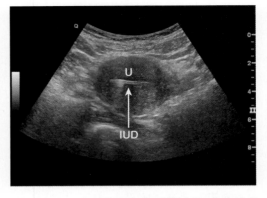

图 29.17　子宫腔内宫内节育器(IUD)经腹横断面视图。U,子宫

如发现异常于预期的发展过程,则认为是无法存活的妊娠。既往认为以下指征可提示早期妊娠失败,如各种直径不一的孕囊但其内无胚胎(图 29.18)[22],各种 CRL 的胚胎但其无心搏[23,24],胚胎心动过缓[17,18,25-29],形状不规则的孕囊[16],以及过大或过小的卵黄囊[30]。

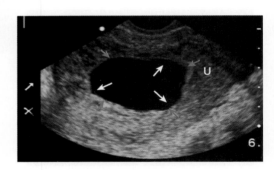

图 29.18　空羊膜征。大孕囊和空羊膜——妊娠失败的表现 U,子宫;红色箭头,孕囊;白色箭头,羊膜

临床医生们需注意,在早期妊娠阶段,正常的 IUP 可能有各种各样的超声表现。如果患者希望继续妊娠,但对胚胎存活率仍有所怀疑,不应急于对疑似流产者采取手术或药物治疗手段。目前专家们一致建议以下要点可作为诊断早期妊娠失败的标准:①孕囊平均直径大于或等于 25mm,但无胚胎("无胚胎妊娠");②胚胎 CRL 大于或等于 7mm,但无心搏;③TVS 显示孕囊内无卵

黄囊后胚胎无心搏>2 周；④TVS 显示孕囊内有卵黄囊后胚胎无心搏>11 天[4]。一般来说，妊娠失败的确诊不属于床旁即时超声诊断的范围，在采取任何外科或药物措施之前，推荐进行专业水平或诊断水平的超声检查。

绒毛膜下出血

超声检查中，绒毛膜下血肿常见于早期妊娠阶段临床上有明显出血现象的妇女。血肿多位于绒毛膜边缘和子宫壁之间，表现为液体聚集现象，其形状和外观可变化不一。通常为新月形，内部为高低回声区混杂（图 29.19 和图 29.20；视频 29.14～视频 29.16）。关于绒毛膜下血肿的出现是否对早期妊娠的结果有预判价值仍然具有争议，但现在广泛接受的说法是，早期妊娠前期的极小血肿几乎不增加任何流产的风险。早期妊娠阶段晚期或孕中期的较大血肿，尤其在高龄孕妇身上，并发流产的风险更高[31-33]。对于妊娠前 3 个月的绒毛膜下血肿而言，无特殊治疗手段，但急诊科或其他急救机构的紧急处理措施通常不会改变。

异位妊娠

妊娠状态，但无法显示 IUP，均应怀疑异

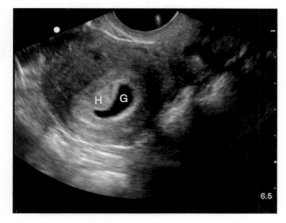

图 29.19　绒毛膜下血肿。经阴道超声可见一小绒毛膜下血肿（H）；G，孕囊

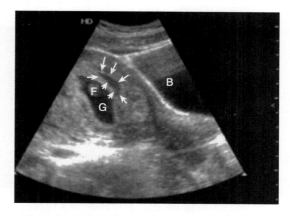

图 29.20　绒毛膜下血肿。经腹超声可见一小新月形绒毛膜下血肿（箭头）。B，膀胱；F，胎儿；G，孕囊

位妊娠。使用即时超声，最常见的结果是有相对正常外观的空子宫的存在。如果同时 β-hCG 水平高出或等于 3 000mIU/mL，不管是否能直接看到异位妊娠，都应高度怀疑异位妊娠。在这种情况下，如果患者情况稳定，应进行综合的超声检查，此外，检查中任何大量的腹腔内游离液体都提示急性破裂，应该请妇产科医生紧急会诊。

尽管上述标准较常用于间接诊断异位妊娠，但对于床旁即时超声医师来说，我们也建议他们熟悉各种各样的异位妊娠的超声表现。在最基本的情况下，如果在子宫外看到含卵黄囊的孕囊或胚胎，则确定属于异位妊娠（图 29.21；视频 29.17～视频 29.19）。但这种情况并不多见，在已证实的异位妊娠中不到 20%[34-36]。

发现"输卵管环征"是另一个最具特异性的发现。输卵管环由一个滋养层组织环和一个低回声中央腔组成，后者基本可确定为宫外孕囊（图 29.22；视频 29.20 和视频 29.21）。输卵管环可能与黄体囊肿混淆，但后者位于卵巢近端。也可根据囊肿有较宽的回声边界且周围无卵巢组织而相鉴别[11]。输卵管环对于异位妊娠的阳性预测值（positive predictive value，PPV）是 95%，可见于大约 20%～30% 的病例中[34-37]。

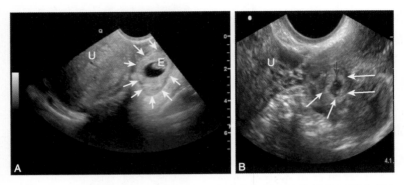

图 29.21   异位妊娠。(A)左侧附件区内含有胚胎(E)的异位妊娠和(B)含卵黄囊的异位妊娠孕囊(红色箭头)。U,子宫;白色箭头,输卵管环

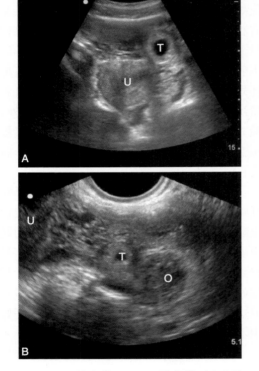

图 29.22   输卵管环。(A)输卵管环(T)见于子宫(U)和(B)卵巢(O)附近

更为常见的是,异位妊娠可表现为不同于卵巢、形状不规则、复杂的附件肿块(图29.23;视频 29.22). 这些发现通常与输卵管异位妊娠的表现一致,可发生局部出血,见于 60%~85% 的确诊异位妊娠中[36,37]。复杂的附件肿块对于异位妊娠的 PPV 可超过 88%[38]。

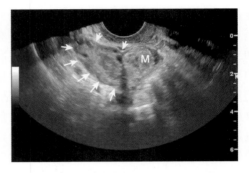

图 29.23   异位妊娠。卵巢附近(箭头)呈复杂附件肿块(M)的异位妊娠

如无 IUP,同时伴有腹腔游离液体也高度提示异位妊娠破裂[39,40]。液体可呈完全无回声或者分散低回声,或大量等回声成分呈块状聚集。沿子宫后壁追踪时,可通过液面对液体程度进行分级。液体局限在道格拉斯陷凹内即少量;液体量超出子宫底即中量;如果液体已延伸到腹膜腔肝肾隐窝内即可判为大量(图 29.24 和图 29.25;视频 29.23)。少量

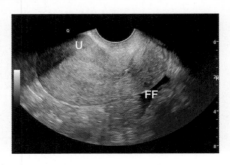

图 29.24   盆腔游离液体。直肠子宫陷凹内少量游离液体(FF)。U,子宫

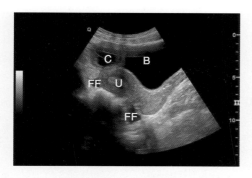

图29.25　腹腔游离液体。大量游离液体（FF）延伸至宫底。且含有一较大的破裂的出血性囊肿（C），可见延伸至子宫（U）外。B，膀胱

的无回声液体无特异性，正常 IUP 时也可存在。若存在中等或大量游离液体，则异位妊娠的可能性大大增高，有研究报道其 PPV 为86%[39,40]。莫里森陷凹内游离液体的存在对异位妊娠更具特异性（图 29.26；视频29.24）。有回声的腹腔内游离液体通常提

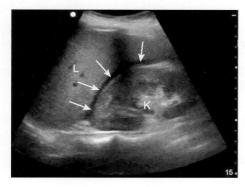

图29.26　肝肾间隙（莫里森陷凹）内腹腔游离液体（箭头）。K，肾脏，L，肝脏

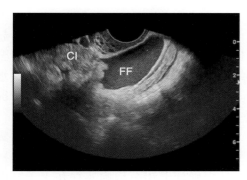

图29.27　有回声的游离液体。游离液体（FF）中呈回声的漂浮颗粒可能是正在凝固的血液。Cl，血凝块

示有凝血,报告的异位妊娠 PPV 是 90%（图29.27；视频 29.25）[41]。

绝大多数的异位妊娠位于一侧输卵管内,其他少见位置包括输卵管间质部（2.5%）、卵巢（3%）、宫颈（1%）和腹部（1.3%）[42]。也曾报道过子宫肌层内的壁间异位妊娠,但极为罕见[43]。虽然近宫颈管的胎心搏动提示宫颈种植,宫颈异位妊娠易与进行中的流产相混淆。尽管最好以全面的诊断学超声检查来确诊,依然有其他诊断宫颈妊娠的标准存在[44,45]。

间质异位妊娠的表现可能与 IUP 相似,主要是因为妊娠植入在子宫和输卵管连接区域。若孕囊位于子宫外,子宫肌层覆盖较少或无,应怀疑间质异位妊娠（图29.28；视频 29.26 ~ 视频 29.29）。整个孕囊周围的子宫肌层厚度超过 5mm 且出现双蜕膜囊征（见图 29.11）是确立子宫内膜植入的特征[46]。一般来说即使发现孕囊,仔细确证孕囊是否处于宫内正常位置也是很重要的,需排除异位妊娠的少见形式。即使确定的 IUP,也要考虑宫内、宫外妊娠同时出现的可能性,特别是辅助生育技术治疗不孕的妇女需警惕此类情况的发生（图 29.29；视频 29.30 和视频29.31）[47]。采取了体外人工授精的妇女相较于正常受孕的妇女,异位妊娠的发生风险大大增加,发病率可达 1:100,而后者仅为 1:30 000[41,47,48]。

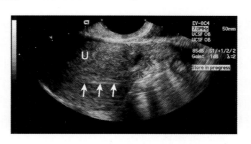

图29.28　输卵管间质部异位妊娠。红色箭头标出了左侧子宫角处孕囊。U,子宫;白色箭头,子宫内膜线

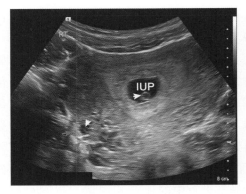

图 29.29　**复合妊娠。**该图中有两处孕囊存在，一处在子宫内，一处在子宫外。两处孕囊内都有卵黄囊（白色箭头）。IUP，宫内妊娠；红色箭头，宫外妊娠

妊娠滋养细胞疾病

妊娠滋养细胞疾病（gestational tropho-blastic disease，GTD）是一种少见情况，在妊娠早期出现阴道出血和盆腔疼痛。在美国，估计占妊娠比例为 0.1%。GTD 包含了一系列滋养层增殖性疾病：部分和完全性葡萄胎、绒毛膜癌和其他胎盘肿瘤[49]。这些疾病在超声检查中常被误诊为不完全性流产，特别是有部分性葡萄胎时，一项研究报告，仅29%的病例可通过最初的超声检查发现[50]。对于妊娠滋养细胞疾病的完整讨论已经超出了床旁即时超声的范畴，因此我们只针对最常见的情况进行讨论。

葡萄胎从定义上来说是无法存活的妊娠。完全性葡萄胎相较于部分葡萄胎有更显著的超声结果的异常，常通过超声进行诊断[51]。完全性葡萄胎的典型超声结果包含一个复杂的多囊性、血管丰富的子宫内肿块，而没有胚胎组织。其超声表现可被描述成"落雪状"或"葡萄簇"样，这些是绒毛膜绒毛扩张而成的囊状结构的影像学表现（图29.30A）。卵巢中可见黄体囊肿，是完全性葡萄胎中的常见表现。部分葡萄胎通常伴有轻微的胎盘异常，也可能伴随宫内活胎、自发性宫内死亡，或空孕囊[51]。若存在绒毛膜癌时，可表现为子宫增大，内含出血性肿块（图29.30B）[52]。

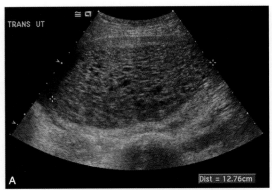

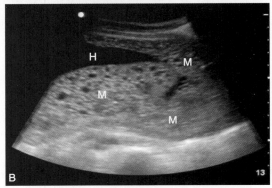

图 29.30　**妊娠滋养细胞疾病。**（A）经腹横断面视图可见多囊结构，代表葡萄胎（M）患者子宫内扩张的绒毛膜绒毛。肿块横向测量大约13cm。（B）经腹横截面视图可见子宫内含有多囊成分的肿块。也可见子宫内出血（H）

GTD 的确切诊断需通过组织学检查。如果怀疑 GTD，建议进行床旁即时超声，全面的诊断性盆腔超声和妇科会诊。

早期妊娠中盆腔超声的临床综合应用

所有有症状的早期妊娠患者都应行超声检查和实验室检查来进行评估。包括全血细胞计数、Rh 血型判定和血清 β-hCG 水平。初步检查后，可将患者列入下列情况之一：

（1）确诊 IUP。子宫内存在含卵黄囊的孕囊或胚胎，可确诊 IUP（视频 29.32）。应该仔细确证上述结构确实存在于子宫内正常位置，避免和异位妊娠混淆。考虑到非IVF 患者存在复合妊娠的风险很低，如果

IUP 可见，临床医生们即可大致排除异位妊娠。但是仍然需要考虑到复合妊娠存在的可能性，如果有所怀疑，则应安排后续影像学检查以确证。常规情况这些患者可在门诊随诊和复查。不需要进行综合性超声检查，也不需要请妇产科医生会诊。

（2）位置不详的妊娠或存活率不详的早期疑似 IUP。不考虑 β-hCG 水平或由末次月经周期推断的孕龄，如果存在边缘圆润的，圆形或椭圆形的子宫内液区，即使没有蜕膜反应、卵黄囊或胚胎，也有可能存在早期 IUP（视频 29.33）[53-55]。尽管过去对于上述结果存在于异位妊娠中的可能性有所疑虑，但是已有证据显示，被确证的假孕囊的存在比之前以为的少见得多[56,57]。大量腹部内液体、附件肿块提示异位妊娠，对于急诊患者或者复查床旁即时超声结果的患者，应考虑进行综合性超声检查。如果最终确诊 IUP，患者可在门诊进行后续随访。如果没有确切证据表明是 IUP，患者需要密切随访，即在 48 小时内前往门诊复查超声和血清 β-hCG 水平。如果患者渴望妊娠，不论血清 β-hCG 水平高低，都不应使用甲氨蝶呤或采取人工流产术[53,55,58]。

（3）确诊 IUP，无法存活的妊娠（"稽留流产"）。一些情况下，宫内胚胎死亡可以被床旁即时超声所识别。现有的诊断标准包括平均直径>25mm 的完整孕囊内无卵黄囊或胚胎，即"无胚胎妊娠"（见图 29.18；视频 29.34）；或胚胎 CRL 超过 7mm 但无心脏活动，即"胚胎死亡"（图 29.31；视频 29.35）[4]。任何上述发现都应该进行诊断性超声以证实再进行处理。早期妊娠丢失并非典型危及安全的紧急情况，推迟正规的影像学检查并根据患者情况安排门诊随访一般都是安全可行的。如果诊断性超声证实了胚胎或胎儿丢失，医生应该向患者说明该诊断并简略讨论可行的治疗措施：如期待治疗、药物流产（米索前列醇）或人工流产术（人工子宫吸引术）。在急诊室，现场的妇产科医生会

诊并非必要，但应安排及时的随访，最好在第二天进行。

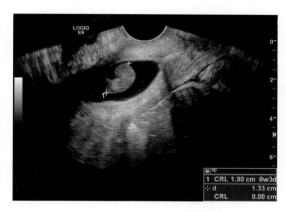

图 29.31　胎儿死亡。 胎儿无可辨认心搏，其顶臀比（CRL）为 19mm，对应孕龄大约是 8 周+，3 天

（4）位置不详的妊娠，疑似流产。大量阴道出血，下腹部绞痛且有组织块排出都强烈提示自发性流产。在完全性流产情况下，超声通常会显示空子宫或接近空子宫表现。而在不完全性流产情况下，超声显示混合性回声区域，且可见碎片残留于子宫腔内（视频 29.36 和 29.37）。如果超声发现患者有大量腹腔内液体，应该高度警惕异位妊娠破裂的可能。如果患者有大量阴道出血且临床情况不稳定，医生应该考虑到不全性流产。不论出现哪种情况，都应该请妇产科医生紧急会诊。大量阴道出血伴有组织块或血凝块流出更有可能是流产而非异位妊娠破裂。

对患者，应该进行彻底检查，包括用阴道窥视、用双手检查来评估宫颈。宫颈口的任何组织或妊娠产物都应该被去除并送病理检查，以便于确诊自发性流产并排除异位妊娠。去除宫颈嵌顿组织有利于患者止血。如果先前的超声检查没有确切的证据提示 IUP，应该追踪患者情况以确保其血清 β-hCG 水平在下降。

如果流产的诊断已经非常明显，则不需要进行综合性超声诊断，但仍需检查子宫内是否有妊娠残留成分，以利下一步处理决策。

大部分活动性流产者，临床情况稳定，

可由急诊医生进行处理,而不需妇产科医生亲自会诊。但是,所有这样的患者都应该随访以保证采取了合适的处理方法。如果诊断非常确信,可考虑给予米索前列醇,流产的妇女禁用甲氨蝶呤。要考虑过量出血的预防措施。如果每小时出血量大于一张月经垫,且持续4小时以上,或者患者出现失血的临床体征(眩晕、恶心、昏厥等),应该及时追踪患者情况以进一步评估。

(5) 位置不详的妊娠,可能是未破裂型异位妊娠。对于经 TVS 发现空子宫,且临床上没有流产征兆的患者应考虑存在异位妊娠的可能性,特别是 β-hCG>3 000mIU/mL 的患者(见图 29.6;视频 29.38)。在确诊异位妊娠之前,临床工作者们应该认识到非常重要的两点:①在一些罕见情况下,即使 β-hCG 水平高于其可区别范围,可存活的 IUP 也可无孕囊回声可见[53,58];②在上述情况下,流产是异位妊娠发生概率的两倍[4]。因此,β-hCG 高于 3 000mIU/mL 且无可见 IUP 并不能证实存在异位妊娠。但仍应该高度怀疑异位妊娠。

如果床旁即时超声显示空子宫,且患者临床上没有流产征兆,不论 β-hCG 值为多少,都需要尽快进行诊断性超声。如果诊断性超声过后仍然持续高度怀疑异位妊娠,最终的治疗应该根据妇产科医生的建议进行。包括采用人工流产术获得失败 IUP 的证据(绒毛膜绒毛等),如果发现没有证据指示 IUP,则应随后应用甲氨蝶呤。如果超声结果不确定且患者情况稳定,应该在 48 小时内安排超声检查和 β-hCG 水平的复查。

对于有位置不详妊娠(pregnancy of unknown location,PUL)的患者,即使血清 β-hCG 水平很低,仍然存在早期、正常 IUP 的可能。在采取额外的处理之前,患者应该进行 48 小时随诊。然而,现有数据显示有 PUL,且 β-hCG>3 000mIU/mL 的患者更有可能为失败的 IUP(66%),异位妊娠(33%),或者极为稀少的可存活的 IUP(0.5%)[4]。考虑到这些数据,如果病理检查未见绒毛膜绒毛组织或滋养层组织或 β-hCG 水平未下降,且患者不希望继续妊娠,治疗方案为先使用人工流产术随之给予甲氨蝶呤。如果患者希望继续妊娠,在作为异位妊娠进行治疗前,应该在 48 小时内进行附加的检查[4]。

(6) 疑似异位妊娠破裂。任何有腹腔积血,且超声没有明确证据提示 IUP 的孕妇都应该被怀疑为异位妊娠破裂(见图 29.26 和图 29.27;视频 29.39)。如果患者情况不稳定,应该进行积极的复苏治疗并紧急会诊来为紧急手术干预做准备。在某些情况下,如果患者情况稳定,可以考虑进行全面的诊断性超声检查,因为出血性黄体囊肿可能偶尔呈上述表现。

要点和误区

- 经腹超声(TAS)最好在膀胱充盈的情况下进行,以便超声检查时为盆腔脏器提供良好的声窗。相反,经阴道超声(TVS)则最好是排空膀胱。
- 对于 TAS,应保证在皮肤与探头之间使用充足的润滑剂;对于 TVS,应保证传感器与无菌套间没有气泡。
- 通过多平面扫描子宫及其附件可以更好地探查目标结构(孕囊、囊肿、附件肿块等)和周围的解剖。
- 腹部/盆部出现游离液体时应注意液体量和其回声特点。少数的盆腔液体为正常情况,但中等至大量的游离液体属于异常情况,另外,液体回声增强也属异常情况。
- 子宫腔内回声物质并不总是提示流产,也见于异位妊娠和妊娠滋养细胞疾病中。若有怀疑,可进行综合性诊断超声或请妇产科会诊。
- 输卵管环可能看起来像黄体囊肿。可使用上文所述标准将二者鉴别。
- 排除患者出现症状的其他可能病因,如黄体囊肿破裂、卵巢扭转或其他腹腔内疾病。

病例 29.1

病情介绍

一位 23 岁的妇女前往急诊室,主诉腹部疼痛,并在候诊室晕倒了。体格检查发现低血压和心动过速。患者的末次月经是 6 周前,无其他不适。体格检查显示腹部广泛性疼痛。盆腔检查显示阴道穹有少量血液,宫颈口闭合,右侧附件区有压痛。尿妊娠试验阳性。立即建立静脉通道,快速补充 2L 生理盐水。同时进行了经腹超声(TAS)和经阴道超声(TVS)检查。

超声发现

TAS 冠状面和矢状面视图提示盆腔内大量游离液体(视频 29.40 和视频 29.41)。TVS 显示盆腔内游离液体,回声增强(视频 29.42),右侧附件区包块,杂乱回声。(图 29.23)。

病例解析

由超声结果和病史可明确诊断,即异位妊娠破裂。妇产科医生会诊后,患者被马上送进手术室。术中发现患者右侧输卵管异位妊娠破裂。行输卵管切除术后患者康复。

对于有失血性休克的女性患者,在鉴别诊断中医师应该考虑到由异位妊娠破裂引起的腹腔积血。这类患者需要积极的复苏治疗并立即进行手术干预。对于血流动力学不稳定患者,立即行超声检查极具价值(见第 22 章)。

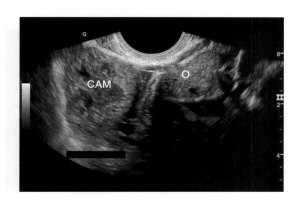

图 29.32　**右附件肿块**。经阴道矢状面视图可见右侧附件肿块,回声杂乱(CAM)。O,卵巢

病例 29.2

病情介绍

患者 30 岁,女,G2P1,被送往急诊室主诉阴道出血和盆腔绞痛。1 周前家用早孕试纸检测阳性,尚未前往产科就诊。末次月经周期是两个月前。生命体征正常,体格检查显示情况良好,腹部无触痛。盆腔检查显示,阴道穹有少量积血,宫颈口闭合。双手诊查示:无附件压痛,无附件肿块,无宫颈摇摆痛。患者为 Rh+,β-hCG 水平为 2 289mIU/mL。床旁经腹超声显示一小的子宫内液区。经阴道超声如下。

超声发现

经阴道超声证实了宫腔内液性暗区,尚无卵黄囊和胚芽(图 29.33;视频 29.43)。附件无异常。

病例解析

该病例中,床旁即时超声尚无法证实为 IUP。诊断性超声显示为宫腔内液性暗区,疑似孕囊。因无可见卵黄囊或胚芽,尚不能证明为 IUP。超声显示无附件肿块,无盆腔游离液体。患者出院并作为门诊患者 48 小时跟踪随访,监测 β-hCG 水平。

1 周后,患者因持续性恶心呕吐再次前往急诊。用床旁即时超声评估 IUP 及其存活能力。TAS 和 TVS 显示孕囊内存在卵黄囊,确证为 IUP。给予药物后症状得到控制,患者随之出院,并作为门诊患者按时前往产科医生处随诊。

不考虑 β-hCG 水平或由末次月经周期推断的孕龄,如果存在圆形或椭圆形的子宫内液性暗区,即使没有蜕膜反应,卵黄囊或胚胎,也有可能存在早期 IUP[53-55]。关于异位妊娠发生的可能性被广泛关注,但证据表明真正的假孕囊的存在远没有以前认为的那么普遍[56,57]。除非有其他大量腹部内液体,附件肿块等结果提示异位妊娠,大多情况更有可能是 IUP。如果综合性超声检查也不能诊断为 IUP,应该安排患者在产科密切随诊。

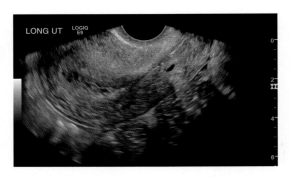

图 29.33   宫腔内液性暗区。经阴道超声矢状图可见宫腔内液性暗区,其内无卵黄囊或胚芽

复习题

1. 在用床旁即时超声评估宫内妊娠的过程中,下列哪项表述是正确的?
   A. 经阴道超声(TVS)应该在膀胱充盈条件下进行
   B. 卵巢在经腹超声(TAS)下观察最佳
   C. TAS 相较 TVS 能更好地看见子宫内容物
   D. TAS 与 TVS 可互补,应该同时检查
   答案:D。TAS 应在膀胱充盈条件下进行,而 TVS 最好在排空膀胱条件下进行。TVS 能在高分辨力下更好地观察子宫内容物和卵巢。而 TAS 提供盆腔内容物的广阔视野。因此,两种技术是互补的,考虑到对子宫和其他盆腔结构进行更全面的评估,如果可行应两种技术结合运用。

2. 下列哪一项诊断满足宫内妊娠的最低诊断标准?
   A. 存在孕囊
   B. 存在卵黄囊
   C. 孕囊内存在卵黄囊或胚芽
   D. 内有卵黄囊或胚芽的孕囊完全被包裹在子宫肌层内
   答案:D。宫内妊娠的确诊依据是内有卵黄囊或胚芽的孕囊,周围有完整的子宫肌层。

3. 通过一例腹部疼痛症状的妊娠妇女的经腹超声结果(视频 29.44)判断,下列哪一

项是最有可能的诊断?
   A. 胎儿死亡
   B. 妊娠滋养层细胞疾病
   C. 异位妊娠
   D. 绒毛膜下出血
   答案:C。经腹冠状面扫描显示大量腹腔内游离液体,除非有其他疾病的明确证据,通常需要考虑为异位妊娠。尽管妊娠时腹腔内少量游离液体为正常现象,但大量游离液体为异常现象,一般被考虑为异位妊娠。如果为辅助生育技术的妊娠女性,复合妊娠也需考虑。

4. 图 29.34 和视频 29.45 中红色箭头所指是什么结构?

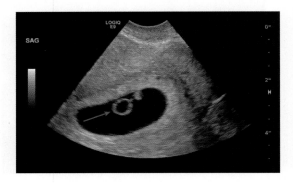

图 29.34

   A. 孕囊
   B. 卵黄囊
   C. 胚极
   D. 绒毛膜下出血
   E. 假孕囊
   答案:B。图中箭头指向卵黄囊,卵黄囊存于孕囊内,形状正圆,由薄壁回声环包裹无回声中心。

5. 图 29.35 和视频 29.46 中箭头所指是什么结构?
   A. 孕囊
   B. 卵黄囊
   C. 胚极
   D. 绒毛膜下出血
   E. 假孕囊
   答案:D。箭头所指为绒毛膜下血肿,图中

可见一新月形液性暗区存于绒毛膜边缘与子宫壁之间。这通常是早期妊娠阴道出血的常见原因。

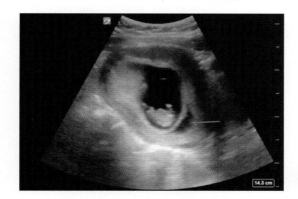

图 29.35

6. 图 29.36 中测量了下列哪项参数?

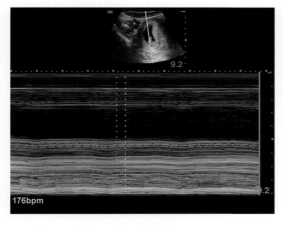

图 29.36

A. 胎心率

B. 股骨长度

C. 顶臀比

D. 二顶骨直径

答案:A。M 型超声被用来测量胎心率,M 型光标线应直接置于胎儿心脏搏动闪烁处上方。在 M 型超声中,定期重复的冲击、搏动与胎儿心跳一致。在产科测量功能中,医生可以用两条光标线标出心动周期,从而计算胎心率。不推荐用多普勒超声测量胎心率,因为其集中的高热能可能导致心脏损伤。

7. 异位妊娠最常见的位置在哪里?

A. 卵巢

B. 输卵管

C. 腹内

D. 间质

答案:B。异位妊娠最常见于输卵管处,也见于间质(2.5%)、卵巢(3%)、宫颈(1%)和腹腔内(1.3%)。

8. 一位 24 岁妇女,β-hCG 阳性,因低血压被送往急诊。其腹部超声图像如下(图 29.37)。下列最适合的操作是?

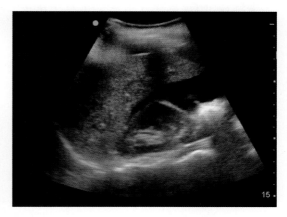

图 29.37

A. 开始甲氨蝶呤治疗

B. 咨询产科医生后紧急手术干预

C. 采取过夜医学观察

D. 出院回家,48 小时内复查超声和 β-hCG 水平

答案:B。图像显示肝肾间隙(莫里森陷凹)中有大量腹腔游离液体。β-hCG 呈阳性,Morison 陷凹内游离液体,血流动力学不稳定是异位妊娠破裂的重要证据。因为患者有低血压,血流动力学不稳定,最合适的措施是请妇科医生会诊后立即手术干预。

9. 关于位置不详妊娠(PUL),下列哪项陈述是正确的?

A. 甲氨蝶呤对于所有 PUL 都是适用的

B. 血清 β-hCG 可帮助判定异位妊娠的可

能性

C. 宫内胚胎死亡或稽留流产是 PUL 的常见原因

D. PUL 仅指非破裂异位妊娠

答案：B。PUL 的鉴别诊断包括异位妊娠、早期 IUP 或自发性流产。血清 β-hCG 水平有助于判定异位妊娠的可能性。β-hCG>3 000mIU/mL 同时伴有空子宫现象可高度怀疑异位妊娠。相反，β-hCG＞3 000mIU/mL 同时有子宫内液区存在更有可能为早期 IUP。如果发现腹腔内游离液体、附件肿块或血流动力学不稳定，则异位妊娠的可能性增加。

参考文献

1. American College of Emergency Physicians. Emergency ultrasound imaging criteria compendium. *Ann Emerg Med*. 2006;48:1-37.
2. Kohn MA, Kerr K, Malkevich D, et al. Beta-human chorionic gonadotropin levels and the likelihood of ectopic pregnancy in emergency department patients with abdominal pain or vaginal bleeding. *Acad Emerg Med*. 2003;10:119-126.
3. Kaplan BC, Dart RG, Moskos M, et al. Ectopic pregnancy: prospective study with improved diagnostic accuracy. *Ann Emerg Med*. 1996;28:10-17.
4. Doubilet PM, Benson CB, Bourne T, et al. Diagnostic criteria for nonviable pregnancy early in the first trimester. *N Engl J Med*. 2013;369:1443-1451.
5. Stein JC, Wang R, Adler N, et al. Emergency physician ultrasonography for evaluating patients at risk for ectopic pregnancy: a meta-analysis. *Ann Emerg Med*. 2010;56:674-683.
6. Stein JC, Jacoby VL, Vittinghoff E, et al. Differential use of diagnostic ultrasound in U.S. Emergency departments by time of day. *West J Emerg Med*. 2011;12:90-95.
7. Shih CH. Effect of emergency physician-performed pelvic sonography on length of stay in the emergency department. *Ann Emerg Med*. 1997;29:348-351.
8. Durham BB, Lane BB, Burbridge LL, Balasubramaniam SS. Pelvic ultrasound performed by emergency physicians for the detection of ectopic pregnancy in complicated first-trimester pregnancies. *Ann Emerg Med*. 1997;29:338-347.
9. Blaivas M, Sierzenski P, Plecque D, Lambert M. Do emergency physicians save time when locating a live intrauterine pregnancy with bedside ultrasonography? *Acad Emerg Med*. 2000;7:988-993.
10. Moore C, Todd WM, O'Brien E, Lin H. Free fluid in Morison's pouch on bedside ultrasound predicts need for operative intervention in suspected ectopic pregnancy. *Acad Emerg Med*. 2007;14:755-758.
11. Coady AM. The first trimester, gynocological aspects. In: Allan PLP, Baxter GM, Weston M, eds. *Clinical Ultrasound*. 3rd ed. Oxford, UK: Churchill Livingstone; 2011:740-767.
12. Nyberg DA, Laing FC, Filly RA, Uri-Simmons M, Jeffrey RB. Ultrasonographic differentiation of the gestational sac of early intrauterine pregnancy from the pseudogestational sac of ectopic pregnancy. *Radiology*. 1983;146:755-759.
13. Yeh HC, Goodman JD, Carr L, Rabinowitz JG. Intradecidual sign: a US criterion of early intrauterine pregnancy. *Radiology*. 1986;161:463-467.
14. Nyberg DA, Mack LA, Harvey D, Wang K. Value of the yolk sac in evaluating early pregnancies. *J Ultrasound Med*. 1988;7:129-135.
15. Stampone C, Nicotra M, Muttinelli C, Cosmi EV. Transvaginal sonography of the yolk sac in normal and abnormal pregnancy. *J Clin Ultrasound*. 1996;24:3-9.
16. Tan S, Pektaş MK, Arslan H. Sonographic evaluation of the yolk sac. *J Ultrasound Med*. 2012;31:87-95.
17. Doubilet PM, Benson CB. Embryonic heart rate in the early first trimester: what rate is normal? *J Ultrasound Med*. 1995;14:431-434.
18. Doubilet PM, Benson CB, Chow JS. Long-term prognosis of pregnancies complicated by slow embryonic heart rates in the early first trimester. *J Ultrasound Med*. 1999;18:537-541.
19. Tongsong T, Srisomboon J, Wanapirak C, et al. Pregnancy outcome of threatened abortion with demonstrable fetal cardiac activity: a cohort study. *J Obstet Gynaecol*. 1995;21:331-335.
20. Tannirandorn Y, Sangsawang S, Manotaya S, et al. Fetal loss in threatened abortion after embryonic/fetal heart activity. *Int J Gynaecol Obstet*. 2003;81:263-266.
21. McKenna K, Feldstein V, Goldstein R, et al. The empty amnion: a sign of early pregnancy failure. *J Ultrasound Med*. 1995;14:117-121.
22. Perriera L, Reeves M. Ultrasound criteria for diagnosis of early pregnancy failure and ectopic pregnancy. *Semin Reprod Med*. 2008;26:373-382.
23. Schouwink M, Fong B, Mol B, et al. Ultrasonographic criteria for non-viability of first trimester intra-uterine pregnancy. *Early Pregnancy*. 2000;4:203-213.
24. Levi CS, Lyons EA, Zheng XH, Lindsay DJ, Holt SC. Endovaginal US: demonstration of cardiac activity in embryos of less than 5.0 mm in crown-rump length. *Radiology*. 1990;176:71-74.
25. Benson CB, Doubilet PM. Slow embryonic heart rate in early first trimester: indicator of poor pregnancy outcome. *Radiology*. 1994;192:343-344.
26. Laboda L, Estroff J, Benacerraf B. First trimester bradycardia. A sign of impending fetal loss. *J Ultrasound Med*. 1989;8:561-563.
27. May D, Sturtevant N. Embryonal heart rate as a predictor of pregnancy outcome: a prospective analysis. *J Ultrasound Med*. 1991;10:591-593.
28. Stefos TI, Lolis DE, Sotiriadis AJ, Ziakas GV. Embryonic heart rate in early pregnancy. *J Clin Ultrasound*. 1998;26:33-36.
29. Doubilet PM, Benson CB. Outcome of first-trimester pregnancies with slow embryonic heart rate at 6-7 weeks gestation and normal heart rate by 8 weeks at US. *Radiology*. 2005;236:643-646.

30. Nyberg DA, Laing FC, Filly RA. Threatened abortion: sonographic distinction of normal and abnormal gestation sacs. *Radiology*. 1986;158: 397-400.

31. Tuuli MG, Norman SM, Odibo AO, Macones GA, Cahill AG. Perinatal outcomes in women with subchorionic hematoma: a systematic review and meta-analysis. *Obstet Gynecol*. 2011;117: 1205-1212.

32. Deutchman M, Tubay AT, Turok D. First trimester bleeding. *Am Fam Physician*. 2009;79:985-994.

33. Ozkaya E, Altay M. Gelişen O. Significance of subchorionic haemorrhage and pregnancy outcome in threatened miscarriage to predict miscarriage, pre-term labour and intrauterine growth restriction. *J Obstet Gynaecol*. 2011;31:210-212.

34. Adhikari S, Blaivas M, Lyon M. Diagnosis and management of ectopic pregnancy using bedside transvaginal ultrasonography in the ED: a 2-year experience. *Am J Emerg Med*. 2007;25:591-596.

35. Cacciatore B. Can the status of tubal pregnancy be predicted with transvaginal sonography? A prospective comparison of sonographic, surgical, and serum hCG findings. *Radiology*. 1990;177:481-484.

36. Bignardi T, Alhamdan D, Condous G. Is ultrasound the new gold standard for the diagnosis of ectopic pregnancy? *Semin Ultrasound CT MR*. 2008;29:114-120.

37. Brown DL, Doubilet PM. Transvaginal sonography for diagnosing ectopic pregnancy: positivity criteria and performance characteristics. *J Ultrasound Med*. 1994;13:259-266.

38. Condous GS. Ultrasound diagnosis of ectopic pregnancy. *Semin Reprod Med*. 2007;25:85-91.

39. Nyberg DA, Hughes MP, Mack LA, Wang KY. Extrauterine findings of ectopic pregnancy of transvaginal US: importance of echogenic fluid. *Radiology*. 1991;178:823-826.

40. Dart R, McLean SA, Dart L. Isolated fluid in the cul-de-sac: how well does it predict ectopic pregnancy? *Am J Emerg Med*. 2002;20:1-4.

41. Bhatt S, Ghazale H, Dogra VS. Sonographic evaluation of ectopic pregnancy. *Radiol Clin North Am*. 2007;45:549-560.

42. Chetty M, Elson J. Treating non-tubal ectopic pregnancy. *Best Pract Res Clin Obstet Gynaecol*. 2009;23:529-538.

43. Lee GSR, Hur SY, Kown I, et al. Diagnosis of early intramural ectopic pregnancy. *J Clin Ultrasound*. 2005;33:190-192.

44. Timor-Tritsch I, Monteagudo A, Mandeville E, et al. Successful management of viable cervical pregnancy by local injection of methotrexate guided by transvaginal ultrasonography. *Am J Obstet Gynecol*. 1994;170:737-739.

45. Jurkovic D, Hackett E, Campbell S. Diagnosis and treatment of early cervical pregnancy: a review and a report of two cases treated conservatively. *Ultrasound Obstet Gynecol*. 1996;8: 373-380.

46. Ackerman TE, Levi CS, Dashefsky SM, Holt SC, Lindsay DJ. Interstitial line: sonographic finding in interstitial (cornual) ectopic pregnancy. *Radiology*. 1993;189:83-87.

47. Barnhart KT. Clinical practice. Ectopic pregnancy. *N Engl J Med*. 2009;361:379-387.

48. Goettler S, Zanetti-Dällenbach R. Heterotopic pregnancy. *N Engl J Med*. 2016;375(20):1982.

49. Altieri A, Franceschi S, Ferlay J, Smith J, La Vecchia C. Epidemiology and aetiology of gestational trophoblastic diseases. *Lancet Oncol*. 2003;4: 670-678.

50. Fowler DJ, Lindsay I, Seckl MJ, Sebire NJ. Routine pre-evacuation ultrasound diagnosis of hydatidiform mole: experience of more than 1000 cases from a regional referral center. *Ultrasound Obstet Gynecol*. 2006;27:56-60.

51. Savage JL, Maturen KE, Mowers EL, et al. Sonographic diagnosis of partial versus complete molar pregnancy: a reappraisal. *J Clin Ultrasound*. 2016;45(2):72-78.

52. Wagner BJ, Woodward PJ, Dickey GE. From the archives of the AFIP. Gestational trophoblastic disease: radiologic-pathologic correlation. *Radiographics*. 1996;16:131-148.

53. Ko JKY, Cheung VYT. Time to revisit the human chorionic gonadotropin discriminatory level in the management of pregnancy of unknown location. *J Ultrasound Med*. 2014;33(3):465-471.

54. Doubilet PM, Benson CB. Double sac sign and intradecidual sign in early pregnancy: interobserver reliability and frequency of occurrence. *J Ultrasound Med*. 2013;32(7):1207-1214.

55. Doubilet PM, Benson CB. First, do no harm... to early pregnancies. *J Ultrasound Med*. 2010;29(5):685-689.

56. Reece EA, Petrie RH, Sirmans MF, Finster M, Todd WD. Combined intrauterine and extrauterine gestations: a review. *Am J Obstet Gynecol*. 1983;146:323-330.

57. Benson CB, Doubilet PM, Peters HE, Frates MC. Intrauterine fluid with ectopic pregnancy: a reappraisal. *J Ultrasound Med*. 2013;32(3):389-393.

58. Doubilet PM, Benson CB. Further evidence against the reliability of the human chorionic gonadotropin discriminatory level. *J Ultrasound Med*. 2011;30(12):1637-1642.

第 30 章

中晚期妊娠

Justin R. Lappen ■ Kelly S. Gibson ■ Robert Jones
高慧 译 ■ 赵茵 校

关键点

- 床旁即时超声可为中晚期妊娠患者及时评估,以便于在各种紧急和非紧急情况下做出评价和及时处理。
- 中晚期妊娠阶段的即时超声检查包含6个基本要素:胎产式和胎先露、胎心情况、胎儿数量、羊水量、胎盘位置及胎儿生物测量。
- 在产程活跃期,可使用床旁即时超声判断胎先露、胎儿数量、胎盘位置和胎儿活力。

背景

超声检查是现代产科实践中必不可少的一部分,在许多国家,尤其是发展中国家,越来越多地在医疗点使用超声检查[1]。在许多紧急情况中,床旁即时超声可对孕周、胎儿数量、胎心情况和胎盘位置进行准确评估。床旁即时超声也可以帮助诊断潜在的产科疾病,如胎儿丢失、胎膜早破和异常胎盘(前置胎盘或胎盘植入)导致的产前出血。此外,床旁即时超声还可用于评估影响孕妇的其他各种情况,包括腹痛和外伤等。因此,在常规产前检查和紧急情况下的分诊中,床旁即时超声是可以为孕妇提供全面评估的不可或缺手段。

该章节对床旁即时超声在中晚期妊娠的应用进行了详细阐述。主要从技术层面介绍系统性方法进行基本超声检查。尽管超声检查在胎儿解剖学方面有广泛的应用,但本章节着重于对中晚期妊娠以目标为导向的超声方法的介绍。

正常解剖结构

女性正常盆腔解剖结构的介绍见于第29章。关于中晚期妊娠,需谨记增大的子宫将取代其周围结构的正常位置,这将影响晚期妊娠患者的腹腔内病理表现。大约在孕12~13周时,增大的子宫底在耻骨联合水平;孕20周时,子宫底位于脐水平。孕20周

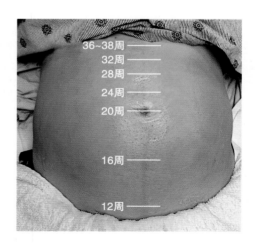

图 30.1 孕龄。子宫底到耻骨联合的高度可以估计孕龄

后,耻骨联合到子宫底的距离(以厘米为单位)约等于孕龄(以周为单位)(图 30.1)。

图像采集

中晚期妊娠床旁即时超声检查的目的是确定会影响对母胎临床处理的关键病理情况。而综合评估胎儿解剖结构以确定是否存在先天性异常需要更高水平的训练,也超出了床旁即时超声检查的应用范围。对于中晚期妊娠床旁即时超声检查的范围总结可见表 30.1。

表 30.1　中晚期妊娠的床旁即时超声检查

1. 胎产式和胎先露
2. 胎儿心脏活动
3. 胎儿数量(单胎、双胎、三胎或更多数量的多胎妊娠)
4. 羊水量
5. 胎盘定位和评估
6. 胎儿生物测量

患者应取一舒适的仰卧位,头和上半身可靠在软枕或靠垫上,轻微向前倾斜,除非患者需要预防脊柱损伤。在妊娠晚期,可将枕头置于患者右侧,使患者向左侧倾斜以减轻对主动脉下腔静脉的压迫。

经腹的中晚期妊娠超声检查最好使用凸阵探头(2~5MHz),它能为盆腔成像提供更宽的视野和足够的穿透力。也可使用相控阵探头,但视野狭窄,不够理想。可以选择产科检查的预设公式进行一些重要的测量和计算。如果经腹超声图像不能明确判断胎盘位置与子宫颈口的关系,可行经阴道超声。经阴道超声检查并非中晚期妊娠床旁即时超声检查的常规项目,因此在该章节中不涉及。

图像分析

胎产式和胎先露

胎产式和胎先露将会影响分娩方式,协助决策经阴道分娩或剖宫产。胎产式定义:胎儿脊柱相对于母体脊柱的关系。胎先露指的是最靠近骨盆入口的胎儿解剖部位。胎产式的判定需要获取胎儿脊柱的正中矢状位视图。纵产式指的是胎儿脊柱和母亲脊柱平行的情况,如臀先露或者头先露,这也是中晚期妊娠中最常见的胎产式。横产式指的是胎儿脊柱和母亲脊柱垂直(图30.2)。当胎儿脊柱处于纵产式和横产式中间夹角水平,胎产式被描述为斜产式。

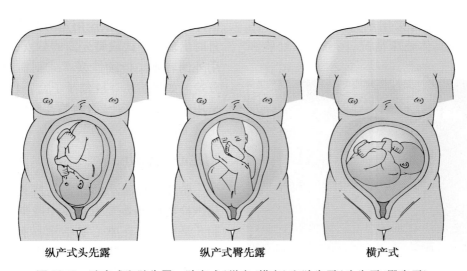

纵产式头先露　　　　纵产式臀先露　　　　横产式

图 30.2　胎产式和胎先露。胎产式(纵向/横向)和胎先露(头先露/臀先露)

胎先露可能是头先露或臀先露。胎先露的判定从技术上来说比胎产式更简单,因此我们推荐先判定胎先露。头先露或臀先露的胎儿一定是纵产式(图30.3)。如果胎儿头部或骶骨在子宫下段不可见,应该怀疑横产式或斜产式。此时可以获取胎儿脊柱的正中矢状位视图来评估胎儿脊柱和母亲脊柱的相对角度。

判断胎先露时,将探头横向置于孕妇下腹部,耻骨联合正上方。向下倾斜探头使其指向子宫颈来判断胎儿的先露部位(头、臀部/骶骨、或其他)(图30.4;视频30.1)。

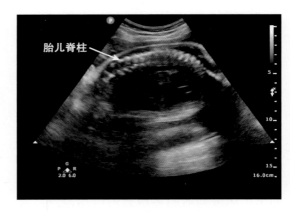

图30.3 纵产式头先露。如经腹的矢状图所视,胎儿脊柱与母体脊柱平行,且胎儿头部位于子宫下段,说明是纵产式且头先露

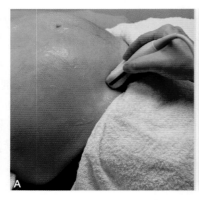
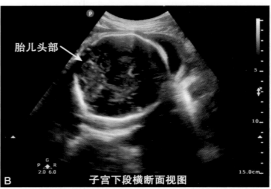

图30.4 胎产式和胎先露的判定。(A)获取子宫下段横断面视图的探头放置位置。(B)头先露

臀先露通常采用剖宫产终止妊娠(图30.5)根据具体临床情况、医务人员经验和医疗环境,也可尝试经阴道分娩[1]。对于足月时出现斜产式或臀先露的妇女,可建议采用外倒转术。持续性横产式则需要剖宫产分娩。如果胎儿脊柱位于子宫下段,则需要采用古典式剖宫产,因为胎儿胸腹部会阻碍子宫下段切口的剖宫产。

胎儿心脏活动

胎儿心脏活动的测定是所有基础产科超声检查的基本要素。在中晚期妊娠确定胎儿是否存在正常心脏活动具有重要的临床意义。异常心脏活动的检出可能为母亲或胎儿的病理过程提供早期干预的机会,并指导在医院或是基层助产机构的临床处理。

图30.5 臀先露。在经腹的子宫下段横断面视图可见横产式

正常心脏活动(110～160 次/min)对于孕妇及其丈夫是极大的宽慰。因此,在超声检查中,应该优先判定胎儿心脏搏动情况。尽管胎心率仅通过多普勒检查即可检测到,但是床旁即时超声检查能够提供一个更及时且广泛的胎儿心脏活动的评估。

胎儿心脏活动的记录可以通过获得心脏收缩的视频循环或获得静态 M 型超声或脉冲多普勒图像来完成。胎心率的测量通常是使用脉冲多普勒图像或 M 型超声来完成。两种技术都依赖于生成心动周期的图形展示(在脉冲多普勒表现为血流峰;而在 M 型超声是解剖变形量),并测量两次心脏收缩之间的距离,类似于在心电图上测量 RR 间期。对于脉冲多普勒,第一步是将探头指向心尖获取胎儿四腔心切面。这一视图对于流经二尖瓣和三尖瓣的血流多普勒检测是最理想的。将脉冲多普勒的取样门置于二尖瓣水平,屏幕上将展示整个心动周期血流。然后将卡尺放在连续两峰之间或两次心跳之间("两次跳动"计算法),来计算心率(图 30.6;视频 30.2)。需要说明的是频谱多普勒可以被用于妊娠晚期,但由于存在发育器官发热风险的理论,通常在妊娠早、中期禁忌。M 型超声,在大多数超声机

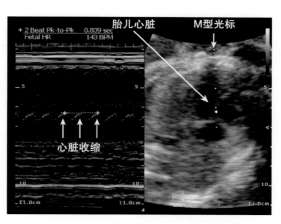

图 30.7　M 型超声计算胎心率。M 型超声通过计算跳动与跳动间距离(或图示中两次跳动距离)来计算胎心率(该胎儿心率为 143 次/min)

器上都有的功能,也可被用于检测胎儿心脏活动并计算胎心率。该技术是妊娠早期计算胎心率的标准方法。通过测量两连续变量之间的距离,例如心室收缩,来计算胎心率(图 30.7;视频 30.3)。

胎儿数量、绒毛膜和羊膜

判定多胎妊娠是一项核心技能。多胎妊娠常伴有多种并发症,包括早产、子痫前期、难产、胎先露异常,以及胎儿、新生儿和婴幼儿死亡[2]。而且,胎儿风险受胎盘数(绒毛膜性)和羊膜囊数(羊膜性)影响。如果存在多胎妊娠,应该记录胎盘数和羊膜囊数。双胎妊娠可以是双绒双羊、单绒双羊或单绒单羊。早期妊娠阶段对绒毛膜性和羊膜性的评估更简便。对于妊娠早期未进行检查的中晚期妊娠患者,仍然可以使用超声进行评估。在妊娠中晚期可帮助判断绒毛膜性和羊膜性的超声征象包括胎儿性别、胎盘数目、脐带缠绕情况、胎膜插入以及双胎间分隔膜存在与否。床旁即时超声检查的重点在于检查双胎隔膜,评估隔膜插入情况及分隔膜厚度。

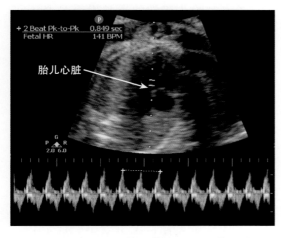

图 30.6　脉冲多普勒计算胎心率。使用卡尺测量 1 或 2 次心跳间距离来计算胎心率。该图中所用的是"2 次跳动"方法,确定胎心率为 141 次/min

为了判断胎儿数,必须要以标准化且系统化的方法评估整个子宫腔以确定胎儿头骨数量。如果存在一个以上的头,应该继续

识别身体其他部位来确认是双胎。子宫腔应该从矢状面和横断面两方面来评估。在横断面,应该从上到下,从子宫底到子宫下段,应按顺序平行评估整个宫腔。在矢状方向上,也同样进行连续平行扫描,在母体盆腔从左至右扫描。超声探头需要始终垂直于腹部皮肤表面,避免在不同的角度上显像同一个头,导致误诊为双胎。

在早期妊娠阶段,孕囊数和绒毛膜数是一致的。双孕囊的存在代表双绒毛膜妊娠,但是如果不存在双孕囊,则更有可能是单绒毛膜妊娠。而早期妊娠阶段,卵黄囊数和羊膜数也趋向一致。但是,这并非是完全可靠的诊断标准。因此,单孕囊双卵黄囊可能代表单绒双羊妊娠,而单孕囊单卵黄囊可能代表单绒单羊妊娠。建议在早期妊娠阶段后期进行随访影像学检查来评估双胎间分隔膜情况。

中晚期妊娠,卵黄囊不可见,因此不能被用来区分绒毛膜性和羊膜性。这时,双胎间隔膜的厚度可以帮助区分单绒单羊和双绒双羊的双胎妊娠。双绒双羊时,双胎间隔膜由两层绒毛膜和两层羊膜组成(图 30.8)。而且,胎盘在孕囊之间插入呈现"双峰征"或"λ 征"。

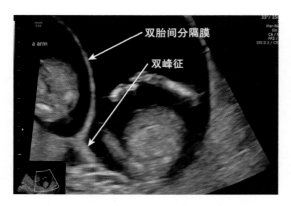

图 30.8　双绒毛膜双羊膜囊妊娠。可见双胎间分隔膜和"双峰征"

而单绒双羊中,双胎间膜在外观上相当薄,仅由两层羊膜构成。一个绒毛膜包裹两个孕囊,阻止了胎盘延伸插入两个孕囊之间("T 征")。最后,在单绒单羊妊娠中,分隔双胎的间膜是缺失的(图 30.9)。

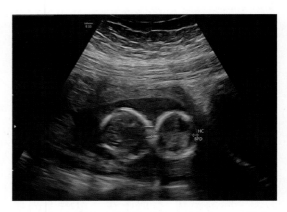

图 30.9　单绒毛膜单羊膜囊双胎妊娠。可见分隔两胎儿头部的双胎间分隔膜缺失

由于与双胎妊娠相关的并发症风险增加,对于这些患者需要更频繁的系列评估以早期发现并发症,包括一胎死亡、胎儿宫内生长受限、双胎输血综合征以及双胎生长不一致等。考虑到并发症风险增加,在妊娠后半期,单绒双胎需要每两周进行超声检查,而双绒双胎需要每 4 周进行超声检查[3]。

羊水量

羊水对胎儿正常的生长发育是必不可少的,它可以保护胎儿免受机械性创伤或宫内感染。中晚期妊娠中,羊水的第一来源是胎儿尿液。羊水量的异常可能提示母体或胎儿潜在的病理损伤。羊水过少或羊水量相对于特定孕周减少的原因有胎膜早破、胎盘功能不良(高血压、子痫前期、宫内生长受限)、过期妊娠或胎儿泌尿生殖系统异常。羊水过多或羊水量相对于特定孕周增加,可能是先天性的(约 50% 的病例)或者和妊娠期/孕前糖尿病、胎儿感染、同种异体免疫及胎儿结构或染色体异常有关[4]。最重要的是,羊水过多和过少都伴随着围生期发病和死亡风险的增高[4-8]。

两种超声技术被广泛用于评估羊水量:

测量羊水最大垂直深度（maximal vertical pocket，MVP）和羊水指数。鉴于 MVP 的测量技术更简单，诊断羊水过少的假阳性率较低，MVP 是评估羊水量的首选方法，这可减少产科干预措施而不会影响围生期结局[9]。此外，最近一项多学科、多团体达成的共识一致推荐 MVP 技术，因此在这里我们只对该方法进行讨论[10]。

MVP 方法的定义是：测量子宫腔内单个、最大、无胎儿或脐带部分的羊水池的垂直深度。将传感器置于矢状方向，从左至右，从子宫底到子宫下段扫描整个宫腔，来确定单个最大羊水池。随后，将卡尺置于垂直线上来测量最大羊水池的深度，以厘米为单位。正常 MVP 值范围是 2~8cm。羊水过少为 MVP 小于 2cm；羊水过多为 MVP 大于 8cm（图 30.10 和图 30.11）。

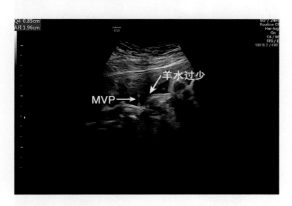

图 30.10　羊水过少。 最大垂直深度（MVP）小于 2cm 即羊水过少。该病例中，MVP 为 0.85cm

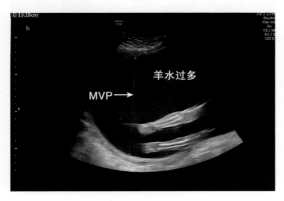

图 30.11　羊水过多。 最大垂直深度（MVP）大于 8cm 即羊水过多。该病例中 MVP 为 13.18cm

胎盘定位及评估

胎盘异常可能导致严重的孕产妇及胎儿病理情况。对于非专家而言，床旁即时超声能提供对于胎盘位置及结构异常的早期诊断机会，这可能会显著改变对于患者的处理措施。一般来说，医生们应该使用床旁即时超声来判断胎盘异常，因为明确排除胎盘病理学状况需要更专业的知识。

胎盘种植可能发生在宫腔内任何部分：前壁、后壁、侧壁、底部或覆盖在子宫颈内口。最后一种情况称为前置胎盘，是妊娠中晚期出血的最常见原因。前置胎盘患者需剖宫产终止妊娠，故产前检查至关重要，尽量减少胎儿和孕产妇风险[11]。除出血外，前置胎盘及其他类型的胎盘异常，如胎盘植入，都增加了相关并发症风险。

将探头置于矢状方向，从上到下，即从子宫底到子宫下段，沿孕产妇腹部从左至右进行平行纵向扫描（图 30.12）。从子宫底开始扫描是为了确保宫底部胎盘不会被忽视。胎盘位置确定后，需要标识胎盘下缘并评估其与子宫颈的关系（图 30.13；视频 30.4）。对于胎盘附着于后壁者，如果覆盖于其上的胎儿部分遮挡模糊了胎盘边缘，从侧腹部扫描有助于胎盘位置的判断。

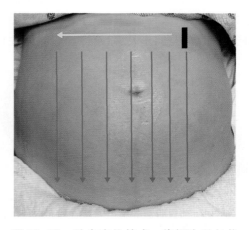

图 30.12　胎盘定位技术。 将探头以矢状面方向置于左上象限（黑色方块所在位置），从头到尾滑动探头，并且从左到右连续移动来定位胎盘

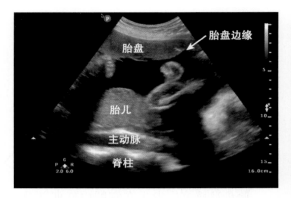

图 30.13 前置胎盘。经腹矢状面视图可见前置胎盘的边缘

前置胎盘即胎盘覆盖了子宫颈内口,大约 200 例足月妊娠中就有 1 例前置胎盘[12]。一项多专科共识将前置胎盘的定义为,任何覆盖在宫颈内口的胎盘,不论其以何种程度覆盖[10]。低置胎盘指胎盘边缘离子宫颈内口距离小于 2cm,但尚未接触(图 30.14 和图 30.15)。边缘性前置胎盘指胎盘边缘触及子宫颈内口但尚未覆盖。完全性前置胎盘指胎盘覆盖宫颈内口(图 30.16)[13]。理想情况下,检查时膀胱应部分充盈,因为完全充盈的膀胱可能使子宫前后壁重叠,导致被误判为前置胎盘。相反,完全空虚的膀胱可能导致不能清楚呈现子宫下段和宫颈。另外,如果患者在检查中出现了宫缩,应该在宫缩消退后再次检查,因为宫缩可能使胎盘和子宫肌层扭曲,造成前置胎盘的假阳性诊

前置胎盘

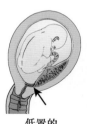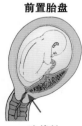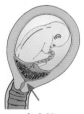

低置的 　 边缘性 　 完全性

图 30.14 前置胎盘的类型。低置胎盘时,胎盘边缘与子宫颈内口距离不超过 2cm(黑色箭头)。边缘性前置胎盘时,胎盘边缘紧邻子宫颈内口但尚未覆盖(蓝色箭头)。完全性前置胎盘时,胎盘覆盖宫颈内口(红色箭头)

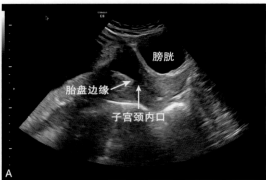

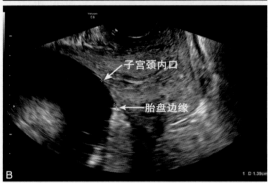

图 30.15 低置胎盘。(A)低置胎盘的经腹矢状面视图。注意胎盘边缘与宫颈内口的邻近距离。(B)宫颈的经阴道矢状面视图证实了低置胎盘的存在。经测量胎盘边缘与宫颈内口相距 1.39cm

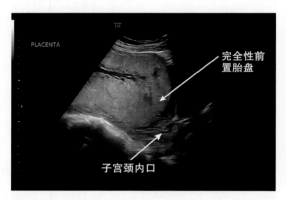

图 30.16 完全性前置胎盘。经腹的矢状面视图显示胎盘覆盖子宫颈内口的完全性前置胎盘

断。只有在经腹超声检查不能确诊的情况下,才能通过阴道超声检查确诊前置胎盘[13]。而对于胎盘粘连,植入,穿透的评估需要系统的经腹扫描,超出了产科床旁即时超声检查的范围。

血管前置,是一个少见但是可能带来灾

难性后果的并发症,指的是血管附于胎膜上并覆盖住了宫颈口。下列两种情况下可能形成血管前置:

（1）脐带的帆状插入:即脐血管在插入胎盘前在胎膜(羊膜和绒毛膜)内伸展移行。

（2）双叶胎盘或副胎盘:胎盘形态发生变异,出现了两个等大的叶(双叶胎盘);或者不等大的两叶,其中较小的叶为副胎盘。双叶胎盘或副胎盘有胎儿血管与覆盖在宫颈口的胎膜相连。

由于自发性或人工破膜导致胎儿和新生儿失血,未确诊的血管前置的围生期死亡率约为 60%[14]。在超声检查被纳入产前保健之前,血管前置引起的发病率被认为是不可避免的。然而,在超声时代,血管前置导致的大部分发病率可以通过产前诊断及提前剖宫产来避免。

经腹超声可观察到覆盖在宫颈内口的血管内血流(图 30.17)。经阴道彩色血流多普勒超声检测到胎儿血管覆盖在宫颈内口可以明确血管前置的诊断。同时应该行脉冲多普勒以确保血管血流是胎儿来源的,而不是来源于母体子宫的血流。应该在头低脚高位或患者改变体位后再进行检查,以确保排除了脐带先露的情况(脐带指向宫颈内口或子宫下段)。

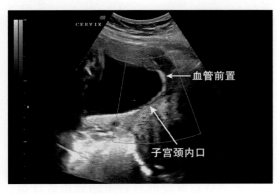

图 30.17　血管前置。经腹矢状面图像显示胎儿血管覆盖在子宫颈内口,与血管前置一致

胎盘早剥或胎盘早剥伴胎盘-蜕膜交界面出血约占所有妊娠的 1%,与孕产妇及胎儿发病率和死亡率增高有关[15,16]。最重要的是,胎盘早剥的诊断依赖于阴道出血伴盆腔疼痛的临床诊断,因为大部分临床上的胎盘早剥超声无法检测到。因此,超声图像显示无胎盘早剥并不能排除该诊断[17]。超声结果可显示因胎盘早剥导致的血肿。血肿通常位于胎盘后,但也有可能处在胎盘前(图 30.18)。血肿的超声影像相对于周围组织可表现为低回声、等回声或高回声[17]。胎盘后血肿的发现对于胎盘早剥有较高的阳性预测价值。大部分的此类患者表现出十分典型的大量出血和胎盘剥离症状。

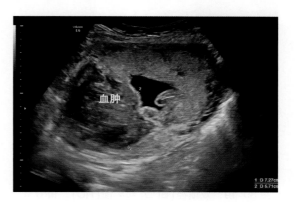

图 30.18　胎盘早剥。一例胎盘早剥患者超声图像显示胎盘后的巨大血肿,表现为低回声,测量为 7.27cm×5.71cm

胎儿生物测量

胎儿生物测量指的是对胎儿解剖学结构的测量,可以用来估计胎龄和胎儿体重。一些常见的用于在妊娠中晚期估计孕龄和胎儿大小的生物特征参数包括:头围、双顶径、腹围(和股骨长度。需要重点提出的是,在早期妊娠阶段到 13 周 6/7 天使用超声测量胚胎或胎儿的顶臀长是确定孕龄的最精确的方法[18]。基于早期妊娠阶段超声检查所得的孕龄或估计的预产期不应该被中晚期妊娠阶段的生物测量所改变。因此,应该用妊娠期最早的超声检查来估计孕龄。在确定妊娠时间方面,我们建议按照由美国妇产科医师学会、美国母胎医学学会和美国超声医学学会认可的指南来执行[18]。

双顶径和头围

双顶径和头围应该在丘脑和第五脑室水平取横断面来测量。其他标志物包括大脑镰中线和左右大脑半球的对称外观（图30.19）。小脑半球在该横断面不可见。测量双顶径时，先激活超声控制台的生物测量软件，将上卡尺置于近场区的近端顶骨外侧缘，下卡尺置于远场区的远端顶骨内侧缘。两卡尺间连线应该垂直于大脑镰中线。

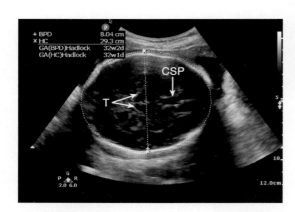

图30.19　双顶径（BPD）和头围（HC）。 BPD和HC的测量在丘脑（T）和第五脑室（CSP）水平。注意BPD的测量是从近端顶骨外缘至远端顶骨内缘，HC的测量是在同一水平面以椭圆吻合顶骨外侧缘

头围可与双顶径在同一平面测量。分别将卡尺置于近场区近端顶骨和远场区远端顶骨的外侧缘，两卡尺间连线同样垂直于大脑镰中线。以椭圆形状描出胎儿颅骨的轮廓线来测量头围，可通过调整卡尺的位置使椭圆吻合胎儿颅骨（视频30.5）。超声仪器的生物学测量软件会自动计算估计的孕龄。

腹围

腹围在胎儿腹部的对称圆形横截面中测量。可用来判定测量平面的解剖学标志有：在同一横截面内可见椎骨、胃泡、肝内脐静脉以及门静脉窦（图30.20）。胎儿肾脏不可见。胎儿脊柱位于三点钟或九点钟方向时测量腹围将使阴影最小。类似于头围的测量，从生物测量菜单中选定腹围后，将会

出现卡尺，将卡尺置于胎儿皮肤外缘使得卡尺连线垂直于中线。取一椭圆使其符合胎儿腹部轮廓，调整卡尺位置可以使椭圆与腹部轮廓更吻合（视频30.6）。

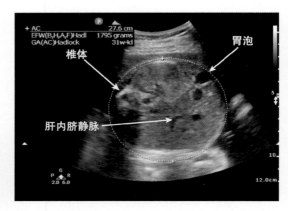

图30.20　腹围。 可见胃泡、椎体及肝内脐静脉，用椭圆来描记胎儿腹部轮廓以计算腹围

股骨长度

股骨长度应该按不包括骨骺端的骨全长进行测量（图30.21；视频30.7）。同理，从生物测量菜单选定股骨长度后，将卡尺置于骨化骨干的末端即可进行测量。

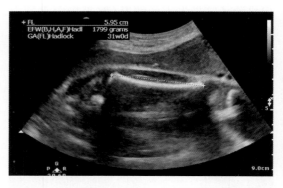

图30.21　股骨长度测量。 注意只测量股骨干，骨骺端不包括在内

大部分超声仪器具有生物测量软件包，可以从测量结果估算胎儿重量。关于估计胎儿体重的方法的完整讨论超出了本章范围。如果超声仪器不含生物测量软件，可用卡尺测量双顶径和股骨长度，用椭圆功能来测量头围和腹围。

要点和误区

- 如果胎头或骶骨未在子宫下段显示，则可疑横产式或斜产式。应该获取胎儿脊柱的正中矢状位视图来评估胎儿脊柱相对于母体脊柱的倾斜角度。

- 胎儿心率可以使用脉冲多普勒或 M 型超声来测量。与心电图类似，两次心脏收缩间距离可被用来测量胎儿心率。

- 鉴于羊水最大垂直深度（MVP）测量技术简便且其诊断羊水过少的假阳性率较低，MVP 是确定羊水量的推荐方法。

- 在妊娠中后期，单绒毛膜双胎应该每两周进行超声检查，双绒毛膜双胎应该每四周进行超声检查。

- 床旁即时超声检查只能用来诊断胎盘病理状况，而排除危险性胎盘结构或功能异常需要更综合及专业的技术。

- 评估前置胎盘时，膀胱应该处于半充盈状态，因为完全充盈的膀胱可能使子宫前后壁重叠导致被误判为前置胎盘。相反，完全空虚的情况可能导致不能清楚呈现子宫下段和宫颈。

- 大部分临床上的胎盘早剥病例超声无法检测，因此超声图像未显示胎盘早剥并不能排除该诊断。

- 根据早期妊娠阶段超声所得出的孕龄或估计预产期不能因中晚期妊娠的生物学测量结果而改变，因为较晚期妊娠的超声结果可能受病理过程影响，例如胎儿生长受限。

- 估计孕龄的快速方法包括耻骨联合以上宫高的测量以及股骨长度测量。应注意，在紧急情况下应该以最快速及最简单的方法获取胎儿生物测量数。

病例 30.1

病情介绍

一名 24 岁女性（孕 2，产 1，流产 0）因严重下腹部疼痛和阴道出血 30 分钟被送至急诊科。她既往有过一次妊娠史，孕期无并发症，足月阴道分娩。根据早期妊娠的超声检查，目前孕 37 周。产前保健无明显异常。生命体征：血压 92/64mmHg，心率 118 次/min，呼吸频率 24 次/min。无发热症状，血氧饱和度为 99%。胎儿心率为 178 次/min。体格检查发现少量阴道出血，没有胎头着冠的迹象。当产妇情况有所好转，立即进行床旁即时超声检查。

超声发现

胎盘横断面以及矢状面扫描，显示胎盘位于子宫前壁，没有证据显示前置胎盘或胎盘早剥（视频 30.8）。

病例解析

尽管采取了积极的复苏措施，患者情况却更加不稳定。超声检查很快排除了前置胎盘可能，但临床上高度怀疑胎盘早剥。她被紧急带到手术室做剖宫产手术。婴儿出生，被证实存在胎盘早剥。

前置胎盘是妊娠中晚期阴道出血最常见的原因之一。如果怀疑有前置胎盘，应先行超声检查，因为盆腔检查可能引起大量出血。如果胎盘剥离伴有血肿，可通过超声诊断胎盘早剥。但床旁即时超声永远不能排除胎盘早剥的可能性，绝大多数胎盘早剥病例无法通过超声检测。临床诊断胎盘早剥基于阴道出血和盆腔疼痛而并非超声检查。

病例30.2

病情介绍

一名32岁女性（孕4，产2，流产1）在高速车祸后被送往急诊科。根据早期妊娠超声结果，她受孕38周。司机有安全带固定。急救人员到达后，发现她的血压为74/42mmHg，心率为136次/min，呼吸频率为28次/min，血氧饱和度为82%。她的格拉斯哥昏迷评分为8分。当场对她进行了紧急插管，并且由于存在右侧胸壁畸形伴皮下气肿，放置了右胸管。到达急救室时，发现她腹壁有淤青，左肱骨骨折，右股骨骨折。胎心率为180次/min。在积极复苏治疗的同时，进行了创伤超声重点评估（focused assessment with sonography in trauma, FAST）和产科超声检查来对腹部重点评估。

超声发现

右上腹FAST检查显示莫里森陷凹中存在腹腔游离液体（图30.22）。产科床旁即时超声检查显示仅有少量羊水存在，即羊水过少（图30.23）。

病例解析

尽管在创伤区积极复苏，患者变得越来越不稳定且出现了胎儿心动过缓。基于腹部瘀伤、腹腔内游离液体的存在和羊水过少，高度怀疑子宫破裂。她被紧急送往手术室进行创伤手术、剖宫产和剖腹探查。手术中证实子宫破裂。腹腔内可见羊水和血液的混合物。术中发现她有一个小的十二指肠血肿和肝裂伤。婴儿出生后被送往新生儿重症监护室。

当妊娠期间发生创伤时，床旁即时超声被用来评估母亲和胎儿状况。虽然FAST检查的阳性结果被认为是创伤所致的腹腔积血，但对于孕妇仍应考虑子宫破裂的可能性。羊水过少被定义为羊水池最大垂直深度（MVP）小于2cm。MVP是评估羊水量的首选方法，因为该技术简单，诊断羊水过少的假阳性率较低。

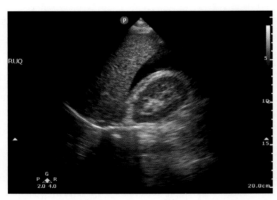

图30.22　腹腔游离液体。腹部FAST检查发现右上象限莫里森陷凹（肝肾间隙）内存在游离液体

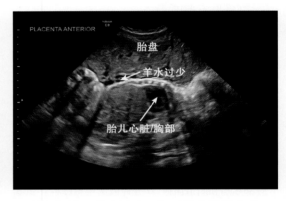

图30.23　羊水过少。仅可见少量羊水存在，即羊水过少。胎盘位于子宫前壁

病例30.3

病情介绍

一名20岁女性（孕1，产0，流产0）来到农村诊所，说她即将生产。她从未接受过产前保健。3小时前开始出现宫缩，否认阴道出血或胎膜破裂。她的生命体征稳定，无发热症状。胎儿心率为144次/min。记录显示，她在怀孕7周时曾到急诊科就诊，当时被诊断为单胎宫内妊娠。根据早期妊娠阶段的评估，她现在已经怀孕37周了。现宫颈扩张到4cm，很显然处于产程潜伏期。进行产科床旁即时超声检查，以确定胎产式/胎先露。

超声发现

骨盆矢状面视图显示纵产式，因为胎儿和母体脊柱是平行的。然而，在子宫下段看不到胎儿颅骨，而在子宫底部可见，证实了臀先露（视频30.9）。

病例解析

由于患者为臀先露，被转移到手术室进行剖宫产。母亲和婴儿产后都无异常。

在妊娠中晚期的产科超声检查可以快速确定胎产式和胎先露。头先露和臀先露都是纵产式。如果在子宫下段看到胎儿的颅骨，就可以确认为头先露。如果在骨盆中看到胎儿的骶骨或臀部，并在子宫底部看到胎儿的头，即可判断为臀先露。

复习题

1. 关于胎产式和胎先露,下列哪项陈述是正确的
   A. 胎产式即胎儿脊柱相对于母体骨盆的方向
   B. 确定胎产式需要获取胎儿脊柱的正中矢状面视图
   C. 当胎儿脊柱与母体脊柱互相垂直时为纵向胎产式
   D. 头先露和横向位都是纵向胎产式的例子

   答案:B。胎产式的确定需要获取胎儿脊柱的正中矢状面视图。其定义为胎儿脊柱相对于母体脊柱的方向。当胎儿脊柱与母体脊柱互相平行时为纵向胎产式。头先露和臀先露都是纵向胎产式的例子。

2. 观看该盆腔下段的矢状面图像(视频30.9),判断为哪种胎先露情况?
   A. 头先露
   B. 肩先露
   C. 臀先露
   D. 上述都不是

   答案:C。该视频所示为臀先露。从矢状面视图可见,子宫下段未见胎头。随探头滑向子宫底部分,视野中出现胎头,这和臀先露情况一致。注意子宫底处的胎盘位置与胎头毗邻。

3. 关于胎儿生物测量,下列哪项是正确的?
   A. 股骨长度的测量应为包括骨骺端的股骨全长。
   B. 双顶径及头围的测量应该在丘脑和第五脑室水平取头部横截面
   C. 双顶径为近端顶骨的内缘至远端顶骨的外缘
   D. 早期妊娠阶段计算的孕龄没有晚期妊娠阶段计算的精确

   答案:B。双顶径和头围的测量应在丘脑和第五脑室水平取头部横截面。双顶径为近端顶骨外侧缘至远端顶骨内侧缘。股骨长度的测量不应包括骨骺端。早期妊娠阶段计算的孕龄比晚期妊娠阶段计算的更准确。因此,根据早期妊娠超声确定的孕龄不应该被中晚期妊娠的一系列生物学测量评估所更改。

4. 一位 24 岁女性,孕 38 周,出现了下腹部疼痛和阴道出血症状。根据超声图像(图30.24),下列哪一项是最可能的诊断?

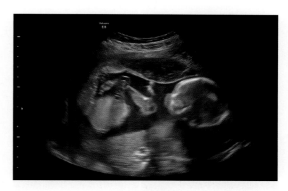

图 30.24

   A. 胎盘早剥
   B. 前置胎盘
   C. 血管前置
   D. 臀先露

   答案:A。胎盘早剥的超声图像可见因胎盘剥离所致血肿的存在,血肿通常在胎盘后,但也有可能处于胎盘前。该患者有一大、低回声的胎盘后血肿(7.27cm × 5.71cm),与胎盘早剥一致。胎儿为头先露。该图像既不能诊断胎盘前置也不能诊断血管前置因为图像中未见子宫颈内口。

5. 一位 28 岁女性,孕 34 周,出现了腹部绞痛症状,有糖尿病。根据超声图像(图30.25),最有可能的诊断是什么?
   A. 羊水过少
   B. 胎盘前置
   C. 血管前置
   D. 羊水过多

   答案:D。该患者为羊水过多。羊水过多可能是先天性的或者和妊娠期/孕前糖尿

病、胎儿感染、免疫反应及胎儿结构或染色体异常有关。羊水量可由最大垂直深度（MVP）或羊水指数确定。MVP 为首选方法，因为其方法简单且诊断羊水过少的假阳性率低。MVP 方法中，羊水过少和羊水过多分别为单个最大羊水池垂直深度小于 2cm 或大于 8cm。该患者 MVP 为 12.25cm，为羊水过多。

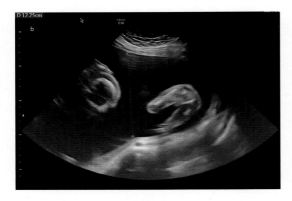

图 30.25

6. 根据超声图像（图 30.26），存在哪种双胎妊娠？

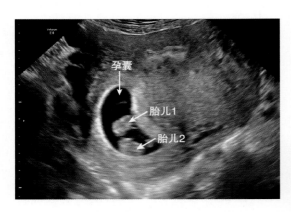

图 30.26

A. 单绒单羊
B. 单绒双羊
C. 双绒双羊
D. 上述都不是

答案：A。该题中双胎妊娠为单绒单羊。在早期妊娠阶段确定双胎妊娠的绒毛膜性和羊膜性更简单。早期妊娠阶段前期，孕囊明显分离，周围有低回声环围绕提示双绒毛膜性。若不存在上述现象，更有可能是单绒毛膜性。单绒毛膜妊娠中，双胚极和双卵黄囊的存在提示单羊膜性。中晚期妊娠中卵黄囊不可见，因此不能被用来作为区分。中晚期妊娠中应该寻找分隔胎膜的存在，因为这能提示是双绒双羊或单绒双羊。在该图像中，可见单孕囊，但是无分隔胎膜，因此为单绒单羊妊娠。

7. 关于胎盘前置，下列哪项是正确的？
   A. 胎盘种植只发生在子宫前壁
   B. 前置胎盘是剖宫产指征
   C. 边缘性前置胎盘指胎盘边缘离宫颈内口距离小于 4cm，但是尚未接触宫颈内口
   D. 低置胎盘指胎盘边缘接触宫颈内口但尚未覆盖

答案：B。前置胎盘需要行剖宫产。胎盘植入可以发生在子宫表面的任何地方。低置胎盘指胎盘边缘离宫颈内口距离小于 2cm，但尚未接触宫颈内口。边缘性前置胎盘指胎盘边缘接触到宫颈内口但尚未覆盖。完全性前置胎盘指胎盘边缘完全覆盖宫颈内口。

8. 一位 27 岁妇女，孕 38 周，有腹部疼痛和出血症状。根据超声图像（图 30.27），哪一项是最有可能的诊断？

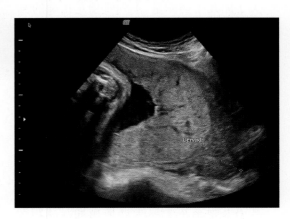

图 30.27

A. 边缘性前置胎盘

B. 低置胎盘

C. 胎盘早剥

D. 完全性前置胎盘

答案:D。子宫下段矢状面视图显示胎盘覆盖宫颈内口,和完全性前置胎盘一致。前置胎盘的患者需要进行剖宫产手术。低置胎盘指胎盘边缘离宫颈内口距离小于2cm,但尚未接触宫颈内口。边缘性前置胎盘指胎盘边缘接触到宫颈内口但尚未覆盖。

9. 根据下段子宫部分的矢状面视图(图30.28),哪一项是最有可能的诊断?

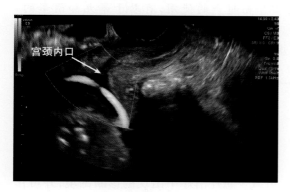

图 30.28

A. 前置胎盘

B. 胎盘早剥

C. 血管前置

D. 臀先露

答案:C。血管前置是一个少见但是可能带来灾难性后果的并发症,指的是血管附于胎膜上并覆盖住了宫颈口。该图中彩色多普勒超声显示有血管覆盖了宫颈内口,与血管前置的诊断一致。

参考文献

1. Hofmeyr GJ. Routine ultrasound examination in early pregnancy: is it worthwhile in low-income countries? *Ultrasound Obstet Gynecol.* 2009;34(4):367–370.

2. American College of Obstetricians and Gynecologists, Society for Maternal-Fetal Medicine. ACOG practice bulletin no. 144: multifetal gestations: twin, triplet, and higher-order multifetal pregnancies. *Obstet Gynecol.* 2014;123(5): 1118–1132.

3. Society for Maternal-Fetal Medicine, Simpson LL. Twin twin transfusion syndrome. *Am J Obstet Gynecol.* 2013;208:3–18.

4. Chamberlain PF, Manning FA, Morrison I, Harman CR, Lange IR. Ultrasound evaluation of amniotic fluid volume. II. The relationship of increased amniotic fluid volume to perinatal outcome. *Am J Obstet Gynecol.* 1984;150(3): 250–254.

5. Gumus II, Koktener A, Turhan NO. Perinatal outcomes of pregnancies with borderline amniotic fluid index. *Arch Gynecol Obstet.* 2007;276(1):17–19.

6. Volante E, Gramellini D, Moretti S, Kaihura C, Bevilacqua G. Alteration of the amniotic fluid and neonatal outcome. *Acta Biomed.* 2004;75(suppl 1):71–75.

7. Locatelli A, Vergani P, Toso L, et al. Perinatal outcome associated with oligohydramnios in uncomplicated term pregnancies. *Arch Gynecol Obstet.* 2004;269(2):130–133.

8. Pilliod RA, Page JM, Burwick RM, et al. The risk of fetal death in nonanomalous pregnancies affected by polyhydramnios. *Am J Obstet Gynecol.* 2015;213(3):410, e411–e416.

9. Nabhan AF, Abdelmoula YA. Amniotic fluid index versus single deepest vertical pocket as a screening test for preventing adverse pregnancy outcome. *Cochrane Database Syst Rev.* 2008;(3):CD006593.

10. Reddy UM, Abuhamad AZ, Levine D, Saade GR, Fetal Imaging Workshop Invited P. Fetal imaging: executive summary of a joint Eunice Kennedy Shriver National Institute of Child Health and Human Development, Society for Maternal-Fetal Medicine, American Institute of Ultrasound in Medicine, American College of Obstetricians and Gynecologists, American College of Radiology, Society for Pediatric Radiology, and Society of Radiologists in Ultrasound fetal imaging workshop. *J Ultrasound Med.* 2014;33(5):745–757.

11. American College of Obstetricians and Gynecologists. ACOG committee opinion no. 560: medically indicated late-preterm and early-term deliveries. *Obstet Gynecol.* 2013;121(4):908–910.

12. Faiz AS, Ananth CV. Etiology and risk factors for placenta previa: an overview and meta-analysis of observational studies. *J Matern Fetal Neonatal Med.* 2003;13(3):175–190.

13. Silver RM. Abnormal placentation: placenta previa, vasa previa, and placenta accreta. *Obstet Gynecol.* 2015;126(3):654–668.

14. Oyelese KO, Turner M, Lees C, Campbell S. Vasa previa: an avoidable obstetric tragedy. *Obstet Gynecol Surv.* 1999;54(2):138–145.

15. Ananth CV, Berkowitz GS, Savitz DA, Lapinski RH. Placental abruption and adverse perinatal outcomes. *JAMA.* 1999;282(17):1646–1651.

16. Ananth CV, Wilcox AJ. Placental abruption and perinatal mortality in the United States. *Am J Epidemiol.* 2001;153(4):332–337.

17. Glantz C, Purnell L. Clinical utility of sonography in the diagnosis and treatment of placental abruption. *J Ultrasound Med.* 2002;21(8):837–840.

18. Committee opinion no 611: method for estimating due date. *Obstet Gynecol.* 2014;124(4): 863–866.

第 31 章

睾丸

Daniel Lakoff ■ Stephen Alerhand
吴永然 译 ■ 欧阳雅淇 校

关键点

- 急性阴囊疼痛可使用床旁即时超声快速评估,并可诊断多种临床情况包括睾丸扭转、附睾炎和腹股沟疝。
- 通过全面了解多普勒超声技术,包括彩色多普勒超声的使用,有助于睾丸和附睾的评估。
- 对于不常进行睾丸超声检查的医生,应谦虚地保持与放射科医师和泌尿外科医师的沟通。

背景

目前,超声检查已经成为急性阴囊疼痛检查的首选方式。床旁即时超声有助于诊断大部分睾丸疾病,尤其是侧重于快速诊断可威胁睾丸生存能力的紧急疾病。急性阴囊疼痛的 3 个最常见的病因是睾丸扭转、附睾炎和腹股沟疝[1,2]。其他常见的病因包括精索静脉曲张、鞘膜积液和创伤。

本章提供了如何进行床旁即时睾丸超声检查的基础指导。本章所述的影像技术可减少急症治疗中出现的诊断困境,并可作为某些病症的诊断标准。当床旁即时超声的结果不确定时,应该进行下一步全面的诊断性睾丸超声检查。

正常解剖结构

正常男性睾丸解剖如图 31.1 所示。

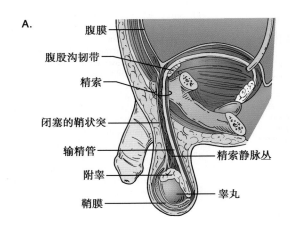

A.
- 腹膜
- 腹股沟韧带
- 精索
- 闭塞的鞘状突
- 输精管
- 附睾
- 鞘膜
- 精索静脉丛
- 睾丸

图 31.1 正常睾丸解剖。(A)睾丸总体解剖结构。

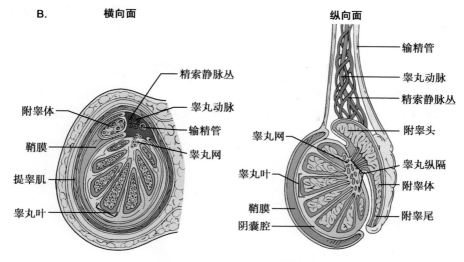

图 31.1(续)　(B)睾丸短轴切面和长轴切面的断层解剖

图像采集

超声图像采集开始时,患者应处于舒适的姿式和正确的体位。在保证患者的隐私和给予充分的镇痛后,让患者处于平卧、"蛙腿"的姿势。患者的阴茎应该向上放置在腹部,并用毛巾覆盖,只暴露患者的睾丸部分。阴囊应用毛巾抬高,以方便获取最佳图像。带高频探头的超声仪应放在患者床边,使用前用消毒湿巾清洁。超声探头可使用透明敷料或超声探头盖子予以覆盖保护。

操作者应利用睾丸解剖结构的对称性,首先探查未受影响的睾丸以获得并熟悉患者的正常超声图像表现,同时可以调整超声的设置(如深度、增益和多普勒)。在对有症状的睾丸进行超声检查时,也应使用相同的设置。在检查过程中,应系统地进行睾丸超声检查以便全面地评估睾丸各个部分(图31.2)。

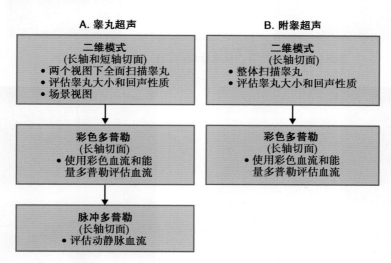

图 31.2　睾丸(A)和附睾(B)超声检查方法

图像分析

睾丸

　　睾丸位于阴囊内,很容易被超声识别(图31.3)。睾丸在长轴切面的常规二维模式下显示为均匀回声的、有光滑圆润边缘的卵形结构,平均大小为 4cm×3cm×3cm(图31.4 和视频31.1)。在短轴切面上,短轴视图显示为一个圆形结构(图31.5)。"眼镜"视图(图31.6)则是将探头置于中线上,使两个睾丸在短轴上部分可见,这可以使得操作

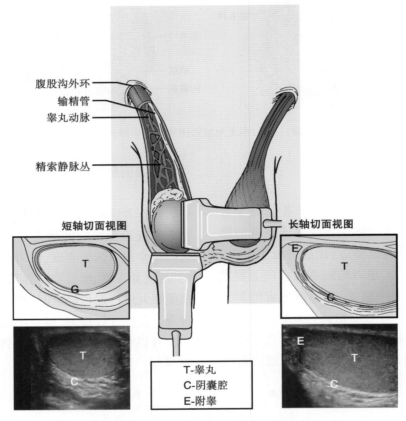

腹股沟外环
输精管
睾丸动脉
精索静脉丛

短轴切面视图　　　　　　　　　　　　　　长轴切面视图

T-睾丸
C-阴囊腔
E-附睾

图31.3　探头位置。获取横向(短轴)和纵向(长轴)视图

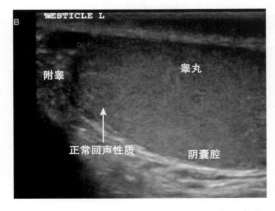

图31.4　正常睾丸。长轴(纵切面)正常的睾丸

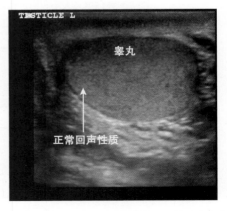

图31.5　正常睾丸。短轴(横切面)的正常睾丸

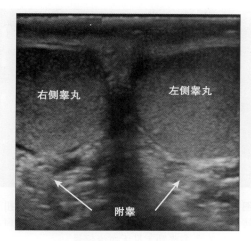

图 31.6 眼镜视图。在并排的短轴视图中同时显示两个睾丸

者并排比较两个睾丸的图像。睾丸纵隔是隔膜的汇合，长轴上呈高回声线状结构。睾丸网可见于睾丸纵隔的附近，表现为小的无回声区域。睾丸附件是中肾旁管的残余部分，偶尔可见于睾丸上极。

在正常睾丸中，彩色多普勒会显示血流分布于整个睾丸。彩色能量多普勒对于低血流量区域更为敏感，因此更常用于睾丸检查（图 31.7；视频 31.2）。当评估睾丸的动脉或静脉血流时，必须使用脉冲多普勒以区

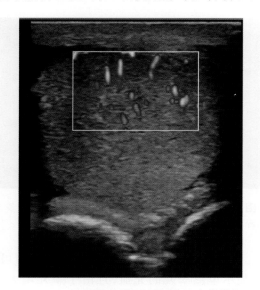

图 31.7 能量多普勒。彩色能量多普勒超声检查睾丸血管血流正常

分动脉和静脉。动脉波形具有高速、搏动的特征表现（图 31.8）而静脉则是低速且无搏动的特性（图 31.9）。

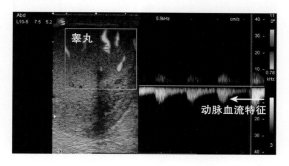

图 31.8 动脉血流。脉冲波多普勒显示睾丸内搏动的、相对高速的动脉血流

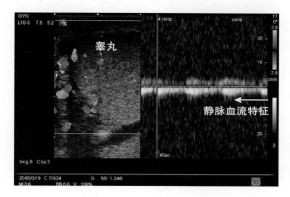

图 31.9 静脉血流。脉冲波多普勒显示睾丸无搏动的、低速静脉流动

附睾

附睾位于睾丸的后外侧。附睾头在睾丸上，附睾体在后方，附睾尾在下极。尾部逐渐进入输精管，成为精索的一部分，最终通过腹股沟管上升到腹腔。附睾头呈褶皱状，回声呈不均匀，相对于睾丸呈等回声或稍高回声。当放大时，这些表现更明显。附睾头呈锥体形状，大小约为 5~12mm，位于睾丸的上极（图 31.10）。一个正常和健康的附睾体和附睾尾是难以被超声探查到的。附睾的附件是附睾头的残余结构，通常在无疾病的情况下超声无法显示。彩色血流或能量多普勒可用于显示附睾内血流（图 31.11）。

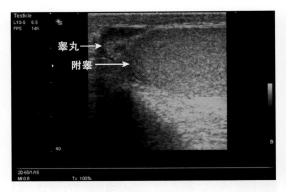

图 31.10　正常的附睾。睾丸上极可见正常的附睾头

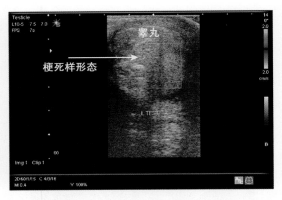

图 31.12　睾丸扭转。彩色多普勒显示睾丸扭转后睾丸回声不均匀,存在梗死灶形态(低回声病灶),彩色多普勒未见无血流信号

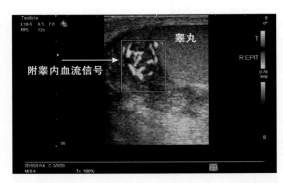

图 31.11　附睾血流。正常的附睾彩色多普勒图像

病理表现

睾丸扭转

　　睾丸扭转有多种超声表现。经放射科医师研究,超声诊断睾丸扭转具有较高的灵敏度和特异性[3]。在急诊医师的研究中,也得到了类似的结果,灵敏度为 90%~100%,特异性接近 100%[4]。

　　睾丸扭转主要影响睾丸,其次是附睾。睾丸扭转的二维超声表现包括继发于静脉充血或炎症的睾丸肿大、不均匀的睾丸回声结构、反应性鞘膜积液、阴囊壁水肿、梗死以及附睾增大伴血流减少(图 31.12)。

　　睾丸扭转时彩色多普勒通常显示为血流减少或血流信号缺失,然而在扭转/扭转矫正现象中也可以看到血流增加(图

31.13)。当睾丸扭转开始时,低压静脉流动的丧失,血管闭塞随之开始。静脉阻塞之后是高压动脉血流量的减少。当睾丸的血管供应和动脉血流扭曲,搏动的动脉血流就会减少或消失(视频 31.3~视频 31.5)。睾丸血流减少或消失可采用脉冲多普勒显示,包括与对侧睾丸相比没有动脉和静脉流动波形[5,6]。操作者必须获得双侧动脉和静脉的脉冲多普勒波形,以避免将低流量的脉冲多普勒图像误判为静脉,而实际上是动脉流量减弱。

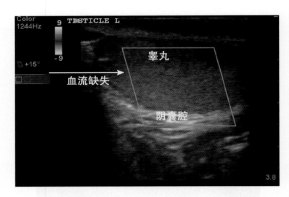

图 31.13　睾丸扭转彩色血流多普勒。彩色多普勒显示睾丸扭转无血流

　　在部分可能发生扭转的病例中,超声可能显示单侧睾丸的充血,且由于睾丸增大,这可能促使操作者诊断为睾丸炎或附睾睾丸炎。在解释这一发现时,应仔细结合病史

和进行详细的睾丸体检。建议操作者咨询泌尿外科,确保加快后续治疗,并提供严格的随诊和防范措施。

附睾炎

大多数附睾炎患者需要通过众多的超声表现来确认诊断。部分患者可能出现假阴性或假阳性的结果。因此,超声检查附睾炎应结合病史(例如,青春期后男性,阴囊疼痛,排尿困难和发热)以及体格检查、实验室检查和尿检结果等。在二维超声显像上可见增大的附睾(>17mm),回声结构表现多样,多为水肿引起的低回声区,最常受影响的部位为附睾头部(图 31.14)。部分病例可以看到由于出血产生的高回声区域。非特异性的继发表现包括反应性鞘膜积液或脓肿和阴囊壁增厚(正常范围 2~8mm)(图31.15)。脓肿的形成可表现为附睾内无血管、低回声的小袋。使用彩色血流多普勒评估时,受影响的附睾与未受影响的一侧相比,其血管供应和流量增加(图 31.16;视频31.6 和视频 31.7)[6-8]。彩色多普勒检测阴囊炎症的敏感度接近100%[9]。

附睾睾丸炎

在约 20%~40%的附睾炎病例中,感染可从附睾直接传播到睾丸,导致患者发生附睾睾丸炎[10],可使用多个超声图像表现来协

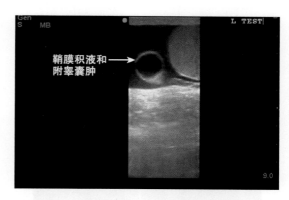

图 31.15 鞘膜积液。 附睾炎导致的反应性鞘膜积液

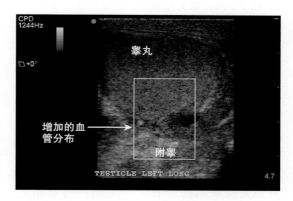

图 31.16 附睾炎。 彩色多普勒示附睾炎时血管丰富

助诊断。彩色多普勒表现为持续出现的附睾充血,类似附睾炎超声图像表现[11]。睾丸表现为肿大充血伴回声结构不均匀(图31.17 和图 31.18;视频 31.8)。反应性鞘膜积液也可能存在[12]。病情严重时,肿胀会阻

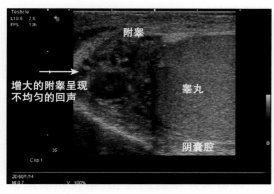

图 31.14 附睾炎。 附睾炎可见增大的附睾,回声强弱不一(低回声区)

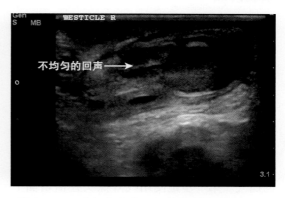

图 31.17 附睾睾丸炎。 长轴视图可见睾丸回声不均匀

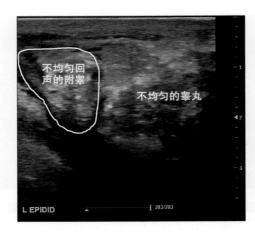

图 31.18 睾丸附睾炎。注意附睾和睾丸的不均匀回声结构

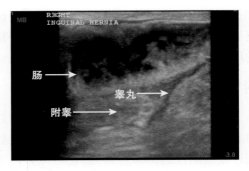

图 31.19 腹股沟疝。腹股沟疝内可见毗邻睾丸和附睾的小肠

碍血流,导致梗死,类似于睾丸扭转。然而,结合临床病史、持续充血和阴囊皮肤温暖可指向性地诊断附睾睾丸炎,而不是睾丸扭转。

阴囊蜂窝织炎

阴囊蜂窝织炎最常见于肥胖、糖尿病或其他免疫缺陷的患者[13,14]。超声可显示为阴囊壁增厚、回声增强,彩色多普勒显示血流增加。如果蜂窝织炎严重,可表现为典型的鹅卵石征[7]。脓肿形成并表现为分散的小叶、散布在有小叶的小室中以及无回声的液体积聚[14]。这些位置可能包含低水平的内部回声。

腹股沟疝

超声诊断腹股沟疝的灵敏度为 97%,特异性为 75%,由经验丰富的医生进行诊断时阳性预测值为 93%[15]。有多种方法可用于描述评估腹股沟疝。首选的方法是使用线阵探头扫描阴囊,若发现任何肠内容物,且患者存在中到高度的风险时,可快速诊断腹股沟疝(图 31.19;视频 31.9)。

操作者可采用更系统的方法来诊断微小的疝气。第一步是使用线阵探头在横切面上确定腹壁下动脉(inferior epigastric artery,IEA)的位置。IEA 在腹前壁的双侧与髂外动脉相连,腹股沟环的位置在 IEA 根部和髂外动脉之间。在腹股沟环上,操作者可将探头旋转至超声束平行于腹股沟韧带的界面,获得腹股沟管的长轴视图。沿腹股沟韧带纵向放置探头,可以识别疝囊(盲端管状结构)或腹膜前脂肪。一旦发现疝囊,可以通过压迫来区分临床上有显著性疼痛的疝气和无显著性疼痛的疝气。有经验的医生可以通过评估疝颈的大小来预测可复性,也可以通过鉴别精索来对疝气进行直接或间接的分类。

如果上述操作不能发现疝囊,但临床怀疑腹股沟疝可能性仍然很大时,则可进行刺激性的、动态的成像。操作者可将探头放置在腹股沟管的上方,要求患者站立或使用 Valsalva 动作来增加腹内压。如果存在疝气,以上动作将使腹膜前脂肪或肠管下降到腹股沟管内。

鞘膜积液

鞘膜积液是在鞘膜壁层和内脏层之间的积液,可由于多种原因导致。在儿童中,鞘膜积液的形成是由于腹膜鞘突开放,导致通道形成,使液体从腹腔转移到阴囊。这可能导致形成单侧或双侧鞘膜积液以及疝气。一般来说,鞘膜积液和通道在一年内就会消失。

随着男性年龄的增长,鞘膜积液最常见的原因是感染、炎症、创伤或恶性肿瘤[16]。虽然无痛性阴囊肿胀表现多为良性,但在约 10% 的睾丸肿瘤中存在恶性鞘膜积液(图 31.20)[17]。大多数鞘膜积液并不是真正需要紧急处理的情况。然而,如果鞘膜积液的体积足够大,就会影响睾丸的灌注。在大多数情况下,阴囊超声可以进行初始评估和确定患者寻求下一步治疗的紧急程度(图 31.21;视频 31.10)。感染性鞘膜积液也可表现为积液伴分隔(图 31.22;视频 31.11)。

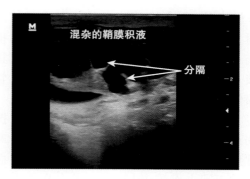

图 31.22 鞘膜积液形成分隔

精索静脉曲张

精索静脉曲张的形成可能是由于瓣膜缺陷或附近结构对静脉的压迫,后者最常见的病因是肾细胞癌。精索静脉丛的静脉扩

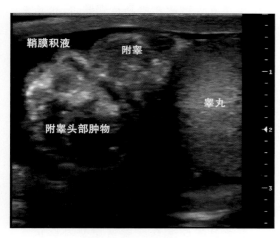

图 31.20 附睾肿物和鞘膜积液。放大后可见附睾头肿块引起的反应性鞘膜积液

张表现为多发低回声或无回声扩张的管状结构。它们的直径将超过 $2\sim3\text{mm}$[7,14],而不是正常的 $0.5\sim1.5\text{mm}$。由于左性腺静脉引流至左肾静脉呈 90°,故精索静脉曲张多见于左侧。在站立或执行 Valsalva 动作时,精索静脉曲张将扩大,在彩色多普勒上显示血流增加,在频谱多普勒上显示血流逆转[7]。如果右侧的血流量没有增加或仰卧时血流方向没有逆转,应进一步检查以排除是否存在腹膜后恶性肿瘤压迫了下腔静脉[18]。对于操作者来说,一个常见的操作误区是当使用探头对阴囊皮肤施加过度的压力时,会减少静脉直径而增加多普勒血流速度(图 31.23;视频 31.12)[19]。

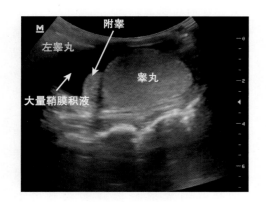

图 31.21 鞘膜积液。图中可见围绕睾丸的大量鞘膜积液

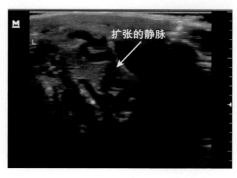

图 31.23 精索静脉曲张。可见扩张的静脉呈无回声管状结构

急性阴囊外伤

钝性睾丸外伤可发生于运动损伤、机动

车辆事故、攻击或骑跨损伤。当使用超声时,见到正常睾丸几乎可以排除明显的损伤。睾丸外伤可表现为积液(积血、鞘膜积液、血肿)、睾丸破裂(骨折、破裂)或血管损伤。

急性血性阴囊(阴囊内积血)是钝挫伤最常见的阴囊并发症。这些特异回声性质的睾丸外血肿可能会压迫周围的血管丛而减少血流,因此需要手术来挽救睾丸(图 31.24;视频 31.13)[20]。急性血肿表现为不均匀回声的病灶[21]。值得注意的是,即使创伤很小,10%~15%的睾丸肿瘤在外伤后首先表现为血肿[22]。与血肿相比,这些肿块在彩色多普勒上可显示出血流[4]。

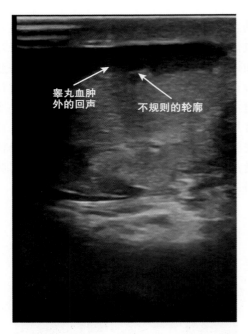

睾丸血肿外的回声　　不规则的轮廓

图 31.24　积血。睾丸旁可见血肿,伴外伤性白膜破裂

睾丸骨折表现为实质内线性低回声无血管区域,伴或不伴白膜破裂。据报道,只有 17%的病例可以看到不连续的骨折面[23]。正常情况下,白膜表现为一条高回声线勾画出睾丸轮廓。当睾丸破裂时,超声图像可表现为白膜的轮廓不连续性和不均匀的实质

挤压[20]。超声诊断睾丸骨折的敏感性和特异性分别为 50%和 75%[21]。睾丸骨折也可发生与白膜相关的动脉破裂[24],超声图像表现为无血流区域[25]。对于白膜破裂,需要手术以防止挤压性坏死、萎缩或需要进行睾丸切除术[26]。如果在创伤后 72 小时内进行手术,救治率为 80%[27]。相反,没有破裂的小血肿可以保守处理[25]。

在 20%的病例中,睾丸扭转还与创伤或强体力劳动有关[28]。这可能是提睾肌强力收缩的结果[20],超声检查结果与上述的扭转相似。

要点和误区

- 操作者进行睾丸超声检查时,应精通彩色和脉冲多普勒超声。如果可行,首选彩色能量多普勒来评估睾丸的低速血流。
- 首先评估未受影响的睾丸,以确定与患侧进行比较的基线。
- 急性阴囊疼痛的 3 个最常见的病因是睾丸扭转、附睾炎和腹股沟疝。扭转时静脉血流减少或无动脉血流,而附睾炎时血流增加。
- 在腹股沟管或阴囊特定区域进行超声检查发现肠管或腹膜前脂肪可以快速发现腹股沟嵌顿疝。使用动态评估方法(站立,Valsalva 动作)可以检测出尚未嵌顿的疝气。
- 尽管不是很紧急,但约 10%的睾丸肿瘤存在恶性鞘膜积液,故应详细评估鞘膜积液。同样,即使创伤很小,10%~15%的睾丸肿瘤在外伤后首先可表现为血肿。
- 要清楚地认识和注意到正常的超声表现并不总是等同于没有病症;如果疼痛持续或诊断不确定,应谦虚地求助和咨询放射科医师和泌尿外科医师。

病例 31.1

病情介绍

一名 42 岁的健康男性向急诊科报告右阴囊疼痛,疼痛于 6 小时前突然开始,几分钟内达到疼痛峰值。患者陈述既往有过类似的病史,可通过仰卧自行缓解。患者同时诉有发热、寒战和恶心。他否认有任何阴茎分泌物或高危性行为。他的泌尿生殖系统体格检查有特异性表现,存在右侧阴囊肿胀,有轻度红斑和触痛。在使用镇痛药后,操作者开始睾丸超声检查。

超声发现

床旁超声清楚地显示肠管在右侧阴囊内,可见肠管蠕动,肠壁无明显异常(视频 31.14)。

病例解析

患者接受了程序化镇静,并在床边成功地解决了疝气。患者疼痛消失,超声显示右侧阴囊肠内容物消失,从临床上证实了患者疝气复位。

急性阴囊疼痛有众多鉴别诊断。患者由于明显的不适,体格检查可能受限。阴囊超声可以迅速区分睾丸、附睾和疝气导致的疼痛。此外,复查超声检查可以迅速确认疝的成功复位。

病例 31.2

病情介绍

一位 22 岁的健康男子来到急诊科,主诉存在严重右阴囊疼痛和肿胀并持续了 3 天。他否认有任何创伤或阴茎分泌物。他承认 1 周前与新伴侣发生过性关系。在体检中,患者不适明显。其生命体征显示脉搏为 108 次/min,体温为 38.4℃。泌尿生殖系统体格检查显示右侧阴囊红斑、肿胀和发热,触诊时触痛异常。实验室检查显示白细胞计数和血清乳酸水平升高。医师进行即时超声检查,以评估其阴囊肿胀和疼痛的原因。

超声发现

超声显像显示增大的睾丸和变化的回声结构,并有无回声的液体区域。使用彩色血流多普勒评估,睾丸与对侧相比血流增加(视频 31.15)。这些发现与睾丸炎一致。

病例解析

鉴于患者的症状和实验室检查结果,医生给他静脉注射了抗生素和液体。他被送入泌尿外科作进一步的治疗和观察。

使用彩色多普勒辅助睾丸的二维超声检查,可以帮助操作者迅速区分由低血流量引起的急性阴囊疼痛(如扭转)和高血流量引起的疼痛(如感染性或炎性)。

病例 31.3

病情介绍

一位健康的 20 岁男性患者到急诊科,主诉过去 2 天左阴囊内闷、胀痛。他否认发热、寒战、排尿困难或血尿。他否认最近发生高危性行为。泌尿生殖系统体格检查发现沿精索有一柔软、无压痛的肿块。站立时,肿块更明显。医师进行了即时睾丸超声检查。

超声发现

超声检查显示左睾丸扩张,血管直径大于 2mm(视频 31.16)。在进行 Valsalva 动作时,彩色多普勒显示血管进一步扩张,血流增加。频谱多普勒显示了这些扩张静脉内的精索静脉丛的血流逆转。

病例解析

患者被诊断为精索静脉曲张。他被建议穿支持性内衣,从急诊科出院,并接受泌尿科门诊随访。泌尿外科讨论了不孕症的风险,以及手术可能带来的好处,患者最终选择保守治疗。

腹股沟管超声检查可以快速鉴别腹股沟疝、精索静脉曲张和实体瘤。精索静脉曲张的精索静脉丛有扩张的静脉,表现为多发的低回声或无回声的扩张管状结构。

病例 31.4

病情介绍

一名 25 岁的男性以左睾丸增大为主诉,来到急诊紧急护理中心。他否认疼痛,但描述了一种阴囊"肿胀"的感觉,行走时有些不适。他承认有轻微的尿急,否认了排尿困难、发热、寒战、泌尿系统症状和阴茎分泌物增加。在进一步询问时,他提到 4 周前曾因性传播疾病接受治疗。体格检查发现患者左侧阴囊增大,触诊附睾时有轻微压痛。他的尿检结果正常。

超声发现

左睾丸超声检查显示中度鞘膜积液并分隔

(视频 31.17)。睾丸本身似乎有轻微的不均匀回声。彩色多普勒显示左侧睾丸血流增加,提示感染性病因。

病例解析

患者被诊断为继发于附睾炎的复杂鞘膜积液。患者此前被给予头孢曲松 250mg 肌内注射,本次诊疗给了多西环素口服,100mg 每日两次,连续 10 天。

鞘膜积液是由于感染、炎症、创伤或恶性肿瘤而在鞘膜的壁层和内脏层之间形成的积液。感染性鞘膜积液可表现为分隔,如这名患者所示。

复习题

1. 在进行睾丸超声检查时,推荐的成像顺序是什么
   A. B 型模式(二维模式)→彩色能量多普勒→脉冲多普勒
   B. M 型模式→彩色能量多普勒→脉冲多普勒
   C. 彩色能量多普勒→M 型模式→脉冲多普勒
   D. B 型模式(二维模式)→M 型模式→脉冲波多普勒
   E. 彩色血流多普勒→彩色能量多普勒→脉冲波多普勒

   答案:A。要做一个完整的睾丸超声检查,先用 B 型或二维模式显像,然后再加彩色血流或彩色能量多普勒,再做脉冲多普勒。不同的多普勒模式可进行全面的动静脉血流检查。

2. 下列哪一种情况会影响睾丸血流
   A. 扭转
   B. 积水
   C. 创伤
   D. A 和 B
   E. A 和 C
   F. B 和 C
   G. A、B 和 C

答案:G。上述 3 种情况都会影响睾丸的血流,一种是血管扭曲,一种是大量鞘膜积液的外部压力使血管塌陷,另一种是外伤直接损伤血管。

3. 一名 25 岁的男子就诊于急诊科,说自己的左侧阴囊睾丸疼痛 4 小时。他描述了一种钝性的疼痛,后服用了一种非甾体抗炎药。患者否认发热、寒战、恶心、呕吐、排尿困难或血尿。患者承认在一周前发生过无保护措施的性行为。他的生命体征正常。站立时的体格检查显示左侧阴囊有一质软、潮湿、无触痛的肿块。睾丸超声提示精索静脉曲张。对该患者的病情,下一步最合适的处理方法是什么
   A. 急诊泌尿外科会诊
   B. 7 天的抗生素处方
   C. 手法复位阴囊肿块
   D. 支持性内衣和门诊泌尿外科随访
   E. 左侧睾丸外旋复位

答案:D。精索静脉曲张的超声表现为直径为>2mm 的血管扩张,在 Valsalva 动作下血管进一步扩张。精索静脉曲张表现为多个低回声或无回声的扩张管状结构,是精索静脉丛的扩张静脉,且直径大于 2~3mm。精索静脉曲张不需要急诊处理,随着时间的推移,它可能会潜在地导致男性不育,但是手术的获益尚无定论。

4. 一位 60 岁男性在过去的几个月里因左睾丸逐渐肿胀而到急诊科就诊。他否认疼痛、发热、寒战、恶心、呕吐、排尿困难或血尿。因为患者的睾丸逐渐增大,坐位不适而最终就医。在体格检查中,医生看到左睾丸肿大,柔软无压痛。用强射灯照射睾丸,光线可以穿透。医生怀疑诊断为鞘膜积液。下列哪种超声检查结果可描述鞘膜积液的最典型表现

A. 浅表的鹅卵石征,和有内部回声的不规则阴囊壁

B. 彩色多普勒显示多腔的无回声的管状结构

C. 彩色多普勒显示不均匀的睾丸增大,周围水肿,血流减少

D. 阴囊内可压缩的肠袢

E. 睾丸周围有不含血管的液体聚集

答案:E。与精索静脉曲张类似,鞘膜积液不是急症。睾丸周围的积液不会表现为类似阴囊脓肿的内部回声,管状血管亦不表现为精索静脉曲张的表现,也不会表现为肠袢存在而提示腹股沟疝。

5. 一位 50 岁的肥胖男性,糖尿病控制不良,在过去两天出现左侧阴囊疼痛和红肿。疼痛不断加剧。他主观陈述发热,但否认恶心、呕吐、排尿困难或血尿。他否认了最近的高危性行为。体格检查发现左侧阴囊下方有一质软的、表面有红斑且有波动感的肿块。超声显示表面不规则的无回声液体聚集,有内部回声和周围回声增强。在患者管理中下一步最合适的处理是什么?

A. 非甾体抗炎药的处方

B. 口服抗生素处方 7 天

C. 紧急泌尿外科会诊

D. 切口引流

答案:D。阴囊脓肿可以在床边进行安全引流。这个过程不需要咨询泌尿科医生,除非有其他相关发现。仅口服和静脉注射抗生素不如引流有效。

参考文献

1. Marx J, Hockberger R, Walls R. *Rosen's Emergency Medicine: Concepts and Clinical Practice*. Philadelphia, PA: Mosby/Elsevier; 2010.
2. Blaivas M, Brannam L. Testicular ultrasound. *Emerg Med Clin North Am*. 2004;22:723-748, ix.
3. Gooding G. Scrotal sonography in acute disease. *Emerg Radiol*. 1995;2(2):56-66.
4. Blaivas M, Sierzenski P, Lambert M. Emergency evaluation of patients presenting with acute scrotum using bedside ultrasonography. *Acad Emerg Med*. 2001;8:90-93.
5. Datta V, Dhillon G, Voci S. Testicular torsion/detorsion. *Ultrasound Q*. 2011;27:127-128.
6. Akin EA, Khati NJ, Hill MC. Ultrasound of the scrotum. *Ultrasound Q*. 2004;20:181-200.
7. Carkaci S, Ozkan E, Lane D, Yang WT. Scrotal sonography revisited. *J Clin Ultrasound*. 2010;38:21-37.
8. Lee JC, Bhatt S, Dogra VS. Imaging of the epididymis. *Ultrasound Q*. 2008;24:3-16.
9. Horstman WG, Middleton WD, Melson GL, Siegel BA. Color doppler US of the scrotum. *Radiographics*. 1991;11:941-957, discussion 958.
10. Dogra VS, Gottlieb RH, Oka M, Rubens DJ. Sonography of the scrotum. *Radiology*. 2003;227:18-36.
11. Baldisserotto M. Scrotal emergencies. *Pediatr Radiol*. 2009;39:516-521.
12. Yagil Y, Naroditsky I, Milhem J, et al. Role of doppler ultrasonography in the triage of acute scrotum in the emergency department. *J Ultrasound Med*. 2010;29:11-21.
13. Kühn AL, Scortegagna E, Nowitzki KM, Kim YH. Ultrasonography of the scrotum in adults. *Ultrasonography*. 2016;35:180-197.
14. Wright S, Hoffmann B. Emergency ultrasound of acute scrotal pain. *Eur J Emerg Med*. 2015;22:2-9.
15. Robinson A, Light D, Nice C. Meta-analysis of sonography in the diagnosis of inguinal hernias. *J Ultrasound Med*. 2013;32:339-346.
16. Kiely EA. *Office Urology: The Clinician's Guide*. Totowa, NJ: Humana Press; 2001.
17. Gilbert BR. *Ultrasound of the Male Genitalia*. New York, NY: Springer; 2015.
18. Lorenc T, Krupniewski L, Palczewski P, Gołębiowski M. The value of ultrasonography in the diagnosis of varicocele. *J Ultrason*. 2016;16:359-370.
19. Patriquin HB, Yazbeck S, Trinh B, et al. Testicular torsion in infants and children: diagnosis with doppler sonography. *Radiology*. 1993;188:781-785.
20. Nicola R, Carson N, Dogra VS. Imaging of traumatic injuries to the scrotum and penis. *AJR Am J Roentgenol*. 2014;202:W512-W520.
21. Guichard G, El Ammari J, Del Coro C, et al. Accuracy of ultrasonography in diagnosis of testicular rupture after blunt scrotal trauma. *Urology*. 2008;71:52-56.
22. Tumeh SS, Benson CB, Richie JP. Acute diseases of the scrotum. *Semin Ultrasound CT MR*. 1991;12:115-130.
23. Jeffrey RB, Laing FC, Hricak H, McAninch JW. Sonography of testicular trauma. *AJR Am J Roentgenol*. 1983;141:993-995.
24. Bhatt S, Dogra VS. Role of US in testicular and

scrotal trauma. *Radiographics*. 2008;28:1617–1629.

25. Buckley JC, McAninch JW. Use of ultrasonography for the diagnosis of testicular injuries in blunt scrotal trauma. *J Urol*. 2006;175:175–178.

26. Cass AS, Luxenberg M. Testicular injuries. *Urology*. 1991;37:528–530.

27. Lupetin AR, King W 3rd, Rich PJ, Lederman RB. The traumatized scrotum. Ultrasound evaluation. *Radiology*. 1983;148:203–207.

28. Cos LR, Rabinowitz R. Trauma-induced testicular torsion in children. *J Trauma*. 1982;22:244–246.

第 32 章

腹痛

John Eicken ■ Patricia C. Henwood

朱江勃 译 ■ 欧阳雅淇 张红玲 校

关键点

- 对于病情不稳定的腹痛患者,床旁即时超声首先应当评估有无腹腔出血,继而是寻找相关感染源。
- 对于稳定的腹痛患者,床旁即时超声评估应当集中于病因学的筛查,这些病因应基于患者的病史、检查及体征,重点排查危及生命的疾病。
- 对于儿科腹痛,超声为首选的检查方式。

背景

目前床旁即时超声已成为急性腹痛患者病情评估的必要方式,超声通过将病史与查体相结合,不仅可以指导诊断,还可以指导治疗;床旁即时超声的结果是即时可取的,不仅节省了人力、时间,还避免了辐射暴露及造影剂的使用[1]。

腹部超声可以诊断的疾病很多,包括腹主动脉瘤、腹主动脉瘤破裂、阑尾炎、肾结石、胆结石、急性胆囊炎、肠梗阻、卵巢囊肿、宫外孕、卵巢扭转、卵巢囊肿破裂、腹壁脓肿、肠套叠和肠穿孔(图 32.1)。

前述章节已展现了一些腹部超声可获

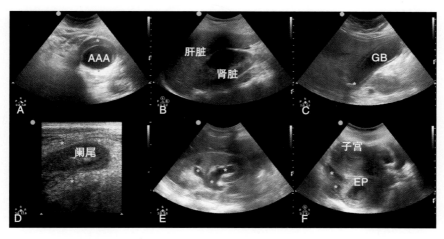

图 32.1 床旁即时超声的腹痛病因诊断。(A)腹主动脉瘤(AAA)。伴有附壁血栓形成的 5cm 的腹主动脉瘤。(B)腹腔内积血。肝肾间隙的液性暗区。(C)急性胆囊炎。胆囊(GB)壁增厚,胆汁黏稠,嵌顿在颈部的胆囊结石。(D)急性阑尾炎。阑尾周围分布高回声脂肪间隙。(E)尿路梗阻。因尿路梗阻形成轻到中度肾盂积水所致的肾盏扩张。(F)异位妊娠(EP)。子宫外妊娠,液性暗区为腹腔积血

得的图像,并做了注释,如图 32.1 所示,此章将论述超声如何对急性腹痛患者进行初始评估,我们可以对单一脏器也可以对腹腔多个脏器进行评估。下面对不稳定的或稳定的腹痛患者的各项评估流程分别论述。

不稳定的腹痛患者

不稳定的腹痛患者的超声评估首先应寻找有无腹腔出血,其次寻找相关感染依据,超声评估的结果将明显影响治疗决策(图 32.2)。

出血

针对不稳定的腹痛患者可通过创伤超声重点评估(Focused Assessment with Sonography in Trauma,FAST)流程寻找有无腹腔出血[2],FAST 阳性的患者多数需急诊剖腹探查,然而对于一些非创伤患者也可能会出现腹腔出血,例如异位妊娠破裂、卵巢囊肿破裂、腹主动脉瘤破裂、使用抗凝药物、血液疾病或肿瘤相关性出血[3],当肝肾间隙(视频 32.1)、脾肾间隙(视频 32.2)或盆腔(视频 32.3)探查到液性暗区时,可考虑存在腹腔出血。

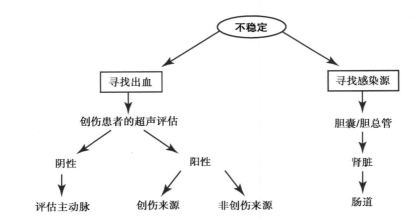

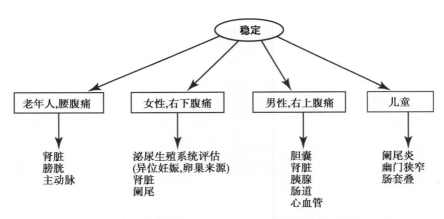

图 32.2　不稳定腹痛与稳定腹痛患者的超声评估流程

当然,FAST 流程也存在一定的局限性,因为超声在评估腹膜后出血有局限性,因此,腹部创伤患者即使 FAST 检查阴性也不能除外腹腔出血[4]。当怀疑腹腔有出血而多次 FAST 检查均为阴性者应尽早行 CT 检查。而对于腹部损伤后无法行 CT 检查的患者,入院 24 小时内进行 FAST 评估可以提高诊治率[5]。

床旁超声可对腹主动脉瘤有无出血进行评估,许多研究也证实急诊科医师可通过超声对腹痛患者进行筛查以排除腹主动脉瘤(视频 32.4)[6]。因腹主动脉瘤破裂引起的是腹膜后出血,超声检查存在局限性,因此超声检查主要是评估动脉瘤大小及解剖位置(视频 32.5)。对于怀疑有多种病因而又不能除外腹主动脉瘤的,超声可快速鉴别有无腹主动脉瘤[7,8]。腹主动脉到髂动脉的血管成像无论是在长轴或短轴上均是清晰可见的,一般认为腹主动脉直径>3cm 为动脉瘤,但直径<4.5cm 的动脉瘤很少发生破裂,临床医生需结合临床表现解读超声检查结果。

流行病学资料在不稳定的腹痛患者的诊治中也发挥着重要参考作用,例如,对于年轻女性的腹痛,相对于腹主动脉瘤破裂,宫外孕破裂的可能性更大,而对于老年人而言却是相反的。因此临床医师应个体化诊治。

感染

对于发生感染性休克的腹痛患者,超声可协助鉴别感染源[9]。急性胆囊炎的超声评估包括评估胆囊壁厚度(视频 32.6)、胆汁黏稠度、有无胆囊结石(视频 32.7 和视频 32.8)及有无墨菲征。胆总管扩张考虑存在胆管炎。对于单侧肾盂积水无论有无肾结石,都表明存在泌尿系梗阻性疾病,这些疾病多数来源于肾结石或肾盂肾炎引起的感染(视频 32.9)。超声检查可以帮助诊断腹腔内脓肿、阑尾炎穿孔、小肠梗阻、气腹,但超声阴性时却不能排除这些诊断。上述情况超声诊断阳性的可以指导合理抗生素的使用、外科干预措施及进一步影像学检查[10-14]。

稳定的腹痛患者

对于右上腹、右下腹、侧腹部疼痛的成人患者以及腹痛的儿童,超声可以缩小诊断范围(见图 32.2)[15]。

侧腹部疼痛

引起成年人侧腹部疼痛的病因多种多样,如肌肉拉伤、肾绞痛以及致死性的主动脉夹层或腹主动脉瘤破裂。

急性单侧侧腹痛患者,超声可鉴别是输尿管结石引起的肾盂积水,还是腹主动脉瘤、淋巴结病、腹膜后病变压迫输尿管引起的肾盂积水。对于临床症状高度怀疑肾绞痛的患者,超声是首选的检查方式,对于非肥胖、非妊娠、非肾移植及透析的患者,超声相对于 CT 而言,不仅可避免辐射,而且可避免一些不良事件的发生[16-17]。

双侧肾盂积水见于尿潴留患者,也可见于前列腺肥大或药物副作用所致的尿路梗阻(视频 32.10)。侧腹痛伴脓尿的患者,应鉴别肾梗阻、肾结石、肾脓肿,此将影响后续的治疗。伴有尿量急剧减少的腹部或背部疼痛的患者,检测残余尿量可明确是因尿量生成减少所致或是急性尿潴留所致。

右下腹痛

超声可快速诊断急性右下腹痛的可能病因[18]。对于初次发作右下腹痛的年轻女性,宫外孕破裂、卵巢扭转是首先需要排除的诊断(视频 32.11);同时超声也可以排除一些引起类似症状的非致死性疾病,如出血性卵巢囊肿破裂[19]。

对于急性起病的右下腹痛患者,如疼痛自右侧腹部至腹股沟,需行肾脏超声明确有无输尿管结石引起的肾积水。卵巢扭转也可引起绞痛。虽然卵巢扭转与大的卵巢囊肿相关,并且表现为卵巢血流减少,但血流正常,没有卵巢囊肿也不能排除卵巢扭转。如果临床上高度怀疑卵巢扭转则需进一步行妇科检查。

对于缓慢逐渐加重的右下腹痛需除外阑尾炎(视频32.12),尽管受限于肥胖及肠气干扰,超声仍是阑尾炎诊断的首选方式,它不仅可以避免辐射而且可以早期识别阑尾炎[20,21]。

右上腹痛

引起右上腹部及上腹部疼痛的病因多种多样,胆囊是最先要考虑的。正如第27章所论述的,要从有无胆囊结石、胆囊壁厚度、胆汁黏稠度、胆总管宽度、有无墨菲征等方面进行评估。超声可以快速诊断胆绞痛、急性胆囊炎、胆总管结石、急性胆管炎[22,23]。肾脏超声可排除肾结石、肾盂肾炎。胰腺超声可协助诊断胰腺炎,虽有肠气干扰,但超声仍可见大的胰腺囊肿(视频32.13和视频32.14)[24]。

小儿腹痛

为避免辐射,对儿科患者而言,超声是首选的检查方式[25]。对怀疑有急性阑尾炎的儿童应首先行阑尾超声检查[26,28],如超声为阴性或不明确时可进行如小儿阑尾炎评分等方法来进行临床评估[29]。

超声还可对儿童胃肠道疾病进行诊断,尤其适用于有呕吐症状的婴儿。小于6个月的婴儿如出现呕吐症状,超声可明确有无肥厚性幽门造成的幽门梗阻[30]。对于怀疑有肠套叠的儿童,超声也是首选的检查方式[31],而且可在床旁实施[32-34]。虽然肠套叠在儿童多见,但超声也可协助诊断成人肠套叠[35]。儿童或新生儿床旁超声的相关内容可见第47和48章。

总结

对于稳定的或不稳定急性腹痛患者,超声是极其重要的诊断方式,可以评估有无腹腔出血、感染、梗阻,还可诊断气腹[35]、肠梗阻[36]、动脉夹层[37],同时可以指导穿刺[38,39]。对于急性腹痛的患者早期行超声检查可以在避免辐射的情况下提高诊断率。

要点和误区

- 对于腹痛患者,在收集病历资料的同时可进行床旁超声检查以协助诊断。
- 外出检查风险高的危重患者可从超声检查中获益。
- 超声可将临床资料与病理生理相结合,超声在诊断与排除某些疾病方面是同样有效的。
- 由于腹痛原因的多样性,为了更有效地诊断疾病我们需将超声与其他影像学诊断方式相结合。

复习题

1. 对伴有血流动力学不稳定的腹痛患者,即时超声可以快速鉴别是 _____ 或是_____。
   A. 腹腔内出血　　肿瘤
   B. 腹腔内出血　　腹膜后出血
   C. 腹腔内出血　　感染
   D. 腹膜后出血　　肿瘤
   E. 腹膜后出血　　感染
   F. 肿瘤　　感染
   答案:C。针对血流动力学不稳定的腹痛患者,即时超声应快速寻找有无出血或感染以指导进一步诊治;一般而言,腹膜后出血在超声下不易直接发现,超声发现的肿瘤很少会引起血流动力学不稳定,除非此肿瘤引起出血或感染。

2. FAST检查阴性的可以排除腹腔内出血。
   A. 正确
   B. 错误
   答案:B。FAST检查可以鉴别有无腹腔内出血,但它对鉴别创伤后是否出血的实质性脏器损伤有一定的局限性。对创伤后患者进行连续的FAST检查可提高诊断腹腔内脏器损伤的敏感性,对实质脏器或腹膜后损伤需进一步检查。

3. 相对于行 CT 检查，对肾绞痛患者初始行超声检查减少了急诊留观率，却增加了急诊再就诊率及住院比例。

A. 正确

B. 错误

答案：B。相对于行 CT 检查，对肾绞痛患者初始行超声检查减少了辐射暴露，但是在急诊留观时长、疼痛评分、回访率、住院率方面却没有明显差别。

4. 以下超声图像哪个与急性胆囊炎图像一致？

A. 视频 32. 15

B. 视频 32. 16

C. 视频 32. 17

D. 视频 32. 18

答案：C。C 中的胆囊可见胆囊结石、胆囊壁增厚、胆汁黏稠，均为急性胆囊炎表现；A 中胆囊壁正常；B 中胆囊内可见一些小结石，胆囊壁正常，还可见腹水；D 显示了正常胆囊壁伴有少许小结石的胆囊炎；胆囊的具体超声成像可见第 27 章。

5. 以下的超声图像哪个显示有严重的肾盂积水？

A. 视频 32. 19

B. 视频 32. 20

C. 视频 32. 21

D. 视频 32. 22

答案：A。A 显示了肾盏扩张，肾结构变形，肾皮质变薄，符合急性肾盂积水的超声影像；B 显示了中度肾盂积水，可见肾盏扩张，肾乳头消失；C 显示的是正常肾脏；D 显示了轻度的肾盂积水，从中可见肾盏扩张，但肾脏形态正常。第 25 章介绍了肾脏的超声成像。

6. 以下超声图像哪个显示的是正常腹主动脉直径？

A. 图 32. 3

B. 图 32. 4

C. 图 32. 5

D. 图 32. 6

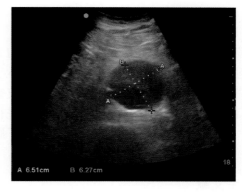

图 32. 3

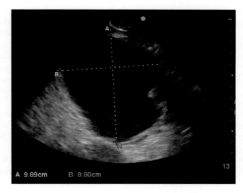

图 32. 4

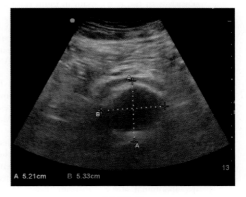

图 32. 5

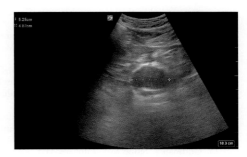

图 32. 6

E. 以上都是

F. 以上都不是

答案:F。以上腹主动脉的超声图像均为腹主动脉瘤,正常腹主动脉直径小于3cm。大于 4.5cm 的腹主动脉瘤有破裂的风险,大于 5.5cm 的腹主动脉瘤需进行介入手术或支架植入,第 28 章介绍了腹主动脉的超声成像。

参考文献

1. van Randen A, Lameris W, van Es HW, et al. A comparison of the accuracy of ultrasound and computed tomography in common diagnoses causing acute abdominal pain. *Eur Radiol.* 2011;21(7):1535-1545.
2. Gillman LM, Ball CG, Panebianco N, Al-Kadi A, Kirkpatrick AW. Clinician performed resuscitative ultrasonography for the initial evaluation and resuscitation of trauma. *Scand J Trauma Resusc Emerg Med.* 2009;17:34.
3. Seif D, Perera P, Mailhot T, Riley D, Mandavia D. Bedside ultrasound in resuscitation and the rapid ultrasound in shock protocol. *Crit Care Res Pract.* 2012;2012:503254.
4. Miller MT, Pasquale MD, Bromberg WJ, Wasser TE, Cox J. Not so FAST. *J Trauma.* 2003;54(1):52-59, discussion 59-60.
5. Blackbourne LH, Soffer D, McKenney M, et al. Secondary ultrasound examination increases the sensitivity of the FAST exam in blunt trauma. *J Trauma.* 2004;57(5):934-938.
6. Rubano E, Mehta N, Caputo W, Paladino L, Sinert R. Systematic review: emergency department bedside ultrasonography for diagnosing suspected abdominal aortic aneurysm. *Acad Emerg Med.* 2013;20(2):128-138.
7. Kuhn M, Bonnin RL, Davey MJ, Rowland JL, Langlois SL. Emergency department ultrasound scanning for abdominal aortic aneurysm: accessible, accurate, and advantageous. *Ann Emerg Med.* 2000;36(3):219-223.
8. Bentz S, Jones J. Towards evidence-based emergency medicine: best BETs from the Manchester royal infirmary. Accuracy of emergency department ultrasound scanning in detecting abdominal aortic aneurysm. *Emerg Med J.* 2006;23(10):803-804.
9. Lichtenstein DA. Point-of-care ultrasound: infection control in the intensive care unit. *Crit Care Med.* 2007;35(5 suppl):S262-S267.
10. Abboud ME, Frasure SE, Stone MB. Ultrasound diagnosis of diverticulitis. *World J Emerg Med.* 2016;7(1):74-76.
11. Tseng P, Berdahl C, Kearl YL, et al. Does right lower quadrant abdominal ultrasound accurately identify perforation in pediatric acute appendicitis? *J Emerg Med.* 2016;50(4):638-642.
12. Stone MB, Papanagnou D. Emergency ultrasound identification of pneumoperitoneum. *Acad Emerg Med.* 2011;18(3):e30.
13. Guttman J, Stone MB, Kimberly HH, Rempell JS. Point-of-care ultrasonography for the diagnosis of small bowel obstruction in the emergency department. *CJEM.* 2015;17(2):206-209.
14. Blumfield E, Nayak G, Srinivasan R, et al. Ultrasound for differentiation between perforated and nonperforated appendicitis in pediatric patients. *AJR Am J Roentgenol.* 2013;200(5):957-962.
15. Thamburaj R, Sivitz A. Does the use of bedside pelvic ultrasound decrease length of stay in the emergency department? *Pediatr Emerg Care.* 2013;29(1):67-70.
16. Dalziel PJ, Noble VE. Bedside ultrasound and the assessment of renal colic: a review. *Emerg Med J.* 2013;30(1):3-8.
17. Smith-Bindman R, Aubin C, Bailitz J, et al. Ultrasonography versus computed tomography for suspected nephrolithiasis. *N Engl J Med.* 2014;371(12):1100-1110.
18. Allison SO, Lev-Toaff AS. Acute pelvic pain: what we have learned from the ER. *Ultrasound Q.* 2010;26(4):211-218.
19. Dupuis CS, Kim YH. Ultrasonography of adnexal causes of acute pelvic pain in pre-menopausal non-pregnant women. *Ultrasonography.* 2015;34(4):258-267.
20. Pare JR, Langlois BK, Scalera SA, et al. Revival of the use of ultrasound in screening for appendicitis in young adult men. *J Clin Ultrasound.* 2016;44(1):3-11.
21. Shogilev DJ, Duus N, Odom SR, Shapiro NI. Diagnosing appendicitis: evidence-based review of the diagnostic approach in 2014. *West J Emerg Med.* 2014;15(7):859-871.
22. Ross M, Brown M, McLaughlin K, et al. Emergency physician-performed ultrasound to diagnose cholelithiasis: a systematic review. *Acad Emerg Med.* 2011;18(3):227-235.
23. Woo MY, Taylor M, Loubani O, Bowra J, Atkinson P. My patient has got abdominal pain: identifying biliary problems. *Ultrasound.* 2014;22(4):223-228.
24. Testa A, Lauritano EC, Giannuzzi R, et al. The role of emergency ultrasound in the diagnosis of acute non-traumatic epigastric pain. *Intern Emerg Med.* 2010;5(5):401-409.
25. Doria AS, Moineddin R, Kellenberger CJ, et al. US or CT for diagnosis of appendicitis in children and adults? A meta-analysis. *Radiology.* 2006;241(1):83-94.
26. Gaitini D. Imaging acute appendicitis: state of the art. *J Clin Imaging Sci.* 2011;1:49.
27. Scammell S, Lansdale N, Sprigg A, Campbell D, Marven S. Ultrasonography aids decision-making in children with abdominal pain. *Ann R Coll Surg Engl.* 2011;93(5):405-409.
28. Halm BM, Eakin PJ, Franke AA. Diagnosis of appendicitis by a pediatric emergency medicine attending using point-of-care ultrasound/a case report. *Hawaii Med J.* 2010;69(9):208-211.
29. Bachur RG, Callahan MJ, Monuteaux MC, Rangel SJ. Integration of ultrasound findings and a clinical score in the diagnostic evaluation of pediatric appendicitis. *J Pediatr.* 2015;166(5):1134-1139.
30. Hernanz-Schulman M, Sells LL, Ambrosino MM, et al. Hypertrophic pyloric stenosis in the infant without a palpable olive: accuracy of sonographic diagnosis. *Radiology.* 1994;193(3):771-776.
31. Bhisitkul DM, Listernick R, Shkolnik A, et al. Clinical application of ultrasonography

in the diagnosis of intussusception. *J Pediatr.* 1992;121(2):182-186.

32. Raymond-Dufresne E, Ghanayem H. Towards evidence-based emergency medicine: best BETs from the Manchester royal infirmary. BET 2: can emergency physicians safely rule in or rule out paediatric intussusception in the emergency department using bedside ultrasound? *Emerg Med J.* 2012;29(10):854-855.

33. Riera A, Hsiao AL, Langhan ML, Goodman TR, Chen L. Diagnosis of intussusception by physician novice sonographers in the emergency department. *Ann Emerg Med.* 2012;60(3): 264-268.

34. Doniger SJ, Salmon M, Lewiss RE. Point-of-care ultrasonography for the rapid diagnosis of intussusception: a case series. *Pediatr Emerg Care.* 2016;32(5):340-342.

35. Chowa EP, Frasure SE. Adult female with abdominal pain. *Ann Emerg Med.* 2016;67(4): e11-e12.

36. Jang TB, Schindler D, Kaji AH. Bedside ultra-sonography for the detection of small bowel obstruction in the emergency department. *Emerg Med J.* 2011;28(8):676-678.

37. Shokoohi H, Boniface K, Reza Taheri M, Pourmand A. Spontaneous rectus sheath hematoma diagnosed by point-of-care ultrasonography. *CJEM.* 2013;15(2):119-122.

38. Barrett C, Stone MB. Emergency ultrasound diagnosis of type a aortic dissection and apical pleural cap. *Acad Emerg Med.* 2010;17(4): e23e24.

39. Tirado A, Wu T, Noble VE, et al. Ultra-sound-guided procedures in the emergency department-diagnostic and therapeutic asset. *Emerg Med Clin North Am.* 2013;31(1):117-149.

第 33 章

创伤

Patrick Murphy ■ W. Robert Leeper

袁世荧 译 ■ 朱江勃 校

关键点

- 拓展创伤超声重点评估(extended focused assessment with sonography in trauma,EFAST)是稳定和不稳定状态以及钝性和贯通性损伤患者初步评估的必要组分。
- EFAST 检查包括快速评估腹腔出血(右上象限,左上象限,盆腔声窗)、心包积血(剑突下声窗)和血气胸(行胸廓和胸膜超声检查)。
- 在钝挫伤中只有 5 个解剖位置能够积聚大量血液导致循环不稳定:胸部、腹部、骨盆、股骨和盆底(外部出血)。盆腔出血的诊断更具挑战性,并且 EFAST 对腹膜后出血诊断灵敏度较低。

背景

多项研究已证明超声在胸腹部创伤的应用[1-3]。EFAST 检查各组成部分的证据和技术包括胸部、心脏和腹部超声检查,已涵盖于前述章节。本章将以临床病例为重点,将前面描述的技术整合成创伤中 4 个主要场景的综合应用:

1. 不稳定性贯通伤
2. 不稳定性钝挫伤
3. 稳定性贯通伤
4. 稳定性钝挫伤

除了这 4 种主要类型的创伤,这一章将介绍床旁即时超声的特殊适应证、发现、陷阱和应用。这些特殊情况将用于突出每种情况下的个别考虑。

一般原则

高级创伤生命支持(Advanced Trauma Life Support,ATLS)课程里教授的原则一直是创伤治疗的指导和统一法则。在 ATLS 的第 10 版课程中,超声仍然是基本检查的补充[4]。鉴于超声相对传统基本检查技术(如听诊)的优势,许多创伤医师认为,超声应被视为初步检查的组成部分,这反映出大多数接受过超声训练的医生实际上是如何实践的。为此,我们在本章末提出的案例和方法均假设超声是完全整合到初步检查的 ABCs 中。

区分创伤患者"稳定"还是"不稳定"至关重要,但目前仍有争议。在本章中,"不稳定"是指危及生命的症状(喘鸣,严重的呼吸困难,深昏迷,严重的外部出血)或血流动力学受累的无反应状态,包括对复苏只有短暂反应。超声应用于稳定性和不稳定性创伤患者已显示出不同的好处。对于不稳定性患者,超声检查可指导立即做出决策,直接干预,并有可能拯救生命;而对于稳定性患者,超声检查促进诊疗,减少或替代辅助检查,并且可以用于教学。

创伤超声重点评估(focused assessment with sonography in trauma,FAST)检查起初用于评估腹腔内出血(右上象限,左上象限,盆腔声窗),以及心包积血(剑突下声窗)[4]。随着时间的推移,检查已经扩展到包括评估气胸和血胸。这一综合检查包括 EFAST 检查,可以对胸腔、心包和腹腔的危及生命的创伤情况进行评估。以下 4 个病例强调 EFAST 检查在重症创伤患者诊疗中的应用。

情境病例 1:不稳定性贯通伤

23 岁男性患者,被一个未知的攻击者刺伤上腹部后送入急诊科。血压 90/40mmHg,心率 115 次/min。他警觉,有定向力,说话语句完整,上腹部有一处开放性伤口(图 33.1)。

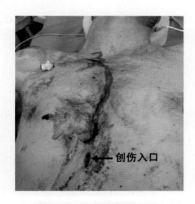

图 33.1　上腹部贯通伤

气道(airway,A)需要即刻处理。由于诱导药物对血流动力学的影响,首选延迟气道管理。超声仅仅在确认气管内导管(endotracheal tube,ETT)位置和作为外科气道一部分对罕见的气道解剖进行评估时有一定作用。

呼吸(breathing,B)是下一个要处理的。超声可在患者入院后立即提供关键信息,而无须等待便携式胸片的结果(视频 33.1)。对于气胸,超声检测到肺点存在可确诊,肺滑动征(视频 33.2)、B 线(视频 33.3)和任何非 A 型征象则排除,这比直立胸部 X 线片更敏感。

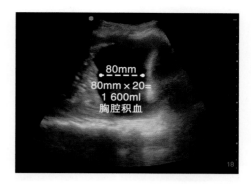

图 33.2　胸腔积液容积。胸腔积液容积(本例为胸腔积血)评估公式:膈肌到肺底的距离(mm)× 20 = 容量(mL)

虽然肺滑动征的缺失确实存在假阳性结果(呼吸暂停、肺大疱、粘连),但对于病情不稳定的患者,延误治疗可能导致发病率和死亡率增加,如果超声检查发现肺滑动征的缺失,应该直接指导进行胸腔闭式引流[5]。此外,血胸的识别和量化可以通过测量从膈肌到肺下部的距离来评估(图 33.2)。以毫米为单位乘以 20 估计血胸的体积(以毫升为单位)[6]。对血胸的发现允许操作者开始给患者输血和血浆,并为手术干预做准备,甚至在行胸腔闭式引流之前也是如此。如果超声估算的血液超过 1 500mL,那么应该准备手术室;在行胸腔闭式引流时,如果引流超过 1 500mL,应尽快进行开胸探查术。

循环(circulation,C)的评估是通过对隐匿性出血的判断来实现。上腹部创伤,如图 33.1,容易刺伤肝脏或者心脏。心脏和腹部超声可以快速地鉴别这两种来源的出血。对于贯通伤,应首先进行剑突下声窗检查。心包积液是立即实施开胸术或胸骨切开术的指征(图 33.3;视频 33.4)。当心包积血漏入左侧胸腔导致左侧血胸时,可出现心脏受累假阴性结果。特别是对于心前区创伤伴有左侧大量血胸的患者,即使剑突下声窗阴性,也必须进一步评估,以排除心脏损伤。最合适的方法是在手术室中进行诊断性心包开窗,如果发现大的心脏损伤,可以迅速转换为胸骨切开术[7]。

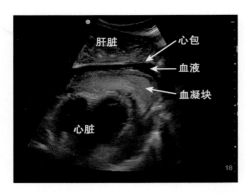

图33.3　心包积血。 穿透性心脏损伤后,剑突下声窗可见大量心包积血。注意心包腔内的大量凝血

对于不稳定性患者,3 个腹部视图中的任何一个阳性结果都应立即进行剖腹探查手术(图 33.4)。考虑到穿透性损伤后不稳定性患者的高风险,心包或腹部超声检查结果不能明确,应立即进行有创性检查,心包开窗探查术或诊断性腹腔穿刺/灌洗(diagnostic peritoneal aspiration/lavage,DPA/DPL)。若心包和腹部超声检查结果阴性则需重新评估患者稳定性,并考虑腹膜后出血或非失血性休克原因(参见流程,图33.5)。

情境病例 2:不稳定性钝挫伤

　　一名 39 岁的男子在一辆高速全地形车侧翻后受伤,从乡村急诊室转诊而来。直升机救护人员汇报,患者在途中情况不稳定。尽管已行气管插管和机械通气,但动脉血氧饱和度仅维持在 88% ~ 90%。心率 90 次/min,血压 85/40mmHg。静脉输液只能产生短暂升压效果。外院急诊室提供的胸片见图 33.6。

　　气道(A)已在前面述及。超声可以用来确认 ETT 的位置[8]。

　　呼吸(B)是一个紧迫的问题。胸片已明确有连枷胸,然而,未能通过便携式仰卧位平片证实血胸和气胸的存在。超声可以迅速识别和干预血胸和气胸,参照胸部“不稳定性贯通伤”的处理流程(见图 33.5)。在不

稳定钝挫伤中,应特别考虑膈肌破裂的可能性。膈肌破裂可能误导对左胸的评估,在胸部超声检查中如观察到任何胃、肠内脏,则需立即行开腹手术,而不是在这种情况下仅进行胸腔闭式引流。视频 33.5 和视频 33.6 中所见的超声图像显示膈肌破裂,与图 33.7 所示的胸部 X 线图像相一致。在观察到的膈疝之上小心地进行胸腔闭式引流,以免损伤脏器。

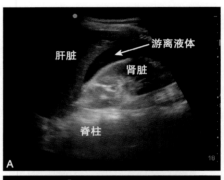

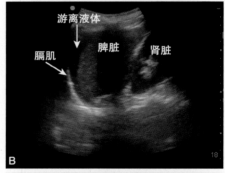

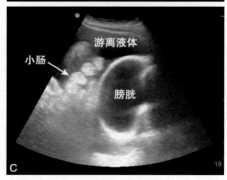

图33.4　腹腔游离液体。 (A)右上象限视图显示肝肾间隙(莫里森陷凹)无回声液体。(B)左上象限视图显示脾和膈之间无回声的游离液体。(C)从矢状面看到的男性患者盆腔游离液体,肠和膀胱自由浮动

不稳定贯通伤

```
┌──────┐      ┌──────┐      ┌─────────────────────┐
│ ATLS │      │ A)气道 │ ───→ │ 超声仅在气道手术时用   │
│ ABC  │      └──────┘      │ 于了解气道解剖         │
│ 流程  │         │          └─────────────────────┘
└──────┘         ↓
              ┌──────┐     ┌──────┐    ┌────────────────┐   ┌──────┐
              │ B)呼吸 │ ──→ │ 胸部   │ ─→ │ 气胸:无肺滑动+/–肺点 │ ─→│ 胸腔  │
              └──────┘     │ FAST  │    └────────────────┘   │ 闭式  │
                 │         └──────┘    ┌────────────────┐   │ 引流  │
                 ↓                     │ 血胸:估计出血量(mL)= │ ─→└──────┘
                                       │ (mm×20)          │
                                       └────────────────┘
                                              │
                          ┌────┐              ↓
                          │手术 │       ┌────────────────────┐
                          │室   │       │ 如果出血量>           │
                          └────┘       │ 1 500ml,胸腔         │
              ┌──────┐     ┌──────┐  + │ 闭式引流并准备开胸探查术 │
              │ C)循环 │ ──→ │ 心脏和 │─→ └────────────────────┘
              └──────┘     │ 腹部   │   ┌────────┐
                           │ FAST  │─→ │ DPL +/– │
                           └──────┘不确定│ 心包开窗 │
                              │        │ 探查    │
                              ↓ –      └────────┘
                          ┌────────┐
                          │ 其他原因 │
                          └────────┘
```

图 33.5 不稳定性贯通伤处理流程。ABC,气道、呼吸、循环;ATLS,高级生命支持;DPL,诊断性腹腔灌洗;FAST,创伤超声重点评估

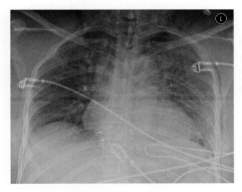

图 33.6 连枷胸。便携式胸透显示左侧肋骨多处骨折和连枷胸

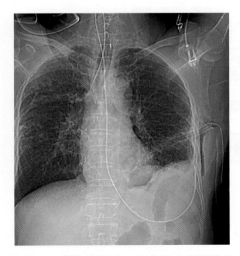

图 33.7 创伤性膈疝。创伤性左侧膈疝的胸部 X 线表现

循环(C)可以现在开始考虑。创伤医师处理不稳定钝挫伤的主要任务是发现出血并止血。实际上,只有 5 个解剖位置[胸部、腹部、骨盆、股骨、盆底(外部出血)]能够在钝挫伤中积累足够的血液而导致患者病情不稳定。结合心脏 EFAST 检查与胸膜检查,可以肯定或否定胸部为出血源。心脏检查的阳性结果应行开胸探查术或胸骨切开术,而不确定的结果可能需要行剑突下声窗检查。腹部或腹腔的出血在腹部 EFAST 检查中能被清楚地阐明(见图 33.4),阳性结果应行剖腹手术,而不确定的结果可能需要行诊断性腹腔穿刺。盆底外出血和股骨骨折合并大腿血肿在粗略的体格检查中通常明显可见。然而,骨盆和腹膜后出血的诊断难度更大。创伤超声很少能发现腹膜后出血的来源(图 33.8)。通常,腹膜后出血是一种排他性诊断,如果临床发现骨盆不稳定或侧腹血肿,并且有骨盆骨折的影像学证据则支持该诊断。在不稳定钝挫伤处理流程中(图 33.9),这个途径导致困难的管理决策。患者可能需在手术室接受剖腹手术行腹膜外压塞及盆腔外固定术或通过血管造影行腹膜后出血血管栓塞。杂交手术室和血管造影术的发展可能会缓解这一困境[9]。

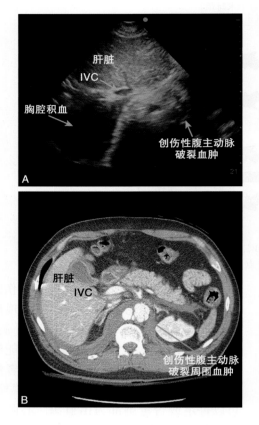

图 33.8   主动脉破裂。（A）上腹部横切面可见腹腔主动脉周围有血肿。（B）计算机断层扫描证实在腹腔内有血肿。IVC，下腔静脉

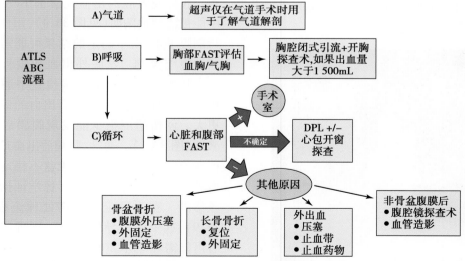

图 33.9   不稳定性钝挫伤处理流程。ABC，气道、呼吸、循环；ATLS，高级生命支持；DPL，诊断性腹腔灌洗；FAST，创伤超声重点评估

采用复苏性主动脉内球囊阻断术（resuscitative endovascular balloon occlusion of the aorta,REBOA）装置对控制创伤患者的出血有显著的效果。REBOA 是一种经皮植入在出血水平以上的主动脉充气的动脉内装置。该装置对出血近端产生暂时性控制,立即增加后负荷,并增加上半身循环的平均动脉压[10]。REBOA 的使用已经在全球范围内开展,目前正在收集前瞻性数据以评估其对创伤患者中的影响。参见下面对 REBOA 的进一步讨论。

情境病例 3:稳定性贯通伤

一名 19 岁的男性在与邻居发生口角时被刺伤。紧邻其左侧乳头下方有一个 1.5cm 的伤口。血流动力学稳定。目前的心肺状态似乎令人满意。患者焦虑,希望离开急诊室。

气道(A) 问题很少在稳定性患者中考虑。如果要考虑,应重新评估其稳定性。

呼吸(B) 是该患者的关键问题。尽管最初并不明显,受伤方式极有可能导致气胸。临床检查对确定穿透深度和轨迹必不可少。由于缺少相关的检查结果或胸片上明显的血胸或气胸的相关证据,因此对于如何建立最佳实践指南存在争议。一些临床医师会建议观察 6~8 小时,同时行连续胸部 X 线片检查。经验丰富的床旁即时超声检查医生可以进行连续胸膜超声检查,并且考虑危重患者的早期转诊策略。无论稳定与否,气胸或血胸的阳性结果都应立即行胸腔闭式引流,并转入创伤治疗单元。

对于创伤的不同程度应该相应给予更多的考虑。传统的教学要求所有左胸腹部位的贯通伤应考虑腹腔镜探查,以排除左侧膈肌损伤[11]。最大用力呼气时,在损伤水平进行重点超声检查可能提供有关膈肌损伤有价值的信息。如果在创伤水平通过超声可见到膈肌,应考虑膈肌损伤,并且所有这些创伤都应该行腹腔镜探查以避免高频率的漏诊[11]。

循环(C) 是心前区创伤最需要重点关注的,正如本例中所述。在此案例中,必须排除心包出血(视频 33.7)。对于贯通伤患者,除非有其他证据,任何心脏声窗切面所示心包积液均应考虑为心包积血,并需要手术探查。鉴于该患者病情稳定,在手术室进行了剑突下诊断性探查,并随时准备急诊开胸。由于高达 50% 的心包积血是由轻微的浅表心脏损伤引起的,所以对于病情稳定性患者,首先通过剑突下心包窗检查心包积血。如果血液被冲洗和吸引清除干净,那么患者可避免行胸骨切开术[7]。

在非肝硬化胸腹部贯通伤患者,腹部超声检查如获阳性结果,则应及时行剖腹手术。血液、尿液和肠道内容物是腹腔游离液体最常见来源,并且通常都需要手术处理。虽然有证据支持稳定性穿透性创伤患者观察的安全性[12],但仍有两个因素支持手术治疗。第一,大多数中、小型创伤中心不太可能具有大型城市创伤中心的 CT 成像观察能力和诊断准确性;第二,目前没有针对有腹腔游离液体的稳定创伤患者的相关研究。阴性的或不确定的结果会更棘手。腹部超声并不能排除腹部贯通伤。如果在体检时通过仔细检查表浅伤口可以排除腹部贯通伤,则可能不需要进一步的评估。然而,如果体格检查怀疑穿透腹直肌鞘并且腹部 EFAST 结果呈阴性,那么就存在针对该情况的一系列临床管理策略:连续观察(即使是腹部枪伤)[11],腹腔镜探查排除腹膜穿透,或强制性剖腹手术。目前,该病例的首选管理策略取决于外科医生和医院的方案(图 33.10)。

情境病例 4:稳定性钝挫伤

32 岁女性因被车辆从侧面碰撞由护理人员运送到急诊室。她是侧门一侧前排座位上系着安全带的乘客。医护人员描述乘客空间轻度变形。患者行颈托固定,无临床症状。脉搏 62 次/min,血压 118/69mmHg,自述最近正在行不孕症检查。

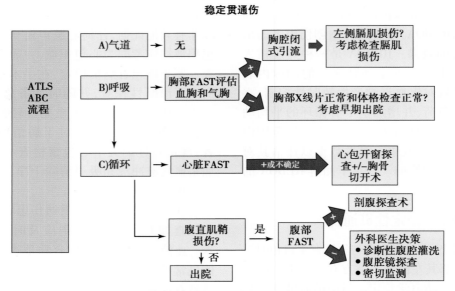

图 33.10　稳定性贯通伤处理流程。ABC,气道、呼吸、循环;ATLS,高级生命支持;FAST,创伤超声重点评估

气道(A)在稳定性患者中不常考虑。如要考虑,应该重新评估其稳定性。

呼吸(B)对于这个患者不是需要立即关注的重点。然而,应该进行 EFAST 检查,但是阳性结果对稳定性患者需要有一些特殊的考虑。对比以前所有法则,此案例气胸的阳性结果可能不会导致立即行胸腔闭式引流(见图 33.5、图 33.9 和图 33.10)。关于钝性创伤中无症状气胸的治疗,临床观点并不统一[13]。如果便携式胸部 X 线片是正常的(即 X 线片上气胸足够小以至于无影像学异常),那么在稳定性钝挫伤中可以考虑不行胸腔闭式引流。这个问题仍然存在争议,为了更好地了解这个问题,一项研究(OPTICC 试验)正在进行中[14]。

尽管体格检查和胸部 X 线片正常,肺部超声可显示与肺挫伤相一致的早期间质性肺损伤(视频 33.8)。这一发现可能加快早期入院或转换为更高级别监护的决定。

循环(C)在稳定性钝挫伤患者中的评估意味着可使用超声评估,加速患者的周转,避免不必要的辅助检测。对于稳定性患者,经验欠丰富的医生有足够的时间对患者实施床旁即时超声检查,以获得 EFAST 检查窗。对患者的好处是,在这种低风险环境下的阴性结果可确保排除主要腹部损伤而加速出院。有生育考虑的年轻患者尤其反对带有电离辐射的放射成像,而 EFAST 检查的阴性结果是省略进一步检查如 CT 扫描的一个关键因素。相反,如果腹部 EFAST 检查显示腹部存在游离液体,患者的稳定性应重新评估并且应迅速进行 CT 扫描确认腹腔损伤。在稳定性钝挫伤患者,如能通过 EFAST 检查,发现心包积液,则应对患者的稳定性重新评估,行诊断性成像(CT 扫描或超声心动图),并检查可能引起心包积液的非创伤性原因(图 33.11)。

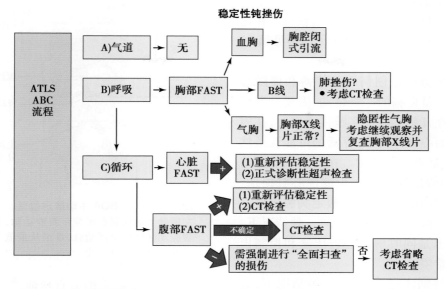

图 33.11　稳定性钝挫伤处理流程。ABC，气道、呼吸、循环；ATLS，高级生命支持；FAST，创伤超声重点评估

特殊情况

前面的 4 个病例代表了用系统方法对创伤患者进行分类的模型，而下面的病例突出了床旁即时超声在标准方法之外存在的适应证、应用或缺陷。这些情景有助于经验丰富的创伤医生重视床旁即时超声的细微差别。

特殊情境 1：见证创伤心脏停搏

一名 45 岁的男子在与一辆汽车迎头相撞后被送往急诊室。入室时脉搏 120 次/min，血压 90/50mmHg，Glasgow 昏迷评分 12 分。在初步调查期间，患者昏迷不醒，没有脉搏。立即启动心肺复苏。

气道（A）已由急诊医生处理，患者已行气管插管。超声可以用来确认 ETT 的位置。

呼吸（B）是一个紧迫的问题。许多可能的原因可以解释为什么这个钝挫伤患者心脏停搏。虽然超声可用于识别气胸或血胸，但立即行胸腔闭式引流具有诊断和治疗作用，该患者应立即行双侧胸腔闭式引流，无需超声影像。事实上，专家意见和动物实验数据表明，为了快速实施胸腔闭式引流和其他紧急复苏措施，CPR 可能会被暂时推迟[15-17]。

循环（C）受累导致心脏停搏的创伤患者，多认为是低血容量所致。即时目标是对患者进行止血和容量复苏。在心肺复苏的患者中，根据当地资源和实践模式，必须考虑实施复苏性开胸或放置 REBOA 装置。在钝挫伤中，心脏停搏是在创伤室内紧急开胸阻断主动脉的适应证。超声可以用来鉴别哪些患者可能受益于复苏性开胸而不是安置 REBOA 设备。经胸剑突下声窗或经食管超声心动图（transesophageal echocardiogram，TEE）指导关键决策原则如下：

1. 心脏跳动伴随心包积血或大量血胸＝复苏性开胸

2. 心脏跳动不伴心包积血或存在大量血胸＝放置 REBOA 装置（Ⅰ区部署）

3. 没有心跳＝终止心肺复苏

为了更好地理解这个决策矩阵，让我们考虑矩阵中每个分支点的基本原理和支持证据。首先，在急诊中 TEE 在心脏停搏中的应用已被证明是一种安全有效的工具[18]。

虽然高质量的剑突下声窗可以提供有用的临床数据，但在 CPR 中往往无法获得。在这种情况下，TEE 是更可靠的选择（参见第 20 章）。

第一种情况是创伤心脏停搏和伴随心包积血或大量血胸的心脏跳动，需要立即行急诊复苏性开胸。循证实践指南表明，在因钝器创伤而心脏停搏后，存活的可能性虽然很小，但却是真实可能的。在心包积血的情况下，必须假定存在大面积钝性心脏损伤。在大量血胸的情况下，必须假定胸腔出血是引起心脏停搏的原因。在任何一种情况下，开胸探查术是同时解除心包压塞和控制出血的唯一希望。

需要特别注意的是，在这种情况下，心脏活动指的是有组织的心脏收缩，但不能产生可感知的脉搏——这是一种由低血容量和心包压塞联合引起的典型的无脉电活动（PEA）的常见状态。对于那些怀疑无脉的医生来说，一个更可靠、量化的测量方法是呼气末二氧化碳（$EtCO_2$），以确定是否需要进行复苏性开胸。在这种情况下，低于 20mmHg 的 $EtCO_2$ 是心脏停搏的确定诊断，应立即进行开胸。

第二种情况是心脏跳动没有伴随心包积血或血胸（视频 33.9），进行 I 区的经皮 REBOA 设备封闭假定的胸主动脉膈下来源的出血（腹腔内或腹膜后出血）可能是最适当的（图 33.12）。这种方法避免了开胸手术给患者和医生带来的风险。在心脏停搏的患者，腹部的 EFAST 检查可能被推迟到 RE-BOA 或开胸术实施并且自主循环恢复后才能实施。

第三种情况，无论在何种情况下，当床旁即时超声上出现无心脏活动时应当终止复苏（视频 33.10）。

在一项为期 4 年的对所有复苏性开胸手术的回顾性调查中，首次超声检查中没有心脏活动与 100% 的死亡率相关。在最初超声中出现心脏活动的，有少数人（5%）存活下

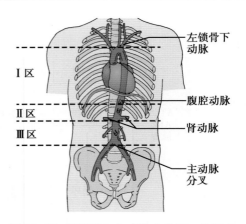

图 33.12　REBOA 主动脉定位区。I 区从左锁骨下动脉起点延伸至腹腔动脉，II 区从腹腔动脉延伸至肾动脉，III 区从最低肾动脉延伸至主动脉分叉处

来或者获取了稳定的器官功能[19]。考虑到所消耗的资源、对医生的风险和实质存活的低概率性，心脏活动的停止应该预示着任何创伤复苏的结束。

特殊情境 2：不稳定性创伤患者的 EFAST

一名 65 岁的男子在一次机动车撞车后因病情持续不稳定从院外转入。到达时脉搏 110 次/min，神志不清，面罩给氧血氧饱和度 95%。血压 100/70mmHg，5 分钟后降至 80/40mmHg。立即开始大量输血。病态肥胖，EFSAT 检查结果不确定。腹部和心脏 EFAST 检查的合适图像不能获取，不能排除腹腔内出血和心脏压塞。

气道（A）评估显示急性呼吸窘迫，考虑到患者的误吸风险需要插管。超声可以用来确认气管插管的位置。

呼吸（B）评估考虑到患者的病情急剧恶化，需要排除胸腔内出血和气胸。虽然超声可以快速评估出血或气胸，但当患者病情急剧恶化时，医生必须考虑直接进行双侧胸腔闭式引流术，就像在创伤性停搏的情况下所提倡的那样。双侧胸腔闭式引流术具有诊断和治疗双重作用。

循环（C）对于稳定性创伤患者，时间不需要重点考虑，非诊断性的 EFAST 检查应在

CT 扫描评估腹腔内和腹膜后出血来源之后进行。对于不稳定性患者,医生必须迅速确定低血压的原因。这个患者低血压可能来源于腹部或一些不太常见的休克原因,如高位脊髓损伤(神经源性休克),肺栓塞,主动脉夹层或心肌梗死。在这种情况下,同时考虑这两种选择至关重要:

1. 在复苏过程中进行连续的多系统超声检查

2. 进行更多的有创性诊断检查:

    a. DPL/DPA 排除腹腔出血

    b. TEE 排除心包压塞

在这种情况下,不能夸大连续超声检查的价值。在本例高度不稳定性钝挫伤患者中,最初的腹部和心包的 EFAST 结果均为阴性(视频 33.11 和视频 33.12),尽管训练有素的医生现在清楚地看到这两个图像都是阳性。30 分钟且输注几个单位的血液后,再次腹部超声检查显示腹腔内大出血(视频 33.13)。患者因腹腔出血和大面积钝性心脏损伤而行开腹探查术或胸骨切开术。失血和低中心静脉压可提示重大心脏损伤和隐蔽的腹腔内出血,因此复苏后的连续超声检查至关重要。

类似的创伤场景提醒我们,有创性诊断检查在现代创伤治疗中仍有作用。医生必须考虑行 DPL/DPA 以排除腹腔内出血,并考虑 TEE 以更详细地评估心包。这些检查可以挽救生命,尽管它们是有创性的。以图 33.13 中的患者为例,因为隐匿的出血部位且其阴性的 EFAST 检查结果,他在创伤室待了 120 分钟,输注了 18 个单位的血液。CT 扫描显示大量腹腔积血(图 33.13)。可能是肝脏周围的层状血栓在超声上被误解为肝实质。

特殊情境 3:骨盆大出血

一名 25 岁的男子在当地建筑工地因重型机械故障导致骨盆和下腹部严重挤压伤。到急诊科时,触诊脉搏 130 次/min,收缩压

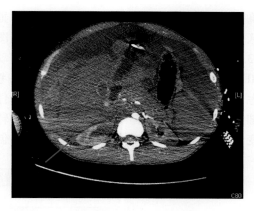

图 33.13 假阴性的腹部 FAST 检查。一个等回声的小血栓(绿色箭头)与肝实质混合,超声未见。腹部计算机断层扫描显示大量腹腔积血,只有少量血液在 Morison 陷凹

70mmHg,呼吸道通畅。嗜睡,能被唤醒。初步检查已经完成,对于胸腔、心包或腹腔内出血,EFAST 检查呈阴性。患者在检查时骨盆非常不稳定,因此放置了骨盆固定带。立即大量输血,输注 4 个单位的血液后,血压仍然是 75/40mmHg。

气道(A) 因其嗜睡呈高风险状态,但暂缓开放有创气道是恰当选择,因为诱导药物和呼气末正压通气在这种低血压状态下可能会引起心脏停搏。

呼吸(B) 似乎稳定,因为基于可靠的胸膜或肺实质床旁即时超声检查发现没有胸部创伤。

循环(C) 需要立即处理,由于怀疑盆腔大出血。虽然介入治疗有多种选择(血管造影、腹膜外盆腔压塞、外固定等),但如果没有更紧急的干预措施,该患者可能会发生心脏停搏。主动脉 REBOA 必须考虑。

虽然在本章提到过,但在这里对 REBOA 进行了更全面的讨论。危及生命的盆腔出血可能是用 REBOA 治疗的最佳适应证。作为控制盆腔出血的一种临时手段,REBOA 可用于盆腔迅速止血,瞬时增加重要器官的平均动脉压,并同时采取有针对性的干预措施控制出血。

REBOA 装置是一个经皮球囊,可分别在

胸主动脉下端（Ⅰ区）或腹主动脉下端（Ⅲ区）充气，以分别控制腹部或盆腔出血（见图33.12）。REBOA 的适应证相对明确，启动 REBOA 的使用流程如图33.14所示。如果考虑 REBOA，最重要的是确保强制放置一个仔细定位的股动脉管路。这代表治疗模式的转变，在繁忙的创伤室，传统的创伤教学中有创动脉通道是不必要的且浪费时间的。但是，在股总动脉建立动脉通路，有助于一旦决定行 REBOA 时，可以置入合适的鞘管并快速安放 REBOA。因此，所有的创伤医生都应该熟练掌握腹股沟处股动脉和静脉的常见超声解剖（图33.15）。进入股浅动脉或髂外动脉将使 REBOA 的实施复杂化，应避免。

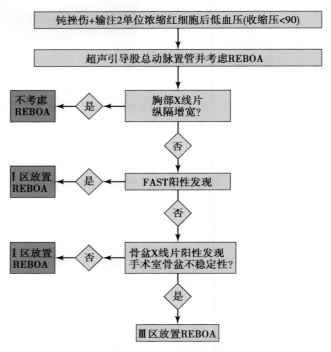

图33.14　创伤中心复苏性主动脉内球囊阻断（REBOA）激活程序。FAST，创伤超声重点评估

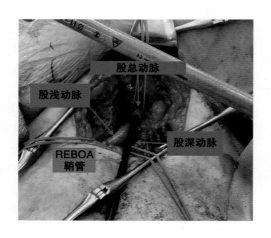

图33.15　复苏性主动脉内球囊阻断术（REBOA）标志。放置 REBOA 鞘管的理想位置是在股总动脉，腹股沟韧带的尾部，向股浅动脉和股深动脉的分叉处的头侧

要点和误区

拓展创伤超声重点评估 & 初步评估

- 拓展创伤超声重点评估（EFAST）检查与气道和呼吸的评估同时进行，但通常被认为是循环的辅助检查（ABCs 的 C）。
- 如果患者的病情发生变化，或者最初的检查结果为阴性或不确定，连续 EFAST 检查可能是有价值的。

不稳定性创伤患者

- 3 种腹部检查的任一阳性结果则必须立即开腹探查，如果任一心脏声窗显示有心包积液，也应行剑下声窗探查或胸骨切开术。
- 当心包积血流入左侧胸腔导致血胸时，可能会出现心脏损伤的假阴性结果，特别是心前区的穿透性伤口。
- 对于不稳定性患者，EFAST 检查阴性应怀疑腹膜后出血、盆腔出血或外部出血。应实施进一步的诊断评估 [如诊断性腹腔穿刺（DPA）/ 诊断性腹腔灌洗（DPL）] 或经验治疗 [如开腹术或复苏性主动脉内球囊阻断术（REBOA）]。
- 对于不稳定性钝性创伤患者，目标是找到出血并止血，能够聚集足够的血液并使病情不稳定的出血部位主要在 5 个解剖部位：胸部、腹部、骨盆、股骨、盆底（外部出血）。
- 使用 REBOA 装置通过在出血区域近端提供临时主动脉阻断，对控制创伤患者的出血有重大意义。

稳定性创伤患者

- EFAST 检查胸膜滑动症的消失对诊断创伤性气胸有很高的灵敏性和特异性；然而，应评估多个（≥2 个）肋间水平，以确保其准确性。阴性或不确定的肺滑动征，应进行 6~8 小时的连续胸部 X 线片或胸部超声检查。

- 贯通伤患者心脏声窗上显示的心包积液被认为是心包积血，除非另有证明，需要通过诊断性剑突下声窗或胸骨切开术进行手术探查。
- 对于非肝硬化的胸腹部贯通伤患者，腹部超声检查如有阳性结果，应立即行开腹手术。
- 在稳定性贯通伤中，如果不能通过伤口的严密检查除外腹膜贯穿，则采用连续观察、腹腔镜探查或强制开腹手术均为合理选择。
- 在稳定性钝挫伤中，发现隐匿性气胸可能不需要胸腔闭式引流，但却需要连续的超声观察。
- 对于稳定性钝挫伤患者，如果 EFAST 检查发现腹腔或心包游离液体，须对患者病情重新评估，并尽快进行 CT 扫描和/或超声心动图检查。

复习题

1. 如果拓展创伤超声重点评估（EFAST）检查属于初步评估，那么超声检查首先使用于何时？
   A. 呼吸
   B. 气道
   C. 循环
   D. 残疾
   E. 暴露

   答案：A。EFAST 检查可用于评估胸腔，识别可能需要立即干预的气胸或血胸。对创伤性气胸患者而言，超声比仰卧胸片更敏感、更特异。虽然可以通过超声观察肺滑动来确认气管内导管的位置，但气道通畅和保护管理是一项主要的临床技能。

2. 腹部 EFAST 检查的可能结果是什么？
   A. 阴性的或阳性的
   B. 阳性的或者不确定的
   C. 阴性的或者不确定的

D. 阳性的,阴性的或者不确定的

E. 以上都不是

答案:D。腹部 EFAST 检查的可能结果为阳性(见游离液体)、阴性(获得所有切面,未见游离液体)或不确定(未见阳性结果,但获得切面不充分)。

3. 在穿透性胸外伤中应该获得的第一个观察切面是什么?

 A. 肝肾间隙(莫里森陷凹)

 B. 脾肾交界

 C. 剑突下区域

 D. 直肠膀胱陷凹

 E. 以上都不是

答案:C。在贯通伤中,最重要的是排除心脏的损伤,特别是涉及心前区时。因此,第一个应该获得的切面是心包的评估,通常通过剑突下视图获得。

4. 在出现气胸的情况下,可以看到下列哪项肺部超声检查结果?

 A. 无肺滑动征

 B. 缺少 B 线或彗尾征

 C. A 线存在

 D. 肺点

 E. 以上都是

答案:E。所有的征象都可能出现在气胸的情况下。虽然肺超声是排除气胸最有力的工具,但在适当临床情况下,无肺滑动、A 线不伴肺滑动、缺乏 B 线与气胸是一致的。肺点在确诊气胸中起决定性的作用。患者的稳定性决定了是否需要立即行胸腔闭式引流术,或者是否可以选择连续影像观察。

5. 如果在 EFAST 检查中没有心脏搏动,急诊开胸手术扮演的角色是什么?

 A. 需要行急诊开胸

 B. 不需要行急诊开胸

 C. 心脏运动与是否需要行急诊开胸无关

 D. 仅当患者有生命体征时才应该行急诊开胸

 E. 以上都不是

答案:B。在急诊开胸手术前的 EFAST 检查中,如果没有心跳,死亡率接近 100%。对于创伤医生,避免急诊开胸手术可以降低风险。

6. 下列哪项是诊断性腹腔穿刺或灌洗(DPA/DPL)的指征?

 A. EFAST 检查不确定,患者不稳定

 B. EFAST 检查不确定,患者稳定

 C. EFAST 检查阳性,患者不稳定

 D. EFAST 检查阴性,患者不稳定

 E. DPA/DPL 从来没有在创伤中出现过

答案:A。在创伤中进行 DPA/DPL 的唯一适应证是不稳定患者并且 EFAST 检查不确定。快速的 DPA/DPL 阴性提示损伤在其他部位,阳性则有行剖腹探查的指征。

7. 肝肾间隙(莫里森陷凹)积液提示什么?

 A. 腹腔内来源的出血

 B. 胆管系统损伤

 C. 胃短血管损伤

 D. 空腔脏器的损伤

 E. 大动脉损伤

答案:A。EFAST 检查不能预测腹腔出血的部位和出血量。肝肾间隙(莫里森陷凹)积液提示腹腔内出血,并且如果患者不稳定,可作为行开腹手术的指征。

8. 腹部 EFAST 检查阴性的意义是什么?

 A. 排除腹腔内来源的低血压

 B. 排除腹膜后来源的低血压

 C. 提示发生腹腔内来源的低血压的可能性较小

 D. 应该行开腹探查术

 E. 后续的腹部/骨盆 CT 扫描应该执行

 F. 以上都不是

答案:B。阴性的腹部 EFAST 检查可确认低血压的原因并非腹腔内出血,但可以行连续的腹部超声检查。所有 3 个视图(右上象限,左上象限,盆腔声窗)必须为阴性,才能认为腹部 EFAST 检查为阴性。

参考文献

1. Rozycki GS, Feliciano DV, Ochsner MG, et al. The role of ultrasound in patients with possible penetrating cardiac wounds: a prospective multicenter study. *J Trauma*. 1999;46(4):543-551, discussion 551-552.

2. Boulanger BR, Kearney PA, Tsuei B, Ochoa JB. The routine use of ultrasound in penetrating torso injury is beneficial. *J Trauma*. 2001;51(2):320-325.

3. Rozycki GS, Ochsner MG, Feliciano DV, et al. Early detection of hemoperitoneum by ultrasound examination of the right upper quadrant: a multicenter study. *J Trauma*. 1998;45(5):878-883.

4. American College of Surgeons. *ATLS: Advanced Trauma Life Support for Doctors (Student Course Manual)*. 10th ed. Chicago, IL: American College of Surgeons; 2018.

5. Ma OJ, Mateer JR, Ogata M, et al. Prospective analysis of a rapid trauma ultrasound examination performed by emergency physicians. *J Trauma*. 1995;38(6):879-885.

6. Balik M, Plasil P, Waldauf P, et al. Ultrasound estimation of volume of pleural fluid in mechanically ventilated patients. *Intensive Care Med*. 2006;32(2):318-321.

7. Nagy KK, Lohmann C, Kim DO, Barrett J. Role of echocardiography in the diagnosis of occult penetrating cardiac injury. *J Trauma*. 1995;38(6):859-862.

8. Kristensen MS. Ultrasonography in the management of the airway. *Acta Anaesthesiol Scand*. 2011;55(10):1155-1173.

9. Kirkpatrick AW, D'Amours SK. The RAPTOR: resuscitation with angiography, percutaneous techniques and operative repair. Transforming the discipline of trauma surgery. *Can J Surg*. 2011;54(5):E3-E4.

10. Moore LJ, Brenner M, Kozar RA, et al. Implementation of resuscitative endovascular balloon occlusion of the aorta as an alternative to resuscitative thoracotomy for noncompressible truncal hemorrhage. *J Trauma Acute Care Surg*. 2015;79(4):523-532.

11. Como JJ, Bokhari F, Chiu WC, et al. Practice management guidelines for selective nonoperative management of penetrating abdominal trauma. *J Trauma*. 2010;68(3):721-733.

12. Demetriades D, Hadjizacharia P, Constantinou C, et al. Selective nonoperative management of penetrating abdominal solid organ injuries. *Ann Surg*. 2006;244(4):620-628.

13. Mowery NT, Gunter OL, Collier BR, et al. Practice management guidelines for management of hemothorax and occult pneumothorax. *J Trauma Inj Infect Crit Care*. 2011;70(2):510-518.

14. Kirkpatrick A *Management of Occult Pneumothoraces in Mechanically Ventilated Patients (OPTICC)*. NCT00530725. http://clinicaltrials.gov/ct2/show/NCT00530725?term=opticc&rank=1Sss.

15. Mattox KL, Feliciano DV. Role of external cardiac compression in truncal trauma. *J Trauma*. 1982;22(11):934-936.

16. Battistella FD, Nugent W, Owings JT, Anderson JT. Field triage of the pulseless trauma patient. *Arch Surg*. 1999;134:742-745, discussion 745-746.

17. Lockey DJ, Lyon RM, Davies GE. Development of a simple algorithm to guide the effective management of traumatic cardiac arrest. *Resuscitation*. 2013;84(6):738-742.

18. Arntfield R, Pace J, Hewak M, Thompson D. Focused transesophageal echocardiography by emergency physicians is feasible and clinically influential: observational results from a novel ultrasound program. *J Emerg Med*. 2016;50(2):286-294.

19. Inaba K, Chouliaras K, Zakaluzny S, et al. FAST ultrasound examination as a predictor of outcomes after resuscitative thoracotomy. *Ann Surg*. 2015;262(3):512-518.

第 34 章

下肢深静脉血栓

Ariel L. Shiloh

常思远　孙荣青 译　■　吴永然　校

关键点

- 经过有限的床旁超声培训,检查者就可以准确探查下肢深静脉血栓。
- 加压超声检查和传统的二维、三维血管超声检查同样准确。
- 加压超声只检查股总静脉和腘静脉两个部位,就能快速、准确地评估下肢深静脉血栓。

背景

静脉血栓栓塞性疾病(venous thrombo-embolic disease,VTE)是住院患者致死和致残的常见原因之一,尤其常见于危重病患者[1-3]。大约 70%~90%有确定栓子来源的肺栓塞的患者存在下肢近端深静脉血栓。相反地,40%~50%下肢近端深静脉血栓的患者可同时合并肺栓塞,同样地,在以肺栓塞起病的患者中只有 50%可发现合并深静脉血栓[4-6]。

床旁超声是现成的诊断静脉血栓栓塞性疾病的工具。急诊医学和重症医学的文献均证实,经过简单、集中的培训课程,内科医师和其他卫生服务人员均可以完成下肢血管加压超声检查,并可以快速、高度准确地诊断深静脉血栓[7-13]。一项包含 16 个研究的 meta 分析显示床旁超声诊断下肢深静脉血栓的总体敏感性为 96%,特异性为 97%[14]。

传统的血管研究采用二维和三维超声检查,通过使用二维图像结合加压手法并同时使用彩色和(或)频谱多普勒的方法检查血管。而最近的研究证实,二维加压超声检查与传统的二维或三维超声检查具有相同的准确性[9,11,15-17]。而且,由于影像学检查服务的不足,二维或三维超声检查的报告经常延迟。延迟拿到检查结果会影响急症患者的治疗[9]。鉴于避免检查结果延迟的重要性,以及只需简单培训即能准确实施该检查,使得床旁即时下肢血管加压超声检查成为了医疗服务人员的必备技能。

本章重点介绍下肢近端深静脉血栓的二维超声探查。我们将不讨论膝盖以下远端深静脉血栓的检查,因为发生远端深静脉血栓的可能性小,且即便是专业的超声检查者,加压超声检查探查膝盖以下深静脉血栓的准确度也不高[18-20]。

解剖

下肢近端深静脉系统包括髂外静脉、股总静脉、股深静脉、股静脉和腘静脉（图34.1）。每条深静脉由一条对应的动脉伴行。髂外血管穿过腹股沟韧带后更名为股总血管。动脉通常位于大腿静脉外侧。大隐静脉是股总静脉的第一个分支，开口位于大腿上端前内侧。然后，与之伴行的股总动脉分为股深和股浅动脉。紧邻股总动脉分叉处以远常有一支外侧穿支静脉。外侧穿支静脉分出后，股总静脉又分叉为后方的股深静脉和前方的股静脉。股静脉实际是一条深静脉。因此，目前的指南推荐把它命名为股静脉以避免混淆。股静脉在进入大腿远端的收肌管（亨特管）之前均可通过超声进行探查。在腘窝，腘静脉位于腘动脉上方，直到腘窝的远端腘静脉分为胫前静脉、胫后静脉和腓静脉三支。

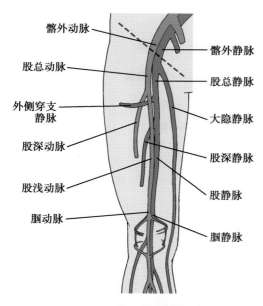

图 34.1　右下肢血管解剖

髂外动脉
股总动脉
外侧穿支静脉
股深动脉
股浅动脉
腘动脉

髂外静脉
股总静脉
大隐静脉
股深静脉
股静脉
腘静脉

图像采集

高频（5～12MHz）线阵探头最适合用于检查下肢血管，因为此类探头对浅表结构有很高的分辨力。血管典型表现为边界清楚、圆形、无回声结构，并且向近端或远端探查时有延续性。加压超声探查的重要一步是区分动脉和静脉。尽管没有哪一个结构是完全特异的，但是动脉整体上更圆、管壁更厚、有搏动感并且比伴行静脉直径要小。最重要的，静脉通常在轻轻加压时即可完全压闭，而压闭动脉需要巨大的压力。当以上的特征模棱两可，或者血管比较深，或在给肥胖或水肿的患者检查时，彩色血流多普勒也可帮助区分动静脉。当使用彩色多普勒时，应该优先让探头朝向心脏方向倾斜。使用默认设置时，可以发现静脉血流呈蓝色，代表血流的方向远离探头。正常情况下，色彩填充整体的静脉轮廓，在加压下肢远端时会引起一过性血流增强，表现为静脉内色彩突然增加。

加压超声检查的理想体位为患者仰卧位，下肢外旋，膝关节轻微屈曲。超声机放在检查部位的同侧、远端，屏幕正对检查者。探头应该横放于腹股沟韧带的最近端，避免上方的肠气干扰，从而可识别髂外血管。

在进行下肢静脉检查时，应每 1～2cm 加压一次。探头沿着股总静脉近端向远端滑动检查，识别每一个主要分叉点并加压观察（图34.2 和图 34.3）。自股静脉的近端开始加压至大隐静脉分支处（视频 34.1），然后是股总静脉-大隐静脉交汇处（视频 34.2）。大隐静脉的近端必须要进行检查，因为该部位的血栓极易延续到股总静脉（视频 34.3 和视频34.4）。继续向远端滑动，股总动脉先于股总静脉分支为浅支和深支，股总静脉随之分支为股静脉和股深静脉。沿着股总静脉走行方向，外侧穿支静脉常位于股深动脉和股浅动脉之间（视频 34.5）。外侧穿支静脉远端，股总静脉分支为股深静脉和股静脉（视频 34.6）。

已有的数据表明：有限的两点或三点加压超声检查对查体时发现或已有深静脉血栓临床表现（小腿疼痛、压痛、水肿、发红）的患者有很高的诊断效率。有限的加压超声检查必须至少探查：股总静脉-大隐静脉水平、股总静脉分叉为股深静脉和股静脉水

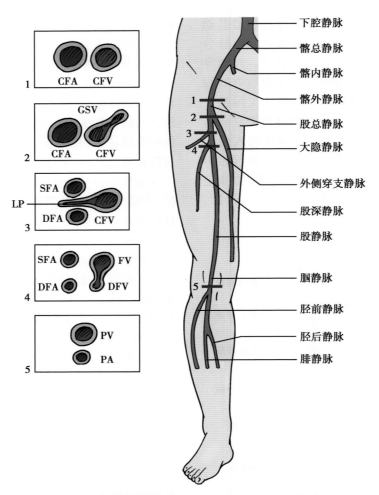

图34.2　下肢血管系统横断面解剖。应在以下的探查点进行加压超声检查：①股总静脉（CFV）；②股总静脉-大隐静脉（GSV）；③股总静脉-外侧穿支静脉（LP）；④股深静脉（DFV）-股静脉（FV）；⑤腘静脉（PV）。DFA，股深动脉；PA，腘动脉；SFA，股浅动脉

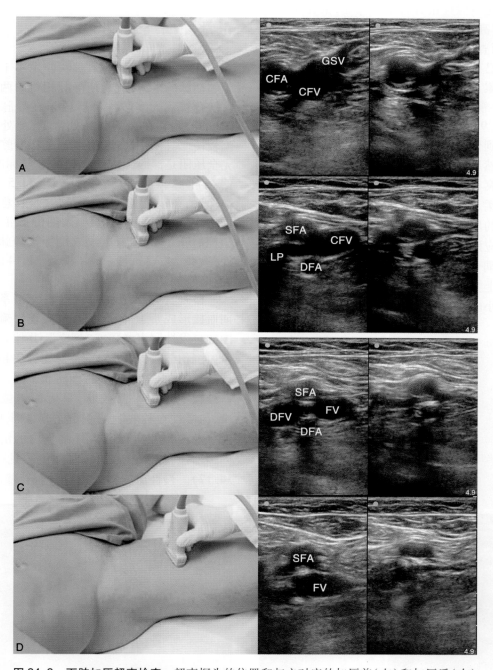

图 34.3　**下肢加压超声检查**。超声探头的位置和与之对应的加压前（左）和加压后（右）的图像。（A）股总静脉-大隐静脉（CFV-GSV）水平。（B）股总静脉-外侧穿支静脉（LP）水平，位置在股总动脉分叉为股浅动脉（SFA）和股深动脉（DFA）处以远。（C）股总静脉分叉为股静脉（FV）和股深静脉（DFV）水平。（D）股静脉在大腿中段到远段时位于股浅动脉（SFA）深部

平、腘静脉水平。两点或三点加压超声检查时不进行股静脉远端血管探查。但是,鉴于加压超声检查相对简单和快速,推荐在检查时,对高度可疑存在下肢深静脉血栓的患者,探查从近端股总静脉延续至远端股静脉。已有研究表明栓子可仅局限于股静脉而不累及任何分叉点[21-24]。探查股静脉应由近(视频34.7)至中(视频34.8)及远(视频34.9)每隔1~2cm加压一次,直到股静脉深入到位于大腿远端的收肌管(亨特管)中。

然后,检查者应该将探头以短轴方位移到腘窝检查腘静脉(图34.4)。操作探头应该轻柔,避免无意压闭腘静脉。如果要给予过度的压力才能保持探头和皮肤充分接触,那么应该更换一个较小的线阵探头或给予更多的耦合剂。在腘窝中央,腘静脉常位于动脉的上方或者侧方(视频34.10)。如果只看到了小静脉,意味着探头放置太远了,可以向大腿后侧滑动再做探查。应依次加压探查腘静脉的3个分支——胫前、胫后和腓静脉。

正常和病理表现

正常的静脉可完全压闭,使用小于压闭相邻动脉的压力,就能使静脉相对的两侧血管壁合拢。大多数深静脉栓子在静脉窦周围形成,尤其在血管分叉处常见,此处的血流较慢[25]。使用加压超声时血管内腔不能完全压闭是诊断深静脉血栓的主要标准,即使在静脉内没看到血栓(图34.5和图34.6)。在以下任一个检查点,如股总静脉(视频34.11)、股总静脉-大隐静脉汇合处(视频34.12)、股总静脉-外侧穿支静脉汇合处(视频34.13)、股静脉(视频34.14)和腘静脉(视频34.15)均可能发现血栓。

检查者应该记住血栓是一个谱系。早期血栓形成始于静脉淤滞,常表现为瓣叶周围的自发性回声增强或"烟雾",并伴有纤维蛋白沉积(视频34.16)。静脉血栓的超声表现随年龄、程度和部位的不同而不同。急性血栓在受压时呈凝胶状,呈无回声或低回声,与慢性血栓相比可引起静脉扩张更大。亚急性或慢性血栓因为纤维蛋白的沉积而回声增强,往往没有加压时即可看见(视频34.17)。慢性血栓再通或者向血管壁回缩,

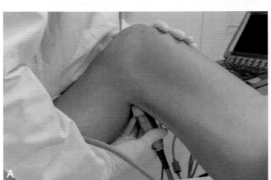
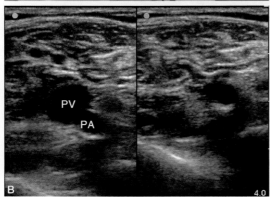

图34.4　超声探头在腘窝的位置(A)以及对应加压前和加压后的超声图像(B)。PA,腘动脉;PV,腘静脉

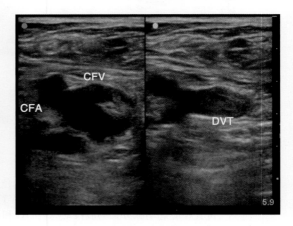

图34.5　股总静脉内深静脉血栓。不能被压闭的股总静脉提示有血栓。CFA,股总动脉;CFV,股总静脉;DVT,深静脉血栓

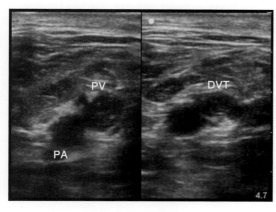

图 34.6　腘静脉内深静脉血栓。不能被压闭的腘静脉提示有血栓。PA,腘动脉;PV,腘静脉;DVT,深静脉血栓

可引起血管壁增厚。部分可压缩性可见于已回缩至血管壁的慢性血栓(视频 34.18)或附着于血管壁的急性凝胶性血栓。

由于其相似的外观和不可压缩性,腹股沟淋巴结可能被误认为是深静脉血栓。重要的是要认识到淋巴结是具有低回声皮质和高回声核心的离散的卵圆形结构(视频 34.19;见第 41 章)。此外,淋巴结通常较表浅,不成对出现,不能沿肢体近端或远端追踪。

要点和误区

- 检查者在进行静脉加压超声检查之前,应彻底了解下肢静脉解剖,包括主要节段和分叉点。
- 下肢加压超声检查应从腹股沟韧带上方能被超声观察到的最近端的静脉开始(髂外静脉)。
- 加压超声检查应该始终横向进行,因为纵向加压很容易使探头滑向血管的一侧,从而导致错误的检查结果。
- 应坚定、快速地向下压迫血管,减少假阳性结果概率。相反地,应避免用力按压以减少假阴性结果概率。足够的压力可引起伴行的动脉轻微的受压。
- 诊断为下肢深静脉血栓后,遇到急性、游离漂浮的血栓应避免连续的压迫。
- 由于操作失误、静脉深度、肥胖或水肿等原因,有些静脉可能不会被压闭。下肢深静脉的深度,比如远端股静脉,通常不能进行足够的加压。以一定的角度而不是垂直的加压静脉,也可能得出假阳性结果。

病例 34.1

病情介绍

男性,50 岁,以发热、咳黄脓痰、呼吸困难 1 周为主诉入急诊科,既往有慢性阻塞性肺病。胸部 X 线提示双侧肺浸润影。以社区获得性肺炎收入院。入院第 2 天,因感染性休克和急性低氧性呼吸衰竭转入重症监护病房。入院第 4 天,停用血管升压药,吸氧浓度降至 40%。在进行自主呼吸实验时,患者突然出现低氧和心动过速。尽管再次给予足够的通气支持,他的吸氧浓度依然需要 100%,并且仍然存在心动过速。鉴别诊断包括:黏液堵塞所致肺不张、气胸和静脉血栓栓塞症。

超声发现

进行了床旁肺超声和下肢加压超声检查。肺超声发现双侧肺滑动征,排除了气胸。发现不对称分布的 B 线以及增厚的胸膜,未发现实变征象。右下肢加压超声探查,发现股总静脉于外侧穿支静脉分叉水平不能压闭,尽管超声不能看到血管内血栓的影像(视频 34.20)。长轴显示右股总静脉血栓的超声图像(视频 34.21)。血管腔不能被压闭以及超声显示的血栓图像共同证实下肢深静脉血栓的诊断。

病例解析

患者急性呼吸衰竭、下肢深静脉血栓的诊断高度提示肺栓塞的可能。立即给予患者低分子量肝素治疗。入院第 6 天,患者成功拔除气管插管并过渡到华法林治疗。

检查者经过有限的培训,和传统的二维、三维血管超声检查相比,可以高度准确地进行下肢加压超声检查。已经证明在住院患者、急诊患者以及重症患者中有同样的准确性。即时下肢血管加压超声检查可以让检查者快速诊断下肢深静脉血栓并迅速启动抗凝治疗。

病例 34.2

病情介绍

男性,65 岁,因假单胞菌肺炎所致呼吸衰竭合并感染性休克收入重症监护病房,既往有终末期肾病、高血压病和收缩性心功能衰竭。为使用血管升压药物,行超声引导下右股静脉中心静脉置管术。入住重症监护病房第 7 天,护士发现经中心静脉导管给药时出现困难,并且导管回抽时不能回血。查体时发现,右下肢水肿,皮温高于左下肢。于是进行了右下肢血管即时超声检查。

超声发现

下肢血管加压超声检查发现右股总静脉内低回声影像,并且血管不能被压闭。可见血管内中心静脉导管,但未发现明确的血栓(视频 34.22)。由于担心胃肠道出血,一开始并未给予抗凝治疗。数天后超声复查,发现右股总静脉内明显高回声血栓形成并且向远端延伸(视频 34.23)。

病例解析

该患者单侧下肢水肿应考虑深静脉血栓症。尽管不能早期看到栓子,但血管不能被压闭已经强烈提示导管相关的血栓已形成。小心拔除导管并开始抗凝治疗。经过系列的检查最终发现血栓机化。

急性血栓在形成早期特点为胶冻样、均一低回声,随着血栓机化逐渐变成高回声。静脉不能被压闭是诊断深静脉血栓的主要标准。

复习题

1. 诊断深静脉血栓的主要标准是什么?
   A. 静脉腔内高回声血栓影像
   B. 与伴行动脉相比静脉腔扩大
   C. 静脉不能被压闭
   D. 彩色或脉冲多普勒发现血流速减慢
   答案:C。深静脉不能完全被压闭是诊断深静脉血栓的标准。因为急性血栓通常无回声,所以不要求看到血栓。静脉腔扩大支持深静脉血栓诊断,但是静脉腔通常比伴行动脉要大。超声多普勒不要求作为深静脉血栓的诊断方法。

2. 亚急性和慢性血栓的超声特点?
   A. 无回声
   B. 低回声
   C. 均一回声
   D. 高回声
   答案:D。急性血栓特点为胶冻样、无回声或低回声影像,亚急性和慢性血栓由于纤维蛋白沉积而变为高回声影像。

3. 下肢深静脉二维加压超声检查时,以下哪一个静脉不常规检查?
   A. 比目鱼肌静脉
   B. 大隐静脉
   C. 股静脉
   D. 腘静脉

答案:A。膝关节以远的下肢深静脉血栓栓子风险低。另外,膝关节以远的血栓使用加压超声探查的准确性低。股总静脉、股静脉、腘静脉以及它们的主要分支是二维加压超声探查的血管。

问题 4~10 举例说明,观看每一个视频,明确检查部位并判断下肢加压超声检查有无异常。

4. 视频 34.24(答案:E)
5. 视频 34.25(答案:A)
6. 视频 34.26(答案:G)
7. 视频 34.27(答案:B)
8. 视频 34.28(答案:F)
9. 视频 34.29(答案:D)
10. 视频 34.30(答案:C)
    A. 右股总静脉-大隐静脉分叉处,部分压闭
    B. 左股总静脉-大隐静脉分叉处,完全压闭
    C. 腘静脉,不能压闭
    D. 腘静脉,完全压闭
    E. 右股总静脉-外侧穿支静脉分叉处,完全压闭
    F. 右股总静脉-外侧穿支静脉分叉处,部分压闭
    G. 股静脉,部分压闭

参考文献

1. Stein PD, Henry JW. Prevalence of acute pulmonary embolism among patients in a general hospital and at autopsy. *Chest*. 1995;108(4):978-981.

2. Twigg SJ, McCrirrick A, Sanderson PM. A comparison of post mortem findings with post hoc estimated clinical diagnoses of patients who die in a United Kingdom intensive care unit. *Int Care Med*. 2001;27(4):706-710.

3. Williams MT, Aravindan N, Wallace MJ, Riedel BJ, Shaw AD. Venous thromboembolism in the intensive care unit. *Crit Care Clin*. 2003;19(2):185-207.

4. Guidelines on diagnosis and management of acute pulmonary embolism. Task force on pulmonary embolism, European society of cardiology. *Eur Heart J*. 2000;21(16):1301-1336.

5. Kistner RL, Ball JJ, Nordyke RA, Freeman GC. Incidence of pulmonary embolism in the course of thrombophlebitis of the lower extremities. *Am J Surg*. 1972;124:169-176.

6. Girard P, Decousus M, Laporte S, et al. Diagnosis of pulmonary embolism in patients with proximal deep vein thrombosis: specificity of symptoms and perfusion defects at baseline and during anticoagulant therapy. *Am J Respir Crit Care Med*. 2001;164(6):1033-1037.

7. Blaivas M, Lambert MJ, Harwood RA, et al. Lower-extremity doppler for deep venous thrombosis-can emergency physicians be accurate and fast? *Acad Emerg Med*. 2000;7(2):120-126.

8. Jang T, Docherty M, Aubin C, et al. Resident-performed compression ultrasonography for the detection of proximal deep vein thrombosis: fast and accurate. *Acad Emerg Med*. 2004;11(3):319-322.

9. Kory PD, Pellecchia CM, Shiloh AL, et al. Accuracy of ultrasonography performed by critical care physicians for the diagnosis of DVT. *Chest*. 2011;139(3):538-542.

10. Magazzini S, Vanni S, Toccafondi S, et al. Duplex ultrasound in the emergency department for the diagnostic management of clinically suspected deep vein thrombosis. *Acad Emerg Med*. 2007;14(3):216-220.

11. Theodoro D, Blaivas M, Duggal S, et al. Real-time B-mode ultrasound in the ED saves time in the diagnosis of deep vein thrombosis (DVT). *Am J Emerg Med*. 2004;22(3):197-200.

12. Wakai A. Emergency department compression ultrasound to diagnose proximal deep vein thrombosis. *J Emerg Med*. 2001;21:444-445.

13. Kline JA, O'Malley PM, Tayal VS, Snead GR, Mitchell AM. Emergency-clinician performed compression ultrasonography for deep venous thrombosis of the lower extremity. *Ann Emerg Med*. 2008;52(4):437-445.

14. Pomero F, Dentali F, Borretta V, et al. Accuracy of emergency physician-performed ultrasonography in the diagnosis of deep-vein thrombosis: a systematic review and meta-analysis. *Thromb Haemost*. 2013;109(1):137-145.

15. Lensing AW, Doris CI, McGrath FP, et al. A comparison of compression ultrasound with color doppler ultrasound for the diagnosis of symptomless postoperative deep vein thrombosis. *Arch Intern Med*. 1997;157(7):765-768.

16. Lensing AW, Prandoni P, Brandjes D, et al. Detection of deep-vein thrombosis by real-time B-mode ultrasonography. *N Engl J Med*. 1989;320(6):342-345.

17. Poppiti R, Papanicolaou G, Perese S, et al. Limited B-mode venous imaging versus complete color-flow duplex venous scanning for detection of proximal deep venous thrombosis. *J Vasc Surg*. 1995;22(5):553-557.

18. Brown RB, Klar J, Teres D, Lemeshow S, Sands M. Prospective study of clinical bleeding in intensive care unit patients. *Crit Care Med*. 1988;16(12):1171-1176.

19. Righini M, Paris S, Le Gal G, et al. Clinical relevance of distal deep vein thrombosis. Review of literature data. *Thromb Haemost*. 2006;95(1):56-64.

20. Tapson VF, Carroll BA, Davidson BL, et al. The diagnostic approach to acute venous thromboembolism. Clinical practice guideline. American thoracic society. *Am J Respir Crit Care Med*. 1999;160(3):1043-1066.

21. Adhikari S, Zeger W, Thom C, Fields JM. Isolated deep venous thrombosis: implications for 2-point compression ultrasonography of the lower extremity. *Ann Emerg Med*. 2015;66(3):262-266.

22. Caronia J, Sarzynski A, Tofighi B, et al. Resident performed two-point compression ultrasound is inadequate for diagnosis of deep vein thrombosis in the critically ill. *J Thromb Thrombolysis*. 2014;37(3):298-302.

23. Zitek T, Baydoun J, Yepez S, Forred W, Slattery DE. Mistakes and pitfalls associated with two-point compression ultrasound for deep vein thrombosis. *West J Emerg Med*. 2016;17(2):201-208.

24. Maki DD, Kumar N, Nguyen B, et al. Distribution of thrombi in acute lower extremity deep venous thrombosis: implications for sonography and CT and MR venography. *AJR Am J Roentgenol*. 2000;175(5):1299-1301.

25. Esmon CT. Basic mechanisms and pathogenesis of venous thrombosis. *Blood Rev*. 2009;23(5):225-229.

第 35 章

上肢深静脉血栓

Lewis Satterwhite ■ Maykol Postigo Jasahui

刘启龙　孙荣青　译 ■ 吴永然　校

关键点

- 上肢深静脉血栓常被漏诊。由于中心静脉导管应用的增加,此病发病率呈上升趋势。虽然它导致肺栓塞的风险较下肢深静脉血栓小,但是其风险仍不可忽视。
- 深静脉血栓最主要的特征是静脉不能被压陷。除了锁骨下静脉以外的其他上肢深静脉,应该在横切面下使用超声评估是否有血栓。
- 急性血栓呈低回声或无回声,与静脉壁附着不紧密;慢性血栓呈高回声,与静脉壁附着紧密。

背景

上肢静脉超声已经有了广泛的应用,包括血栓的评估、血管穿刺置管的引导、术前血液透析通路的定位、术后静脉通畅性的评估等[1]。本章重点介绍使用床旁即时超声(point-of-care ultrasound,POCUS)诊断上肢深静脉血栓(deep venous thrombosis,DVT),包括检查方法、图像采集和常见错误。

原发性上肢静脉血栓不常见,通常与胸廓出口静脉解剖异常个体的上肢剧烈重复活动有关[2]。劳力性静脉血栓形成又被称为 Paget-Schroetter 综合征。锁骨下静脉内膜的重复微创伤可导致纤维化和凝血级联的激活,进一步导致劳力性静脉血栓形成[3]。

继发性上肢静脉血栓更为常见,且与独特的危险因素有关,约占所有深静脉血栓的10%,发病率为 0.4/10 000～1/10 000[3,4]。由于中心静脉导管应用的增加,发病率逐年上升。一项研究显示,中心静脉导管置管和恶性肿瘤是上肢静脉血栓形成最强的危险因素,在一项研究中增加了 1 100 倍以上的

风险[5]。与导管相关的上肢静脉血栓的危险因素包括外周中心静脉导管(peripherally inserted central catheter,PICC)的置入、DVT病史、锁骨下静脉置管、导管尖端位置不当(尖端不在上腔静脉或在腔房交界处)[6,7]。管腔的数量和导管直径也与 PICC 相关血栓形成有关[8-10]。

上肢静脉血栓有较低的肺栓塞风险,这样的误解可能会导致针对上肢静脉血栓的检查较下肢深静脉少。虽然与下肢 DVT 相比,上肢 DVT 只构成三分之一的肺栓塞风险,但是该风险并不小:发病率从 1% 到 11%不等[3,11-13]。一项研究报告显示,上肢 DVT患者和下肢 DVT 患者出现症状性肺栓塞的风险分别是 9% 和 29%[14]。据报道,按部位划分的肺栓塞风险最高的是肱静脉 DVT(11%),其次是腋窝静脉 DVT(6%)和锁骨下静脉 DVT(5%)[13]。

虽然已经发表了有效的下肢深静脉血栓诊断算法,但很少有评估上肢深静脉血栓的算法,尽管已经提出了一些风险预测工具[15,16]。其中一个工具提供了一个基于个

体患者风险因素的评分系统,该评分系统为
0 到 3 分[15,16]。然而,尽管这个工具可能有
用,但在验证性研究中,得分为 0 的患者中有
13%诊断为上肢 DVT[15]。在怀疑上肢静脉
血栓的患者中不推荐使用 D-二聚体,因为在
如癌症、近期手术或中心静脉置管等情况下
会出现继发性 D-二聚体升高。

　　静脉造影是诊断上肢 DVT 的金标准,但
在大多数临床实践中超声已取代静脉造
影[17-19]。虽然可以结合不同的超声模式来诊
断上肢 DVT(二维、彩色多普勒、频谱多普
勒),但是一项系统综述显示,二维加压超声
(compression ultrasound,CUS)诊断上肢 DVT
的敏感性最高(97%),特异性最高(96%)[20]。

　　一旦上肢 DVT 确诊,治疗的目标有以下
3 个方面:①缓解症状;②防止血栓的进展;
③减少肺栓塞的风险[2]。美国胸科医师学
会在 2016 年为上肢深静脉血栓的治疗创建
了共识指南。这份指南建议,对于涉及腋窝
或更多近端血管的上肢静脉血栓,抗凝治疗
应优于溶栓治疗[21]。

正常解剖结构

　　上肢静脉分为深静脉和浅静脉(图
35.1)。上肢深静脉与其相对应的动脉伴
行,并且命名相似。尺静脉和桡静脉分别在
上肢前臂两侧的中间上行,在肘窝前侧汇合
形成肱静脉。在上臂大圆肌的下缘,肱静脉
和贵要静脉汇合形成腋静脉。腋静脉在第
一肋骨外侧移行为锁骨下静脉。锁骨下静
脉位于锁骨下动脉前面。锁骨下静脉和颈
内静脉在锁骨中点的后面汇合,形成无名静
脉或头臂静脉,最后汇入上腔静脉。

　　虽然颈内静脉位于颈部,但如果不评估
颈内静脉,对上肢深静脉的超声检查是不完
整的。颈内静脉从颅底的颈静脉孔穿到锁
骨后,与锁骨下静脉汇合形成头臂静脉。

　　上肢的主要浅静脉包括头静脉、贵要静
脉和肘正中静脉。浅表静脉没有动脉伴行。
头静脉在肱二头肌外侧缘上行,然后向中间
转移进入三角肌间沟,在锁骨下穿过锁胸筋
膜,最后和上部腋静脉汇合。贵要静脉在前
臂的中间上行,在上臂的中间穿入深筋膜,
与肱静脉汇合成为腋静脉。肘正中静脉在

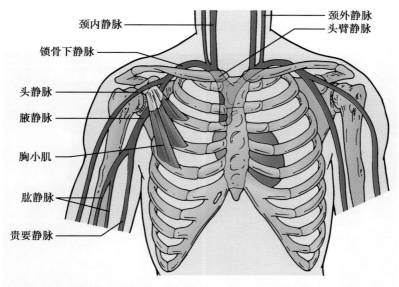

图 35.1　**上肢静脉系统的解剖结构。**从近端到远端,上腔静脉分为左右
头臂静脉(无名静脉),头臂静脉在胸锁关节的后方又分为颈内静脉和锁
骨下静脉。锁骨下静脉在第一肋骨的外侧成为腋静脉,腋静脉分支进入
上臂的肱静脉和贵要静脉。肱静脉成为前臂的尺侧和桡侧静脉。浅静脉
包括头静脉、贵要静脉和肘正中静脉(亦可参考图 35.5)

肘前窝,在头静脉和贵要静脉之间。

图像采集

患者需取平卧位,上肢外旋外展与胸部呈 90°,舒适摆放(图 35.2)。患者的头部偏向对侧并抬高高于被检查者的上肢,从而避免第一肋骨和锁骨之间的锁骨下静脉受压。

使用高频(5～12MHz)线性探头来检查所有的上肢血管。对于浅静脉,频率可以增加到 10MHz 来更好地分辨小血管。

当操作者面对患者检查时,探头上的标识点指向操作者的左侧,即患者的右侧,这样静脉显示为横切面图形。但是锁骨下静脉例外,它在锁骨下的为纵轴成像。

在二维模式下,探头横向放置在静脉上,对静脉进行可压缩性测试。一般情况下,典型的静脉表现为无回声。CUS 先不加压直接观察血管,然后再轻压血管,观察血管的前壁和后壁是否贴合,管腔是否消失(图 35.3;视频 35.1)。前壁和后壁不能完全贴合提示存在血管内血栓,即使看不到有回声的血栓(图 35.4;视频 35.2)。应当沿血管的走形每隔 1～2cm 加压检查一次,这需要详细地了解血管的结构。上肢深静脉血栓的超声检查需要包含以下血管(图 35.5):

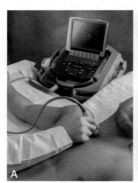
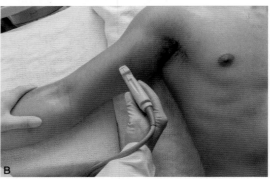

图 35.2　患者体位。(A)将患者和超声波仪置于操作者的直视范围内。(B)将手臂外展 90°,超声探头标识点指向患者右侧

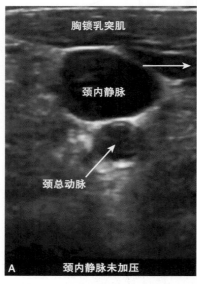
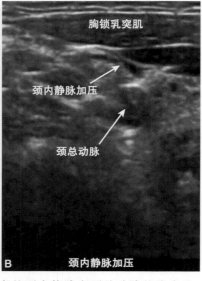

图 35.3　正常的颈内静脉。(A)患者的颈内静脉在颈总动脉的浅表处。(B)常规轻度的加压使颈内静脉内腔完全消失

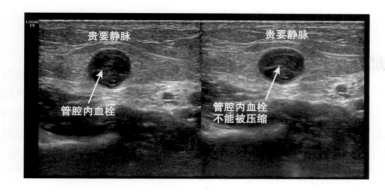

图 35.4　贵要静脉深静脉血栓。在短轴切面视图下，左侧未被压缩，右侧被压缩。这与上肢静脉血栓形成一致

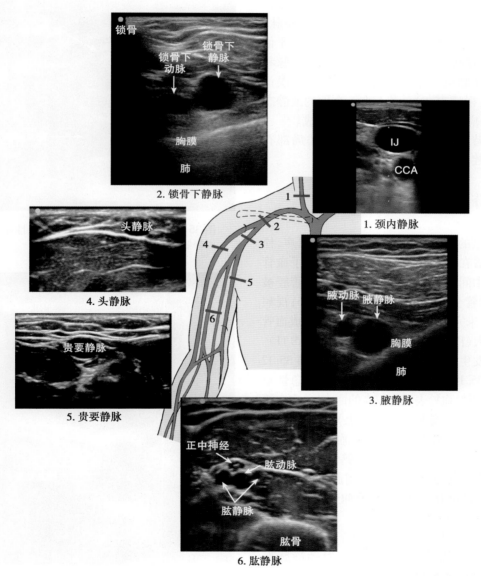

图 35.5　上肢加压超声检查。上肢加压超声检查以下血管：①颈内静脉；②锁骨下静脉；③腋静脉；④头静脉；⑤贵要静脉；⑥肱静脉。CCA，颈内动脉。IJ，颈内静脉

- 颈内静脉(视频 35.3)
- 锁骨下静脉
- 腋静脉(视频 35.4)
- 肱静脉(视频 35.5)
- 贵要静脉(视频 35.6)
- 头静脉(视频 35.7)

　　虽然贵要静脉和头静脉是浅静脉,但它们也包括在上肢加压超声检查中。如果近端的浅静脉发现血栓,则需要考虑抗凝治疗以防止血栓蔓延至深静脉。因为血栓好发于静脉汇合处,所以检查者需要详细地检查上肢静脉的 3 个主要汇合处:①头-腋静脉;②贵要-腋静脉;③颈内-锁骨下静脉。评估评估颈内静脉从颅段位置开始。颈内静脉和锁骨下静脉可见正常的静脉瓣膜,不应误认为血栓(视频 35.8)。若存在一个硬的或静态的瓣叶,应该高度怀疑深静脉血栓形成。

　　前臂的血管不做常规检查,除非局部有可疑血栓形成的表现。

图像分析

　　典型的急性血栓呈低回声或无回声,松弛地附着在血管壁上。急性血栓填塞了血管内腔的中间部分,随着血栓继续扩大,管腔被填满,血管会比正常更圆一些(图 35.6;视频 35.9)。未完全堵塞的血栓通常不会造成血管变圆变大(图 35.7;视频 35.10 和视频 35.11)。血栓常发生于中心静脉导管周围(视频 35.12 和视频 35.13)。慢性血栓在外观上和急性血栓不同,慢性血栓表现为较高的回声区,在血管中偏心性分布(缩回到血管壁上),很容易用超声识别(图 35.8;视频 35.14)。血管再通后,平滑的血管会变得不规律、增厚、钙化、回声增高。当观察到侧支静脉形成时,应引起对慢性血栓的怀疑。浅静脉血栓在可能延伸至深静脉时应引起重视(视频 35.15)。

　　POCUS 被越来越多地用于评估慢性血液透析患者的动静脉瘘。虽然对动静脉血流的综合评估超出了及时超声的范围,但大多数操作者可以快速检测到大的、闭塞的血栓(视频 35.16)。

彩色多普勒

　　彩色血流多普勒可用来帮助区分血管和周围结构,并补充深静脉的加压超声检查。这项技术是诊断上肢深静脉血栓的补充手段,但不能单独用来判断血栓是否存在。应检查和比较有症状和无症状的四肢。正常情况下,整个血管腔充满颜色,特别是

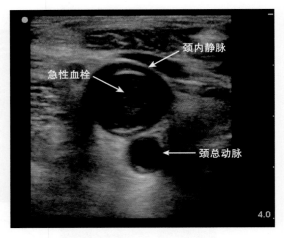

图 35.6　急性血栓。几乎闭塞的急性左颈内静脉深静脉血栓

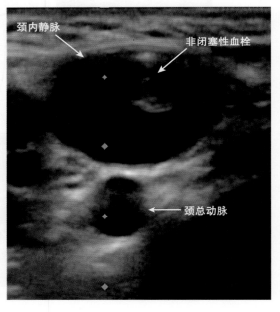

图 35.7　非闭塞性血栓。非闭塞性颈内静脉血栓

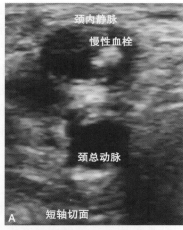

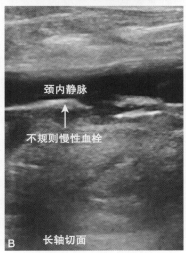

图 35.8　慢性血栓。附壁、高回声血栓提示为慢性深静脉血栓。A 为颈内静脉短轴切面,B 为颈内静脉长轴切面

远端受压时(增大)(图 35.9;视频 35.17)。当有血栓存在时,在有血栓的管腔内可见颜色"充盈缺损"(视频 35.18 和视频 35.19)。

频谱多普勒

在上肢深静脉超声检查中,对于那些不能直接加压检查的血管来说,频谱多普勒是有用的,如锁骨下静脉中段、头臂静脉和上腔静脉。在呼吸过程中静脉管腔的变异或塌陷,或使用诸如降低胸腔内压的"深吸气试验"等方法,可以帮助排除无法直接加压检查静脉中的闭塞性血栓。吸气时颈内静或锁骨下静脉完全塌陷提示没有栓塞或梗

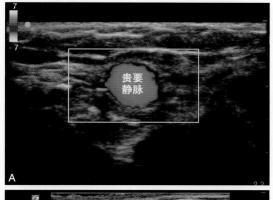

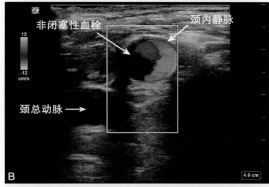

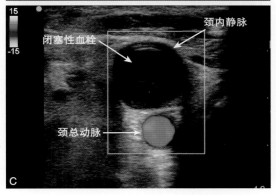

图 35.9　彩色多普勒超声。正常情况下,整个静脉腔充满颜色(A)。部分闭塞的静脉有充盈缺损(B)。完全闭塞的静脉无血流(C)

阻[22]。频谱多普勒检查要求在静脉的长轴切面上取一个采样窗,保持声波和该平面的角度小于 60°。正常情况下,大静脉呈自主流动(自主性)、随呼吸运动变化(相位性)和跟随心脏脉动(搏动性)(图 35.10)。同时检查两侧并对比是非常重要的。单侧的自主性、呼吸变化、脉搏变化消失提示近端阻塞,多是由于管腔内血栓引起(图 35.11)。

与彩色多普勒一样,频谱多普勒可用于

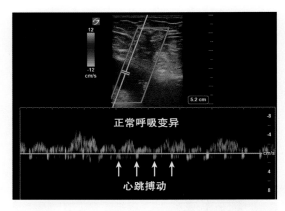

图 35.10　正常的频谱多普勒超声。正常情况下,血流信号随呼吸变化和心跳搏动而变化

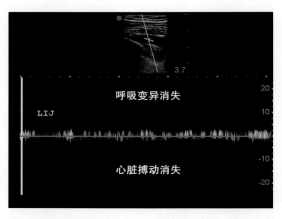

图 35.11　正常的频谱多普勒超声。深静脉血栓致近端梗阻会导致呼吸变异和心脏搏动的消失,从而导致血流减少

诊断上肢 DVT,但是,频谱多普勒不能提供确诊血栓的证据,而且由于其敏感性和特异性较低,不应成为唯一的诊断方法[22,23]。

　　超声评价上肢静脉系统被认为比下肢静脉系统更具挑战性。尽管还没有建立实施上肢静脉血栓超声检查所需的最低训练量,但操作者可以通过反复的练习获得能力和信心。

要点和误区

- 加压超声:在评估患者深静脉血栓时,压缩超声被认为是标准的检查手段,彩色多普勒超声和频谱多普勒超声为补充手段。

- 不恰当的声窗:存在中心静脉导管、起搏器、输液港和敷料会导致上肢静脉超声检查时不能良好观察到目标血管。然而,由于血管导管具有较高的静脉血栓形成的风险,当存在不确定性时,检查者应从多个角度仔细评估这些患者,并使用彩色多普勒和频谱多普勒超声。

- 静脉血流减缓:对于静脉血流减缓的重症患者,在可压缩的近端静脉如颈内静脉、锁骨下静脉和腋静脉的管腔内可能出现微弱的、移动的回声。这些回声是由红细胞聚集产生的,不应被混淆为血栓。

病例 35.1

病情介绍

　　老年女性,77 岁,因精神状态改变由疗养院入院。她近期因多药耐药铜绿假单胞菌尿路感染住院,经外周置入中心静脉导管(PICC)静脉注射抗生素,2 周后出院至疗养院。查体时可见手部肿胀,最初认为是由于液体潴留所致。经进一步检查,注意到该患者有上臂肿胀更为明显,右侧的 PICC 仍在。所以对上肢行床旁静脉加压超声检查。

超声发现

　　左上肢可见明显可压塌的远端静脉,一直延伸到近端腋静脉。右上肢锁骨下静脉不可压塌,

PICC 周围可见深静脉血栓(图 35.12),血栓延伸至腋静脉(图 35.13)。不可压塌段在贵要静脉中延伸,超出 PICC 的置入点(图 35.14)。

病例解析

　　因有肺栓塞风险而开始抗凝治疗。因治疗复发性尿路感染开始静脉使用抗生素。在接下来的 1 周,手臂的肿胀消失了。在大多数患者中,上肢深静脉易于观察和加压,无需频谱或彩色多普勒模式即可准确、快速地评估深静脉血栓。当患者上肢出现非特异性、不对称肿胀时,POCUS 可以判断是否存在深静脉血栓。

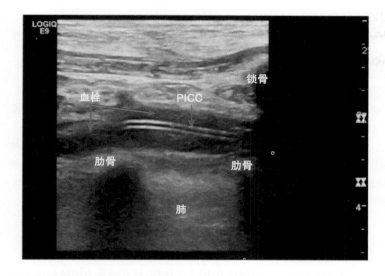

图 35.12　与外周中心静脉导管（PICC）相关的深静脉血栓。长轴切面下可见锁骨下静脉近端被血栓包绕的 PICC

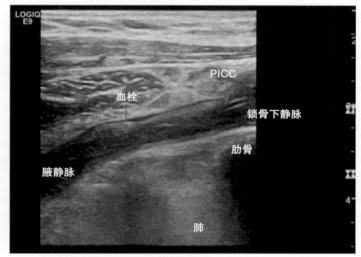

图 35.13　腋静脉血栓。血栓从锁骨下静脉延伸至腋静脉。PICC，外周中心静脉导管

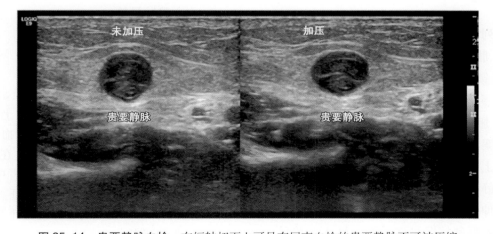

图 35.14　贵要静脉血栓。在短轴切面上可见有回声血栓的贵要静脉不可被压缩

病例 35.2

病情介绍

当在重症监护病房开始值夜班时,你的同事告诉你,住院医师正在将中心静脉导管置入颈内静脉,以替代急诊室紧急插入的股静脉导管。操作开始不久,由于"导丝置入"困难,住院医师寻求帮助。你用超声检查颈部。

超声发现

对左侧颈内静脉进行压缩超声检查。颈内静脉部分可压缩段内侧可见搏动性颈动脉(视频 35.20)。停止操作,沿整个左颈内静脉行加压超声检查。颈内静脉内可见不可压陷的、高回声性血栓(视频 35.21)。

病例解析

该团队停止左侧颈内静脉导管置入。加压超声示右侧颈内静脉通畅,在右侧颈内静脉成功置入中心静脉导管。

超声引导下中心静脉导管置入是床旁即时超声最有循证支持的应用之一。超声引导下中心静脉置管的优点在于置管前确认静脉通畅,置管时实时显示针尖位置,并预先确定静脉导管位置。

病例 35.3

病情介绍

一名 82 岁的老年男性,因胰腺癌伴呼吸困难加重而入院。DVT 的预防因贫血、血小板减少及活动性出血而推迟。入院第三天,他出现低血压和心动过速,氧需求量越来越大。紧急评估已经申请,在快速评估的期间,注意到他右臂肿胀。患者右前臂的外周静脉导管似乎已渗漏。于是对双上肢进行床旁即时加压超声检查。

超声发现

右上肢全面的加压超声检查示静脉广泛可通、可压缩。该患者的颈内静脉(视频 35.22),右锁骨下静脉(视频 35.23)、右腋窝静脉(视频 35.24)、右肱静脉都能被正常压塌(视频 35.25)。

目前没有 DVT 的证据,研究结果为团队提供了直接的保证。

病例解析

考虑到床旁超声检查未见上肢深静脉血栓,未给予经验性抗凝治疗,去除了渗漏的外周静脉导管。进一步评估新发病的血流动力学不稳定与脓毒症一致。在初始抗生素治疗和升压支持下,患者最终被转移到重症监护病房。

四肢新发肿胀在住院患者中很常见。使用床旁即时超声来评估是否存在深静脉血栓形成,可以提供有关急性临床变化的即时信息,并为其他诊断可能性提供直接依据。阴性检查可以避免经验性抗凝及其潜在的危险,而阳性检查可以加速抗凝的启动。

复习题

1. 下列哪一项是上肢静脉的浅静脉?

    A. 肱静脉

    B. 锁骨下静脉

    C. 头静脉

    D. 腋静脉

    答案 C。头静脉、贵要静脉和肘正中静脉是上肢的主要浅静脉,易于评估和置管。头静脉和贵要静脉都易形成血栓,血栓可延伸至腋静脉和锁骨下静脉。

2. 下列哪种情况最常与原发性上肢静脉血栓(Paget-Schroetter 综合征)有关?

    A. 恶性肿瘤

    B. 中心静脉导管

    C. 高凝状态

    D. 胸廓出口综合征

    E. 中心静脉用药

    答案 D。原发性上肢静脉血栓,又称 Paget-Schroetter 综合征,较继发性上肢静脉血栓少见。原发性上肢深静脉血栓通常是一种与劳力相关的血栓,发生在剧烈运动(举重、网球等)后的年轻患者中,大多数患者有潜在的胸廓出口综合征。

3. 诊断上肢深静脉血栓的金标准是什么?

    A. 多普勒超声

    B. 二维超声

C. 计算机体层血管造影

D. 磁共振血管成像

E. 静脉造影术

答案 E。造影仍是诊断上肢深静脉血栓的金标准；然而，由于加压超声方便实用，在世界范围内已广泛取代静脉造影。超声具有较低的并发症风险，并且不需要使用造影剂。作为超声的替代方法，磁共振和计算机断层造影术可用于评估无法接近的静脉或当加压超声结果不明确时。

4. 下列哪种超声诊断上肢深静脉血栓（DVT）的敏感性和特异性最高？

A. 运动模式（M 模式）

B. 二维加压超声

C. 频谱多普勒超声

D. 彩色多普勒超声

E. 组织多普勒超声

答案 B。一项 meta 分析比较了临床可疑的上肢 DVT 不同检查的诊断准确性，加压超声与频谱多普勒或彩色多普勒超声相比具有最高的敏感性和特异性。组织多普勒超声和运动模式超声均未用于评估上肢 DVT。

对于下列每张超声图像，判断其是否与（A）存在深静脉血栓（DVT）或（B）不存在 DVT 最为一致。

5. 视频 35.26。

6. 视频 35.27。

7. 视频 35.28。

8. 视频 35.29。

9. 视频 35.30。

10. 视频 35.31。

答案：

5＝A。彩色血流多普勒超声显示无血流，与 DVT 一致。

6＝B。正常的颈内静脉受压。

7＝A。颈内静脉长轴切面显示无血流，与 DVT 一致。

8＝B。正常腋静脉受压排除 DVT。

9＝A。贵要静脉不可压迫与 DVT 的存在是一致的。

10＝B。静脉腔内可见正常的彩色血流，这与 DVT 的消失一致。

参考文献

1. ACR–AIUM–SPR–SRU Practice Parameter for the Performance of Peripheral Venous Ultrasound Examination. Practical Guidelines and Technical Standards. American College of Radiology. Revised 2015 (Resolution 33). 1–10.
2. Engelberger R, Kucher N. Management of deep v trombosis of the upper extremity. *Circulation.* 2012;126:768–773.
3. Joffe HV, Kucher N, Tapson VF, Goldhaber SZ. Upper-extremity deep vein thrombosis: a prospective registry of 592 patients. *Circulation.* 2004;110(12):1605–1611.
4. Kucher N. Clinical practice: deep-vein thrombosis of the upper extremities. *N Engl J Med.* 2011;364(9):861–869.
5. Blom JW, Doggen CJM, Osanto S, Rosendaal FR. Old and new risk factors for upper extremity deep venous thrombosis. *J Thromb Haemost.* 2005;3(11):2471–2478.
6. Saber W, Moua T, Williams EC, et al. Risk factors for catheter-related thrombosis in cancer patients: a patient-level data meta-analysis of clinical trials and prospective studies. *J Thromb Haemost.* 2011;9(2):312–319.
7. Luciani A, Clement O, Halimi P, et al. Catheter-related upper extremity deep venous thrombosis in cancer patients: a prospective study based on Doppler US. *Radiology.* 2001;220(3):655–660.
8. Chopra V, Ratz D, Kuhn L, et al. Peripherally inserted central catheter-related deep vein thrombosis: contemporary patterns and predictors. *J Thromb Haemost.* 2014;12(6):847–854.
9. O'Brien J, Paquet F, Lindsay R, Valenti D. Insertion of PICCs with minimum number of lumens reduces complications and costs. *J Am Coll Radiol.* 2013;10(11):864–868.
10. Mermis J, Strom J, Greenwood J, et al. Quality improvement initiative to reduce deep vein thrombosis associated with peripherally inserted central catheters in adults with cystic fibrosis. *Ann Am Thorac Soc.* 2014;11(9):1404–1410.
11. Levy MM, Albuquerque F, Pfeifer JD. Low incidence of pulmonary embolism associated with upper extremity deep venous thrombosis. *Ann Vasc Surg.* 2012;26:964–972.
12. Malinoski DJ, Ewing T, Patel MS, et al. The natural history of upper extremity deep venous thrombosis in critically ill surgical and trauma patients: what is the role of anticoagulation? *J Trauma.* 2011;71(2):316–321.
13. Hingorani A, Ascher E, Marks N, et al. Morbidity and mortality associated with brachial vein thrombosis. *Ann Vasc Surg.* 2006;20(3):297–300.
14. Munoz FJ, Mismetti P, Poggio R, et al. Clinical outcome of patients with upper-extremity deep vein thrombosis: results from the RIETE registry. *Chest.* 2008;133(1):143–148.
15. Constans J, Salmi L, Sevestre-Pietri MA, et al. A clinical prediction score for upper extremity deep venous thrombosis. *Thromb Haemost.* 2008;99(1):202–207.
16. Chopra V, Kaatz S, Conlon A, et al. The Michigan Risk Score to predict peripherally inserted central catheter-associated thrombosis. *J Thromb Haemost.* 2017;15(10):1951–1962.
17. Mustafa BO, Rathbun SW, Whitsett TL, Raskob

GE. Sensitivity and specificity of ultrasonography in the diagnosis of upper extremity deep vein thrombosis: a systematic review. *Arch Intern Med.* 2002;162(4):401-404.

18. Desjardins B, Rybicki FJ, Kim HS, et al. ACR appropriateness criteria suspected upper extremity deep vein thrombosis. *J Am Coll Radiol.* 2012;9(9):613-619.

19. Kraaijpoel N, van Es N, Porreca E, Büller HR, Di Nisio M. The diagnostic management of upper extremity deep vein thrombosis: a review of the literature. *Thromb Res.* 2017;156:54-59.

20. Nisio M, Van Sluis G, Bossuyt M, et al. Accuracy of diagnostic tests for clinically suspected upper extremity deep vein thrombosis: a systematic review. *J Thromb Haemost.* 2010;8(4):684-692.

21. Kearon C, Akl E, Ornelas J, et al. Antithrombotic therapy for VTE disease CHEST guideline and expert panel report. *Chest.* 2016;149(2):315-352.

22. Patel MC, Berman LH, Moss HA, et al. Subclavian and internal jugular veins at Doppler US: abnormal cardiac pulsatility and respiratory phasicity as a predictor of complete central occlusion. *Radiology.* 1999;211(2):579-583.

23. Kroger K, Schelo C, Gocke C, Rudofsky G. Colour Doppler sonographic diagnosis of upper limb venous thromboses. *Clin Sci.* 1998;94(6):657-661.

第 36 章

中心静脉穿刺

Ricardo A. Franco-Sadud ■ Nilam J. Soni
徐继前 译 ■ 邹晓静 校

关键点

- 超声引导中心静脉穿刺置管能减少穿刺的并发症,包括气胸、血肿和动脉损伤,目前已经成为颈内静脉中心静脉穿刺置管的标准方法。
- 中心静脉穿刺相关并发症的发生率与穿刺次数相关,中心静脉导管穿刺置管过程中,应用超声引导可使穿刺次数减少。
- 超声引导中心静脉穿刺置管可使用平面内或平面外法,实时跟踪穿刺针尖是超声引导穿刺置管最基本的技巧,必须熟练掌握;类似技巧也能用于外周静脉穿刺置管。

背景

1984 年首次报道超声引导中心静脉穿刺术[1]。最初,超声仅仅是"传统的解剖标志"或"盲法"中心静脉穿刺过程中定位目标血管的辅助手段。尽管超声引导中心静脉置管具有降低相关并发症发生率的可能,但在早期,超声应用是否获益并没有定论,并且一些人认为,中心静脉穿刺过程中,应用超声操作过于麻烦,同时超声设备的价格过于昂贵[2]。

在过去的 25 年里,超声引导血管穿刺已经从单独使用多普勒超声发展到使用高频线阵探头,它能提供更高分辨力,并能使血管和周围组织的解剖结构更清晰地呈现。在颈部,二维超声能轻易地识别颈内静脉和颈总动脉,并能使用多普勒超声确认。颈部的周围组织,如甲状腺、气管和胸膜,也很容易被分辨。

多项研究已经证实,实施超声引导中心静脉穿刺置管能提高穿刺的成功率,并且降低穿刺相关并发症,尤其是动脉损伤和气胸[3-15]。美国医疗保健研究与质量局(Agency for Healthcare Research and Quality,AHRQ)、美国医学研究所(Institute of Medicine,IOM)、英国国家健康与优化临床研究所(National Institute for Health and Clinical Excellence,NICE)、美国疾病预防控制中心(Centers for Disease Control,CDC)以及其他一些专业团体已经推荐使用实时超声引导作为中心静脉穿刺置管的标准[10,16-21]。实时超声引导中心静脉穿刺置管的好处被扩大到优化成本效益和减少导管相关性血流感染等方面。当前,操作者已有希望将穿刺风险降到极低[18,20]。超声实时引导中心静脉穿刺置管已被推荐用于选择性和紧急颈内静脉穿刺置管[17]。

由于超声引导血管穿刺时操作者的信心大增,因此超声适用于评估大或小血管范围也增加了。超声引导的优点最先在颈内静脉穿刺置管中被证实,随后,超声引导的应用已经成为经外周置入中心静脉导管的常规[22-24]。现在,操作者已经意识到超声引导对于锁骨下和腋静脉穿刺置管的优势[25-28]。尽管一项针对自20世纪90年代中期以来的随机试验的meta分析已证实超声引导中心静脉穿刺置管是有益的[3],但超声引导中心静脉穿刺置管目前仍未被普遍采用[29-34]。两项基于超声培训推荐指南的证据提示,缺乏培训仍然是超声引导中心静脉穿刺未得到推广应用的重要原因。

本章总结了实时超声引导的颈内静脉、锁骨下静脉或腋静脉穿刺置管技术的操作指南。

颈内静脉穿刺置管

解剖

颈内静脉在颈部前外侧,颈总动脉的外侧,垂直下行,于颈内静脉和锁骨下静脉处汇合,形成头臂静脉或无名静脉,然后汇入上腔静脉(图36.1)。在颈部,中心静脉穿刺置管一般在胸锁乳突肌的锁骨头和胸骨头之间的颈内静脉穿刺进针。

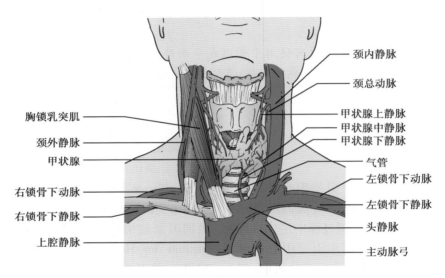

胸锁乳突肌
颈外静脉
甲状腺
右锁骨下动脉
右锁骨下静脉
上腔静脉

颈内静脉
颈总动脉
甲状腺上静脉
甲状腺中静脉
甲状腺下静脉
气管
左锁骨下动脉
左锁骨下静脉
头静脉
主动脉弓

图36.1　正常颈部血管解剖

技术

在使用超声引导操作前,必须熟悉超声机器。高频线阵探头即血管探头被用于血管穿刺。高频的声波能在最大深度6~10cm的范围内提供清晰的图像。颈内静脉、锁骨下静脉和腋静脉一般在皮下几厘米范围内。

超声影像是由超声波在每层组织界面反射的声波形成,不同组织决定了超声波在屏幕上的回声强度或"亮度"。高密度组织,如穿刺针、骨组织和胸膜显示出高亮或强回声。充满液体的组织结构(包括动脉和静

脉)可传递声波而不反射声波,因此,呈现黑色或无回声区域。

正确区分动脉和静脉至关重要。静脉呈椭圆形或三角形、薄壁、可被完全压缩,并且会随着呼吸或瓦氏试验(Valsalva试验)而改变。动脉呈圆形、壁厚、可部分压缩,且有搏动。

在穿刺前,先用超声检查双侧颈部来确定最佳穿刺部位。将患者头略偏向对侧约30°,在颈部前外侧与血管走向垂直放置超声探头,从下颌角向锁骨下静脉的方向,评估颈内静脉的大小、形状、深度、压缩性、与颈总动脉的毗邻关系及其与锁骨下静脉的交

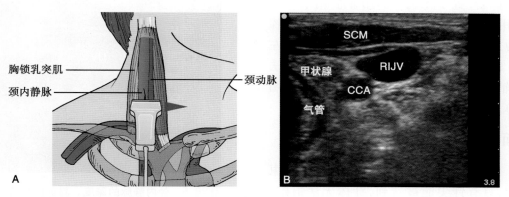

图 36.2　**颈部横断面解剖**。(A)探头横向放置在颈前。(B)颈内静脉位于颈总动脉(CCA)的前侧面。甲状腺和气管位于两根血管的内侧。RIJV,右颈内静脉;SCM,胸锁乳突肌

汇情况(图 36.2;视频 36.1)。观察颈内静脉大小与呼吸时相的关系(视频 36.2)。将颈内静脉调整至屏幕中央,将探头缓慢地滑向锁骨的方向来评估颈内静脉的压缩性。一旦探头不能向远端继续前进,倾斜探头使声束方向指向脚,观察锁骨下静脉和无名静脉。由于在住院和重症患者中无症状的血栓并不罕见,因此明确颈内静脉能否被压塌至关重要(视频 36.3)。血栓引起血管完全和部分闭塞的均不能被压塌(图 36.3;视频 36.4~视频 36.6)。彩色多普勒可辅助评估深静脉血栓相关的血管压闭试验(视频 36.7)(见第 35 章)。考虑到颈内静脉血栓有潜在脱落的风险,在诊断颈内静脉血栓形成后应避免连续加压。患者之前曾经留置过颈内中心静脉导管,尤其是大直径临时透析管,可能会有该侧的瘢痕导致颈内静脉狭窄(图 36.4;视频 36.8)。

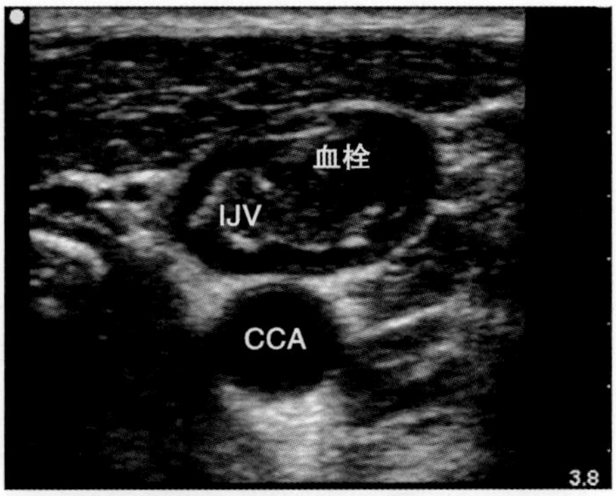

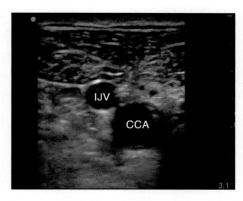

图 36.4　**狭窄的颈内静脉**。CCA,颈总动脉;IJV,颈内静脉

根据以下特征选择最安全的穿刺位置:①无血栓;②最大直径;③位置最浅;④与颈总动脉的关系适当(尤其是不能与颈总动脉重叠)。如果颈内静脉与颈总动脉直接重叠,则应转动探头,评估如果针头靠近颈内静脉后壁,能否避开颈总动脉。

当确定最合适的穿刺部位后,就开始准备超声机。将超声机放在操作者目光的正前方,使操作者不需要转动头部就能看见屏幕。探头应该用消毒巾擦拭消毒,装入无菌

图 36.3　**颈内静脉血栓**。颈内静脉腔内可见巨大的血栓回声。CCA,颈总动脉;IJV,颈内静脉。应当指出,即使无血栓存在,鉴于CCA 紧邻 IJV 深处,这也不是安全的进针的位置。

的保护套,置于无菌区。用非惯用手持探头,用惯用手持穿刺针。用非惯用手调整探头的方向,使探头左边结构显示在屏幕的左边。以下将描述两种穿刺方法:平面外法(短轴)和平面内法(长轴)(参见第4章,图4.8)。

平面外法

在使用平面外法时,穿刺针横穿声束平面,只有针尖能被看到,针体无法追踪。首先将颈内静脉横截面图像调至屏幕的中央,评估静脉血管的深度(图36.5)。倾斜探头,将声束方向指向操作者。从探头长轴的中点,与皮肤呈45°~60°角进针(图36.6)。通过非常精细的倾斜探头,确定针尖显示在屏幕上。识别和追踪针尖是非常重要的。每次进针1~2mm,同时精细地来回倾斜探头持续追踪针尖。如果穿刺针的轨迹偏离了目标,就调整穿刺针的方向。如上所述,采用平面外法,针尖破皮肤时,可见针尖压陷颈内静脉壁(视频36.9),然后穿破并进入血管(图36.7;视频36.10)。最后应该确认颈内静脉中针尖的位置(视频36.11)。

当穿刺针进入颈内静脉后,置入导丝来引导置管。大量文献表明,在置入导管之前,通过超声观察导丝在静脉内是非常有效的[35]。操作者可使用加压或包括彩色多普勒、能量多普勒、频谱多普勒在内的多普勒超声来确定导丝是否在颈内静脉,而不是在颈总动脉(图36.8;视频36.12)。如果不能确定导丝是在颈内静脉还是颈总动脉可采取对病人损伤最小的办法,快速抽动导丝来鉴别。不管怎样,如果中心静脉误入了颈总动脉,大部分的并发症都可能发生,如卒中等。当确定导丝在颈内静脉,再使用标准的方法,沿着导丝扩皮、置管。

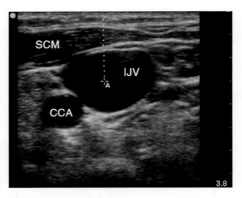

图36.5　颈内静脉的深度。测量皮肤表面到管腔中点的距离。在这个例子中,距离是1.5cm。CCA,颈总动脉;SCM,胸锁乳突肌;IJV,颈内静脉。还须注意IJV和CCA的方位,CCA不是在IJV深部

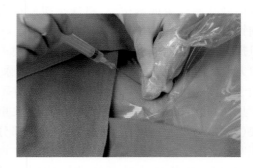

图36.6　平面外法(短轴)。探头与血管走行垂直。穿刺针与皮肤平面呈45°~60°刺入,与超声束大约成90°时,针尖显示最清晰

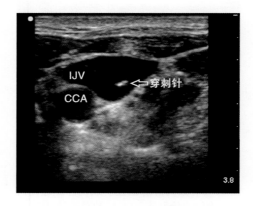

图36.7　针尖在颈内静脉管腔内。在插入导丝之前,先确认针尖在管腔的中间。CCA,颈总动脉;IJV,颈内静脉

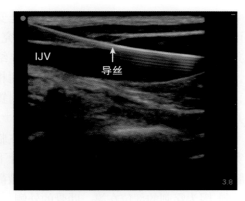

图 36.8　导丝位于颈内静脉。看见导丝在颈内静脉中，且没穿透血管的后壁或侧壁，是确定导丝正确放在静脉内的关键

平面内法

在使用平面内法时，声束平面平行于血管走行。平面内法要求较高，建议经验丰富的操作者才尝试使用超声实时引导。首先，

将颈内静脉的短轴切面显示在屏幕中央，再把探头旋转 90°将标识点指向操作者。一旦探头的中央正对着颈内静脉的长轴，显示出最宽的直径，就能将探头稳定在该位置。必须要小心防止探头滑动到颈总动脉，颈总动脉易与颈内静脉混淆。在长轴切面上，动脉的搏动性和较厚的血管壁可以将颈总动脉和颈内静脉区分开。穿刺时，在距离探头短轴的中点地方进针，与皮肤呈 45°～60°（图 36.9）。穿刺针进针的角度和探头的距离应与目标血管的深度相匹配。血管位置表浅，进针角度可小一点，血管位置较深，进针角度大一点（图 36.10）。进针过程中，调整超声探头，务必使针尖和针体在屏幕上可见。在显示颈内静脉最宽内径的视野下，调整穿刺针的方向朝向静脉。在穿刺针穿过软组织进入静脉的过程中，实时跟踪针尖的轨迹。

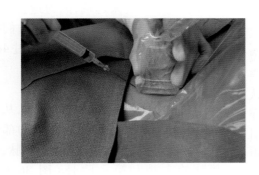

图 36.9　平面内法（长轴）。探头的位置平行于颈内静脉的走行。穿刺针与皮肤表面呈 45°～60°进针

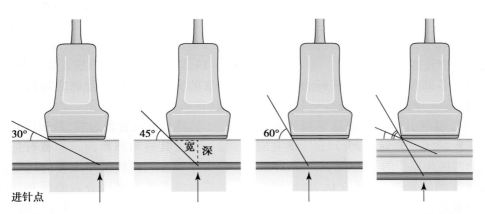

图 36.10　穿刺针进针角度和与探头或血管的距离。进针角度通常为 30°～60°，应根据目标血管的深度进行调整

平面外法和平面内法对比

对比平面内法和平面外法的资料比较有限，但是大部分的超声引导穿刺专家推荐先学习平面外法[36]。一项关于平面外、平面内法和斜向入路对比的随机对照试验发现，与平面内法相比，平面外法和斜向入路均具有较高的一次性成功率和较低的并发症发生率[37]。与平面内法相比，平面外法手眼协调更容易掌握。颈内静脉的长轴走向会受到下颌和锁骨的限制，同时将探头长轴稳定在弯曲的颈部上也是一个挑战。此外，大多数研究证实，在实施超声引导颈内静脉穿刺时，采用平面外法可减少并发症的发生。不管是用哪种方法，最重要的是确保准确的定位针尖，然后确定导丝在颈内静脉内腔中。

锁骨下和腋静脉穿刺置管

背景

早期研究表明，因为有骨性结构的覆盖，阻碍了在锁骨下静脉应用超声引导穿刺。随着超声引导颈内静脉穿刺被广泛认可，从而掩盖了应用超声引导锁骨下静脉穿刺的潜力。近期研究主要关注实时超声引导锁骨下静脉穿刺，研究结果表明实时超声引导锁骨下静脉穿刺的应用能显著降低并发症的发生率，包括误伤动脉、气胸和血肿，以及减少穿刺的次数[27,38,39]。在超声引导下行胸骨旁锁骨下静脉穿刺和远端腋静脉穿刺已有研究报道[25,40]。

在对比各部位中心静脉穿刺的并发症发生率时，有一项研究表明，超声引导下腋静脉穿刺与超声引导颈内静脉穿刺的并发症发生率较低（0.7% vs 1.2%）；这项研究回顾了由麻醉医师操作的2 600例双腔或多腔中心静脉穿刺的数据，该研究认为，使用超声引导腋静脉穿刺比颈内静脉穿刺在技术上要困难，这是因为腋静脉更深且被腋动脉、臂丛神经、胸壁和胸膜所包绕。然而一旦掌握该技术，超声引导中心静脉穿刺是安全可靠的[40]。一项由10个随机对照研究，总共纳入了2 168例患者的荟萃分析得出结论，与基于"解剖标志"进行的"盲法"穿刺相比，实时超声引导可降低锁骨下静脉穿刺置管并发症发生率和失败率[38]。

本部分重点介绍腋静脉穿刺置管。在临床实践中，更常用的名称是超声引导锁骨下静脉穿刺，但是更准确的说法是超声引导腋静脉穿刺，因为穿刺的部位在第一肋骨的外侧。

解剖结构

腋静脉是由肱静脉和贵要静脉汇合而成。腋静脉从大圆肌的下缘延伸至第一肋骨的外侧缘，在该处汇入头静脉形成锁骨下静脉（图36.11）。从锁骨中点的下缘开始用探头以弧形界面扫描，然后横向滑动探头。选择腋静脉最浅表，且能与腋动脉清晰区分的部位。不要选太远端，因为这会增加臂丛神经和胸长神经受损的风险。我们推荐选择的部位为与锁骨中点相距不超过4cm。

技术

在一个横断或者斜行的平面，从盂肱关节到静脉穿越锁骨和第一肋骨的部位之间扫描。确定腋静脉、腋动脉、头静脉、锁骨下静脉的末梢和第一肋骨（图36.12；视频36.13）。一旦找到这些结构，向第一肋骨的方向往近端扫描1~2cm，能找到锁骨下静脉的末梢，在该处头静脉和腋静脉汇合（视频36.14）。然后再返回扫描盂肱关节处，找到分支的头静脉和贵要静脉之间的腋静脉末端（视频36.15）。

选择目标血管最近端、最表浅且周围重要组织尤其是动脉和胸膜能被看见的地方作为穿刺点。我们强烈推荐应用彩色多普勒或频谱多普勒来区分腋静脉和动脉以及锁骨下静脉和动脉（图36.13；视频36.16）。如果在锁骨下或腋窝静脉内发现血栓，则应选择其他部位进行穿刺（视频36.17）。

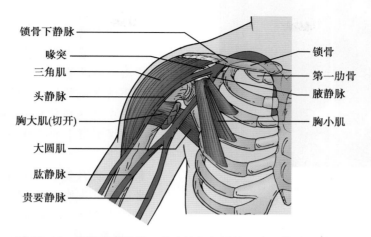

图 36.11　腋静脉和锁骨下静脉的解剖结构。贵要静脉和肱静脉吻合形成腋静脉,而头静脉和腋静脉汇合形成锁骨下静脉。腋静脉大圆肌外侧缘延伸至第一肋骨外侧缘

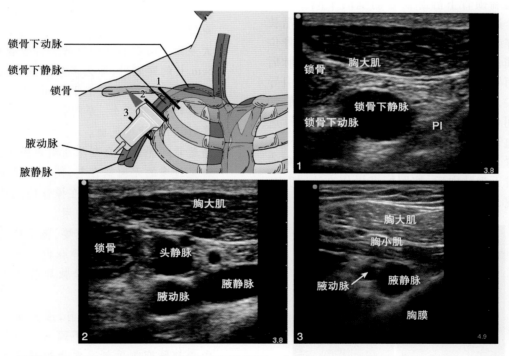

图 36.12　锁骨下和腋下血管的短轴切面解剖图。此短轴切面解剖图显示了长轴方向 3 个水平的锁骨下区域:①锁骨下动脉的前上方可见锁骨下静脉;②头静脉和腋静脉汇入锁骨下静脉;③胸大肌和小肌深处可见腋静脉和腋动脉。请注意,在两根血管的深处都可以看到胸膜线和肺

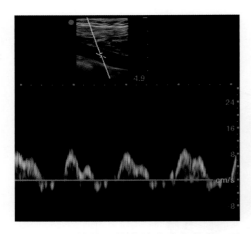

图 36.13　锁骨下静脉的脉冲多普勒。通常,锁骨下静脉的频谱多普勒波形随呼吸变化而变化

　　将探头放置在长轴或斜行平面,在实时超声的可视化监测下,以 60°~80° 进针并注射麻醉药。针头的轨迹需指向近端腋静脉或远端锁骨下静脉血管前壁的中间。一旦整个进针路线被局麻,使用同样的技巧沿长轴穿刺进针。调整角度,使第一、二肋骨位于锁骨下静脉深处,有助于避免刺破静脉后壁而导致气胸。使用实时超声可视化引导针尖,直到针尖穿入静脉并位于血管内腔的中间(图 36.14;视频 36.18)。当穿刺针进入血管后,可将针的角度减少到 60° 以下,以便置入导丝。在确认导丝确实位于腋窝或锁骨下静脉内后,按照标准操作方法:切皮、扩皮,然后导丝引导置入中心静脉导管。

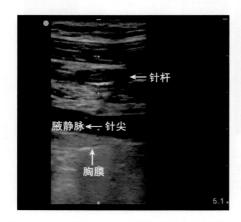

图 36.14　超声引导下的腋静脉穿刺置管。实时超声引导可在腋静脉腔内看到针尖

要点和误区

- 在穿刺前使用超声确定穿刺点时,要评估是否有以下情况:远端狭窄、栓塞、解剖结构异常和穿刺高危解剖结构。还要确认血管内腔的直径是否足够置入中心静脉导管。

- 以下情况会增加穿刺的困难和风险,应避免在这些部位穿刺,包括颈部瘢痕、之前穿刺留下的隧道、气管切开和蜂窝组织炎。

- 新手一次只能动一只手。如果进针或者改变针头的方向,另一只手要固定超声探头不动。如果探头移动,请停止进针,调整图像,使针尖可见。

- 注意血管前壁距离皮肤的深度。如果穿刺针已经到预计的深度,但回抽无血,请确认针尖的位置,如果找不到针尖,请将针尖退至皮下,调整方向靶向血管前壁,再次进针。

- 大多数中心静脉穿刺置管套件包含 4~6cm 长的穿刺针,而大多数人颈内或腋静脉距皮肤的深度小于 3cm。新手操作者时,必须熟知,穿刺针进入一半深度时,回抽就可见血。

- 将适量的无菌耦合剂涂在超声探头上,避免过多的无菌耦合剂,使超声探头和注射器从手中滑脱,可在操作的无菌区旁边再放置一部分做备用。

- 见到针尖在血管内很重要,但是最关键的还是要确保导丝在静脉内。导丝误入动脉,会导致中心静脉导管置入动脉,而引起灾难性后果。

- 在尝试腋静脉穿刺之前,应先掌握平面外法使用超声引导下颈内和股静脉中心静脉穿刺置管。在尝试超声引导的腋静脉中心静脉穿刺置管之前,操作员可练习平面内法动脉置管和外周静脉置管,以提高技能和操作的舒适度。

复习题

识别超声图像中颈部结构(图 36.15):

1. _____

2. _____

3. _____

4. _____

5. _____

A. 颈内静脉

B. 颈总动脉

C. 气管

D. 胸锁乳突肌

E. 甲状腺

答案:1 = C;2 = E;3 = B;4 = A;5 = D。

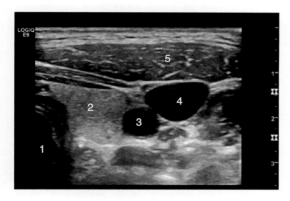

图 36.15

识别超声图像中锁骨下间隙结构(图 36.16):

6. _____

7. _____

8. _____

9. _____

10. _____

11. _____

A. 腋静脉

B. 腋动脉

C. 锁骨

D. 胸膜腔

E. 头静脉

F. 胸大肌

答案:6 = C;7 = B;8 = E;9 = A;10 = F;11 = D。

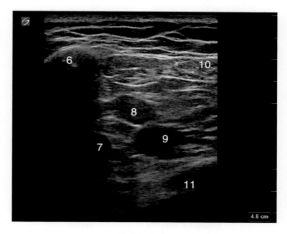

图 36.16

12. 下列哪一个超声影像可以安全地置入中心静脉导管?

A. 视频 36.19

B. 视频 36.20

C. 视频 36.21

D. 视频 36.22

答案:D。在 D 中,可以看到颈内静脉的正常压迫和浅表病理淋巴结。淋巴结肿大,不应误认为是静脉血栓形成,尤其是在颈部。A 显示颈内静脉有较大的血栓回声。B 显示颈内静脉不可压缩。C 显示大血栓完全阻塞并伴颈内静脉扩张,彩色多普勒无血流。

13. 放置中心静脉导管时,以下哪种模式通常不用于确认是静脉而不是动脉置管?

A. 脉冲多普勒

B. 彩色多普勒

C. M 型

D. 二维超声可见导丝

E. 二维超声可见针尖

答案:C。最初,二维超声可见针尖,然后看见导丝,最常用于确认静脉置管。如果存在不确定性,则可以使用彩色或脉冲波多普勒。M 型不用于区分静脉和动脉。

参考文献

1. Legler D, Nugent M. Doppler localization of the internal jugular vein facilitates central venous cannulation. *Anesthesiology*. 1984;60(5):481–482.

2. Keenan SP. Use of ultrasound to place central lines. *J Crit Care*. 2002;17(2):126–137.

3. Randolph AG, Cook DJ, Gonzales CA, Pribble CG. Ultrasound guidance for placement of central venous catheters: a meta-analysis of the literature. *Crit Care Med*. 1996;24(12):2053–2058.

4. Karakitsos D, Labropoulos N, De Groot E, et al. Real-time ultrasound-guided catheterisation of the internal jugular vein: a prospective comparison with the landmark technique in critical care patients. *Crit Care*. 2006;10(6):R162.

5. Leung J, Duffy M, Finckh A. Real-time ultrasonographically-guided internal jugular vein catheterization in the emergency department increases success rates and reduces complications: a randomized, prospective study. *Ann Emerg Med*. 2006;48(5):540–547.

6. Mey U, Glasmacher A, Hahn C, et al. Evaluation of an ultrasound-guided technique for central venous access via the internal jugular vein in 493 patients. *Support Care Cancer*. 2003;11(3):148–155.

7. Milling TJ Jr, Rose J, Briggs WM, et al. Randomized, controlled clinical trial of point-of-care limited ultrasonography assistance of central venous cannulation: the third sonography outcomes assessment program (SOAP-3) trial. *Crit Care Med*. 2005;33(8):1764–1769.

8. Rabindranath KS, Kumar E, Shail R, Vaux EC. Ultrasound use for the placement of haemodialysis catheters. *Cochrane Database Syst Rev*. 2011;(11):Cd005279.

9. Rabindranath KS, Kumar E, Shail R, Vaux E. Use of real-time ultrasound guidance for the placement of hemodialysis catheters: a systematic review and meta-analysis of randomized controlled trials. *Am J Kidney Dis*. 2011;58(6):964–970.

10. Shojania KG, Duncan B, McDonald KM, et al., eds. *Making Health Care Safer: A Critical Analysis of Patient Safety Practices*. Rockville, MD: Agency for Healthcare Research and Quality; 2001. Evidence Report/Technology Assessment No. 43 (Prepared by the University of California at San Francisco–Stanford Evidence-based Practice Center under Contract No. 290-97-0013), AHRQ Publication No. 01-E058.

11. Shekelle PG, Wachter RM, Pronovost PJ, et al. Making health care safer II: an updated critical analysis of the evidence for patient safety practices. *Evid Rep Technol Assess (Full Rep)*. 2013;211:1–945.

12. Hind D, Calvert N, McWilliams R, et al. Ultrasonic locating devices for central venous cannulation: meta-analysis. *BMJ*. 2003;327(7411):361.

13. Wu SY, Ling Q, Cao LH, et al. Real-time two-dimensional ultrasound guidance for central venous cannulation: a meta-analysis. *Anesthesiology*. 2013;118(2):361–375.

14. Brass P, Hellmich M, Kolodziej L, Schick G, Smith AF. Ultrasound guidance versus anatomical landmarks for internal jugular vein catheterization. *Cochrane Database Syst Rev*. 2015;(1):CD006962.

15. Brass P, Hellmich M, Kolodziej L, Schick G, Smith AF. Ultrasound guidance versus anatomical landmarks for subclavian or femoral vein catheterization. *Cochrane Database Syst Rev*. 2015;(1):CD011447.

16. Institute of medicine committee on the health professions education summit. In: Greiner AC, Knebel E, eds. *Health Professions Education: A Bridge to Quality*. Washington, DC: National Academies Press (US); 2003. Copyright 2003 by the National Academy of Sciences. All rights reserved.

17. National Institute for Health and Care Excellence (NICE). *Guidance on the use of ultrasound locating devices for placing central venous catheters*. https://www.nice.org.uk/guidance/ta49/chapter/1-Guidance. 2002.

18. O'Grady NP, Alexander M, Burns LA, et al. Guidelines for the prevention of intravascular catheter-related infections. *Am J Infect Control*. 2011;39(4 suppl 1):S1–S34.

19. Rupp SM, Apfelbaum JL, Blitt C, et al. Practice guidelines for central venous access: a report by the American society of anesthesiologists task force on central venous access. *Anesthesiology*. 2012;116(3):539–573.

20. Lamperti M, Bodenham AR, Pittiruti M, et al. International evidence-based recommendations on ultrasound-guided vascular access. *Intensive Care Med*. 2012;38(7):1105–1117.

21. Frykholm P, Pikwer A, Hammarskjold F, et al. Clinical guidelines on central venous catheterisation. Swedish society of anaesthesiology and intensive care medicine. *Acta Anaesthesiol Scand*. 2014;58(5):508–524.

22. Dawson RB. PICC zone insertion Method™ (ZIM™): a systematic approach to determine the ideal insertion site for PICCs in the upper arm. *JAVA*. 2011;16(3):162–165.

23. Moureau N, Lamperti M, Kelly LJ, et al. Evidence-based consensus on the insertion of central venous access devices: definition of minimal requirements for training. *Br J Anaesth*. 2013;110(3):347–356.

24. Stokowski G, Steele D, Wilson D. The use of ultrasound to improve practice and reduce complication rates in peripherally inserted central catheter insertions: final report of investigation. *J Infus Nurs*. 2009;32(3):145–155.

25. Galloway S, Bodenham A. Ultrasound imaging of the axillary vein—anatomical basis for central venous access. *Br J Anaesth*. 2003;90(5):589–595.

26. Shah A, Smith A, Panchatsharam S. Ultrasound-guided subclavian venous catheterisation—is this the way forward? A narrative review. *Int J Clin Pract*. 2013;67(8):726–732.

27. Fragou M, Gravvanis A, Dimitriou V, et al. Real-time ultrasound-guided subclavian vein cannulation versus the landmark method in critical care patients: a prospective randomized study. *Crit Care Med*. 2011;39(7):1607–1612.

28. Vezzani A, Manca T, Brusasco C, et al. A randomized clinical trial of ultrasound-guided infra-clavicular cannulation of the subclavian vein in cardiac surgical patients: short-axis versus long-axis approach. *Intensive Care Med*. 2017;43(11):1594–1601.

29. Soni NJ, Reyes LF, Keyt H, et al. Use of

ultrasound guidance for central venous catheterization: a national survey of intensivists and hospitalists. *J Crit Care*. 2016;36:277-283.

30. Buchanan MS, Backlund B, Liao MM, et al. Use of ultrasound guidance for central venous catheter placement: survey from the American board of emergency medicine longitudinal study of emergency physicians. *Acad Emerg Med*. 2014;21(4):416-421.

31. Backlund BH, Hopkins E, Kendall JL. Ultrasound guidance for central venous access by emergency physicians in colorado. *West J Emerg Med*. 2012;13(4):320-325.

32. Ballard DW, Reed ME, Rauchwerger AS, et al. Emergency physician perspectives on central venous catheterization in the emergency department: a survey-based study. *Acad Emerg Med*. 2014;21(6):623-630.

33. Bailey PL, Glance LG, Eaton MP, Parshall B, McIntosh S. A survey of the use of ultrasound during central venous catheterization. *Anesth Analg*. 2007;104(3):491-497.

34. Sheridan RL, Neely AN, Castillo MA, et al. A survey of invasive catheter practices in U.S. burn centers. *J Burn Care Res*. 2012;33(6):741-746.

35. Bowdle A, Jelacic S, Togashi K, Ferreira R. Ultrasound identification of the guidewire in the brachiocephalic vein for the prevention of inadvertent arterial catheterization during internal jugular central venous catheter placement. *Anesth Analg*. 2016;123(4):896-900.

36. Chittoodan S, Breen D, O'Donnell BD, Iohom G. Long versus short axis ultrasound guided approach for internal jugular vein cannulation: a prospective randomised controlled trial. *Med Ultrason*. 2011;13(1):21-25.

37. Batllori M, Urra M, Uriarte E, et al. Randomized comparison of three transducer orientation approaches for ultrasound guided internal jugular venous cannulation. *Br J Anaesth*. 2016;116(3):370-376.

38. Lalu MM, Fayad A, Ahmed O, et al. Ultrasound-guided subclavian vein catheterization: a systematic review and meta-analysis. *Crit Care Med*. 2015;43(7):1498-1507.

39. Sharma A, Bodenham AR, Mallick A. Ultrasound-guided infraclavicular axillary vein cannulation for central venous access. *Br J Anaesth*. 2004;93(2):188-192.

40. O'Leary R, Ahmed SM, McLure H, et al. Ultrasound-guided infraclavicular axillary vein cannulation: a useful alternative to the internal jugular vein. *Br J Anaesth*. 2012;109(5):762-768.

第 37 章

外周静脉穿刺

Felipe Teran ■ Bret P. Nelson

黄海燕 译 ■ 潘尚文 校

关键点

- 与传统技术相比,超声引导外周静脉穿刺能增加操作成功率,减少留置中心静脉导管的需要。
- 穿刺前进行超声评估并指导外周静脉选择,使静脉穿刺置管成功率更高。
- 平面外法和平面内法都可用于外周静脉穿刺,平面外法可能更快更容易学习。

背景

在美国,尽管外周静脉(peripheral intravenous,PIV)穿刺置管是急诊科最常见的操作[1],然而临床医生经常面临外周静脉困难定位的困扰,据报道,首次和再次穿刺的失败率分别高达 39% 和 22%[2]。另一项在急诊科进行的研究结果显示,12% 的患者难以进行外周静脉的定位,即需要 3 次以上的尝试或医生干预才能开放静脉通路[3]。

外周静脉定位困难与以下几个因素有关:身体特征(肥胖、瘦弱)、解剖变异(小静脉、不可见的或无法触及的静脉)、皮下水肿、多次穿刺失败、静脉药物滥用、容量不足和某些慢性疾病(糖尿病、镰状细胞病)[3-5]。

多项研究已经证实超声引导外周静脉穿刺置管的优点[6-16],如减少穿刺次数,缩短置管时间,提高总体成功率;然而,这些研究因样本量小、患者群体不同和置管人员培训的不同具有一定局限性。两项 meta 分析通过整合这些研究数据得出,与传统方法相比,使用超声引导外周静脉穿刺置管可以提高总体成功率,但在穿刺次数和时间上没有

显著差异[17,18]。

超声引导外周静脉穿刺的优点之一是避免了中心静脉穿刺置管。在急诊科,超声引导外周静脉穿刺置管让 85% 的患者不再有中心静脉穿刺置管的需要[19]。此外,超声引导外周静脉穿刺置管的成功率高于盲法颈外静脉穿刺置管[20]。

超声引导外周静脉穿刺适用于任何患者,尤其适用于无法触及或无法看见静脉的患者。护士、医生和其他卫生保健工作人员在经过集中培训后,都能掌握超声引导外周静脉穿刺置管技术[6,21-23]。

目前,尚无指南推荐使用超声引导外周静脉穿刺置管的具体适应证。对于任何已知静脉穿刺困难或使用传统技术失败的患者,通过培训的操作者应考虑实施超声引导外周静脉穿刺置管技术。

解剖结构

前臂前部、肘窝和上臂内侧是超声引导外周静脉穿刺置管最常见的定位部位(图 37.1),肱静脉(视频 37.1)、头静脉

（视频 37.2）和贵要静脉（视频 37.3）是最大的上肢静脉，是使用超声引导最常用的几个穿刺置管血管（图 37.2）。

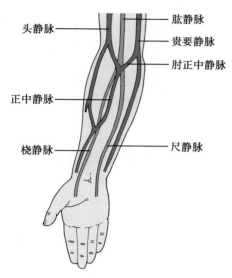

图 37.1　**上肢正常静脉解剖**。肘正中静脉、贵要静脉、头静脉和肱静脉是最常见的超声评估静脉

头静脉　　　肱静脉
　　　　　　贵要静脉
　　　　　　肘正中静脉
正中静脉
桡静脉　　　尺静脉

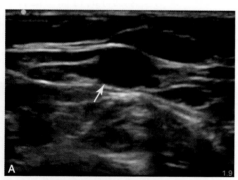

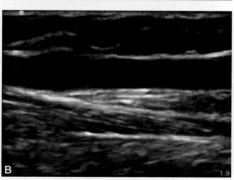

图 37.2　**贵要静脉**（箭头）**短轴（A）和长轴（B）切面**

当选择静脉进行超声引导外周静脉穿刺时，一个重要的考虑因素是目标血管的深度，深度在 0.3~1.5cm 范围内置管成功率最高，当深度大于 1.6cm 时成功率较低[24,25]。此外，当以直径 ≥0.4cm 的静脉为目标血管时，置管成功率更高[24]。最后，首选线性血管，因为它们比弯曲的血管更容易穿刺。

动脉可以通过搏动性、可压缩性、管壁厚度和多普勒表现来与静脉加以区别。动脉的血管壁较厚，回声信号强，不易压缩，而外周静脉管壁较薄，回声信号弱，较小压力即可完全压缩（视频 37.4）。当无法区分动脉和静脉时，可使用彩色或频谱多普勒进行区分（视频 37.5）。当成对的动脉和静脉一起显现时，较小的压力会使静脉塌陷，而要压塌动脉则需要较大的压力（表 37.1）。

表 37.1　**超声下动脉和静脉的特征**

动脉	静脉
轻度压力不可压缩	轻度压力即可压缩
血管壁厚、强回声	血管壁薄、低回声
圆形	形状多变
有搏动性	无搏动性（可能由于邻近动脉的搏动传导而出现搏动）
按压远端彩色多普勒血流信号不变	按压远端彩色多普勒血流信号增强

技术

该技术使用对表面结构有高分辨力的高频线阵探头（5~12MHz）。如果可能，首选易于跟踪精细运动的平窄的线阵探头或"曲棍球棒"线阵探头。

实施该技术时患者处于坐位或仰卧位，最大限度地保障操作者和患者的舒适度。超声机应位于操作者的视线范围内，以提供无障碍且易获得的屏幕视野。患者的手臂应完全伸展，外旋外展，手掌朝上。

使用探头横截面扫描手臂以确定可能

的穿刺部位。成像深度以2~2.5cm为宜,避免深度大于2.5cm的血管,这类血管置管成功率较低。评估静脉的大小、深度、与动脉/神经的距离以及通过血管的可压缩性以明确是否有血栓形成(图37.3;视频37.6)。选择最易获得的浅静脉和远端静脉。

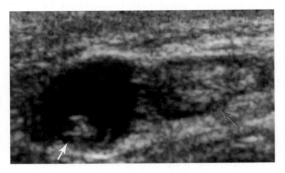

图37.3   外周静脉血栓形成。短轴切面下外周静脉中的部分闭塞性血栓(白色箭头)和邻近的淋巴结(红色箭头)

选定穿刺部位后,应准备好置管所需物品。大多数标准的外周静脉导管都太短,不能置入外周深静脉。与短的外周静脉导管相比,长的外周静脉导管因移位而导致过早失效的风险较小,特别是肥胖和水肿患者[26]。导管长度首选48mm(1.88英寸),一个好的经验法则是血管内留置导管长度是达到血管所需导管长度的两倍。另外,可以考虑使用动脉导管。

在选定目标静脉后,将止血带扎在穿刺部位附近,以增加血管的直径。我们建议将止血带扎在尽可能高的位置,尽可能靠近腋窝。

皮肤消毒和无菌区准备必须按照规定进行。我们建议使用氯己定消毒皮肤,并用消毒湿巾清洁探头的正面和侧面。应使用无菌探头保护套和无菌耦合剂。我们建议在严格无菌条件下进行操作,至少应在探头上覆盖无菌透明防水薄膜。如果条件允许,建议进行深静脉置管时使用局部麻醉,以减少病人的不适且有利于操作的进行。

平面外法与平面内法

与中心静脉置管类似,外周静脉穿刺置管可采用平面外法或者平面内法。一项小样本研究发现,平面外法的成功率和平面内法相比无显著差异,但平面外法用时较短[27]。

我们建议初学者首先学习平面外法。更有经验的操作者熟练掌握实时超声引导操作后,可能更喜欢使用平面内法。

平面外法

平面外法用非惯用手手持超声探头,探头标记指向操作者的左侧,目标静脉显示在屏幕上(图37.4)。操作者应以探头中心为穿刺点进针,角度约为45°。缓慢推进穿刺针,并巧妙地倾斜探头使针尖保持在视野内。一旦针尖到达静脉,会看到静脉前壁的塌陷。此时,需要轻快加速使针尖刺穿血管壁。一旦见血,可观察到针尖在血管内的一个明亮的强回声点。接下来将穿刺针的角度减小到20°~30°,使穿刺针的行径与血管的走向一致,将导管推进血管。对于深静脉穿刺的长导管,我们建议在推进导管之前,将针尖进一步推进几毫米,使针尖始终处于可视状

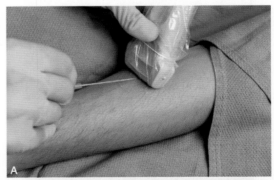

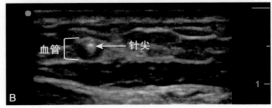

图37.4   平面外法。(A)探头和穿刺针的位置。(B)平面外法切面下目标静脉中的针尖。

态。其目的是允许穿刺导管顺利通过可能导致导管扭曲的静脉瓣,并确保有足够长的导管在血管腔内,以避免药液外渗(视频 37.7)。

平面内法

平面内法与平面外法一样,首先将探头置于目标血管上方。将探头旋转 90°,使血管在长轴切面上可视化(图 37.5)。探头标记应指向操作者。如果看不见血管壁,可能是探头没有对准血管或者血管被完全按压塌陷。采用平面内法时,穿刺针应正好在探头短轴的中点进针。当采用平面外法时,操作者在穿刺针向目标血管推进过程中只追踪针尖,而平面内法则允许操作者在穿刺针向目标血管推进时使整根穿刺针可视化。如果要避开邻近的动脉或神经等结构,可以先用平面外法进针,然后将探头旋转 90°,转换成平面内法引导穿刺针到达目标血管,穿刺和导管置入的过程都应该在实时、直接可视化下进行(视频 37.8)。平面内法的主要优点在于,在穿刺置管的全过程中能始终监测穿刺针和导管的路径(图 37.6;视频 37.9)。

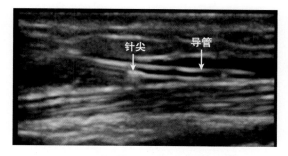

图 37.6　静脉置管。长轴切面下留置导管从穿刺针上被推进到外周静脉中

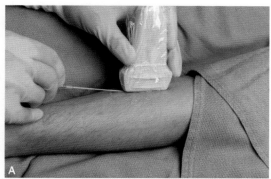

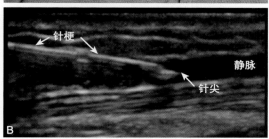

图 37.5　平面内法。(A)探头和穿刺针的位置。(B)平面内法下穿刺针尖进入目标静脉

并发症

潜在的并发症包括穿入动脉、神经损伤、药物外渗、血肿、感染以及血栓性静脉炎(视频 37.10)。很少有研究对比使用或不使用超声引导的外周静脉穿刺置管的并发症发生率。仅一项研究报道了超声引导外周静脉穿刺置管时穿入动脉一次(4%),与以往研究报道的穿入肱动脉的概率(2%)相似[8,13]。相比之下,有研究指出未使用超声引导时穿入肱动脉的概率为 25%[28]。

要点和误区

- 在操作开始前,确保操作者和患者体位舒适,并确保超声机屏幕正对操作者视线。为了尽量减少患者的不适,可对任何深静脉穿刺使用局部麻醉剂。
- 确保至少三分之二长度的导管位于静脉腔内。大多数被超声定位的外周静脉,建议使用长度至少为 48mm(1.88 英寸)的置管导管。避免进针角度过小,否则会导致进入血管的导管不够长。
- 针尖与超声波束同步才能使针尖在屏幕上显示出来,轻微倾斜或滑动探头使针尖保持在视线内。
- 在置管过程中保持对针头的控制是避免并发症的关键。如果在进针过程中无法看到针尖,请避免进一步的推进,来回移动探头直到可以看到针尖或环状物。
- 穿入动脉、神经损伤、血肿形成等并发症在超声引导外周静脉穿刺置管中并不常见,可以通过在置管过程中持续监测针尖来避免。

复习题

1. Meta 分析研究证实,超声引导外周静脉穿刺置管的优点有哪些?

   A. 静脉置管时间减少

   B. 穿刺次数减少

   C. 患者满意度评分增加

   D. 操作的整体成功率增加

   答案:D。虽然个别研究显示静脉置管所需的时间和次数有所减少,但综合以往研究数据的两项 meta 分析显示,操作的整体成功率的提高是唯一的优势。同理,meta 分析并没有显示出更高的患者满意度得分,尽管这一优势在个别研究中得到证明。

2. 下列哪一种探头可用于引导外周静脉穿刺置管?

   A. 2cm 的线阵探头

   B. 2cm 的"曲棍球棒"线阵探头

   C. 4cm 的线阵探头

   D. 以上都是

   答案:D。一般情况下,直径约为 2cm 的线阵探头是外周静脉置管的首选。高频线阵探头产生最高分辨力的图像,可追踪针尖到目标血管的全过程,使表面结构可视化,以避免损伤如动脉和神经等结构。

3. 关于超声引导外周静脉置管的静脉选择,下列哪一项是正确的?

   A. 深度在 1.5~2.3cm 之间的静脉穿刺置管成功率高

   B. 肘前静脉是上臂静脉中直径最大的静脉

   C. 首选直径>0.4cm 的静脉

   D. 静脉导管应足够长,使三分之一的导管在静脉内

   答案:C。根据一项研究,静脉直径 ≥ 0.4cm 是成功的主要预测因素之一。即使使用超声,深静脉(1.6cm)置管成功率

较低,血管深度在 0.3cm 至 1.5cm 之间时成功率最高。虽然肘静脉可以进行穿刺置管,但肱静脉、头静脉和贵要静脉是最大的上肢静脉,是超声引导外周静脉穿刺置管时最常应用的血管。长度为 48mm(1.88 英寸)的导管通常是首选,特别是在进入深血管时,这样至少三分之二的导管在静脉内。

下面的视频演示超声引导外周静脉置管的哪一种方法?

4. 视频 37.11

5. 视频 37.12

   A. 平面外法

   B. 平面内法

   C. 倾斜入路

   D. 以上都不是

   答案:4 = B;5 = A。视频 37.11 演示了超声引导外周静脉置管的平面内法方法。整个穿刺针是可视化的,在针尖刺穿静脉后,导管进入管腔。视频 37.12 演示了超声引导下外周静脉导管的平面外法方法。在导管推进和进入血管过程中只有针尖是可视化的。

6. 关于超声引导外周静脉置管的平面外法和平面内法,下列哪项陈述是正确的?

   A. 平面外法的成功率高于平面内法

   B. 平面内法的优点是整根穿刺针的连续可视化

   C. 新手操作者建议先学习平面内法再学习平面外法

   D. 平面内法比平面外法快

   答案:B。一项小样本研究发现,平面外法和平面内法的成功率没有区别,但平面外法更快。平面内法允许整根穿刺针的连续可视化;然而,它通常被认为是一种更高级的技能,需要足够的练习才能掌握。新手操作者建议先学习平面外法,再学习平面内法。

参考文献

1. *National Hospital Ambulatory Medical Care Survey*; 2010 Emergency Department Summary Tables. http://www.cdc.gov/nchs/data/ahcd/nhamcs_emergency/2013_ed_web_tables.pdf. Accessed December 1, 2016.

2. Witting MD. IV access difficulty: incidence and delays in an urban emergency department. *J Emerg Med*. 2012;42(4):483-487.

3. Fields JM, Piela NE, Au AK, Ku BS. Risk factors associated with difficult venous access in adult ED patients. *Am J Emerg Med*. 2014;32(10):1179-1182.

4. van Loon FH, Puijn LA, Houterman S, Bouwman AR. Development of the A-DIVA scale: a clinical predictive scale to identify difficult intravenous access in adult patients based on clinical observations. *Medicine (Baltimore)*. 2016;95(16):e3428.

5. Sebbane M, Claret PG, Lefebvre S, et al. Predicting peripheral venous access difficulty in the emergency department using body mass index and a clinical evaluation of venous accessibility. *J Emerg Med*. 2013;44(2):299-305.

6. Brannam L, Blaivas M, Lyon M, Flake M. Emergency nurses' utilization of ultrasound guidance for placement of peripheral intravenous lines in difficult-access patients. *Acad Emerg Med*. 2004;11(12):1361-1363.

7. Costantino TG, Parikh AK, Satz WA, Fojtik JP. Ultrasonography-guided peripheral intravenous access versus traditional approaches in patients with difficult intravenous access. *Ann Emerg Med*. 2005;46(5):456-461.

8. Keyes LE, Frazee BW, Snoey ER, Simon BC, Christy D. Ultrasound-guided brachial and basilic vein cannulation in emergency department patients with difficult intravenous access. *Ann Emerg Med*. 1999;34(6):711-714.

9. Lamperti M, Bodenham AR, Pittiruti M, et al. International evidence-based recommendations on ultrasound-guided vascular access. *Intensive Care Med*. 2012;38(7):1105-1117.

10. Maiocco G, Coole C. Use of ultrasound guidance for peripheral intravenous placement in difficult-to-access patients: advancing practice with evidence. *J Nurs Care Qual*. 2012;27(1):51-55.

11. Aponte H, Acosta S, Rigamonti D, et al. The use of ultrasound for placement of intravenous catheters. *AANA J*. 2007;75(3):212-216.

12. Benkhadra M, Collignon M, Fournel I, et al. Ultrasound guidance allows faster peripheral IV cannulation in children under 3 years of age with difficult venous access: a prospective randomized study. *Paediatr Anaesth*. 2012;22(5):449-454.

13. Doniger SJ, Ishimine P, Fox JC, Kanegaye JT. Randomized controlled trial of ultrasound-guided peripheral intravenous catheter placement versus traditional techniques in difficult-access pediatric patients. *Pediatr Emerg Care*. 2009;25(3):154-159.

14. Kerforne T, Petitpas F, Frasca D, et al. Ultrasound-guided peripheral venous access in severely ill patients with suspected difficult vascular puncture. *Chest*. 2012;141(1):279-280.

15. Stein J, George B, River G, Hebig A, McDermott D. Ultrasonographically guided peripheral intravenous cannulation in emergency department patients with difficult intravenous access: a randomized trial. *Ann Emerg Med*. 2009;54(1):33-40.

16. Bair AE, Rose JS, Vance CW, Andrada-Brown E, Kuppermann N. Ultrasound-assisted peripheral venous access in young children: a randomized controlled trial and pilot feasibility study. *West J Emerg Med*. 2008;9(4):219-224.

17. Egan G, Healy D, O'Neill H, et al. Ultrasound guidance for difficult peripheral venous access: systematic review and meta-analysis. *Emerg Med J*. 2013;30(7):521-526.

18. Stolz LA, Stolz U, Howe C, Farrell IJ, Adhikari S. Ultrasound-guided peripheral venous access: a meta-analysis and systematic review. *J Vasc Access*. 2015;16(4):321-326.

19. Au AK, Rotte MJ, Grzybowski RJ, Ku BS, Fields JM. Decrease in central venous catheter placement due to use of ultrasound guidance for peripheral intravenous catheters. *Am J Emerg Med*. 2012;30(9):1950-1954.

20. Costantino TG, Kirtz JF, Satz WA. Ultrasound-guided peripheral venous access vs. the external jugular vein as the initial approach to the patient with difficult vascular access. *J Emerg Med*. 2010;39(4):462-467.

21. Chinnock B, Thornton S, Hendey GW. Predictors of success in nurse-performed ultrasound-guided cannulation. *J Emerg Med*. 2007;33(4):401-405.

22. Schoenfeld E, Boniface K, Shokoohi H. ED technicians can successfully place ultrasound-guided intravenous catheters in patients with poor vascular access. *Am J Emerg Med*. 2011;29(5):496-501.

23. Miles G, Salcedo A, Spear D. Implementation of a successful registered nurse peripheral ultrasound-guided intravenous catheter program in an emergency department. *J Emerg Nurs*. 2012;38(4):353-356.

24. Witting MD, Schenkel SM, Lawner BJ, Euerle BD. Effects of vein width and depth on ultrasound-guided peripheral intravenous success rates. *J Emerg Med*. 2010;39(1):70-75.

25. Panebianco NL, Fredette JM, Szyld D, et al. What you see (sonographically) is what you get: vein and patient characteristics associated with successful ultrasound-guided peripheral intravenous placement in patients with difficult access. *Acad Emerg Med*. 2009;16(12):1298-1303.

26. Elia F, Ferrari G, Molino P, et al. Standard-length catheters vs long catheters in ultrasound-guided peripheral vein cannulation. *Am J Emerg Med*. 2012;30(5):712-716.

27. Mahler SA, Wang H, Lester C, et al. Short- vs long-axis approach to ultrasound-guided peripheral intravenous access: a prospective randomized study. *Am J Emerg Med*. 2011;29(9):1194-1197.

28. Keyes LE, Frazee BW, Snoey ER, Simon BC, Christy D. Ultrasound-guided brachial and basilic vein cannulation in emergency department patients with difficult intravenous access. *Ann Emerg Med*. 1999;34(6):711-714.

第38章

动脉穿刺置管

Anita Cave

潘尚文 译 ■ 王睿 校

关键点

- 超声引导动脉穿刺置管,提高成功率,减少操作相关并发症。
- 在非传统部位进行动脉穿刺置管时,由于缺少体表定位标志,可在超声引导下进行操作。
- 使用超声观察血管时,根据血管可压缩性、搏动性和多普勒表现可以区分动脉和静脉。

背景

动脉穿刺置管有助于监测血流动力学指标、测量心排血量及取血样进行动脉血气分析。传统的动脉穿刺置管是利用体表标志定位技术进行血管定位,其成功与否取决于对血管解剖知识的掌握和临床经验。因此在肥胖、水肿、低血压、血栓形成和先天性异常患者身上,由于其解剖变异,体表标志定位技术受到很大限制。重复穿刺可能导致继发性动脉痉挛、血肿形成或动脉内膜分离而加剧穿刺难度。

超声引导下的动脉穿刺置管可提高成功率,同时减少穿刺次数,缩短操作时间并减少并发症的发生[1]。一项基于随机对照试验的 meta 分析显示,相对于非超声引导下进行桡动脉穿刺置管,超声引导下桡动脉穿刺置管可以将一次性穿刺置管成功率从34%提到57%。首次穿刺置管成功率最高可达95%[2,3]。对于存在低灌注的患者,即使多次使用体表定位标志方法穿刺失败以后,使用超声引导也能提高动脉穿刺置管成功率[4,5]。在皮下脂肪比例更高、动脉直径更

小的小儿患者中,超声引导显著提高了首次穿刺置管的成功率并减少穿刺置管次数[2]。超声不仅能够在传统部位引导穿刺置管(桡动脉、股动脉、肱动脉和足背动脉),也能在非传统的、无法体表定位的部位(如腋动脉、尺动脉和颞动脉)引导穿刺置管[5]。

解剖

桡动脉

桡动脉是动脉穿刺置管最常用的穿刺部位,因为该动脉位置表浅,易于穿刺,且并发症发生率低[6]。而且,手部接受桡动脉和尺动脉的双重血供,当出现桡动脉血流中断的并发症时,手部末梢缺血的危险性最小[7]。在桡动脉穿刺置管前评估手侧支循环是否充足的必要性以及最佳方法尚存争议[7,8]。目前改良 Allen 试验是最常使用的方法,虽然有些研究反驳了其评估的价值[8,9]。

在腕关节水平,桡动脉的位置表浅,位于肱桡肌腱的尺侧和桡腕屈肌腱的桡侧(图38.1;视频38.1)。在近腕关节处置管更具

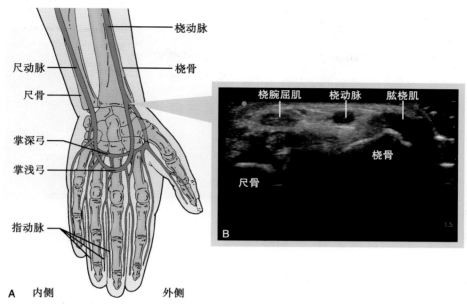

图 38.1　桡动脉解剖。（A）桡动脉位于腕部掌侧皮肤和桡骨之间。（B）桡动脉在肱桡肌腱和桡腕屈肌腱之间的横切面观

挑战性,因为此处动脉深达肱桡肌[10]。桡动脉起点或走行的解剖位置变异发生率在人群中达 30%[11]。

肱动脉

肱动脉是腋动脉的延续,可在肘窝中间触及。肱动脉沿着肱二头肌的内侧缘以及旋前圆肌的外侧缘走行（图 38.2;视频 38.2)[12]。肘窝是肱动脉置管最容易穿刺的

部位。有人推荐距体表更近的穿刺点,以防导管扭曲或堵塞。肱动脉为次优选穿刺置管部位,因为其缺乏侧支循环,一旦堵塞可能危及桡动脉和尺动脉的灌注,导致末梢缺血。

股动脉

髂外动脉跨过腹股沟韧带下方后,即延续为股动脉。股动脉在股三角内,包含

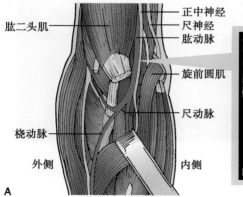

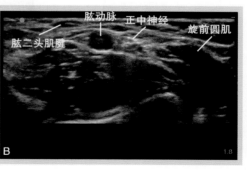

图 38.2　肱动脉解剖。（A）肱动脉位于肱二头肌内侧和旋前圆肌外侧的肘窝。（B）肱动脉短轴切面解剖

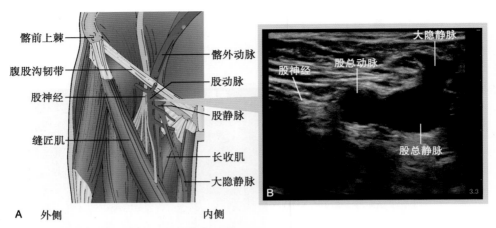

图 38.3　股动脉解剖。(A)股动脉在股三角(腹股沟韧带、缝匠肌、长收肌)内,位于股静脉与股神经之间。(B)股动脉短轴切面观

于股静脉和股神经(图 38.3;视频 38.3)之间的神经血管束中。股三角的上缘是腹股沟韧带,内侧缘是长收肌,外侧缘是缝匠肌。股动脉在髂前上棘和耻骨联合的中间可触及[12]。65%患者的股动脉的一部分与股静脉重叠[13]。股动脉因直径宽且侧支循环丰富而成为穿刺置管的有利部位。

足背动脉

足背动脉从足踝水平发出,沿着足背中间走行,到达姆趾(图 38.4;视频 38.4)[12]。足背动脉可在拇长伸肌腱的外侧缘和趾长肌腱的内侧缘触及。足背动脉并非有利的穿刺置管部位,因其远离中央循环,且对于低血压或有周围血管疾病的患者难于置管[14]。

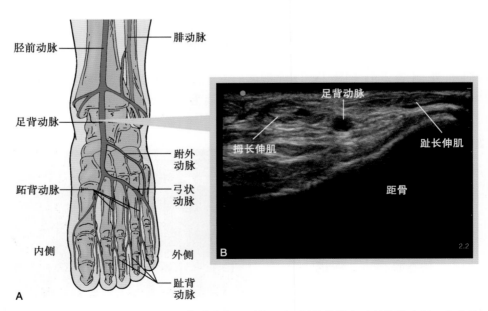

图 38.4　足背动脉解剖。(A)足背动脉位于距骨上方,拇长伸肌和趾长伸肌之间。(B)足背动脉的短轴切面解剖

技术

　　超声引导下的动脉穿刺置管技术在所有穿刺部位均相似。穿刺过程如下。

准备

　　需要高频(≥7MHz)线阵探头。高频探头对接近皮肤表面的浅表结构分辨力更高[5]。超声屏幕位于操作者的视线正前方。注意调整操作者、探头和目标血管之间的位置关系,使操作者在穿刺时扭头的角度达到最小。整个操作过程应保持无菌。按照所在医院拟定的方法用氯己定对穿刺点和周围的皮肤消毒。穿刺用品(包括导引钢丝、手术刀和导管等)应放置于操作者易触及的无菌区域内,消毒的探头保护套应盖于探头上,其内外均应涂上无菌耦合剂。

　　经皮穿刺置管应使用改良 Seldinger 技术或利用套管针技术[15]。在改良的 Seldinger

技术中,导引钢丝通过穿刺针进入血管腔,再顺着导引钢丝置入导管。桡动脉、肱动脉或足背动脉置管最常用的是 20 号,3~5cm 的聚四氟乙烯导管。股动脉置管需要更长一些的导管,通常为 12~15cm。

　　穿刺深度取决于穿刺部位和患者的体型。操作者应使用非惯用手持探头。先通过横切面(短轴)(图 38.5A)识别动脉,然后探头旋转 90°看纵切面(长轴)(图 38.5B;视频 38.5)。超声显像下,动静脉有多点不同。动脉有搏动性,用探头从外加压时不会完全塌陷[5]。动脉壁更厚,有更多的反射回声。动脉彩色多普勒可显示心脏收缩期动脉的显著的脉冲波(图 38.6;视频 38.6 和视频 38.7)[5],探头从外加压无法完全除去彩色显像(视频 38.8)。动脉内的高速血流会形成湍流。动脉的多普勒脉冲波形可显示收缩期和舒张期高速血流图像[5]。

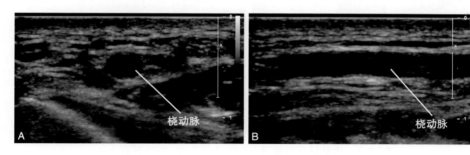

图 38.5　桡动脉。(A)短轴切面。(B)长轴切面

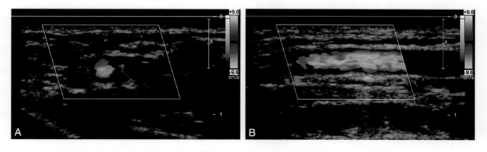

图 38.6　桡动脉彩色多普勒超声影像。(A)短轴切面。(B)长轴切面

平面外法和平面内法对比

穿刺可以使用平面外法(短轴)或平面内法(长轴)。方法的选择取决于动脉位置、操作者意向和解剖关系[16]。平面外法(视频38.9)很难区分针尖和针杆。比较这两种方法的证据还不确定。一项研究显示初学者使用平面外法比平面内法能更快地穿刺置管[17]。另一项研究表明,有超声下穿刺经验者更倾向于平面内法,因其一次性穿刺成功率更高且并发症发生率低[18]。我们倾向于平面外法,因其更常用[关于平面内法的描述,请参阅第4章(图4.8)、第36章(图36.10)和第37章]。

在平面外法,将目标血管置于超声屏幕中央(图38.5A)。自探头中央线与皮肤成45°进针(图38.7)[5]。通常动脉离皮肤越近,针头的角度就越小。随着针尖角度的增大,针尖穿透血管的可能性也会增大。缓慢进针,同时始终保持针尖位于超声屏幕中央[5]。正如Fujii等推荐的那样,可以通过向远离操作者的方向倾斜探头直到针尖消失,然后继续缓慢进针直到针尖重新出现,但此时针尖位置已深[19]。采用相同的策略,倾斜探头,缓慢进针,追踪针尖,直至进入血管内。进针点位于血管正中能够提高穿刺成功率,否则可能会出现,尽管有回血但置管困难。使用平面内法,朝目标血管进针时应观察整个针的图像。当针进入血管时,可见回血,将导引钢丝置入动脉。另一名操作者可协助植入导丝或导管。若只有一名操作者,则可放下探头,置入导丝或导管。置入导丝后,应用超声从横轴切面和长轴切面确认导丝位于动脉中,再置入导管(图38.8),若不用导丝,仅使用动脉导管,导管应通过穿刺针置入动脉。

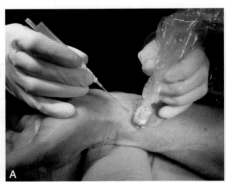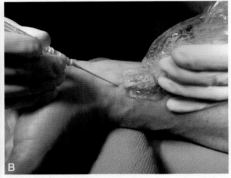

图38.7　桡动脉穿刺置管。(A)平面外法。(B)平面内法

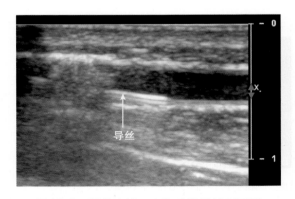

图38.8　导丝确认。在桡动脉长轴切面可见导丝

桡动脉

患者仰卧位,手臂完全伸展,置于手臂板上。腕关节处可垫一个小卷,保持腕关节轻度背屈,但要避免过度伸展,以防血管受到压迫。使用胶带固定,保持手掌掌心朝上。用超声在腕关节掌侧面外侧确定桡动脉的横轴切面位置。

肱动脉

患者仰卧位,手臂完全伸展。用超声在

肘前窝中间观察肱动脉的横轴切面。若要求更接近穿刺部位,将探头在手臂中央向前臂方向滑动,探查肱动脉的走行。

股动脉

患者仰卧位,腿轻度外展外旋[5]。股动脉穿刺点应位于腹股沟韧带下>1~2cm,以降低腹膜后出血的风险,并在股动脉局部出血时需充分压迫止血。

足背动脉

患者仰卧位,足轻度跖屈,便于穿刺。因该动脉在足背非常表浅而弯曲,穿刺针应与皮肤成≤30°,且进针要浅(图38.9)。

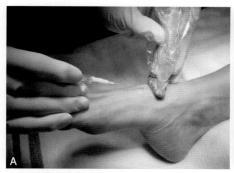
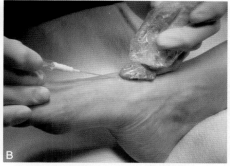

图 38.9　足背动脉穿刺置管。(A)平面外法。(B)平面内法

并发症

动脉穿刺置管最常见的并发症包括血肿和动脉暂时闭塞。较少见的并发症包括假性动脉瘤、出血(股动脉置管所致腹膜后出血)血栓形成、动静脉瘘、肢体缺血、周围神经病变以及局部和全身感染。

血管闭塞

动脉穿刺置管后常发生血管闭塞。据报道,桡动脉闭塞发生率达到19.7%[6]。血栓性闭塞最早可能发生在桡动脉穿刺置管后2小时,最晚可能发生在取出导管后1周。一般情况下,暂时性动脉闭塞没有严重的后遗症。据报道,桡动脉永久性闭塞发生率为0.09%[6]。少数情况下,动脉闭塞会导致远端肢体缺血、神经损伤或坏死。与动脉闭塞相关的危险因素包括动脉穿刺置管时间、导管外径与管腔直径之比、非特氟龙导管、心输出量低和血肿[6]。应用多普勒超声评估血流是诊断血管闭塞最可靠的技术。

血肿

据报道,桡动脉置管的血肿发生率为14.4%,股动脉置管血肿发生率为6.1%[6]。肱动脉或足背动脉置管血肿发生率尚无报道。临床上,患者表现为穿刺部位疼痛、淤血和无脉动性肿胀。用超声可看到血管壁旁或肌肉内显示为不均匀回声的软组织团块影(图38.10)[21]。重要的是用彩色和脉冲多普勒证实不存在血管内血流,以此区分血肿和假性动脉瘤[21]。

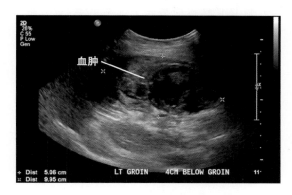

图 38.10　血肿。股动脉置管后血肿形成

假性动脉瘤

当动脉壁至少一层裂开,持续的血流引起残余血管壁外翻,就形成一个假性动脉瘤[22]。表现为穿刺部位有脉动性或有震颤的包块形成。假性动脉瘤在桡动脉置管的发生率为 0.09%,在股动脉置管的发生率为 0.3%[6]。用超声可显示为不均匀回声的软组织团块影(图 38.11)。必须是用彩色或脉冲多普勒观察到假性动脉瘤颈部或腔内血流,以区别于血肿[21]。

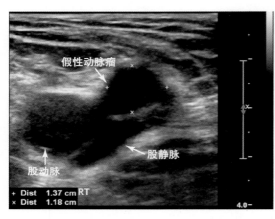

图 38.11　假性动脉瘤。股动脉置管后假性动脉瘤形成并压迫股静脉

要点和误区

- 超声屏幕应在操作者直视范围内,避免扭头。穿刺前,应将穿刺用品置于操作者手臂易触及的位置。
- 应将目标血管显示于屏幕中央,穿刺针的进针点应正好在位于超声探头的中央。
- 在目标血管正中点穿刺有助于确保穿刺成功。偏离正中点穿刺可能导致有回血,但是置管失败。
- 超声探头保护套的内外均应涂无菌耦合剂,以防操作时刺破保护套。
- 因肱动脉置管的并发症可危及手的血流,肱动脉为次优选穿刺置管部位。

复习题

1. 关于超声引导动脉穿刺置管,下列哪一种说法是正确的?
   A. 超声引导对成人和儿童都有好处
   B. 超声引导可以减少穿刺次数并增加置管时间
   C. 超声引导下动脉穿刺置管与借助体表标志进行动脉置管的并发症发生率相似
   D. 以上选项均正确
   答案:A。随机研究表明,在成人和儿童动脉穿刺置管中使用超声引导都是有益处的。超声引导可以提高置管成功率,同时减少穿刺次数、置管时间和动脉穿刺置管并发症。对于低灌注患者和多次利用体表标志技术穿刺失败的患者,超声引导有助于建立动脉置管。

2. 关于股动脉穿刺置管,下列哪一种说法是正确的?
   A. 使用 20 号、3～5cm 的导管
   B. 动脉穿刺置管应在腹股沟韧带下 1～2cm 处进行
   C. 患者体位应是腿内收并内旋
   D. 股神经和股静脉分别位于动脉的内侧和外侧
   答案:B。股动脉血管直径大且侧支循环丰富使其成为动脉穿刺置管的理想部位。应在腹股沟韧带下 1～2cm 处穿刺股动脉,以避免进入腹膜后间隙,这样可降低腹膜后出血的风险,并在局部出血时可充分压迫股动脉。为了股动脉穿刺置管更加顺利,患者应仰卧位,腿稍微外展,外旋。股动脉穿刺置管需要更长的导管长度,通常为 12～15cm。股静脉位于股动脉内侧,股神经位于股动脉外侧。

3. 动脉穿刺置管最常见的并发症是什么?
   A. 血肿
   B. 假性动脉瘤

C. 暂时性闭塞

D. 肢体缺血

答案：C。闭塞是动脉穿刺置管最常见的并发症,其发生率为 19.7%。闭塞通常是暂时的,没有任何长期的后遗症。血肿和假性动脉瘤是第二和第三常见的并发症,在桡动脉部位的报告发病率分别为 14.4% 和 0.09%。

4. 以下关于桡动脉闭塞的说法哪一个是正确的?

   A. 与其他动脉相比,桡动脉闭塞发病率低

   B. 在高心排量状态下更常见

   C. 常导致远端肢体坏死

   D. 在血肿存在时更易发生

   答案：D。闭塞是桡动脉穿刺置管术后的常见并发症。据报道,桡动脉暂时性闭塞的发生率高达 19.7%。通常情况下,阻塞是暂时的,不会导致严重后遗症。桡动脉永久性闭塞发生率为 0.09%。极少数情况下,闭塞会导致远端肢体缺血、神经损伤或坏死。与闭塞相关的危险因素包括置管时间、导管外径与管腔直径的比值、非特氟龙导管、低心输出量和血肿。

5. 对于区分血肿和假性动脉瘤,下列哪一项是正确的

   A. 多普勒超声显示血肿内无血流

   B. 血肿典型表现为搏动性肿胀

   C. 假性动脉瘤典型表现是淤血和疼痛

   D. 在桡动脉穿刺置管中,假性动脉瘤的发生率是 14.4%

   答案：A。与假性动脉瘤相比,用彩色或脉冲多普勒显示血肿内无血流。血肿通常表现为疼痛、淤血和穿刺部位的非搏动性肿胀。在桡动脉和股动脉闭塞并发症中,血肿的发生率分别为 14.4% 和 6.1%。假性动脉瘤通常表现为搏动或可触到的肿块,在穿刺部位可触到震颤。在桡动脉穿刺置管和股动脉穿刺置管并发症中,假性动脉瘤的发生率分别为 0.09% 和 0.3%。

参考文献

1. Shiver S, Blaivas M, Lyon M. A prospective comparison of ultrasound-guided and blindly placed radial arterial catheters. *Acad Emerg Med.* 2006;13:1257-1279.

2. White L, Halpin A, Turner M, Wallace L. Ultrasound-guided radial artery cannulation in adult and paediatric populations: a systematic review and meta-analysis. *Br J Anaesth.* 2016;116(5):610-617.

3. Shiloh A, Savel R, Paulin L, Eisen L. Ultrasound-guided catheterization of the radial artery. *Chest.* 2011;139(3):524-529.

4. Sandhu N, Patel B. Use of ultrasonography as a rescue technique for failed radial artery cannulation. *J Clin Anesth.* 2006;18:138-141.

5. Troianos C, Hartman G, Glas K, et al. Guidelines for performing ultrasound guided vascular cannulation: recommendations of the American Society of Echocardiography and the Society of Cardiovascular Anesthesiologists. *J Am Soc Echocardiogr.* 2011;24:1291-1318.

6. Scheer B, Perel A, Pfeiffer U. Clinical review: complications and risk factors of peripheral arterial catheters used for hemodynamic monitoring in anaesthesia and intensive care medicine. *Crit Care.* 2002;6:198-204.

7. Brzezinski M, Luisetti T, London M. Radial artery cannulation: a comprehensive review of recent and physiologic investigations. *Anesth Analg.* 2009;109:1763-1781.

8. Slogoff S, Keats A, Arlund C. On the safety of radial artery cannulation. *Anesthesiology.* 1983;59:42-47.

9. Martin C, Sauz P, Papazian L, Gouin F. Long term arterial cannulation in ICU patients using the radial artery or dorsalis pedis artery. *Chest.* 2001;119:901-906.

10. McMinn R. *Last's Anatomy.* 9th ed. Chatswood, Australia: Churchill Livingstone Australia; 2003.

11. McGregor A. The Allen test: an investigation of its accuracy by fluorescein angiography. *J Hand Surg.* 1987;12:82-85.

12. Johnson D, Ellis H. *Gray's Anatomy.* 41st ed. New York: Elsevier Churchill Livingstone; 2015:p799-p942. Section 6, Pectoral Girdle and Upper Limb.

13. Kaye W. Invasive monitoring techniques: arterial cannulation, bedside pulmonary artery catheterization, and arterial puncture. *Heart Lung.* 1983;12:395-427.

14. Baum P, Matsumoto A, Teitelbaum G, Zuurbier R, Barth K. Anatomic relationship between the common femoral artery and vein: CT evaluation and clinical significance. *Radiology.* 1989;173(3):775-777.

15. Seldinger S. Catheter replacement of the needle in percutaneous angiography. A new technique. *Acta Radiol.* 1953;39:368-376.

16. Maecken T, Grau T. Ultrasound imaging in vascular access. *Crit Care Med.* 2007;35(5 suppl):S178-S185.

17. Blavais M, Brannan L, Fernandez E. Short-axis versus long-axis approaches for teaching ultrasound-guided vascular access on a new inanimate model. *Acad Emerg Med.* 2003;10:1307-1311.

18. Berk D, Gurkan Y, Kus A, et al. Ultra-

sound-guided radial arterial cannulation: long axis/in-plane versus short axis/out-of-plane approaches? *J Clin Monit Comput.* 2013;27: 319-324.

19. Fujii S, Jones P. A technique for optimizing ultrasonography-guided radial artery catheter insertion. *Can J Anesth.* 2017;doi:10.1007/s12630-017-0850-z.

20. Lee K, Miller J, Laitung G. Hand ischaemia following radial artery cannulation. *J Hand Surg [Br].* 1995;20(4):493-495.

21. Millet J, Gunabushanam G, Vijayanadh O, Rubens D, Scoutt L. Complications following vascular procedures of the upper extremities. *Ultrasound Q.* 2013;29(1):1-12.

22. Kalapatapu V, Shelton K, Ali A. Pseudoaneurysm: a review. *Curr Treat Options Cardiovasc Med.* 2008;10:173-183.

眼部

Gregg L. Chesney ■ Marsia Vermeulen

张露 译 ■ 任乐豪 校

关键点

- 眼部超声可快速且无创地测量视神经鞘直径,这种方法可用于床旁评估颅内压升高,当视神经鞘直径>5mm,即视为颅内压增高。
- 眼部超声作为评估眼部创伤的有效工具,可用于评估眼部异物、眼球破裂、创伤性脱离、晶状体脱位及玻璃体积血。
- 在无痛性视觉缺失的患者中,眼部超声可用于评估玻璃体分离或视网膜脱离,并观察视网膜中央动脉和静脉的血流。

背景

眼睛的位置浅表且充满液体,便于床旁即时超声诊断。边界清晰的眼球及其深部结构,包括视神经、视网膜动脉和视网膜静脉等,能很好地进行超声成像。自 20 世纪 50 年代末,就有专科文献报道超声的眼部应用,但 90 年代末,我们才开始认识到其在眼部诊断的潜力[1]。简单的培训就可使大家掌握精确的眼部床旁超声检查技术[2-4]。

在体格检查受限于光线不足、面部肿胀或创伤疼痛时,眼部床旁超声的价值尤为突出。特别当眼科医生不能到场或计算机断层扫描(CT)、磁共振成像(MRI)不能及时检查时,眼部超声可对潜在威胁视力的病情作出快速评估。此外,眼部超声检查可不受前房积血、前房积脓以及白内障的限制,透过晶状体直接对眼部后室进行评估。无创地评估颅内压升高也可以使用眼部超声。

应用眼部超声检查的 5 项主要指征包括:

- 急性视觉缺失(部分或完全)
- 眼部创伤
- 无创伤性眼痛
- 眼内异物
- 颅内压增高

正常解剖

在正常情况下,眼球的超声表现为一个

被包裹的环形低回声结构（图 39.1 和图 39.2）。人类眼球前后直径大约为 24 ～ 25mm，其个体差异小[5]。角膜显示为与上眼睑平行、与巩膜相连的弓形高回声薄层结构。眼球前房被房水填充，超声显示为位于角膜后方的无回声区。虹膜与晶状体的前壁构成了前房的后壁，显示为紧贴着瞳孔的

高回声线。晶状体显示为具有明显的前后界和无回声中心的两面凸起结构。

晶状体后方的巨大无回声区为玻璃体。在年轻患者中，玻璃体表现为单一的无回声暗区，但在老年患者中，由于玻璃体缩水或液化，无回声区中可见散在小、低强度回声的"漂浮物"。眼球的后壁由视网膜、脉络膜

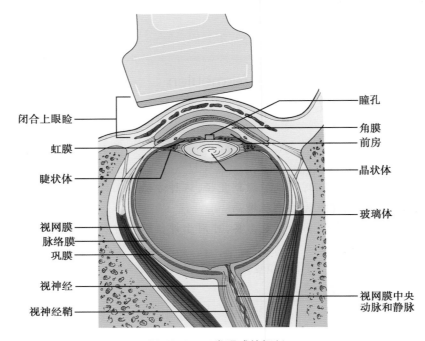

图 39.1　正常眼球的解剖

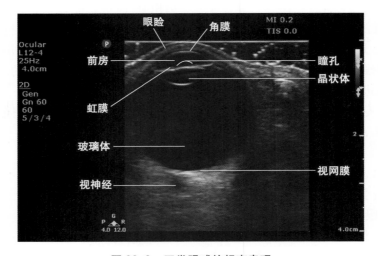

图 39.2　正常眼球的超声表现

和巩膜组成,除非存在病理改变,例如视网膜脱离,否则超声无法区分眼球后壁的各个层次。

在眼球后部,可以看到视神经和其周围的眶后脂肪的超声显影。视神经向后延伸,表现为垂直于视网膜的线性回声结构。视神经被高回声鞘环绕,从眼球后极的稍中下方进入眼球。通过细微调整探头角度,可以在屏幕中央显示视神经的纵轴切面。视网膜中央动脉和静脉位于视神经中央,可以在视神经远端的上方用彩色血流多普勒进行识别。通过使用脉冲多普勒评估波形,可以将视网膜中央动脉和静脉彼此区分。在横断面和矢状面,致密的眶骨形成的声影构成眼球的侧壁。

图像采集

由于眼球位置表浅,并需要高分辨力成像,因此我们采用高频线阵探头(大于等于7.5MHz)。眼科医生通常使用更高频率(20~50MHz)的探头以最大限度地提高分辨力。超声模式通常选择二维(B模式)超声以及预设的"眼球"模式。

患者取仰卧位,如无法耐受完全平躺,可将床头抬高。超声检查时,患者眼睑紧闭,使用充足的超声凝胶覆盖整个眼睑,以保证探头在探查时不必给眼球施加任何压力。注意超声凝胶在低温下黏度增加,并易

结块。超声凝胶直接接触眼睛是安全的,但我们建议使用无菌凝胶或透明膜(如 Tegaderm)覆盖眼睑,以避免结膜感染。同时,透明膜能改善患者的舒适度,但取下时应小心,避免拉伤眉毛或睫毛[6]。

操作者立于患者一侧,先探查健侧眼球,再探查患侧眼球,并与健侧的超声表现进行对比。将探头横跨眼睑进行横切面扫描,探头标记点指向患者右侧(图 39.3)。操作者的手腕可固定于患者颧弓或鼻梁上以稳定成像。嘱患者直视前方,并识别角膜、虹膜、晶状体、玻璃体、视网膜和视神经。将探头置于眼球稍侧方并向内下倾斜,以获取包括视神经在内的标准眼球纵轴切面图像。调整成像深度,直至眼球后方的1~2cm的视神经显像。通过倾斜、旋转探头,系统全面地探查眼球的全部结构。将探头置于眼球正中,嘱患者缓慢看向4个方向,评估眼球是否有异常。随眼球运动而消失的声像很可能是伪像,而不是真正的病理改变。

在横切面探查后,将探头顺时针旋转90°至矢状面,探头标记点指向患者头侧。矢状面下探查角膜,虹膜,晶状体,玻璃体,视网膜和视神经。嘱患者凝视,通过倾斜、旋转探头,重复上述探查过程。从内侧向外侧扫描整个眼眶,并结合横切面的探查结果识别是否存在异常。当探头再次回到眼球正中位置,嘱患者眼球缓慢向4个方向运动,对眼外肌进行评估。

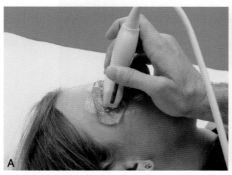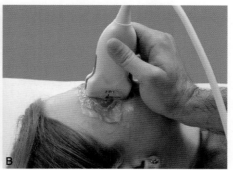

图 39.3　探头位置。执笔式手持探头,手掌置于颧弓和鼻梁上以稳定探头,获取横切面(A)和纵切面(B)

探查完整个眼球后,进行视神经鞘直径评估。从眼球正中横断面和矢状面测量视神经鞘直径,然后用彩色血流和脉冲多普勒评估视网膜中央动脉和静脉。

虽然动物研究表明长时间高频眼部超声探查是安全的,但这些研究仍具有局限性[7]。眼睛被认为是对超声能量所产生的潜在机械效应和热效应特别敏感的器官。探查前可预设机械能和热能输出限制,以达到相对安全的水平。无论如何,眼部超声检查应遵循 ALARA(As Low As Reasonably Achievable,合理可行尽量低)原则。限制眼部超声探查的持续时间(尤其是将探头置于某一固定位置所花费的时间)并尽可能减少彩色血流和频谱多普勒的使用(热输出高于标准二维成像模式)以减少对眼睛敏感组织造成损害的潜在风险[8]。

图像分析

眼球运动和瞳孔反射

严重的眼眶周围水肿可能会妨碍眼外肌和瞳孔光反射的评估,此时眼部超声能作为重要辅助手段发挥作用。先从横切面或矢状面探查前房、虹膜、晶状体和眼球,然后

嘱患者看向 4 个方向,通过超声评估眼球运动(视频 39.1)。为评估瞳孔对光反射,患者需置于暗房中,然后将探头紧贴下眼眶,横向置于下眼睑上。向上倾斜探头直至可以观察到瞳孔(图 39.4;视频 39.2)。用光照射对侧的闭合眼睑,在屏幕上观察瞳孔收缩情况[9]。在有脑疝风险的患者中,可以测量瞳孔收缩前后的直径并观察其变化过程,但因测量切面的倾斜,这些测量值与实际直径相比可能偏大或偏小。

晶状体脱位

晶状体脱位是钝挫伤导致急性视力缺失的原因之一。正常情况下,晶状体位于虹膜后方,并通过悬韧带附着于睫状体。如果这些韧带因外伤而断裂,则可能造成晶状体脱位[5]。完全性晶状体脱位,超声可发现其出现在较远的位置[10]。尽管它可以向前或侧方脱位,但最常见的是晶状体向后方脱位,并漂浮在玻璃体内(图 39.5;视频 39.3 和视频 39.4)[11]。晶状体半脱位往往难以识别,不易诊断(视频 39.5)。如果怀疑晶状体半脱位,可以通过眼球运动帮助评估晶状体位置。正常情况下,晶状体位置固定不变,但如果晶状体处于半脱位状态,则可能因眼球运动而滑到虹膜后方[12]。

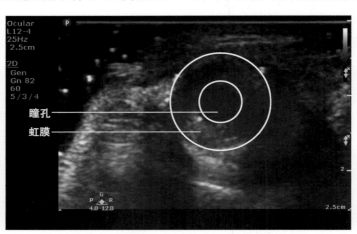

图 39.4　瞳孔孔径。为了测试瞳孔对光反射,将探头置于下眼睑下方并向上倾斜,在获得的瞳孔和虹膜的冠状面视图中观察

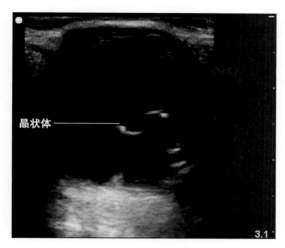

图 39.5 晶状体脱位。脱位的晶状体表现为漂浮在玻璃体中的双面凸出的高回声结构

玻璃体积血

　　玻璃体积血可产生"飞蚊症"、闪光幻觉和视力损伤的症状。其可能发生于自发性糖尿病视网膜病变,也可继发于外伤、视网膜脱离和玻璃体后脱离。玻璃体积血的超声表现(图 39.6;视频 39.6)为后室中非均质的回声层,可能会随着眼球运动而滚动,类似于洗衣机中的衣服[2]。

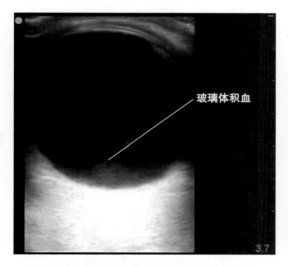

图 39.6 玻璃体积血。急性玻璃体积血表现为眼球后部非均一的模糊回声。注意图中刻意调高了增益,以获得更清晰的玻璃体积血的图像

视网膜脱离和玻璃体后脱离

　　视网膜脱离和玻璃体后脱离的一些特异性表现,即便应用检眼镜也很难被发现。然而,应用眼部超声却能很轻松地诊断出这两种疾病。玻璃体后脱离通常发生在老年和近视患者中,是因玻璃体与视网膜后部分离而引起,患者常主诉"飞蚊症"和闪光幻觉。视网膜脱离是由于感觉视网膜与视网膜色素上皮分离所致。引起视网膜脱离的原因有多种,但最常见的原因是伴有视网膜撕裂的急性玻璃体后脱离。早期临床表现为"飞蚊症"和闪光幻觉,随后出现进行性视野缺失。如视网膜脱离累及黄斑,将导致中央视野缺失和视觉敏锐度下降[13]。

　　视网膜脱离在超声上显示为高回声增厚的多层折叠膜状结构,似从眼球后壁被抬起,并可随眼球运动而移动(图 39.7;视频 39.7)。玻璃体后脱离表现为相似的线状结构从眼球后壁上抬(图 39.8;视频 39.8),但比前者表现得更薄,更光滑,且更具移动性和波动性[2,14]。视网膜在视神经后部及睫状体外侧部与脉络膜紧密相连。因此,视网膜脱离的范围不会越过视神经或超过睫状体,但玻璃体后脱离不受此限制。在横切面可

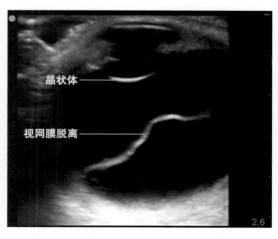

图 39.7 视网膜脱离。图示的大片视网膜脱离表现为与眼球后壁分离的厚、高回声折叠的膜状结构

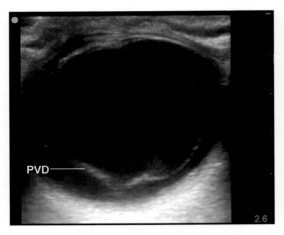

图 39.8　玻璃体后脱离（PVD）。玻璃体后脱离表现为从眼球后壁剥离的一层平滑高回声结构

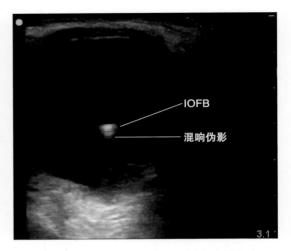

图 39.9　眼内异物（IOFB）。图中金属眼内异物表现为玻璃体内伴混响伪影的高回声结构

以看到黄斑刚好位于视神经的外侧（颞侧），通过超声可以辨别是否有黄斑受累。与玻璃体后脱离或视网膜脱离类似，脉络膜脱离是脉络膜与其下层的巩膜分离。但脉络膜脱离的特征在于其平滑的凸面结构，该结构不会随眼球运动而移动，并可能向前延伸至睫状体[15]。

眼内异物

眼内异物的患者通常表现为急性眼痛或视力改变。眼内异物可隐匿发病，或由创伤所致，可导致白内障、感染、视网膜撕裂、视网膜脱离和视网膜变性。而几乎所有异物，都需进行手术清除。虽然 CT 扫描仍然是诊断眼内异物的金标准，但无论异物是否具有辐射穿透性，床旁超声对其的诊断都具有较高的敏感性（87%~96%）和特异性（92%~96%）[16,17]。金属、玻璃、塑料性质的眼内异物，其大多表现为边缘不规则的强回声，且有伪像，如混响、响铃和声影（图39.9；视频 39.9）。木材或植物类低回声异物，当其位于高回声的虹膜或视网膜旁时，会更难以辨别。眼内气泡表现为高回声，可能被误判为异物。但气泡不会随探头角度的变化而改变形状或回声，且通常随眼球的

运动而移动，而异物是静止的[18,19]。

眼球破裂

眼球破裂是眼外科急症。钝挫伤或穿透伤导致的眼球破裂，通常被认为是眼部超声检查的禁忌证。因为超声检查时，探头施加的压力可能会增加眼压并加重玻璃体的挤压。然而，眼球损伤难以通过物理检查得到诊断。应用超声诊断眼球破裂的报道有很多[1,20]，且动物研究显示，眼部超声检查所致的眼压升高的程度很小[21]。眼部超声检查应如前所述，覆盖一层透明膜，并涂抹大量凝胶（约 2.5~5.1cm 厚），使探头悬置其中，以尽量减少对眼球的压力。眼球破裂的超声表现包括巩膜屈曲、眼球形状异常和前房受压（图 39.10；视频 39.10）[22]。如果超声发现眼球破裂，应立即停止检查并立即请眼科医师会诊。

视神经鞘直径

与外周神经系统不同，视神经作为大脑的延伸被认为是中枢神经系统的一部分。视神经鞘包绕视神经，由 3 层脑膜组成。视神经周围的蛛网膜下腔与大脑和脊髓的蛛网膜下腔相通，脑脊液在三者中循环。增高

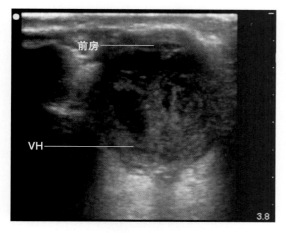

图 39.10　眼球破裂。图中眼球破裂表现为光滑球形结构缺失伴前房塌陷以及玻璃体积血(VH)

的颅内压会通过脑脊液传递到视神经鞘,并导致视神经鞘扩张。而视神经鞘直径可以通过眼部超声测量。通过对比颅内压测量值或 CT 提示的颅内压增高,越来越多的文献证实神经鞘直径增大与颅内压升高密切相关[23,24]。

　　为了准确测量视神经鞘直径,必须在其纵切面的轴心部位测量。视神经鞘边界需显示清晰,并彼此平行。因视神经由眼球后极的内下方进入,所以视神经的理想视图会偏离前房、虹膜和晶状体的轴线。离轴成像会导致视神经鞘直径的测量误差,因此必须在其纵切面的轴心部位测量。由于视神经鞘中蛛网膜下腔对脑脊液压力变化的反应并不均一,变化最明显的区域位于视神经-视网膜交界处后 3mm[25],所以应在此处进行视神经鞘直径测量。首先,在横切面测量视网膜后 3mm 处视神经鞘的宽度,然后将探头旋转 90°,在矢状面(垂直于前一测量平面)测量视神经鞘直径(图 39.11)。重复上述步骤,获取对侧眼视神经鞘直径的横切面和矢状面轴心部的测量值,取这 4 次测量值的平均值为最终结果。任何导致颅内压升高的颅内病变都同样影响双侧视神经鞘的直径。单侧视神经鞘直径增宽,提示单侧病变,如视神经炎或压迫性视神经病变。视乳头水肿也可表现为视神经盘膨出视网膜并突向玻璃体(图 39.12)[22]。

　　与颅内压增高对应的视神经鞘直径的临界值仍有待商榷。基于对视神经鞘直径超声测量的前期研究[26],很多学者认为在 4 岁以上的患者中,视神经鞘直径大于 5mm 提

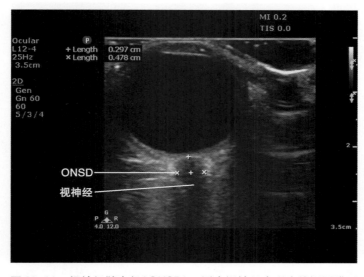

图 39.11　视神经鞘直径(ONSD)。图中视神经表现为从视网膜逐渐向后延伸的低回声管状结构。测量视神经鞘直径的位置应在视神经与视网膜交界处后 3mm 处。测量该患者视神经鞘直径为 4.78mm(正常值:<5mm)

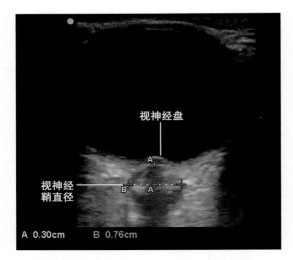

图 39.12　视神经鞘扩张和视乳头水肿。 因颅高压导致视神经鞘明显扩张,直径 7.6mm。视乳头水肿表现为视神经盘凸入视网膜

示颅内压增高。最近两项 Meta 分析汇总了 6 项研究,评估了视神经鞘直径与高颅压(大于 20mmHg)的相关性,显示其敏感性为 87%~90%、特异性为 79%~85%;然而在这些研究中,异常视神经鞘直径的临界值在 5.0~5.9mm 之间,一半以上的研究使用临界

值 ≥5.7mm[24,27]。当异常视神经鞘直径的临界值从 5.0mm 增加到 5.9mm 时,其对应高颅压的敏感性降低,而特异性增加。根据目前的文献,视神经鞘直径测量可能更适用于高颅压的排除,而不是高颅压的诊断。因此,建议在临床怀疑高颅压时,使用视神经鞘直径大于 5mm 作为异常值。特别是在资源有限的情况下,或为了减少不必要的头部影像学检查,对那些易导致颅内压增高的疾病,视神经鞘直径可作为一项筛查指标,如结核性脑膜炎、急性高山病或特发性颅内高压[28-30]。

视网膜中央动脉和静脉闭塞

视网膜中央动脉或静脉闭塞表现为急性、无痛性视力缺失。视网膜动脉和静脉被包裹在视神经的中央,可在视神经进入眼球后极的入口处应用彩色多普勒进行探查(视频 39.11)。双向血流的存在表明两个血管都通畅,脉冲多普勒波形可用于确认动脉和静脉(图 39.13)。彩色血流或波形的缺失提示血管闭塞或缺血(视频 39.12)[31]。

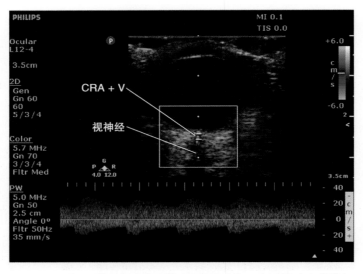

图 39.13　视网膜中央动脉和静脉(CRA+V)。 应用脉冲多普勒超声对视网膜中央动脉和静脉血流进行评估

要点和误区

- 微小的异物和轻微的视网膜脱离可能难以识别。将增益增加到较高水平,然后缓慢降低增益可以提高这些病理情况的检出率。
- 凝胶量不足是造成图像模糊和伪像的常见原因。眼睑是弯曲的,需要大量的凝胶以保持探头与眼睑接触的紧密度。使用大量的凝胶可改善眼部超声的可视化程度,并最大限度地减小眼部所受压力。
- 眼部超声的伪像可能被误认为眼部病理改变。通过晶状体的混响伪像通常在后室出现。调整探头的角度并降低增益可以帮助鉴别伪像与真实的病理改变。如果可疑的异常表现在不同角度和不同增益的多切面中持续存在,那它很可能是病理改变。
- 在测量视神经鞘直径时,一个小的误差即可产生截然相反的结论。对于排除成人颅内压升高,视神经鞘直径小于 5mm 是一个安全的临界值。而视神经鞘直径大于 5mm 应视为异常,需结合临床情况进一步检查。

病例 39.1

病情介绍

62 岁男性,高血压,高血脂和近视病史,因"左眼无痛性失明 12 小时"就诊于急诊科。诉看到"黑幕降下"并左眼上视野消失。两天前出现闪光感和"飞蚊症"并视物模糊。检查发现使用矫正眼镜的右眼视力为 20/30,而左眼视力为 20/200。且存在左眼上鼻侧的视野缺损(30% 缺损)。瞳孔反射和裂隙灯检查正常。检眼镜检查正常。鉴别诊断包括视网膜脱离,玻璃体后脱离,视网膜中央动脉闭塞或分支闭塞以及视网膜中央静脉闭塞。进而行床旁眼部超声检查。

超声发现

高回声视网膜与眼球后壁分离,出现了一层厚的折叠膜,与视网膜脱离相一致(视频 39.13)。脱离的视网膜呈 V 形或漏斗形。将探头从下到上倾斜探查,发现视网膜仍然附着在视神经入口处。视网膜的暂时性脱离,提示黄斑受累。彩色多普勒在视神经进入眼球后上方的位置探查,发现视网膜中央动脉和静脉位于视神经中心。并可见视网膜中央动脉和静脉的正常双向血流(视频 39.14)。

病例解析

请眼科医师会诊,扩瞳后行间接检眼镜检查,发现一较大的孔源性视网膜脱离,涉及黄斑且存在视网膜撕裂。患者转入眼科接受手术修复治疗。

视网膜脱离和玻璃体后脱离是急性无痛性视力缺失的常见原因,通常直接检眼镜检查难以发现,但应用床旁眼部超声很容易被诊断。视网膜脱离不跨越视神经或超越睫状体,因为视网膜分别在视神经入口处后部和睫状体的锯齿缘侧前外侧,与脉络膜相连。

病例 39.2

病情介绍

27 岁男性,因酒吧打架后出现双眼疼痛,急诊就诊。患者被拳脚伤及面部,并被用台球杆击打。诉双侧眼部肿胀(右>左)致难以睁开双眼,并担心视力受损。体检发现:左眼沿眶下缘有触痛,伴有中度眼周水肿及瘀斑。右眼周水肿明显伴瘀斑。因肿胀影响,只在缝隙范围观察到结膜。右侧结膜呈鲜红色考虑有出血,左侧结膜正常。

超声发现

床旁眼部超声检查发现右眼失去了正常的球形轮廓,符合创伤性眼球破裂表现。在后室可见明显的玻璃体积血(视频 39.15)。因发现眼球破裂,及时停止了对右眼的进一步超声探查。

左眼的超声探查正常,且在横切面和矢状面上观察 4 个方向眼球运动均正常(视频 39.16 和视频 39.17)。左瞳孔对照射在闭合眼睑上的光

病例 39.2(续)

线可以产生收缩反应。通过将探头横向放置在眼眶下缘，并使探头向上倾斜，至几乎平放，即可获得此视图。将光照射到对侧眼也会产生瞳孔收缩（视频 39.18 和视频 39.19）。正常的瞳孔收缩可排除传入器受损，此损伤多发生于外伤性视神经病变。同样，也可以排除传出器受损，此见于外伤性虹膜括约肌损伤和外伤性虹膜炎。

病例解析

面部和眼眶计算机断层扫描（CT）提示眼球破裂并多发面部骨折，包括无眼外肌肉包裹的眶底骨折。请耳鼻喉科、口腔颌面外科、眼科会诊。患者被收入院急诊手术修复破裂的眼球。

床旁眼部超声适用于评估创伤性眼损伤，特别是眶周水肿致眼睑张开困难的患者，眼球破裂的征象包括眼球正常球形结构不对称、巩膜屈曲、前房扁平或受压。如果超声发现眼球破裂征象，应停止检查，以尽量减少对探头眼球的施压。

病例 39.3

病情介绍

24 岁女性，因阵发性视力缺失 1 周，每次 1~2 分钟，每天发作 3~4 次，急诊就诊；既往多囊卵巢综合征和高血压病史。系统回顾发现，近一月有间歇性、轻中度搏动性头痛，服用氨基苯酚或布洛芬可缓解。她否认畏光，呕吐等其他神经系统疾病。生命征主要异常为高血压 148/92mmHg，眼部体格检查未见明显异常。因检眼镜检查可视效果不理想，进而行床旁眼部超声检查。

超声发现

床旁眼部超声检查发现视乳头水肿、视神经鞘直径扩张（图 39.14）：视乳头表现为突入后室的平滑拱形高回声隆起。视神经鞘直径显著扩张（7.6mm）。

病例解析

该病例的鉴别诊断包括一过性黑矇、偏头痛、特发性颅内高压、硬脑膜窦血栓形成和可逆性后部脑病综合征。结合病史和眼部超声检查结果可诊断为特发性颅内高压。除了视乳头的眼内突出现象外，CT、磁共振成像和脑部磁共振静脉造影均无异常。腰椎穿刺测压为 46cmH$_2$O。引流脑脊液 30mL，颅内压降至 22cmH$_2$O，患者诉头痛好转，并予以乙酰唑胺 250mg 每日 4 次口服，出院至神经科随访。

床旁眼部超声检查可指导视力障碍患者的初步分类。因视神经鞘内的脑脊液与中枢神经系统相通，可通过视神经探查发现颅内压增高的征象。视神经盘隆起（视乳头水肿）和视神经鞘直径大于 5mm 都是颅内压增高的超声表现。

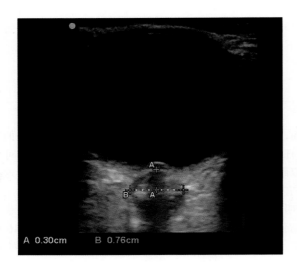

A 0.30cm　　B 0.76cm

图 39.14　视乳头水肿和视神经鞘扩张。 图中视乳头水肿表现为视神经盘凸入视网膜。视神经鞘明显扩张，直径 7.6mm

病例 39.4

病情介绍

　　37 岁男性,因被棒球击中头部后出现急性右眼疼痛伴视力障碍就诊于急诊科。诉伤后立即出现右眼剧痛,伴"飞蚊症"且视力迅速缺失。查体可见眶周瘀斑、结膜下出血和右瞳孔畸形,眼外肌肉未受损伤。视力检查仅有光感。眼压计测量右眼压为 26mmHg,左眼压为 18mmHg。对其进行床旁眼部超声检查。

超声发现

　　眼部超声发现晶状体后脱位以及玻璃体积血(视频 39.20)。玻璃体积血表现为漂浮于后室内的高回声混杂影与分层结构。晶状体后脱位表现为紧靠后室的高回声透镜结构。

病例解析

　　患者被诊断为晶状体后脱位和玻璃体积血。面部及眼眶 CT 平扫并未发现其他损伤。眼压计测量眼压为 32mmHg,与继发性青光眼表现一致。请眼科会诊,给予局部对症治疗,并最终实施手术治疗。

　　急性创伤导致的晶状体脱位或异位较为少见。晶状体的前或后位移导致眼球的肿胀进而使悬韧带完全或部分断裂。晶状体脱位的非创伤性原因包括结缔组织疾病(Marfan 综合征、Ehlers-Danlos 综合征)、高同型半胱氨酸血症、假剥脱综合征、炎症(葡萄膜炎)和术后并发症。

复习题

1. 眼睛前房的后壁由以下哪个结构组成?

　　A. 虹膜

　　B. 晶状体后缘

　　C. 角膜

　　D. 玻璃体

　　答案:A。前房的前壁由角膜构成;后壁由虹膜和晶状体的前缘构成。

2. 54 岁、男性,患有糖尿病、高血压、周围血管疾病,既往卒中病史但未遗留后遗症,因急性持续性右眼视力障碍 27 小时就诊于急诊科。下列哪一种导致视力障碍的原因不能被眼部超声发现?

　　A. 视网膜中央动脉阻塞

　　B. 视网膜中央静脉阻塞

　　C. 视网膜脱离

　　D. 大脑后动脉卒中

　　E. 玻璃体积血

　　答案:D。眼部超声是评价无痛性视力缺失的一种很好的诊断方法,可以快速鉴别视力缺失的几种主要疾病。使用彩色血流和频谱多普勒超声可获得视网膜中央动脉阻塞或视网膜中央静脉阻塞的证据。视网膜脱离、玻璃体后脱离、脉络膜脱离或玻璃体积血可在后室的标准二维(B模)成像上看到。在上面列出的选项中,只有大脑后动脉卒中的皮层视觉障碍不会被眼部超声检测到。其他可能无法在眼部超声上显示的急性无痛性视力缺失的病因包括视网膜分支动脉阻塞和视网膜分支静脉阻塞。

3. 问题 2 中患者的眼部超声检查视频(视频39.21)。该患者诉,在视力缺失前的几个小时内出现了"飞蚊症"。视频中出现的以下哪项病理表现是此患者的视力受损原因?

　　A. 玻璃体积血

　　B. 视网膜脱离

　　C. 脉络膜脱离

　　D. 玻璃体后脱离

　　答:B。超声显示,视网膜脱离为厚的高回声膜状结构,在眼球后室中可见多个褶皱,随眼球运动而移动。通过观察其是否与视神经旁脉络膜后部相连,以及是否与睫状体锯齿缘前部相连;以此将视网膜脱离与玻璃体后脱离相鉴别。因此,玻璃体后脱离可能累及视神经,而视网膜脱离则不会。脉络膜脱离的特征在于其平滑的凸面外形,且不会随眼球运动而移动。

4. 一名 19 岁男子在遭受直接眼外伤后出现急性单侧眼痛和视力障碍。眼部超声检查不能发现以下哪些眼外伤并发症?

 A. 眼球破裂

 B. 视网膜脱离

 C. 角膜擦伤

 D. 前房积血

 E. 眼球运动功能障碍

答案:C。创伤性视力缺失的鉴别诊断包括角膜擦伤、前房积血、创伤性虹膜炎、晶状体脱位、异物、视网膜脱离、玻璃体积血、创伤性视神经病变、急性黄斑病变和眼球破裂。眼部超声可以作为评估创伤情况的有用工具,以评估瞳孔功能、眼外肌功能、晶状体位置和眼球异常,并可获取颅内压升高的证据。上面列出的所有情况都可以通过眼部超声诊断,除了角膜擦伤。

5. 34 岁、男性。因在斗殴中伤及左眼急诊就诊。患者的眼睑肿胀明显,导致难以睁眼。通过眼部超声对其瞳孔反射和眼外肌进行检查,可以有以下哪些发现(视频 39.22 和视频 39.23)?

 A. 瞳孔反射异常,有眼球嵌压

 B. 瞳孔反射正常,有眼球嵌压

 C. 瞳孔反射异常,没有眼球嵌压

 D. 瞳孔反射正常,没有眼球嵌压

答:D。对眼周严重肿胀的患者,如果担心眼球受压,眼部超声可用于评估眼球运动功能;如果担心创伤性视神经损伤,则可进行瞳孔反射检查。在眼球运动期间也应评估晶状体和眼球有无异常,并始终将双眼的健侧与患侧在横切面和矢状面两个切面下进行比对。该患者瞳孔反射(视频 39.22)和眼球运动(视频 39.23)均正常,且无其他异常发现。

6. 以下哪项是测量视神经鞘直径的正确位置?

 A. 视神经鞘与视网膜交界处

 B. 视神经鞘与视网膜交界处后 1mm

 C. 视神经鞘与视网膜交界处后 3mm

 D. 视神经鞘与视网膜交界处后 5mm

答案:C。视神经鞘内的蛛网膜下腔并非均匀扩张。颅内压升高导致蛛网膜下腔内脑脊液增多,此效应在视神经与视网膜交界处后 3mm 表现最为明显。视神经鞘直径应在横切面和矢状面分别测量,并与对侧的测量结果相比对。对于临床怀疑颅内压升高的患者,视神经鞘直径大于 5mm 应考虑是异常的。

参考文献

1. Blaivas M, Theodoro D, Sierzenski P. A study of bedside ocular ultrasonography in the emergency department. *Acad Emerg Med.* 2002;9:791-799.

2. Shinar Z, Chan L, Orlinsky M. Use of ocular ultrasound for the evaluation of retinal detachment. *J Emerg Med.* 2011;40(1):53-57.

3. Yoonessi R, Hussain A, Jang TB. Bedside ocular ultrasound for the detection of retinal detachment in the emergency department. *Acad Emerg Med.* 2010;17(9):913-917.

4. Potgieter DW, Kippin A, Ngu F, McKean C. Can accurate ultrasonographic measurement of the optic nerve sheath diameter (a non-invasive measure of intracranial pressure) be taught to novice operators in a single training session? *Anaesth Intensive Care.* 2011;39(1):95-100.

5. Park DJ, Karesh JW. Topographic anatomy of the eye: an overview. In: Tasman W, Jaeger EA, eds. *Duane's Ophthalmology.* Philadelphia, PA: Lippincott Wiliams & Wilkins; 2012.

6. Roth KR, Gafni-Pappas G. Unique method of ocular ultrasound using transparent dressings. *J Emerg Med.* 2011;40(6):658-660.

7. Silverman RH, Lizzi FL, Ursea BG, et al. Safety levels for exposure of cornea and lens to very high-frequency ultrasound. *J Ultrasound Med.* 2001;20(9):979-986.

8. Nelson TR, Fowlkes JB, Abramowicz JS, Church CC. Ultrasound biosafety considerations for the practicing sonographer and sonologist. *J Ultrasound Med.* 2009;28(2):139-150.

9. Harries A, Shah S, Teismann N, Price D, Nagdev A. Ultrasound assessment of extraocular movements and pupillary light reflex in ocular trauma. *Am J Emerg Med.* 2010;28(8):956-959.

10. Eken C, Yuruktumen A, Yildiz G. Ultrasound diagnosis of traumatic lens dislocation. *J Emerg Med.* 2013;44(1):e109-e110.

11. Kwong JS, Munk PL, Lin DT, et al. Real-time sonography in ocular trauma. *AJR Am J Roentge-*

nol. 1992;158(1):179–182.

12. Leo M, Carmody K. Sonography assessment of acute ocular pathology. *Ultrasound Clin.* 2011;6(2):227–234.

13. D'Amico DJ. Primary retinal detachment. *N Engl J Med.* 2008;359:2346–2354.

14. Teismann N, Shah S, Nagdev A. Focus on: ultrasound for acute retinal detachment. *ACEP News.* 2009;28(5):12–13.

15. DiBernardo C, Greenberg EF. *Ophthalmic Ultrasound: A Diagnostic Atlas.* 2nd ed. New York, NY: Thieme; 2007.

16. Shiver SA, Lyon M, Blaivas M. Detection of metallic ocular foreign bodies with handheld sonography in a porcine model. *J Ultrasound Med.* 2005;24(10):1341–1346.

17. Imran S, Amin S, Daula MIH. Imaging in ocular trauma optimizing the use of ultrasound and computerised tomography. *Pak J Ophthalmol.* 2011;27(3):146–151.

18. Zacks DN, Hart L, Young LH. Ultrasonography in the traumatized eye: intraocular foreign body versus artifact. *Int Ophthalmol Clin.* 2002;42(3):121–128.

19. Kramer M, Hart L, Miller JW. Ultrasonography in the management of penetrating ocular trauma. *Int Ophthalmol Clin.* 1995;35(1):181–192.

20. Wu TS, Dommer P, Pearson TC. Images in emergency medicine. Woman with right eye pain and swelling. Partial globe rupture. *Ann Emerg Med.* 2011;57(6):703–708.

21. Chandra A, Mastrovitch T, Ladner H, et al. The utility of bedside ultrasound in the detection of a ruptured globe in a porcine model. *West J Emerg Med.* 2009;10(4):263–266.

22. Stone MB. Ultrasound diagnosis of papilledema and increased intracranial pressure in pseudotumor cerebri. *Am J Emerg Med.* 2009;27(3):376.e1–376.e2.

23. Tayal VS, Neulander M, Norton HJ, et al. Emergency department sonographic measurement of optic nerve sheath diameter to detect findings of increased intracranial pressure in adult head injury patients. *Ann Emerg Med.* 2007;49(4):508–514.

24. Moretti R, Pizzi B. Ultrasonography of the optic nerve in neurocritically ill patients. *Acta Anaesthesiol Scand.* 2011;55(6):644–652.

25. Hansen HC, Helmke K. The subarachnoid space surrounding the optic nerves. An ultrasound study of the optic nerve sheath. *Surg Radiol Anat.* 1996;18(4):323–328.

26. Helmke K, Hansen HC. Fundamentals of transorbital sonographic evaluation of optic nerve sheath expansion under intracranial hypertension. II. Patient study. *Pediatr Radiol.* 1996;26:706–710.

27. Dubourg J, Javouhey E, Geeraerts T, Messerer M, Kassai B. Ultrasonography of optic nerve sheath diameter for detection of raised intracranial pressure: a systematic review and meta-analysis. *Intensive Care Med.* 2011;37(7):1059–1068.

28. Sangani SV, Parikh S. Can sonographic measurement of optic nerve sheath diameter be used to detect raised intracranial pressure in patients with tuberculous meningitis? A prospective observational study. *Indian J Radiol Imaging.* 2015;25(2):173–176.

29. Lochner P, Falla M, Brigo F, Pohl M, Strapazzon G. Ultrasonography of the optic nerve sheath diameter for diagnosis and monitoring of acute mountain sickness: a systematic review. *High Alt Med Biol.* 2015;16(3):195–203.

30. del Saz-Saucedo P, Redondo-González O, Mateu-Mateu Á, et al. Sonographic assessment of the optic nerve sheath diameter in the diagnosis of idiopathic intracranial hypertension. *J Neurol Sci.* 2016;361:122–127.

31. Tranquart F, Bergès O, Koskas P, et al. Color doppler imaging of orbital vessels: personal experience and literature review. *J Clin Ultrasound.* 2003;31(5):258–273.

第 40 章

甲状腺

Sara Ahmadi ■ Stephanie Fish

王睿 译 ■ 胡英英 校

关键点

- 甲状腺超声是评估甲状腺结节的首选方式。在进行计算机断层扫描(CT)、磁共振成像(MRI)或正电子发射断层扫描(PET)检查时偶然发现的结节应通过甲状腺超声进一步评估。
- 超声检查甲状腺结节时,如发现以下可疑征象——结节低回声、边缘不规则或浸润、微钙化、结节外形"纵横比"大于1,或结节腺体外生长,那么结节恶性风险大大提高。
- 超声引导细针吸取活检是一种安全的方法,并发症少,是明确评估甲状腺结节的首选方法。

背景

甲状腺结节是正常甲状腺实质内的一种离散型病变。随着颈部超声和其他成像方法的广泛使用,甲状腺结节的诊断率越来越高。

甲状腺结节很常见,但很少有恶性的甲状腺结节。在碘摄取量充足的国家,通过触诊诊断的甲状腺结节在女性人群的患病率为5%,在男性人群的患病率为1%[1]。而通过高分辨力超声诊断的甲状腺结节在随机选择人群中的患病率高达19%~67%[1]。

人们普遍认为超声引导细针吸取活检(fine-needle aspiration, FNA)是一种符合甲状腺结节活检标准的首选诊断方法。与触诊引导细针穿刺相比,超声引导细针穿刺能够提高获得足够活检标本的概率,同时也降低了假阴性结果的出现概率。

在确定哪些结节应进行 FNA 时应考虑以下几个因素:结节大小、超声表现及高危病史。高分辨力甲状腺超声是诊断甲状腺结节的首选方法。美国甲状腺协会(American Thyroid Association, ATA)建议所有甲状腺结节的患者都应该进行甲状腺超声检查。甲状腺结节的超声检查需要包括以下几个方面:回声特点、结构、血流情况、钙化、边缘、形状,以及是否存在可疑的颈淋巴结。

正常解剖

甲状腺是位于颈前方中部,环状软骨下方的囊状器官,它由左右两个侧叶,以及连接两个侧叶的峡部组成。胸锁乳突肌和颈动脉鞘位于甲状腺的外侧;3 条带状肌肉(胸骨舌骨肌、胸骨甲状肌和肩胛舌骨肌)位于甲状腺的前方;气管通常位于甲状腺峡部后方,并被甲状腺左右两叶包绕;颈长肌位于甲状腺左右两叶的后方;食管在气管附近,位于甲状腺左叶后方。吞咽时食管出现蠕动,这有助于区分食管和甲状腺结节(图40.1)。

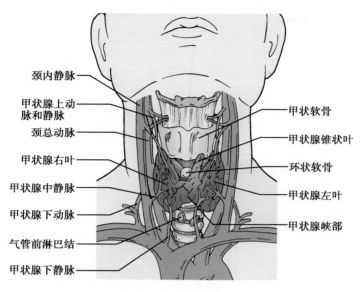

颈内静脉

甲状腺上动脉和静脉

颈总动脉

甲状腺右叶

甲状腺中静脉

甲状腺下动脉

气管前淋巴结

甲状腺下静脉

甲状软骨

甲状腺锥状叶

环状软骨

甲状腺左叶

甲状腺峡部

图 40.1　甲状腺解剖

图像采集

应使用高频线阵探头采集甲状腺图像,并且应在横切面和纵切面两个切面进行采集(图40.2)。高频线阵探头能够为颈部浅表结构,包括甲状腺、淋巴结和血管,提供分辨力出色的纵切面和横切面图片。尽管如此,当需要探查的结构位于病态肥胖患者的颈部深处,或需要探查的患者存在大型多结节性甲状腺肿大时,则可能需要使用低频探头。甲状腺叶和甲状腺结节应从3个维度进行测量:深度(前后)、宽度(横向)和长度(上下)。甲状腺的深度和宽度应在横切面上采集图像测量,深度为前后最大距离,宽度为甲状腺叶内侧缘到外侧缘的距离。正常甲状腺在前后(深度)和横向(宽度)方面的尺寸为2cm×2cm或更小。甲状腺的长度应在纵切面采集图像测量,其长度为甲状腺叶头端到尾端的距离,通常为4.5~5.5cm(图40.3)[6]。

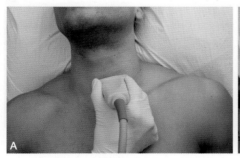
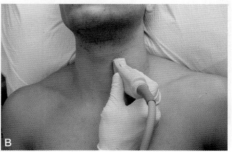

图 40.2　探头位置。超声探头置于颈部以获取甲状腺横断面(A)和矢状面(B)图像。

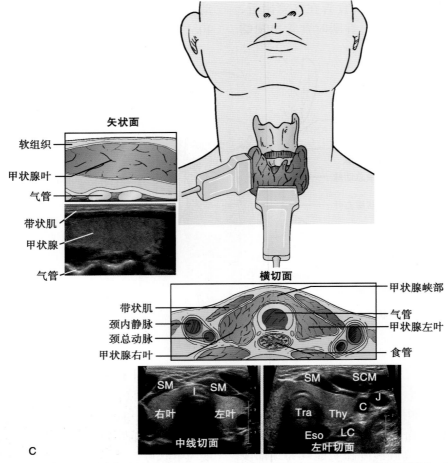

图 40.2（续）　（C）甲状腺的横断面解剖。甲状腺的横断面和矢状面的断面解剖图。颈内静脉和颈总动脉位于甲状腺的后外侧。C，颈总动脉；Eso，食管；I，甲状腺峡部；J，颈内静脉；LC，颈长肌；SCM，胸锁乳突肌；SM，带状肌；Thy，甲状腺；Tra，气管

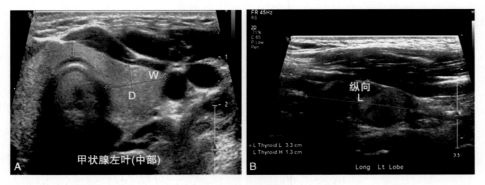

图 40.3　正常甲状腺图像。（A）在短轴切面上测量甲状腺叶深度（前后）和宽度（横向）。（B）在长轴切面上测量甲状腺叶长度（上下）。D，深度；L，长度；W，宽度

图像分析

甲状腺炎

与周围的带状肌群相比,正常的甲状腺实质呈高回声,且回声均匀(图 40.4)。

患有弥漫性自身免疫性甲状腺疾病(如桥本甲状腺炎)的患者,其甲状腺超声特征会出现改变[6]。桥本甲状腺炎可导致甲状腺实质出现异质性回声——斑片状的低回声和高回声[7]。甲状腺的大小可以正常、增大或较小,其血管分布在不同阶段会发生不同变化。超声检查结果显示出潜在的组织学变化,主要是淋巴细胞和纤维化引起的腺体弥漫性浸润(图 40.4)。

甲状腺结节

在评价甲状腺结节时应描述以下特征:结节的三维尺寸、结节位置、回声性质(等回声、低回声或高回声)、结构(实性、囊性、混合型、海绵状)、边缘(清晰、不规则或浸润)、有无钙化及钙化类型(微钙化、大钙化或蛋壳样钙化),以及血流分布(无血流信号,结节外或结节内血流信号)和形状(圆形、条形)。如下所述,对甲状腺癌具有最高特异性的超声特征是微钙化,边缘不规则和结节呈条形。

回声强度

结节的回声强度是指甲状腺结节相较于正常甲状腺实质的亮度。根据亮度的不同,结节被描述为等回声(与周围的甲状腺组织具有相同亮度)、低回声(比周围的甲状腺组织亮度低)或高回声(比周围的甲状腺组织亮度高)(图 40.5)。低回声结节恶性风险增加[8,9],但是,有 50% 的良性结节表现为低回声,因此低回声并非判断结节良恶性的特异性指标[10]。

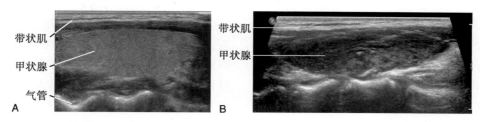

图 40.4 桥本甲状腺炎。正常甲状腺回声为均质、毛玻璃样回声(A)。桥本甲状腺炎患者甲状腺内部高回声和低回声混杂。淋巴细胞浸润使得其组织回声变得更低(B)

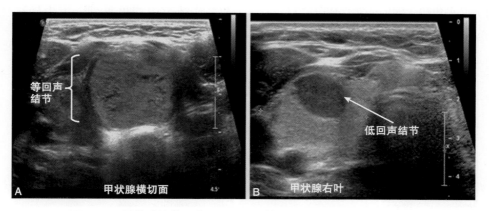

图 40.5 甲状腺结节回声强度。(A)等回声结节。(B)低回声结节

结构

　　超声评估甲状腺结节时,需要重点关注其结构。单纯性的囊肿表现为无回声区,其后方会伴随出现回声增强效应。单纯囊肿常常是良性的,不需要使用 FNA 进行进一步评估[11]。胶样囊肿通常包含彗星尾样的伪影,这是一种内部混响,经验不足的超声医师可能会将其误认为是微钙化(图 40.6)。

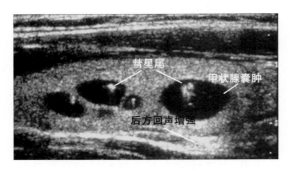

图 40.6　彗星尾样伪影。良性胶样囊肿表现为彗星尾样的伪影和囊肿后方回声增强

　　多发微囊性成分占比超过 50% 的结节被定义为海绵状结节。这种海绵状外观是良性结节的高度特异性标志[10-12]。有些结节在囊性成分内部含有偏心的固体成分,为部分囊性结节(图 40.7)。当对主要成分为囊性的结节进行 FNA 取样时,由于所采样本内包含无血管碎片和纤维化组织而非滤泡细胞,因此无诊断意义样本比率会增加。操作者进行 FNA 采样时务必采集包含滤泡的实性成分[12]。

　　绝大多数甲状腺癌是实性结节。在一项针对手术切除的恶性甲状腺结节研究中,Henrichsen 等发现,360 例经手术切除的恶性甲状腺结节中,88.3% 为实性结节——最小囊性化结节(囊性变小于 5%),9.2% 为部分囊性结节(结节 6%~50% 发生了囊性改变),2.5% 为最大囊性化结节(结节 50% 以上发生了囊性改变)。占比 2.5% 的这部分恶性结节(共 9 例),除了表现为囊性改变大于 50% 之外,都还有其他可疑超声表现,包括附壁结节、微钙化、血供增加或囊性部分周围有不规则的厚壁围绕[13]。

边缘

　　结节边缘可以是光滑的、轮廓分明的或不规则的,应该使用超声仔细地评估。结节边缘呈毛刺状或结节不规则与恶性肿瘤的风险增加相关[10]。

钙化

　　几乎三分之一的甲状腺结节可见钙化现象。甲状腺结节中的钙化可表现为不伴声影的微钙化(小于 1mm)、环形钙化(蛋壳样钙化)或其后伴有声影的粗大钙化灶(大于 2mm,图 40.8)。微钙化与结节恶性风险增加有关,因为它们常常以砂粒体的形式出现在甲状腺乳头状癌中。粗大钙化灶通常是甲状腺结节内变性和坏死的结果,在良性和恶性结节中均可见到。蛋壳样钙化可见

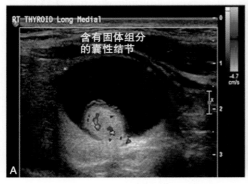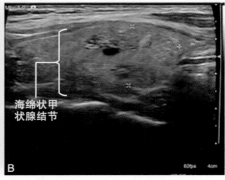

图 40.7　囊性结节。含有固体组分的囊性结节(A)和海绵状甲状腺结节(B)

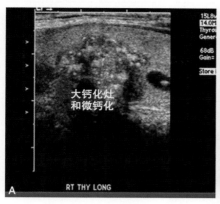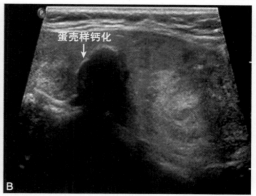

图 40.8　甲状腺钙化。(A)大钙化灶和微钙化。(B)蛋壳样钙化伴声影

于恶性和良性结节[14]。然而,蛋壳样钙化中断伴随钙化周围出现软组织轮廓是令人不安的超声发现[15]。

血流信号

结节内的血流信号可使用彩色或能量多普勒测定。甲状腺结节的血供可以分为 3 个等级:0 型(无血流信号)、Ⅰ 型(周围血流信号)和 Ⅱ 型(内部血流信号)(图 40.9)。两项针对大量滤泡性甲状腺癌的研究表明结节内血流与恶性肿瘤有关[16,17]。但是,在一项甲状腺乳头状癌占比 98% 的癌症研究中发现,结节内血流并不能作为恶性肿瘤的独立预测因子[18]。

形状

甲状腺结节的形状可以通过超声评估。一项研究表明,结节呈球形与恶性肿瘤的风险增加有关[19]。Cappelli 等报道,前后径与横径之比大于 1 与恶性肿瘤的风险增加有关[20]。通常,专家们认为"纵横比"大于 1.0 的甲状腺结节具有更高的恶性风险。

总而言之,借助超声可以对甲状腺结节进行最好的描述,某些特定的超声发现与恶性肿瘤的风险增加有关。甲状腺结节的超声检查所见对于确定哪些结节需要通过 FNA 进行进一步评估非常重要。

2015 年 ATA 指南根据甲状腺结节的超声表现将其分为 5 类[21](表 40.1):高度可疑恶性(图 40.10)、中度可疑恶性(图 40.11)、低度可疑恶性(图 40.12)、极低度可疑恶性(图 40.13)和良性(图 40.14)。

没有可疑的颈部淋巴结肿大的情况下,ATA 建议将 FNA 用于 ≥1cm 的高度和中度可疑恶性结节,≥1.5cm 的低度可疑恶性结节,≥2cm 的极低度可疑恶性结节。

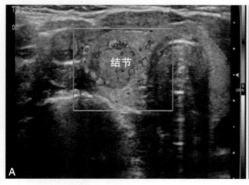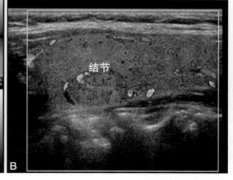

图 40.9　甲状腺结节血流。(A)外周血管(短轴切面)。(B)结节内血管(长轴切面)

表 40.1　甲状腺结节的超声分类

超声类型	超声特征	恶性程度	FNA 截点
高度可疑恶性	实性低回声结节或部分囊性结节的实性低回声部分,伴有一个或多个其他可疑超声特征:边缘不规则,纵横比大于 1,蛋壳样钙化中断,软组织突出或甲状腺外扩张	>70% ~ 90%	≥1cm
中度可疑恶性	低回声实性结节,边缘光滑,无其他可疑超声特征	10% ~ 20%	≥1cm
低度可疑恶性	等回声或高回声实性结节或带有偏心实心区域的部分囊性结节,无其他可疑超声特征	5% ~ 10%	≥1.5cm
极低度可疑恶性	海绵状或部分囊性结节,无其他可疑超声特征	<3%	≥2cm 对比观察
良性	纯囊性结节	<1%	无需活检

FNA,细针吸取活检。

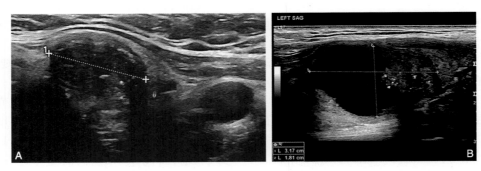

图 40.10　高度可疑恶性甲状腺结节。边缘不规则和微钙化的实体低回声结节(A)和具有微钙化的部分囊性结节的实性低回声成分(B)均被认为是高度可疑恶性结节

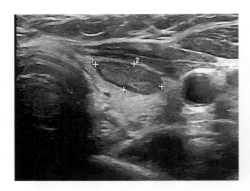

图 40.11　中度可疑恶性甲状腺结节。低回声实心结节,边界过渡平滑,没有其他可疑发现

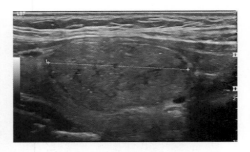

图 40.12　低度可疑恶性甲状腺结节。等回声实心结节或含有实心成分的囊性结节(图 40.7),没有其他可疑发现,这样的结节被认为低度可疑恶性

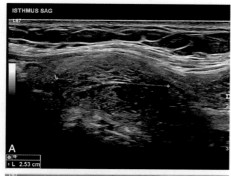

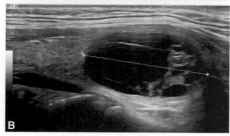

图 40.13　极低度可疑恶性甲状腺结节。海绵状结节（A）或者部分囊性结节（B）不伴有其他可疑超声发现被认为是极低度可疑恶性结节

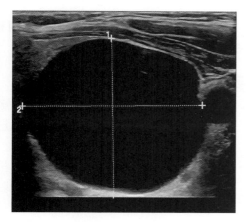

图 40.14　良性甲状腺结节。没有实性成分的囊性结节被认为是良性结节

表 40.1 中描述的可疑超声检查结果通常见于甲状腺乳头状癌,甲状腺乳头状癌占甲状腺恶性肿瘤 70%（图 40.15）。滤泡性肿瘤较少见,通常不表现出典型的恶性超声特征。Jeh 等报道,65.2% 的滤泡性肿瘤是等回声的,而 72.7% 外观呈卵圆形[22]。Hurthle 细胞肿瘤和甲状腺乳头状癌的滤泡变体可能具有与滤泡性肿瘤相似的声像表现[23,24]。

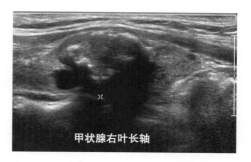

图 40.15　甲状腺乳头状癌。边缘不规则的实性低回声结节中可见伴有声影的大钙化灶,活检证实为甲状腺乳头状癌

甲状腺细针吸取活检

尽管超声检查可以帮助确定哪些甲状腺结节需要进一步检查,超声引导 FNA 是明确诊断甲状腺结节的首选方法。FNA 是一种安全的方法,很少出现并发症。尽管绝大多数患者进行 FNA 是安全的,通常并不推荐给高出血风险的患者。据报道,超声引导 FNA 相关性血肿总发生率低至 1%,并且接受抗凝治疗的患者血肿发生率未见增加。但是,对于正在接受抗凝治疗的患者,超声引导 FNA 应谨慎[25]。

获得患者书面同意后,嘱患者取仰卧位,用卷起的毛巾或枕头放在患者肩下以伸展颈部。将超声仪放置在操作员的视线内。使用 10~14MHz 高频线阵探头,对甲状腺、中央颈部和外侧颈部进行操作前扫描,不放过任何异常,特别是淋巴结病。

用乙醇、碘伏或氯己定进行皮肤消毒。在操作前用消毒湿巾彻底清洁探头。在操作过程中应使用无菌超声凝胶。在用无菌套覆盖超声探头表面之前,先将无菌凝胶涂在探头表面上。建议使用利多卡因喷雾和 1% 利多卡因注射进行局部麻醉。建议使用小号（25~27 号）针头进行细针抽吸活检。较大规格的针头出血的风险更高。超声波探头用非优势手操纵,而针则握在优势手中。

有两种执行甲状腺细针吸取活检的方法:平行（平面内）和垂直（平面外）（图 40.16）。

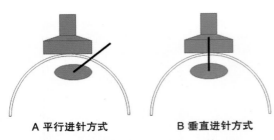

A 平行进针方式   **B 垂直进针方式**

图 40.16 细针吸取技术。活检针以平行（平面内）方式进针（左）和垂直（平面外）方式进针（右）

平行进针

将穿刺针插入探头短边的中心。保持探头稳定，通过将探头和针头保持在同一平面内，从皮肤的插入点到结节跟踪针尖。结节应位于靠近超声屏幕的边缘位置，靠近进针位置（图 40.17）。

垂直进针

使用这种方法时，将结节定位在屏幕的

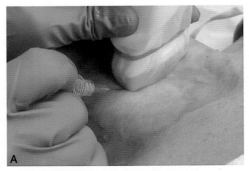

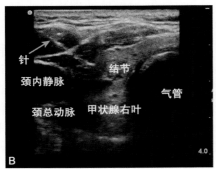

图 40.17 平行（平面内）的方式。进针对甲状腺结节进行细针穿刺检测。使用无菌套包裹探头，沿着探头边缘，从短轴中心将穿刺针刺入（A）。当针进入结节后进行细针抽吸，针显示为横穿软组织的高回声线（B）

中心，将穿刺针沿探头长边中心点穿入。在这种方法中看不到整个针杆，但是可以追踪针尖前进并刺入结节的过程。

采样技术

有两种获取细胞材料的采样技术：细针毛细管采样和细针吸取采样。

对于细针毛细管采样，确认针刺入结节后，在结节内上下多次移动 3～10 秒。甲状腺滤泡细胞通过毛吸作用进入针头。使用此技术，可以将针头安装在 10mL 注射器上，注射器中要有 1 到 3mL 的空气，或者可以单独使用针头。在单独使用细针时，用拇指和中指夹住细针中间处，并在拔出针时将示指尖封住针尾部，然后将针头连接到注射器上，将样本排出到载玻片上。

使用 FNA 技术时，将针头连接到 10mL 注射器上。针头进入结节后，通过抽吸注射器形成负压以获得样品。撤离之前释放负压。

细针毛细管采样和细针吸取采样两种方法得到充足样本的概率几乎相同[26]。

要点和误区

- 使用超声探查甲状腺结节应该在长轴和短轴两个平面进行，仅在一个平面上看到的结节很可能是假结节。
- 当探查病态肥胖患者颈部时，应当适当调整探查深度和频率，以获得清晰的深层结构图像。
- 食管位于甲状腺左叶后方，不要误认为是甲状腺结节。
- 超声诊断甲状腺癌最特异的征象是：微钙化、边缘不规则，纵横比大于1。
- 当甲状腺结节生长进入纵隔时，精确测量甲状腺结节变得很困难，这时需要在锁骨上方施加压力，并下调探头的角度。
- 应检查所有甲状腺结节患者的外侧和中央颈部，以发现可疑的颈部淋巴结肿大。

病例 40.1

病情介绍

一名 33 岁男子，既往无特殊病史，要求对其异常甲状腺功能检测结果做进一步评估。他之前由于疲倦、体重减轻、心悸、腹泻和焦虑曾于初级保健医生处就诊。体检发现他甲状腺肿大、可闻及杂音、心动过速、并且浅反射和手震颤异常明显。血液检测显示游离 T_4 增多，促甲状腺激素受到抑制，符合甲状腺功能亢进表现。甲状腺功能亢进的鉴别诊断包括弥漫性毒性甲状腺肿、甲状腺炎和高功能甲状腺结节（热结节）。患者随后接受了床旁甲状腺超声检查。

超声发现

甲状腺超声检查发现腺体非均质性增大（图 40.18），右叶大小 5.7cm×2.9cm×2.4cm，左叶大小 5.8cm×2.2cm×2.5cm，峡部厚度 7mm，腺体内未见结节。使用彩色多普勒模式，在横切面和纵切面可以观察到，腺体的血流明显增加（图 40.19）。

病例解析

超声检查发现患者甲状腺弥漫性扩大，密度不均，血流增多。超声结果以及临床表现符合弥漫性毒性甲状腺肿（Graves 病）。考虑到他症状严重，在放射碘治疗之前，他接受了甲巯咪唑的治疗。

弥漫性毒性甲状腺肿的甲状腺超声检查表现包括：腺体增大、密度不均和血流增加。彩色多普勒超声观察到甲状腺血流显著增多相当于查体听诊到甲状腺杂音，是弥漫性毒性甲状腺肿的特征表现。

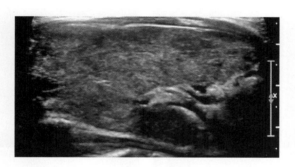

图 40.18　甲状腺的异质性回声。 甲状腺的纵向视图显示腺体肿大，内部回声密度不均，无结节

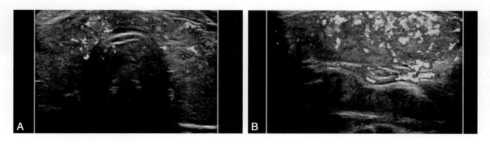

图 40.19　甲状腺血管分布增加。 使用彩色多普勒超声观察，在甲状腺的横切面（A）和纵切面（B）可见血流量显著增加

病例 40.2

病情介绍

一名 72 岁的女性被发现患有甲状腺功能减退和甲状腺增大。她既往患有高血压、高血脂、慢性阻塞性肺疾病、外周血管病等疾病。她有明显的甲状腺功能异常家族史。体检结果显示肥胖（体重指数为 36），甲状腺无痛增大，深部肌腱反射减弱，皮肤干燥。患者随后接受了床旁甲状腺超声检查。

超声发现

甲状腺双叶增大，右叶大小 7.7cm×3.4cm×3.7cm，左叶大小 7.5cm×3.5cm×2.8cm。峡部增厚，厚度为 12mm，无结节。腺体回声不均，无离散的结节（图 40.20），结节内血流没有增加（图 40.21）。

病例解析

超声检查结果显示患者甲状腺增大，密度不均，但不伴有血流增加。超声检查结果和患者的临床症状，符合桥本甲状腺炎。患者甲状腺过氧化物酶抗体增高验证了这个诊断。她接受了甲状腺激素的替代治疗，症状随之缓解。

正常甲状腺实质的超声特征相较于周围的带状肌肉，是密度均匀的、高回声的。桥本甲状腺炎患者甲状腺实质表现为密度不均匀，内有高回声和低回声区域。甲状腺大小可能正常、增大、或减小。根据疾病的持续时间不同还常常有血流的改变。相较于桥本甲状腺炎或者其他类型甲状腺炎，弥漫性毒性甲状腺肿更常见腺体增大伴有血流增多。

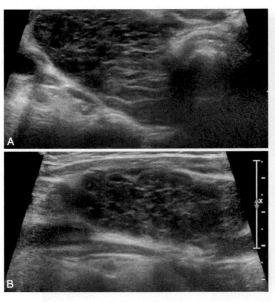

图 40.20　甲状腺异质回声纹理。 甲状腺横切面（A）和纵切面（B）显示右叶肿大，淋巴细胞浸润导致回声不均

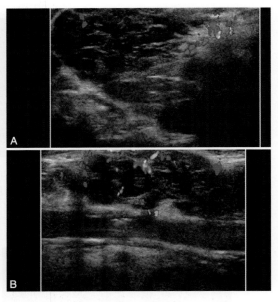

图 40.21　甲状腺血管正常。 甲状腺右叶横切面（A）和纵切面（B）显示血管正常

病例 40.3

病情介绍

一名 55 岁男性患者,既往体健,偶然在 CT 检查时发现甲状腺结节,患者没有甲状腺癌家族史,没有头颈部放射线暴露史,也否认存在吞咽困难和发音障碍。体格检查结果显示他甲状腺右叶有结节,但未见淋巴结异常。他的促甲状腺激素和游离 T_4 水平正常。随后他接受了床边超声检查。

超声发现

超声检查发现甲状腺右叶有一个 1.4cm×1.6cm×2cm 的高度可疑的结节(图 40.22 和图 40.23),同时发现其右侧颈部淋巴结出现异常囊性改变(图 40.24)。

病例解析

患者接受了超声引导细针穿刺淋巴结活检,并被确诊为转移性甲状腺乳头状癌。他被转诊给甲状腺外科医生,并接受了甲状腺全切手术,以及右中央和右外侧颈淋巴结清扫。根据美国甲状腺协会指南,他在术后接受了放射性碘治疗。他开始服用左甲状腺素,并且定期到内分泌科随诊。

甲状腺超声是评价甲状腺结节的首选影像学检查方法。根据超声表现,甲状腺结节可分为高度可疑恶性、中度可疑恶性、低度可疑恶性、极低度可疑恶性或良性结节。超声引导甲状腺结节细针穿刺可由训练有素的医生在床边安全进行,穿刺形成血肿的风险为 1%。

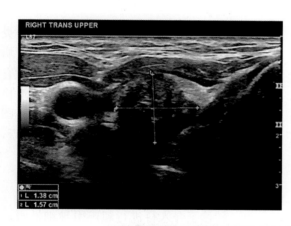

图 40.22　高度可疑恶性甲状腺结节。图为一个深度 1.4cm、宽度 1.6cm 的低回声结节

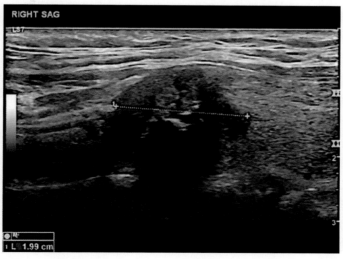

图 40.23　高度可疑恶性甲状腺结节。图为一个低回声的、内含巨大钙化灶的结节,高度为 2cm,其后伴有声影

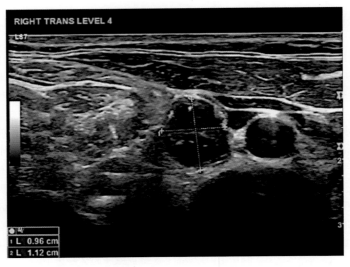

图 40.24　病理性淋巴结。在右侧颈部发现的不规则的低回声的病理性淋巴结(4 级)

复习题

1. 一名 60 岁的女性在做胸部 CT 扫描时偶然发现甲状腺上有一个 1.5cm 的结节。接下来首选哪项检查?

   A. 检测甲状腺过氧化物酶抗体水平

   B. 进行甲状腺超声检查

   C. 向患者保证甲状腺结节是良性的

   D. 做颈部的 CT 扫描

   答案:B。截面成像(如 CT 扫描)中检测到的甲状腺结节,应通过专门的甲状腺超声检查进行评估。甲状腺超声是评估甲状腺结节的首选方法。促甲状腺激素检查对于所有确诊甲状腺结节的患者同样必不可少。如果患者促甲状腺激素水平降低,需要进一步接受碘扫描评估以排除毒性腺瘤,而不建议细针吸取活检。确诊为甲状腺结节的患者应转诊给甲状腺专科医生,以确定是否需要进行细针穿刺同时确定复诊频率。该患者没有甲状腺炎不需要测定甲状腺过氧化物酶抗体水平。颈部 CT 扫描的指征在病例中没有提到,而在进行更深入的鉴别诊断之前向患者保证甲状腺结节是良性的也不合适。

2. 一名 45 岁的女性,因为社区获得性肺炎导致了感染性休克,住进了重症监护病房。在留置中心静脉导管时,发现患者有甲状腺囊肿。将患者镇静后,使用超声检查获得囊肿横径(图 40.25)和直径(图 40.26)。关于患者的甲状腺囊肿的检查,下列哪一项最合适?

   A. 进行放射性碘扫描

   B. 获取全套的甲状腺功能

   C. 转诊至介入科进行超声引导细针吸取活检

   D. 转诊至内分泌科进一步检查

   E. 以上都不是

   答案:E。该患者只是单纯的甲状腺囊肿,没有任何可疑的恶性表现。单纯的、无回声的小囊肿都是良性的,不需要进一步评估。放射性碘扫描适用于甲状腺结节伴有促甲状腺激素降低的患者,目的是排除毒性腺瘤(功能性结节)。获取甲状腺功能的检查指征在病例中没有提到,而且急性病患者本身甲状腺功能很可能会异常。转介入科进行细针吸取或转内分泌科进一步检查在题目中都没有依据。

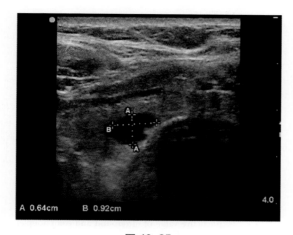

图 40.25

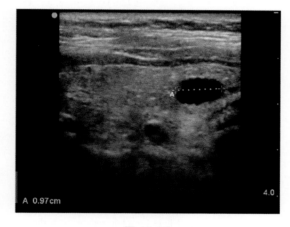

图 40.26

3. 一名 25 岁女性,既往体健,以胸痛和心悸为主诉到急诊科就诊。患者胸痛性质不典型,呈间歇性发作,每次持续几秒钟。继续追问病史得知,过去 1 年中患者体重减轻了约 32kg,且怕热,多汗。体格检查时发现患者甲状腺肿大。对甲状腺行床边能量多普勒超声检查,结果如视频 40.1 和视频 40.2 所示。以下哪个诊断最有可能?
   A. 毒性腺瘤
   B. 甲状腺激素摄入过多
   C. 弥漫性毒性甲状腺肿
   D. 亚急性甲状腺炎
   答案:C。患者的临床表现与甲状腺功能亢进症一致,纵切面超声检查可见甲状腺左叶腺体明显肿大(前后径尺寸>2cm)(见视频 40.1),且回声呈异质性。能量

多普勒超声检查显示甲状腺左叶血流明显增加(见视频 40.2),这与急性甲状腺炎表现一致。进一步的检查显示,促甲状腺激素无法测出,游离 T_4 水平升高 8.2,促甲状腺激素受体抗体和抗甲状腺过氧化物酶抗体升高。她被诊断患有弥漫性毒性甲状腺肿,接受了内分泌治疗。摄入甲状腺激素过多会抑制甲状腺,可能会导致其萎缩,而不是肿大和血流增多。亚急性甲状腺炎不会像该患者那样具有明显的甲状腺功能亢进的临床症状。

4. 一名 55 岁的男性患者被诊断出患有甲状腺结节。甲状腺超声显示左中叶有一个 5mm 甲状腺结节。结节呈低回声,内有微钙化。患者没有甲状腺癌的家族病史,也没头颈部的辐射暴露史。下一步最合适的是什么?
   A. 确认颈部淋巴结无异常
   B. 向患者保证甲状腺结节是良性的
   C. 测量促甲状腺激素水平
   D. A 和 B
   E. A 和 C
   F. B 和 C
   G. 上述都是
   答案:E。该患者有 5mm 的低回声甲状腺结节,有微钙化,高度可疑恶性。根据美国甲状腺协会指南,其恶性风险为 70% ~ 90%。不存在颈部淋巴结异常时,不建议进行细针穿刺。因为该结节小于 1cm,因此下一步是获取颈部超声以评估颈部淋巴结是否存在异常。建议对所有甲状腺结节患者进行促甲状腺激素测量。考虑到结节高度可疑恶性,此时不宜向患者保证甲状腺结节是良性的。

5. 一名 65 岁的男性患者前来就诊,他有一个 3cm 大小的甲状腺结节需要进一步评估。甲状腺超声显示这是一个海绵状甲状腺结节,无其他可疑恶性发现,无可疑的颈部淋巴结肿大。患者没有甲状腺癌的家族史,也没有头颈部的放射线暴露史。患者请您告诉他患甲状腺癌的风险。最佳答案是什么?

A.　<3%

B.　5%~10%

C.　10%~20%

D.　70%~90%

答案:A。美国甲状腺协会将甲状腺结节
分为良性、极低度可疑恶性、低度可疑恶
性、中度可疑恶性和高度可疑恶性。没有
颈部淋巴结肿大的海绵状结节是极低度
可疑恶性。极低度可疑恶性甲状腺结节
发生恶性肿瘤的风险低于3%。

参考文献

1. American Thyroid Association Guidelines Task-force on Thyroid Nodules and Differentiated Thyroid Cancer1, Cooper DS, Doherty GM, et al. Revised American Thyroid Association management guidelines for patients with thyroid nodules and differentiated thyroid cancer. *Thyroid.* 2009; 19(11):1167-1214.
2. Cesur M, Corapcioglu D, Bulut S, et al. Comparison of palpation-guided fine-needle aspiration biopsy to ultrasound-guided fine-needle aspiration biopsy in the evaluation of thyroid nodules. *Thyroid.* 2006;16(6):555-561.
3. Izquierdo R, Arekat MR, Knudson PE, et al. Comparison of palpation-guided versus ultrasound-guided fine-needle aspiration biopsies of thyroid nodules in an outpatient endocrinology practice. *Endocr Pract.* 2006;12(6):609-614.
4. Deandrea M, Mormile A, Veglio M, et al. Fine-needle aspiration biopsy of the thyroid: comparison between thyroid palpation and ultrasonography. *Endocr Pract.* 2002;8(4):282-286.
5. Baskin HJ. Ultrasound-guided fine-needle aspiration biopsy of thyroid nodules and multinodular goiters. *Endocr Pract.* 2004;10(3):242-245.
6. Baskin HJ, Duick DS, Levine RA. *Thyroid Ultrasound and Utlrasound Guided FNA.* 2nd ed. New York: Springer; 2008.
7. Vejbjerg P, Knudsen N, Perrild H, et al. The association between hypoechogenicity or irregular echo pattern at thyroid ultrasonography and thyroid function in the general population. *Eur J Endocrinol.* 2006;155(4):547-552.
8. Kim EK, Park CS, Chung WY, et al. New sonographic criteria for recommending fine-needle aspiration biopsy of nonpalpable solid nodules of the thyroid. *AJR Am J Roentgenol.* 2002;178(3):687-691.
9. Kwak JY, Han KH, Yoon JH, et al. Thyroid imaging reporting and data system for US features of nodules: a step in establishing better stratification of cancer risk. *Radiology.* 2011;260(3):892-899.
10. Moon WJ, Jung SL, Lee JH, et al. Benign and malignant thyroid nodules: US differentiation—multicenter retrospective study. *Radiology.* 2008; 247(3):762-770.
11. Reading CC, Charboneau JW, Hay ID, et al. Sonography of thyroid nodules: a "classic pattern" diagnostic approach. *Ultrasound Q.* 2005;21(3): 157-165.
12. Sheth S. Role of ultrasonography in thyroid disease. *Otolaryngol Clin North Am.* 2010;43(2): 239-255, vii.
13. Henrichsen TL, Reading CC, Charboneau JW, et al. Cystic change in thyroid carcinoma: prevalence and estimated volume in 360 carcinomas. *J Clin Ultrasound.* 2010;38(7):361-366.
14. Kim BM, Kim MJ, Kim EK, et al. Sonographic differentiation of thyroid nodules with eggshell calcifications. *J Ultrasound Med.* 2008;27(10): 1425-1430.
15. Park YJ, Kim JA, Son EJ, et al. Thyroid nodules with macrocalcification: sonographic findings predictive of malignancy. *Yonsei Med J.* 2014;55(2): 339-344.
16. Papini E, Guglielmi R, Bianchini A, et al. Risk of malignancy in nonpalpable thyroid nodules: predictive value of ultrasound and color-doppler features. *J Clin Endocrinol Metab.* 2002;87(5): 1941-1946.
17. Cappelli C, Castellano M, Pirola I, et al. The predictive value of ultrasound findings in the management of thyroid nodules. *QJM.* 2007;100(1): 29-35.
18. Moon HJ, Kwak JY, Kim MJ, Son EJ, Kim EK. Can vascularity at power doppler US help predict thyroid malignancy? *Radiology.* 2010;255(1): 260-269.
19. Alexander EK, Marqusee E, Orcutt J, et al. Thyroid nodule shape and prediction of malignancy. *Thyroid.* 2004;14(11):953-958.
20. Cappelli C, Pirola I, Cumetti D, et al. Is the anteroposterior and transverse diameter ratio of nonpalpable thyroid nodules a sonographic criteria for recommending fine-needle aspiration cytology? *Clin Endocrinol (Oxf).* 2005;63(6):689-693.
21. Haugen BR, Alexander EK, Bible KC, et al. 2015 American Thyroid Association management guidelines for adult patients with thyroid nodules and differentiated thyroid cancer: the American thyroid association guidelines task force on thyroid nodules and differentiated thyroid cancer. *Thyroid.* 2016;26(1):1-133.
22. Jeh SK, Jung SL, Kim BS, Lee YS. Evaluating the degree of conformity of papillary carcinoma and follicular carcinoma to the reported ultrasonographic findings of malignant thyroid tumor. *Korean J Radiol.* 2007;8(3):192-197.
23. Maizlin ZV, Wiseman SM, Vora P, et al. Hurthle cell neoplasms of the thyroid: sonographic appearance and histologic characteristics. *J Ultrasound Med.* 2008;27(5):751-757, quiz 759.
24. Yoon JH, Kim EK, Hong SW, Kwak JY, Kim MJ. Sonographic features of the follicular variant of papillary thyroid carcinoma. *J Ultrasound Med.* 2008;27(10):1431-1437.
25. Abu-Yousef MM, Larson JH, Kuehn DM, Wu AS, Laroia AT. Safety of ultrasound-guided fine needle aspiration biopsy of neck lesions in patients taking antithrombotic/anticoagulant medications. *Ultrasound Q.* 2011;27(3):157-1579.
26. Tublin ME, Martin JA, Rollin LJ, et al. Ultrasound-guided fine-needle aspiration versus fine-needle capillary sampling biopsy of thyroid nodules: does technique matter? *J Ultrasound Med.* 2007;26(12):1697-1701.

第 41 章

淋巴结

Ricardo Franco-Sadud

王睿 译 ■ 王雅鑫 校

关键点

- 使用超声评估肿大的淋巴结时,应从以下几个方面评估:大小、形状、回声、边界和血管分布。通常,正常大小的淋巴结小于1cm,但根据在体内位置不同,正常淋巴结的大小可以是 0.5~2cm 不等。
- 异常淋巴结,尤其是淋巴结门部,为明显低回声,并可能伴有不规则边界,皮质厚度增加和周围血管增加。
- 对于颈部淋巴结肿大的患者,可以在床旁超声引导下安全地进行穿刺活检。不建议对小于1cm的淋巴结进行活检,因为该操作的诊断率较低,并且给患者带来不必要的风险。

背景

随着便携式超声机使用性的增加,手术人员能够安全地在床边执行头部、颈部、腋窝和腹股沟淋巴结的经皮穿刺活检。病理性增大淋巴结和反应性增大淋巴结的超声鉴别,对明确诊断和决定进行淋巴结活检有重要意义。本章着重于颈部浅表淋巴结的评估。本章所述的基本原理可应用于锁骨上、腋窝和腹股沟淋巴结的浅表淋巴结。

正常解剖

淋巴结是由淋巴组织组成的孤立结构,沿淋巴管分布。淋巴结解剖上可分为外皮质和内髓质,其外有纤维包膜包裹。输入淋巴管经皮质将淋巴带到淋巴结,而输出淋巴管将淋巴经淋巴门部从淋巴结带走。淋巴结内有血管分布,动脉和静脉都通过淋巴门进出淋巴结(图 41.1)。

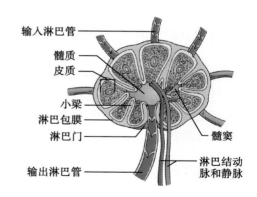

图 41.1 正常淋巴结的短轴切面解剖

一般来说,正常淋巴结不大于 0.7~1cm,但取决于身体位置不同,淋巴结的正常大小在 0.5~2cm 之间变化很大[1,2]。头部和颈部淋巴结的正常分布如图 41.2 所示。在颈淋巴结链中,至少 6 个淋巴结可常规被识别。颈淋巴结的正常大小在 0.3~0.8cm

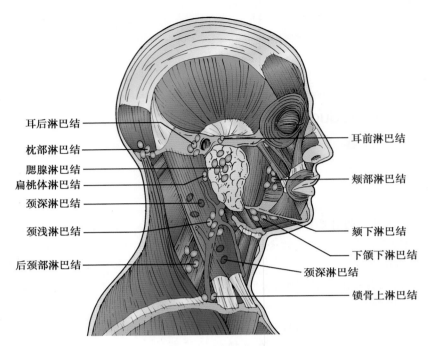

耳后淋巴结
枕部淋巴结
腮腺淋巴结
扁桃体淋巴结
颈深淋巴结
颈浅淋巴结
后颈部淋巴结

耳前淋巴结
颊部淋巴结
颏下淋巴结
下颌下淋巴结
颈深淋巴结
锁骨上淋巴结

图 41.2　头颈部浅表淋巴结

之间。在上颈部淋巴结中,下颌下腺和上颈淋巴结往往更大[3,4]。

体格检查时直径小于 12mm 的浅表淋巴结常常遗漏,而大于 15mm 的淋巴结几乎都可以通过触诊发现。计算机断层扫描(CT)在颈部淋巴结评估中的缺点包括:CT 不能描述肿大的结节的纵向直径和区分相邻血管的边缘[5]。用超声对浅表淋巴结进行评估已经得到广泛认可。二维超声允许准确评估淋巴结部位、大小、形状、边界、内部结构,丛集和邻近软组织水肿,彩色多普勒可界定血管的血流模式[6]。

图像采集

高频(5~15MHz)线阵探头可以将软组织的分辨力最大化,同时允许有 6~10cm 的充足探查深度,以观察淋巴结、血管和软组织。

为了得到良好的颈部淋巴结图像,应使患者取仰卧位,将一个枕头垫于其肩胛骨之间。患者的头偏向对侧,使颈部得到充分伸展。从颌下区一个横断面开始扫查颈部。然后,将超声探头向下颌下区域滑动,使超声探头平行于下颌骨下缘,并将超声束朝向头部。将探头向下颌骨的方向横向滑动。从下颌角开始在腮腺上方滑动探头,以便采集腮腺淋巴结图像。采集颈部淋巴结图像时,应将超声探头横向定位自下颌角开始扫查。将探头沿颈内静脉路径和颈总动脉路径从下颌角开始向下滑动到颈内静脉和锁骨下静脉的交界处依次评价上、中、下颈部淋巴结。

淋巴结常用二维和彩色多普勒超声进行评估。二维超声用于评估淋巴结的大小、形状、边界和回声性;测量长轴和短轴直径;评估结内坏死和钙化;并检测丛集现象和软组织水肿。彩色血流或能量多普勒超声用于评估淋巴结的血管。

图像分析

头颈淋巴结的正常大小一般小于 0.8cm。淋巴结越大,活检的诊断率就越高,如果对小于 1cm 的淋巴结进行活检,可能会使活检特异性下降。正常淋巴结呈椭圆形,回声均匀。由于淋巴滤泡的存在,外皮质的正常外观呈低回声,而由于高密度网状的淋巴索和淋巴窦,中央髓质呈高回声(图 41.3;视频 41.1)。淋巴结的中心可能看到一些明显的回声灶。随着年龄的增长,淋巴结随着皮质变薄而萎缩,淋巴门被脂肪替代[1]。

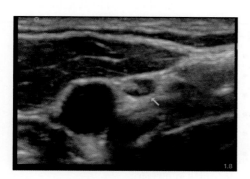

图 41.3　正常颈部淋巴结。 图中箭头所示是一个正常的淋巴结。它位于颈总动脉附近,外观呈椭圆形,回声均匀,内部有一个高回声核

异常淋巴结有明显不同的特征。出现浸润、发炎或恶性病理性改变的淋巴结,淋巴门呈现细小、低回声改变。转移淋巴结呈明显非均质低回声改变,且常由椭圆形变为圆形,淋巴结长轴/短轴小于 2(图 41.4;视频 41.2 和视频 41.3)。包膜下和淋巴窦转移

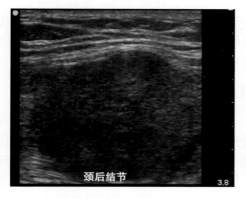

图 41.4　颈部病理性淋巴结。 非均质的外观、清晰的边界、增大的尺寸(大约 3cm × 3cm)、不对称的皮质和中央低回声都提示这是一个病理性淋巴结

浸润的淋巴结可见非对称皮质增厚。皮质厚度大于淋巴门横径的一半通常是不正常的。转移淋巴结由于结内肿瘤浸润,往往有锐利的结节边界。然而,随着晚期肿瘤的囊外浸润,结节边界逐渐模糊,周围还可能出现软组织水肿,或淋巴丛集现象(图 41.5;视频 41.4)。

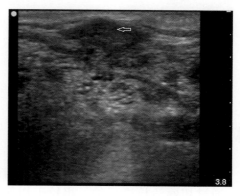

图 41.5　囊外浸润。 图中所示是一个锁骨上淋巴结侵入深部组织和胸膜顶

当使用彩色血流或能量多普勒超声检查时,正常或反应性增生淋巴结血流信号主要见于门区或门周区(视频 41.5)。相反,恶性淋巴结血流信号倾向于在外周区出现(图41.6;视频 41.6)。出现坏死中心的异常淋巴结呈非均质状态,几乎检测不到血管(图41.7;视频 41.7)[6]。

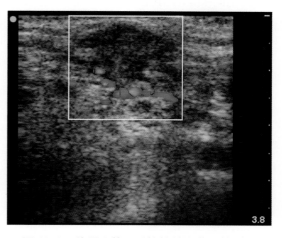

图 41.6　外周血管。 恶性锁骨上淋巴结的彩色多普勒超声图像,显示外周血管明显增多

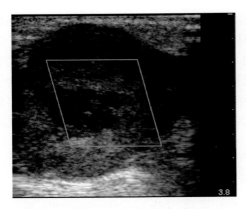

图 41.7　坏死淋巴结。 在一个病理性的淋巴结门区，彩色多普勒超声检测不到血流信号，表明淋巴结中心区域已经坏死

淋巴结活检

传统上对疑似淋巴瘤的头颈淋巴结评估是通过切除活检进行的。相较于切除活检，超声引导下使用芯针穿刺肿大淋巴结活检具有明显的优势（减少电离辐射和降低发病率），目前比细针吸取活检（fine-needle aspiration，FNA）更受青睐[7-12]。最近的一项研究发现，超声引导芯针活检在鉴别良恶性淋巴结病变方面比细针吸取活检具有更高的敏感性（92% vs 50%）和诊断准确度（99% vs 90%）[13]。最重要的是，对于存在高手术风险的患者，超声引导芯针穿刺活检只需要病人在局部麻醉的情况下就可以在床边安全地进行。

一般而言，超声引导下对颈部淋巴结进行芯针穿刺活检比 FNA 更受青睐，特别是临床高度怀疑淋巴瘤可能时[11,12,14-17]。因为在芯针活检的主要样本中保存有细胞结构，芯针穿刺活检可以明确诊断。超声引导芯针穿刺活检诊断淋巴瘤的敏感性和特异性分别为 89%~97% 和 97%~99%[18]。一项研究显示，对 155 例患者中的 146 例（94%）采用超声引导芯针活检进行组织学诊断，获得敏感性、特异性和诊断准确率分别为 97.9%、99.1% 和 97.9%，活检相关并发症为零[19]。

超声引导 FNA 是诊断甲状腺结节的标准方式（见第 40 章），并常用于评估其他头颈组织（如唾液腺）的病变。FNA 的目标是获取吸取物中的细胞物质，并使用免疫细胞化学、流式细胞术、细胞遗传学和分子遗传学等分析方法进行诊断。超声引导芯针穿刺活检也可用于评估头颈部涎腺病变，并具有较高的诊断准确性[20]。一般而言，对于颈部淋巴结，超声引导芯针活检优于 FNA[21]。表 41.1 列出超声引导颈部淋巴结活检的适应证。

表 41.1　超声引导颈部组织活检的适应证

- 疑似原发鳞状细胞癌
- 淋巴结持续增大（>4 周）或迅速增大
- 甲状腺结节（细针吸取活检为标准方法）
- 良恶性肿瘤鉴别
- 疑似恶性肿瘤的确诊
- 涎腺病理[a]
- 获得组织培养样品[b]

[a] 超声引导芯针穿刺活检比细针穿刺活检具有更高的准确性。
[b] 超声引导芯针穿刺活检与细针穿刺活检无差别。

超声引导细针穿刺活检

将 21G 针，以蝶形针为佳，刺入目标淋巴结。刺入时注射器应保持负压恒定。将针前后移动多次穿过淋巴结。每次在方向、方位和深度上轻微变化。完成穿刺后当针头仍在淋巴结内时，释放负压。退出穿刺针并用注射器的正压将针孔或蝶翼上的内容物释放到载玻片（视频 41.8）。

超声引导芯针穿刺活检

尽管任何可疑的淋巴结都可以活检，在进行芯针活检之前，必须对周围的解剖结构进行评估，以免损伤神经和血管。操作前进行超声扫查可以识别邻近的神经和血管（视频 41.9），操作过程中直接显示针尖，以避免穿刺到相邻结构。将超声探头直接放置在淋巴结上方，再次确认淋巴结的位置、回声性和血管（图 41.8）。

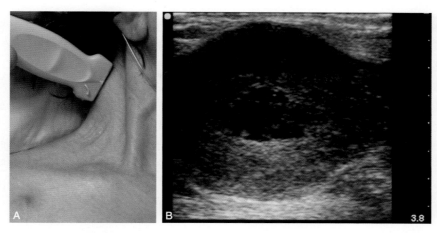

图 41.8　颈后部增大的淋巴结评估。(A)超声探头在颈后部增大的淋巴结长轴上的位置。(B)图中异常淋巴结的大小约为 3cm×3cm。注意其外观明显呈非均质改变,中央呈低回声,体积增大,并且由于包膜被浸润而边界模糊

一旦目标淋巴结已经再次确定,消毒皮肤表面,铺巾,并使用无菌保护套包裹探头。芯针活检装置是一个空心推进针,其内置活检针。将推进针插入淋巴结,然后释放弹簧活检针以捕获组织样本。将淋巴结显示在屏幕中央,与皮肤呈 60°~90°夹角,直视下插入空芯推进针(图 41.9;视频 41.10)。将穿刺针尖端停在淋巴结近端边缘处,这一点非常重要,尤其是淋巴结直径小于 2cm 时(图41.10;视频 41.11)。活检针设计为超出空芯推进针 2cm,对避免穿刺到相邻的血管是至关重要的。如果淋巴结比较浅表,则首选大型号(14G)活检针,因为浅表活检出现并发症的风险较低。如果损伤邻近结构风险很高,使用 18G 针芯活检针更加安全。一旦确认推进针针尖的位置,就释放活检针。评估

空芯针所取样本是否充分(图 41.11),然后用固定液将组织样品冲洗到容器中。

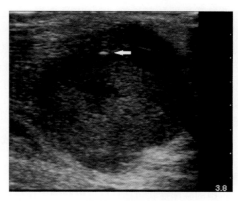

图 41.10　穿刺过程中的针尖。图中箭头所指为穿刺针的尖端接近异常淋巴结前缘。理想的针位应该尽可能的浅表,这样活检针释放后还可以有 2cm 空间前进

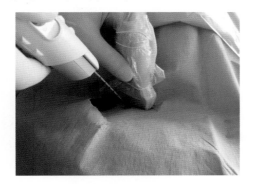

图 41.9　芯针活检技术。在超声可视化引导下,以一个比较陡峭的角度(相对于皮肤60°~90°)进针穿刺淋巴结

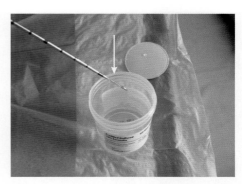

图 41.11　芯针组织标本。在将样本放入装有固定液的容器内之前,评估芯针所采集的样本量是否充足(箭头)

要点和误区

- 通过倾斜探头，识别出淋巴结边缘，有助于鉴别淋巴结和深静脉血栓。
- 淋巴结呈圆形，淋巴门呈低回声是恶性淋巴结的关键特征。
- 如果可能，在选择浅表淋巴结活检之前，多评估几个浅表淋巴结。
- 在进行针芯活检前，超声评价可以有效识别进而避开邻近的血管和神经结构，也能帮助确定合适的活检针针尖推进位置。

- 执行活检的操作人员应该在有了超声引导穿刺活检大淋巴结的经验以后，再穿刺直径小于2cm的淋巴结。
- 由于淋巴门处有血管出入，应尽可能识别并避开淋巴门。一旦出血直接指压5～10分钟。
- 对于存在出血倾向或接受抗凝治疗的患者，在决定是否进行淋巴结活检时，应该温习外科小手术的制度、政策。

病例 41.1

病情介绍

一位58岁的患有硬皮病和肺动脉高压的妇女到医院就诊，主诉"颈部淋巴结肿痛2周"。她正在接受慢性抗凝治疗，以及安贝生坦、泼尼松（5mg）、西地那非、硝苯地平治疗。开始的时候，她发现右侧颈后淋巴结肿大。随后，双侧前颈和后颈椎淋巴结和双侧腋窝淋巴结区域出现广泛性疼痛。体格检查发现颈前中段有一个质软、可活动的2.5cm的淋巴结，触之疼痛。

超声发现

颈部超声检查显示患者颈中部淋巴结区域有一个2.8cm×3cm的淋巴结（图41.12）。

病例解析

她的临床症状包括局部淋巴结肿大伴全身症状，包括发热、体重减轻和盗汗。以下诊断需要鉴别：反应性淋巴结炎、播散性真菌感染、淋巴瘤和转移癌。在淋巴结肿大的情况下，当疑诊淋巴瘤时，建议采用芯针穿刺活检。该患者的淋巴结活检结果为鳞状细胞癌。进一步CT扫描发现原发肿瘤病灶在肺部，且已出现全身广泛的转移。芯针活检提供了快速病理诊断，避免了更多的侵入性活检。

对于淋巴结进行性增大的患者，通常建议进行芯针穿刺活检。因为芯针活检可以保留组织结构，必要时方便进行细胞遗传学检测、流式细胞术和附加染色。怀疑感染情况下，如有可能，必须在两个不同的容器中处理芯针活检样本：一个容器装有标准的10%甲醛溶液用于病理检查，另外一个无菌的容器用于进行微生物学检查，包括培养和染色。

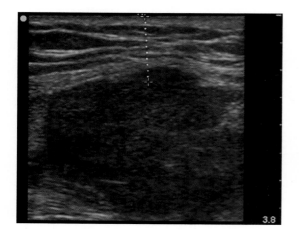

图41.12　增大的颈部淋巴结。在颈中段淋巴结链上，超声探查到的一个大小为2.8cm×3.0cm的淋巴结，质软。图中虚线标示了淋巴结的深度

病例 41.2

病情介绍

患者女性,21 岁,既往体健,因进行性左锁骨上和腋窝淋巴结肿大入院治疗。4 个月前,她于受孕期间首次发现她的淋巴结数量和大小都有所增加。患者陈述伴有体重减轻和盗汗,但否认咳嗽、咳痰,否认结核史及国外旅行。体格检查发现患者瘦弱、警觉,同时还发现共有 3 个颈部淋巴结(2~3cm,无压痛,可以移动),一个 2cm 的下颌下淋巴结,和几个左腋窝淋巴结(2~4cm)可能存在异常。

超声发现

使用床边超声检查其颈部时发现,有几个增大的颈部和腋窝淋巴结可疑恶性(图 41.13 和图 41.14)。

病例解析

在实时超声引导下,使用 18G 活检针进行芯针穿刺活检。活检共获得 3 个样本,根据结果,患者被诊断为霍奇金淋巴瘤。基于芯针活检发现,患者无须再行额外的活检。

使用实时超声引导,可以在床旁安全地进行浅表颈部或腋窝淋巴结的芯针穿刺活检。当获得足够的活检样本时,患者可以免于进行侵入性更强并发症更多的切除活检。

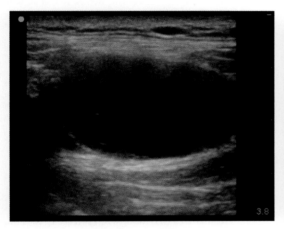

图 41.13　腋窝淋巴结。图中所示为一个可疑恶性的左侧腋窝淋巴结,它是一个圆形的、低回声的淋巴结,大小为 3.5cm×2cm

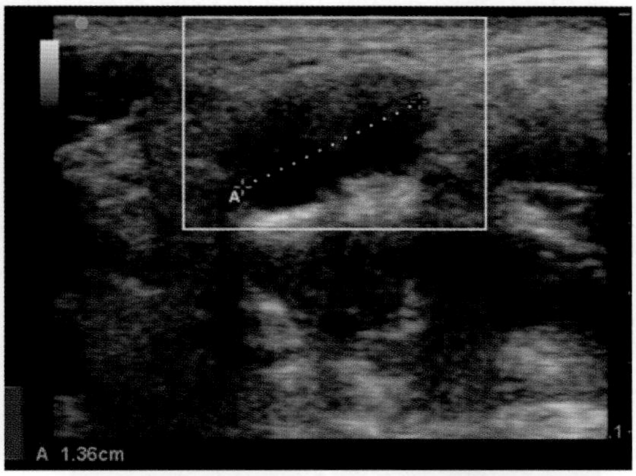

图 41.14　颈部淋巴结。图中所示是一个长径为 1.36cm 的颈部淋巴结,它的血流分布减少,提示淋巴门坏死

复习题

1. 下列哪项淋巴结最可能是恶性的?

    A. 视频 41.12

    B. 视频 41.13

    C. 视频 41.14

    D. 视频 41.15

    答案:D。D 显示,在一个霍奇金淋巴瘤患者身上,检查到一个圆形、低回声、增大的淋巴结(直径大于 2cm)。A 显示的是与颈动脉相邻的正常的颈深淋巴结,该淋巴结较小(5mm),呈椭圆形,脂肪门正常。B 和 C 分别显示的是下肢蜂窝织炎和急性狼疮发作患者的股淋巴结反应性增大,但它们结构得到了保留(卵圆形、淋巴门脂肪组织存在)。注意 B 中淋巴结深处的股总动脉。

2. 67 岁男性,因右下颌肿块前来就诊,他既往有高血压,糖尿病,高脂血症,以及吸烟史。他陈述肿块无疼痛感,出现在几周前。根据床边超声检查结果(视频 41.16),下列哪项检查最为恰当?

    A. 细针吸取

    B. 切开引流

    C. 切除活检

    D. 芯针穿刺活检

答案:A。这个充满液体的结构表现出"下雨样"的液体流动外观,类似唾液腺。最好的诊断方法就是进行细针穿刺吸取液体以评估感染或恶性肿瘤可能。此时尚无切开引流、芯针穿刺活检或切除活检的指征。

3. 关于颈总动脉(*)内侧病变(箭头)的检查中(图41.15),下一个最合适的检查是?

A. 细针吸取细胞学检查

B. 穿刺活检

C. 计算机断层(CT)扫描

D. 磁共振成像(MRI)扫描

答案:A。这个患者有一个小的、单纯的甲状腺囊肿。甲状腺病变无论是囊性还是实性的,细针抽吸是的首选诊断方法。由于该患者囊肿很可能为良性,因此不建议进行芯针活检或切除活检。除非有甲状腺外器官受累,否则很少需要 CT 或 MRI 等额外的影像学检查(见第40章)。

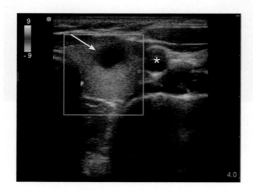

图 41.15

参考文献

1. Esen G. Ultrasound of superficial lymph nodes. *Eur J Radiol*. 2006;58(3):345-359.
2. Ferrer R. Lymphadenopathy: differential diagnosis and evaluation. *Am Fam Physician*. 1998;58(6):1313-1320.
3. Ying M, Ahuja A, Brook F, et al. Sonographic appearance and distribution of normal cervical lymph nodes. *J Laryngol Otol*. 1997;177:379-384.
4. Bruneton JN, Balu-Maestro C, Marcy PY, et al. Very high frequency (13 MHz) ultrasonographic examination of the normal neck: detection of normal lymph nodes and thyroid nodules. *J Ultrasound Med*. 1994;13:87-94.
5. Hajek PC, Salomonowitz E, Turk R, et al. Lymph nodes of the neck: evaluation with US. *Radiology*. 1986;158:739-742.
6. Ahuja AT, Ying M, Ho SY, et al. Ultrasound of malignant cervical lymph nodes. *Cancer Imaging*. 2008;8:48-56.
7. Whelan JS, Reznek RH, Daniell SJN, et al. Computed tomography (CT) and ultrasound (US) guided core biopsy in the management of non-Hodgkin's lymphoma. *Br J Cancer*. 1991;63:460-462.
8. Zinzani PL, Colecchia A, Festi D, et al. Ultrasound-guided core needle biopsy is effective in the initial diagnosis of lymphoma patients. *Haematologica*. 1998;84:600-603.
9. Ben-Yehuda D, Polliack A, Okon E, et al. Image-guided core-needle biopsy in malignant lymphoma: experience with 100 patients that suggests the technique is reliable. *J Clin Oncol*. 1996;14:2431-2434.
10. Erwin BC, Brynes RK, Chan WC, et al. Percutaneous needle biopsy in the diagnosis and classification of lymphoma. *Cancer*. 1986;57:1074-1078.
11. Pappa VI, Hussain HK, Reznek RH, et al. Role of image-guided core-needle biopsy in the management of patients with lymphoma. *J Clin Oncol*. 1996;24:2427-2430.
12. Jennings PE, Donald JJ, Coral A, Rode J, Lees W. Ultrasound-guided core biopsy. *Lancet I*. 1989;1369-1371.
13. Oh KH, Woo JS, Cho JG, et al. Efficacy of ultrasound-guided core needle gun biopsy in diagnosing cervical lymphadenopathy. *Eur Ann Otorhinolaryngol Head Neck Dis*. 2016;133(6):401-404.
14. Lawrence DD, Carrasco CH, Fornage B, Sneige N, Wallace S. Percutaneous lymph node biopsy. *Cardiovasc Intervent Radiol*. 1991;14:55-62.
15. Steel BL, Schwartz MR, Ramzy I. Fine needle aspiration biopsy in the diagnosis of lymphadenopathy in 1103 patients. *Acta Cytol*. 1995;39:76-81.
16. Carrasco CH, Richli WR, Lawrence D, Katz RL, Wallace S. Fine needle aspiration biopsy in lymphoma. *Radiol Clin North Am*. 1990;28:879-883.
17. Buscarini L, Cavanna L, Fornari F, Rossi S, Buscarini E. Ultrasonically guided fine-needle biopsy: a new useful technique in pathological staging of malignant lymphoma. *Acta Haematol*. 1985;73:150-152.
18. Demharter J, Muller P, Wagner T, et al. Percutaneous core-needle biopsy of enlarged lymph nodes in the diagnosis and subclassification of malignant lymphomas. *Eur Radiol*. 2001;11:276-283.
19. Kim BM, Kim EK, Kim MJ, et al. Sonographically guided core needle biopsy of cervical lymphadenopathy in patients without known malignancy. *J Ultrasound Med*. 2007;26(5):585-591.
20. Novoa E, Gurtler N, Arnoux A, Kraft M. Role of ultrasound-guided core-needle biopsy in the assessment of head and neck lesions: a meta-analysis and systematic review of the literature. *Head Neck*. October 2012. doi:10.1002HED.
21. Zhang WZ, Yang GY, Xu JP, et al. Comparative study of core needle biopsy and fine needle aspiration cytology in the diagnosis of neck lymph node diseases with contrast-enhanced ultrasound. *Zhonghua Er Bi Yan Hou Tou Jing Wai Ke Za Zhi*. 2016;51(8):615-617.

第 42 章

外周神经阻滞

Arun Nagdev ■ Shankar LeVine ■ Daniel Mantuani

宋丽敏 译 ■ 陈林 校

关键点

- 超声引导单次注射神经阻滞可成为减轻急性损伤或手术引起的疼痛的主要或辅助工具。
- 已证实局麻药在特定神经附近浸润在手术室外是有效的,且是多模式疼痛管理的理想技术。
- 超声引导股神经阻滞可以有效减轻急性髋部骨折引起的疼痛。

背景

缓解疼痛是医疗的基本宗旨之一。超声引导的周围神经阻滞是一种较新的技术,可以作为多模式疼痛管理的一部分。近期一项周围神经阻滞的 Cochrane 综述显示,麻醉医师手中的超声引导是用于手术麻醉的有效技术。与经典的神经刺激和基于体表标志的技术相比,超声引导减少了神经阻滞开始的时间和所需麻醉药的量[1,2]。超声引导神经阻滞可以减少缓解疼痛所需的辅助镇痛治疗量,特别是静脉内阿片类药物的使用,从而减少与剂量相关的不良反应,如呼吸抑制。本章重点介绍可纳入临床实践的 3 种常见的神经阻滞:股神经阻滞、坐骨神经远端阻滞和臂丛神经阻滞。

适应证

超声引导单次神经阻滞是减轻急性损伤疼痛的理想方法。常见的适应证包括伤口清创冲洗、撕裂伤修复、切开引流、骨折复位和关节复位。在有效的神经阻滞的基础上,可以增加辅助治疗以最大限度地提高患者的舒适度。

患者选择

超声引导单次注射神经阻滞只能在清醒、警觉且能够配合神经系统检查的患者中进行。在被阻滞神经支配范围内先前存在神经功能缺损的患者不适合作为候选者,因为这些功能缺损阻碍了术后外周神经损伤(peripheral nerve injury, PNI)的筛查。对于易发生骨筋膜隔室综合征的损伤(如胫骨远端骨折、挤压伤),建议谨慎使用。由于超声引导神经阻滞可能会掩盖正在进展的骨筋膜隔室综合征,我们建议在对有骨筋膜隔室综合征风险的患者实施神经阻滞前,咨询主要的外科手术机构(如创伤外科、骨科)以评估潜在的风险和益处。

外周神经损伤

PNI 是一种罕见的事件,定义为神经阻滞后持续的运动或感觉障碍或疼痛,发病率在 0% 到 2.2% 之间[3]。损伤的机制尚不清楚;针头直接穿刺伤,麻醉药增加神经束内压力,麻醉药的直接细胞毒性效应,以及麻醉药的代谢应激继发的神经缺血,是可能的机制。基于这些原因,我们推荐 3 个直观的步骤来降低 PNI 的风险。首先,将针尖放在神经束附近,但不要放在神经束内。其次,应进行缓慢的低压注射,如果患者出现任何新的疼痛或感觉异常,应停止操作。最后,不建议对潜在的周围神经病患者进行超声引导神经阻滞。

体位

超声系统通常放置于操作者的前面,在身体的另一侧(图 42.1)。为了改善人体工学,超声屏幕应置于操作者的直视范围内,以便在不明显转动头部的情况下显示针头和超声屏幕。所有的神经阻滞均应在有连续脉搏血氧饱和度仪的心电监护下进行。

物品

应用氯己定或等效溶液清洁注射部位的皮肤。在注射部位使用小规格(25～30G)针头麻醉皮肤。超声探头应覆盖有透明的黏合剂敷料或无菌的探头保护套。穿刺针规格和长度的选择取决于特定的阻滞。最好使用控制注射器(图 42.2)。可以使用钝头的阻滞专用针,但这并不是实施外周神经阻滞必需的[4]。

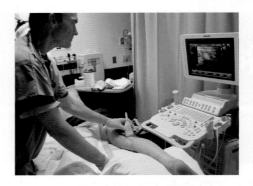

图 42.1　患者、操作者和超声仪的位置。操作地点位于操作者和超声仪之间,屏幕在操作者的直视内

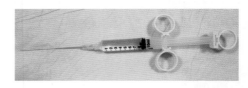

图 42.2　控制注射器。控制注射器抽满麻醉药,最好连接到一根 20G、3.5 英寸的腰麻针上

麻醉药

在选择麻醉药时要考虑持续时间和安全性(表 42.1)。一般来说,2-氯普鲁卡因和利多卡因因其良好的安全性,较之长效制剂更适合新手操作者。这些药物非常适合短小手术,例如关节复位、简单的切开引流和撕裂伤修复。麻醉药的浓度决定了向神经扩散的速度和起效时间。因此,3% 2-氯普鲁卡因和 2% 利多卡因在需要时起效更快。

表 42.1　常用局麻药物的特点

麻醉药	大致作用时间/h	最大剂量/(mg/kg)
2-氯普鲁卡因	0.5～1	12
利多卡因	0.5～2	4
布比卡因	4～8	3
罗哌卡因	4～8	3

如果需要更长的镇痛时间,例如股骨或肱骨骨折,则首选布比卡因和罗哌卡因。这些药物可能对心脏和中枢神经系统有毒性,对实时直视针尖不太熟悉的新手应仅使用

较短效的药物。即使使用细致的注射技术，剂量过大、快速吸收或意外静脉内注射也会引起局麻药全身毒性（local anesthetic systemic toxicity，LAST）。在短效的麻醉药中加入缩血管药（最常见的是肾上腺素）可延迟血管吸收并延长作用时间，这是使用长效麻醉药合理替代方法。

无论使用哪种药物，操作者都应该熟悉 LAST 的症状和体征。典型地，患者抱怨舌头麻木和头昏眼花，然后发展到肌肉抽搐、意识不清、癫痫发作和心血管抑制。症状和体征可以以任何顺序出现。如果不慎将布比卡因注射到血管系统，应注入高脂溶液（20% 脂肪乳剂；1.5mL/kg 推注，持续输注 0.25mL/kg/min）。进行超声引导神经阻滞的操作者应准备好 20% 脂肪乳剂（Baxter，Deerfield，IL）。标准的安全预防措施规定，操作者不得在没有看到针尖的情况下进行注射，并且在注射麻醉药之前一定要回抽以确认没有刺入血管[5,6]。

识别神经

用超声定位周围神经需要了解邻近的解剖结构。当以横截面定位时，神经显像和靶向阻滞最佳。远端外周神经表现为束状高回声环或"葡萄串"状（图 42.3A）。但是，近端外周神经，例如臂丛神经根，表现为单个无回声环，可被误认为是血管（见图 42.3B）。

为了获得最高质量的图像和最小化各向异性的影响，轻微倾斜探头是有必要的。神经的超声图像质量比其他结构对角度更敏感，新手操作者应使用彩色血流多普勒来验证预期目标不是血管（图 42.4）。对于本章讨论的超声引导单次注射神经阻滞，需要一个高频线性探头（6~13MHz）。在超声引导外周神经阻滞过程中，操作者必须根据神经阻滞的方式（横向与纵向）和类型，通过对准探头标记（"凹口"）和屏幕标记来保持图像的方向。

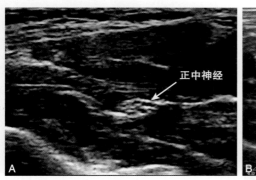
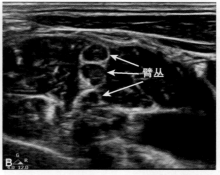

图 42.3　神经的外观。（A）正中神经被结缔组织覆盖，超声显示为典型的"蜂窝"状外观。（B）肌间沟的臂丛神经呈无回声束，可被误认为是脉管系统

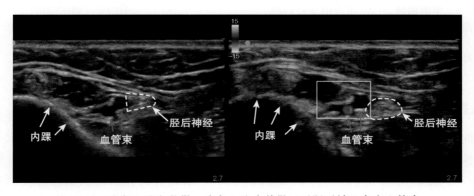

图 42.4　彩色血流多普勒。彩色血流多普勒显示胫后神经旁有血管束

针头方向

纵向入路（平面内法）

纵向入路也称为平面内或长轴入路，穿刺针平行于探头的长轴进入（图42.5A）。当针从探头下面经过时，整个针的长度都被显示出来（见图42.5B）。针必须精确地保持在探头长轴的中心，以便可视化整个针。对于进行神经阻滞的新手，建议采用平面内法实现针尖可视化。

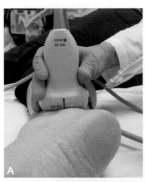

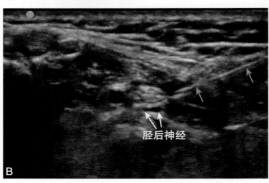

图42.5　平面内法。（A）超声引导胫后神经阻滞可采用纵向或平面内入路。针（红色箭头）平行于探头的长轴刺入（B）。超声图像上针尖周围可见无回声麻醉药

横向入路（平面外法）

横向入路也称为平面外或短轴入路。针进入探头的中心并垂直于探头的长轴，与皮肤成一个陡峭的角度（＞60°～80°）（图42.6）。针尖在通过超声束时仅显示为高回声点（图42.7）。这项技术的安全和成功实施依赖于针尖确切的可视化，这需要熟练的空间移动技能来操作探头和针。因此，可以认为平面外法更适合有经验的操作者。

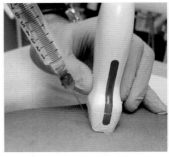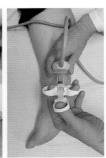

图42.6　平面外法。以横向或平面外入路行超声引导神经阻滞时，针以陡峭的角度刺入探头长轴的中心并垂直于探头的长轴

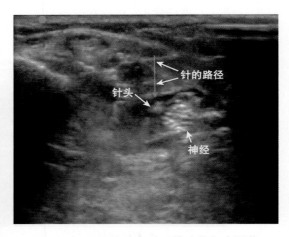

图42.7　平面外法。平面外法的超声图像仅显示针尖和在神经上方扩散的无回声麻醉药

股神经阻滞

适应证

超声引导的股神经阻滞是减轻近端下肢损伤疼痛的有效方法。特别是股神经阻滞，是减轻髋部骨折（股骨粗隆间和粗隆下）、股骨骨折和髌骨损伤患者疼痛的理想选择。对于髋部骨折的患者，股神经阻滞可

以减轻中度疼痛,但不能提供完全的镇痛,因为闭孔神经是支配髋部的 3 根神经之一,并不能被这种方法阻滞[7]。但是,这种方法可以显著减少对静脉内阿片类药物的需求,从而减少发生诸如呼吸抑制、意识不清和低血压等不良事件的风险,尤其是在老年患者中。

实施良好的股神经阻滞,麻醉药在髂筋膜下横向扩散,也可以麻醉外侧皮神经。两根神经都支配大腿前外侧,这种方法可用于大腿的裂伤或脓肿。尽管发生大腿骨筋膜隔室综合征的风险罕见,我们建议在进行股神经阻滞之前咨询主管的外科医生。

解剖

股神经是腰丛的分支之一,从 L1~L4 前支起,向下肢下行。在腹股沟水平,股神经位于股动脉外侧、髂筋膜下和髂腰肌表面;这些结构共同构成了该神经阻滞的重要标志(图 42.8)。

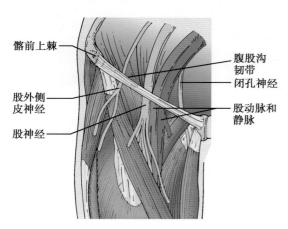

图 42.8　股三角的解剖。股神经和股外侧皮神经位于股动脉外侧

技术

患者仰卧时,将线性高频探头平行于腹股沟并置于腹股沟皱褶正下方(图 42.9)。探头标记应指向患者右侧。在横截面中定位股动脉和静脉后,向外侧滑动探头以定位

股神经。股神经在髂筋膜下方和髂腰肌上方,呈高回声三角区(图 42.10;视频 42.1)。上下滑动探头可以提高对股三角神经的识别率,改善其特征性的"蜂窝状"外观。

我们推荐使用从外侧到内侧的纵向(平面内法)入路实施股神经阻滞,在远离股动脉的股神经外侧注入麻醉药。用局麻药注射一小皮丘后,使用 3.5 英寸(9cm)20G 腰麻针抽取 20mL 2% 利多卡因和肾上腺素。用优势手握注射器,非优势手拿超声探头,使用纵向(平面内法)方法在探头外侧大约 0.5~1cm 处将针刺入皮肤。进针角度取决于髂筋膜的目标深度(图 42.11)。

向高回声髂筋膜和股神经外侧角的交界处进针。到达髂筋膜下方后,回抽以确认针尖未进入血管,然后缓慢注入 1~2mL 局麻药。在高回声的髂筋膜下方注入麻醉药是获得有效股神经阻滞的关键。在麻醉药注射过程中,出现了一个无回声的液体囊,可以看到它撑开了髂筋膜(见图 42.11;视频 42.2)。确认针尖最佳位置后,继续以 3~5mL 等分,注射总剂量 10~20mL 的局麻药。如果在任何时候看不到局麻药的扩散,则应怀疑血管内注射,并停止操作。将针尖对准股神经和血管外侧 1cm,但要深至髂筋膜,以减少刺入血管和神经内注射的风险[7]。

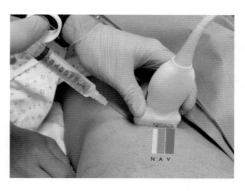

图 42.9　股神经阻滞探头位置。将超声探头放置在腹股沟皱褶正下方,以纵向(平面内)入路进行股神经阻滞。请注意,针从外侧皮肤进入探头下方,顺着进针方向结构为:股神经(N),股动脉(A),股静脉(V)

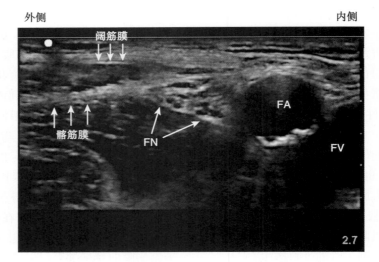

图 42.10　股神经。股神经(FN)是一个三角形结构,位于股动脉
(FA)和股静脉(FV)外侧,髂筋膜(关键标志物)的深处

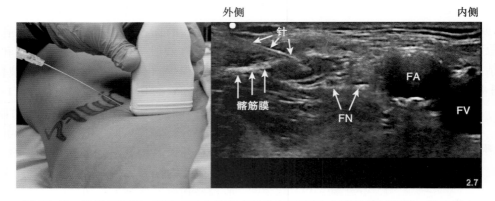

图 42.11　股神经阻滞。超声引导由外向内纵向(平面内)入路股神经阻滞。针尖深入
髂筋膜,注射麻醉药后,无回声的液囊将组织撑开(红色箭头)。FA,股动脉;FN,股神经;
FV,股静脉

坐骨神经远端阻滞

适应证

　　坐骨神经远端支配下肢,使其成为踝关节、胫骨远端和腓骨骨折以及足部损伤的理想阻滞。坐骨神经远端阻滞不能麻醉小腿内侧,小腿内侧神经则由股神经的远端分支隐神经支配。胫骨骨折是一种高能量型骨折,常伴有骨筋膜隔室综合征。由于坐骨神经远端阻滞掩盖了许多骨筋膜隔室综合征的临床表现(最明显的是疼痛),因此该阻滞只能在咨询主管外科医生后进行。

解剖

　　坐骨神经远端起源于 L4 至 S3 神经根,在腘窝部,内侧为半膜肌半腱肌肌腱,外侧为股二头肌肌腱。在腘窝最近端处,坐骨神经分支成胫神经(内侧)和腓总神经(外侧)(图 42.12)。坐骨神经可从近端臀肌深部到远端腘窝浅表的任何位置阻滞。从技术上讲,近端区域比较困难,而远端位置则是理想的,因为许多操作者已经熟悉腘窝解剖结构。

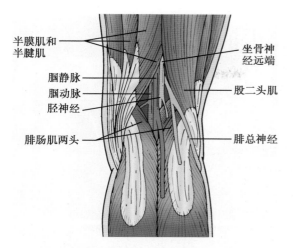

图 42.12　坐骨神经远端的解剖。坐骨神经远端在腘窝分叉成胫神经和腓总神经

技术

如果可能的话,患者应处于俯卧位,这样可以很容易地触到腘窝和患者下肢的后侧。对于不能俯卧的患者,必须抬高患肢,并在膝关节轻度屈曲的情况下进行支撑,以将探头放在腘窝和床之间。

使用高频线阵探头定位腘动静脉。胫神经通常位于腘静脉浅面,呈高回声"蜂窝状"(图 42.13)。如果无法定位神经束,由于各向异性,更加垂直的神经显像可能会改善

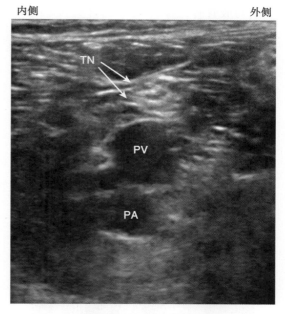

图 42.13　胫神经解剖。胫神经(TN)在腘窝内。注意腘动脉(PA)和腘静脉(PV)就在神经的深处

视觉效果。观察到胫神经后,缓慢向近端滑动探头,并沿胫神经移动约 5~10cm,直到看到腓总神经从外侧与胫神经汇总形成坐骨神经远端(图 42.14;视频 42.3)。操作者应该标记这个位置并注意神经的深度。

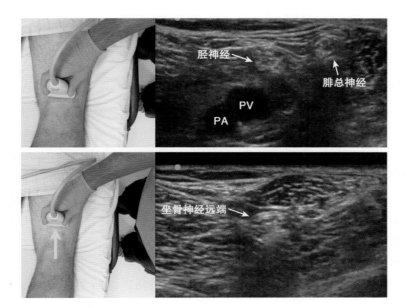

图 42.14　坐骨神经远端。识别腘窝中的胫神经,并向近端滑动探头以识别腓总神经(上图)。胫神经和腓总神经汇合形成坐骨神经远端(下图)。PV,腘静脉;PA,腘动脉

与股骨神经阻滞时穿刺针直接靠近探头进针相比,对于坐骨神经远端阻滞,我们建议在腿的外侧将针刺入远离探头的位置(图 42.15)。坐骨神经远端通常离皮肤表面 2~4cm 深,而较陡的进针角度会阻碍超声屏幕上针尖的显示。我们建议测量神经的深度,以一个相当平直的角度、相似的深度进入腿外侧,该技术可改善针的显像效果。注射一小皮丘后,在注射器中抽取 20mL 局麻药并连接 20G、3.5 英寸(9cm)的腰麻针。

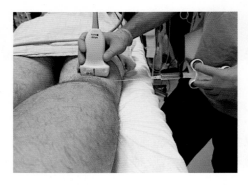

图 42.15　坐骨神经末远端阻滞探头位置。 针与小腿外侧皮肤成平角进入,不靠近探头

使用纵向(平面内法)入路将针缓慢推进到探头下方,并始终保持针轴和针尖处于视野范围内。我们建议在坐骨神经远端分成腓总神经和胫神经之前进行阻滞,定位蜂窝状坐骨神经,不要将针头直接刺入神经。将针尖放在神经表面,以减少神经内注射的风险。回抽以确认没有刺入血管,然后缓慢注入 3~5mL 局麻药。观察针尖,并实时观察无回声麻醉药液的扩散(图 42.16;视频 42.4)。我们建议不要尝试在靠近腘血管的神经下侧注射,因为这个部位发生意外血管内注射的风险可能更高。如果在任何时候看不到局麻药的扩散,则应怀疑是血管内注射,并停止操作[7]。

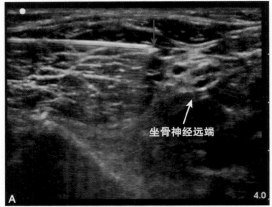

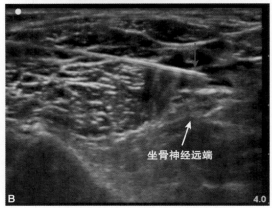

图 42.16　坐骨神经远端阻滞。 (A)针(红色箭头)通过平面内法刺向坐骨神经远端。(B)注意坐骨神经远端上方无回声麻醉药液的扩散

臂丛神经阻滞:肌间沟入路

适应证

超声引导肌间沟臂丛神经阻滞为包括肩部在内的近端上肢提供麻醉。在急诊中,肌间沟臂丛神经阻滞主要用于上肢骨折(远端锁骨和肱骨)的镇痛,并且可作为程序化镇静的替代方法,治疗肩关节脱位。其他适应证包括大脓肿引流、烧伤、深部伤口探查和复杂撕裂伤的修复。

膈神经相关的一过性膈肌麻痹的风险存在于肌间沟阻滞。在使用超声引导的情况下,该事件的发生率由于麻醉药量的减少

和麻醉药注射精准性的提高而降低[8,9]。尽管一过性单侧膈神经麻痹的临床意义仍有争议，但我们建议对于肺储备差的患者（如重度慢性阻塞性肺病、睡眠呼吸暂停症）进行肌间沟阻滞时要谨慎。

解剖

当臂丛神经通过肌间沟时形成神经根或干，肌间沟阻滞作用于该水平。在胸锁乳突肌锁骨头的深面和环状软骨的水平面上，肌间沟内侧为前斜角肌，外侧为中斜角肌（图 42.17；视频 42.5）。靶向的 C5 至 C7 神经根垂直定位在肌间沟内。注入该筋膜平面中的麻醉药通常不会沿着位于下方的 C8 至 T1 神经根扩散，因此不能可靠地为肘部远端的损伤提供镇痛。重要的标志包括位于斜角肌前肌内侧的颈动脉和颈内静脉。胸膜顶位于尾部，如果在实时超声引导下正确进行阻滞，刺破胸膜的风险很低。

技术

患者直立或半卧位，头部分转向对侧。应采取纵向（平面内法）入路进行肌间沟阻滞。患者的体位对于将针尖安全地刺入肌间沟内至关重要。可使用毛巾或枕头垫在肩胛骨下方以抬高同侧肩膀，使皮肤表面平坦，增加穿刺针的可见度。

在环状软骨水平用高频线阵探头横向定位颈内静脉和颈动脉（图 42.18）。向外侧滑动探头，直到胸锁乳突肌的锁骨头在屏幕上居中。前斜角肌位于胸锁乳突肌深处。臂丛神经根起源于脊髓，并在前、中斜角肌之间的肌间沟中走行，从而支配上肢。在该层面，臂丛神经的 C5 至 C7 根表现为垂直排列的低回声圆形或卵圆形结构，称为“交通灯”征（图 42.19）。彩色多普勒可以区分臂丛神经的低回声带与颈前部血管。

在准备好颈部并注射皮丘后，使用纵向（平面内法）入路刺入 21～23G、1.5 英寸的穿刺针。针尖穿过中斜角肌前进至最深神经根的外侧缘。然后将大约 10～20mL 局麻药注入中斜角肌和臂丛神经鞘之间的潜在间隙内（图 42.20；视频 42.6）。阻滞成功后，局麻药在中斜角肌和神经根之间的筋膜平面内扩散。

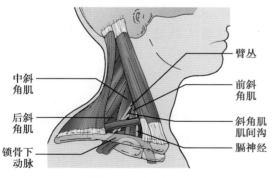

图 42.17 肌间沟臂丛的解剖。臂丛神经根在斜角肌肌间沟，即前斜角肌和中斜角肌之间的间隙

中斜角肌
后斜角肌
锁骨下动脉
臂丛
前斜角肌
斜角肌肌间沟
膈神经

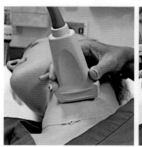
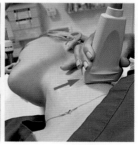

图 42.18 肌间沟阻滞探头位置。将超声探头置于环状软骨的水平，找到颈内静脉和颈总动脉，然后向外滑动超声探头，以确认胸锁乳突肌和深至胸锁乳突肌的臂丛神经根

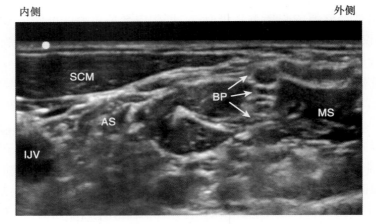

图 42.19　臂丛神经根。在肌间沟中可见臂丛神经（BP）根。肌间沟的边界是中斜角肌（MS）和前斜角肌（AS）。注意更浅的胸锁乳突肌（SCM）。IJV，颈内静脉

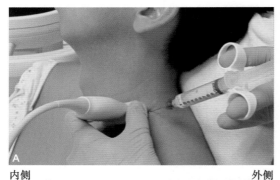

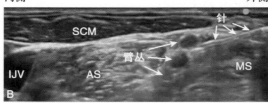

图 42.20　肌间沟阻滞。（A）纵向（平面内）入路的探头位置。（B）针从外到内进入到肌间沟中，以实施超声引导肌间沟神经阻滞。AS，前斜角肌；IJV，颈内静脉；MS，中斜角肌；SCM，胸锁乳突肌

锁骨上臂丛神经阻滞

适应证

锁骨上臂丛神经阻滞（supraclavicular brachial plexus nerve block，SCB）为肱骨中部、肘部、前臂和手部的上肢损伤提供麻醉。SCB 为肘关节脱位和桡骨远端骨折的复位以及前臂复杂伤口的处理提供麻醉。臂丛在锁骨上窝发出肩胛上神经分支；与肌间沟阻滞相比，SCB 不能为锁骨远端和肩部的损伤缓解疼痛。

SCB 的靶向阻滞肌间沟远端的臂丛神经。存在发生膈神经和一侧膈肌意外瘫痪或医源性霍纳综合征的风险，但这种风险较低[10]。锁骨上窝的臂丛神经既毗邻锁骨下动脉，又位于胸膜顶的表面，因此在将该操作付诸实践之前，必须掌握针尖的可视化。

解剖

在锁骨上窝的肌间沟远端，臂丛神经干和分支紧密地排列在一个筋膜鞘内，该筋膜鞘位于中斜角肌表面，锁骨下动脉外侧。在锁骨中点，锁骨下动脉的横截面正好位于第一肋的表面。在这一层面，臂丛神经表现为卵圆形或三角形的低回声束，看起来像蜂窝状。在第一肋的深处和外侧是高回声的胸膜，在呼吸周期中来回滑动（图 42.21；视频 42.7）。

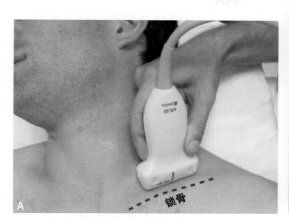

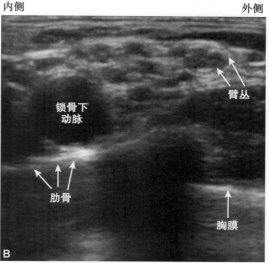

图 42.21　锁骨上臂丛。（A）锁骨上臂丛神经阻滞的探头位置。（B）当探头平行于肋骨并朝向尾端时，锁骨下动脉（SCA）和临近的臂丛位于第一肋和胸膜的表面

操作技术

类似于肌间沟臂丛神经阻滞，患者体位为直立或半卧位，头部转向对侧。超声仪放置在患者对面，在操作者的直视内。SCB 通常采用纵向（平面内法）入路，轨迹为由外向内。

将高频线阵探头放在锁骨上窝正后方，并与锁骨中部平行。当探头向前倾斜或扇形滑动时，可见锁骨下动脉的横截面呈搏动性低回声圆形结构，正好位于第一肋的表面。锁骨下动脉的外侧是高回声的蜂窝状臂丛，它位于中斜角肌的浅面。确认位于第一肋深外侧闪烁和滑动的胸膜。

准备好该区域并麻醉皮肤后，使用纵向（平面内法）入路在探头外侧刺入一根 21~23G、1.5 英寸（3.8cm）的穿刺针。肥胖患者可能需要 3.5 英寸（9cm）的针。然后，针在浅层筋膜平面下方纵向前进到臂丛神经的外侧缘。针尖在视野范围内，使用 3~到 5mL 小等分的局麻药低压注射，扩

散到臂丛上下（图 42.22；视频 42.8）。总共 20~30mL 的局麻药可用于肱骨中段远端的密集麻醉。

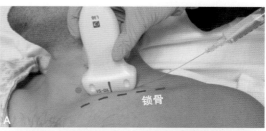

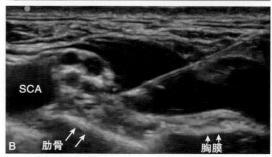

图 42.22　锁骨上臂丛阻滞。（A）探头置于锁骨上方，针纵向刺入探头下方。（B）臂丛位于无回声的锁骨下动脉（SCA）外侧。注意肋骨和滑动的胸膜。注射局麻药可分散臂丛周围的组织

要点和误区

- 外周神经在超声下看起来像脉管系统。在感兴趣的区域使用彩色血流多普勒确认无回声的近端神经根不是脉管系统。将多普勒脉冲重复频率降低到低流量设置，以检测小血管。
- 超声引导股神经阻滞不能完全为髋部骨折提供麻醉，但能显著缓解疼痛。与常规静脉镇痛药联用时，可降低阿片类药物相关不良事件的发生率。
- 股神经仅支配大腿前部和小腿内侧的一小部分（通过隐神经）。股神经阻滞不能麻醉整个大腿。
- 股神经阻滞的目的是在髂筋膜下、远离神经注入麻醉药。注入少量麻醉药以扩散软组织，然后重新定位针尖以获得更好的显影效果。
- 对于超声引导坐骨神经远端阻滞，如果可能，患者应俯卧位。这种体位有助于识别相关的解剖结构，并提高操作的成功率。
- 超声引导肌间沟神经阻滞通常无法阻滞 C8 和 T1 神经根，使这种阻滞对手和腕部的损伤不太有效。
- 超声引导肌间沟神经阻滞是麻醉远端锁骨和肩部的理想选择，而锁骨上神经阻滞是肘部以下远端上肢损伤的理想选择。如果注入大量麻醉药，锁骨上神经阻滞可麻醉肘部以上至肱骨中部。

病例 42.1

病情介绍

一名有严重慢性阻塞性肺病病史的 80 岁男子，因急性左股骨颈骨折入院。骨科手术处计划第二天手术。在急诊科接受 4 毫克吗啡静脉注射后，患者缺氧，血氧饱和度降至 78%。使用无重复吸收面罩给予 100% 的氧气，以改善缺氧。到达楼层后，患者因疼痛而处于中度痛苦状态，并需要更多药物来缓解疼痛。骨科会诊后，决定进行超声引导股神经阻滞以控制疼痛。

超声发现

使用线阵探头，平行于腹股沟折痕远端放置，操作者从内侧到外侧识别股静脉、动脉和神经。神经束呈高回声三角形，位于上方的髂筋膜和髂腰肌之间。用 25G 针在探头外侧 1cm 处进行局部麻醉，制成 1mL 皮丘。使用 3.5 英寸的腰麻针和装有 1% 利多卡因和肾上腺素的控制注射器，纵向（平面内）入路将皮肤进入探头外侧 1cm 处。当看到针尖时，继续进针到髂筋膜的深处和股神经束外侧。以 3~5mL 小等分量注入总共 20mL 局麻药（视频 42.9 和视频 42.10）。

病例解析

在 10 分钟内，患者疼痛的严重程度在 10 分的视觉模拟量表上改善到 2。他可以安睡一整夜而不需要额外的静脉镇痛药。

超声引导单次注射股神经阻滞在缓解髋部、股骨和髌骨急性损伤的疼痛方面非常有效，而且不会引起与静脉使用阿片类相关的镇静、呼吸抑制或低血压。

病例 42.2

病情介绍

一名 76 岁的女性因跌落地面而导致了右肱骨头粉碎性骨折，因严重胃肠炎继发低血压、低钾血症和脱水。静脉输入 2L 生理盐水后，她的血压为 95/62mmHg。由于血压低，患者未服用镇痛药，但由于疼痛无法控制，她处于中度疼痛。在经骨科医师会诊，并记录正常的神经系统检查后，决定进行超声引导肌间沟臂丛神经阻滞，以控制疼痛。

超声发现

患者坐直，右肩胛骨后垫枕头。超声系统放置在对侧，将屏幕置于操作者的直接视线内。操

病例 42. 2（续）

作者使用线阵探头,在喉部水平横向扫视,可识别颈动脉和颈内静脉。低回声的臂丛神经根位于前斜角肌和中斜角肌之间、大血管的外侧以及胸锁乳突肌的深处。用氯已定清洁颈部后,在探头外侧 1cm 处用 1mL 局麻药注射皮丘。使用纵向（平面内法）入路,在探头外侧 1cm 处刺入一根 21G、1.5 英寸的穿刺针,该穿刺针连接在装有 1% 利多卡因和肾上腺素的控制注射器上。观察到针尖后,将针穿过中斜角肌向最深的神经根外侧前进。以 3~5mL 小等分量注入总共 10mL 局麻药（视频 42.11）。

病例解析

操作完成后,患者诉疼痛已完全缓解。她被送入普通病房,夜间无需静脉使用阿片类药物。

超声引导单次注射肌间沟臂丛神经阻滞可有效减轻肱骨、肘部和前臂近端急性损伤所致的疼痛,而不会引起静脉使用阿片类药物相关的镇静、呼吸抑制或低血压。由于同侧膈肌一过性麻痹是已知的潜在并发症,对于有潜在肺部疾病患者应谨慎使用。

病例 42. 3

病情介绍

一名 48 岁的女性从多层楼梯摔下,扭伤脚踝,被送到急诊室。左脚踝明显变形,还发现她有闭合性三踝骨折和脱位。她看起来由于疼痛而处于极度痛苦状态。临床检查表明足部神经血管正常。在经骨科手术医师会诊后,计划在第二天早晨进行切开复位内固定术（open reduction with internal fixation, ORIF）。决定采取多模式镇痛,包括超声引导坐骨神经远端阻滞。

超声发现

患者俯卧位,超声仪放在操作者直接视线的对侧。使用高频线阵探头,识别出腘动脉、静脉和胫神经（视频 42.12）。然后将探头缓慢地向上移动,直至看到腓总神经与胫骨神经汇合形成坐骨神经远端。此时标记皮肤并记录神经深度。在注射一个小皮丘后,将一根 3.5 英寸（9cm）长的 20G 腰麻针刺入腿外侧,到达神经的大致深度。利用实时超声引导,可在坐骨神经远端上方看到针尖,并以 3~5mL 小等分量注入总共 20mL 局麻药。可以直接看到无回声的液体在神经周围扩散（视频 42.13）。

病例解析

操作结束后,患者看起来更为舒适,并被协助坐下。踝关节脱位减轻,骨折用夹板固定,无明显疼痛。

坐骨神经远端一次性注射短效麻醉药是一种安全有效的镇痛方法。这种技术用于骨折复位或其他短小手术之前,无需程序化镇静。超声引导外周神经阻滞可作为急性损伤镇痛的唯一策略或多模式策略的一部分。

病例 42. 4

病情介绍

一名 33 岁的女性在踢足球时因外力向前摔倒,随后被送到急诊室。她抱着右前臂和腕部,有明显的肘部畸形。普通 X 线片证实肘关节后脱位,患者疼痛难忍。体格检查显示神经血管正常。采用上肢局部麻醉而不是程序化镇静进行闭合复位。

超声发现

患者仰卧,头部转向对侧。操作者站在受伤肢体外侧,超声仪放置在对侧,以便于直接观察针和超声屏幕。将高频线阵探头放置在锁骨正上方并与锁骨平行,并向尾部倾斜。在第一肋表面可见锁骨下动脉和椭圆形的臂丛（视频 42.14）。注射皮丘后,采用纵向（平面内）入路,以大约 30°~45°的角度刺入长度为 1.2 英寸（3cm）的 22G 腰麻针。利用实时超声引导,针尖就在臂丛神经的外侧。依次注射小等分量（3~5mL）局麻药,直至在臂丛神经周围共注射 20mL。（视频 42.15）

病例解析

锁骨上神经阻滞完成 15 分钟后,患者的疼痛减轻到最低程度。成功地进行了闭合性肘部复位术,并放置吊带以保持舒适。

超声引导外周神经阻滞可缓解疼痛,并可替代程序化镇静,用于闭合性关节复位等手术。锁骨上臂丛神经阻滞是缓解上肢中、远端损伤所致疼痛的可靠方法。

复习题

1. 在对髋部骨折进行股神经阻滞时,意外地将 0.25% 布比卡因注入股动脉,患者出现心脏停搏。立即开始心肺复苏。最初的复苏使用哪种药物被认为对局麻药全身毒性(LAST)最有效?

   A. 肾上腺素

   B. 碳酸氢钠

   C. 脂肪乳剂

   D. 阿托品

   答案:C。脂质乳剂,如英脱利匹特,被认为与局麻药的脂溶性分子结合。对于怀疑发生 LAST 且进展为心脏停搏的患者,应以给予 20% 英脱利匹特 1.5mg/kg 推注,然后以 0.25mL/kg/min 的速度输注。

2. 如果不慎注射入大血管中,哪种局麻药最有可能引起局麻药全身毒性?

   A. 1% 利多卡因

   B. 1% 利多卡因加肾上腺素

   C. 1% 甲哌卡因

   D. 0.25% 布比卡因

   答案:D。长效局麻药更具亲脂性。当大剂量血管内注射时,这些药物更可能与脑组织紧密结合,引起癫痫发作,与心脏组织紧密结合,引起心脏停搏。减少血管内注射风险的标准安全措施包括:除非确定针尖直接可见,否则不要注射麻醉药,注射前回抽,以及一次注射少量局麻药。

3. 对于以下哪种损伤或情况,肌间沟臂丛神经阻滞不能可靠地提供麻醉?

   A. 锁骨远端骨折

   B. 肱骨头骨折

   C. 三角肌脓肿

   D. 肘关节脱位

   答案:D。肌间沟神经阻滞可靠地靶向阻滞臂丛神经的 C5 至 C7 根,从而为锁骨远端到肱骨中段的损伤提供麻醉。神经根

C8 和 T1 位于更深的位置,可能在一个单独的筋膜平面下。因此,锁骨上神经阻滞被推荐用于肘部损伤,因为肌间沟神经阻滞不能为远端上肢提供可靠的麻醉。

4. 以下哪种损伤发生骨筋膜隔室综合征的风险最高,在骨科会诊前不应进行周围神经阻滞?

   A. 肩关节脱位

   B. 跌落地面导致股骨颈骨折

   C. 机动车-行人碰撞导致的闭合性胫骨中段骨折

   D. 从 4.6m 高空坠落造成跟骨骨折

   答案:C。尽管局部麻醉掩盖骨筋膜隔室综合征的情况很少见,但应在高能量、高风险骨折时考虑到这种并发症。肩关节脱位、肱骨骨折和大多数髋/股骨骨折发生骨筋膜隔室综合征的风险较低。跟骨骨折的局部麻醉通常被认为是安全的,尽管挤压伤造成的足部骨折发展为骨筋膜隔室综合征的风险更高。胫骨近端和中段骨折,特别是高能量机制的骨折,发生骨筋膜隔室综合征的风险高,在与外科医生会诊之前不应进行局部麻醉。

5. 进行超声引导外周神经阻滞时应始终使用以下哪种技术?

   A. 只要观察到针杆,就可以前进针

   B. 回抽后,迅速推注 10~20mL,以更有效地控制疼痛

   C. 注射局部麻醉药时,如果超声屏幕上没有看到低回声液体扩散,立即停止操作并重新评估针尖位置

   D. 以上都是

   答案:C。尽管并发症很少见,但应遵循安全进针和注射技术的核心原则,以尽量减少超声引导神经阻滞并发症的风险。首先,应始终在超声屏幕上显示出针尖。固定握住探头的手,仅移动握注射器的手,将有助于在整个过程中保持对针尖的直

接显示。回抽以排除针尖在血管内后,应缓慢注射小等分试样的 3～5mL 局麻药,切勿进行大剂量推注。在注射麻醉药时,重要的是观察组织扩散,以确认麻醉药是注射到软组织而不是血管中。如果看不到组织扩散,应立即停止操作,并重新评估针尖位置,以确保避免血管内注射。

参考文献

1. Lewis SR, Price A, Walker KJ, et al. Ultrasound guidance for upper and lower limb blocks. *Cochrane Database Syst Rev.* 2015;(9):CD006459.
2. Chin KJ, Wong NW, Macfarlane AJ, Chan VW. Ultrasound-guided versus anatomic landmark-guided ankle blocks: a 6-year retrospective review. *Reg Anesth Pain Med.* 2011;36(6):611-618.
3. Neal JM, Barrington MJ, Brull R, et al. The second ASRA practice advisory on neurologic complications in regional anesthesia and pain medicine. *Reg Anesth Pain Med.* 2015;40(5): 401-430.
4. Marhoffer P. *Ultrasound Guidance in Regional Anesthesia: Principles and Practical Implementation.* 2nd ed. New York: Oxford University Press; 2010.
5. El-Borghdadly K, Chinn KJ. Local anesthetic systemic toxicity: continuous professional development. *Can J Anaesth.* 2016;63(3):330-349.
6. Gadsden J. Local anesthetics: clinical pharmacology and rational selection. *Hadzic's Peripheral Nerve Blocks and Anatomy for Ultrasound-Guided Regional Anesthesia (New York School of Regional Anesthesia).* 2nd ed. New York: McGraw-Hill Education/Medical; 2011.
7. Ritcey B, Pageau P, Woo MY, Perry JJ. Regional nerve blocks for hip and femoral neck fractures in the emergency department: A systemic review. *CJEM.* 2016;18(1):37-47.
8. Renes SH, Rettig HC, Gielen MJ, et al. Ultrasound-guided low-dose interscalene brachial plexus block reduces the incidence of hemidiaphragmatic paresis. *Reg Anesth Pain Med.* 2009;35(5): 498-502.
9. Tran QH, Elgueta MF, Aliste J, et al. Diaphragm-sparing nerve blocks for shoulder surgery. *Reg Anesth Pain Med.* 2017;42(1):32-38.
10. Cornish PB, Leaper CJ, Nelson G, et al. Avoidance of phrenic nerve paresis during continuous supraclavicular regional anesthesia. *Anesthesia.* 2007;62:354-358.

第 43 章

腰椎穿刺

Paul G. McHardy ■ Daniel J. Schnobrich ■ David M. Tierney ■
Nilam J. Soni

陈林 译 ■ 宋丽敏 校

关键点

- 超声技术通过在短轴和长轴平面上进行骨结构显像来更好地识别腰椎的中线和间隙，因此能提高腰椎穿刺成功率。
- 对于病态肥胖患者及未扪及骨性标志的患者，超声引导技术对提高穿刺成功率最有帮助。
- 对于经验丰富的操作者，实时超声引导可能会提供除静态引导之外的其他好处。

背景

1971 年，超声首次被报道是用于识别腰椎解剖结构的有用床旁工具[1]。使用超声引导腰椎穿刺的最常用技术是对腰椎进行定位以选择穿刺部位。超声技术可以比体格检查更准确地识别腰椎水平[2-7]。一项针对 14 个随机试验的 meta 分析表明，在腰椎穿刺或硬膜外置管前通过超声选择穿刺位置可以减少穿刺次数，减少操作失败以及降低椎管内损伤的概率[8]。一项仅包括腰椎穿刺的随机试验的 meta 分析也表明了类似的益处[9]。对定位标志难以触及的肥胖患者而言，超声引导腰椎穿刺显示了极大的优越性[10-13]，同样的，产科，整形外科以及急诊科患者也将因此获益[14-21]。超声技术已被证实可以减少腰椎穿刺后的腰背痛以及椎管内麻醉后的头痛[10,21-25]。研究显示，该技术在简单培训后即可迅速被非放射科医生掌握[26,27]，并常常在一分钟之内即能获得高质量的超声图像[28]。一项研究指出，为了持续获得高质量图像，需要学习超声图像，并进行 10 次实时操作培训[28]。

超声已被用于精确测量皮肤到黄韧带的距离。由于黄韧带紧邻硬脊膜，因此测量其深度可以指导选择长度最合适的穿刺针以及抽取脑脊液所需的预期深度[11,12,14,29-31]。体重指数（body mass index，BMI）<25 的患者与 BMI>30 的病态肥胖患者相比，两者平均深度相差约为 2cm（4.4cm vs 6.4cm）。最好使用旁正中长轴切面进行测量[11,12,14,30-33]。

采用技术先进的实时超声引导进行腰椎穿刺一般采用旁正中入路[17,34-40]。但是，静态超声标记穿刺位置有更多的支持证据，也是临床上较为常见的技术。

解剖

脊柱由 24 块椎体（颈椎 7 块、胸椎 12 块、腰椎 5 块）、椎间盘、骶骨和尾骨构成。5 块腰椎比颈椎或胸椎都要粗大（图 43.1）。每块椎骨都由最大且承重的椎体与椎板、横

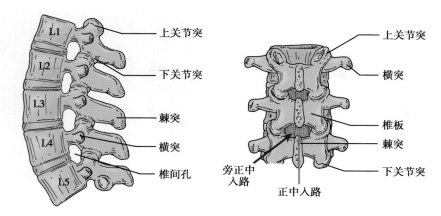

图 43.1　腰椎解剖。腰椎棘突呈矩形或碑形。在 L2-L3 和 L3-L4 中线棘突间隙最宽,通常选择这两个间隙进行腰椎穿刺。两种穿刺路径如图所示:正中入路(红色箭头)以及旁正中入路(蓝色箭头)

突和棘突构成(图 43.2)。棘突向后延伸,是脊柱最表浅的部分,可以在脊柱中线扪及。连接横突与棘突的是上下关节突。棘突在顶端通过棘上韧带连接,在轴部通过棘间韧带连接。黄韧带位于椎间孔前并连接上下椎板。后纵韧带沿着椎体后缘分布(图 43.3)。

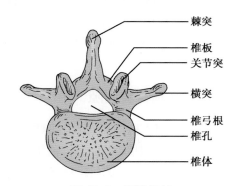

图 43.2　腰椎解剖

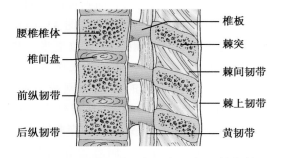

图 43.3　腰椎韧带。在正中入路,腰椎穿刺针先穿过棘上韧带和棘间韧带,随后再穿破黄韧带才能进入硬膜外腔

技术

患者体位

　　腰椎穿刺的体位可以是直立坐位或侧卧位。在直立坐位时,患者向前倾斜并双臂屈曲撑在桌子上,双脚放在椅子或凳子上。在侧卧位时,患者取左侧或右侧卧位,双膝屈曲至胸前。侧卧位腰椎穿刺成功率低于直立坐位,因为脊柱会在柔软的床面上扭曲且棘突之间间隙的拉开程度较小[2,41,42]。但是,在医院时,有些患者在操作过程中可能无法忍受直立的坐姿,对于这些患者,应采取侧卧位。

　　如果患者是侧卧位,要尽量使其肩膀和臀部与手术床垂直。如果臀部和肩膀未与床完全垂直,那么患者腰部处于扭曲状态,这通常会导致穿刺失败。当患者采取侧卧位时,由于患者头部与腰部穿刺点是同一水平,因此可以测量脑脊液压力。而直立坐位时无法测压。

超声检查

　　对于 BMI 处于平均水平或以下的患者,可以采用高频线阵探头,其对于探测表浅的骨性结构具有最佳分辨力。对于 BMI 较高

的患者,可以选取低频、凸阵探头,因为它可以穿透较深的部位以显示脊柱结构[43]。

成人的脊髓终止于 L1,因此在 L2 以下可以安全地进行腰椎穿刺。髂后上棘大约平 L4。对于骨性标志清楚的患者,可以先定位髂后上棘连线,L4 腰椎就在该连线上。髂后上棘连线上或下的间隙就是理想的穿刺点,穿刺针可置入 L3-L4 或 L4-L5 棘突间隙。通常首选 L3-4 间隙,因为 L3-L4 椎间隙比 L4-L5 椎间隙更宽大,且棘突上覆盖的软组织更少(图 43.4)。

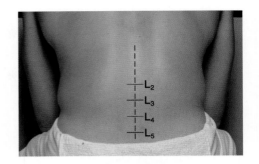

图 43.5　L2-5 腰椎棘突的体表标记

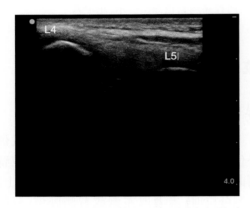

图 43.4　L4 和 L5 棘突间隙。图为长轴平面的 L4 和 L5 棘突间隙。一般情况下优先选择 L2-L3 或 L3-L4 棘突间隙进行腰椎穿刺,因为 L4-L5 棘突间隙有软组织覆盖导致其较深

腰椎的识别

在病态肥胖或骨性标志无法扪及的患者,超声可以识别五个腰椎棘突。以短轴切面开始,将探头置于臀沟上方的骶骨上,探头的定位标记指向操作者的左侧。骶骨的特点是其粗糙的表面以及强回声的融合骨。向上滑动探头,首先看到的是 L5 腰椎棘突。L5 棘突相对较小且深,即使在偏瘦的患者中也是如此(见图 43.4 和视频 43.1)。向上滑动探头可以显示 L4、L3、L2 和 L1 棘突(图 43.5)。在短轴切面和长轴切面标记腰椎的方法如下所述。

短轴切面:鉴别中线

将探头定位于脊柱的短轴平面,可以在屏幕顶部看到呈强回声、尖端结构的棘突顶端。每个棘突都会向屏幕底部投射垂直阴影(图 43.6A 和 B;视频 43.2)。棘突在短轴切面上比长轴切面上看起来要更薄一些。在棘突两侧数厘米深的地方,横突在超声下表现为两条平行的白线,也可以进一步确定中线的位置(图 43.7 和视频 43.3)。将探头精确地置于脊柱中线,并沿着棘突垂直于探头做标记(见图 43.6C)。至少应标记 2~3 个层面。

长轴切面:鉴别棘突间隙

在找到 L3、L4 椎体后,沿中线顺时针旋转探头,使探头在中线上处于长轴切面。在长轴切面识别 L3-L4 间隙(图 43.8A 和 B;视频 43.4)。调整深度以在间隙内显示棘突和黄韧带(图 43.9),从皮肤表面到黄韧带的深度在旁正中平面上很容易获得(图 43.10)。硬脊膜与黄韧带间的距离仅有数毫米。测量黄韧带的深度有助于操作者选择适当长度的穿刺针并预计何时进入蛛网膜下腔。例如,对于一个偏瘦的患者,其黄韧带深度大约为 4cm,标准的 8~9cm 腰椎穿刺针大概进针一半就足够,而对于病态肥胖患者,其黄韧带的深度可达 10cm,同一穿刺针可能不够用。

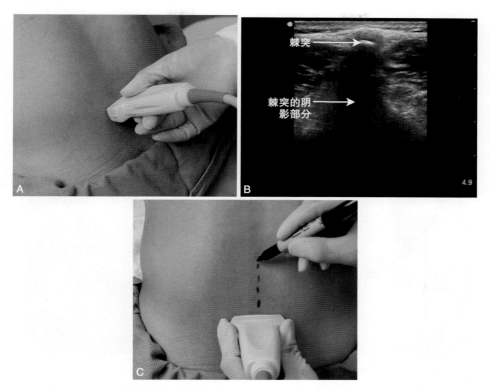

图 43.6　标记腰椎中线。(A)在短轴平面,将探头置于腰椎棘突的中线上。(B)棘突在屏幕中心表现为强回声、尖端结构。(C)垂直于探头,在皮肤上标记腰椎的中线

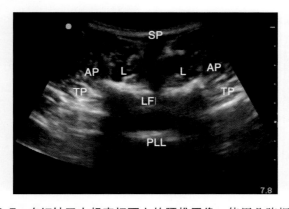

图 43.7　在短轴正中超声切面上的腰椎图像。使用凸阵探头可以显示腰椎深部结构。AP,关节突;L,椎板;LF,黄韧带;PLL,后纵韧带;SP,棘突;TP,横突

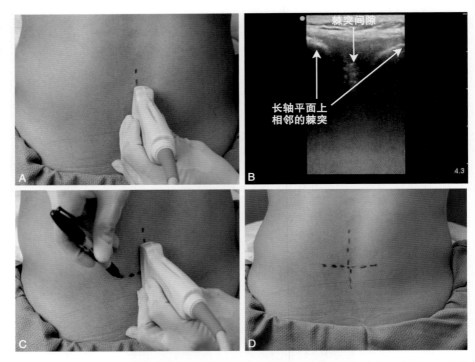

图 43.8　在体表标记腰椎间隙。(A)将探头竖向放置,定位在两个棘突正中。(B)两个腰椎之间棘突间隙的长轴切面。(C)垂直于超声探头做标记线以定位棘突间隙。(D)表示中线的竖线与表示棘突间隙的水平线垂直相交,两条线交叉点即腰椎穿刺点

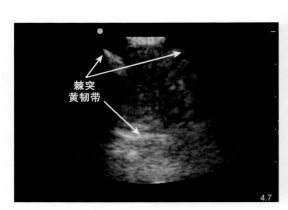

图 43.9　黄韧带。在长轴正中平面,使用凸阵探头可以显示位于棘突深部的黄韧带

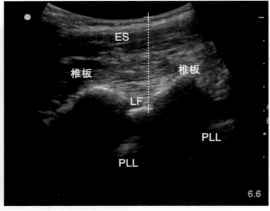

图 43.10　测量黄韧带的深度。黄韧带(LF)在长轴旁正中切面位于椎板之间,在该平面可以测量皮肤-黄韧带之间的深度(即垂线的长度)。ES,竖脊肌;PLL,后纵韧带

必须注意的是,旁正中平面有可能被误判成正中平面。旁正中平面上的椎板可能被误认为棘突。在长轴平面上由左向右滑动探头显示清楚椎板和棘突,这一方法可以用于确认真正的棘突。此外,在中线上棘突表面仅有皮肤和皮下组织,而在旁正中切面椎板的表面则有竖脊肌的肌纤维(视频 43.5 和视频 43.6)。

在此位置腰椎棘突在超声下的图像呈矩形,形如"墓碑",棘突下的深部可见阴影。探头定位于两个相邻棘突的中点,棘突之间的间隙可用垂直于探头的直线标记(见图 43.8C)。脊柱的中线和棘突间隙标记线即为穿刺点(见图 43.8D)。

实时超声引导

本章的大部分内容集中在使用超声引导定位腰椎穿刺点上,但至少有 3 种不同的实时超声引导进行腰椎穿刺的方法,所有这些方法均使用旁正中入路[17,34-40]。旁正中入路的优点在于穿刺针穿过腰椎间隙,该间隙比中线上的棘突间间隙要宽。其缺点是穿刺针以倾斜角度穿刺,这需要练习才能熟练掌握。

实时超声引导需要使用非优势手持超声探头,而优势手持穿刺针。该操作可以在直立坐位或侧卧位进行。最好使用凸阵探头,且必须将涂有无菌耦合剂的探头置于无菌保护套中。皮肤表面须消毒并铺巾。由于腰椎穿刺针可能将耦合剂带入硬膜外腔和蛛网膜下腔,但是目前没有关于无菌耦合剂安全性的数据。因此,操作者应使用无菌纱布拭去穿刺点周围的耦合剂,或在探头和皮肤之间使用无菌盐水代替耦合剂。

进行实时超声引导时,临床医生首先应在长轴旁正中切面确定最宽的腰椎间隙或可视范围最大的脊椎韧带。将超声探头置于最宽腰椎间隙中心,将探头旋转 45°使其 Mark 点指向斜旁正中线平面的中线,并将超声波束指向从上一腰椎棘突到下一腰椎椎板所构成的平面(图 43.11)。此时可以辨认椎板,黄韧带以及后纵韧带。关键步骤是将探头向头侧中线滑动 1~2cm,以便穿刺针从探头下方进行穿刺。在优化成像质量后,操作者应擦去多余的耦合剂。将腰椎穿刺针沿超声波束平面进行穿刺,在可视下穿过椎板间隙。将穿刺针对准上位棘突底部的黄韧带(图 43.12),但棘突的阴影通常会掩盖针尖穿透黄韧带的过程。针头穿过黄韧带时阻力会增加,一旦感觉到阻力消失,操作者应放下探头,将针头依次前进 1~2mm 并连续检查是否有脑脊液流出(视频 43.7)。

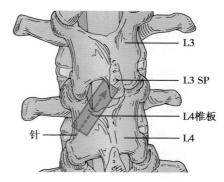

图 43.11　实时超声引导的探头朝向。采用斜旁正中切面进行实施超声引导腰椎穿刺。超声探头(蓝色长方形)斜向从上一腰椎棘突指向下一腰椎椎板。穿刺针(红色箭头)在超声探头下方进针,朝向上一腰椎棘突底部的黄韧带。SP,棘突

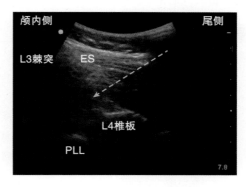

图 43.12　实时超声引导的腰椎穿刺。斜旁正中切面显示了穿刺针的轨迹,指向 L3 棘突底部和 L4 椎板的中间。ES,竖脊肌;PLL,后纵韧带

腰椎穿刺

在超声标记出穿刺点之后,患者必须在超声定位和准备腰椎穿刺的间隙保持相同的位置,因为小的体位变动都会导致穿刺点的改变。穿刺部位消毒铺巾,局部麻醉后,可以将穿刺针的斜面平行于脊柱的纵向韧带穿刺入标记好的穿刺点。多项研究表明,使用更小号的无创型穿刺针(20~22G)可以减少腰椎穿刺后头痛的概率[44-50]。大多数腰椎穿刺套件中不包含无损伤穿刺针,但无损伤穿刺针在大多数医院均有应用。与传统的18~20G腰椎穿刺针相比,使用无损伤22G穿刺针时,拔出针芯后等待脑脊液流出的时间要更长。无论穿入或抽出穿刺针时,针芯均应始终置于穿刺针内[51]。在穿过皮肤和皮下组织后,腰椎穿刺针会遇到致密的棘上韧带和棘突间韧带的阻力,此时需要较大压力才能穿透这些韧带。如果穿刺针在很浅的位置(深度小于2cm)就碰到骨头,有可能是碰到棘突,此时应重新穿刺,通常向头侧调整穿刺方向。当穿刺针穿过黄韧带进入硬膜外腔时,会感觉到第一次突破感或阻力消失。当穿刺针进针数毫米穿过硬脑膜进入蛛网膜下腔时会感觉到第二次突破感,此时可以看到脑脊液流出。可以使用压力计测量脑脊液压力。用无菌试管收集脑脊液,插入针芯后拔出穿刺针。

要点和误区

- 使用超声进行腰椎定位时,在短轴和长轴平面上显示棘突是关键。
- 如果在短轴切面无法明确识别出棘突,可以在中线向头侧或尾侧缓慢滑动探头,直到看到棘突的阴影。顺着阴影向浅表部分观察直到识别出棘突的高回声尖端。
- 腰椎穿刺针的长度可以通过测量皮肤到黄韧带的深度来确定,最好从长轴旁正中切面测量该距离。因为穿刺皮肤时的压缩以及穿刺针对硬脊膜的压迫,应额外增加5mm的长度。
- 在长轴平面,必须将椎板与棘突区分开。在长轴切面上从左至右滑动探头,可明确识别椎板和棘突。椎板的表面有竖脊肌,而棘突表面没有任何肌肉,仅有相对较薄的皮下组织。
- 当使用中线方法插入腰椎穿刺针时,其在穿过棘突上韧带和棘突间韧带时会有很大的阻力。如果没有遇到阻力,则针很可能偏离中心刺入了竖脊肌。
- 建议初学者使用线阵探头对瘦弱的患者进行腰椎定位,以熟悉腰椎的正常超声影像。

复习题

1. 在进行腰穿或硬膜外麻醉之前,使用静态超声引导选择针头穿刺部位已证明以下哪些效果?
   A. 操作成功率无差异
   B. 针头重定位减少
   C. 操作时间增加
   D. 脊柱出血减少
   E. 以上所有
   答案:B。一项针对14个随机试验的meta分析表明,在腰椎穿刺或硬膜外置管前通过超声选择穿刺位置可以减少穿刺次数,减少操作失败以及降低椎管内损伤的概率[8]。一项仅包括腰椎穿刺的随机试验的meta分析也表明了类似的益处[9]。

2. 根据当前证据,使用超声引导进行腰椎穿刺,以下哪些患者受益?
   A. 后凸成形术
   B. 腰椎椎板切除术
   C. 腰椎间盘切除术
   D. 肥胖症
   E. 身材高大(>第97百分位数)

答案:D。超声通常被认为在体表标记难以触及的患者中最有用,一般是肥胖导致的。对于脊柱侧弯或有腰椎穿刺困难史的脊椎解剖结构异常的患者,使用超声引导也可能是有益的。

3. 图 43.13 显示了腰椎的短轴正中切面。其中字母 A~E 代表什么结构?

　答案:A,棘突;B,关节突;C,椎板;D,横突;E,后纵韧带。(见图 43.7)

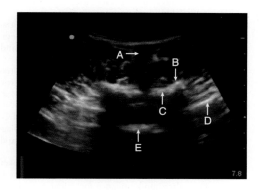

图 43.13

4. 图 43.14 显示了腰椎的长轴旁正中切面。其中字母 A~D 代表什么结构?

　答案:A,竖脊肌;B,椎板;C,黄韧带;D,后纵韧带。(见图 43.10)

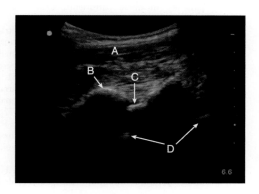

图 43.14

5. 一般情况下,哪种切面对于选择适当长度的腰椎穿刺针最有用?

　A. 短轴正中切面

　B. 长轴正中切面

C. 长轴旁正中切面

D. A 和 B

E. B 和 C

F. A 和 C

G. A、B 和 C

答案:E。腰椎的长轴切面,特别是长轴旁正中切面通常最有助于显示黄韧带并测量从皮肤表面到黄韧带的距离。尽管短轴正中切面中也能看到黄韧带,但是长轴视图中可以更可靠地看到该结构。

6. 下图为腰椎的长轴旁正中切面(图 43.15)。操作者为获得脑脊液,腰椎穿刺针预期插入深度应是多少?

　A. 3cm

　B. 3.5cm

　C. 4cm

　D. 4.5cm

　E. 5cm

答案:B.3.5cm。黄韧带的深度大约为 3cm。在估算所需的腰椎穿刺针长度时,操作者应再增加 5mm,以解决腰椎穿刺期间皮肤受压和硬脊膜弯曲的问题。(另请参见图 43.9)

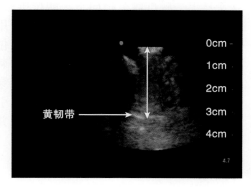

图 43.15

7. 以下哪项是有助于区分椎板和棘突的常见操作?

　A. 在短轴正中切面中从骶骨开始依次定位棘突

　B. 在长轴旁中位切面中从左向右倾斜或滑动探头

C. 在长轴旁中位切面中识别位于椎板表面的竖脊肌

D. 旋转探头在中线呈90°以在长轴和短轴切面中显示棘突

E. 以上所有

答案：E。在某些患者中，尤其是肥胖患者，很难将椎板与棘突区分开。所有这些操作都可以帮助区分两个骨性结构：顺序定位棘突，从左向右倾斜或滑动探头，识别位于椎板表面的竖脊肌，或以正交切面（长轴和短轴中线切面）显示棘突。

8. 关于实时超声引导的腰穿，以下哪项陈述是正确的？

A. 超声探头从上椎骨的椎板倾斜滑动到下椎骨的棘突

B. 使用短轴，平面外技术引导穿刺针

C. 使用中线法进行实时超声引导

D. 进行实时超声引导通常看不到腰椎穿刺针尖穿透黄韧带

E. 与静态超声引导进行穿刺点定位相比，实时超声引导可以减少并发症的发生率

答案：D。一般选择采用斜行旁正中入路进行实时超声引导腰椎穿刺。使用凸阵探头从上一腰椎棘突指向下一腰椎椎板。腰椎穿刺针从探头下方进行穿刺，并使用长轴平面内法进行实时跟踪。由于上位脊椎棘突存在阴影，通常看不到腰椎穿刺针尖穿透黄韧带。目前，尚无针对腰椎穿刺或脊柱麻醉的实时超声引导与静态引导的比较研究，并且尚不清楚成功率或并发症发生率是否存在差异。

参考文献

1. Bogin IN, Stulin ID. Application of the method of 2-dimensional echospondylography for determining landmarks in lumbar punctures. *Zh Nevropatol Psikhiatr Im S S Korsakova*. 1971;71:1810-1811.
2. Duniec L, Nowakowski P, Kosson D, Lazowski T. Anatomical landmarks based assessment of intravertebral space level for lumbar puncture is misleading in more than 30%. *Anaesthesiol Intensive Ther*. 2013;45:1-6.
3. Stiffler KA, Jwayyed S, Wilber ST, Robinson A. The use of ultrasound to identify pertinent landmarks for lumbar puncture. *Am J Emerg Med*. 2007;25:331-334.
4. Lynch T, Hoesni S, Tan T. Patient obesity correlates with incorrect identification of level of spinal and epidural anaesthesia needle insertion. *Reg Anesth Pain Med*. 2011;36:E163.
5. Schlotterbeck H, Schaeffer R, Dow WA, et al. Ultrasonographic control of the puncture level for lumbar neuraxial block in obstetric anaesthesia. *Br J Anaesth*. 2008;100:230-234.
6. Watson MJ, Evans S, Thorp JM. Could ultrasonography be used by an anaesthetist to identify a specified lumbar interspace before spinal anaesthesia? *Br J Anaesth*. 2003;90:509-511.
7. Whitty R, Moore M, Macarthur A. Identification of the lumbar interspinous spaces: palpation versus ultrasound. *Anesth Analg*. 2008;106:538-540. Table of contents.
8. Shaikh F, Brzezinski J, Alexander S, et al. Ultrasound imaging for lumbar punctures and epidural catheterisations: systematic review and meta-analysis. *BMJ*. 2013;346:f1720.
9. Gottlieb M, Holladay D, Peksa GD. Ultrasound-assisted lumbar punctures: a systematic review and meta-analysis. *Acad Emerg Med*. 2018;26(1):85-96.
10. Honarbakhsh S, Osman C, Teo JTH, Gabriel C. Ultrasound-guided lumbar puncture as a diagnostic aid to reduce number of attempts and complication rates. *Ultrasound*. 2013;21:170.
11. Sahin T, Balaban O, Sahin L, Solak M, Toker K. A randomized controlled trial of preinsertion ultrasound guidance for spinal anaesthesia in pregnancy: outcomes among obese and lean parturients: ultrasound for spinal anesthesia in pregnancy. *J Anesth*. 2014;28:413-419.
12. Sahota JS, Carvalho JC, Balki M, Fanning N, Arzola C. Ultrasound estimates for midline epidural punctures in the obese parturient: paramedian sagittal oblique is comparable to transverse median plane. *Anesth Analg*. 2013;116:829-835.
13. Wang Q, Yin C, Wang TL. Ultrasound facilitates identification of combined spinal-epidural puncture in obese parturients. *Chin Med J*. 2012;125:3840-3843.
14. Balki M, Lee Y, Halpern S, Carvalho JC. Ultrasound imaging of the lumbar spine in the transverse plane: the correlation between estimated and actual depth to the epidural space in obese parturients. *Anesth Analg*. 2009;108:1876-1881.
15. Nassar M, Abdelazim IA. Pre-puncture ultrasound guided epidural insertion before vaginal delivery. *J Clin Monit Comput*. 2015;29:573-577.
16. Wallace DH, Currie JM, Gilstrap LC, Santos R. Indirect sonographic guidance for epidural anesthesia in obese pregnant patients. *Reg Anesth*. 1992;17:233-236.
17. Brinkmann S, Tang R, Sawka A, Vaghadia H. Single-operator real-time ultrasound-guided spinal injection using sonixGPS: a case series. *Can J Anaesth*. 2013;60:896-901.
18. Chin KJ, Perlas A, Chan V, et al. Ultrasound imaging facilitates spinal anesthesia in adults with difficult surface anatomic landmarks. *Anesthesiology*. 2011;115:94-101.
19. Srinivasan KK, Iohom G, Loughnane F, Lee PJ. Conventional landmark-guided midline versus preprocedure ultrasound-guided paramedian techniques in spinal anesthesia. *Anesth Analg*. 2015;121(4):1089-1096.

20. Fox JC, Kinney A, Youssefian A, et al. Success of lumbar puncture after using ultrasound to identify landmarks. *Acad Emerg Med*. 2013;20: S11.

21. Mofidi M, Mohammadi M, Saidi H, et al. Ultrasound guided lumbar puncture in emergency department: time saving and less complications. *J Res Med Sci*. 2013;18:303.

22. Darrieutort-Laffite C, Bart G, Planche L, et al. Usefulness of a pre-procedure ultrasound scanning of the lumbar spine before epidural injection in patients with a presumed difficult puncture: a randomized controlled trial. *Joint Bone Spine*. 2015.

23. Abdelhamid SA, Mansour MA. Ultrasound-guided intrathecal anesthesia: does scanning help? *Egypt J Anaesth*. 2013;29:389.

24. Grau T, Leipold RW, Conradi R, Martin E, Motsch J. Efficacy of ultrasound imaging in obstetric epidural anesthesia. *J Clin Anesth*. 2002;14:169–175.

25. Schnabel A, Schuster F, Ermert T, et al. Ultrasound guidance for neuraxial analgesia and anesthesia in obstetrics: a quantitative systematic review. *Ultraschall Med*. 2012;33:E132–E137.

26. Restrepo CG, Baker MD, Pruitt CM, Gullett JP, Pigott DC. Ability of pediatric emergency medicine physicians to identify anatomic landmarks with the assistance of ultrasound prior to lumbar puncture in a simulated obese model. *Pediatr Emerg Care*. 2015;31:15–19.

27. VanderWielen BA, Harris R, Galgon RE, VanderWielen LM, Schroeder KM. Teaching sonoanatomy to anesthesia faculty and residents: utility of hands-on gel phantom and instructional video training models. *J Clin Anesth*. 2015;27:188–194.

28. Ferre RM, Sweeney TW. Emergency physicians can easily obtain ultrasound images of anatomical landmarks relevant to lumbar puncture. *Am J Emerg Med*. 2007;25:291–296.

29. Arzola C, Davies S, Rofaeel A, Carvalho JC. Ultrasound using the transverse approach to the lumbar spine provides reliable landmarks for labor epidurals. *Anesth Analg*. 2007;104:1188–1192. Tables of contents.

30. Chin KJ, Perlas A, Singh M, et al. An ultrasound-assisted approach facilitates spinal anesthesia for total joint arthroplasty. *Can J Anaesth*. 2009;56:643–650.

31. Vallejo MC, Phelps AL, Singh S, Orebaugh SL, Sah N. Ultrasound decreases the failed labor epidural rate in resident trainees. *Int J Obstet Anesth*. 2010;19:373–378.

32. Grau T, Leipold RW, Horter J, et al. Paramedian access to the epidural space: the optimum window for ultrasound imaging. *J Clin Anesth*. 2001;13:213–217.

33. Gnaho A, Nguyen V, Villevielle T, et al. Assessing the depth of the subarachnoid space by ultrasound. *Rev Bras Anestesiol*. 2012;62:520–530.

34. Conroy PH, Luyet C, McCartney CJ, McHardy PG. Real-time ultrasound-guided spinal anaesthesia: a prospective observational study of a new approach. *Anesthesiol Res Pract*. 2013;2013:525818.

35. Karmakar MK, Li X, Ho AM, Kwok WH, Chui PT. Real-time ultrasound-guided paramedian epidural access: evaluation of a novel in-plane technique. *Br J Anaesth*. 2009;102:845–854.

36. Grau T, Leipold RW, Fatehi S, Martin E, Motsch J. Real-time ultrasonic observation of combined spinal-epidural anaesthesia. *Eur J Anaesthesiol*. 2004;21:25–31.

37. Tran D, Kamani AA, Al-Attas E, et al. Single-operator real-time ultrasound-guidance to aim and insert a lumbar epidural needle. *Can J Anaesth*. 2010;57:313–321.

38. Lee PJ, Tang R, Sawka A, Krebs C, Vaghadia H. Brief report: real-time ultrasound-guided spinal anesthesia using Taylor's approach. *Anesth Analg*. 2011;112:1236–1238.

39. Niazi AU, Chin KJ, Jin R, Chan VW. Real-time ultrasound-guided spinal anesthesia using the sonixGPS ultrasound guidance system: a feasibility study. *Acta Anaesthesiol Scand*. 2014;58:875–881.

40. Chin KJ, Chan VW, Ramlogan R, Perlas A. Real-time ultrasound-guided spinal anesthesia in patients with a challenging spinal anatomy: two case reports. *Acta Anaesthesiol Scand*. 2010;54:252–255.

41. Nomura JT, Leech SJ, Shenbagamurthi S, et al. A randomized controlled trial of ultrasound-assisted lumbar puncture. *J Ultrasound Med*. 2007;26:1341–1348.

42. Sandoval M, Shestak W, Sturmann K, Hsu C. Optimal patient position for lumbar puncture, measured by ultrasonography. *Emerg Radiol*. 2004;10:179–181.

43. Balki M. Locating the epidural space in obstetric patients-ultrasound a useful tool: continuing professional development. *Can J Anaesth*. 2010;57:1111–1126.

44. Bradbury CL, Singh SI, Badder SR, Wakely LJ, Jones PM. Prevention of post-dural puncture headache in parturients: a systematic review and meta-analysis. *Acta Anaesthesiol Scand*. 2013;57:417–430.

45. Arendt K, Demaerschalk BM, Wingerchuk DM, Camann W. Atraumatic lumbar puncture needles: after all these years, are we still missing the point? *Neurologist*. 2009;15:17–20.

46. Lavi R, Rowe JM, Avivi I. Traumatic vs. atraumatic 22 G needle for therapeutic and diagnostic lumbar puncture in the hematologic patient: a prospective clinical trial. *Haematologica*. 2007;92:1007–1008.

47. Strupp M, Schueler O, Straube A, Von Stuckrad-Barre S, Brandt T. "Atraumatic" sprotte needle reduces the incidence of post-lumbar puncture headaches. *Neurology*. 2001;57:2310–2312.

48. Thomas SR, Jamieson DR, Muir KW. Randomised controlled trial of atraumatic versus standard needles for diagnostic lumbar puncture. *BMJ*. 2000;321:986–990.

49. Kleyweg RP, Hertzberger LI, Carbaat PA. Significant reduction in post-lumbar puncture headache using an atraumatic needle. A double-blind, controlled clinical trial. *Cephalalgia*. 1998;18:635–637, discussion 591.

50. Muller B, Adelt K, Reichmann H, Toyka K. Atraumatic needle reduces the incidence of post-lumbar puncture syndrome. *J Neurol*. 1994;241:376–380.

51. Strupp M, Brandt T, Muller A. Incidence of post-lumbar puncture syndrome reduced by reinserting the stylet: a randomized prospective study of 600 patients. *J Neurol*. 1998;245:589–592.

第 44 章

经颅超声

Vincent I. Lau ■ Robert Arntfield

史源 译 ■ 邹晓静　尚游 校

关键点

- 二维超声通过经颅声窗对大脑的严重解剖异常,包括占位效应和中线移位进行监测。
- 在床旁使用经颅多普勒超声来即时评估由于颅内压升高而引起的血流变化。
- 通过测量双侧颞骨和第三脑室之间的距离来评估中线是否移位。

背景

对意识障碍患者的神经系统查体通常仅限于对瞳孔、脑干反射、运动功能和言语的评估。其他检查例如计算机断层扫描(CT)或磁共振成像(MRI)扫描通常需要转运患者,侵入性手术检查,例如颅内压监测(intracranial pressure,ICP),这些手术成本高昂,可能患者不能受益且常常在重症患者中不可行。由于这些限制,许多医务人员已开始使用经颅多普勒(transcranial Doppler,TCD)超声检查在床旁即时评估患者。

自 1982 年以来,TCD 已在临床实践中使用,是一种将薄弱的颞骨作为声窗使用彩色多普勒和脉冲多普勒评估颅内血流的无创检查手段[1-3]。TCD 也已用于对脑循环停止和脑死亡的连续监测[4],并测量中线偏移[5]和监测 ICP[6]。

即时 TCD 最常应用于检测中线移位,ICP 升高和脑循环停止。表 44.1 列出了 TCD 的适应证[7]。

表 44.1 经颅多普勒超声检查的适应证

中线移位
颅内压升高
脑循环停滞(脑死亡)
血管痉挛(蛛网膜下腔出血)
动脉狭窄
动脉闭塞/卒中
短暂性脑缺血发作(微血栓)
右向左分流
镰状细胞充血
颅内出血监测

中线偏移

中线偏移,通常继发于占位效应,危及生命,需要及时诊断以避免不可挽救的损伤[8]。最早在 1996 年描述了使用超声检测中线移位[5]。超声测量中线移位与 CT 表现存在很好的相关性[5,8],可以预测由于缺血性脑卒中、出血(硬膜下、硬膜外、蛛网膜下腔出血)和颅脑创伤(traumatic brain injury,TBI)导致中线移位的预后不良[2,3,5,8,9]。

颅内压升高和脑循环停止

随着 ICP 增加和脑灌注压力(cerebral

perfusion pressure，CPP）降低，颅内血流受损。ICP 升高与颅内舒张期血流减少之间的相关性已被描述：最初舒张期血流变慢，随着 ICP 的增加，血流出现逆转[6]。ICP 长时间升高会导致脑缺血，脑循环停止并最终导致脑死亡[4]。TCD 可用于识别高 ICP，并指导连续有创 ICP 监测[10]。

高阶应用

高阶即时 TCD 超声包括评估血管痉挛和颅内血管狭窄，但这些应用需要大量的额外培训[3]。缺血性脑卒中通常表现为特定血管闭塞，其他部位血流维持正常[3-5,8]。短暂性脑缺血发作（transient ischemic attack，

TIA）引起的微血栓表现为血流速度短暂升高之后回到基线，但由于需要连续监测，因此 TCD 在 TIA 患者中的应用受到限制[4,5,8]。

解剖

即时 TCD 检查将薄弱的颞骨作为评估颅内结构的声窗。第三脑室在两个大脑半球之间可见，并作为中线标记。Willis 环由双侧大脑前动脉、大脑后动脉、后交通动脉和前交通动脉组成（图 44.1）。尽管双侧大脑中动脉（middle cerebral arterie，MCA）不是 Willis 环的一部分，但也向大脑半球提供了大部分血液[11]，这将是本章的重点。

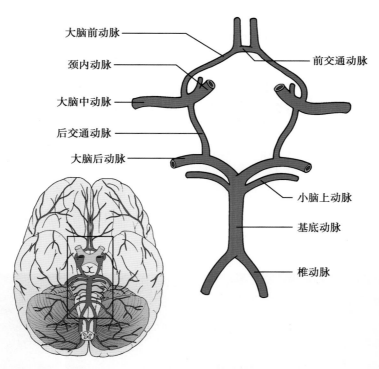

图 44.1　脑循环。Willis 环在大脑的底部。尽管大脑中动脉不是 Willis 环的一部分，但它是经颅多普勒成像中的关键动脉

图像采集

患者于仰卧位，床头抬高 30°。使用相控阵探头（1 ~ 5mHz），并预设为 TCD 检查。也可以使用心脏探头，但屏幕方向标记将在

右侧，血管搏动指数（pulsatility index，PI）等基本参数不能计算。

经颅多普勒超声主要有 3 个声窗：经眶、经颞和经椎间孔（图 44.2）。即时 TCD 检查主要经颞窗。

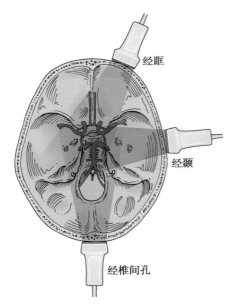

图 44.2　经颅声窗。显示了 3 个经颅声窗
（经眶、经颞和经椎间孔）

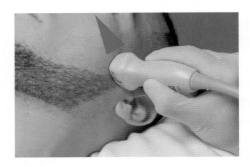

图 44.3　经颞窗探头方向。探头放置在颞
骨上，探头方向标记指向前方

在 6～8cm 的深度可以看到。

使用彩色多普勒识别脑血管。将彩色
多普勒取样框放在上半部分（近场）图像上。
低流速设置（大约 20cm/se）将在近场中检测
到 MCA，红色表示血液流向探头（图 44.5；
视频 44.3）。

识别到 MCA 后，使用脉冲多普勒测量
MCA 内的血流速度。脉冲多普勒采样门置
于 MCA 的红色血流信号上方（视频 44.4）。
按照惯例，在基线之上的频谱多普勒信号
血流朝向探头，而在基线以下的频谱信号
血流背离探头。为了更精确地测量血流速
度，超声束应尽可能平行于血流方向，并且
可以调整角度来提高测量血流速度的准
确性。

将探头放在和眼同一水平、耳朵前面的
颞骨上寻找颞窗。当扫描左右颞窗时，将探
头标记指向前方。该方向使屏幕的左侧保
持为前方（图 44.3）。最初所见的低回声，是
心形双侧丘脑或大脑脚（图 44.4A；视频
44.1），或第三脑室（参见图 44.4B；视频
44.2）。第三脑室的特点是其高回声室壁和
中心充满液体的无回声区。这些结构通常

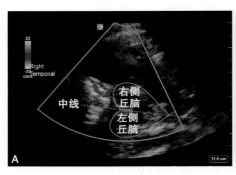
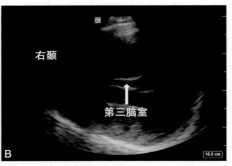

图 44.4　正常的经颞窗超声图像。可以看到中线结构：（A）围绕中线两侧丘脑，共同构
成心形；（B）第三脑室，显示为一条薄的中心无回声条纹，两侧为高回声室壁

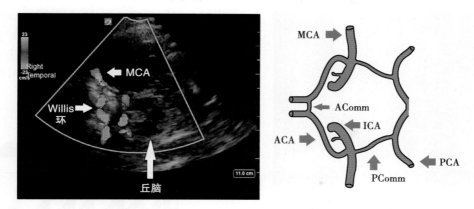

图 44.5　Willis 环。在经颞声窗中使用彩色血流多普勒观察 Willis 环和大脑中动脉（MCA）。ACA，大脑前动脉；AComm，前交通动脉；ICA，颈内动脉；PComm，后交通动脉；PCA，大脑后动脉

图像分析

中线移位

中线移位的存在或不存在可以使用经颞窗的第三脑室图像来确定。最常用的技术是测量从颞骨到第三脑室同侧侧壁的距离（距离 A），然后在对侧进行相同的测量（距离 B）。通常，距离 A 等于距离 B，但是随着中线移位，一侧的尺寸将大于另一侧的尺寸（图 44.6）。以下方程式用于计算中线偏移：

$$中线移位＝（距离 A－距离 B）/2$$

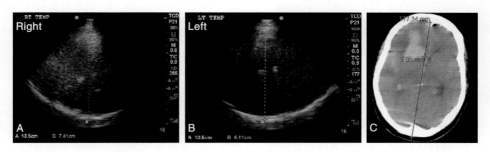

图 44.6　中线移位测量。使用卡尺，测量右侧颞骨与第三脑室的距离（A）和左侧颞骨与第三脑室之间的距离（B）。中线移位是距离差的一半，在该患者中为 6.5mm［（7.41－6.11）/2＝0.65cm］。计算机断层扫描确认中线向左偏移 7mm（C）

颅内压和脑循环停止

TCD 可检测由 ICP 升高引起的血管阻力变化而引起的血流速度变化。通常，MCA 血流速度在收缩期急剧升高，在舒张期逐步减速（图 44.7）。ICP 升高会导致脑血管外部受压，从而导致血流阻力增加。血流阻力增加会导致频谱多普勒发生特征性变化：MCA 的血流速度在收缩期急剧增加，而在舒张期下降或波形变钝。当 ICP 严重升高时，舒张期血流可能为零或是方向逆转（图 44.8；视频 44.5）[6]。

有多种方法来量化由于 ICP 升高增加的收缩期流速峰值（PSV）与舒张期变慢的流速。最常用的方法是血管搏动指数（PI），它等于 PSV 与舒张末期速度（EDV）之差除以平均速度（MV）[6]：

$$PI＝（PSV－EDV）/MV$$

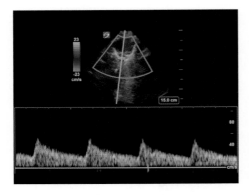

图 44.7　正常的大脑中动脉（MCA）血流。 正常的 MCA 脉冲多普勒超声追踪显示血流速度在收缩期急剧上升，舒张期逐步降低

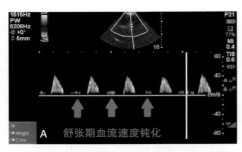

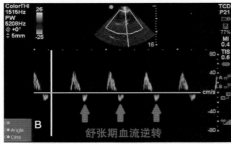

图 44.8　颅内压（ICP）升高和大脑中动脉血流。 相对于收缩期血流，ICP 升高会导致舒张期血流减少，最初表现为舒张期血流速度钝化（A），然后是 ICP 严重升高时舒张期血流逆转（B）

频谱多普勒用于计算 PI，某些机器可能会将 PI 计算预设为 TCD 的一部分（请参见视频 44.4）。随着 PSV 和 EDV 之间的差异增加，PI 也将增加。因此，较高的 PI 可以与较高的 ICP 关联，并且表现为连续变化趋势化。尽管 PI 值与 ICP 值不完全相关，但通常来说，大于 2 的 PI 是病理性的，相当于 ICP 大于 20mmHg[6]。

需要对 TCD 进行连续测量以诊断脑循

环停止和脑死亡。图 44.9 说明了脑循环骤停的变化阶段[4]。无血流可能是由于多普勒检查不良或不当所致。因此，在诊断出脑循环停止时，必须谨慎，除非连续图像显示进行性恶化且临床情况适当[12]。

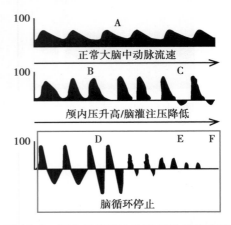

图 44.9　颅内压（ICP）升高导致的逐步变化。 ICP 逐步升高最终会导致颅内脑循环停止。（A）正常情况下收缩期升高，舒张期血流逐步降低。（B）收缩期血流峰值增加，舒张期血流减少，最终舒张期血流变钝。（C）高尖的收缩期血流伴随舒张期血流逆转。（D）收缩期正向血流和舒张期反向血流接近相等，表现为双向波或振荡波。（E）速度<50cm/s 的孤立收缩期血流峰值持续时间小于 200ms。（F）零血流-先前有记录的经颅多普勒血流。红色框（D、E 和 F）表示可以诊断出脑循环停止的状态

要点和误区

- 超声束与血流方向的投射角度会影响频谱多普勒超声血流速度的测量。入射角小于 15° 是避免低估速度的理想选择。大多数机器都有角度校正功能，可以最大限度地提高速度测量的准确性，尽管一些超声协会反对使用角度校正功能。
- 即时经颅多普勒（TCD）经颞窗检查可以在某些疾病诊断中发挥主导作用，如中线移位或颅内高压（ICP）。然而，为了排除病变，需要使用 3 个 TCD 窗口（经颞叶、经眶部和经椎间孔）对所有脑血管（大脑前动脉、大脑后动脉、椎动脉和基底动脉）进行全面的 TCD 检查。

- 使用脉冲波多普勒检查发现舒张期迟钝、舒张期零血流和舒张期血流逆转均表明 ICP 升高。
- 利用脉冲多普勒对颅内高压患者进行追踪检查,搏动指数(PI)可以量化增加的收缩期峰值速度和减低的舒张期

速度之间的差异。
- 虽然较高的 PI 值对应较高的 ICP 值,但 PI 作为 ICP 替代物的精确精度显示了较大的置信区间,对于 ICP 升高的患者,有创插入性 ICP 监测仪仍然是金标准。

病例 44.1

病情介绍

一位 75 岁的妇女因头痛和意识下降而到急诊科就诊。在体格检查中,她左侧肢体偏瘫。头部的计算机断层扫描(CT)显示右侧大脑中动脉动脉瘤破裂引起弥漫性蛛网膜下腔出血。随后她的神经系统状况进一步恶化,考虑是由出血引起的压迫效应。于是,进行了床旁 TCD 检查。

超声发现

经颞窗穿过第 3 脑室的视图来评估中线移位。测量双侧第三脑室外侧壁到双外侧颞骨的距离(图 44.10)。研究发现,她的中线偏移量为 6.5mm,计算公式为:中线偏移量(midline shift,MLS)=(距离 A-距离 B)/2。紧急复查头部 CT 证实中线左移 7mm(见图 44.10)。

病例解析

神经外科医生把患者带到手术室进行血肿清除和单侧去骨瓣减压术。在 ICU 病房经过长时间的治疗后,她在意识恢复后成功拔管转到神经外科。

通过测量从第三脑室侧壁到颞骨外壁的距离差异,可以确定中线偏移的具体数值。

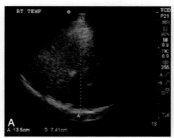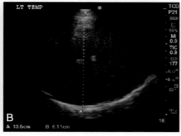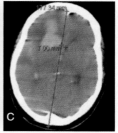

图 44.10　中线位移测量。测量颞骨外侧与第三脑室右(A)、左(B)侧壁的距离。中线偏移是距离差的一半,该患者为 6.5mm[(7.41-6.11)/2=0.65cm]。头部计算机断层扫描(CT)证实中线向左侧偏移 7mm(C)

病例 44.2

病情介绍

一位 80 岁的老人从楼梯上摔了下来。他因放置了心脏支架正在接受双重抗血小板治疗(阿司匹林和氯吡格雷)。体格检查提示意识下降(格拉斯哥昏迷评分 3 分),瞳孔直径 3mm,对光反射迟钝。头颅计算机断层扫描(CT)显示弥漫性蛛网膜下腔出血,他被诊断为创伤性颅脑损伤(TBI)。进行了床旁经颅多普勒(TCD)检查。

超声发现

经颞骨视图评估颅内压(ICP)升高情况。先用彩色多普勒超声识别大脑中动脉(视频 44.6),再用脉冲多普勒超声了解大脑中动脉的血流。结果表现为严重的舒张期迟钝(图 44.11)和血管搏动指数(PI)为 2.98,两者都与 ICP 升高相一致(视频 44.7)。

病例解析

基于 TCD 的发现,在床旁置入脑室外引流用

病例 44.2（续）

于治疗性脑脊液引流和 ICP 的监测。此外,他还接受了高渗盐水和甘露醇的渗透治疗,以及过度通气以降低 ICP。不幸的是,患者的神经系统预后不良,按照家人的意愿,撤除了生命支持系统。

通过脉冲多普勒超声测量大脑中动脉的血流,可以估计 ICP。颅内压升高的征象包括舒张期血流钝化、血流逆转和 PI 升高。TCD 检查结果可以指导是否植入颅内压监测仪和高颅压的治疗。

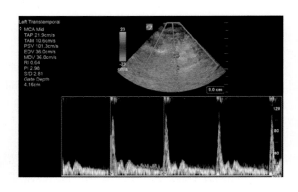

图 44.11　由于颅内压升高导致舒张期血流钝化和搏动指数（>2）增加

病例 44.3

病情介绍

一位 60 岁的男性患有前交通动脉瘤,尝试了一系列治疗。然而,在手术过程中,患者出现动脉瘤破裂,导致弥漫性蛛网膜下腔出血。患者编码显示其拒绝心肺复苏（Do Not Resuscitate,DNR）。随后出现瞳孔散大与与库欣反应一致的血流动力学变化。进行了床旁 TCD 检查。

超声发现

经颞窗评估提示脑循环停止。应用彩色多普勒超声测量大脑中动脉血流。可以看到朝向探头的红色血流信号,也可以看到表示逆向的蓝色血流信号。通过脉冲多普勒测量大脑中动脉血流证实了血流的逆转（图 44.12）。连续 TCD 超声图像显示了脑死亡的进程。

病例解析

头颅 CT 血管造影证实了脑循环停止。临床脑死亡是通过呼吸暂停试验确定的。考虑到患者预后不良,他的家人决定放弃治疗。

连续评估大脑中动脉血流与脉冲多普勒超声显示脑循环停止直至进展为脑死亡。大多数地区不接受单纯的 TCD 结果来诊断脑死亡,但 TCD 结果可以指引何时进行脑死亡测试。

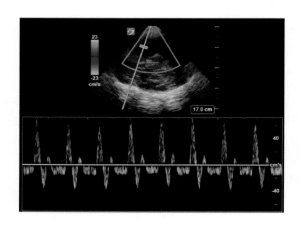

图 44.12　由于颅内压升高导致的舒张期血流逆转

复习题

1. 以下哪一项不是即时经颅多普勒(TCD)超声常见指征?

   A. 短暂性脑缺血发作

   B. 中线移位

   C. 颅内压升高

   D. 脑循环停止

   答:A。中线移位、颅内压升高和脑循环停止都是使用 TCD 超声的常见指征。短暂性脑缺血发作引起的微栓子需要持续至少 1 小时 TCD 监测,这对于使用即时超声检查者是不可行的。

2. 通过 TCD 检查,下列哪一项不会导致大脑动脉血流速度下降?

   A. 缺氧

   B. 血碳酸过多症

   C. 血管痉挛

   D. 心输出量减少

   答:C。血管痉挛是唯一一种由于局灶性血管直径狭窄而增加脑动脉血流速度的情况。心输出量减少、缺氧和高碳酸血症通过不同的病理生理过程导致大脑动脉血流速度下降。

3. 以下是脉冲波多普勒超声测量大脑中动脉时显示颅内压升高的证据,除了:

   A. 舒张期血流逆转

   B. 舒张期迟钝

   C. 收缩期上升陡增,舒张血流逐步减速

   D. 双相或振荡血流

   答:C。收缩期急剧上升,舒张期血流呈逐级逐渐减速是大脑中动脉正常的脉冲波多普勒超声形态。舒张期迟钝、舒张血流逆转和双相/振荡血流都是颅内压(ICP)升高的证据(见图 44.9)。

4. 当使用彩色血流多普勒通过经颞骨窗检查大脑中动脉时,检查者期望在同侧大脑中动脉看到什么颜色?

   A. 蓝色

   B. 红色

   C. 红色和蓝色

   D. 无

   答案:B。与其他彩色多普勒应用类似,使用传统的彩色图,流向探头的血流是红色的,而背离探头的血流是蓝色的[缩写 BART:蓝色远离,红色朝向(Blue Away, Red Toward)]。由于血流起源于 Willis 环,然后流向置于大脑中动脉的探头,检查者应该能看到红色的血流多普勒信号(见视频 44.4)。

5. 外伤性硬膜下出血患者经 TCD 显示中线移位。若同侧颞骨到中线距离为 7cm,对侧颞骨到中线距离为 6cm,则计算出中线偏移量(MLS)为:

   A. 朝向同侧颞骨方向 1cm

   B. 朝向对侧颞骨方向 1cm

   C. 朝向同侧颞骨 0.5cm

   D. 朝向对侧颞骨 0.5cm

   答案:D。用以下公式计算 MLS:

   $$MLS = (距离\ A - 距离\ B)/2$$

   距离 A = 7cm(同侧测量),距离 B = 6cm(对侧测量)

   中线偏移(MLS)= (7cm-6cm)/2 = 1cm/2

   $$= 0.5cm = 5mm$$

   通过确定哪一侧大脑半球的测量值更大,可以确定偏移的方向。在本例中,同侧测量值更大,这意味着同侧大脑半球已经扩张并向对侧颞骨推进。

6. 哪种超声成像模式最常用于探查和测量大脑中动脉的血流速度?

   A. 仅彩色血流多普勒

   B. 彩色血流多普勒与连续波多普勒

   C. 彩色血流多普勒与脉冲多普勒

   D. 彩色血流多普勒与组织多普勒

   答案:C。首先,必须使用彩色血流多普勒来识别大脑中动脉,这是定位大脑中动脉的唯一方法。识别出大脑中动脉后,利用频谱多普勒超声测量血流速度。使用脉冲波多普勒而不是连续波多普勒,因为脉冲多普勒可以测量特定深度的血流速度。为了获得最精确的测量,取样框被放置在尽可能与大脑中动脉血流平行的位置。如果大脑中动脉的血流与声束存在夹角,脉冲多普勒应使用角度矫正。

参考文献

1. Aaslid R, Markwalder TM, Nornes H. Noninvasive transcranial doppler ultrasound recording of flow velocity in basal cerebral arteries. *J Neurosurg.* 1982;57:769-774.
2. Moppett IK, Mahajan RP. Transcranial doppler ultrasonography in anaesthesia and intensive care. *Br J Anaesth.* 2004;93(5):710-724.
3. White H, Venkatesh B. Applications of transcranial doppler in the ICU: a review. *Intensive Care Med.* 2006;32(7):981-994.
4. Hassler W, Steinmetz H, Pirschel J. Transcranial doppler study of intracranial circulatory arrest. *J Neurosurg.* 1989;71:195-201.
5. Seidel G, Gerriets T, Kaps M, Missler U. Dislocation of the third ventricle due to space-occupying stroke evaluated by transcranial duplex sonography. *J Neuroimaging.* 1996;6:227-230.
6. Bellner J, Romner B, Reinstrup P, et al. Transcranial doppler sonography pulsatility index (PI) reflects intracranial pressure (ICP). *Surg Neurol.* 2004;62:45-51.
7. Saqqur M, Zygun D, Demchuk A. Role of transcranial doppler in neurocritical care. *Crit Care Med.* 2007;35(suppl):S216-S223.
8. Motuel J, Biette I, Srairi M, et al. Assessment of brain midline shift using sonography in neurosurgical ICU patients. *Crit Care.* 2014;18:676-679.
9. Quattrocchi KB, Prasad P, Willits NH, Wagner FC Jr. Quantification of midline shift as a predictor of poor outcome following head injury. *Surg Neurology.* 1991;35:183-188.
10. Becker DP, Miller JD, Ward JD, et al. The outcome from severe head injury with early diagnosis and intensive management. *J Neurosurg.* 1977;47:491-502.
11. Wilson JL, Rohen JW. *Dissection Manual: Companion to Rohen/Yokochi Color Atlas of Anatomy.* 6th ed. New York, NY: Igaku-Shoin Medical Publishers; 2006.
12. Chassé M, Glen P, Doyle MA, et al. Ancillary testing for diagnosis of brain death: a protocol for a systematic review and meta-analysis. *Syst Rev.* 2013;2:100.

皮肤和软组织

Michael Y. Woo ■ Elizabeth Lalande

张露 译 ■ 李瑞婷 校

关键点

- 床旁即时超声能辅助诊断蜂窝织炎、潜在的脓肿或坏死性筋膜炎。
- 在床旁即时超声引导下诊断和清除异物。
- 使用床旁即时超声可准确地诊断肌腱炎和骨折这两种常见疾病。

背景

皮肤和软组织超声为所有专科医生提供强大的床旁即时诊断工具,以面对各种情况。结合对皮肤和软组织情况的问诊,可以帮助诊断是否存在以下各种疾病,包括蜂窝组织炎、脓肿、异物、骨折和肌腱炎[1]。

感染

鉴别蜂窝组织炎和脓肿是床旁即时超声的基础应用[2,3]。伴随在社区中耐甲氧西林金黄色葡萄球菌感染的高发病率,急诊科需要切排的脓肿患者正在增多。在某些情况下,对那些难以通过体格检查鉴别的蜂窝织炎与脓肿,切排处理可能会被延误。对伴或不伴脓肿形成的蜂窝织炎的成人和儿童患者,应用超声诊断比临床评估具有更高的准确性,帮助这部分患者能早期得到更恰当

的处理[5-7]。一项关于超声证实的非化脓性蜂窝织炎的随机研究表明,应用非覆盖耐甲氧西林金黄色葡萄球菌的单一抗生素治疗就足够了[8,9]。当临床担心存在坏死性筋膜炎时,应用床旁即时超声可加快疾病诊断进程,并启动紧急治疗措施[10,11]。

肌腱炎和骨折

由于床旁即时超声费用便宜、便携,并能提供高质量图像,因此床旁即时超声用于诊断肌腱炎和骨折的使用率明显升高[12]。床旁即时超声的局部应用可诊断各种肌腱疾病,如肌腱炎、肌腱断裂或拉伤[12,13]。在紧急情况下,床旁即时超声是一种用于诊断骨折简便且准确的技术[14,15]。此外,对于常见的隐匿性骨折,如肋骨和胸骨骨折,它具有很高的诊断准确性[14,16]。在评估长骨骨折复位是否充分时,一篇 meta 分析发现,床

旁即时超声的敏感性为 94%~100%,特异性为 56%~100%[17]。对骨折部位进行超声定位下的血肿内阻滞,能减少静脉麻醉药物使用[18]。

异物

异物是软组织感染的常见原因。单纯依靠体格检查发现异物容易漏诊,而异物的遗漏、残留会带来较高的医疗及法律风险[19,20]。超声检查除了能识别异物,如木材、金属或玻璃[21],还可以确定其边界并引导去除[22]。

恶性肿瘤

在软组织结节的患者中,医生能使用超声检查来区分软组织肿瘤与积液(如囊肿、脓肿)。但超声下的异常发现必须与临床资料相结合,如果疑似恶性肿瘤,需进一步行影像学或病理学检查[23]。最重要的是,床旁即时超声能避免医生对体格检查时误认为脓肿或囊肿的软组织结节或血管病变进行切排。

图像采集

当进行皮肤和软组织扫描时,高频线阵探头(5~12MHz)可提供最佳分辨力。当观察深度超过 4cm 时,高频探头可能无法提供足够的穿透力,可优先选择低频探头。例如,为了看清成年肥胖患者股骨上方的深部脓肿,通常需要应用低频探头。

因探头有携带耐药菌的可能,当对疑似感染的开放性伤口进行超声检查时,建议用保护套(如一次性塑料护套)覆盖探头,以尽量减少探头带来的污染。超声凝胶应置于探头保护套内。充足的凝胶,能使探头与皮肤保持接触的压力明显减小,从而减少患者在检查过程中的不适。每次超声检查后,必须按照当地的规定,用经批准的消毒湿巾对探头进行清洁。

对疑似部位进行超声评估,应按照流程系统地进行;获得疑似部位的双向视图(即纵向和横向视图),以阐明周围组织的解剖关系;并识别重要的周围结构,如血管、神经和淋巴结。对积液的检查,除测量其深度外,还应在两个平面对其大小进行测量。"可压缩性"将有助于区分积液与实体病变。彩色血流多普勒可用于评估疑似部位的血供是否丰富,并识别周围大血管,以避免实施高风险的切排计划。借助水浴方法,超声甚至可以对成人和儿童患者的四肢浅表结构(如手指)进行评估。超声通过水浴提供的声学媒介,能更好地聚焦于疑似区域并获得良好的图像分辨力[24,25]。此外,水浴(视频 45.1~视频 45.3)通过避免探头与皮肤直接接触而减少患者不适。且不受四肢轮廓影响,进而提供更大的探查范围,并可以对活动的肌腱或关节,进行全方位实时动态的观察评估。

病理改变

蜂窝组织炎、皮下脓肿和坏死性筋膜炎

疑似有病理变化的部位应与正常区域进行比较(图 45.1;视频 45.4)。首先,蜂窝组织炎会导致皮下组织结构增厚。随着蜂窝组织炎进展,皮下水肿增加,呈现为"鹅卵石征"改变(图 45.2;视频 45.5)。这是皮下脂肪球和结缔组织周围水肿的结果。通过彩色血流多普勒超声能很好地显示因炎症导致的充血区域(图 45.3)值得注意的是,"鹅卵石征"是皮下水肿的非特异性征象,诊断蜂窝织炎需要结合其他临床表现:如皮肤发红、触痛或白细胞增高。

虽然脓肿内部的超声表现多种多样,从无回声到高回声不等;但所有脓肿的后方都有典型的回声增强现象(参见第 6 章)(图 45.4;视频 45.6)。用彩色多普勒超声经常可以在脓肿周围的环形高回声区域内发现

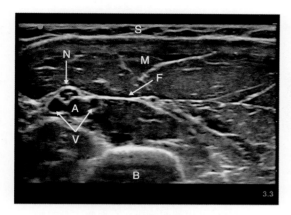

图 45.1　正常皮肤和软组织。正常上臂软组织和骨结构如图所示:皮下组织(S),肱二头肌(M),正中神经(N),肱动脉(A),肱静脉(V),肱骨(B)

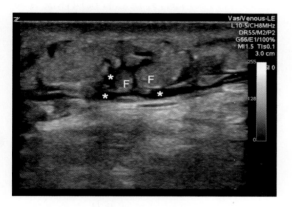

图 45.2　"鹅卵石征"。图中蜂窝组织炎表现为皮下水肿导致的"鹅卵石"样改变。星号,水肿区域;F,皮下脂肪

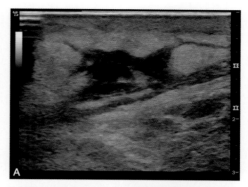

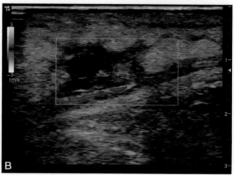

**图 45.3　**(A)脓肿。(B)应用彩色血流多普勒显示出脓腔周围的充血征象

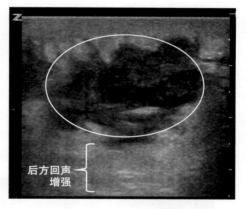

图 45.4　皮肤脓肿。图中:脓腔(卵圆形区域)内充满脓液,脓腔后方远场可见回声增强

一些血流丰富的区域;而在疑似脓肿的中央区域内无血流,表明这一无回声区不是血管结构,如假性动脉瘤。另外,在超声直视下压迫脓肿可能导致脓液流动(视频 45.7 和视频 45.8)。对临床疑似坏死性筋膜炎的病例,床旁即时超声能够加快确诊和治疗的进度。软组织内积气是坏死性筋膜炎的病理学特征。而气体会产生多个彗尾样伪影,进而掩盖、模糊深部结构,使其难以被观测(图 45.5;视频 45.9)。此外,沿深筋膜间隙积液厚度大于 5mm,可能是坏死性筋膜炎的早期超声征象。STAFF(subcutaneous thickening,air,and fascial fluid,即皮下组织增厚、积气和筋膜间隙积液)可用于帮助记忆坏死性筋膜炎的超声特征[26]。

肌腱炎

正常肌腱超声下显示为离散的纤维样结构(视频 45.10)。由于肌腱内水肿,肌腱

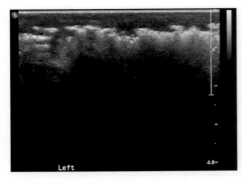

图45.5 坏死性筋膜炎。软组织积气在近场表现为高回声区,其后产生不规则阴影

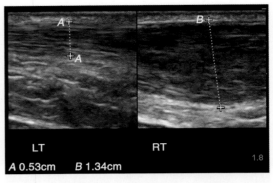

图45.6 肌腱炎。正常跟腱(左)和异常跟腱(右)的纵切面图对比。与左侧正常跟腱图像相比,右侧图中大片低回声区域表明异常跟腱水肿和增厚

炎超声下表现为增厚的低回声区域(图45.6;视频45.11)。需要注意的是,肌腱的低回声区可能是由超声各向异性伪像引起,而非真实的病理改变,特别是在肌腱附着点。当探头与肌腱成角度扫描时,容易发生各向异性伪像[12]。当改变探头角度时,由各向异性产生的低回声区域将会消失。因此,探头应在垂直平面对肌腱进行探查,特别在探查疑似病变时(图45.7;视频45.12)。

骨折

外层骨皮质超声下表现为高回声线伴有后方阴影(图45.8;视频45.13)。在纵切面中,骨折能清晰地显示为高回声皮质线断裂(图45.9和图45.10;视频45.14)。因混响伪像有时也会出现在纵切面中,这使得高回声线是骨皮质还是伪像变得难以区分。

将探头转为横切面,并注意骨皮质深度有助于确定哪条高回声线代表骨皮质。

在超声引导下实施长骨骨折复位之前,应在两个平面下进行骨折评估,以便对比复位前后超声图像(图45.11),直到获得令人满意的对位和角度复位。在骨折复位前,超声还被用来确定合适的血肿内阻滞的部位(视频45.15)。

异物

超声经常可以发现那些体格检查不能发现的软组织内异物。对声束难以穿过的异物(如金属),因为它们表现为高回声,并产生阴影和混响伪像(视频45.16),相对容易识别。而对于声束容易穿过的异物(如木

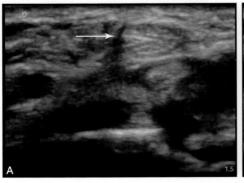

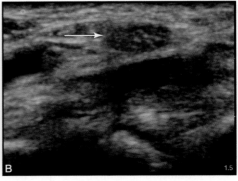

图45.7 各向异性。通过倾斜超声探头改变探查角度,腕浅肌腱(箭头所示)的声像从高回声(A)变为低回声(B)

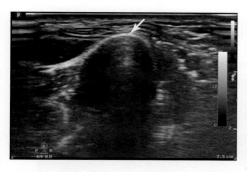

图 45.8　正常骨。骨皮质表现为一条高回声线（箭头所指），且其后方有阴影

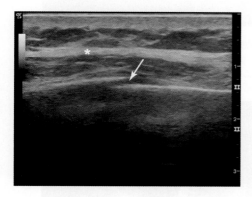

图 45.9　肋骨骨折。肋骨骨折表现为光滑骨皮质线的突然中断。星号，筋膜；箭头，骨折

材）和微小（<5mm）异物，由于尺寸太小并且缺乏有助于识别的声像，其探查更具挑战性。这使得在超声探查时，对任何可疑的异物，都要横向和纵向多个平面上仔细识别。

当异物非常表浅时，因离探头太近，而无法观测。为了减少这种影响，可以使用耦合剂垫（图 45.12）。研究表明用水浴的方法可以提高超声检测四肢异物的准确性[27]。

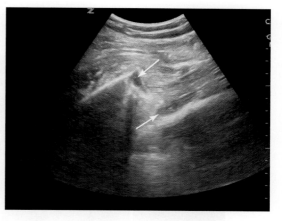

图 45.10　股骨骨折。图中显示低频探头探查下的股骨粉碎性骨折。箭头，骨折

肢体被放置在水池中，探头悬浮于水中，不直接接触皮肤（视频 45.17）。

如果不确定异物是否存在，可以围绕疑似物注射局麻药物，从而改善其显影。注意不要注入任何空气，否则会导致该区域成像模糊。各种正常和病理性的组织结构均可能被误认为异物而导致假阳性结果的产生，如籽骨和钙化瘢痕组织[28]。

软组织包块

超声征象的解读必须结合临床表现。偶尔可能会遇到不典型的超声表现，如来自神经或肌肉的混合回声或不规则团块（图 45.13 和图 45.14）。如果超声检查疑似软组织包块，在进行任何床旁侵入性操作之前，建议进一步进行全面的超声、计算机断层扫描（CT）或磁共振成像（MRI）检查。

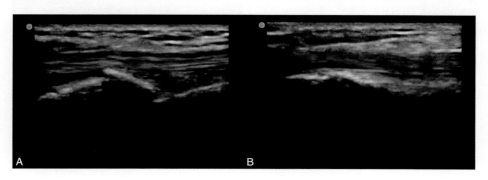

图 45.11　骨折复位。桡骨远端骨折复位前（A）复位后（B）

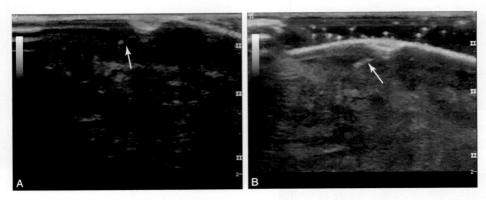

图 45.12　异物。（A）未使用凝胶耦合剂垫，超声观察到的残留木屑（箭头所指）。（B）使用凝胶耦合剂垫后，残留木屑的超声可视性明显改善（箭头所指）

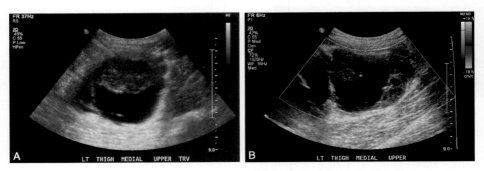

图 45.13　大腿软组织肿块。（A）左大腿可触及的软组织包块，在横切面下超声表现为混合回声，后活检确诊为黏液瘤。（B）彩色血流多普勒探查软组织包块内无血流信号

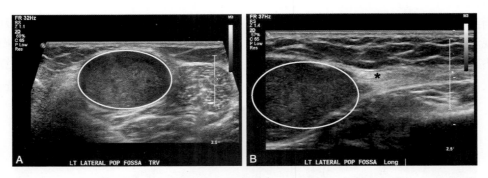

图 45.14　腘窝软组织肿块。腘窝神经源性软组织包块的超声表现：（A）横切面和（B）纵切面。星号，腓神经

要点和误区

- 高频探头是探查皮肤和软组织的首选，然而在评估肥胖患者或深部结构时，可能会用到低频探头。
- "鹅卵石征"并非蜂窝组织炎的特异性征象，在任何原因所致的皮下水肿均可观察到此征象。诊断蜂窝组织炎需要借助"鹅卵石征"并结合其他临床表现：如皮肤发红、触痛、白细胞增高。
- 彩色血流多普勒可以清楚地显示典型的脓肿周围的充血现象，并以此区分脓肿与周围血管。压迫脓腔可能观察到脓液的流动。
- 肌腱的各向异性伪像可能会被误认为水肿，导致肌腱炎的误诊。通过倾斜探头从多个平面探查肌腱，有助于区分各向异性伪像和肌腱炎。
- 当评估异物时，应用凝胶垫或水浴能改善浅表组织的分辨力。

病例 45.1

病情介绍

一位 18 岁男性，因肛周肿痛至急诊科就诊。两周前他第一次察觉肛周触痛。肿胀及触痛逐渐加重。触痛区域质硬，无波动感。无发热，生命体征正常。

超声发现

对肛周区域进行床旁即时超声检查，发现边界清晰、直径 2cm 的肛周脓肿（图 45.15 ~ 图 45.17；视频 45.18）。

病例解析

随后进行超声引导穿刺抽吸（图 45.18 和图 45.19；视频 45.19）。术后患者疼痛明显减轻。急诊科出院后，社区医生随访，患者未再因脓肿复发而就诊。

脓肿与实体组织可以通过后方回声增强来鉴别。脓肿中心的超声表现具有多样性，无回声、低回声或高回声均有可能。床旁即时超声实时引导穿刺引流是脓肿治疗的一种有效方式，具体实施还取决于脓肿的大小和位置。

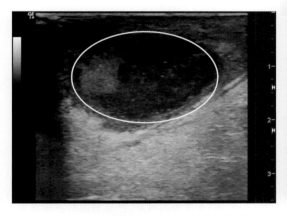

图 45.15 肛周脓肿。纵切面下肛周脓肿的超声表现（椭圆所示）

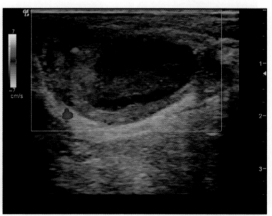

图 45.16 充血。彩色血流多普勒超声下脓腔周围充血，而脓腔内无血流信号

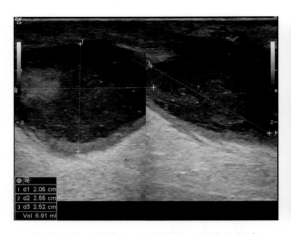

图 45.17　脓肿大小的测量。脓肿在超声下测量,其大小为 2cm×2.5cm×2.5cm

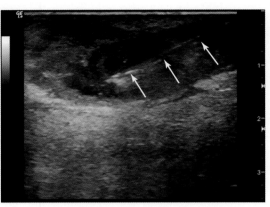

图 45.18　脓肿引流。超声引导下肛周脓肿穿刺引流。箭头,穿刺针

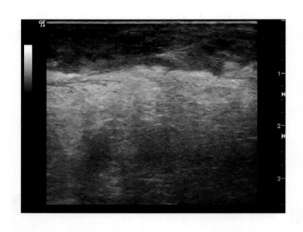

图 45.19　脓肿穿刺引流后。脓肿穿刺引流后,超声复查显示脓肿缩小

病例 45.2

病情介绍

　　一位 50 岁女性,肥胖、既往有糖尿病和高血压病史,因跌倒并撞碎玻璃咖啡桌而就诊。身上见多处划伤,最长为 1cm,在其腹部见淤斑(图 45.20)。虽然体格检查未见明显玻璃残片,但仍担心有小玻璃碎片残留。

超声发现

　　对其腹部伤口进行床旁即时超声检查,发现多个玻璃碎片(图 45.21 和图 45.22)。残留的玻璃碎片很容易被超声下产生的声影检测出来。

病例解析

　　对伤口进行局麻后,在超声引导下去除残留的玻璃碎片(图 45.23),然后清创包扎。患者后续康复,无相关并发症。

　　使用高频探头进行床旁即时超声检查可以识别皮肤和皮下组织中的异物。声束难以穿过的异物(如金属)表现为高回声,产生明显的声学阴影和混响。声束容易穿过的异物(如木材)和微小(<5mm)异物更难检测。局部麻醉剂可以注射在可疑异物周围,以改善其超声显影。

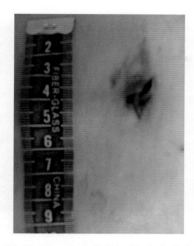

图 45.20　**表皮外伤**。跌破玻璃桌所致的腹部表皮外伤

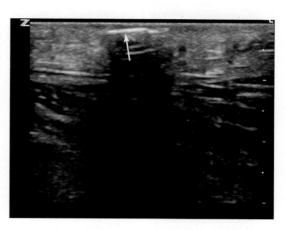

图 45.21　**玻璃异物**。纵切面下,玻璃异物(箭头)超声表现的声学阴影

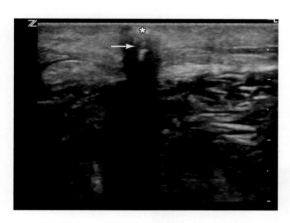

图 45.22　**玻璃异物**。横切面下,超声显示高回声的玻璃异物(星号)后的阴影和混响伪影(箭头)

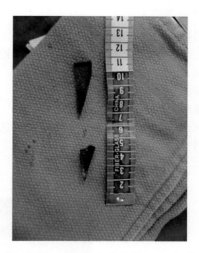

图 45.23　**去除玻璃异物**。超声引导下取出的伤口内玻璃异物

病例 45.3

病情介绍

23 岁男性,因在打篮球时突感左脚踝爆裂感就诊。左跟腱触痛明显,腓肠肌挤压实验阴性,挤压腓肠肌时足部见明显运动。

超声发现

床旁即时超声检查显示跟腱部分断裂(图 45.24 和图 45.25;视频 45.20)。踝关节正常。

病例解析

请矫形外科会诊,对肌腱的手术修复进行评估。

肌腱损伤可使用高频超声探头在床旁快速识别。但医生必须能够区分肌腱的超声低回声表现是损伤的病理性改变还是各向异性伪像。有关肌肉骨骼超声的更多信息,请参阅第 46 章。

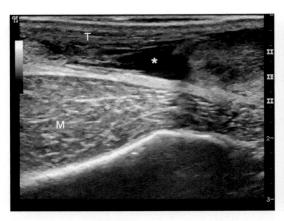

图 45.24　跟腱撕裂。纵切面下,跟腱部分断裂超声表现的跟腱的低回声区。星号,跟腱断裂;M,肌肉;T,肌腱

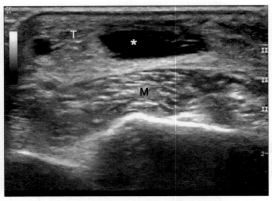

图 45.25　跟腱撕裂。横向切面下,跟腱部分断裂超声表现的跟腱的低回声区。星号,跟腱断裂;M,肌肉;T,肌腱

病例 45.4

病情介绍

一位 30 岁男性,前胸壁正中遭受直接钝击伤后胸痛,随活动以及呼吸运动而胸痛加重。胸骨有明显的压痛点。

超声发现

床旁即时超声显示胸骨皮质不连续,征象与胸骨骨折相符(图 45.26;视频 45.21)。

病例解析

患者在创伤中心留观,进行疼痛处理并排查可能的心肌挫伤。

胸部创伤可引起胸骨骨折,使用高频探头可在床旁快速诊断。骨皮质不连续是骨折的诊断征象。在保持探头处于纵向位置的同时,可随呼吸观察到不连续征象的变化。

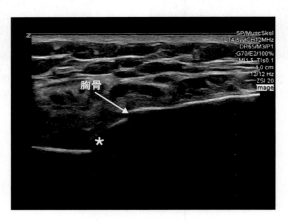

图 45.26　胸骨骨折。纵切面下,胸骨骨折超声表现为高回声骨皮质线的中断。星号,胸骨柄体交界;箭头,胸骨骨折

病例 45.5

病情介绍

一位 74 岁女性,因左前大腿红肿就诊于急诊科,无任何创伤史。红痛的症状持续 3 天,无发热。体检发现,左大腿前红肿,皮温稍高并伴有局部触痛。

超声发现

床旁即时超声应用高频探头在大腿前侧进行检查,评估是否有皮下脓肿(图 45.27;视频 45.22 和视频 45.23)。检查发现与皮下水肿体征吻合的超声鹅卵石征象,并且彩色多普勒可见充血征象。

病例解析

患者被诊断为蜂窝组织炎,无脓肿形成。抗生素治疗后恢复良好,无任何并发症。

床旁即时超声是区分蜂窝组织炎和皮下脓肿的重要工具。通过超声下的鹅卵石征象和局部充血征象能够准确诊断蜂窝组织炎伴或不伴脓肿形成。当发现脓肿时,切排是首选治疗方式。

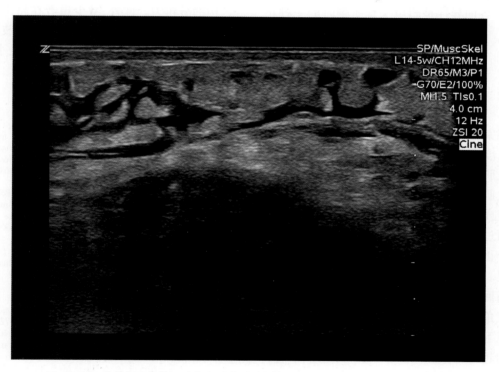

图 45.27 "鹅卵石征"。因为皮下水肿,蜂窝织炎的超声表现为鹅卵石样改变

复习题

1. 以下哪一种超声现象,在本视频中被用于识别异物(视频 45.24)?

   A. 旁瓣

   B. 声学阴影

   C. 镜像成像

   D. 后部回声增强

   答案:B。在这个皮肤和软组织视频中,异物通过声学阴影来识别。异物在近场中显示为一条高回声细线,并在远场投射出明显的声学阴影。混响伪影虽然可以帮助识别异物,但此视频中未有显现。镜面成像和旁瓣伪影在异物探查中并不典型。

2. 当用超声对软组织内异物进行探查时,下列哪一项会导致假阳性结果?

   A. 气体

B. 钙化瘢痕组织

C. 籽骨

D. 以上所有

答案:D。当探查软组织内异物时,气体、钙化瘢痕组织和籽骨都可以被误认为是异物,导致假阳性结果。以上 3 种情况均能产生与异物相似的后方无回声现象。

3. 下列对各向异性概念的阐述,哪一项是正确的?

A. 各向异性是一种与肌腱病相关的病理性表现

B. 各向异性是超声探查肌腱时的一种正常伪像

C. 当超声声束垂直于肌腱探查时,异向性能被观察到

D. 对部分肌腱破裂的探查,异向性可能导致假阴性的结果

答案:B。各向异性是当超声声束以倾斜角度探查肌腱时产生的一种正常伪像。从肌腱上反射声波不会返回到传感器,导致肌腱出现低回音。这可能导致肌腱病变或部分肌腱破裂诊断的假阳性结论。通过倾斜超声探头改变声束的角度,可区分正常的各向异性伪像与异常的病理状况。正常肌腱在倾斜探头时,会表现为从高回声变为低回声,而病理性肌腱无论声束角度如何,都表现为低回声。

4. 以下哪一项是坏死性筋膜炎的病理特征的超声声像?

A. 积气的存在

B. 皮下组织增厚

C. 筋膜积液

D. 鹅卵石征

答案:A。所有这些声像都可以在坏死性筋膜炎的超声探查中出现。然而,在软组织中发现积气是坏死性筋膜炎的病理学特征。所有这些声像应结合临床表现进行综合评价,因为超声不能排除坏死性筋膜炎。STAFF 可用于记忆坏死性筋膜炎的声像特点:皮下组织增厚、积气和筋膜

间隙积液。

5. 在对成人和儿童患者的软组织进行超声检查时,使用水浴的原因是什么?

A. 减少超声检查时患者的不适

B. 提高浅表结构的分辨力

C. 减少四肢的不规则轮廓对超声视野的影响

D. 以上所有选项

答案:D。使用水浴的主要优点是通过增加目标结构与探头之间的距离,将目标结构置于超声束的聚焦区,从而提高浅表结构的分辨力。此外,减少患者在超声检查期间的不适,并使超声检查不受四肢轮廓的影响,有更广的探查范围,特别是手指,这也是使用水浴的优点。

参考文献

1. Chen K, Lin AC, Chang C, Wong T. An overview of point-of-care ultrasound for soft tissue and musculoskeletal applications in the emergency department. *J Intensive Care*. 2016;15(4):55. doi:10.1186/s40560-016-0173-0. PMID: 27529031.

2. Squire BT, Fox JC, Anderson C. ABSCESS: applied bedside sonography for convenient evaluation of superficial soft tissue infections. *Acad Emerg Med*. 2005;12(7):601–606. PMID:15995090.

3. Adhikari SS, Blaivas M. Sonography first for subcutaneous abscess and cellulitis evaluation. *J Ultrasound Med*. 2012;31(10):1509–1512. PMID: 23011612.

4. Prusakowski MK. Trends in emergency department management of skin abscesses. *Am J Infect Control*. 2015;43(4):336–340. PMID: 25726132.

5. Tayal VS, Hasan N, Norton HJ, Tomaszewski CA. The effect of soft-tissue ultrasound on the management of cellulitis in the emergency department. *Acad Emerg Med*. 2006;13:384–388. PMID:16531602.

6. Chao HC, Lin S, Huang Y, Lin T. Sonographic evaluation of cellulitis in children. *J Ultrasound Med*. 2000;19:743–749. PMID: 11065262.

7. Iverson K. The effect of bedside ultrasound on diagnosis and management of soft tissue infections in a pediatric ED. *Am J Emerg Med*. 2012;30:1347–1351. PMID: 22100468.

8. Moran GJ, Krishnadasan A, Mower WR, et al. Effect of cephalexin plus trimethoprim–sulfamethoxazole vs cephalexin alone on clinical cure of uncomplicated cellulitis: a randomized clinical trial. JAMA. 2017;317:2088–2096.

9. Subramaniam S, Bober J, Chao J, Zehtabchi S. Point-of-care ultrasound for diagnosis of abscess in skin and soft tissue infections. *Acad Emerg Med*. 2016;23:1298–1306.

10. Yen ZS, Wang HP, Ma HM, Chen SC, Chen

WJ. Ultrasonographic screening of clinically-suspected necrotizing fasciitis. *Acad Emerg Med.* 2002;9:1448–1451. PMID: 12460854.

11. Kehrl T. Point-of-care ultrasound diagnosis of necrotizing fasciitis missed by computed tomography and magnetic resonance imaging. *J Emerg Med.* 2014;47(2):172–175. PMID: 24560016.

12. Lee KS. Musculoskeletal sonography of the tendon. *J Ultrasound Med.* 2012;31:1879–1884. PMID:23197539.

13. Robinson P. Sonography of common tendon injuries. *AJR Am J Roentgenol.* 2009;193(3):607–618. PMID:19696272.

14. Griffith JF, Rainer TH, Ching ASC, et al. Sonography compared with radiography in revealing acute rib fracture. *AJR Am J Roentgenol.* 1999;173:1603–1609. PMID:10584808.

15. Barata I, Spencer R, Suppiah A, et al. Emergency ultrasound in the detection of pediatric long-bone fractures. *Pediatr Emerg Care.* 2012;28(11):1154–1157. PMID: 23114237.

16. You JS, Chung YE, Kim D, Park S, Chung SP. Role of sonography in the emergency room to diagnose sternal fractures. *J Clin Ultrasound.* 2010;38(3):135–137. PMID: 20127877.

17. Chartier LB, Bosco L, Lapointe-Shaw L, Chenkin J. Use of point-of-care ultrasound in long bone fractures: a systematic review and meta-analysis. *CJEM.* 2017;19(2):131–142. PMID:27916021.

18. Gottlieb M, Cosby K. Ultrasound-guided hematoma block for distal radial and ulnar fractures. *J Emerg Med.* 2015;48(3):310–312. PMID: 25497895.

19. Anderson MA, Newmeyer WL, Kilgore ES Jr. Diagnosis and treatment of retained foreign bodies in the hand. *Am J Surg.* 1982;144(1):63–67. PMID: 7091533.

20. Trautlein JJ, Lambert RL, Miller J. Malpractice in the emergency department—review of 200 cases. *Ann Emerg Med.* 1984;13(9):709–711. PMID: 6465652.

21. Peterson JJ, Bancroft LW, Kransdorf MJ. Wooden foreign bodies: imaging appearance. *AJR Am J Roentgenol.* 2002;178(3):557–562. PMID:11856673.

22. Hill R, Conron R, Greissinger P, Heller M. Ultrasound detection of foreign bodies in human tissue. *Ann Emerg Med.* 1997;29(3):353–356. PMID: 9055774.

23. Wu JS, Hochman MG. Soft-tissue tumors and tumor like lesions: a systematic imaging approach. *Radiology.* 2009;253:297–316. PMID: 19864525.

24. Blaivas M, Lyon M, Brannam L, Duggal S, Sierzenski P. Water bath evaluation technique for emergency ultrasound of painful superficial structures. *Am J Emerg Med.* 2004;22(7):589–593. PMID:15666267.

25. Krishnamurthy R, Yoo JH, Thapa M, Callahan MJ. Water-bath method for sonographic evaluation of superficial structures of the extremities in children. *Pediatr Radiol.* 2013;43(suppl 1):S41–S47. PMID: 23478918.

26. Castleberg E, Jenson N, Dinh VA. Diagnosis of necrotizing fasciitis with bedside ultrasound: the STAFF exam. *West J Emerg Med.* 2014;15(1):111–113. PMID:24578776.

27. Leech SJ, Blaivas M, Gukhool J. Water-bath vs direct contact ultrasound: a randomized, controlled, blinded image review. *Acad Emerg Med.* 2003;10(5):573–574.

28. Lewis D, Jivraj A, Atkinson P, Jarman R. My patient is injured: identifying foreign bodies with ultrasound. *Ultrasound.* 2015;23:174–180. PMID:27433254.

第 46 章

关节

Sahar Janjua ■ Chan Kim ■ Eugene Kissin

王婷 译 ■ 袁茵 校

关键点

- 详细了解骨关节的解剖结构是完成高效、准确超声成像的关键。在行肌肉骨骼超声时，骨性标志对引导超声探头位置、识别软组织结构至关重要。
- 诊断上，肌肉骨骼超声不仅用于关节周围及内部液体的探查，还被用于判断亚临床关节炎症浸润、预测关节损伤的诊断。
- 治疗上，大量证据支持超声可用于指导关节及周围软组织穿刺及吸引。

背景

为了协助诊断和引导穿刺，肌肉骨骼超声越来越多地应用于各级临床机构[1-4]。肌肉骨骼超声作为一种诊断工具，其优点包括：提供即时的高分辨力图像，避免电离辐射暴露，以及最大限度降低患者不适[5,6]。缺点包括：与其他显像模式相比，其视野相对有限，骨骼产生的阴影会影响其深层结构的成像，而且诊断的精确度取决于检测者的技术[7]。美国医学超声学会与美国放射学会合作更新了肌肉骨骼超声的使用指南[8,9]，包括超声在关节、肌腱、韧带、软组织和神经等疾病中的应用。美国风湿病学会对超声进行了循证医学研究，认为其可用于评估肌肉骨骼条件及指导干预治疗，如关节穿刺术、关节内注射、囊肿或脓肿吸引术，以及滑膜活组织检查[10]。本章对大关节普通超声影像特点、常见关节病理学以及超声引导关节注射技术进行了综述。

特殊注意事项

各向异性

各向异性是一种最常见的图像伪影，是肌肉骨骼超声中一种特定的现象，是指沿着不同方向测量时具有不同值的属性显示[11]。当超声束不垂直于被成像结构平面时则会产生各向异性，从而造成结构的伪影强回声[12]。肌腱和韧带的反射纤维状结构比神经、肌肉和其他组织表现出更大的各向异性。因此，肌腱在 90° 成像时是强回声，但是在斜角时可能会出现低回声甚至是无回声，从而导致误诊为肌腱积液。有经验的检测者可以通过倾斜超声探头并观察肌腱回声反射性相对于周围组织的变化，利用各向异性帮助将正常肌腱从其他组织中区分开来（视频 46.1）[13]。由于存在各向异性和其他超声特点，在长轴切面和短轴切面（正交平面）评估所有潜在异常情况以减少误判病因的风险是必要的。

多普勒设置

多普勒效应是指源头、接收器或反射器的运动所造成的声波频率的变化[1,14]。多普勒超声越来越多地被用于探查由炎症导致的组织灌注增加。在肌肉骨骼超声中，多普勒超声可以用于检查滑膜炎症[15,16]。肌肉骨骼超声中重要的多普勒参数包括脉冲重复频率、壁滤波和增益。脉冲重复频率（pulse repetition frequency，PRF）代表超声探头在单位时间内所发射的脉冲数目。降低PRF 可以使超声探头有更多时间接收返回脉冲，并提高对低流量状态的敏感度，例如滑膜组织灌注。对于肌肉骨骼超声来说，理想的 PRF 范围是 0.5～1kHz[17]，更低的 PRF有利于血管的多普勒成像。壁滤波器可以使动脉管壁搏动对多普勒信号的影响最小化，对于基本上没有血管壁运动的滑膜小血管，应尽量减少壁滤波，以优化多普勒敏感度。但是，如果将壁滤波设置的太低，则会在超声探头小幅移动时出现"闪光"伪影，使真正的多普勒信号变得模糊[14]。增益调节可放大组织的多普勒信号。应首先增加增益设置，直到看到多普勒信号伪影，然后逐渐降低设置，直到多普勒信号伪影消失（视频 46.2）[17]。

图像定位

在肌肉骨骼的超声显像中，传统的图像定位是屏幕的左侧显示内侧或近端结构，而右侧显示外侧或远端结构。相比之下，无论操作者面对病人的角度如何，大多数即时超声成像的屏幕左侧显示的都是操作者左侧的近端结构。在本章中，我们遵循传统的肌肉骨骼超声图像定位，左侧屏幕显示内侧/近端结构，右侧屏幕显示外侧/远端结构。

图像采集

超声仪器应放在检测者前方，从而最大限度减少头部转动。所扫描的身体部位应位于检测者和超声屏幕的中间。大部分肌肉骨骼超声检测是使用线阵探头进行的。总之，应使用可以使骨骼表面成像的最高频率。12～18MHz 的频率通常用于手指和手腕，10～12MHz 用于脚踝、肘部和膝盖，而 8～12MHz 用于肩部和髋部。

肩关节

肩部的 9 种标准视图可以帮助识别最常见的肩袖肌腱、二头肌腱、肩锁关节和盂肱关节的肌腱损伤（图 46.1）。患者取坐位时，

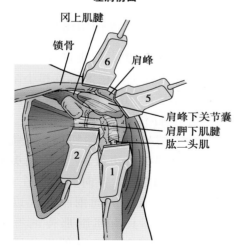
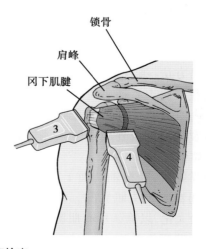

图 46.1　肩部超声检查

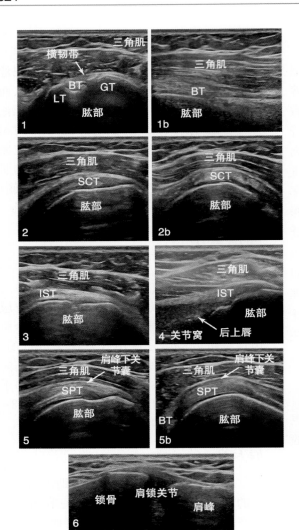

图 46.1（续）　1,二头肌横轴切面。1b,二头肌纵轴切面。2,肩胛下肌纵轴切面。2b,肩胛下肌横轴切面。3,冈下肌视图。4,盂肱纵轴切面。5,Crass 体位上的冈上肌纵轴切面。5b,改良 Crass 体位的冈上肌横轴切面。6,肩锁关节视图;BT,二头肌肌腱;GT,大结节;IST,冈下肌腱;LT,小结节;SCT,肩胛下肌腱;SPT,冈上肌腱

检测者站在患者的后面或前面。

1 二头肌视图（横轴切面）

扫描方法:患者取坐位,同时手心向上直接放在大腿上。探头位于大结节外侧和小结节内侧水平。向下扫描到胸大肌,以免错过撕裂的肌腱。外旋手臂来评估肱二头肌半脱位情况(视频 46.3)。

扫描结果:在横轴切面上,应能在肱骨结节之间看到二头肌肌腱。调整探头角度使回声最大化,以确认所有肌腱疾病或腱鞘积液。远端探头垂直胸大肌扫描可避免错过撕裂的二头肌肌腱。

1b 二头肌视图（纵轴切面）

扫描方法:患者取坐位,同时手心向上直接放在大腿上。在大结节和小结节之间垂直放置探头。用远端探头边缘推入,以避免肌腱的各向异性。

扫描结果:在纵轴切面,检测者需牢牢按住远端探头边缘,从而使探头平行于肌腱纤维,以避免各向异性。在观察中,不要将二头肌腱的周围脂肪误以为是肌腱——脂肪不具有肌腱那样的纤维状结构。二头肌腱鞘多普勒信号的增加表明存在炎性腱鞘炎,但是不应将旋肱前动脉

分出到腱鞘返支血管的横断面误诊为充血。

2 肩胛下肌视图(纵轴切面)

扫描方法:患者取坐位,手掌向上,肩部最大程度外旋。将探头水平放置在小结节以上。

扫描结果:观察肌腱附着位点。肩胛下肌插在小结节上,冈下肌附着在肱骨大结节上。手臂轻微外旋,平移探头检查肩胛下肌(见视频46.3),手臂内旋,横向平移探头检查冈下肌。

2b 肩胛下肌视图(横轴切面)

扫描方法:患者取坐位,手心向上,肩部最大程度外旋。将探头垂直放置在小结节以上。

扫描结果:观察肌腱附着位点。肩胛下肌止于肱骨小结节。肩胛下肌肌腱呈现出多棱状外观—不要误诊为肌腱损伤。

3 冈下肌视图

扫描方法:患者取坐位,手臂绕身体内旋。探头水平放置在肩膀外侧以上,包括大结节后边缘。

扫描结果:观察肌腱附着位点。然后沿着冈下肌腱下行至盂肱关节。加大深度并减小频率,直到骨骼轮廓清晰可见。

4 盂肱视图

扫描方法:患者取坐位,手臂外旋。探头水平位,平行于肩胛、脊椎,并位于肱骨头、关节窝和盂唇上方。探头水平地移至盂肱关节,随后至冈下肌腱。

扫描结果:对于坐位患者,展示肩关节积液的最佳区域是关节的尾部。在观察盂肱关节后部时,手臂完全外旋可以将关节积液检测的敏感性最大化,此前的研究表明,这个位置上的 8ml 液体的敏感性为 100%(30/30),与手臂中间位置的 17%(5/30)形

成对比(视频 46.4 ~ 视频 46.6)[18,19]。盂唇、关节囊和关节窝和肱骨头的骨骼轮廓都应该能够观察到。正常情况下,盂唇呈三角形,与肩胛盂相连(视频 46.7)。随着手臂的旋转,可以观察到从肩胛盂分离出来的撕裂的盂唇(视频 46.8)。

5 冈上肌纵轴视图

扫描方法:患者的手臂保持"缚式"姿势(手臂尽最大限度地内旋,手背置于背部中间),或者用"改良缚式"姿势(即把手臂放置于后裤兜,肘部朝后)。探头与大结节垂直,并尽量朝向肩峰,在使用改良"缚式"姿势时则斜朝向耳朵。

扫描结果:两种姿势的扫描,冈上肌腱均可成像。两种姿势的扫描均能从肩峰下把冈下肌显现出来。缚式或者改良缚式姿势冈上肌腱的纵轴切面图中应显示肱骨头的圆形骨骼轮廓、肱骨关节过渡到大结节的"足印"部分。随着从冈上肌纤维过渡到冈下肌纤维,骨骼也变得平整[20]。冈上肌肉纤维曲线在大结节部分会产生各向异性,这是误诊为肌腱撕裂的最常见原因[21]。按住探头使肌腱末梢纤维最大程度亮化(图46.2)。

5b 冈上肌横轴视图

扫描方法:患者的手臂应采用缚式或者改良缚式姿势(见上述第 5 条)。在缚式姿势中探头应水平放置,或者在改良缚式中应斜向剑状软骨。

扫描结果:冈上肌腱的内侧和外侧应该有相似的厚度。如果肌腱在屏幕的一侧显得很薄,那么探头极有可能已经向肌腱倾斜。在改良缚式姿势横轴切面视图中可以看到棘上肌内侧的二头肌肌腱,可以看到棘上肌最内侧的纤维,这些纤维损伤的风险最大。一个潜在的缺陷是在横断面上将三角肌隔膜的阴影误认为是冈上肌腱撕裂,纵轴切面视图可以澄清这个问题。此外,低回声的三角肌深肌纤维可能被误认为是肩峰下

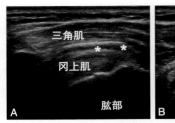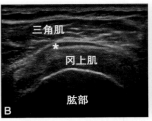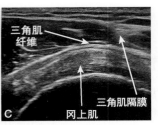

图 46.2   肩峰下关节囊。冈上肌腱和肩峰下关节囊的纵轴切面(A)和横轴切面(B)。(C)冈上肌腱横轴切面,有一些成像缺陷:低回声三角肌纤维通常被误认为肩峰下关节囊(真实的囊更深);三角肌隔膜在冈上肌上的投影,会被当成肌腱变性或撕裂。星号表示肩峰下关节囊(膨胀的)

▶ 关节囊(见图 46.2;视频 46.9)。

6 肩锁骨关节视图

扫描方法:患者取坐位,手臂放置一侧。探头水平放置并越过锁骨和肩峰移动到肩头,使锁骨关节成像。

扫描结果:无临床症状的锁骨关节囊扩张和骨刺在老年人中较为常见。

肘关节

肘部的 5 种标准图像可辨识常见的屈肌和伸肌肌腱末端、关节囊、滑膜、肱骨和尺骨。检测者应坐在患者面前,因为从前面观察,手臂需伸展,而在其他方位观察时,手臂则需要弯曲成 45° ~ 90°。探头位置见图 46.3。

1 前位纵轴切面

扫描方法:患者取坐位,肘部伸展。把探头放在前面,垂直于肱骨小头(侧肱骨末端位置),从中间扫描至肱骨滑车上部。关节囊和关节缝隙呈"海鸥"形状。

扫描结果:在纵轴切面中,前面的肘部关节囊应呈现"海鸥"形状,位于肱骨小头和桡

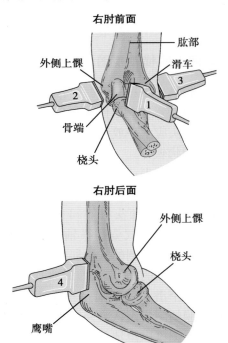

图 46.3   肘关节超声检查。1,前面纵轴切面图。1b,前面横轴切面图。2,外侧纵轴切面图。3,内侧纵轴切面图。4,后部纵轴切面图。4b,后部横轴切面图。白色箭头,关节囊;黄色箭头,关节裂口

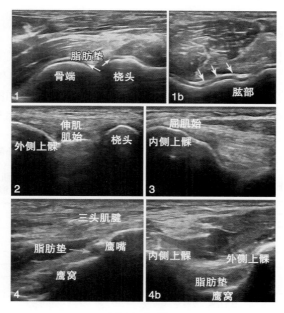

图 46.3(续)

骨头之间(关节间隙中的组织即为海鸥的"身体",而附着于两侧的关节囊就是海鸥的"翅膀")。当存在关节积液时,"海鸥"形状就不存在了,因为关节囊被推出了关节间隙。关节的肱尺中间有明显的三角形尺骨冠突,而关节的肱桡侧面则有正方形的桡骨头。

1b 前位横轴切面

扫描方法:患者取坐位,肘部伸展。探头在前面水平扫过肱骨末端的小头和滑车部位,从被透明软骨覆盖的肱骨末端扫描至关节凹处。

扫描结果:在横向平面内,肱骨末端的透明软骨呈现 W 形覆盖。探头应该尽量从关节的桡骨头和冠状窝扫描,以避免错过积液。

2 侧面纵轴视图

扫描方法:肘部向内弯曲成 90°。探头沿着指总伸肌肌腱的纵断面置于外侧上髁。让伸肌肌腱纤维而非肌肉纤维成像。

扫描结果:当深入到伸肌肌腱末端时关节囊才会出现。

3 内侧纵轴视图

扫描方法:肘部外旋至 45°,避免患者的不适姿势。探头置于内上髁上方的水平位置。

扫描结果:肌腱带相对稍短时可以看见伸肌肌腱。在此成像中可以观察到内侧副韧带撕裂。

4 后位纵轴切图

扫描方法:肘部向内弯曲 90°,把手放在检查台上,鹰嘴刚好位于检查台的边缘外,获得肘部后位图。探头放在后面,垂直于鹰嘴,扫描鹰嘴窝。

扫描结果:鹰嘴窝前位像是最容易用超声发现肘关节积液的部位[22]。在肱三头肌和鹰嘴窝交界处也经常会发现关节磨损。记住,鹰嘴囊很容易被探头挤压到,在探头上涂一层超声耦合剂可以帮助避免错过关节积液。

4b 后位横轴切面

扫描方法:患者姿势与后部纵断面视图相同。探头放在后面,与鹰嘴窝平齐,扫描鹰嘴窝部分。

　　扫描结果:鹰嘴窝的后位图是最容易用超声发现肘关节积液的区域[22]。

腕关节

　　屈肌和伸肌肌腱、关节腔室和正中神经中可以观察到八种腕部标准视图。患者可以坐在检测者前面,手掌向下或向上,这取决于所需要的视图。探头压力不宜过大,以免错过背侧、中间和外侧屈肌腱鞘的积液。手腕的横断面视图如图46.4所示,下面描述的每一个手腕视图都与图46.5相对应。

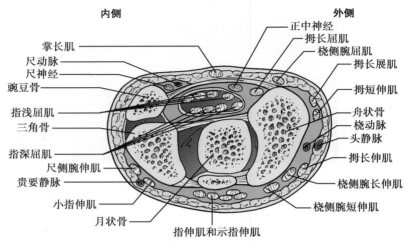

内侧

外侧

掌长肌　　　正中神经
尺动脉　　　拇长屈肌
尺神经　　　桡侧腕屈肌
豌豆骨　　　拇长展肌
指浅屈肌　　拇短伸肌
三角骨　　　舟状骨
指深屈肌　　桡动脉
尺侧腕伸肌　头静脉
贵要静脉　　拇长伸肌
小指伸肌　　桡侧腕长伸肌
月状骨　　　桡侧腕短伸肌
指伸肌和示指伸肌

图46.4　手腕横断面解剖

1 背侧横轴视图

　　扫描方法:手掌朝下,手臂放松。探头放置时,一侧位于桡骨背结节上方,另一侧位于尺骨上方。从桡骨背结节开始扫描,经过舟月骨韧带直到头状骨。这项检查可以评估背侧肌腱和舟月骨韧带,可以检测到撕裂的舟月骨韧带(视频46.10)。

　　扫描结果:扫描腕背侧时,应保持手臂放松,因为手臂伸展会将正常的滑膜误认为滑膜肥大。正常的腕背侧伸肌韧带可能由于超声各向异性而使回声减少,不应被误诊为腱鞘炎[23]。需注意的是,来自腕弓的腕背侧正常多普勒信号不应误诊为滑膜炎。

2 背侧纵轴视图

　　扫描方法:超声探头置于腕部长轴中心(从尺骨到Lister结节)刚好与第三掌骨一致。按照这个方向,双侧扫描。

　　扫描结果:识别桡骨,月状骨,头状骨,评估关节囊。腕部应保持中立位,因为如果手腕伸展,滑膜组织会突出显示。月状骨接收背侧桡腕弓动脉的血液[24];这条血管应该用彩色多普勒加以确认,而不应该被误诊为关节磨损。

　　此外,尺骨撞击综合征可能会造成月骨尺侧近端囊变,这可能会误诊为关节磨损[25]。

3和3b 桡骨纵轴和横轴切面视图

　　扫描方法:腕部沿桡骨侧旋转。探头纵向放于桡骨远端上方,然后旋转探头90°即可获得横轴切面视图。

　　扫描结果:评估第一关节腔肌腱(拇短伸肌和外展拇长肌)。桡侧视图是评估外展拇长肌腱炎最有效的方法(参见下面的“病理结果”)。

4和4b 尺骨纵轴和横轴切面视图

　　扫描方法:患者肘部弯曲,手和腕部放

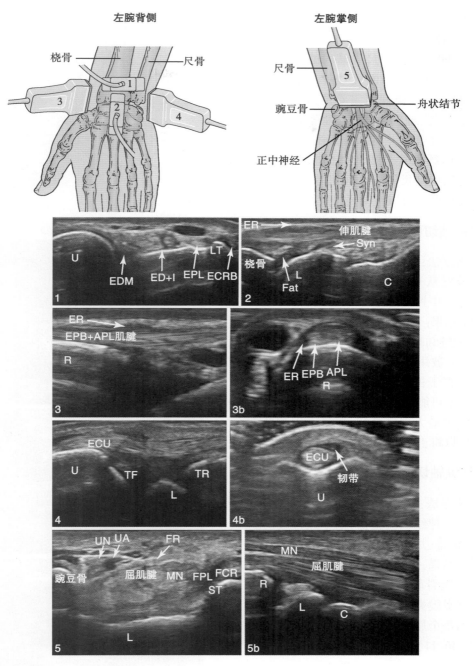

图 46.5 腕部超声检查。1,背部横轴切面图。2,背部纵轴切面图。3,外侧纵轴切面图。3b,外侧横轴切面图。4,尺骨(内侧)纵轴切面图。4b,尺骨(内侧)横轴切面图。5,手掌横轴切面图。5b,手掌纵轴切面图。APL,拇长展肌;C,头状骨;ECRB,桡侧腕短伸肌;ECU,尺侧腕伸肌;ED+I,指伸肌和示指伸肌;EDM,小指伸肌;EPB,拇短伸肌;EPL,拇长伸肌;ER,伸肌支持带;Fat,正常关节脂肪/纤维结缔组织;FCR,桡侧腕屈肌;FPL,拇长屈肌;FR,屈肌支持带;L,月状骨;LT,利斯特结节;MN,正中神经;R,桡骨;ST,舟状结节;Syn,正常骨液倒影;TF,纤维软骨;TR,三角骨;U,尺骨;UA,尺骨动脉;UN,尺骨神经

松,微微向外弯曲。探头纵向放在尺骨末端、尺侧**腕伸肌**和三角形纤维软骨的上方。旋转探头 90°,放置在尺骨槽内的尺侧腕伸肌肌腱上方,获得横断面视图。

扫描结果:尺侧视图主要是为了诊断尺侧腕伸肌肌腱、腱鞘滑膜、尺骨茎突和三角形纤维软骨复合体。在纵断面视图中,可以评估三角形纤维软骨复合体的软骨钙质沉着症。可以检测尺侧腕骨伸肌的腱鞘炎,而在横断面视图中可以检测尺骨磨损。

5 手掌横轴切面视图

扫描方法:掌心朝上,手掌略弯曲。探头水平放置从舟骨结节到豌豆骨上。倾斜探头观察正中神经。

扫描结果:手掌视图主要用于检测正中神经、屈肌肌腱和腕部关节的各个部分。豌豆骨和舟骨结节被用作辨认屈肌管的标志。可以用探头垂直于神经轴测量正中神经,否则截面神经区域可能会被人为地增加。调整探头让屈肌肌腱最大程度亮化,而且正中神经外膜边缘可以将正中神经与屈肌肌腱区别开来。

5b 手掌纵轴切面视图

扫描方法:掌心朝上,手掌略微弯曲。探头沿正中神经纵向扫描,使中正神经的表面成像,桡骨、月状骨和头状骨深层成像。

扫描结果:可以看到屈肌肌腱和正中神经表面和腕骨较深的地方。可以检测腕关节的手掌滑膜炎。从掌心向指尖滑动探头,可以看到每个屈肌腱,动态成像可以区分正常(视频 46.11)和异常(视频 46.12)屈肌腱滑动。

臀部

三种臀部标准图像用于观察髋关节囊、髂腰肌肌腱、臀肌肌腱和股骨转子囊区域。髋关节成像的部位更深,需使用凸阵探头或者设置在线阵探头上的虚拟凸阵探头。探头位置如图 46.6 所示。

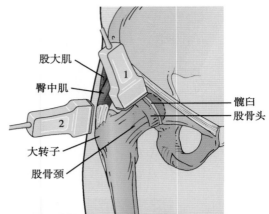

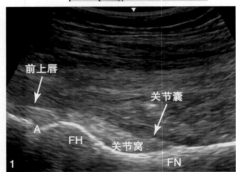

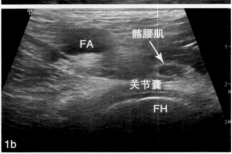

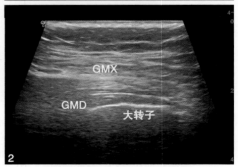

图 46.6 臀部超声检查。1,前面纵轴切面。1b,前面横轴切面。2,外侧纵轴切面图。A,髋臼;FA,股动脉;FH,股骨头;FN,股骨颈;GMD,臀中肌;GMX,股大肌

1 和 1b 前位纵轴和横轴切面

扫描方法:患者仰卧,大腿外旋 15°。探头放置于大转子中间并位于腹股沟韧带下方,沿着髂前上棘和髌骨上极之间的连线。将探头垂直可获得纵轴切面视图,探头水平可获得横轴切面视图。在前位纵轴切面扫描中,按住("踵趾动作")探头远端使之尽量与股骨头与股骨颈上所覆盖的关节囊平行。

扫描结果:股骨头和股骨颈、关节窝和关节囊成像。关节囊成像必须清晰,以便能检测到关节囊深处的髋关节囊积液或关节囊表面的髂腰肌滑囊积液。当关节囊扩张超过 7mm 或比无症状侧多 1mm 时,就应该怀疑是髋关节积液。这是关节抽吸术最好的髋关节成像。此外,当关节囊弯曲远离股骨头与股骨颈凹形交界处时,就有可能是关节积液或滑膜炎[26]。早期缺血性坏死表现为髋部疼痛,有 65% 的超声检查可见非炎症性髋部积液[27],但骨骼轮廓没有明显变化。股骨髋臼撞击症引起的疝窝有可能会误诊为关节磨损[28]。髂腰肌滑囊炎表现为关节囊表面的无回声积液。

2 侧面纵轴切面视图

扫描方法:侧面视图可以通过让患者侧卧,臀部稍微弯曲来获得。探头纵向置于大转子上方,沿着臀中肌平面扫描。大转子的"高点位置"把臀小肌和臀中肌前后分开,这在横断面视图中看得更为清楚。探头沿着臀中肌纤维纵向扫描至大转子,检测者可以看到臀中肌、臀小肌肌腱和肌肉之间的筋膜平面。

扫描结果:这是检测转子滑囊炎和臀中肌肌腱炎的最佳视图。大转子滑囊只有在伸展时才能被检测到。在臀中肌和大转子之间朝近侧稍微滑动探头,可观察到臀下滑囊扩张。

膝关节

9 种膝部标准图,用于检查膝关节囊,股骨软骨、四头肌和髌下肌腱、内侧和外侧半月板、侧副韧带和腘窝。患者应仰卧,膝盖伸展或者弯曲。探头位置如图 46.7 所示。

1 和 1b 髌上纵轴和横轴切面

扫描方法:患者仰卧,膝盖伸展或者弯曲 30°,并伴有股四头肌收缩,从而尽可能多地看到髌上隐窝的积液[29,30]。将探头置于中线,纵轴切面视图位于股四头肌肌腱至髌骨处(视频 46.13),然后转动 90° 获得横轴切面图。

扫描结果:髌上视图可以检测股四头肌远端肌腱和髌上隐窝积液。中线侧边可探查到最大积液区域,便于进行关节抽吸(视频 46.14 和视频 46.15)。在评估积液或髌前滑囊炎时,必须小心避免过度压迫。

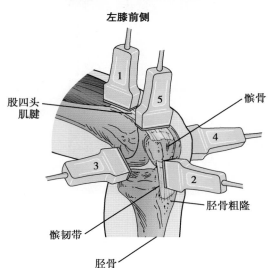

左膝前侧

股四头肌肌腱

髌骨

胫骨粗隆

髌韧带

胫骨

图 46.7　膝盖超声检查。1,髌上纵轴切面图。1b,髌上横轴切面图。2,髌下纵轴切面图。2b,髌下横轴切面。3,内侧横轴切面图。4,外侧纵轴切面图。5,髌上最大弯曲横轴切面图。6,后部横轴切面图。G,腓肠肌(内侧头);LM,外侧半月板;MCL,内侧副韧带;MM,内侧半月板;PA,腘动脉;星号,Baker 囊肿出现的地方

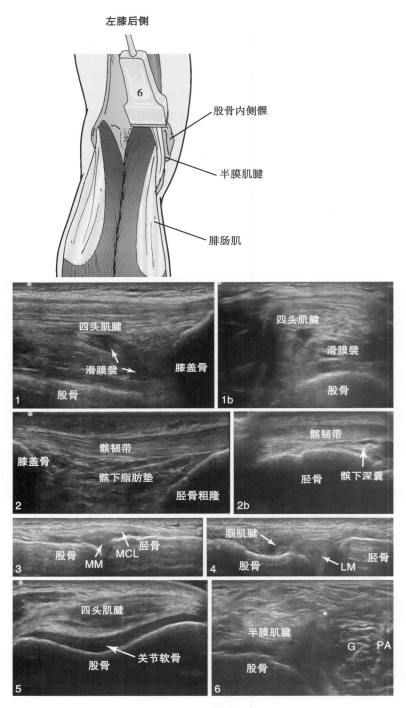

图 46.7(续)

2 和 2b 髌下纵轴和横轴切面

扫描方法:患者仰卧,膝部伸展。探头垂直放置在髌下韧带末端上方,然后扫描至胫骨结节韧带处,可获得胫骨的纵轴切面图(视频 46.16)。将探头水平放置在髌下韧带和胫骨近端上方,获得横截面视图。

扫描结果:当膝关节处于伸展状态时,髌韧带松弛且部分呈现各向异性。因此,膝盖弯曲 30 度有助于拉紧韧带并避免各向异性效应。这些切面可以检测髌韧带(起点和止点)的附着点炎,以及髌下滑囊炎。

3 和 4 中部及侧面纵轴切面

扫描方法:患者仰卧,膝部伸展或弯曲30°。探头应纵向放置于内侧和外侧副韧带上方(视频 46.17 和视频 46.18)。

扫描结果:在内侧和外侧面视图中,可以看到内侧和外侧副韧带以及半月板的外边缘。因为各向异性,半月板呈现低回声,所以在探查半月板撕裂时应通过摆动探头尽可能最大限度地亮化该区域。注意:导致机械症状的半月板深度撕裂无法通过超声检测到。

5 髌上最大弯曲横轴切面

扫描方法:患者仰卧,膝部最大程度弯曲。探头水平放置于股骨末端和股四头肌肌腱上方,呈水平面。

扫描结果:此视图可以检测单钠尿酸盐双重轮廓征、软骨钙质沉着和软骨损伤。

6 前位横轴切面

扫描方法:患者俯卧,膝部伸展。探头水平放置,在横断面上对后膝关节进行成像。

扫描结果:从后视图,确定股骨髁内侧、腓肠肌内侧和半膜肌腱的标志,因为 Baker 囊肿通常出现在这些结构中。发现上面 3 种结构可以避免把各向异性的半膜肌腱误认为 Baker 囊肿。如果在后位横断面视图中检测出 Baker 囊肿,则需要在后位纵轴切面图中再次确认;纵轴切面中圆形的囊肿表明囊肿是完整的,反之如果末梢有突起则意味着囊肿已经破裂[31]。

踝关节

踝关节的 11 张标准视图可以辨识关节囊,伸肌,中部、外侧和后部肌腱,距下关节,跟骨后滑囊等。前位图中,患者应该仰卧,膝盖弯曲,脚平放在检查台上。所有检测均可让患者仰卧,脚悬在检查台边缘。踝关节的横轴切面解剖图如图 46.8 所示。探头位置见图 46.9。

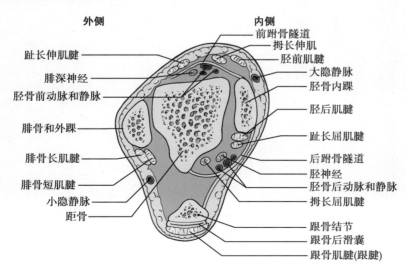

图 46.8 踝关节的横断面解剖图

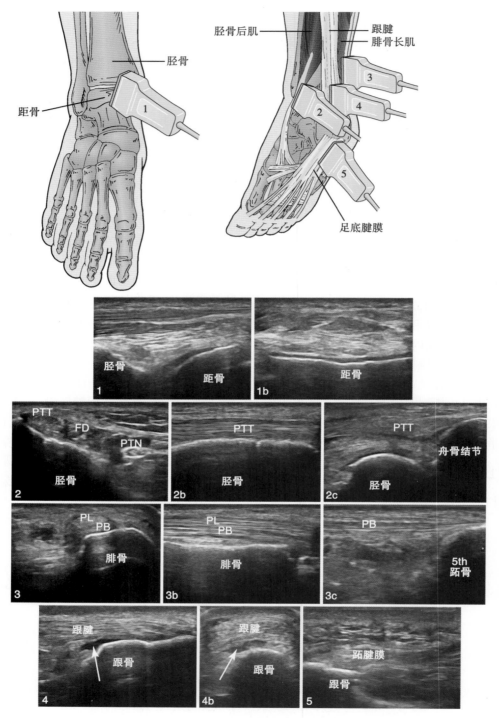

图 46.9　踝关节超声检查。1, 前面纵轴切面图。1b, 前面横轴切面图。2, 内侧横轴切面图。2b, 侧纵轴切面图。2c, 下踝突内侧纵轴切面图。3, 外侧横轴切面图。3b, 外侧纵轴切面图。3c, 下踝突纵轴切面图。4, 后部纵轴切面图。4b, 后部横轴切面图。5, 足底纵轴切面图。FD, 屈肌趾; PB, 腓骨短肌; PL, 腓骨长肌; PTN, 胫后肌神经; PTT, 后胫骨腱; 箭头, 跟骨后滑囊炎

1 和 1b 前位纵轴切面和横轴切面

扫描方法:患者仰卧或者坐位,脚底平放在检查台上。将探头放置于胫距关节的前内侧,先垂直后水平,即可分别获得纵断面和横断面图像。可以在胫骨、距骨和胫前肌肌腱之间看到三角形的前关节间隙。从远端胫骨开始扫描至距骨远端。

扫描结果:前位图侧重于胫骨和距骨之间的囊腔,通常囊内脂肪会被积液代替(视频 46.19)。距骨圆顶应该是平的,外裹超声无法显示的平整的软骨。伸肌肌腱(胫骨前肌,长伸肌,指伸肌)周围通常没有积液。外侧滑动并轻微倾斜探头可获得跗骨窦图像。

2、2b 和 2c 踝周、下踝、中踝纵轴和横轴切面

扫描方法:患者仰卧或俯卧,内踝朝上。对踝周内侧视图,将探头放于内踝近端和后方以获得横轴切面和纵轴切面视图。要获得下踝内侧视图,则需将探头从舟骨结节处扫描至内踝末端。

扫描结果:在获得内踝图像时,探头应该放置在内踝上,笔直指向跟腱;这个位置可以获得内侧肌腱的纯横轴切面图。在获取纵轴切面图时,探头应该沿着胫骨后肌腱的轴线放置,然后向后扫描至屈肌肌腱。从内踝到跟腱,内侧肌腱可以这样记忆:Tom(胫骨后肌),Dick(指屈肌),Very Nervous(动脉、静脉、神经),以及 Harry(拇趾屈肌)。要获得内踝下图像较为困难,因为后胫骨肌腱扇形插入舟骨和第一楔形骨的趾面。在舟骨交界处从下到上倾斜探头,多数情况下可以获得足够清晰的图像以检测附着点炎。附件骨、外胫骨通常会在胫后肌肌腱末端发现[32]。一般来说,在内踝远端的胫骨后腱鞘中会发现 4mm 的积液(视频 46.20)[33]。在一半的病例中,拇长屈肌腱鞘与踝关节或距下关节相通,可以从此关节处探测腱鞘内的积液[34]。

3、3b 和 3c 踝周、踝下侧面纵轴和横轴切面

扫描方法:患者仰卧或俯卧,外侧踝向上。对于踝周侧位切面,将探头放置在外踝的近端和后方,以获得横轴切面和纵轴切面图像。对于踝下侧面观,将探头放置在第五跖骨结节至外踝末端。

扫描结果:扫描侧踝的方法和内踝的方法一样,即让外侧肌腱成像。如果将探头前后放置,外侧肌腱和腓骨会在一张图中显示。腓骨短肌附着在腓骨和腓骨长肌上。当探头探测至脚外侧边缘时,在腓骨长肌肌腱中可以看见小附属骨,不要误认为是病理反应[32]。通常在腓骨肌腱腱鞘到外侧踝最多可以发现 3mm 的积液[33]。踝下视图中在第五跖骨结节处,可以显示腓骨短肌附着点。

4 和 4b 后位纵轴和横轴切面

扫描方法:患者俯卧或者双脚分开跪在检测台上。将探头平行于跟腱与跟骨的交界处即可获得纵轴切面图,探头旋转 90° 即可获得横轴切面图。

扫描结果:不要将正常的跟腱各向异性误认为跟腱撕裂。在灰度成像上,可能需要轻拉跟腱以避免各向异性,但在多普勒扫描中,必须放松肌腱张力以避免小血管发白[35]。为了能够在后位横轴切面视图中清晰地看见跟腱,应使用大量耦合剂。跟腱表面有环腱组织但是没有滑液鞘。因此,跟腱是没有腱鞘炎的。伸缩性的黏液囊内通常有极少量积液,但是通常积液不会扩散到跟骨的边缘。由于其低回声性,不应将 Kager 脂肪垫误认为是跟骨后滑囊积液[32]。

5 足底纵轴切面

扫描方法:患者俯卧或者双脚分开跪在检测台上。将探头垂直放置在足底筋膜起点的跟骨内侧上方。

扫描结果:可以在足底视图中看到跖腱膜。在腱膜起始端,任何骨蚀均应进行评估。由于脚后跟有较厚的角蛋白,应调低频率以达到足够的组织穿透,从而看到筋膜和跟骨边界。筋膜在其起始点处和更远侧应该有相等的厚度,跖腱膜起始端的增厚或更远侧的纺锤形肿胀都意味着病理反应。

病理状况

关节积液

进行肌肉骨骼超声评价的一个主要原因就是检测关节(视频46.21)、肌腱(视频46.22)或黏液囊内存在的积液。早期的肌肉骨骼超声主要是帮助诊断腘窝囊肿[36]。在超声影像中,积液是无回声、可压缩、无多普勒血流信号、且可产生增强伪影的(视频46.23)[37,38]。不过至少有4个例外。第一,脓液或者有碎片填充的积液是有回声的。这个例外对于避免错过脓肿或脓毒性关节炎来说是非常重要的[39]。第二,在腱鞘囊中的积液无法被压缩[40]。第三,软组织内的积液可能正在积极循环并产生多普勒信号,会被误认为是血管。第四,某些非流体结构有较低的阻抗,比如神经瘤同样可以产生伪影[41]。

具有各向异性的肌腱有可能被误判为积液。在腘窝中,应辨识出半膜肌肌腱,避免此类错误的发生(图46.10)。由于各向异性,在垂直平面的体液成像时同样会出现此类错误。

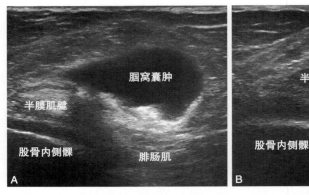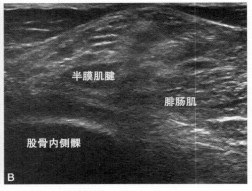

图46.10　腘窝囊肿。图像显示各向异性的肌腱可以模拟流体聚集。这两个图都是腘窝横向视图。两幅图中都显示了股骨内侧髁和腓肠肌肌肉;但是图A的半膜肌肌腱回声偏高,图B由于各向异性而偏低。这一肌腱可能会被误认为小的腘窝囊肿

由于存在强回声,肌肉组织同样也能"模仿"积液。在腕部和踝部,检测者应该注意肌腱末梢附近的肌膜。在诊断腱鞘积液之前,将探头向近端滑动以确定积液的范围,并区分肌肉条纹和积液。最后,有时很难区分积液和低回声滑膜,尤其是在较深的关节探测时(图46.11)。调高增益和动态量程能帮助区分回声和非回声物质。体液的压缩性和多普勒信号的减弱也能帮助区分两者。

关节积液的存在和大小的意义随被检查关节的不同而不同。例如,跖趾关节内的小积液与掌指关节内相似大小的积液相比,其临床意义较小。

滑膜炎

滑膜增厚被定义为不可移位、压缩性差、通常是低回声的异常关节内组织,并可能表现出多普勒血流信号[38]。滑膜炎通常是指滑膜增厚并伴随着炎症,可以结合二维

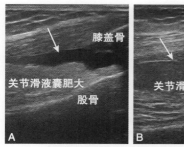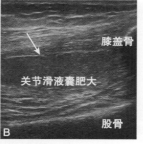

图 46.11　关节滑液囊肥大。图像显示股骨和膝盖骨的膝盖背面纵视图。(A)箭头指向关节滑液囊肥大部分上方的渗出物。(B)箭头指的是滑膜隐窝组织平面,滑膜隐窝的组织平面上没有实质性低回声提示滑膜肥厚

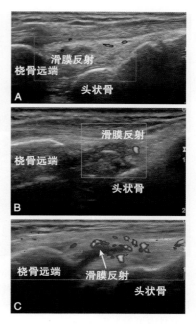

图 46.12　滑膜炎。滑膜充血一般都在 0～3 范围内:0＝滑膜内没有多普勒效应信号。上述 3 幅手腕背面纵视图显示了桡腕关节中滑膜炎的不同等级。(A)关节滑液囊肥大区域内只有一个红色的多普勒效应信号,等级为 1+。(B)多于一个红色多普勒效应信号,但是少于充满了多普勒效应信号滑膜体积的一半,等级为 2+。(C)超过一半的滑膜体积都充满多普勒信号,等级为 3+

超声和多普勒超声影像进行检查。二维超声可以检测滑膜增厚和滑膜积液,而多普勒超声可以检测滑膜充血,这是代表炎症的另一项指标(视频 46.24 和视频 46.25)。研究表明,使用多普勒超声检测炎症时具有较高的灵敏度[42,43]。滑膜中多普勒信号的强度也对应于组织横截面上滑膜内血管增生的数量[44,45]和磁共振成像上对比增强的量[42]。但是,并非所有滑膜充血都表现出多普勒血流[45],而且滑膜的多普勒信号可能会围绕着非炎性的积液[46]。

　　多普勒超声技术已成为检测小关节滑膜炎的一种方法,对于多普勒信号的半定量测量已经应用于风湿性关节炎的诊断(图 46.12)[47,48]。多普勒信号在肱二头肌腱鞘的应用可以区分关节炎和退行性变导致的肩痛[49]。此外,多普勒信号还可以预测使用抗风湿类药物的患者关节磨损的进展[50-52],判断临床疾病是否缓解[53,54]。研究表明,多普勒信号评分系统相对于患者驱动的疾病活动评分能够更准确地识别缓解期患者[55,56]。

骨蚀

　　风湿病疗效判定指标(Outcome Measures in Rheumatology,OMER-ACT)将骨蚀定义为:在两个垂直平面内发生的关节内的不连续性[38]。当皮质磨损在一个断面可见时,应该在相应的垂直断面再次确认。相对于 X 线检测,超声在检测关节炎早期骨蚀中是较为灵敏的方法[57],甚至在高分辨力 CT 发现的细微的骨蚀也可以被超声探知,而且可以使细微的皮质瑕疵成像[58]。骨皮质具有非常好的反射特性,而且可以观察到微小的皮质缺损[1]。声窗越多时,超声检测关节磨损时越灵敏,如第二掌指关节和第四掌指关节的对比[59]。由于骨蚀通常伴随着炎性关节炎,在没有风湿性疾病的无症状患者中,小于 2mm 的骨蚀亦可被探知[60-62]。所以,骨蚀的大小和数量对疾病诊断至关重要[58,59]。骨蚀的假阳性源于探测到掌指关节的掌侧血管,以及与骨蚀相仿的骨赘变化(图 46.13)[63,64]。

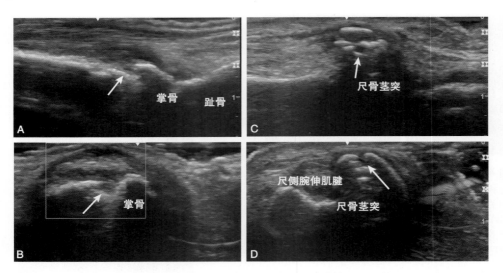

图 46.13　骨蚀。(A)和(B)是掌指关节背面的纵轴视图和横轴视图。箭头指的是两幅图中骨蚀区域。(B)中多普勒视窗显示被腐蚀和覆盖的滑膜组织中没有主动充血。(C)和(D)为尺骨茎突背面的纵轴视图和横轴视图。箭头指的是尺骨腐蚀的地方(10%的 RA 病程的6 个月内可见)[64]

结晶沉积病

超声可以检测痛风和焦磷酸钙关节病。在痛风患者的超声检查中,可以发现双轮廓征,即覆盖在透明软骨层上的高回声线。这一发现应与"界面"标志区别开来,"界面"标志是声波进入透明软骨时阻抗变化所产生的细的高回声线。双轮廓征标志更厚,更不规则,并不局限于垂直于入射声波的区域[65]。焦磷酸钙关节病患者可以在透明软骨层内看到高回声沉积物,而在痛风患者可以在透明软骨表面看到高回声沉积物(图46.14)[65]。在不需要降尿酸治疗的痛风确诊患者中,60%存在痛风的双轮廓征,其中47%的患者超声检测到痛风石[66]。在一项针对800 多名经晶体证实患有急性单关节炎的受试者进行的大型研究中,在没有临床痛风石的患者中,双轮廓线的敏感性为53%,而在有临床痛风石的患者中,敏感性为72%[55]。这项研究表明,虽然 16%的焦磷酸钙沉积病(calcium pyrophosphate deposition disease,CPPD)患者至少有一种典型的痛风超声特征,但是同时出现痛风双轮廓征和痛

风石的超声特征鉴别痛风和焦磷酸钙关节病的特异性大于 90%。

痛风石表现为回声结构不均匀的沉积物,可呈多小叶状并有低回声边缘,并可伴有邻近的骨侵蚀[65;67]。焦磷酸钙沉积通常在纤维软骨内可见,如膝关节半月板或腕部三角形纤维软骨复合体[68],相对于普通的 X 光检测,超声在检测这些损伤方面更加灵敏(视频 46.26)[69]。

软组织结节

超声有助于区分关节痛患者中常见的软组织结节。与周围纤维组织相比,痛风石在超声图像通常表现为不均匀的,内部有小的高回声点,周围有低回声晕的结节(图46.15)。痛风石边界模糊,后方可伴有声影[70,71]。痛风石内是否存在钙化具有不确定性,并且尚未证明与疾病持续时间相关[71]。血管增生可以预测邻近骨的侵蚀和破坏(视频 46.27 和视频 46.28)[72]。相对痛风石而言,类风湿结节通常是均匀的、边界不清的低回声结节,其接近骨表面的中心区域为坏死的无回声区[73]。但是,请注意,

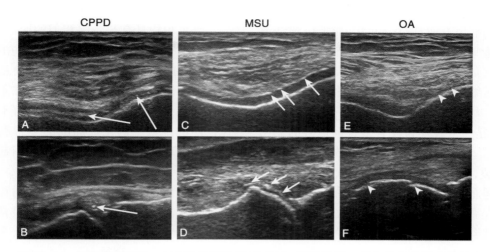

图 46.14　结晶性关节炎。(A)股骨窝的背面、弯曲、横轴视图。箭头指的是关节软骨中的焦磷酸钙沉积物。(B)膝关节线内侧。箭头指的是纤维软骨内侧半月板中的焦磷酸钙沉积物。(C)股骨窝的背面、弯曲、横轴视图。箭头指的是透明软骨表面的尿酸一钠(MSU)沉积物。(D)首个掌指关节上掌骨透明软骨表面的尿酸一钠沉积物。通过评估软骨中结晶沉积物位置以及受影响的特殊节点域组来区分焦磷酸钙和尿酸钠。(E)股骨窝的背面、弯曲、横视图,箭头指的是软骨右边的不对称损失,典型的骨关节炎(OA)。(F)背面内侧股骨髁纵视图,骨关节炎中较薄的软骨深入的箭头指向皮层不整齐形状。CPPD,焦磷酸钙沉积病

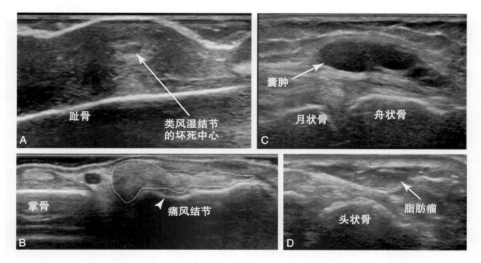

图 46.15　软组织结节。(A)从纵轴视图可见指骨上方的类风湿结节,形状规则,回声质地均匀,中心无回声。(B)从掌骨横轴切面上可以看到痛风石。与左侧正常掌骨相比,可见不规则的形状、不均匀的回声纹理和潜在的骨侵蚀(箭头)。(C)手腕背侧横轴切面可见神经鞘囊肿。囊肿内有透声物质,不可压缩,位于神经鞘囊肿的典型位置。(D)手腕背侧横轴切面可见脂肪瘤。这一位置可能引起临床对是否为囊肿的混淆,但其纤维线等回声内容物在超声图像上清楚地将其与囊肿区分开来

在极少数情况下,痛风石的回声可能比平常少,因此可能会被误认为是类风湿结节[72]。典型的痛风石通常呈分叶状,而类风湿结节通常为单一结节[9]。超声还有助于区分囊肿引起的局限性肿胀与滑膜炎。囊肿具有不可压缩的特点,在正交视图中保持一定的形状。尽管囊肿内可能存在一些高回声物质,但是通常表现为没有多普勒信号的无回声区[74]。囊肿破裂是一个例外,如腘窝囊肿破裂,在正交视图上呈喙状外观。多普勒信号的存在可能表明显示的是血管瘤,而不是囊肿。肿瘤虽然罕见,但其外观会因组成组织的差异而有不同的超声表现。脂肪瘤的特征是高回声病灶,彩色多普勒显像没有血管分布的证据。甲下血管球瘤在超声上表现为多普勒阳性的低回声结节。滑膜肉瘤表现为低回声病变,多普勒上无血流。超声检查显示神经鞘瘤是一种界限清晰的、椭圆形的低回声、低血管病变,最好通过进入或离开结节的神经末梢加以区分[75]。

软组织钙化

钙沉积物具有与骨骼相似的回声外观,在超声上很容易识别。特征是,这些沉积物是高回声的无定形聚集物,有或没有后部声影。值得注意的是,钙沉积的存在并不总是与症状相关,应该作为一个线索,而不是临床诊断的确认。钙化灶周围的多普勒信号是代谢活动的指示,增加了钙化灶引起症状的可能性[76]。

超声检查长期以来被用于鉴别和治疗肩袖钙化性肌炎,其中冈上肌腱是最常受累的肌腱[77]。研究表明,冈上肌受累、多个附加肌腱同时受累、直径大于1.5cm、沉积物碎裂和多普勒阳性均与活动症状呈正相关[84,78]。沉积物也被描述为软或硬,取决于他们的形成阶段和放射学外观。软沉积物是局部的、离散的、致密的、均匀的,具有自愈倾向。硬沉积物呈弥散状、蓬松状和异质性,愈合延迟且缓慢(图46.16)[79]。

在CPPD患者膝关节半月板和腕部三角

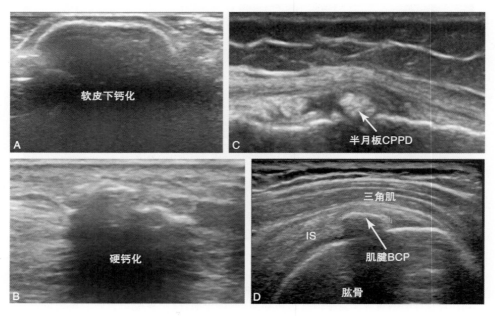

图46.16　软组织钙化。(A)软质钙沉积在皮肤表面下,观察到呈线状沉积,边缘光滑,后方有声影。(B)与之不同的是,硬钙沉积的特征是皮下脂肪层的锯齿状边缘和后方声影(这可能存在,也可能不存在,取决于钙的厚度)。(C)焦磷酸钙沉积(CPPD)可见于膝关节内侧半月板内。(D)肩胛冈下(IS)肌腱可见碱性磷酸钙沉积(BCP)

纤维软骨复合体中可以发现纤维软骨内存在高回声聚集物。CPPD 也表现为透明软骨内的高回声聚集。软骨钙质沉着症对 CPPD 具有很高的特异性和敏感性[80]。

此外,炎症性肌病在超声上可以看到肌肉内的钙沉积,以及其他特征性表现,如多普勒信号增加。皮肤中不连续的无定形高回声聚集是系统性硬化症的特征[81]。

Barbotage 是一种治疗钙化性肩袖肌腱炎的方法;它包括在超声引导下对钙沉积物进行针刺以软化钙沉积物,使其更易于冲洗和抽吸(视频 46.29)。随后也可对受累部位进行体外冲击波治疗[82,83]。

腱鞘炎/韧带炎

腱鞘炎就是包围肌腱的、充满积液的腱鞘出现炎症,并伴随许多机械和炎症性症状。OMER-ACT 将腱鞘炎定义为:在腱鞘内有回声或者无回声的组织增厚,可以在两个垂直平面成像并显示多普勒信号[38]。积液有时会显示为肌腱周围的"光晕"(图 46.17;视频 46.30 和视频 46.31),且在 49% 的风湿性关节炎患者至少一个腕部肌腱中存在积液[84]。

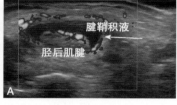
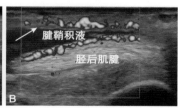

图 46.17　腱鞘炎。胫后肌腱横轴视图(A)和纵轴视图(B),显示腱鞘积液和腱鞘增厚(箭头),橘红色区域显示的是腱鞘和肌腱中的多普勒效应信号

超声检查时,探头挤压探查区域内的积液并可能使腱鞘塌陷,从而导致假阴性结果。增厚的肌腱滑膜的低回声有可能与积液混淆,但是肌腱滑膜是无法压缩的,尽管它也可能有多普勒信号。在诊断 de Quervain 病(图 46.18)和右手食指病中,挤压可以帮助区分发炎关节中所看到的肌腱滑膜积液和增厚的韧带纤维[85]。

肌腱发炎区域或者肌腱炎会伴随纤维结构减少而表现出低回声,并且变厚,提示肌腱水肿。肌腱撕裂可能和肌腱炎表现类似,因为它们的纤维状结构都有明显的断

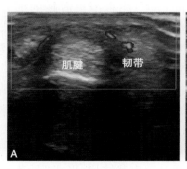
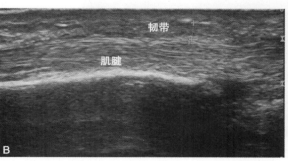

图 46.18　腱鞘炎。腱鞘炎患者首个伸指肌腱分隔的横轴视图(A)和纵轴视图(B)。图像中不能将拇短伸肌与外展长拇肌区分开来。相比较于肌腱来说,韧带图像是低回声的,纵视图中没有纤维状肌腱形状,存在周围多普勒效应信号。韧带从 3 个方向包围肌腱,高回声桡骨远端直接深入肌腱

裂[86]。肌腱纺锤状肿胀是肌腱炎的典型特征(图 46.19)[87,88]。在机械和炎症情况下,踝关节胫骨后肌腱通常会发生腱鞘炎或肌腱炎[89]。

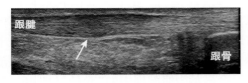

图 46.19　跟腱变性。跟腱纵轴视图:箭头指的是肌腱梭形肿大区域。注意跟腱表面肌腱纤维的高回声,和一些纤维形态的破坏

腱鞘旁炎是指腱鞘旁、附着在肌腱上神经和血管组织的炎症。通常发生于跟腱并伴发于跟腱炎。超声可显示急性期肌腱内水肿和慢性炎症中肌腱周围组织粘连[90]。

附着点炎

附着点炎就是肌腱和韧带在进入骨骼部位的炎症,与肌腱炎有类似的超声特点——低回声、肌腱加厚、纤维组织减少,可表现为滑囊炎、多普勒信号增加、皮质不规则或肌腱附着部位近端骨侵蚀(图 46.20)[38]。附着点炎是血清反应阴性的炎症性关节炎的常见特点,如银屑病关节炎[91,92]。因为超声在检测脊柱关节炎引起的附着点炎方面比临床检查

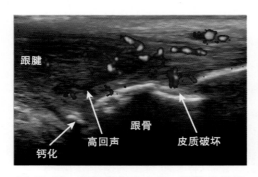

图 46.20　肌腱骨起止点炎。脚踝外部纵轴视图显示了后面跟骨和跟腱,在起止点的肌腱处有大量多普勒效应信号,包括骨骼边缘。另外说明了炎症起止点炎的 3 个特征:钙化和跟骨后滑囊炎区域后面投影、高回声正常肌腱纤维形状损失、皮质破坏

更敏感[92-94],所以超声检测可以更有效的帮助诊断脊椎关节病。

滑囊炎

滑囊是包裹在肌腱周围充满液体的液囊,有助于减震和降低摩擦。通常滑囊内液体很少能够被超声探测到。机械刺激、感染和自身免疫性疾病都会导致滑囊液体增多。

比如,正常情况下很难观察到肩部三角肌和肩峰下关节囊,如果在冈上肌和三角肌之间有了明显低回声,比无症状侧变厚超过2mm,即可判断为滑囊炎(图 46.2)[95,96]。超声检测肩峰下滑囊炎的灵敏度为80%,特异性为94%~98%[97]。发现两侧的肩峰下滑囊炎可帮助诊断风湿性多肌痛[98],并区分炎性肩痛的不同原因[99]。在评估肩峰下滑液囊炎时,检测者应该避免把三角肌肌肉纤维的强回声误判为肩峰下滑囊。三角肌纤维从肩峰位置延伸至大结节末端,而滑囊在近端深达肩峰并延伸到大结节末端或者当积液扩张时跨过大结节末端[21]。

神经压迫

使用超声检查评估周围神经的第一份报告出现在 1990 年代,报告为正中神经受压[100,101]。超声检查已成为评估怀疑周围神经病变(包括压迫正中神经、尺神经、胫后神经和骨间神经)患者不可或缺的部分,可作为临床检查和肌电图检查的补充[102]。此外,超声还可用于指导神经周围糖皮质激素注射的定位[103,104]。

在横断面上,正常的神经是界限清晰、不可压缩的圆形结构,其中有小的低回声区域(神经束),这些区域被高回声(束间神经膜)间隔,使其具有“蜂窝状”外观(视频 46.32)[105]。纵断面同样显示束状结构,形成“稻草垛”的外观。神经的回声比肌肉的高,但比肌腱的低。彩色多普勒检查显示正常神经无血管组织[106]。

周围神经压迫的特征性超声表现为压迫部位近端神经呈低回声增大，远端逐渐变细或转为正常大小（图 46.21；视频 46.33 和视频 46.34）[107]。从纵断图上看，这种沙漏状的神经干不仅有助于识别压迫的位置，有时也有助于识别压迫的病因[105]。压迫导致神经内血管通透性增加，导致束内水肿，表现为神经肿胀和横断面积增加。

普遍接受的正中神经横断面积的正常范围为 0.08～0.12cm[2]。正中神经横断面积大于 0.15cm^2，或在豌豆骨与前臂水平测量的横断面积之差大于 1.5 倍，也被认为是阳性结果[100]。异常神经在超声上可能表现出有助于诊断的其他特征，包括捕获运动改变、轮廓畸形和多普勒阳性。用探头压迫改变的神经节段（超声检查 Tinel 征）也可引起疼痛或感觉异常[102]。

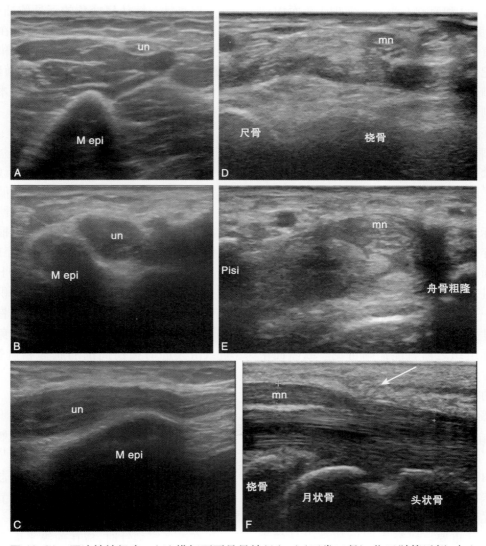

图 46.21　压迫性神经病。（A）横切面可见尺神经（un）（正常口径），位于肘管近侧，内上髁（M epi）浅侧。（B）尺神经因肘管受压而肿胀。在这个水平，它与内上髁相连。（C）尺神经纵切面显示内上髁受压近端肿胀。（D）正中神经（mn）（正常口径）在腕管近端横视图可见。（E）正中神经在腕管入口肿胀，由豌豆骨和舟骨粗隆确定。（F）纵视图显示正中神经口径的改变，因为正中神经受到屈肌支持带的压迫（箭头）。Pisi，豌豆骨

关节穿刺术

原理

比起触诊解剖标志法，超声可以引导穿刺针进入滑膜和肌腱以提高精确性[108,109]和效率[110-113]，并减轻过程中的痛苦[114,115]。有3种超声引导下的关节穿刺术，分别为：间接法（静态）、直接（动态或实时）平面外法（横断面方法）和直接（动态或实时）平面内法（纵断面方法）。在间接引导中，目标组织会在垂直平面内被超声识别，并在皮肤穿刺点做标记。目标组织的深度会被标注，穿刺针将穿刺到这个深度。相反的，直接穿刺法会在穿刺时实时地跟踪探针位置。使用横断平面外方法，探头被牢固地固定在目标组织上，穿刺针进入长轴的中间位置，探头和超声束处于垂直的平面内。当穿刺针进入超声束平面时，在图像上穿刺针末梢会有强回声点。如果穿刺针路径正确，穿刺针末端会在目标组织中成像，如果不能成像，则需要拔出穿刺针重新调整后再次穿刺。在纵断面平面内法中，探头固定在目标组织上，穿刺针进入短轴的中间位置，探头与超声束处于同一平面内。穿刺针完整的成像，而不仅仅是针头，如果穿刺路径正确，在穿刺针未到目标组织之前就能清晰可见。纵断面平面内方法的优点是可以在操作过程中看到完整的穿刺针，可以调整穿刺针的角度以避开敏感组织。

肩关节

由超声引导的肩关节穿刺比仅用解剖标志法的准确度从61%提高至89%[116,117]。这一优点在处理脓毒性关节炎和滑囊炎时显得尤其重要。研究表明由超声引导的盂肱关节[111,118]和肩峰滑囊下注射比解剖标志引导更准确[112,119,120]。与具有里程碑意义的引导技术相比，超声引导的肩部注射也显著减轻了疼痛[121]。

在做肩峰下滑囊抽吸术时，患者应采用缚式或者改良缚式姿势，并将探头置于冈上肌腱的横向位置。通常使用纵向平面内方法将穿刺针从外侧到内侧方向插入。相对于盂肱注射，穿刺针的角度更小，在超声屏幕上，探针应清晰可见（图46.22A）。

由于肩关节较深，所以使用长穿刺针（3.5英寸脊椎穿刺针）在平面内超声引导下，切向进针，而解剖标志引导进针路径是从后路进针。针从肩峰角的下外侧插入，并在前内侧对准喙突。探头平行放置在肩胛骨脊柱的末端，可以看到后关节盂和盂唇（图46.22B）。由于进针角度比较倾斜，针的可视化可能很差，而针的可视化技术或光束控制可能会有所帮助。

腕关节

超声对积液的定位和提高小关节（如手腕）滑膜液诊断性抽吸的成功率有很大帮助[122]。此外，超声引导下的腕关节糖皮质激素注射减轻疼痛的效果明显优于根据解剖标志注射的方法[123]。在腕关节穿刺中，超声探头垂直放于腕关节背侧。在舟骨-月骨交界处的表面可以看到桡腕关节积液和关节滑膜，而头状骨周围可以发现腕骨间滑膜腔。用纵向平面内法将针刺入，避免在针进入滑膜腔时损伤周围的肌腱和血管（图46.22C）。

髋关节

两项已发表的研究表明，在60次髋关节注射中，有59次使用超声引导成功[124,125]。目前没有超声引导穿刺术和解剖标志引导穿刺术之间的对照研究，因为在髋关节穿刺术中很少使用图标法。

在准备穿刺针时，应在前纵平面上观察髋关节，重点是覆盖在股骨头颈交界处的关节囊和关节窝。纵向平面内途径需要3.5英寸或者更长的穿刺针。避开可能沿针迹到达滑膜囊的旋股内侧动脉。患者如有任何

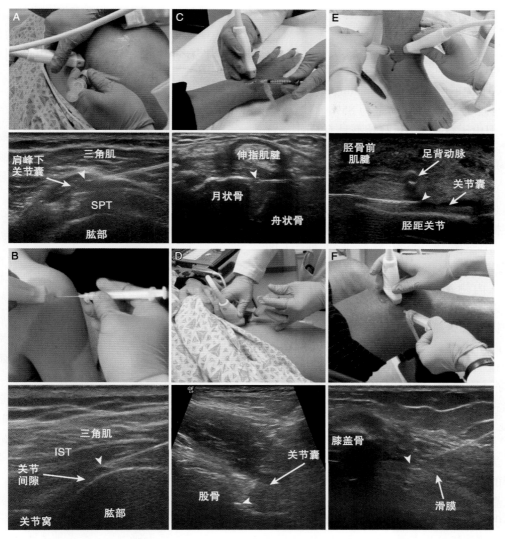

图 46.22 超声引导穿刺注射。穿刺针位置用纵向平面内法显示。每个图中箭头指的是针尖。注意：相比较于进针深度，针的能见度更多地受进针角度的增加的影响（将图 A、C、E 与 B、D、F 进行比较）。（A）改良的中冈上肌腱的横轴视图，含有肱骨头、冈上肌腱、肩峰下关节囊、三角肌，针尖伸到肩峰下关节囊。（B）用后外侧进入法将针深入盂肱关节，针在关节缝隙处深入三角肌，到达冈下肌肌肉，外面到肱骨头和关节窝。（C）桡腕关节处的针仅深入舟状骨和月状骨，到第 4 个伸指肌腱。（D）针深入前面髋关节，里面深入到囊，外面到股骨。（E）胫距关节用横向插入法，针进入关节囊，外面到胫距关节，里面到足背动脉。注意：针被插入到（非均质性）胫骨前肌腱。（F）针插入膝盖骨附近外侧髌上窝膝盖滑膜倒影。这一方法对没有积液的膝盖很有用，在髌上缝隙中很难看到滑膜襞。SPT，冈上肌腱；IST，冈下肌腱。箭头，针尖

不适，应在探针路径上注射麻醉剂。通常来说只要避开了血管，患者只有在穿刺针穿过关节囊时才感觉疼痛。所以穿刺之前应该在关节囊的浅表处注射麻醉剂。在向关节内注入糖皮质激素或者其他药物之前应该确保麻醉剂流入关节囊（图 46.22D）。

针头可视化可能具有挑战性，因为穿刺针路径相对于探头来说更倾斜，尤其是对肥胖患者来说。使用彩色多普勒会有助于辨识移动的穿刺针。注射麻醉剂同样也可以帮助辨识不太容易成像的探针。最后，另一种方法就是将探头横放在股骨头和关节凹上，用纵面平面内途径引导穿刺针进入，使用更小的角度从外侧面进入到内侧位置。

踝关节

尽管研究表明使用超声引导有好处,但尚未对踝关节中超声引导与标志引导穿刺进行足够有力的临床研究。Cunnington发现,超声引导踝关节注射准确率为85%,而触诊为58%,但由于数字太小,差异不具有统计学意义[108]。Cadveric研究发现由超声引导的跗骨窦[126]和跗跖关节[127]穿刺进针准确性更高。

当踝关节积液临床表现不明显时,可以使用超声在距骨圆顶上观察到囊壁扩张。为了把进针角度降至最低,探头应该横着放置在距骨圆顶上,覆盖关节凹处。(图46.22E)然后可以使用纵向平面内方法将穿刺针从内侧到外侧引导到关节囊中。探头也可以放置在超声纵面图的位置,但是用这种进针路径更加陡峭。

距下关节到跗骨窦的积液可以借助探头的指引被吸出。从外踝斜置于跟骨前外侧,穿过跗骨窦,然后可以通过横向平面外方法将针头插入积液中。

膝关节

虽然大多数膝关节积液可以在没有超声引导的情况下成功抽吸,但对那些膝关节周围大量脂肪、积液量少、既往有不良手术,或穿刺失败史的患者,使用超声引导穿刺会很有帮助。对评估膝关节穿刺术的五项回顾性研究发现,超声引导的膝关节穿刺术的准确率为96%,而触诊的准确率为78%($P<0.001$)[116]。借助超声引导膝关节穿刺术的患者,90%在两周内的疼痛感下降50%,而标志性引导注射的患者为72%[110]。另外,患者对超声引导注射的耐受性要好得多[110,113,114]。

膝关节穿刺术可以使用从外侧到内侧的方法进行,超声探头横向放置在股骨远端,就在髌骨的近端或外侧。探针在平面内指向髌上隐窝或外侧沟中的滑膜腔(图46.22F;视频46.35)。少量积液很容易被压缩,测试者应尽量避免探头的过分挤压,这可能会导致目标积液移位。

对于贝克囊肿抽吸,患者应俯卧,并将探头横向放置在囊肿起源处的股骨内侧髁上。探针在纵向平面内方法从内侧到外侧进入囊肿,避开囊肿外侧的神经血管束。

要点和误区

- 各向异性是肌肉骨骼超声影像中最常见的伪像之一。在周围组织附近倾斜探头改变回声特性,以区别正常和异常检测结果。
- 尽量减少探头压力以避免表面结构的意外压缩,尤其是积液,这可能导致肌肉骨骼病变的非可视化。
- 首选使用0.5~1kHz之间的低脉冲重复频率(PRF)的能量多普勒成像来评估滑膜充血和炎症。
- 线阵探头可用来检测所有关节,髋关节除外。凸阵探头可以穿透更深以评估髋关节。
- 在观察肩胛盂肱关节后侧面时,完全外旋手臂可最大限度地提高检测肩部关节积液的灵敏度,灵敏度接近100%。
- 肘关节前关节囊在肱骨小头和桡骨头之间呈"海鸥"状;当关节积液出现时,"海鸥"外观消失,因为关节囊被推出关节间隙。
- 在检测正中神经时,探头应垂直于神经轴,以避免人为地增加横断面神经面积。
- 髋关节前位图是检测和抽吸关节积液的最佳视图,而髋关节侧面纵断面图则是检测转子滑囊炎的最佳视图。
- 贝克囊肿出现在股骨内侧髁、腓肠肌内侧和半膜肌腱之间。积极识别所有三种结构可避免将肌腱误认为囊肿,尤其是半膜肌腱。
- "双轮廓"标志是一个高回声线覆盖在一层透明软骨上,是超声检查发现痛风的方法。
- 发炎的肌腱或肌腱炎表现为回声减低,失去原纤维样表现,且比正常时厚。

病例 46.1

病情介绍

　　患者,女,68 岁,双侧肩部疼痛 2 个月。既往膝关节疼痛 5 年。肩部疼痛持续,严重,并且随着活动而加重。无发热、头痛、跛行和视力改变。体格检查显示双肩疼痛,活动范围受限,疼痛难忍,但无明显肿胀或发热。

超声发现

　　对肩部进行床旁超声检查,以帮助确定肩膀疼痛的原因。二头肌腱周围有肌腱鞘增厚(图 46.23)。从后方角度可见盂肱关节囊内含液体的无回声区,以及唇状组织的高回声点(图 46.24)。肩关节积液最容易在肩部动态外旋时看到(视频 46.36)。

病例解析

　　在超声引导下行关节盂穿刺。积液分析显示每毫升积液有 20 000 个白细胞,中性粒细胞 80%,无晶体,培养为阴性。血类风湿因子阳性,患者开始服用低剂量的强的松和甲氨蝶呤,随后几周症状有所改善。

　　床旁超声检查可以很容易地识别关节积液和其他炎症性关节炎的症状,如腱鞘炎。对坐位患者肩关节积液最敏感的部位是关节的末梢,当观察肩关节后侧面时,手臂完全外旋可最大限度地提高识别关节积液的敏感性。关节积液是无回声的,可压缩的,缺乏多普勒血流,并产生明显伪影;然而,脓性或充满沉积物的关节积液可以是等回声的。唇状组织的高回声点彩提示软骨钙化,应及时评估液体中有无焦磷酸钙结晶,虽然它常见于老年患者,且与关节炎症状无关。

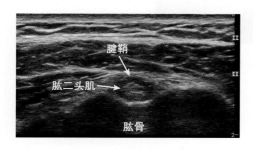

图 46.23　肱二头肌腱鞘炎。二头肌腱横切面显示与腱鞘炎一致的增厚肌腱鞘

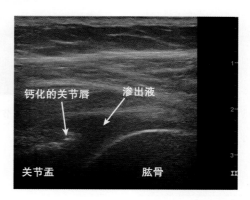

图 46.24　肩关节积液。肩胛后视图,肩胛盂关节囊内无回声积水,以及唇状结构的高回声点

病例 46.2

病情介绍

　　患者,男,35 岁,自踝关节扭伤后右脚踝疼痛 2 年。经物理治疗后疼痛始终没有缓解。否认其他关节疼痛,既往有轻度银屑病病史,局部使用糖皮质激素治疗后有效。体格检查显示右脚踝弥漫性肿胀。所有的踝关节运动都会引起踝关节疼痛,特别是在踝关节逆反倒立时。其他关节正常。头皮和脐部有局限的银屑病。

超声发现

　　对其右脚踝进行超声检查以评估其持续性慢性疼痛的原因。超声表现包括胫骨后肌腱腱鞘炎(图 46.25,视频 46.37),以及内踝侵蚀变化。此外,在舟状结节的胫后肌腱附着点有侵蚀性改变的肌腱炎(图 46.26)和胫骨关节积液(图 46.27)。综合来看,侵蚀性关节炎和附着点炎的这些表现提示诊断为银屑病性关节炎。

病例解析

　　患者被诊断为银屑病关节炎,并接受免疫调节剂治疗以持续缓解右脚踝疼痛和肿胀。复查超声显示关节积液和腱鞘炎的减轻,但内踝和舟状结节的侵蚀性改变仍然存在。

　　超声是一种检测早期炎症性关节炎侵蚀的敏感方法。皮质骨反射性强,可见细微的皮质缺损。侵蚀性改变,尤其是在许多部位,强烈提示存在系统性炎症性关节炎,而侵蚀性附着点炎与血清阴性型脊椎关节炎密切相关。

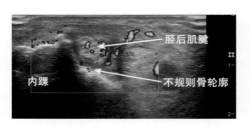

图 46.25 腱鞘炎。胫骨后肌腱横切面显示由于腱鞘炎多普勒血流增加

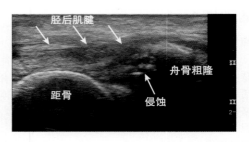

图 46.26 肌腱炎。在舟骨粗隆内侧的胫后肌腱附着点上有侵蚀性改变的肌腱炎

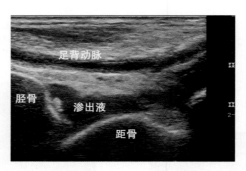

图 46.27 踝关节积液。前纵切面可见胫距关节有小积液

病例 46.3

病情介绍

　　患者,80 岁,英国移民,左脚踝背部出现一轻微的软质肿块,一段时间以来,其左脚踝持续性肿大。他回忆说,1946 年,他的脚踝剧烈疼痛,军医告诉他,他和亨利八世国王遭受的病痛一样。

超声发现

　　踝关节的超声检查显示一个高回声、不均匀的肿块位于跟腱表面,在肌腱纤维上形成阴影(图 46.28)。同样,在腓骨腱、胫骨后腱和足底筋膜也有类似的腱内沉积物,在足底筋膜表面和腓骨支持带也有软组织沉积(图 46.29)。其他指骨显像显示除痛风沉积物外还有双轮廓征。

病例解析

　　痛风沉积通常见于足部和踝关节,其中跟腱累及比踝关节本身更常见[127]。发现痛风石不止一种痛风物质沉积特征,结合双等高线标志,对痛风的特异性接近 100%[128]。

　　超声可快速鉴别软组织结节,包括痛风性痛风、息肉样结节、肿瘤和囊肿。痛风石是一种不均匀的多小叶性沉积物,边缘低回声,边界模糊,后方有声影。类风湿样结节分布均匀,边界不清,聚集有低回声物质,中央区域为无回声坏死。

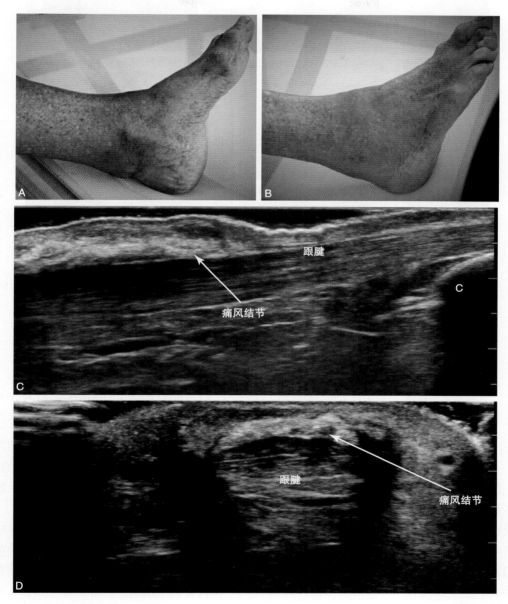

图 46.28　痛风肌腱。(A)踝关节内侧的照片显示了在跟腱远端区域的肿胀。(B)外踝照片显示外踝和跟腱周围肿胀。(C)踝关节后端的纵向超声图像显示,跟腱表面有一个不均匀的高回声肿块,在腱下层投下阴影。值得注意的是,与跟骨上的正常肌腱口径相比,跟腱本身显示了在跟腱表面的痛风物质的分布(C)。(D)跟腱横切面证实了跟腱表面痛风物质的分布

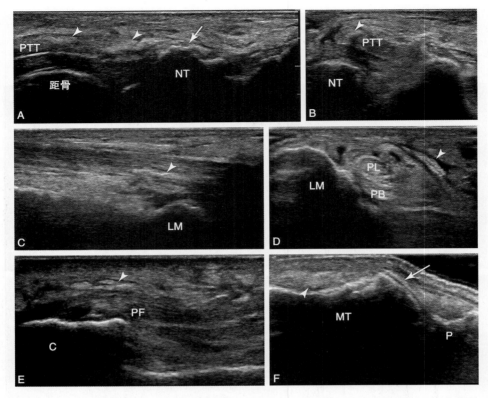

图 46.29 痛风物质沉积。（A）后胫骨腱（PTT）插入舟骨粗隆（NT）的纵视图。箭头指示跟腱浸润并结节，箭头指示舟骨粗隆上的皮质不规则。（B）胫骨后腱近端横切面。（C）腓骨腱纵视图,位于外踝浅表（LM）,箭头指示痛风物质浸润。（D）腓骨长肌腱（PL）和腓骨短肌腱（PB）横切面,箭头指示腓骨支持带有拓扑状浸润。（E）足底筋膜（PF）从跟骨（C）开始的纵向视图,有一个箭头指示石沉积。（F）距骨（MT）、指骨（P）关节的纵向视图,箭头指示痛风石沉积,箭头指示透明软骨上尿酸盐沉积的双轮廓标志

复习题

1. 一位 65 岁男性患者,在过去 6 个月内多次出现膝关节及踝关节的急性疼痛及肿胀,持续 3~5 天。他最近的实验室检查显示血尿酸为 9.8。以下哪一项超声检查结果将有助于确认您的痛风诊断?

   A. 股髁间区透明软骨内高回声沉积

   B. 股髁间区远端透明软骨上方高回声沉积

   C. 膝关节内低回声均匀可压缩性区域

   D. 四头肌腱与髌骨上极附着处的肌腱原纤维不均匀性

   答案:B。透明软骨内的高回声沉积物提示软骨钙质沉积,而软骨上方的高回声沉积物提示尿酸钠。因此,B 是正确的。C 表明积液不是痛风特有的。D 提示肌腱炎,但不是痛风的特异性。

2. 一位 85 岁的妇女半夜醒来,左肩疼痛难忍,肩膀也难以移动。以下哪一项最能描述探头放置和肩位最可能评估滑膜积液和软骨钙质沉着?

   A. 前肩,手臂垂向侧边,手掌向上

   B. 后肩,手臂垂向侧边,手掌向上

   C. 前肩,肩膀由内转向外转

   D. 后肩,肩膀由内转向外转

   答案:D。为了评估滑膜积液和软骨钙化,后视图是理想的,因为它可以显示唇状软骨和透明软骨以及肩关节后隐窝。如果

从后视图可见的话,肩部外旋的动态运动有助于将液体移动到后隐窝。

3. 一位 55 岁的糖尿病男性由他的初级保健医生推荐到您的办公室来评估,过去 6 个月双侧手疼痛和麻木。他把它描述为分散的,并说他不得不不停地伸出手来得到一些暂时的缓解。他在一家会计公司的数据录入部门工作。从豌豆骨水平的腕掌横轴视图,你希望看到什么,确认你怀疑是腕管综合征(CTS)?

A. 正中神经横截面积小于 $0.08cm^2$

B. 正中神经横截面积大于 $0.15cm^2$

C. 双束正中神经

D. 永存正中动脉

答案:B。正中神经的横截面积测量(CSA)腕管的入口已经被证明可以准确地诊断 CTS 和其严重性。正中神经 CSA 在 $0.8\sim0.12cm^2$ 为正常。正中神经 CSA 大于 $15cm^2$ 时,正中神经损伤的可能性比非常高,而小于 $0.08cm^2$ 时正中神经损伤的可能性比非常低。C 和 D 不会引起正中神经症状。双束正中神经伴或不伴永存正中动脉是 15% 的无症状患者具有的正常的解剖变异。

4. 一位 35 岁女性,过去 6 周双侧关节疼痛和僵硬,到您的办公室进行类风湿关节炎的随访评估。上次检查时,她的手 X 线片和血沉正常。哪种超声发现被证明与当前的疾病活动最相关?

A. 正功率多普勒信号

B. 皮质不规则小于 1mm

C. 腕伸肌腱纤维形态不均匀

D. 三角纤维软骨复合体内 1mm 高回声沉积

答案:A。多普勒信号与类风湿关节炎活动相关性最高。小的侵蚀、肌腱病变和软骨钙化病变并不一定表明是活动性疾病。

5. 一位 66 岁男性,单侧腹股沟前疼痛达 3 周。他患有慢性阻塞性肺疾病,基线氧含量为 21,多年来一直系统使用糖皮质激素。他进行了关节检查,注意到有髋关节屈曲和内外旋转疼痛,但活动范围没有限制。超声检查显示距股骨颈 9mm 的股囊无回声扩张,圆形股骨头无骨不规则或骨赘形成,股骨软骨无高回声沉积物。关节滑膜内无多普勒信号。根据病史、检查和超声检查结果,最合适的下一步是下列哪一项?

A. 髋关节穿刺,如果液体清亮,注射长效糖皮质激素

B. 髋关节的 X 线平片检查

C. 髋关节的磁共振成像

D. 非甾体抗炎药

答案:C。对于糖皮质激素治疗的慢性病患者,急性髋关节疼痛可疑为缺血性坏死。超声显示,缺血性坏死会在早期产生髋部积液,并可能在皮质塌陷后造成股骨轮廓的改变。磁共振成像可以检测出早期缺血性坏死,而超声和 X 线则不能。建议卧床休息和潜在的核心减压手术,而不是糖皮质激素注射或非甾体抗炎药治疗。

参考文献

1. O'Neill J. Musculoskeletal ultrasound: anatomy and technique. In: O'Neill J, ed. *Musculoskeletal Ultrasound: Anatomy and Technique*. New York: Springer; 2008.
2. Smith J, Finnoff JT. Diagnostic and interventional musculoskeletal ultrasound: part 1. Fundamentals. *PM R*. 2009;1(1):64–75.
3. Samuels J, Abramson SB, Kaeley GS. The use of musculoskeletal ultrasound by rheumatologists in the United States. *Bull NYU Hosp Jt Dis*. 2010;68(4):292–298.
4. Sharpe RE, Nazarian LN, Parker L, Rao VM, Levin DC. Dramatically increased musculoskeletal ultrasound utilization from 2000 to 2009, especially by podiatrists in private offices. *J Am Coll Radiol*. 2012;9(2):141–146.
5. Can B, Kara M, Kara Ö, et al. The value of musculoskeletal ultrasound in geriatric care and rehabilitation. *Int J Rehabil Res*. 2017;40(4):285–296.
6. Backhaus M, Burmester GR, Gerber T, et al. Guidelines for musculoskeletal ultrasound in rheumatology. *Ann Rheum Dis*. 2001;60(7):641–649.
7. Jacobson JA. Musculoskeletal ultrasound and MRI: which do I choose? *Semin Musculoskelet Radiol*. 2005;9(2):135–149.
8. *AIUM Practice Guideline for the Performance of a Musculoskeletal Ultrasound Examination*. 2012.

http://www.aium.org/resources/guidelines/musculoskeletal.pdf.

9. American College of Radiology (ACR); Society for Pediatric Radiology (SPR); Society of Radiologists in Ultrasound (SRU). AIUM practice guideline for the performance of a musculoskeletal ultrasound examination. *J Ultrasound Med.* 2012;31(9):1473-1488.

10. McAlindon T, Kissin E, Nazarian L, et al. American college of rheumatology report on reasonable use of musculoskeletal ultrasonography in rheumatology clinical practice. *Arthritis Care Res (Hoboken).* 2012;64(11):1625-1640.

11. https://www.merriam-webster.com/dictionary/anisotropy.

12. Crass JR, van de Vegte GL, Harkavy LA. Tendon echogenicity: ex vivo study. *Radiology.* 1988;167(2):499-501.

13. Conolly DJ, Berman L, McNally EG. The use of beam angulation to overcome anisotropy when viewing human tendon with high frequency linear array ultrasound. *Br J Radiol.* 2001;74(878):183-185.

14. Torp-Pedersen ST, Terslev L. Settings and artefacts relevant in colour/power doppler ultrasound in rheumatology. *Ann Rheum Dis.* 2008;67(2):143-149.

15. Newman JS, Adler RS, Bude RO, Rubin JM. Detection of soft-tissue hyperemia: value of power doppler sonography. *AJR Am J Roentgenol.* 1994;163(2):385-389.

16. Kang T, Horton L, Emery P, Wakefield RJ. Value of ultrasound in rheumatologic diseases. *J Korean Med Sci.* 2013;28(4):497-507.

17. Schmidt WA. Technology insight: the role of color and power doppler ultrasonography in rheumatology. *Nat Clin Pract Rheumatol.* 2007;3(1):35-42.

18. Zubler V, Mamisch-Saupe N, Pfirrmann CW, Jost B, Zanetti M. Detection and quantification of glenohumeral joint effusion: reliability of ultrasound. *Eur Radiol.* 2011;21(9):1858-1864.

19. Schmidt WA, Schicke B, Krause A. Which ultrasound scan is the best to detect glenohumeral joint effusions? *Ultraschall Med.* 2008;29(suppl 5):250-255.

20. Jacobson JA. Shoulder US: anatomy, technique, and scanning pitfalls. *Radiology.* 2011;260(1):6-16.

21. Rutten MJ, Jager GJ, Blickman JG. From the RSNA refresher courses: US of the rotator cuff: pitfalls, limitations, and artifacts. *Radiographics.* 2006;26(2):589-604.

22. De Maeseneer M, Jacobson JA, Jaovisidha S, et al. Elbow effusions: distribution of joint fluid with flexion and extension and imaging implications. *Invest Radiol.* 1998;33(2):117-125.

23. Jamadar DA, Robertson BL, Jacobson JA, et al. Musculoskeletal sonography: important imaging pitfalls. *AJR Am J Roentgenol.* 2010;194(1):216-225.

24. Lamas C, Carrera A, Proubasta I, et al. The anatomy and vascularity of the lunate: considerations applied to Kienbock's disease. *Chir Main.* 2007;26(1):13-20.

25. Imaeda T, Nakamura R, Shionoya K, Makino N. Ulnar impaction syndrome: MR imaging findings. *Radiology.* 1996;201(2):495-500.

26. Koski JM, Anttila P, Hämäläinen M, Isomäki H. Hip joint ultrasonography: correlation with intra-articular effusion and synovitis. *Br J Rheumatol.* 1990;29(3):189-192.

27. Huang GS, Chan WP, Chang YC, et al. MR imaging of bone marrow edema and joint effusion in patients with osteonecrosis of the femoral head: relationship to pain. *AJR Am J Roentgenol.* 2003;181(2):545-549.

28. Tannast M, Siebenrock KA, Anderson SE. Femoroacetabular impingement: radiographic diagnosis—what the radiologist should know. *AJR Am J Roentgenol.* 2007;188(6):1540-1552.

29. Mandl P, Brossard M, Aegerter P, et al. Ultrasound evaluation of fluid in knee recesses at varying degrees of flexion. *Arthritis Care Res (Hoboken).* 2012;64(5):773-779.

30. Ike RW, Somers EC, Arnold EL, Arnold WJ. Ultrasound of the knee during voluntary quadriceps contraction: a technique for detecting otherwise occult effusions. *Arthritis Care Res (Hoboken).* 2010;62(5):725-729.

31. Liao ST, Chiou CS, Chang CC. Pathology associated to the Baker's cysts: a musculoskeletal ultrasound study. *Clin Rheumatol.* 2010;29(9):1043-1047.

32. Patel S, Fessell DP, Jacobson JA, Hayes CW, van Holsbeeck MT. Artifacts, anatomic variants, and pitfalls in sonography of the foot and ankle. *AJR Am J Roentgenol.* 2002;178(5):1247-1254.

33. Nazarian LN, Rawool NM, Martin CE, Schweitzer ME. Synovial fluid in the hindfoot and ankle: detection of amount and distribution with US. *Radiology.* 1995;197(1):275-278.

34. Na JB, Bergman AG, Oloff LM, Beaulieu CF. The flexor hallucis longus: tenographic technique and correlation of imaging findings with surgery in 39 ankles. *Radiology.* 2005;236(3):974-982.

35. Gutierrez M, Filippucci E, Grassi W, Rosemffet M. Intratendinous power doppler changes related to patient position in seronegative spondyloarthritis. *J Rheumatol.* 2010;37(5):1057-1059.

36. McDonald DG, Leopold GR. Ultrasound b-scanning in the differentiation of Baker's cyst and thrombophlebitis. *Br J Radiol.* 1972;45(538):729-732.

37. Feldman MK, Katyal S, Blackwood MS. US artifacts. *Radiographics.* 2009;29(4):1179-1189.

38. Wakefield RJ, Balint PV, Szkudlarek M, et al. Musculoskeletal ultrasound including definitions for ultrasonographic pathology. *J Rheumatol.* 2005;32(12):2485-2487.

39. Loyer EM, Kaur H, David CL, DuBrow R, Eftekhari FM. Importance of dynamic assessment of the soft tissues in the sonographic diagnosis of echogenic superficial abscesses. *J Ultrasound Med.* 1995;14(9):669-671.

40. Ortega R, Fessell DP, Jacobson JA, et al. Sonography of ankle ganglia with pathologic correlation in 10 pediatric and adult patients. *AJR Am J Roentgenol.* 2002;178:1445-1449.

41. Middleton WD, Patel V, Teefey SA, Boyer MI. Giant cell tumors of the tendon sheath: analysis of sonographic findings. *AJR Am J Roentgenol.* 2004;183:337-339.

42. Terslev L, Torp-Pedersen S, Savnik A, et al. Doppler ultrasound and magnetic resonance

imaging of synovial inflammation of the hand in rheumatoid arthritis: a comparative study. *Arthritis Rheum.* 2003;48:2434-2441.

43. Karim Z, Wakefield RJ, Quinn M, et al. Validation and reproducibility of ultrasonography in the detection of synovitis in the knee: a comparison with arthroscopy and clinical examination. *Arthritis Rheum.* 2004;50:387-394.

44. Walther M, Harms H, Krenn V, et al. Synovial tissue of the hip at power doppler US: correlation between vascularity and power doppler US signal. *Radiology.* 2002;225:225-231.

45. Andersen M, Ellegaard K, Hebsgaard JB, et al. Ultrasound colour doppler is associated with synovial pathology in biopsies from hand joints in rheumatoid arthritis patients: a cross-sectional study. *Ann Rheum Dis.* 2014;73:678-683.

46. Kunkel GA, Cannon GW, Clegg DO. Combined structural and synovial assessment for improved ultrasound discrimination of rheumatoid, osteoarthritic, and normal joints: a pilot study. *Open Rheumatol J.* 2012;6:199-206.

47. Szkudlarek M, Court-Payen M, Strandberg C, et al. Power doppler ultrasonography for assessment of synovitis in the metacarpophalangeal joints of patients with rheumatoid arthritis: a comparison with dynamic magnetic resonance imaging. *Arthritis Rheum.* 2001;44:2018-2023.

48. Hammer HB, Bolton-King P, Bakkeheim V, et al. Examination of intra and interrater reliability with a new ultrasonographic reference atlas for scoring of synovitis in patients with rheumatoid arthritis. *Ann Rheum Dis.* 2011;70:1995-1998.

49. Strunk J, Lange U, Kurten B, Schmidt KL, Neeck G. Doppler sonographic findings in the long bicipital tendon sheath in patients with rheumatoid arthritis as compared with patients with degenerative diseases of the shoulder. *Arthritis Rheum.* 2003;48:1828-1832.

50. Taylor PC, Steuer A, Gruber J, et al. Comparison of ultrasonographic assessment of synovitis and joint vascularity with radiographic evaluation in a randomized, placebo-controlled study of infliximab therapy in early rheumatoid arthritis. *Arthritis Rheum.* 2004;50:1107-1116.

51. Naredo E, Collado P, Cruz A, et al. Longitudinal power doppler ultrasonographic assessment of joint inflammatory activity in early rheumatoid arthritis: predictive value in disease activity and radiologic progression. *Arthritis Rheum.* 2007;57:116-124.

52. Brown AK, Conaghan PG, Karim Z, et al. An explanation for the apparent dissociation between clinical remission and continued structural deterioration in rheumatoid arthritis. *Arthritis Rheum.* 2008;58:2958-2967.

53. Scire CA, Montecucco C, Codullo V, et al. Ultrasonographic evaluation of joint involvement in early rheumatoid arthritis in clinical remission: power doppler signal predicts short-term relapse. *Rheumatology (Oxford).* 2009;48: 1092-1097.

54. Peluso G, Michelutti A, Bosello S, et al. Clinical and ultrasonographic remission determines different chances of relapse in early and long standing rheumatoid arthritis. *Ann Rheum Dis.* 2011;70:172-175.

55. Vlad V, Berghea F, Micu M, et al. Tenosynovitis

US scoring systems follow synovitis and clinical scoring systems in RA and are responsive to change after biologic therapy. *Med Ultrason.* 2015;17:352-360.

56. Leng X, Xiao W, Xu Z, et al. Ultrasound7 versus ultrasound12 in monitoring the response to infliximab in patients with rheumatoid arthritis. *Clin Rheumatol.* 2016;35:587-594.

57. Wakefield RJ, Gibbon WW, Conaghan PG, et al. The value of sonography in the detection of bone erosions in patients with rheumatoid arthritis: a comparison with conventional radiography. *Arthritis Rheum.* 2000;43:2762-2770.

58. Dohn UM, Terslev L, Szkudlarek M, et al. Detection, scoring and volume assessment of bone erosions by ultrasonography in rheumatoid arthritis: comparison with CT. *Ann Rheum Dis.* 2013;72:530-534.

59. Dohn UM, Ejbjerg BJ, Court-Payen M, et al. Are bone erosions detected by magnetic resonance imaging and ultrasonography true erosions? A comparison with computed tomography in rheumatoid arthritis metacarpophalangeal joints. *Arthritis Res Ther.* 2006;8:R110.

60. Stach CM, Bauerle M, Englbrecht M, et al. Periarticular bone structure in rheumatoid arthritis patients and healthy individuals assessed by high-resolution computed tomography. *Arthritis Rheum.* 2010;62:330-339.

61. Wright SA, Filippucci E, McVeigh C, et al. High-resolution ultrasonography of the first metatarsal phalangeal joint in gout: a controlled study. *Ann Rheum Dis.* 2007;66:859-864.

62. Szkudlarek M, Narvestad E, Klarlund M, et al. Ultrasonography of the metatarsophalangeal joints in rheumatoid arthritis: comparison with magnetic resonance imaging, conventional radiography, and clinical examination. *Arthritis Rheum.* 2004;50:2103-2112.

63. Finzel S, Ohrndorf S, Englbrecht M, et al. A detailed comparative study of high-resolution ultrasound and micro-computed tomography for detection of arthritic bone erosions. *Arthritis Rheum.* 2011;63:1231-1236.

64. Hammer HB, Haavardsholm EA, Bøyesen P, Kvien TK. Bone erosions at the distal ulna detected by ultrasonography are associated with structural damage assessed by conventional radiography and MRI: a study of patients with recent onset rheumatoid arthritis. *Rheumatology (Oxford).* 2009;48:1530-1532.

65. Thiele RG, Schlesinger N. Diagnosis of gout by ultrasound. *Rheumatology (Oxford).* 2007;46: 1116-1121.

66. Ottaviani S, Allard A, Bardin T, Richette P. An exploratory ultrasound study of early gout. *Clin Exp Rheumatol.* 2011;29:816-821.

67. de Avila Fernandes E, Kubota ES, Sandim GB, et al. Ultrasound features of tophi in chronic tophaceous gout. *Skeletal Radiol.* 2011;40: 309-315.

68. Grassi W, Meenagh G, Pascual E, Filippucci E. "Crystal clear"-sonographic assessment of gout and calcium pyrophosphate deposition disease. *Semin Arthritis Rheum.* 2006;36:197-202.

69. Frediani B, Filippou G, Falsetti P, et al. Diagnosis of calcium pyrophosphate dihydrate crystal deposition disease: ultrasonographic criteria proposed. *Ann Rheum Dis.* 2005;64:638-640.

70. Araujo EG, Manger B. Imaging of gout: new tools and biomarkers? *Best Pract Res Clin Rheumatol*. 2016;30:638-652.

71. de Ávila Fernandes E, Kubota ES, Sandim GB, et al. Ultrasound features of tophi in chronic tophaceous gout. *Skeletal Radiol*. 2011;40:309-315.

72. Schueller-Weidekamm C, Schueller G, Aringer M, Weber M, Kainberger F. Impact of sonography in gouty arthritis: comparison with conventional radiography, clinical examination, and laboratory findings. *Eur J Radiol*. 2007;62:437-443.

73. Nalbant S, Corominas H, Hsu B, et al. Ultrasonography for assessment of subcutaneous nodules. *J Rheumatol*. 2003;30:1191-1195.

74. Artul S, Khazin F, Hakim J, Habib G. Ultrasonographic findings in a large series of patients with knee pain. *J Clin Imaging Sci*. 2014;4:45.

75. Agarwal A, Prakash M, Gupta P, et al. Soft tissue masses of hand: a radio-pathological correlation. *Radiol Res Pract*. 2015;v2015:752054.

76. Le Goff B, Berthelot JM, Guillot P, Glémarec J, Maugars Y. Assessment of calcific tendonitis of rotator cuff by ultrasonography: comparison between symptomatic and asymptomatic shoulders. *Joint Bone Spine*. 2010;77:258-263.

77. Serafini G, Sconfienza LM, Lacelli F, et al. Rotator cuff calcific tendonitis: short-term and 10-year outcomes after two-needle US-guided percutaneous treatment–nonrandomized controlled trial. *Radiology*. 2009;252:157-164.

78. Sansone V, Consonni O, Maiorano E, Meroni R, Goddi A. Calcific tendinopathy of the rotator cuff: the correlation between pain and imaging features in symptomatic and asymptomatic female shoulders. *Skeletal Radiol*. 2016;45:49-55.

79. Patte D, Goutallier D. Periarthritis of the shoulder. Calcifications. *Rev Chir Orthop Reparatrice Appar Mot*. 1988;74:277-278.

80. Filippou G, Frediani B, Gallo A, et al. A "new" technique for the diagnosis of chondrocalcinosis of the knee: sensitivity and specificity of high-frequency ultrasonography. *Ann Rheum Dis*. 2007;66:1126-1128.

81. Pracoń G, Płaza M, Walentowska-Janowicz M, Sudoł-Szopińska I. The value of ultrasound in the diagnosis of limited scleroderma—a case report. *J Ultrason*. 2015;15:326-331.

82. El Shewy MT. Calcific tendinitis of the rotator cuff. *World J Orthop*. 2016;7:55-60.

83. Arirachakaran A, Boonard M, Yamaphai S, et al. Extracorporeal shock wave therapy, ultrasound-guided percutaneous lavage, corticosteroid injection and combined treatment for the treatment of rotator cuff calcific tendinopathy: a network meta-analysis of RCTs. *Eur J Orthop Surg Traumatol*. 2017;27:381-390.

84. Filippucci E, Gabba A, Di Geso L, et al. Hand tendon involvement in rheumatoid arthritis: an ultrasound study. *Semin Arthritis Rheum*. 2012;41:752-760.

85. Vuillemin V, Guerini H, Bard H, Morvan G. Stenosing tenosynovitis. *J Ultrasound*. 2012;15:20-28.

86. Premkumar A, Perry MB, Dwyer AJ, et al. Sonography and MR imaging of posterior tibial tendinopathy. *AJR Am J Roentgenol*. 2002;178:223-232.

87. Nicol AM, McCurdie I, Etherington J. Use of ultrasound to identify chronic achilles tendinosis in an active asymptomatic population. *J R Army Med Corps*. 2006;152:212-216.

88. Zanetti M, Metzdorf A, Kundert HP, et al. Achilles tendons: clinical relevance of neovascularization diagnosed with power doppler US. *Radiology*. 2003;227:556-560.

89. Bare AA, Haddad SL. Tenosynovitis of the posterior tibial tendon. *Foot Ankle Clin*. 2001;6:37-66.

90. Weinfeld SB. Achilles tendon disorders. *Med Clin North Am*. 2014;98:331-338.

91. De Simone C, Guerriero C, Giampetruzzi AR, et al. Achilles tendinitis in psoriasis: clinical and sonographic findings. *J Am Acad Dermatol*. 2003;49:217-222.

92. Gutierrez M, Filippucci E, De Angelis R, et al. Subclinical entheseal involvement in patients with psoriasis: an ultrasound study. *Semin Arthritis Rheum*. 2011;40:407-412.

93. Alcalde M, Acebes JC, Cruz M, et al. A sonographic enthesitic index of lower limbs is a valuable tool in the assessment of ankylosing spondylitis. *Ann Rheum Dis*. 2007;66:1015-1019.

94. Spadaro A, Iagnocco A, Perrotta FM, et al. Clinical and ultrasonography assessment of peripheral enthesitis in ankylosing spondylitis. *Rheumatology (Oxford)*. 2011;50:2080-2086.

95. Tsai YH, Huang TJ, Hsu WH, et al. Detection of subacromial bursa thickening by sonography in shoulder impingement syndrome. *Chang Gung Med J*. 2007;30:135-141.

96. Schmidt WA, Schmidt H, Schicke B, Gromnica-Ihle E. Standard reference values for musculoskeletal ultrasonography. *Ann Rheum Dis*. 2004;63:988-994.

97. Ottenheijm RP, Jansen MJ, Staal JB, et al. Accuracy of diagnostic ultrasound in patients with suspected subacromial disorders: a systematic review and meta-analysis. *Arch Phys Med Rehabil*. 2010;91:1616-1625.

98. Dasgupta B, Cimmino MA, Kremers HM, et al. 2012 provisional classification criteria for polymyalgia rheumatica: a European league against rheumatism/American college of rheumatology collaborative initiative. *Arthritis Rheum*. 2012;64:943-954.

99. Falsetti P, Acciai C, Palilla R, et al. Bedside ultrasound in early diagnosis of neurogenic heterotopic ossification in patients with acquired brain injury. *Clin Neurol Neurosurg*. 2011;113:22-27.

100. Buchberger W, Judmaier W, Birbamer G, et al. Carpal tunnel syndrome: diagnosis with high-resolution sonography. *AJR Am J Roentgenol*. 1992;159:793-798.

101. Silvestri E, Martinoli C, Derchi LE, et al. Echotexture of peripheral nerves: correlation between US and histologic findings and criteria to differentiate tendons. *Radiology*. 1995;197:291-296.

102. Kowalska B. Assessment of the utility of ultrasonography with high-frequency transducers in the diagnosis of entrapment neuropathies. *J Ultrason*. 2014;14:371-392.

103. vanVeen KE, Alblas KC, Alons IM, et al. Corticosteroid injection in patients with ulnar

neuropathy at the elbow: a randomized, double-blind, placebo-controlled trial. *Muscle Nerve.* 2015;52:380-385.

104. Chen PC, Chuang CH. The effectiveness of different corticosteroid injections in patients with carpal tunnel syndrome: a Bayesian network meta-analysis. *Hu Li Za Zhi.* 2016;63:73-82.

105. Martinoli C, Bianchi S, Derchi LE. Ultrasonography of peripheral nerves. *Semin Ultrasound CT MR.* 2000;21:205-213.

106. Lawande AD, Warrier SS, Joshi MS. Role of ultrasound in evaluation of peripheral nerves. *Indian J Radiol Imaging.* 2014;24:254-258.

107. Fowler JR, Maltenfort MG, Ilyas AM. Ultrasound as a first-line test in the diagnosis of carpal tunnel syndrome: a cost-effectiveness analysis. *Clin Orthop Relat Res.* 2013;471:932-937.

108. Cunnington J, Marshall N, Hide G, et al. A randomized, double-blind, controlled study of ultrasound-guided corticosteroid injection into the joint of patients with inflammatory arthritis. *Arthritis Rheum.* 2010;62:1862-1869.

109. Daley EL, Bajaj S, Bisson LJ, Cole BJ. Improving injection accuracy of the elbow, knee, and shoulder: does injection site and imaging make a difference? A systematic review. *Am J Sports Med.* 2011;39:656-662.

110. Sibbitt WL Jr, Peisajovich A, Michael AA, et al. Does sonographic needle guidance affect the clinical outcome of intraarticular injections? *J Rheumatol.* 2009;36:1892-1902.

111. Ucuncu F, Capkin E, Karkucak M, et al. A comparison of the effectiveness of landmark-guided injections and ultrasonography guided injections for shoulder pain. *Clin J Pain.* 2009;25:786-789.

112. Naredo E, Cabero F, Beneyto P, et al. A randomized comparative study of short term response to blind injection versus sonographic-guided injection of local corticosteroids in patients with painful shoulder. *J Rheumatol.* 2004;31:308-314.

113. Wiler JL, Costantino TG, Filippone L, Satz W. Comparison of ultrasound-guided and standard landmark techniques for knee arthrocentesis. *J Emerg Med.* 2010;39:76-82.

114. Sibbitt WL Jr, Band PA, Kettwich LG, et al. A randomized controlled trial evaluating the cost-effectiveness of sonographic guidance for intra-articular injection of the osteoarthritic knee. *J Clin Rheumatol.* 2011;17:409-415.

115. Berkoff DJ, Miller LE, Block JE. Clinical utility of ultrasound guidance for intra-articular knee injections: a review. *Clin Interv Aging.* 2012;7:89-95.

116. Costantino TG, Roemer B, Leber EH. Septic arthritis and bursitis: emergency ultrasound can facilitate diagnosis. *J Emerg Med.* 2007;32:295-297.

117. Lee IS, Shin YB, Moon TY, et al. Sonography of patients with hemiplegic shoulder pain after stroke: correlation with motor recovery stage. *AJR Am J Roentgenol.* 2009;192:W40-W44.

118. Chen MJ, Lew HL, Hsu TC, et al. Ultrasound-guided shoulder injections in the treatment of subacromial bursitis. *Am J Phys Med Rehabil.* 2006;85:31-35.

119. Zufferey P, Revaz S, Degailler X, Balague F, So A. A controlled trial of the benefits of ultrasound-guided steroid injection for shoulder pain. *Joint Bone Spine.* 2012;79:166-169.

120. Sage W, Pickup L, Smith TO, Denton ER, Toms AP. The clinical and functional outcomes of ultrasound-guided vs landmark-guided injections for adults with shoulder pathology—a systematic review and meta-analysis. *Rheumatology (Oxford).* 2013;52:743-751.

121. Balint PV, Kane D, Hunter J, et al. Ultrasound guided versus conventional joint and soft tissue fluid aspiration in rheumatology practice: a pilot study. *J Rheumatol.* 2002;29:2209-2213.

122. Dubreuil M, Greger S, Lavalley M, et al. Improvement in wrist pain with ultrasound-guided glucocorticoid injections: a meta-analysis of individual patient data. *Semin Arthritis Rheum.* 2013;42:492-497.

123. Smith J, Hurdle MF, Weingarten TN. Accuracy of sonographically guided intra-articular injections in the native adult hip. *J Ultrasound Med.* 2009;28:329-335.

124. Pourbagher MA, Ozalay M, Pourbagher A. Accuracy and outcome of sonographically guided intra-articular sodium hyaluronate injections in patients with osteoarthritis of the hip. *J Ultrasound Med.* 2005;24:1391-1395.

125. Wisniewski SJ, Smith J, Patterson DG, Carmichael SW, Pawlina W. Ultrasound-guided versus nonguided tibiotalar joint and sinus tarsi injections: a cadaveric study. *PM R.* 2010;2:277-281.

126. Khosla S, Thiele R, Baumhauer JF. Ultrasound guidance for intra-articular injections of the foot and ankle. *Foot Ankle Int.* 2009;30:886-890.

127. Mallinson PI, Reagan AC, Coupal T. The distribution of urate deposition within the extremities in gout: a review of 148 dual-energy CT cases. *Skeletal Radiol.* 2014;43:277-281.

128. Naredo E, Uson J, Jiménez-Palop M, et al. Ultrasound-detected musculoskeletal urate crystal deposition: which joints and what findings should be assessed for diagnosing gout? *Ann Rheum Dis.* 2014;73:1522-1528.

小儿

Thomas W. Conlon ■ David O. Kessler ■ Erik Su

张芙蓉 译 ■ 杨青 王洁 校

关键点

- 儿童是超声检查的理想对象,因为他们身体的含水量相对较高,并且身材较小。
- 使用超声来指导诊断工作和床旁操作,儿童和成人之间存在许多相似之处。
- 随着越来越多的医护人员在研究生医学教育期间或通过继续医学教育课程接受培训,儿科床旁即时超声的使用不断扩大。

背景

床旁即时超声正在越来越多地用于治疗急性病患儿。与成人相比,儿童的某些特性可能有助于或阻碍超声成像。与成人相比,儿童胸壁相对较薄,身体含水量相对较高,肋骨不完全骨化,因此可以使用高频探头对胸腔进行高分辨力成像。可以通过未闭合的囟门用超声来评估大脑。然而,儿童的一些特征可能使超声成像更具挑战性,包括患儿合作、狭窄的肋间隙、大龄儿童肋骨骨化、患儿暴露时热损失增加[1]。

专为儿童设计的小型探头是通过小视窗产生高分辨力图片的理想选择。用于成人的大型曲面探头被用于儿童的小尺寸相控阵或微凸探头所代替。

目前的研究表明,儿科初学者程序性地学习使用超声,可以准确、可靠地将其应用于诊断[2,3]。儿科重症监护培训项目报告了95%的儿科重症监护病房使用便携式超声设备,急诊医学培训项目报告了95%的急诊科使用超声设备[4,5]。随着床旁即时超声成为医学院校课程的标准组成部分,越来越多的儿科医生执业时已储备超声知识和技能。本章回顾了在临床实践中最常见的儿科床旁即时超声应用,并强调与成人成像的重要区别。

肺和胸膜

第 9 章所描述的正常和异常的肺超声在儿童中的表现是相似的(即肺水肿时可见 B 线,肺实变时可见肺肝样变等)[6]。儿科医师常使用线性探头来评估肺和胸膜(图

47.1）。在婴儿期后肋骨骨化,将探头横向定位于肋间隙而不是纵向定位于肋间隙,有助于观察胸膜线和肺实质。

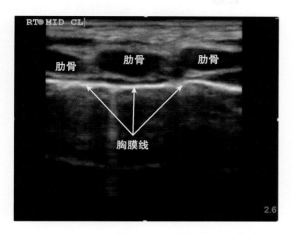

图 47.1　婴儿肋骨。由于婴儿肋骨不完全骨化,可以通过婴儿的肋骨看到胸膜线

气胸

　　儿童气胸的超声表现与成人相似,包括无肺滑动,无 B 线,可见肺点,胸膜 M 型超声影像上出现条形码征或平流层征。

　　新生儿患气胸的风险很高,尤其是早产儿,气胸的并发症率和死亡率都很高[7]。超声能可靠、快速地检测新生儿气胸。一项纳入 42 例急性呼吸衰竭婴儿、以胸部 X 线为金标准的研究,比较了超声和查体。这项研究发现超声敏感性更高(100% vs 84%),而且特异性更强(100% vs 56%)。此外,超声检查比胸部 X 线片检查快 15 分钟,9 例在做胸部 X 线片前急诊引流[8]。支持或排除气胸的征象在高频振荡通气时可能不明显。使用 M 型超声,可以看到条形码征或平流层征,类似于常规通气过程中气胸患者,在肺点上使用 M 型超声将产生类似的图形影像(图 47.2)。

胸膜腔积液

　　先天性心脏病手术后常见的并发症有血胸、乳糜胸或单纯积液[9]。高频探头有助

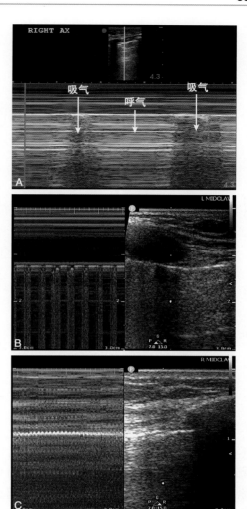

图 47.2　M 型超声下的气胸。在常规机械通气(A)和高频振荡通气(B)中,可以看到肺点处交替出现的海岸征和条形码征。(C)显示正常高频振荡通气无气胸情况

于识别和鉴别简单胸腔积液和复杂胸腔积液(图 47.3;视频 47.1)。尽管超声可用于快速诊断血胸,但由于儿童胸廓顺应性较成人好,儿童创伤性血胸的发生率较成人低[10]。

肺和呼吸道疾病

　　超声检测小儿肺炎与胸片相比具有较高的特异性,与临床和实验室数据有很强的相关性[11,12]。毛细支气管炎是一种儿科特有的临床疾病,在冬季常见于 2 岁以下的儿

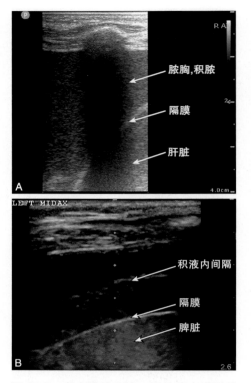

图 47.3   复杂胸腔积液。 可见回声增强的脓胸（A）和复杂的分隔性脓胸（B）

童。毛细支气管炎患儿的肺部超声经常能看到 B 线[13,14]。一个用于普通儿科病房住院治疗的毛细支气管炎患儿的婴儿肺超声评分系统发现，住院期间超声预测氧气依赖的敏感性 99%，特异性 97%，儿科医师和专业超声医师之间的一致性达 91%，提示超声严重性评分在毛细支气管炎的潜在作用[15]。使用超声来将毛细支气管炎与细菌性肺炎区分开来，可以使儿童避免不必要的放射暴露，防止不必要的抗生素的使用，并减少家庭开支。

已有研究证明了肺超声在分娩室对新生儿肺部疾病分级的益处。在一组 54 名新生儿中，出生 2 小时时的 B 线密度与无创正压通气失败和出生后 24 小时插管有关，其敏感性和特异性分别是 89% 和 100%[16]。如前所述，超声已被用于新生儿短暂性呼吸急促和鉴别急性气胸，提示超声在新生儿复苏中的重要作用[8,17]。

隔膜

小儿心脏外科手术造成膈神经损伤，若不能在术后早期发现，可能会导致难以诊治的呼吸衰竭及插管时间延长。接受过超声训练的心脏监护专家能够使用超声识别膈神经损伤的证据，并与透视法比较，敏感性和特异性均为 100%[18]。床旁超声诊断膈神经损伤减少了因转运和定位患者进行透视检查而引起并发症的风险，并减少了电离辐射的暴露。成人的拔管失败与长时间插管引起的膈肌萎缩有关[19]，而且正在进行的研究显示可能儿童也有类似的益处。此外，膈肌偏移可用于确定儿童气管插管（见下文"操作性应用"）[20,21]。

心脏

聚焦心脏超声可作为其他临床数据的辅助手段，用于处理儿童的各种血流动力学状况。从成人剑突下切面、心尖切面和胸骨旁切面获得的图像也同样可在儿童中获得（见第 14 章）；然而，一个重要的区别是，屏幕定位标记置于屏幕底部，小儿心脏病学家可以获得心尖切面和剑突下切面视图（图 47.4）。接受过高级心脏训练的儿科医生可以获得更多的视图[22]。

探头的选择很重要，因为小儿患者身材大小差别很大。成人相控阵探头通常可穿透的最大深度约 30cm，用于年龄较大或肥胖儿童。虽然儿童相控阵探头的测量深度可能没有那么深，但它有一个更小的接触面，这对于显示儿童肋骨之间的结构是很理想的。

血管容量状态

多项研究显示可使用床旁即时超声评估成人的容量状态。下腔静脉大小和塌陷性的测量是评估成人容量状态的一个组成部分。这些技术已经尝试应用于儿童；但

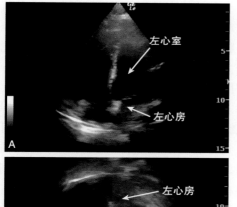

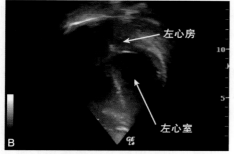

图 47.4 心尖四腔切面视图。大多数床旁即时超声检查者将屏幕定位标记置于屏幕右上方获得心脏图像（A），而小儿心脏病专家将屏幕方向标记放置在屏幕的右下角（B）。注意，相对于具有任一方向的右侧结构，左侧结构仍保留在屏幕右侧

是，测量婴儿呼吸时下腔静脉的变化是一个挑战，因为在整个呼吸周期中，变化相当于几分之一毫米。

与其他定量测量方法相似，下腔静脉内径随年龄变化[23]。因此，以下腔静脉与主动脉前后径的比值作为一个相对的指标。相位阵列、曲线阵列或微凸探头以横向的方式放置在剑突下方的中线上，测量主动脉前后径和下腔静脉直径（图 47.5）。在心脏或呼吸周期中测量的点还没有标准化。这项技术已经在小儿急诊科容量严重不足的儿童、接受血液透析的儿童和在严格的医疗任务环境中的儿童中进行了评估[24-27]。从这些汇总的数据来看，正常的下腔静脉与主动脉的比值可能在 0.8 至 1.2 之间，低于 0.8 的比值提示血管内血容量不足，大于 1.2 的比值提示液体超负荷。局限性包括不确定应在呼吸周期中何时测量，先前的研究试图使用下腔静脉测量来评估容量不足，而不是测

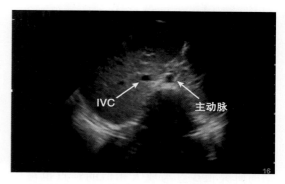

图 47.5 下腔静脉（IVC）和主动脉。肝内下腔静脉和主动脉的横切面视图

试休克时的液体反应性。

无论患者是自主呼吸还是接受机械通气都会影响下腔静脉超声测量和他们的意义。新出现的证据表明，机械通气本身改变了下腔静脉的超声特征，因为正压通气时增加的胸膜腔内压会影响静脉回流和下腔静脉顺应性[28]，所以在正压通气时不能用与自主呼吸相同的方式评估小儿容量状态。因此，使用下腔静脉测量来指导容量状态评估仍然具有挑战性，建议操作者将超声发现与所有其他可用数据结合起来指导决策[29]。

以左心室流出道收缩期血流速度随呼吸变化作为液体反应性指标已在儿童中被描述[30,31]，测量方法是跟成人描述的一样用脉冲波多普勒心尖 5 腔切面获得的（见第 21 章）。左心室流出道速度-时间积分的变化大于 12%~18% 提示了容量反应性，类似于血氧饱和度容积图或动脉血压描记的变化。因为在整个心脏和呼吸循环周期中要保持脉冲多普勒光标远离左心室流出道壁，因此这项技术要求在儿童中使用更窄的探头面。此外，应加速扫描速度，以在多普勒追踪上分离每次左心室收缩。

心脏功能

关于左心室功能的评估，各种研究表明对儿童急诊和重症监护室的患者，床旁即时超声与全面超声有相似的准确性[2,3,32-34]。

儿童心功能的定性评估方法与成人相似。评估左心室功能时,操作者应在多个平面上显示左心室。定性评估左心室功能,或"目测",取决于操作者的不同能力,但鉴于床旁即时超声检查通常是在有症状的患者,病理发现可能更明显,更容易识别。

虽然右心室生理学在一些儿科疾病中是重要的,但对儿科床旁即时超声右心室评估的研究很少。与成人相似的观点也被用于儿童的定性评估。由于胎儿宫内独特的肺血管生理状况导致右心室后负荷增加,婴儿的右心室游离壁较成人厚。

结构病理

大血管和动脉导管未闭的解剖一直是新生儿专科医师感兴趣的床旁即时超声的领域。虽然动脉导管未闭检查在一些机构很常见,但是关于新生儿医师所做的超声检查的准确性的证据有限且相互矛盾[22,35]。

对心脏结构异常的担忧可能最好由在结构性心脏病方面接受过高级超声心动图训练的医生进行评估。在恶劣的环境中,床旁即时超声可能是一种有益的筛选方式,以确定患者需要超声心动图专家的更高级别的图像[36,37]。

体外膜氧合和心脏停搏

床旁即时超声检查可用于评估接受体外膜氧合(extracorporeal membrane oxygenerator, ECMO)的患者。超声心动图在 ECMO 中的应用指南已经发布,并且床旁即时超声可以帮助回答经常遇到的临床问题[38]。考虑到 ECMO 所需的技术和人员资源,我们鼓励专业人员与其他数据源一起验证床旁即时超声检查结果,并与所有相关专业人员合作指导管理决策。

心脏腔室相对大小的评估在 ECMO 患者有实用价值。在 ECMO 流量滴定中,右心和下腔静脉的评估可以相对反映心室的充盈。脱机或滴定 ECMO 流量时与左心室大小和功能有关。在恢复过程中可以监测主动脉瓣的活动。ECMO 患者使用标准的心脏切面,但开放的胸部切口、术后包扎和较大的肺容量会限制获得足够的心脏切面。

导管的放置可由床旁即时超声引导。从纵向下腔静脉切面上看,放置插管时可以看到右心房的基底部。从胸骨旁的长轴视图,倾斜探头并将超声波束指向患者右侧获得右心室流入道切面。该切面提供了右心房和右心室的可视化,以引导经颈内静脉的上腔静脉或经股静脉的下腔静脉穿刺置管(见第 17 章)。在主动脉弓的改良切面中可以看到回流导管(见第 14 章)。

在儿科已描述使用床旁即时超声评估心脏停搏。在一项研究中描述用心脏超声鉴别 14 例患者潜在可逆的心脏停搏的不同原因[39]。在心脏停搏或心搏微弱的患者中,没有成功恢复自主循环。然而,一项研究描述了 3 名超声心动图显示心脏停搏的患者,他们在接受了体外心肺复苏治疗后恢复了心脏功能,对于接受 ECMO 的心脏停搏儿童也许并不一定意味着不能恢复自主循环[40]。虽然功能预后不佳,但心功能的恢复表明,单独心脏停搏可能不能可靠地预测儿童恢复自主循环失败。

腹部和骨盆

腹痛是在各个不同年龄儿童都需要广泛鉴别诊断的一种常见表现。根据患者的大小和检查的空间,可以使用线性、曲线或微凸探头进行检查。由于婴儿身材小,可以使用高频探头以产生高分辨力的图像来检查腹部。

肠旋转不良

胆汁性呕吐,尤其是在出生后的第一周内,引起人们对肠扭转畸形的关注,必须及时诊断。线性探头可横向置于中腹部,以显示主动脉和下腔静脉,并定位肠系膜上动脉和肠系膜上静脉。典型的肠系膜上动脉位于肠系膜上静脉的左侧,类似于主动脉与下腔静脉的关系。如果两者关系相反,肠系膜上静脉相对于肠系膜上动脉在患者左侧,则应注意肠旋转不良。

如果患者有胆汁性呕吐,超声检查会显示因肠扭转而导致的梗阻。已经描述了小肠炎症、坏死或穿孔的几个超声征象,包括肠壁增厚、壁内气体(相当于肠内积气的超声征象)和腹腔积液。肠壁内积气或气肿在肠壁各层之间呈明显明亮的薄同心回声信号。严重肠坏死时,气体逸出进入肝血管,在肝门静脉显示为明亮的回声信号。然而,重要的是要记住,肝静脉血管里的气体可能是通过下肢静脉导管无意中注入的空气。在肠扭转时,放射科医生使用彩色血流多普勒对发炎的肠包块进行检查时发现漩涡征,表明肠系膜上静脉和肠系膜绕着肠系膜上动脉呈螺旋状旋转。虽然相当具体,但这一征象并不是很敏感,如果没有这种征象,仍

可能漏诊。

幽门狭窄

幽门狭窄是新生儿期非胆汁性呕吐最常见的外科原因,通常出现在生后 4~12 周。超声波是放射科医生用于诊断幽门狭窄主要的手段,并且它可以由训练有素的急诊科医师完成[42-44]。这个技术需要将线性探头放在婴儿的胸骨下矢状位方向,利用肝脏为声窗,沿着胃窦内侧直到可以看见幽门。幽门应在短轴和长轴两种视图中成像,并可能要求横过腹部斜着放探头。操作者使用温热的凝胶,并在监护人员将患儿抱在半直立的位置,以尽量减少患儿的不适感。

要确认这个结构是胃,要一直追踪到左半横膈下的区域。允许婴儿饮用补液溶液、水或牛奶,取代气体使胃部充盈,以便胃窦和幽门可视。直接从肝脏下方穿过可以看到幽门,或者在胃非常膨胀的情况下向后倾斜(图 47.6)。从至少 6cm 的深度开始,确定幽门后,降低深度以聚焦于感兴趣区域。

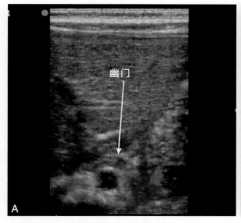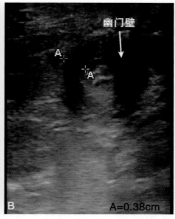

图 47.6　**幽门狭窄**。因胃膨胀向下移位的正常幽门(A)和有着厚壁(0.38cm)的异常幽门(B)

正常情况下,幽门允许胃内容物进入十二指肠,并且超声可以很容易地观察到腔内的液体流动。然而,即使是非肥厚的幽门也可能出现痉挛,此时幽门括约肌关闭,不允许内容物通过,因此,可能需要观察几分钟。

异常肥大的幽门是不允许任何内容物通过的,除非在罕见的情况下,胃膨胀得太厉害,压力增大,允许非常少的液体通过。在这种情况下,幽门狭窄仍然可以被识别,因为肌层将非常厚(>3mm),幽门管壁的长度将延

长（>15mm）[45-51]。肌层厚度通常最好通过短轴切面观察和测量，可以看到同心的幽门壁层：①薄而明亮的浆膜表面；②厚而且回声低的肌肉层；③高回声的黏膜表面；④管腔，通常由于肌肉肥厚完全消失。低回声肌层的厚度应在离探头最近的横截面的上半部分测量。

从短轴切面看，肥厚的幽门常常被称为"甜甜圈"征（图 47.7）。厚度在 2 至 3mm 之间可能提示幽门痉挛，早期肥厚，或许解除肥厚需要进一步由放射科医生提供影像证实和由儿外科医生进行评估。

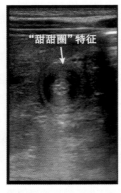

图 47.7　**幽门狭窄**。幽门狭窄处可见增厚的幽门（"甜甜圈"征）

其他幽门狭窄的超声图像包括"胃窦乳头"征，当蠕动产生的压力不能通过幽门下传时，胃窦的一部分会嵌入扩张的充满液体的胃腔。这在胃-幽门界面的长轴切面中最好看到。有时整个幽门肌肉可能会脱垂回胃里，使其边缘呈圆形（肩膀征）。

狭窄的胃窦可能被误认为是正常的幽门，应当通过短轴追踪胃窦远端避免这些假阴性，以确保确定最小横截面，然后滑动到近端，以评估幽门的固定部分。对于疑难病例，将患者体位重新变换为左侧或右侧卧位也有助于将幽门移至视野内。

阑尾炎

阑尾炎是有呕吐和腹痛症状的儿童最常见的外科急症之一。由于辐射的危险，超声是诊断儿童阑尾炎的首选方法[52]。当由熟练的专业医师进行检查时，超声可以非常接近计算机 X 线断层扫描的敏感性和特异性[53,54]。当逐步与其他成像方法一起使用，超声除了可以减少成本和电离辐射暴露风险，还可以提高临床诊断的整体准确性[55-59]。

这项检查需要准备高频线性探头，但对于肥胖儿童，需要低频探头来观察液体或脓液可能积聚的深部空间。从最大压痛的区域开始，使用大量凝胶，以尽量减少疼痛。用探头轻轻地按压会将充满气体的肠管推到一边，使肠道炎症区域可视。缓慢地前后倾斜探头，在移动到另一个位置之前彻底检查腹部的一部分。

重要的是要检视阑尾可能所在的所有解剖区域以及腹腔和盆腔积液区域。腹腔或盆腔积液可能提供病理线索，甚至在阑尾穿孔处发现脓肿或脓液（视频 47.2）。一种方法是从腹部最下部的腰大肌的外侧和内侧开始。在外侧，首先在短轴切面中看到右侧髂骨内的髂腰肌。慢慢地将探头向背侧滑动，直到看到肠道，然后继续，直到你完全探查了腰大肌的外侧区域，直到脐水平。这个视域对于盲肠后阑尾和表现不典型的阑尾炎很重要。某些情况下，如怀孕，阑尾容易处于非典型位置（视频 47.3）。大多数患者的阑尾在腰大肌内侧（图 47.8）。

再次，从最下方的区域开始，在内侧可见膀胱，然后缓慢地向上滑动，保持腰肌和髂血管的横向视野，直到通过脐平面。如果还没有发现阑尾，则从腰大肌和髂血管的聚焦视图寻找盲肠（视频 47.4）。有着不规则的结肠带的盲肠呈充满气体或液体的结构（图 47.9；视频 47.5）。在观察盲肠的同时，将探头转换成横过腰大肌上的长轴方向。在这个方向上，通过向两侧和中间倾斜探头来寻找阑尾。

阑尾通常从盲肠的最下端发生，最后形

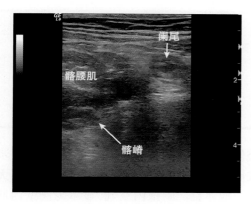

图 47.8 阑尾。在短轴切面中,阑尾位于髂腰肌和髂嵴的内侧

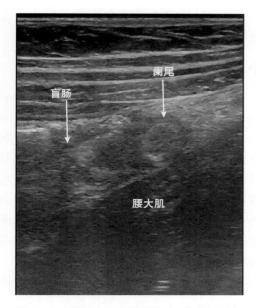

图 47.9 阑尾。在短轴视图中,管状阑尾与充气盲肠相邻

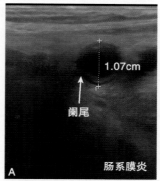

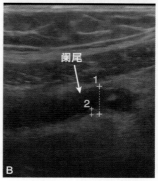

图 47.10 肿胀的阑尾。在短轴切面(A)和长轴切面(B)中可以看到一个肿胀的阑尾

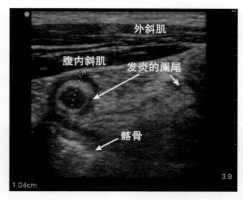

图 47.11 阑尾炎。在短轴视图中可见发炎的、未切除的阑尾,直径为 1.04cm

成一个盲袢。在短轴和长轴上都可以看到盲袢,避免斜位切面(图 47.10)。正常或异常的阑尾都没有蠕动,这是区分阑尾与小肠的一种方法,尽管发炎或病变的小肠也可能缺乏蠕动。回肠从盲肠远端约 2cm 处与盲肠相连。一个不正常的阑尾通常意味着管腔直径大于 6mm,并且不会在探头加压时压瘪(图 47.11)。

在大多数情况下,仅靠大小还不足以诊断阑尾炎。阑尾炎的第二个超声征象主要包括肠系膜周围的条纹征(肠道周围模糊的粉笔状组织影显示为脂肪回声),不全性肠梗阻(周围肠蠕动减弱或消失),肠系膜淋巴结肿大和腹腔积液(不规则的边界清晰的无回声区)[60]。粪石可以被视为一个腔内强回声物体,伴声影(视频 47.6)。当然,当用探头触诊时,会引起压痛,否则就要怀疑阑尾炎这一诊断(表 47.1)。

表 47.1　正常和发炎的阑尾和小肠的特征

	蠕动	可收缩性	和盲肠的连接	盲端	直径
阑尾		√	√	√	<6mm
阑尾炎			√	√	>6mm
小肠	√	√	√		可变

肠套叠

肠套叠患者可出现呕吐、腹痛、便血及精神状态改变。出现间歇性症状时应及时用床旁即时超声评估肠套叠。初学者已经展示了使用超声诊断肠套叠的快速学习曲线[61,62]。

使用高频线性探头,从回肠-结肠交界部位的右下象限开始,75%以上的肠套叠发生在此部位。沿着腹部的方形路径追踪大肠,往右上方(升结肠)滑动,横过左侧(横结肠),再往左下方(降结肠)。当肠套叠在横断面上可见时,显示为一个大的靶环征,由多层肠系膜、脂肪和肠壁形成不同回声的同心圆时,测量直径大于 2.5cm(图 47.12;视频 47.7 和视频 47.8)。

小肠肠套叠可以模拟回肠-结肠肠套叠的外观,但其直径小于 2.5cm,仍可显示肠蠕动。在长轴切面中,肠套叠可在超声上显示

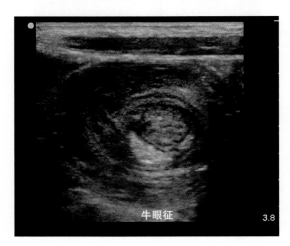

图 47.12　肠套叠。肠套叠可见多层同心圆重叠的肠系膜、脂肪和肠壁(牛眼征)

类似肾脏的扁平的 C 形外观。疾病进一步发展的征象可能包括肠套叠中肠襻间的无回声液体囊。肠壁内空气,显示为肠壁内回声灶,提示肠缺血和肠壁损伤,与困难或不成功的复位有关[63-67]。彩色多普勒成像发现受累的肠道完全没有血流也是预后不良的征兆[68,69]。

小儿腹部钝性外伤

在儿童中,拓展创伤超声重点评估(extended focused assessment with sonography for trauma, EFAST)有助于识别损伤导致的腹腔、心包或胸腔出血。虽然没有大型随机对照试验证明作为初始诊断试验的 EFAST 对结果有显著改善,但 EFAST 已经发展成为创伤中心的标准做法,并且在个别病例,发现这项评估有助于决定进一步的成像、处置或治疗[70-77]。

在儿科和成人患者中进行 EFAST 有许多相似之处。一个重要的区别是儿科患者更多地有盆腔内积血,而不是像成人在右上腹[70,78]。成人和儿童使用同样的方法(见第24 章)。

神经系统

传统上,儿科诊断超声成像包括评估神经系统;然而,关于神经超声的文献还很有限。虽然高质量的计算机断层扫描或功能测试,如脑电图,可以在高风险的神经系统疾病中提供决定性的诊断,但超声是一种潜在的筛查工具,可以辅助床旁评估和指导许多神经系统疾病的治疗。

神经超声学

　　婴儿的大脑可以通过一个开放的前或后囟门使用一个小的 8Hz 曲线或微凸探头成像。分别在冠状面和矢状面通过左右和前后方向倾斜或扇形扫查对大脑半球成像（图 47.13；视频 47.9）。脑神经超声是评估新生儿脑室内出血的主要诊断方法。尽管尚未很好地描述脑神经超声的标准和规定，但是新生儿学家一直在进行这些检查[79]。医务人员必须意识到，床旁神经声学检查受到医务人员专业知识和特定情况的限制，包括发现轴外颅内出血，探头视野外的小面积的硬膜下出血，急性脑卒中时无出血的局部缺血区，通过前囟观察颅后窝和中脑（见第48 章）。

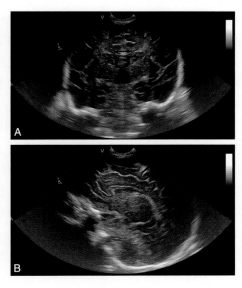

图 47.13　神经超声学。 通过前囟看到的婴儿大脑的冠状面（A）和矢状面（B）图像

经颅多普勒

　　经颅多普勒（transcranial Doppler，TCD）是成人和儿童床旁神经血管评估的重要组成部分。它是评估狭窄血管内血流速度的确切方法，常用于评估卒中风险、亚急性出血后动脉痉挛和脑死亡[80]。可以使用专用

TCD（一维超声）或经颅成像（transcranial imaging，TCI）（二维多普勒超声），但需要使用不同的技术。TCI 使用低频超声探头操作，典型的相控阵探头可以穿透骨，而高频微凸探头可用于婴儿（图 47.14；视频 47.10）。由于使用 TCI 时多普勒取样门可能与血流方向不一致，所以证据表明一维超声可能更准确[81]。对于 ECMO 患儿通过识别血流变化来预测出血或其他重要的神经系统事件是 TCD 的潜在应用[82]。有几项研究探讨了 TCD 与颅内压的相关性，但尚未在儿童患者中发现有意义的相关性[83,84]。

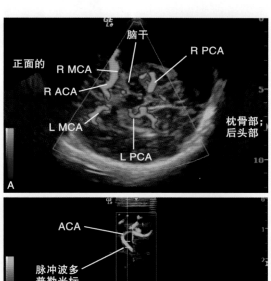

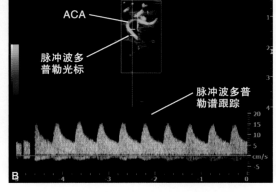

图 47.14　经颅多普勒超声。（A）彩色能量多普勒超声观察颅内动脉，（B）脉冲波多普勒超声经颞窗测量大脑前动脉循环流量。ACA，大脑前动脉；L，左；MCA，大脑中动脉；PCA，大脑后动脉；R，右

眼部——视网膜、眼球和虹膜

　　眼部超声是以一种类似于成人的方式进行的（见第 39 章）。由于超声凝胶对眼睛有

刺激性,因此可以使用眼用润滑剂作为声耦合介质。与成人相似,眼部超声可用于评估异物、外伤、瞳孔反射和眼外运动[85,86]。在视网膜评估的范围内,在一组受虐儿童中被描述过,视网膜脱落是虐待性头部创伤中,因视网膜剪切伤所致的后遗症(图 47.15)[87]。

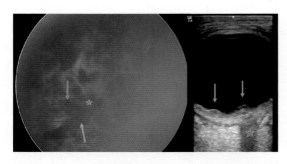

图 47.15 视网膜层脱落。由检眼镜检查(左图)和超声检查(右图)显示的视网膜脱离区域(箭头所指)。星号,视神经

眼-视神经鞘

视神经鞘的扩张与颅内压增高引起的视乳头水肿有关,因此视神经鞘一直是研究的热点[88,89]。发现一组颅内压增高的儿童患者视网膜后 3mm 处的视神经鞘直径增加[90]。然而,对这些数据的归纳提出了一个问题,即生长和发育的影响如何改变年龄范围内的这一阈值。尽管消除颅内压升高,视神经乳头水肿仍持续存在,正如在颅缝早闭的患者中所见,必须考虑慢性颅内高压的存在。在反复发生脑积水的患者,研究表明视神经鞘测量值与颅内高压之间的一致性降低[91,92]。尸检数据表明一旦颅内压解除,视神经硬膜可能不会立即恢复到正常大小[93]。因此,在慢性颅内高压患者中视神经鞘测量变化可能是有限的,因为前期存在的颅内压增高可能影响其准确性[94-97]。

操作性应用

目前,大多数床旁操作是在超声引导下进行的,以下内容描述了在儿科急症护理中最常见的操作性应用。

中心静脉通路

多个国家和国际组织支持使用超声引导中心静脉导管置入术[98-101]。大多数研究表明,在中心静脉导管置入术中超声引导主要是在成年患者中进行。患者的解剖变异和操作者在试用中的表现导致超声引导下放置中心静脉导管在儿童广泛应用。

儿童相对于成人解剖学上的考虑包括较小的靶血管和较高的意外穿刺到邻近身体结构的可能性。更多的是,儿童患者在中央静脉通路的常见部位有很高的的解剖变异率,以及与成人相比更高的手术并发症、设备故障和感染的发生率[102-105]。

随机试验表明,在儿童患者颈内静脉中心静脉导管置入中,超声引导技术优于体表标记定位技术[106,107]。此外,研究已经证明超声引导下插入小儿经外周中心静脉导管和新生儿脐静脉导管的益处[108,109]。

由于小儿的颈部短和胸部血管细小,许多专家主张使用超声引导,通过锁骨上纵行入路将中心静脉导管置入头臂静脉。探头平行并高于锁骨内侧三分之一处,探头面向纵隔中心。探头应在颈内静脉和锁骨下静脉汇合处对准头臂静脉。支持这一方法的文献已经发表,但是需要在熟练的操作者之间进行比较[110,111]。另外,还描述了在儿童腋窝前皱襞水平的腋静脉放置中心静脉导管[112]。对于腋静脉插管,将一个线阵探头横向放置于腋静脉,血管通常相对于搏动的腋动脉而出现(见第 36 章,图 36.12)。

尽管人们普遍认为儿科患者因弄脏尿布而导致股静脉中心静脉导管感染的风险更高,但是一项中心静脉导管部位与感染风险的 meta 分析表明,不同置管部位在感染率

上没有差异[113]。目前的儿科文献支持在股静脉还是其他部位置入中心静脉导管比较模糊（另见第 36 章）。

外周静脉通路

一项 meta 分析显示，超声引导可显著提高成人外周放置静脉留置针的成功率[114]。最近儿科文献支持由急诊科操作者在超声引导下较体表定位外周放置静脉留置针改善总体成功率（80% vs 64%），减少了穿刺尝试次数（1 vs 3），并减少穿刺针重新定向次数（2 vs 10）[115]。尽管对成人的研究表明在超声引导下置入长静脉留置针导管可能比短导管有更低的失败率，但是导管长度和持续时间的评估尚未在儿童中进行[116,117]（参见第 37 章）。

动脉通路

外周动脉置管的过程在第 38 章有详细的描述。远端动脉（桡动脉、尺动脉、足背动脉或胫骨后动脉）置管是一种常见的操作，研究表明，在儿科患者中使用超声引导比使用体表标记（或多普勒方法）可提高首次穿刺的成功率并减少并发症[118-121]。一项针对儿童重症监护受训者的研究显示，不论患者的身体状态或医疗人员的训练水平如何，使用超声引导，他们置管的尝试次数更少，超声引导下桡动脉置管更快[122]。

腰椎穿刺

尽管基于体表标记定位的腰椎穿刺术在儿科培训中很常见，但大多数受训者的首次成功率较低，尽管进行了强化训练，但仍无法提高成功率[123]。一项随机对照研究发现在儿科急诊使用超声引导的首次成功率较高（58% vs 31%）和总尝试次数较少（1 次 vs 2 次）[124]。对于婴儿，由于脊柱骨化不完全，包括脊髓圆锥和马尾在内的整个脊髓的

可视化是可能的，可显示腰椎穿刺的明确靶点（图 47.16）（另见第 43 章）。

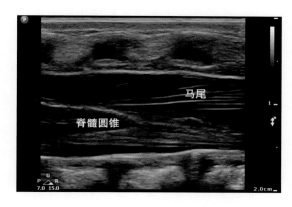

图 47.16 腰椎。在脊髓圆锥与马尾水平婴儿的脊柱纵向切面

插管

虽然呼气末二氧化碳（$ETCO_2$）容积被认为是验证气管插管成功的验证性实验，在心脏停搏或肺栓塞的情况下 $ETCO_2$ 可能出现假阴性结果，在积极的插管前气囊面罩通气后进行食管插管时，可能出现假阳性结果[125]。一项前瞻性随机试验显示，在急诊科使用超声来确定在气管插管后在环甲膜水平的气管导管的位置，超声正确地识别了所有 50 例患者的气管导管位置。有两个病例，一例超声证实气管导管位置适当，但 $ETCO_2$ 为阴性，同时另一例气管导管插入食管，但 $ETCO_2$ 为阳性[126]。在新生儿和婴儿中，研究表明，80% 以上的患者能够直接看到气管导管尖端位置，且与放射学位置有很强的相关性[127,128]。这项技术依赖于超声波通过新生儿纵隔结构的传导能力，这些结构有较高的含水量。在较大的婴儿和儿童中，通过胸骨和肋骨直接看到气管导管是不可能的。然而，膈肌偏移是评估插管成功的另一种方法。在既往健康的儿童中发现单侧膈肌运动提示主支气管插管，发现双侧相当的膈肌运动表明空气随着插入气管的气管导管均衡地进入双侧肺部，但是使用这项技术不能评估气管导管的准确位置。

要点和误区

- 由于骨骼的不完全骨化和儿童的身材小,高频线阵探头通常可以提供足够的穿透力来成像胸腹部器官。
- 应该建立获取小儿心脏图像的制度标准,因为小儿心脏病学传统上是将屏幕标记置于屏幕右下方获取图像。
- 尚未根据儿童体型的大小确定下腔静脉直径的正常范围,因此,应使用下腔静脉与主动脉直径的比值,正常值为0.8~1.2。
- 心脏腔室大小和插管位置的评估是床旁即时超声在接受体外膜氧合患者中的一个有益应用。

- 超声是推荐的诊断儿童阑尾炎的初始方法,当由熟练的操作者操作时,超声可以接近计算机断层扫描的灵敏度和特异度。
- 当超声通过婴儿前囟成像时,可以快速获得高质量的大脑图像。
- 虽然不同的疾病过程在儿科人群中的表现可能不同,但评估和识别病理生理学的技术与成人技术相似,并且从一个人群中获得的经验教训可以应用到另一个人群中。

病例 47.1

病情介绍

一名8岁女孩因急性淋巴细胞白血病复发住进肿瘤病房接受化疗。她最近患上大肠杆菌尿路脓毒症后出院。她接受了包含聚乙二醇天冬酰胺酶的化疗方案。入院并开始化疗后的一小时内,她出现了精神状态改变,呼吸窘迫,心动过速(180次/min),严重的持续性低血压,发展为无脉电活动(PEA)心脏停搏。心肺复苏开始时,她的心律显示窄幅复杂的心动过速。

对其心脏停搏的鉴别诊断包括因接触蒽环类药物而引起的心源性休克、因近期尿路感染而引起的感染性休克,以及因药物接触而引起的过敏性休克及因而继发的分布性休克。进行床旁超声检查可用来评估心脏停搏的潜在可逆原因。

超声发现

肋下四腔心切面显示左心室心肌强烈收缩,4个心腔内容量都有限(视频47.11)。这一发现排除了化疗引起的潜在心肌病变的可能。进行了积极的液体复苏。超声证实通过骨髓导管将液体输送到静脉系统,在下腔静脉可以看到自发的对比(视频47.12)。输注约100mL/kg后,患者血流动力学状态恢复正常,心率120次/min,血压90/60mmHg。

病例解析

在接受心肺复苏和静脉注射肾上腺素后,她接受了静脉输液,恢复了微弱的脉搏,心率190次/min,血压60/20mmHg。她被转到重症监护室做进一步的检查与治疗。考虑到她休克状态的迅速逆转,看来她经历了聚乙二醇天冬酰胺酶过敏反应,因大肠杆菌尿路脓毒症而致敏,该药是利用细菌培养生产的。患者次日拔管,2天后返回肿瘤科病房,无任何残存功能缺陷。

床旁即时超声已发展成为快速评估血流动力学不稳定和心脏停搏患者的重要工具。超声可以识别可逆的心脏停搏原因,并指导可能逆转心脏停搏的即时干预措施。

病例 47.2

病情介绍

　　一个 4 个月大的男孩被送到急诊科,他有 3 天的上呼吸道症状,诊断为毛细支气管炎。患者接受沙丁胺醇、肾上腺素和深部吸痰治疗,但呼吸急促和呼吸功能不能改善。他被转到重症监护病房,过渡到经鼻高流量吸氧。患者在转到重症监护病房时做了胸部 X 线检查(图 47.17)。

超声发现

　　在重症监护病房住院时,患者进行了心脏超声检查,以检查胸片上显示增大的心脏的功能。聚焦心脏超声检查显示左心室严重扩张,心功能不全(图 47.18;视频 47.13)。

病例解析

　　心脏重症监护医生和心胸外科医生立即回顾了图像。调用心导管检查室评估冠状动脉。患者被诊断为左冠状动脉异常起源于肺动脉(ALCAPA)。患者被紧急送往手术室进行外科矫治。

　　床旁即时超声检查通常发现未被怀疑的有临床意义的异常,显著改变了患者的管理计划,特别是当其他临床数据与目前诊断不一致时。超声是一个很好的评估胸片上心脏轮廓扩大的工具。

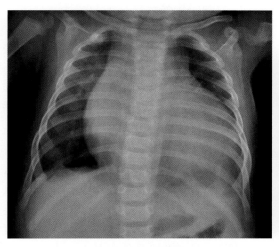

图 47.17　胸部 X 光显示增大的心脏轮廓

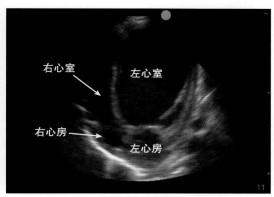

图 47.18　扩张性心肌病。从心尖 4 腔视图可见左心室严重扩张

病例 47.3

病情介绍

　　一个 15 个月大的男孩,因为间断出现非胆汁性呕吐,并且无法安抚被他的父母带过来,在过去的 3 个小时里,他每 20 分钟就会把腿蜷到胸前。一整天的排便和排尿都正常。最近有流鼻涕和轻微咳嗽的病史,但没有发热。体格检查腹部没有明显的肿块但是腹部有明显的肌卫。大便潜血试验呈阳性。

超声发现

　　腹部超声检查显示右上腹部有一靶环状包块,横切面直径约 3cm,在长轴上显示有多层相互交叉的肠管"套筒征",无肠蠕动,与肠套叠超声图像一致。(图 47.19;视频 47.14)。

病例解析

　　患者被带到放射科进行空气对比灌肠证实了肠套叠,并减少了一次尝试。患者在医院观察了 8 小时,口服耐受后出院回家。

　　超过 75% 的肠套叠发生在回结肠处,并且表现为由肠系膜、脂肪和肠壁组成的多层、回声不同的同心圆,就像一个大的靶环,直径 ≥2.5cm。肠壁内空气显示为肠壁内回声灶,提示缺血和肠壁损伤。

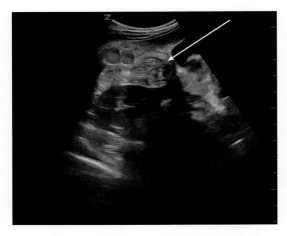

图 47.19　肠套叠。肠系膜、脂肪和肠壁形成不同回声的同心圆（箭头），呈靶心或靶环状，直径≥2.5cm。

复习题

1. 一名 3 岁男孩因间歇性腹痛伴呕吐而入院。他疼得身体蜷缩起来，但没有发热、腹泻、皮疹或呼吸困难。腹部柔软，但在脐周区域有一些腹肌紧张。考虑肠套叠。以下哪项超声检查结果提示可能会复位困难，需手术复位？

   A. 右上腹直径 3cm 的靶环状包块

   B. 回结肠交界处的位置

   C. 肠壁内回声

   D. 腹腔内游离液体

   答：C。肠壁内回声灶提示灌注不良或局部缺血，并与困难或不成功的复位相关。所有其他列出的特征都与肠套叠是一致的，不需外科手术干预也可能缓解。

2. 下列哪项技术可以最可靠地评估儿童休克时的液体反应？

   A. 自主呼吸儿童的下腔静脉/主动脉比值

   B. 自主呼吸的毛细支气管炎患者，在双水平气道正压通气下的下腔静脉/主动脉比值

   C. 接受高频通气的插管患者，下腔静脉塌陷度的呼吸变异

   D. 接受神经肌肉阻滞药的插管患者，左心室流出道血流的呼吸变异

   答：D。虽然检测左心室流出道血流在技术上具有挑战性，但这是文献中描述的唯一的儿科临床情况，心脏超声应用于评估液体反应的可靠应用方案。

3. 以下哪种用于儿科床旁即时超声的测量是错误的？

   A. 当下腔静脉/主动脉比值<0.8 时，提示血管内低血容量

   B. 左心室流出道速度-时间积分的呼吸变化<12%~18%，提示容量反应性

   C. 幽门肌厚度>3mm，管腔长度>15mm 与幽门狭窄一致

   D. 阑尾直径>6mm 与阑尾炎一致

   E. 多层肠壁测量直径≥2.5cm 与肠套叠一致

   答：B。A~E 中列出的所有定量诊断标准均正确。左心室流出道速度-时间积分呼吸变异≥12%~18%（而不是<12%~18%）提示容量反应性。

4. 一个 6 周大的男孩被他的母亲带进来，在过去的 3 天，每次喂食都有逐渐加重的非胆汁性呕吐。他看起来很饿，但连牛奶都不能耐受。考虑幽门狭窄，但直到第二天才能接受放射治疗。拟行床旁即时超声检查。下列哪项与正常幽门肌最为一致？

   A. 肌壁厚度测量为 3.5mm

   B. 内容物可以通过胃窦进入十二指肠

   C. 部分胃窦向扩大的充满液体的胃腔弯曲

   D. 胃窦内可见幽门的圆形边缘

   答：B。提示幽门狭窄的异常特征包括肌层厚度>3mm、长度>15mm、胃窦乳头征（部分胃窦折回充满液体的扩大胃腔）和肩膀征（胃内脱垂的幽门的圆形边缘）。

5. 视频 47.15 最好地显示了哪个肺部超声检查结果？

   A. A 线

B. B 线

C. 肺点

D. 窗帘征

E. 条形码征

F. 海岸征

答:C。此超声图像为肺点,即正常肺滑动与无滑动的界线,可用于判定是否有气胸。回想一下,正常的肺滑动排除气胸,而无滑动是非特异性的,可能是由于任何情况阻止了脏胸膜和壁胸膜的同位运动,包括气胸。见第 9 章,进一步解释这个问题中描述的其他肺超声发现。

参考文献

1. Kluckow M. Use of ultrasound in the haemodynamic assessment of the sick neonate. *Arch Dis Child Fetal Neonatal Ed.* 2014;99(4):F332-F337.
2. Pershad J, Myers S, Plouman C, et al. Bedside limited echocardiography by the emergency physician is accurate during evaluation of the critically ill patient. *Pediatrics.* 2004;114(6):e667-e671.
3. Longjohn M, Wan J, Joshi V, Pershad J. Point-of-care echocardiography by pediatric emergency physicians. *Pediatr Emerg Care.* 2011;27(8):693-696.
4. Nguyen J, Amirnovin R, Ramanathan R, Noori S. The state of point-of-care ultrasonography use and training in neonatal-perinatal medicine and pediatric critical care medicine fellowship programs. *J Perinatol.* 2016;36(11):972-976.
5. Marin JR, Zuckerbraun NS, Kahn JM. Use of emergency ultrasound in United States pediatric emergency medicine fellowship programs in 2011. *J Ultrasound Med.* 2012;31(9):1357-1363.
6. Lichtenstein DA, Mauriat P. Lung ultrasound in the critically ill neonate. *Curr Pediatr Rev.* 2012;8(3):217-223.
7. Bhatia R, Davis PG, Doyle LW, et al. Identification of pneumothorax in very preterm infants. *J Pediatr.* 2011;159(1):115-120.
8. Raimondi F, Fanjul JR, Aversa S, et al. Lung ultrasound for diagnosing pneumothorax in the critically ill neonate. *J Pediatr.* 2016;175:74-78.
9. Talwar S, Agarwala S, Chander MM, et al. Pleural effusions in children undergoing cardiac surgery. *Ann Pediatr Cardiol.* 2010;3(1):58-64.
10. Bliss D, Silen M. Pediatric thoracic trauma. *Crit Care Med.* 2002;30(1):S409-S415.
11. Shah VP, Tunik MG, Tsung JW. Prospective evaluation of point-of-care ultrasonography for the diagnosis of pneumonia in children and young adults. *JAMA Pediatr.* 2013;167(2):119-125.
12. Guerra M, Crichiutti G, Pecile P, et al. Ultrasound detection of pneumonia in febrile children with respiratory distress: a prospective study. *Eur J Pediatr.* 2016;175(2):163-170.
13. Caiulo VA, Gargani L, Caiulo S, et al. Lung ultrasound in bronchiolitis: comparison with chest x-ray. *Eur J Pediatr.* 2011;170(11):1427-1433.
14. Cohen JS, Hughes N, Tat S, et al. The utility of bedside lung ultrasound findings in bronchiolitis. *Pediatr Emerg Care.* 2017;33(2):97-100.
15. Basile V, Di Mauro A, Scalini E, et al. Lung ultrasound: a useful tool in diagnosis and management of bronchiolitis. *BMC Pediatr.* 2015;15:63.
16. Raimondi F, Migliaro F, Sodano A, et al. Use of neonatal chest ultrasound to predict noninvasive ventilation failure. *Pediatrics.* 2014;134(4):e1089-e1094.
17. Liu J, Chen XX, Li XW, et al. Lung ultrasonography to diagnose transient tachypnea of the newborn. *Chest.* 2016;149(5):1269-1275.
18. Sanchez de Toledo J, Munoz R, Landsittel D, et al. Diagnosis of abnormal diaphragm motion after cardiothoracic surgery: ultrasound performed by a cardiac intensivist vs. fluoroscopy. *Congenit Heart Dis.* 2010;5(6):565-572.
19. Dinino E, Gartman EJ, Sethi JM, McCool FD. Diaphragm ultrasound as a predictor of successful extubation from mechanical ventilation. *Thorax.* 2014;69(5):423-427.
20. Hosseini JS, Talebian MT, Ghafari MH, Eslami V. Secondary confirmation of endotracheal tube position by diaphragm motion in right subcostal ultrasound view. *Int J Crit Illn Inj Sci.* 2013;3(2):113-117.
21. Kerrey BT, Geis GL, Quinn AM, et al. A prospective comparison of diaphragmatic ultrasound and chest radiography to determine endotracheal tube position in a pediatric emergency department. *Pediatrics.* 2009;123(6):e1039-e1044.
22. El-Khuffash AF, McNamara PJ. Neonatologist-performed functional echocardiography in the neonatal intensive care unit. *Semin Fetal Neonatal Med.* 2011;16(1):50-60.
23. Kathuria N, Ng L, Saul T, Lewiss RE. The baseline diameter of the inferior vena cava measured by sonography increases with age in normovolemic children. *J Ultrasound Med.* 2015;34(6):1091-1096.
24. Chen L, Hsiao A, Langhan M, et al. Use of bedside ultrasound to assess degree of dehydration in children with gastroenteritis. *Acad Emerg Med.* 2010;17(10):1042-1047.
25. Kwon H, Jung JY, Lee JH, et al. Sonographic aorta/IVC cross-sectional area index for evaluation of dehydration in children. *Am J Emerg Med.* 2016;34(9):1840-1844.
26. Levine AC, Shah SP, Umulisa I, et al. Ultrasound assessment of severe dehydration in children with diarrhea and vomiting. *Acad Emerg Med.* 2010;17(10):1035-1041.
27. Kosiak W, Swieton D, Piskunowicz M. Sonographic inferior vena cava/aorta diameter index, a new approach to the body fluid status assessment in children and young adults in emergency ultrasound—preliminary study. *Am J Emerg Med.* 2008;26(3):320-325.
28. Lin EE, Chen AE, Panebianco N, et al. Effect of inhalational anesthetics and positive-pressure ventilation on ultrasound assessment of the great vessels: a prospective study at a children's hospital. *Anesthesiology.* 2016;124(4):870-877.

29. Ng L, Khine H, Taragin BH, et al. Does bedside sonographic measurement of the inferior vena cava diameter correlate with central venous pressure in the assessment of intravascular volume in children? *Pediatr Emerg Care.* 2013;29(3):337–341.

30. Choi DY, Kwak HJ, Park HY, et al. Respiratory variation in aortic blood flow velocity as a predictor of fluid responsiveness in children after repair of ventricular septal defect. *Pediatr Cardiol.* 2010;31(8):1166–1170.

31. Durand P, Chevret L, Essouri S, et al. Respiratory variations in aortic blood flow predict fluid responsiveness in ventilated children. *Intensive Care Med.* 2008;34(5):888–894.

32. Conlon TW, Ishizuka M, Himebauch AS, et al. Hemodynamic bedside ultrasound image quality and interpretation after implementation of a training curriculum for pediatric critical care medicine providers. *Pediatr Crit Care Med.* 2016;17(7):598–604.

33. Ranjit S, Aram G, Kissoon N, et al. Multimodal monitoring for hemodynamic categorization and management of pediatric septic shock: a pilot observational study. *Pediatr Crit Care Med.* 2014;15(1):e17–e26.

34. Spurney CF, Sable CA, Berger JT, Martin GR. Use of a hand-carried ultrasound device by critical care physicians for the diagnosis of pericardial effusions, decreased cardiac function, and left ventricular enlargement in pediatric patients. *J Am Soc Echocardiogr.* 2005;18(4): 313–319.

35. Lee HC, Silverman N, Hintz SR. Diagnosis of patent ductus arteriosus by a neonatologist with a compact, portable ultrasound machine. *J Perinatol.* 2007;27(5):291–296.

36. Engelman D, Kado JH, Reményi B, et al. Screening for rheumatic heart disease: quality and agreement of focused cardiac ultrasound by briefly trained health workers. *BMC Cardiovasc Disord.* 2016;16:30.

37. Levitov A, Frankel HL, Blaivas M, et al. Guidelines for the appropriate use of bedside general and cardiac ultrasonography in the evaluation of critically ill patients-part II: cardiac ultrasonography. *Crit Care Med.* 2016;44(6): 1206–1227.

38. Platts DG, Sedgwick JF, Burstow DJ, et al. The role of echocardiography in the management of patients supported by extracorporeal membrane oxygenation. *J Am Soc Echocardiogr.* 2012;25(2):131–141.

39. Tsung JW, Blaivas M. Feasibility of correlating the pulse check with focused point-of-care echocardiography during pediatric cardiac arrest: a case series. *Resuscitation.* 2008;77(2): 264–269.

40. Steffen K, Thompson WR, Pustavoitau A, Su E. Return of viable cardiac function after sonographic cardiac standstill in pediatric cardiac arrest. *Pediatr Emerg Care.* 2017;33(1):58–59.

41. Van Winckel M, Voet D, Robberecht E. "Whirlpool sign": not always associated with volvulus in intestinal malrotation. *J Clin Ultrasound.* 1996;24:367–370.

42. Teele RL, Smith EH. Ultrasound in the diagnosis of idiopathic hypertrophic pyloric stenosis. *New Engl J Med.* 1977;296(20):1149–1150.

43. Malcom GE 3rd, Raio CC, Del Rios M, et al. Feasibility of emergency physician diagnosis of hypertrophic pyloric stenosis using point-of-care ultrasound: a multi-center case series. *J Emerg Med.* 2009;37(3):283–286.

44. Sivitz AB, Tejani C, Cohen SG. Evaluation of hypertrophic pyloric stenosis by pediatric emergency physician sonography. *Acad Emerg Med.* 2013;20(7):646–651.

45. Leaphart CL, Borland K, Kane TD, Hackam DJ. Hypertrophic pyloric stenosis in newborns younger than 21 days: remodeling the path to surgical intervention. *J Pediatr Surg.* 2008;43(6): 998–1001.

46. Hernanz-Schulman M, Zhu Y, Stein SM, et al. Hypertrophic pyloric stenosis in infants: US evaluation of vascularity of the pyloric canal. *Radiology.* 2003;229(2):389–393.

47. Rohrschneider WK, Mittnacht H, Darge K, Tröger J. Pyloric muscle in asymptomatic infants: sonographic evaluation and discrimination from idiopathic hypertrophy pyloric stenosis. *Pediatr Radiol.* 1998;28(6):429–434.

48. Demian M, Nguyen S, Emil S. Early pyloric stenosis: a case control study. *Pediatr Surg Int.* 2009;25(12):1053–1057.

49. Mollitt DL, Golladay ES, Williamson S, et al. Ultrasonography in the diagnosis of pyloric stenosis. *South Med J.* 1987;80(1):47–50.

50. Kofoed PE, Høst A, Elle B, Larsen C. Hypertrophic pyloric stenosis: determination of muscle dimensions by ultrasound. *Br J Radiol.* 1988;61(721):19–20.

51. Neilson D, Hollman AS. The ultrasonic diagnosis of infantile hypertrophic pyloric stenosis: technique and accuracy. *Clin Radiol.* 1994;49(4): 246–247.

52. Rosen MP, Ding A, Blake MA, et al. ACR appropriateness criteria right lower quadrant pain—suspected appendicitis. *J Am Coll Radiol.* 2011;8(11):749–755.

53. Doria AS, Moineddin R, Kellenberger CJ, et al. US or CT for diagnosis of appendicitis in children and adults? A meta-analysis. *Radiology.* 2006;241(1):83–94.

54. Taylor GA. Suspected appendicitis in children: in search of the single best diagnostic test. *Radiology.* 2004;231(2):293–295.

55. Krishnamoorthi R, Ramarajan N, Wang NE, et al. Effectiveness of a staged US and CT protocol for the diagnosis of pediatric appendicitis: reducing radiation exposure in the age of ALARA. *Radiology.* 2011;259(1):231–239.

56. Ramarajan N, Krishnamoorthi R, Barth R, et al. An interdisciplinary initiative to reduce radiation exposure: evaluation of appendicitis in a pediatric emergency department with clinical assessment supported by a staged ultrasound and computed tomography pathway. *Acad Emerg Med.* 2009;16(11):1258–1265.

57. Garcia Pena BM, Cook EF, Mandl KD. Selective imaging strategies for the diagnosis of appendicitis in children. *Pediatrics.* 2004;113(1 Pt): 24–28.

58. Wan MJ, Krahn M, Ungar WJ, et al. Acute appendicitis in young children: cost-effectiveness of US versus CT in diagnosis—a Markov decision analytic model. *Radiology.* 2009;250(2): 378–386.

59. Elikashvili I, Tay ET, Tsung JW. The effect of point-of-care ultrasonography on emergency department length of stay and computed tomography utilization in children with suspected appendicitis. *Acad Emerg Med.* 2014;21(2): 163-170.

60. Partain KN, Patel A, Travers C, et al. Secondary signs may improve the diagnostic accuracy of equivocal ultrasounds for suspected appendicitis in children. *J Pediatr Surg.* 2016;51(10): 1655-1660.

61. Eshed I, Gorenstein A, Serour F, Witzling M. Intussusception in children: can we rely on screening sonography performed by junior residents? *Pediatr Radiol.* 2004;34(2):134-137.

62. Riera A, Hsiao AL, Langhan ML, et al. Diagnosis of intussusception by physician novice sonographers in the emergency department. *Ann Emerg Med.* 2012;60(3):264-268.

63. del Pozo G, González-Spinola J, Gómez-Ansón B, et al. Intussusception: trapped peritoneal fluid detected with US—relationship to reducibility and ischemia. *Radiology.* 1996;201(2): 379-383.

64. Hryhorczuk AL, Strouse PJ. Validation of US as a first-line diagnostic test for assessment of pediatric ileocolic intussusception. *Pediatr Radiol.* 2009;39(10):1075-1079.

65. Swischuk LE, Stansberry SD. Ultrasonographic detection of free peritoneal fluid in uncomplicated intussusception. *Pediatr Radiol.* 1991;21(5):350-351.

66. Saxton V, Katz M, Phelan E, Beasley SW. Intussusception: a repeat delayed gas enema increases the nonoperative reduction rate. *J Pediatr Surg.* 1994;29(5):588-589.

67. Gorenstein A, Raucher A, Serour F, et al. Intussusception in children: reduction with repeated, delayed air enema. *Radiology.* 1998;206(3): 721-724.

68. Kong MS, Wong HF, Lin SL, et al. Factors related to detection of blood flow by color Doppler ultrasonography in intussusception. *J Ultrasound Med.* 1997;16(2):141-144.

69. Weihmiller SN, Buonomo C, Bachur R. Risk stratification of children being evaluated for intussusception. *Pediatrics.* 2011;127(2): e296-e303.

70. Friedman LM, Tsung JW. Extending the focused assessment with sonography for trauma examination in children. *Clin Pediatr Emerg Med.* 2011;12(1):2-17.

71. Soudack M, Epelman M, Maor R, et al. Experience with focused abdominal sonography for trauma (FAST) in 313 pediatric patients. *J Clin Ultrasound.* 2004;32(2):53-61.

72. Holmes JF, Gladman A, Chang CH. Performance of abdominal ultrasonography in pediatric blunt trauma patients: a meta-analysis. *J Pediatr Surg.* 2007;42(9):1588-1594.

73. Holmes JF, Brant WE, Bond WF, et al. Emergency department ultrasonography in the evaluation of hypotensive and normotensive children with blunt abdominal trauma. *J Pediatr Surg.* 2001;36(7):968-973.

74. Soundappan SV, Holland AJ, Cass DT, Lam A. Diagnostic accuracy of surgeon-performed focused abdominal sonography (FAST) in blunt paediatric trauma. *Injury.* 2005;36(8):970-975.

75. Blackbourne LH, Soffer D, McKenney M, et al. Secondary ultrasound examination increases the sensitivity of the FAST exam in blunt trauma. *J Trauma.* 2004;57(5):934-938.

76. Henderson SO, Sung J, Mandavia D. Serial abdominal ultrasound in the setting of trauma. *J Emerg Med.* 2000;18(1):79-81.

77. Melniker LA. The value of focused assessment with sonography in trauma examination for the need for operative intervention in blunt torso trauma: a rebuttal to "emergency ultrasound-based algorithms for diagnosing blunt abdominal trauma (review)," from the Cochrane Collaboration. *Crit Ultrasound J.* 2009;1(2):73-84.

78. Nance ML, Mahboubi S, Wickstrom M, et al. Pattern of abdominal free fluid following isolated blunt spleen or liver injury in the pediatric patient. *J Trauma.* 2002;52(1):85-87.

79. Evans N, Gournay V, Cabanas F, et al. Point-of-care ultrasound in the neonatal intensive care unit: international perspectives. *Semin Fetal Neonatal Med.* 2011;16(1):61-68.

80. LaRovere KL, O'Brien NF, Tasker RC. Current opinion and use of transcranial doppler ultrasonography in traumatic brain injury in the pediatric intensive care unit. *J Neurotrauma.* 2016;33(23):2105-2114.

81. Fujioka KA, Gates DT, Spencer MP. A comparison of transcranial color Doppler imaging and standard static pulsed wave Doppler in the assessment of intracranial hemodynamics. *J Vasc Tech.* 1994;18:29-35.

82. O'Brien NF, Hall MW. Extracorporeal membrane oxygenation and cerebral blood flow velocity in children. *Pediatr Crit Care Med.* 2013;14(3):e126-e134.

83. Figaji AA, Zwane E, Fieggen AG, et al. Transcranial Doppler pulsatility index is not a reliable indicator of intracranial pressure in children with severe traumatic brain injury. *Surg Neurol.* 2009;72(4):389-394.

84. Melo JR, Di Rocco F, Blanot S, et al. Transcranial Doppler can predict intracranial hypertension in children with severe traumatic brain injuries. *Childs Nerv Syst.* 2011;27(6):979-984.

85. Blaivas M, Theodoro D, Sierzenski PR. A study of bedside ocular ultrasonography in the emergency department. *Acad Emerg Med.* 2002;9(8):791-799.

86. Roque PJ, Hatch N, Barr L, Wu TS. Bedside ocular ultrasound. *Crit Care Clin.* 2014;30(2): 227-241.

87. Riggs BJ, Trimboli-Heidler C, Spaeder MC, et al. The use of ophthalmic ultrasonography to identify retinal injuries associated with abusive head trauma. *Ann Emerg Med.* 2016;67(5): 620-624.

88. Yavin D, Luu J, James MT, et al. Diagnostic accuracy of intraocular pressure measurement for the detection of raised intracranial pressure: meta-analysis: a systematic review. *J Neurosurg.* 2014;121(3):680-687.

89. Dubourg J, Messerer M, Karakitsos D, et al. Individual patient data systematic review and meta-analysis of optic nerve sheath diameter ultrasonography for detecting raised intracranial pressure: protocol of the ONSD research group. *Syst Rev.* 2013;2:62.

90. Le A, Hoehn ME, Smith ME, et al. Bedside sonographic measurement of optic nerve sheath diameter as a predictor of increased intracranial pressure in children. *Ann Emerg Med.* 2009;53(6):785-791.

91. Hall MK, Spiro DM, Sabbaj A, et al. Bedside optic nerve sheath diameter ultrasound for the evaluation of suspected pediatric ventriculoperitoneal shunt failure in the emergency department. *Childs Nerv Syst.* 2013;29(12):2275-2280.

92. McAuley D, Paterson A, Sweeney L. Optic nerve sheath ultrasound in the assessment of paediatric hydrocephalus. *Childs Nerv Syst.* 2009;25(1):87-90.

93. Hansen H-C, Lagrèze W, Krueger O, Helmke K. Dependence of the optic nerve sheath diameter on acutely applied subarachnoidal pressure - an experimental ultrasound study. *Acta Ophthalmol.* 2011;89(6):e528-e532.

94. Amini A, Kariman H, Arhami Dolatabadi A, et al. Use of the sonographic diameter of optic nerve sheath to estimate intracranial pressure. *Am J Emerg Med.* 2013;31(1):236-239.

95. Maissan IM, Dirven PJ, Haitsma IK, et al. Ultrasonographic measured optic nerve sheath diameter as an accurate and quick monitor for changes in intracranial pressure. *J Neurosurg.* 2015;123(3):743-747.

96. Rajajee V, Vanaman M, Fletcher JJ, et al. Optic nerve ultrasound for the detection of raised intracranial pressure. *Neurocrit Care.* 2011;15(3):506-515.

97. McAuley D, Paterson A, Sweeney L. Optic nerve sheath ultrasound in the assessment of paediatric hydrocephalus. *Childs Nerv Syst.* 2009;25(1):87-90.

98. O'Grady NP, Alexander M, Burns LA, et al. Summary of recommendations: guidelines for the prevention of intravascular catheter-related infections. *Clin Infect Dis.* 2011;52(9):1087-1099.

99. Rothschild JM. *Ultrasound Guidance of Central Vein Catheterization. Evidence Report/Technology Assessment, No. 43. Chapter 21. Making Healthcare Safer. A Critical Analysis of Patient Safety Practices.* Agency for Healthcare Research and Quality Publication, No. 01-E058; 2001. 245-253. Available on the web at: http://www.ahrq.gov/clinic/ptsafety/.

100. Brass P, Hellmich M, Kolodziej L, et al. Ultrasound guidance versus anatomical landmarks for internal jugular vein catheterization. *Cochrane Database Syst Rev.* 2015;(1):CD006962.

101. Brass P, Hellmich M, Kolodziej L, et al. Ultrasound guidance versus anatomical landmarks for subclavian or femoral vein catheterization. *Cochrane Database Syst Rev.* 2015;(1):CD011447.

102. Mallinson C, Bennett J, Hodgson P, Petros AJ. Position of the internal jugular vein in children. A study of the anatomy using ultrasonography. *Paediatr Anaesth.* 1999;9(2):111-114.

103. Bhatia N, Sivaprakasam J, Allford M, Guruswamy V. The relative position of femoral artery and vein in children under general anesthesia- an ultrasound-guided observational study. *Paediatr Anesth.* 2014;24(11):1164-1168.

104. Ullman AJ, Marsh N, Mihala G, et al. Complications of central venous access devices: a systematic review. *Pediatrics.* 2015;136(5):e1331-e1344.

105. Rey C, Alvarez F, De La Rua V, et al. Mechanical complications during central venous cannulations in pediatric patients. *Intensive Care Med.* 2009;35(8):1438-1443.

106. Verghese ST, McGill WA, Patel RI, et al. Ultrasound-guided internal jugular venous cannulation in infants: a prospective comparison with the traditional palpation method. *Anesthesiology.* 1999;91(1):71-77.

107. Bruzoni M, Slater BJ, Wall J, et al. A prospective randomized trial of ultrasound- vs. landmark-guided central venous access in the pediatric population. *J Am Coll Surg.* 2013;216(5):939-943.

108. Katheria AC, Fleming SE, Kim JH. A randomized controlled trial of ultrasound-guided peripherally inserted central catheters compared with standard radiography in neonates. *J Perinatol.* 2013;33(10):791-794.

109. Michel F, Brevaut-Malaty V, Pasquali R, et al. Comparison of ultrasound and x-ray in determining the position of umbilical venous catheters. *Resuscitation.* 2012;84(6):705-709.

110. Pirotte T, Veyckemans F. Ultrasound-guided subclavian vein cannulation in infants and children: a novel approach. *Br J Anaesth.* 2007;98(4):509-514.

111. Rhondali O, Attof R, Combet S, et al. Ultrasound-guided subclavian vein cannulation in infants: supraclavicular approach. *Paediatr Anaesth.* 2011;21(11):1136-1141.

112. Metz RI, Lucking SE, Chaten FC, et al. Percutaneous catheterization of the axillary vein in infants and children. *Pediatrics.* 1990;85(4):531-533.

113. Venkataraman ST, Thompson AE, Orr RA. Femoral vascular catheterization in critically ill infants and children. *Clin Pediatr (Phila).* 1997;36(6):311-319.

114. Egan G, Healy D, O'Neill H, et al. Ultrasound guidance for difficult peripheral venous access: systematic review and meta-analysis. *Emerg Med J.* 2013;30(7):521-526.

115. Doniger SJ, Ishimine P, Fox JC, et al. Randomized controlled trial of ultrasound-guided peripheral intravenous catheter placement versus traditional techniques in difficult-access pediatric patients. *Ped Emerg Care.* 2009;25(3):154-159.

116. Dargin JM, Rebholz CM, Lowenstein RA, et al. Ultrasonography-guided peripheral intravenous catheter survival in ED patients with difficult access. *Am J Emerg Med.* 2010;28(1):1-7.

117. Elia F, Ferrari G, Molino P, et al. Standard-length catheters vs long catheters in ultrasound-guided peripheral vein cannulation. *Am J Emerg Med.* 2012;30(5):712-716.

118. Ishii S, Shime N, Shibasaki M, Sawa T. Ultrasound-guided radial artery catheterization in infants and small children. *Pediatr Crit Care Med.* 2013;14(5):471-473.

119. Schwemmer U, Arzet HA, Trautner H, et al. Ultrasound-guided arterial cannulation in infants improves success rate. *Eur J Anaesthesiol.* 2006;23(6):476-480.

120. Ganesh A, Kaye R, Cahill AM, et al. Evaluation of ultrasound-guided radial artery can-

nulation in children. *Pediatr Crit Care Med.* 2009;10(1):45-48.

121. Aouad-Maroun M, Raphael CK, Sayyid SK, et al. Ultrasound-guided arterial cannulation for paediatrics. *Cochrane Database Syst Rev.* 2016;(9):CD011364.

122. Kantor DB, Su E, Milliten CE, Conlon TW. Ultrasound guidance and other determinants of successful peripheral artery catheterization in critically ill children. *Pediatr Crit Care Med.* 2016;17(12):1124-1130.

123. Kessler D, Pusic D, Chang TP, et al. Impact of just-in-time and just-in-place simulation on intern success with infant lumbar puncture. *Pediatrics.* 2015;135(5):e1237-e1246.

124. Neal JT, Kaplan SL, Woodford AL, et al. The effect of bedside ultrasonographic skin marking on infant lumbar puncture success: a randomized controlled trial. *Ann Emerg Med.* 2017;69(5):610-619.

125. Li J. Capnography alone is imperfect for endotracheal tube placement confirmation during emergency intubation. *J Emerg Med.* 2001;20(3):223-229.

126. Galicinao J, Bush AJ, Godambe SA. Use of bedside ultrasonography for endotracheal tube placement in pediatric patients: a feasibility study. *Pediatrics.* 2007;120(6):1297-1303.

127. Sheth M, Pooja J, Nguyen J. Ultrasonography for verification of endotracheal tube position in neonates and infants. *Am J Perinatol.* 2017;34(7):627-632.

128. Lin M, Gurley K, Hoffman B. Bedside ultrasound for tracheal tube verification in pediatric emergency department and ICU patients: a systematic review. *Pediatr Crit Care Med.* 2016;17(10):e469-e476.

第 48 章

新生儿

María V. Fraga ■ Thomas W. Conlon ■ Jae H. Kim ■ Erik Su
杨青 译 ■ 王鹏 余旻 校

背景

超声长期以来一直用于危重新生儿的管理。它是对脑室出血进行神经学监测,以及从产前开始对先天性心脏病进行持续心脏监测不可或缺的方法。近年来,超声已被新生儿科医生越来越多的使用,并且,因其使患者避免受到电离辐射,它作为一种安全的成像方式,在母胎医学中发挥重要作用。更多的新生儿科医生与主要影像专家合作来获取和解读基础的超声图像,以指导临床决策[1]。并且随着超声机器的可用性的不断提高,基础的床旁即时超声技能最终将成为大多数新生儿科医生的标准技能。

中心导管

脐静脉和动脉导管

背景

对新生儿来说,中心静脉通路是获得足够的肠内营养和静脉注射药物所必需的。

对于新生儿,最常放置的是脐导管和外周中心静脉导管。近年来,由于超声引导的有效性,新生儿经锁骨下静脉、颈内静脉、股静脉的临时中心静脉置管不断增加。

在新生儿插入脐静脉导管(umbilical venous catheter,UVC)的过程中,床旁即时超声用于证实管路尖端确切位置在右心房-下腔静脉连接处。超声的使用减少了操作时间和放射拍片次数[2,3]。在新生儿中,不需使用超声鉴别脐静脉和脐动脉,因此,超声的主要作用是引导导管尖端的放置。UVC 放置于脐静脉内,头端朝向左门静脉和静脉导管,置于右心房和下腔静脉汇合处。脐动脉置管(umbilical arterial catheter,UAC)通过尾端进入相应的髂内动脉,经过一侧髂总动脉,置于降主动脉内(图 48.1)。

技术

通常优先选用相控阵探头,但是其他能够产生扇形图像的探头,例如设置为梯形模式的微凸或线阵探头,可用来评估新生儿脐带尖端位置。通常设置为心脏模式,与屏幕

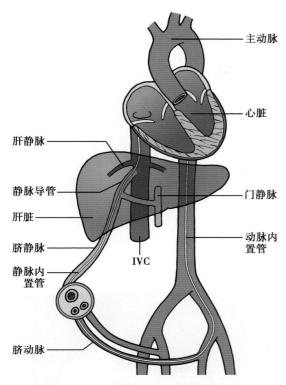

图 48.1　胎儿循环解剖。脐动静脉置管的
位置。IVC，下腔静脉

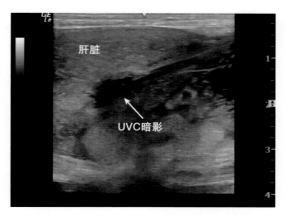

图 48.2　脐静脉置管（UVC）。从纵切面图
像中可见静脉导管内的脐静脉置管

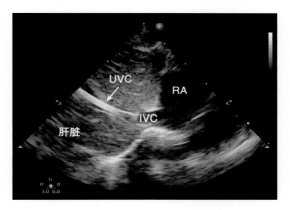

图 48.3　右心房-下腔静脉（IVC）纵切面。
在静脉导管汇入下腔静脉的纵切面图像中
可见脐静脉置管（UVC）。RA，右心房

右上角方向指示标志一起使用。

　　对于超声引导下脐静脉置管，理想情况
下需要两名操作者：一名操作者推进导管，
另一名操作者在无菌铺巾下进行超声成像。
单个操作者也可进行此项操作，前提是腹部
无菌准备好，覆盖从脐到剑突所有范围，并
且将探头包裹在无菌鞘中。探头放置在上
腹部，方向标志（凹头）指向头端。超声声束
与脊柱平行，以便纵向观察肝内下腔静脉。
在下腔静脉中看见脐静脉置管之前，在静脉
导管内可看见脐静脉置管的暗影，并随着置
管的推进追踪暗影（图 48.2；视频 48.1）。
脐静脉置管的暗影是导管位置的最明显标
志。一旦脐静脉置管进入下腔静脉，就很容
易被超声看到（图 48.3；视频 48.2）。导管
应该放置在下腔静脉-右心房连接处向头端
稍上一点（大概 0.5cm），以保持它远离肝
脏，防止静脉输注外渗。

　　对于超声引导的脐动脉置管的放置，

首选由第二个操作者操作探头。首先，识
别降腹主动脉，将探头放在脐中线上方，探
头方向标记指向头侧。超声相对容易识别
肌肉和搏动的动脉。在推进脐动脉导管
时，当它的尖端到达肝脏时即可被轻松发
现。通常，脐动脉导管比脐静脉导管更容
易识别，位于中线偏左侧，在脐静脉导管的
背侧（图 48.4）。导管尖端应放置于膈肌水
平稍偏头侧，相当于 T6 ~ T9 水平。导管尖
端目标位置为膈肌水平稍上方，尖端可以
在直视下推进，直到到达正确的位置。脐
动脉导管的位置过低，位于腹腔干动脉和
肾动脉以下时，因为肠气的干扰，可能无法
应用超声引导。

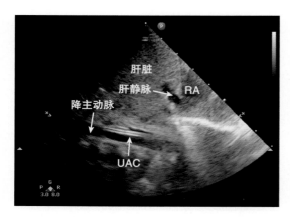

图 48.4　脐动脉置管(UAC)。在降主动脉的纵切面图像中可见脐动脉置管。RA,右心房

外周中心静脉导管

背景

　　外周中心静脉导管(peripherally inserted central catheter, PICC)是在新生儿中广泛应用的静脉通路。新生儿出生后立即放置PICC,而不是脐静脉置管,因为新生儿通常是出生后7~10天[4]静脉导管闭合以及脐静脉被移除。对于出生体重小于1 500g的新生儿通常需要一根PICC来输注液体、静脉营养和药物。关于管路直径和血栓形成风险的统计数据有限。然而,回顾性研究显示导管直径不超过血管直径的二分之一,可能会降低血栓发生的风险[5]。PICC放置于上肢或下肢静脉内,相对应的,导管尖端位于上腔静脉或下腔静脉。对于新生儿,PICC被设计成小至1Fr大小,并伴有各种放置技巧。小型号的导管很难在平片上识别,有时需要注射造影剂来识别尖端的位置。PICC在超声中显影为强回声结构[6]。当在超声引导下置入PICC时,可缩短操作过程的时间[7]。

技术

　　在新生儿中应用的,实时针尖定位及置管技巧,和在儿童中应用的是一样的(见第36章和第47章)。更好的做法是,当第一个操作者推进导管时,第二个操作者在无菌铺巾下操控探头。由于新生儿胸壁软骨,使我们可通过超声看见上腔静脉。将探头放置于胸骨中线左侧,探头方向标识指向头侧,以观察上腔静脉。从这个位置,将探头向患者右侧倾斜,上腔静脉见于突起的主动脉深处。当PICC进入上腔静脉时,即可看到PICC尖端。可在上腔静脉内看见导管,应该放置于上腔静脉-右心房连接处或稍上方(图48.5)。对于下肢的PICC,从剑突下纵轴切面观察下腔静脉,类似于脐静脉置管的位置。探头应放置于下腔静脉长轴的中心,以便获得更好的图像(图48.6)。

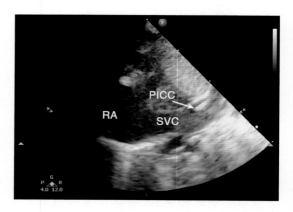

图 48.5　上腔静脉(SVC)和导管。在SVC-右心房(RA)连接处稍上方可见外周中心静脉导管(PICC)尖端

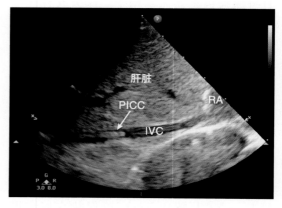

图 48.6　下腔静脉(IVC)和导管。从剑突下切面,可见IVC纵切面内的下肢的外周中心静脉导管(PICC)尖端。RA,右心房

对于上肢的 PICC,在肘部及腋窝处手臂弯曲 45°时,确认导管尖端位置,以保证看到的是导管尖端最深的位置,同时确认导管没有进入右心房。同样的,对于下肢的 PICC,膝关节和髋关节屈曲大约 90°,以确认看到的是导管尖端的最深位置。

当无法找到导管尖端时,操作者可以推注少量生理盐水,湍流信号可以显示导管尖端位置。上肢和下肢 PICC 管尖端,应放置于上腔静脉-右心房和下腔静脉-右心房连接处,同时,保证导管周围有足够的血流,以减低血栓形成和心律失常的风险。当 PICC 置入超过上腔静脉-右心房连接处,导管可能会变得不易见或者完全不可见,因为右心房内的湍流可能会不断地移动导管。如果下肢的 PICC 无法看见,导管尖端可能位于中腹部,视野被肠气遮挡。

气管导管的位置

背景

气管导管进入鼻腔或者口腔,经过声门,终到胸廓入口和隆突中段。应用超声定位气管导管可能具有技术挑战性,因为在导管周围的气体干扰对导管的直接成像。然而,气管导管进入气管和食管的通路可被轻松辨别,在成人和小儿患者中,用小的线阵探头,横向放置在喉部上方观察[8-11]。在新生儿中,对气管内导管的鉴别,相比成人和小儿患者要容易一些,因为他们胸骨和肋骨的软骨骨质,以及身体含水量更高。应用线阵探头从纵轴切面确认气管导管尖端位置,已被应用于早产儿和足月婴儿中[12]。

技术

可用超声评估气管插管两个重要的方面:证实气管导管在位及其在气管内深度。证实气管插管成功需要确定气管导管在气管内。在插管时或者插管刚结束时,将线阵

探头横向放置在颈根部的胸骨上切迹处。气管导管看上去是气道内一个高回声的弯曲线,其管腔内的气体干扰了其他深层结构的成像(图 48.7)。如果气管导管错放入食管,气管内将看不见导管影,在气管左侧邻近的食管内可见高回声的气管导管影。证实位于气管内后,确定气管导管在气管内的深度也很重要。将婴儿的头转向一侧,并将探头纵向放置于胸骨中部到上三分之一处,探头的标志点指向头端。在新生儿中,胸骨是软骨质的,很容易被超声穿透。气管环图像呈矩形的回声片段。识别气管标志呈对角线在屏幕中分布,然后寻找气管导管的尖端,类似气管内一条高回声的线或一个点。

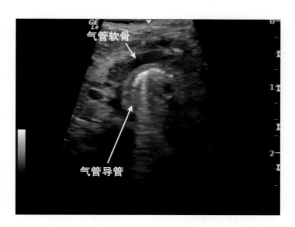

图 48.7 气管内插管(横轴图像)。 在横轴切面上可见位于气管内的气管导管

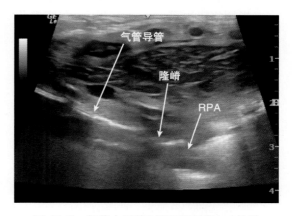

图 48.8 气管内插管(纵切面图像)。 从纵轴切面上可见气管导管位于气管内,在气管隆嵴的上方。RPA,右肺动脉

为了进一步确认这个高回声的结构是气管导管,可以轻柔地滑动气管导管,进出移动不要超过 0.5cm,在屏幕中可见导管尖端的移动(图 48.8;视频 48.3)。气管隆嵴不能轻松地用超声看到,但是右肺动脉可用作识别气管隆嵴的一个血管标志,右肺动脉在它的尾端。

心脏超声

背景

床旁即时心脏超声或者超声心动图,越来越多地被新生儿科医生应用,用来对足月儿或早产儿进行血流动力学评估。超声可以评估复杂多变的过渡期循环,新生儿生后早期未成熟心肌的各种反应,以及有无心内和心外分流存在,比如卵圆孔未闭和动脉导管未闭。因缺乏可靠的方法来评估全身血流量,从而促使新生儿科医生应用床旁即时心脏超声,对于临床病情不稳定的患儿,它为观察动脉导管和肺循环血流动力学的影响提供了新的视角。床旁即时心脏超声可对心腔大小、功能及血流动力学进行快速评估,可以在从门诊到重症监护病房的各种环境中快速诊断和判断。床旁超声可以实时提供有意义的临床数据[13,14],从而通过更好地理解潜在的生理过程和监测对治疗的反应来指导临床决策。有研究显示,在新生儿期常规应用床旁即时心脏超声,可早期识别心血管系统疾病并加快进行临床管理,这可能会改善短期预后[15-18]。

床旁即时心脏超声一个重要的方面是对超声使用者进行培训。获得准确的图像及对图像的解读是在临床实践中需要的基本技能,这可扩充检查者的临床评估。在培训、技术维护及持续临床支持中,推荐与儿科心脏学的医生合作。

图像采集

床旁即时心脏超声主要应用二维模式

来评估心脏,脉冲多普勒、连续多普勒、彩色血流多普勒和 M 模式在心脏中有特定的用途。在足月儿和早产儿中,应用相控阵探头,频率范围在 8~12MHZ 之间,可以提供合适的分辨力和足够的组织穿透力。在新生儿中,由于他们体型小以及高度膨胀的肺,超声心动图的透声窗可能是具有挑战性的,尤其是在支气管肺发育不良的早产儿和新生儿中。

新生儿心脏超声的基本图像和成人一样(见第 14 章),另外有两个特有图像:动脉导管未闭和上腔静脉(图 48.9;视频 48.4~视频 48.7)。

- 动脉导管未闭图像获取(图 48.10;视频 48.8):将探头放置于胸骨上三分之一或胸骨上切迹,探头方向标识指向头端,超声束瞄准中线稍偏左侧,观察左肺动脉根部,它看上去像主肺动脉末端的憩室。动脉导管从左肺动脉根部上方的主肺动脉发出,至主动脉弓部。

- 上腔静脉图像获取(图 48.11;视频 48.9):将探头纵向放于胸骨中段上,中线稍偏左侧,探头方向标识指向头端。轻微右侧倾斜探头,直至出现升主动脉图像。继续向右侧倾斜探头,直至出现上腔静脉图像,它连接于右心房,在升主动脉的深部。这个切面主要用于测量上腔静脉最大和最小直径。剑突下上腔静脉切面用于测量上腔静脉血流速度,应用脉冲多普勒模式,将在下文进一步描述。

图像分析

床旁即时超声通常主要用于回答临床具体问题。下面部分介绍在新生儿重症监护病房常见的临床应用。

心输出量

低血压是新生儿的常见问题,特别是在早产儿中。血压不是反应机体器官灌注的可靠替代指标,因为在过渡循环期,它不能

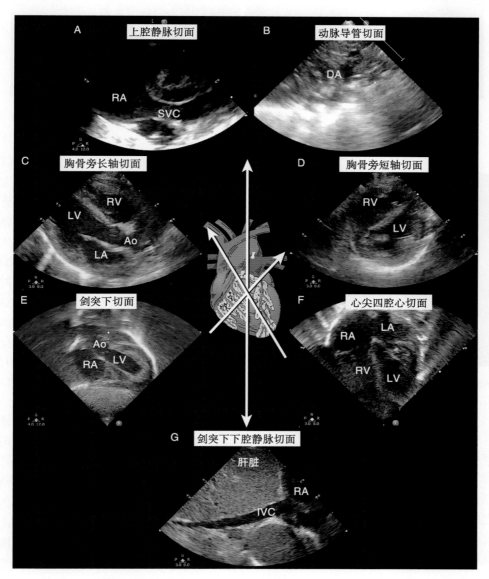

图 48.9　新生儿床旁即时心脏超声的基本切面。箭头描绘了获取所示的视图的心脏成像平面。(A)上腔静脉(SVC);(B)动脉导管;(C)胸骨旁长轴;(D)胸骨旁短轴;(E)剑突下;(F)心尖四腔心;(G)剑突下下腔静脉(IVC)切面。Ao,主动脉;DA,动脉导管;LA,左心房;LV,左心室;RA,右心房;RV,右心室

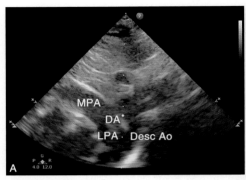
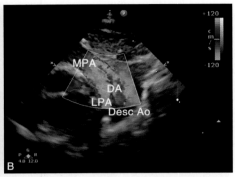

图48.10　动脉导管未闭图像。（A）二维图像；（B）彩色多普勒图像。DA，动脉导管；Desc Ao，降主动脉；LPA，左肺动脉；MPA，主肺动脉

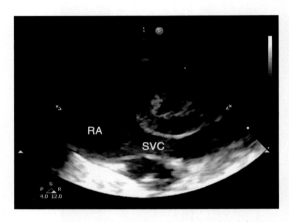

图48.11　上腔静脉图像。RA，右心房；SVC，上腔静脉

捕获复杂的心血管系统血流动力学。连续的床旁即时心脏超声具有揭示心血管系统损害的生理特性的优势，根本问题是区分前负荷、后负荷还是心肌收缩力。

之前已经讲述了对血管内容量状态和心肌收缩力的评估（见第21和47章）。在儿科及新生儿患者中应用同样的技术。评估左心室每搏量，在心尖五腔心切面应用脉冲多普勒模式，测量通过主动脉瓣的血流速度，然后，在胸骨旁长轴切面，测量主动脉根部的直径（图48.12，另参见图21.4和21.5）。波形下的面积用于计算速度时间积分（velocity-time integral，VTI），它是血液在每次左心室收缩过程中行进距离的量度。将VTI乘以主动脉根部横截面积可得出每搏量（stroke volume，SV），将SV乘以心率（heart rate，HR）可得出左心室输出量（left ventricular output，LVO）。LVO除以患者体重，单位以mL/（kg·min）表示。在新生儿中，必须谨慎使用LVO。因为当有粗大动脉导管未闭存在时可能会发生体循环窃血，这会导致测量结果不可信。按照相同的方法测量右心室输出量（right ventricular output，RVO），此时需测量通过肺动脉瓣的血流量并使用肺动脉直径。右心室输出量反应从体循环回流的血液，但是类似于LVO，如有心房内分流存在时可能会混淆右心室输出量。

上腔静脉血流量已被提议，作为测量从大脑和上半身静脉回流血量的一个可供选择的方法，并且不受任何分流的干扰[19]。使用与上述LVO相同的方法来计算SVC流量。由于声束可以与血流方向对齐，因此采用剑突下方法使用脉冲多普勒模式测量SVC流速。可以通过在上腹部向下滑动探头，来优化超声束的角度，以在上腔静脉进入右心房之前最大限度地观察上腔静脉内的血流。胸骨中部的纵轴切面图用于测量最大和最小上腔静脉直径，以计算平均上腔静脉直径（图48.13）。正常的上腔静脉血流量范围为40~120mL/（kg·min）。

动脉导管未闭

在早产儿中，动脉导管多数在新生儿早

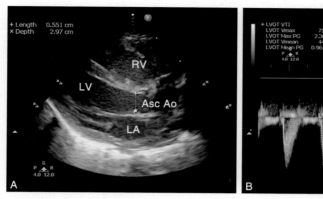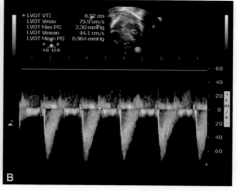

图 48.12 **每搏量测量。**将胸骨旁长轴切面（A）的主动脉横截面积乘以使用脉冲多普勒模式（B）测量的心尖五腔心切面的主动脉速度时间积分，即可计算出每搏量。Asc Ao，升主动脉；LA，左心房；LV，左心室；RV，右心室

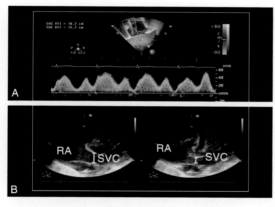

图 48.13 **上腔静脉（SVC）流量测量。**（A）从剑突下切面，将多普勒采样框置于SVC-右心房（RA）交界处来测量上腔静脉血流量。（B）二维模式下，计算 SVC 最大直径（左）和 SVC 最小直径（右）平均值，即为平均 SVC 直径

期无法闭合，从而导致血液左向右分流，通常会产生不利的血流动力学影响[20-22]。在超声心动图出现之前，动脉导管未闭的诊断基于临床发现。然而，在生后 1 周内，体检发现与超声心动图发现动脉导管未闭的相关性很差[23,24]。超声心动图已成为动脉导管未闭的标准诊断方法。

动脉导管未闭的特性包括测量导管直径和评估血流模式。二维模式在动脉导管的最窄点测量其内径，以及在彩色多普勒模式的导管切面测量（图 48.14）。多项研究表明，直径大于 2mm 的动脉导管定义为具有血流动力学意义的动脉导管未闭，该动脉导管未闭不能自发关闭，但这一假设仍然存在争议。尽管导管大小似乎是所有标记中最能预测的，但其意义值得怀疑，因为在二维模式在单个点的测量可能无法反映导管在其整个长度上的结构。导管的大小也会随氧饱和度和表面活性物质的使用而变化。

动脉导管的第二个评估是测量导管内的血流速度（图 48.15）。当速度小于 2m/s 时用脉冲多普勒模式测量，速度大于 2m/s 时用连续多普勒模式，导管血流速度在 1.5~2m/s 多为中等大小的动脉导管未闭，而速度小于1.5m/s 为较粗大的动脉导管未闭[25]。

有效肺血流量的增加可以通过左心房与主动脉的比值和左心室输出量来估计。但是，在有心房内分流的情况下，两种测量方法都不可靠。

也可以使用上腔静脉血流作为全身血流的替代指标，来量化导管窃血对全身血流的影响。高容量的分流与低上腔静脉流量相关，而低上腔静脉流量与脑室内出血的风险增加相关[26,27]。脉冲多普勒可用于评估降主动脉、腹腔和肠系膜动脉的血流，从而提供有关下半身远端灌注的数据。

然而，尽管进行了多年的研究，但关于动脉导管在不良预后中的作用，以及预测这

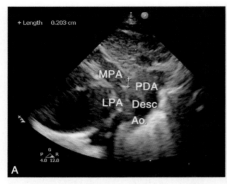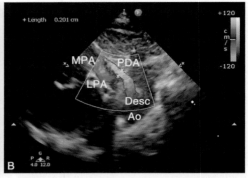

图 48.14 动脉导管直径的测量。应用彩色多普勒模式来确定动脉导管的位置,用测径器测量直径。Desc Ao 降主动脉;LPA,左肺动脉;MPA,主肺动脉;PDA,动脉导管未闭

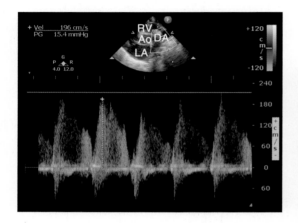

图 48.15 测量动脉导管血流速度。在这种情况下,脉冲多普勒(PWD)用于测量动脉导管血流速,在这个例子中,显示为中等大小的动脉导管未闭。Ao,主动脉;DA,动脉导管;LA,左心房;RV,右心室

些预后的最佳超声心动图方法仍然存在争议。

肺动脉高压

持续性肺动脉高压(persistent pulmonary hypertension,PPHN)是新生儿低氧性呼吸衰竭的主要原因,经临床和超声心动图诊断。在进行任何功能评估之前,必须进行详细的解剖学检查以排除结构性先天性心脏病。可以使用以下技术对肺动脉压力进行定量评估:

1. 右心室收缩压(right ventricular systolic pressure,RVSP)的测量:在三尖瓣反流的

情况下,可以使用改良的伯努利方程计算RVSP(图 48.16):

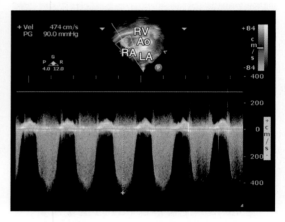

图 48.16 右心室收缩压。使用连续多普勒测量三尖瓣反流最大流速。使用公式:右心室收缩压=右心房压力+[4×(三尖瓣反流最大流速)^2],可以计算出三尖瓣的跨瓣压差,以估算右心室收缩压。Ao,主动脉;LA,左心房;RA,右心房;RV,右心室

$$RVSP = 右心房压力 + [4×(三尖瓣反流速度)^2]$$

右心室收缩压被认为等效于肺动脉收缩压,因为在右心室收缩期间肺动脉瓣打开,右心室和肺动脉是连通的。

2. 存在动脉导管未闭时肺动脉压力的估算:导管血流的峰流速,用改良伯努利方程,来计算肺与体循环之间的压力差(图 48.17)。导管内血流方向可用于预测肺动

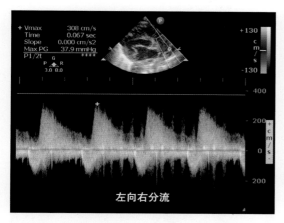

图 48.17　肺动脉压力梯度。使用连续多普勒测量通过动脉导管的肺循环和体循环之间的压力梯度

脉高压的严重程度。

3. 肺动脉血流加速时间：最近的研究表明，肺动脉血流加速时间（pulmonary artery acceleration time，PAAT）与肺动脉压力和肺血管阻力（pulmonary vascular resistance，PVR）相关。20 世纪 80 年代，文献阐明了成人肺动脉加速时间与平均肺动脉压（mPAP）之间存在负线性关系。这种关系直到最近才在儿童中得到探讨。一项研究表明，肺动脉加速时间可以准确预测 1.3～12.6 岁之间儿童的肺动脉高压[28]。

可以从肺动脉多普勒波形预测肺动脉压力，使用 PAAT 与右心室射血时间（right ventricular ejection time，RVET）之比校正心率。加速时间是指从多普勒波形基线上的流量起始部至峰值流速的时间间隔。RVET 是右心室射血的总时间间隔（图 48.18）。PAAT/RVET 的比值在 0.2 和 0.3 之间时，与肺动脉压中度升高有关，比值低于 0.2 与肺动脉压重度升高相关[28]。一些研究表明，通过 PAAT/RVET 对早产儿进行肺动脉高压的早期检测，可以很好地预测迟发性慢性肺病的发生[29]。

在没有三尖瓣反流和动脉导管未闭的情况下，可以使用定性方法评估肺动脉压力，包括评估室间隔形态和运动。从胸骨

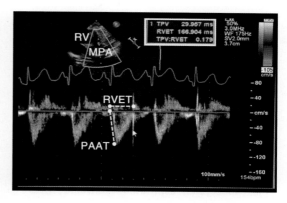

图 48.18　肺动脉加速时间（PAAT）与右心室射血时间（RVET）之比。从胸骨旁短轴切面，在主肺动脉处，应用脉冲多普勒测量 PAAT 和 RVET。PAAT，肺动脉加速时间，也称为 TPV，即达到峰流速的时间。MPA，主肺动脉；RV，右心室

旁短轴切面进行定性评估。室间隔由于右心室压力升高而变得平坦（图 48.19；视频 48.10），或在严重的肺动脉压升高的情况下，室间隔向左心室偏曲。

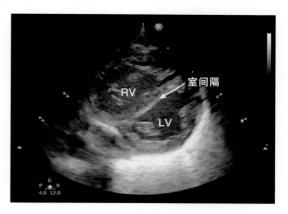

图 48.19　平坦的室间隔。胸骨旁短轴切面，由于肺动脉压力升高，室间隔呈现为平直的或"D"字征。LV，左心室；RV，右心室

肺和胸膜超声

背景

新生儿血管外水含量较高和未骨化的肋骨，为胸腔成像提供了最佳的超声波穿透能力。新生儿暂时性呼吸困难（transient

tachypnea of the newborn,TTN)是新生儿呼吸困难的最常见原因,与胎龄无关。TTN 是由于胎儿肺泡液吸收延迟而导致的肺水肿。它的临床诊断通常由胸部 X 线检查支持。TTN 通常是一种自限性疾病,需要短暂的呼吸支持。鉴别 TTN 与其他新生儿肺部疾病很重要,包括新生儿呼吸窘迫综合征(respiratory distress syndrome,RDS)或胎粪吸入综合征(meconium aspiration syndrome,MAS)。RDS 多出现在肺部发育不成熟且缺乏肺表面活性物质的早产儿中,但也并非全是这样。临床怀疑 MAS 患儿在宫内和分娩期间,通常有肺和气道暴露于胎粪的病史。尽早识别 RDS 和 MAS 可以及时进行针对性的治疗,包括应用肺表面活性物质和经验性抗生素。尽管有很少的研究报道在新生儿中使用肺部超声检查,但目前的数据表明超声检查可用于表征和区分这些病理过程。此外,超声可以快速识别气胸,这是新生儿呼吸急促的另一种常见且危及生命的原因。有关肺部超声的进一步讨论,请参见第 9、10 和47 章。

图像获取

使用系统的方法进行肺部超声检查,比较左右肺的正常和病理过程非常重要(请参见第 8 章)。高频线阵、微凸或相控阵探头通常用于肺部超声成像。探头方向标记指向头侧,通常在纵向平面上对肺部成像,以最大限度地显示胸膜滑动。当着重于寻找特定病理问题时,可用肺部横断面成像以获取更好的视野。

图像分析

通过肺部超声检查,TTN 表现为"双肺点"征象,具有高度特异性:下肺野中为聚集融合的 B 线,上肺野中为正常 A 线[30]。还可以看到由于叶间裂水肿引起的上下肺野

的分界。"双肺点"征象对 TTN 具有高度敏感性和特异性,在健康婴儿及 RDS、肺不张、气胸、肺炎或肺出血的患儿中均未观察到(图 48.20)[31]。值得注意的是,在 TTN 患者中肺实变并不常见,对这一发现的识别可能会提供另一种诊断方法。

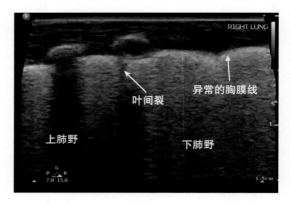

图 48.20 "双肺点"征象。新生儿暂时性呼吸困难的肺部超声检查图像,显示肺下叶呈线密集 B 线,而上叶呈正常表现(A 线)。在叶间裂中看到了液体

RDS 是新生儿呼吸衰竭和死亡的最常见原因。通过超声检查,RDS 展示了均匀的肺实变的过程,空气支气管征和融合的 B 线。这些发现将 RDS 与 TTN 区别开来,具有很高的灵敏度和特异度[32,33]。MAS 的超声图像表现为异质性的异常,包括广泛 B 线,肺实变和空气支气管征[34,35]。

神经系统超声

背景

可以通过前囟和后囟的开放软组织声窗,以及颅骨之间开放的颅缝对新生儿大脑进行超声评估。大多数新生儿科医生熟悉查看放射诊断专家获取的脑超声图像[36]。床旁即时超声可以提供很好的图像,显示整个大脑结构,尤其是在评估出血或钙化时的

两个侧脑室,以及评估缺血早期的脑实质。脑部床旁即时超声成像特别有用,当脑室内出血可能导致病情急性恶化或血流动力学不稳定时,尤其是在无法获得超声检查诊断服务时。关于床旁即时超声检测颅内压增高、轴外出血(即硬脑膜下出血)、脑水肿及动脉或静脉卒中,没有很好的研究,推荐其他成像方式(如计算机断层扫描或磁共振成像)。

图像获取

标准的脑部超声检查图像是①从额叶

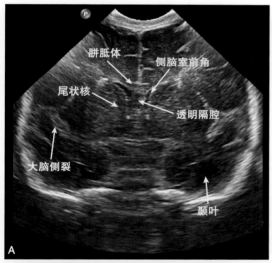

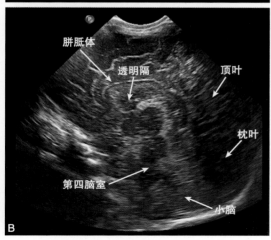

图 48.21　大脑超声图像。(A)冠状额叶切面图和(B)正中矢状切面图

到枕骨的冠状图和②从左顶叶皮质到右顶叶皮质的矢状图(图 48.21)。

对于冠状图,将探头横向放置在前囟中心上方,探头标记点指向患者的右侧。将大脑图像显影于屏幕正中。要获得一系列冠状面视图,请先将探头向前倾斜以获取大脑的正面视图,然后再将探头向后倾斜朝向患者的枕骨。当逐渐向后朝着枕骨倾斜探头扫描时,获取至少 6 个静止图像。接下来,要获取矢状图,将探头旋转 90° 到矢状面,探头标记点朝前,指向头部的前方。保持探头位于囟门正中。放射学惯例是将大脑后部放在屏幕右侧查看。从中线,向左和向右倾斜探头,以查看大脑的两个半球,并在每侧至少获取 4 个静止图像。使用上述相同步骤,可以通过后囟,对枕叶皮层进行成像,可获得更多的视图。

图像分析

新生儿科医生必须了解不同胎龄的大脑结构的正常变异。早产儿的大脑表面看起来很光滑,而足月儿的大脑中必须有明显的脑回和脑沟(图 48.22)。

分析脑超声图像是新生儿科医生的一项常用技能,因为对图像进行回顾分析,通常是大多数医生关于早期和晚期神经系统损伤工作流程的常规部分。大多数新生儿科医生在分析常见的脑超声病理图像方面具有丰富经验,如脑室周围白质软化(图 48.23)、脑室内出血(图 48.24)和颅内出血(图 48.25)。由于囟门很小,最好通过在两个方向上倾斜传感器以获得截面图,从而提供大脑的全面图像。重要的是要记住,视野受到探头的楔形覆盖区的限制,并且可能会漏掉在成像窗口侧面顶叶区域的病变。

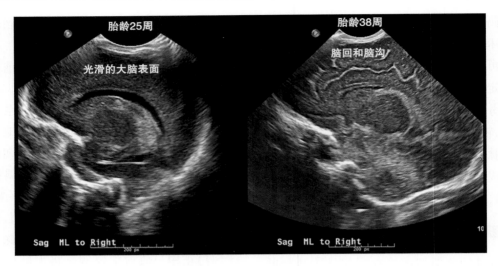

图48.22　早产儿与足月儿的大脑图像。从矢状面看,早产儿的大脑表面光滑,没有脑回和脑沟

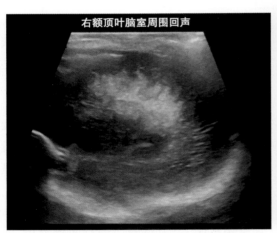

图48.23　脑室周围白质软化(矢状图)

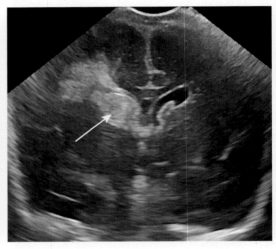

图48.24　脑室内出血。从冠状额叶面可见Ⅳ级脑室内出血(箭头)

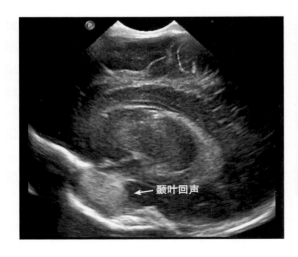

图48.25　颅内出血。从矢状面观察到与颞叶出血相对应的颞叶回声增强

要点和误区

- 脐带导管
  - 识别脐静脉导管尖端:一旦看到导管阴影的一部分,则轻轻旋转探头以沿成像平面产生最长的阴影,以确保最大限度地看到导管。当其从下腔静脉接近右心房时寻找实际的导管尖端。将导管移入和移出几毫米可以进一步确保识别了导管尖端。
  - 脐动脉导管(UAC)尖端的定位:将UAC 导管尖端放置在右心房的后方,大约相当于 T8 水平。
- 外周中心静脉导管(PICC)
  - 尖端可能难以定位,如果不确定尖端位置,请向后拔导管,直到确定尖端为止。
  - 由于肠气干扰,可能难以识别低位的PICC。稍微向左或向右转动婴儿可能提供更好的图像。
- 气管内插管(ETT)
  - 将头部旋转到一侧以接近上胸部和颈部,但要避免颈部过度旋转,弯曲或伸展,因为这些动作可能会改变气管导管的位置。
  - 如果难以找到中线结构,可以寻找主动脉主干,它是中线中最明显和最突出的血管标志。定位隆嵴时,在主动脉小弯处寻找右肺动脉的横截面图。

- 气管导管的尖端可能很难在一开始就找到,将 ETT 轻轻地移入和移出(小于 5mm)可使尖端更容易识别。
- 心脏超声
  - 在心动周期中测量最大和最小上腔静脉(SVC)直径,并使用平均值计算SVC 流量。SVC 低流量与脑室内出血的发生率增加有关。
  - 在多普勒没有完全覆盖三尖瓣反流的情况下,可能会低估右心室的收缩压。
- 肺超声
  - 在新生儿中,对于正在进展的呼吸衰竭,如果肺部超声显示有肺实变影,则不应怀疑新生儿暂时性呼吸困难。
  - 新生儿暂时性呼吸困难(TTN),新生儿呼吸窘迫综合征(RDS)和胎粪吸入综合征(MAS)的患者均可见胸腔积液,不能以此来区分这些疾病。
- 神经系统超声
  - 要获得最高质量的图像,请尽可能保持在前囟正中检查。倾斜而不是滑动探头,这是获取最高质量图像的关键。
  - 应获得两个大脑半球的多个冠状图像和颅后窝结构的矢状图像,以免遗漏重要的病变。

病例 48.1

病情介绍

足月新生儿,因产前诊断为先天性膈疝,被送至新生儿重症监护病房。复苏时,为了建立耐用的血管通路,在没有超声引导的情况下放置了脐静脉导管(UVC),此时因呼吸衰竭正在接受高频振荡通气。

超声发现

通过 X 线片检查发现,UVC 尖端位置似乎在膈肌下方。然而,考虑到先天性膈疝引起的膈下血管的解剖变异,导管尖端的位置尚不清楚(图48.26)。因此,进行了床旁即时超声检查以评估

尖端位置(图 48.27;视频 48.11)。可见 UVC 尖端位于静脉导管内。

病例解析

根据这些超声检查结果,可以确定 UVC 位于静脉导管内,并寻求替代的中心静脉通路。

床旁即时超声可以引导静脉插管,在中心静脉置管过程中,并可以确认脐静脉导管、脐动脉导管以及经外周中心静脉置管的导管尖端位置。使用超声来实时定位导管尖端,可以减少置管操作次数,术后射线拍片次数和总操作时间。

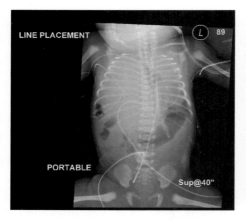

图48.26　先天性膈疝患者的胸部 X 线检查,用于确认脐静脉导管(UVC)

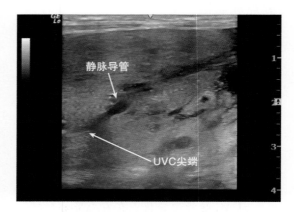

图48.27　脐静脉导管(UVC)尖端位置。可见 UVC 尖端位于静脉导管内

病例 48.2

病情介绍

4 个月的婴儿,经过复杂的先天性心脏病手术修复后,被转移到心脏重症监护室。机械通气中。在术后第 1 天,他出现急性呼吸衰竭失代偿表现,其特征是呼吸做功增加和氧饱和度降低。进行了胸部超声检查。

超声发现

超声检查左半胸显示为散在 B 线,右侧胸腔可见大量积液,伴有回声增强和浮动的碎片,考虑可能存在血胸(图48.28)。

病例解析

紧急放置胸管来引流血胸,患者的呼吸和氧饱和度立即得到改善。血胸没有积聚,他不需要进一步的手术干预。

由于其软骨质的胸骨和肋骨,新生儿是进行床旁即时胸部超声检查的理想患者,同时可以快速获取高分辨力图像。对于出现急性呼吸窘迫或血流动力学不稳定的患者,床旁即时超声是理想的床旁工具,可指导做出即刻临床决策和临床管理。

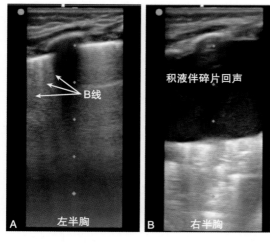

图48.28　肺超声图像。检查显示:(A)左半胸为 B 线;(B)大量胸腔积液,伴有碎片回声

复习题

1. 以下导管轨迹哪个是不正确的?
   A. 脐静脉导管:脐静脉,髂静脉,下腔静脉,然后腔房连接处
   B. 下肢的外周中心静脉导管:股静脉,髂静脉,下腔静脉,然后腔房连接处
   C. 上肢的外周中心静脉导管:肱静脉,腋静脉,锁骨下静脉,上腔静脉,然后腔房连接处
   D. 脐动脉导管:脐动脉,髂动脉,降主动脉,T6 至 T9 水平的胸主动脉

   答案:A。脐静脉导管的正确路径是:脐静脉,左门静脉,静脉导管,肝静脉,下腔静

脉,然后是腔房连接处。上述所有其他的导管轨迹都是正确。

2. 孕32周新生儿,因生后出现呼吸衰竭,转运至重症监护病房。肺部超声检查显示双侧肺滑动和肺实变过程,左侧少量胸腔积液,右侧胸部散布B线。根据这些超声检查结果,以下哪项最不可能出现?

A. 肺炎

B. 新生儿暂时性呼吸困难(TTN)

C. 胎粪吸入综合征(MAS)

D. 新生儿呼吸窘迫综合征(RDS)

答案:B。已知的肺实变的过程在TTN中最不可能出现。肺炎,MAS和RDS都可出现肺实变表现。但是,必须强调的是,肺部超声检查必须结合临床情况使用。当做出关于影响肺部病变的潜在病理生理过程的诊断性决策时,胎龄、孕检情况、分娩特征和肺功能不全的严重程度是需要考虑的几个因素,另外,重要的一点是,存在双侧肺滑动时可排除气胸。

3. 足月新生儿,出生后因出现严重的低氧性呼吸衰竭立即被送入新生儿重症监护病房。他的母亲因没有进行产前保健而被送入妇产科行选择性剖宫产。入院时进行的胎儿生物物理图像检查显示严重羊水过少。婴儿查体符合Potter综合征表现。因为低血压和进行性加重的低氧血症,临床怀疑存在持续肺动脉高压及肺发育不良,实施了床旁即时超声检查。以下哪项是应用超声预测肺动脉收缩压的首选方法?

A. 测量三尖瓣反流最大流速

B. 测量肺动脉加速时间

C. 评估分流方向

D. 评估室间隔的位置

答案:A。应用多普勒准确测量三尖瓣反流,利用以下公式,根据最大反流流速,估算肺动脉收缩压力是最准确的定量方法。右心室收缩压或肺动脉收缩压 = 右心房

压力+[4×(三尖瓣反流最大流速)²]

4. 一个足月新生儿,由于持续性肺动脉高压,该患儿行静脉-静脉体外膜氧合的第2天。该患儿最近出现低血压和全身水肿,在过去的4个小时中,这种情况已明显恶化。进行床旁即时心脏超声检查,以排除心包积液。为了快速排除心包积液,以下哪项是推荐的最佳心脏切面?

A. 胸骨旁长轴切面

B. 心尖四腔心切面

C. 剑突下切面

D. 胸骨旁短轴切面

答案:C。从剑突下切面可快速排除心包积液。该切面可观察到心包的下部和后部,这是最容易积聚液体的部位。在屏幕的近场,可见心包积液为肝脏和右心室游离壁之间的无回声区带。

5. 孕24周,生后2天的婴儿,需要不断增加吸入氧浓度,以来维持氧饱和度在85%。动脉血气显示为不断加重的代谢性酸中毒。决定进行床旁即时头颅超声检查(图48.29)。根据此超声图像,最可能的诊断是什么?

A. 右硬膜下出血

B. 左硬膜下出血

C. 右脑室内出血

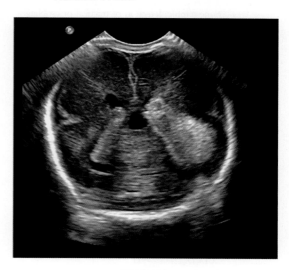

图48.29

D. 左脑室内出血

答案:D。从头颅冠状切面(见图 48. 29)可见大量脑室内出血(Ⅳ级),在左侧脑室延伸进入左顶叶实质。没有证据显示存在右侧或左侧硬膜下出血,或右脑室内出血。

参考文献

1. Evans N, Gournay V, Cabanas F, et al. Point-of-care ultrasound in the neonatal intensive care unit: international perspectives. *Semin Fetal Neonatal Med.* 2011;16(1):61–68.

2. Fleming SE, Kim JH. Ultrasound-guided umbilical catheter insertion in neonates. *J Perinatol.* 2011;31(5):344–349.

3. Harabor A, Soraisham A. Rates of intracardiac umbilical venous catheter placement in neonates. *J Ultrasound Med.* 2014;33(9):1557–1561.

4. Wyckoff MM, Sharp EL. *PICC-Peripherally Inserted Central Catheters: Guidelines for Practice.* 3rd ed. Chicago: NANN; 2015:75.

5. Sharp R, Cummings M, Fielder A, et al. The catheter to vein ratio and rates of symptomatic venous thromboembolism in patients with a peripherally inserted central catheter (PICC): a prospective cohort study. *Int J Nurs Stud.* 2015;52(3):677–685.

6. Fidler HL. The use of bedside ultrasonography for PICC placement and insertion. *Adv Neonatal Care.* 2011;11(1):52–53.

7. Katheria AC, Fleming SE, Kim JH. A randomized controlled trial of ultrasound-guided peripherally inserted central catheters compared with standard radiograph in neonates. *J Perinatol.* 2013;33(10):791–794.

8. Jaeel P, Sheth M, Nguyen J. Ultrasonography for endotracheal tube position in infants and children. *Eur J Pediatr.* 2017;176(3):293–300.

9. Tejesh CA, Manjunath AC, Shivakumar S, et al. Sonographic detection of tracheal or esophageal intubation: a cadaver study. *Saudi J Anaesth.* 2016;10(3):314–316.

10. Sethi A, Nimbalkar A, Patel D, et al. Point of care ultrasonography for position of tip of endotracheal tube in neonates. *Indian Pediatr.* 2014;51(2):119–121.

11. Slovis TL, Poland RL. Endotracheal tubes in neonates: sonographic positioning. *Radiology.* 1986;160(1):262–263.

12. Dennington D, Vali P, Finer NN, Kim JH. Ultrasound confirmation of endotracheal tube position in neonates. *Neonatology.* 2012;102:185–189.

13. El-Khuffash AF, McNamara PJ. Neonatologist-performed functional echocardiography in the neonatal intensive care unit. *Semin Fetal Neonatal Med.* 2011;16(1):50–60.

14. Roehr CC, Te Pas AB, Dold SK, et al. Investigating the European perspective of neonatal point-of-care echocardiography in the neonatal intensive care unit—a pilot study. *Eur J Pediatr.* 2013;172(7):907–911.

15. Jain A, Sahni M, El-Khuffash A, et al. Use of targeted neonatal echocardiography to prevent postoperative cardiorespiratory instability after patent ductus arteriosus ligation. *J Pediatr.* 2012;160(4):584–589.e1.

16. Sehgal A, McNamara PJ. Does point-of-care functional echocardiography enhance cardiovascular care in the NICU? *J Perinatol.* 2008;28(11):729–735.

17. O'Rourke DJ, El-Khuffash A, Moody C, et al. Patent ductus arteriosus evaluation by serial echocardiography in preterm infants. *Acta Paediatr.* 2008;97(5):574–578.

18. El-Khuffash A, Herbozo C, Jain A, et al. Targeted neonatal echocardiography (TnECHO) service in a Canadian neonatal intensive care unit: a 4-year experience. *J Perinatol.* 2013;33(9):687–690.

19. Kluckow M, Evans N. Superior vena cava flow in newborn infants: a novel marker of systemic blood flow. *Arch Dis Child Neonatal Ed.* 2000;82(3):F182–F187.

20. Teixeira LS, McNamara PJ. Enhanced intensive care for the neonatal ductus arteriosus. *Acta Paediatr.* 2006;95:394–403.

21. Evans N. Current controversies in the diagnosis and treatment of patent ductus arteriosus in preterm infants. *Adv Neonatal Care.* 2003;3(4):168–177.

22. Hermes-DeSantis ER, Clyman RI. Patent ductus arteriosus: pathophysiology and management. *J Perinatol.* 2006;26(suppl 1):S14–S18.

23. Alagarsamy S, Chhabra M, Gudavalli M, et al. Comparison of clinical criteria with echocardiographic findings in diagnosing PDA in preterm infants. *J Perinat Med.* 2005;33(2):161–164.

24. Evans N. Diagnosis of patent ductus arteriosus in the preterm newborn. *Arch Dis Child.* 1993;68(1 Special No):58–61.

25. El-Khuffash A, McNamara P. Neonatologist-performed functional echocardiography in the neonatal intensive care unit. *Semin Fetal Neonatal Med.* 2011;16(1):50–60.

26. Osborn DA, Evans N, Kluckow M. Hemodynamic and antecedent risk factors of early and late periventricular/intraventricular hemorrhage in premature infants. *Pediatrics.* 2003;112(1 Pt 1):33e9.

27. Hunt RW, Evans N, Rieger I, Kluckow M. Low superior vena cava flow and neurodevelopment at 3 years in very preterm infants. *J Pediatr.* 2004;145(5):588–592.

28. Levy P, Patel MD, Groh G, et al. Pulmonary artery acceleration time provides a reliable estimate of invasive pulmonary hemodynamics in children. *J Am Soc Echocardiogr.* 2016;29(11):1056–1065.

29. Mourani PM, Sontag MK, Ivy DD, Abman SH. Effects of long-term sildenafil treatment for pulmonary hypertension in infants with chronic lung disease. *J Pediatr.* 2009;154(3):379–384.

30. Copetti R. Cattarossi L. The "double lung point": an ultrasound sign diagnostic of transient tachypnea of the newborn. *Neonatology.* 2007;91(3):203–209.

31. Liu J, Chen XX, Li XW, et al. Lung ultrasonography to diagnose transient tachypnea of the newborn. *Chest.* 2016;149(5):1269–1275.

32. Liu J, Cao HW, Wang HW, Kong XY. The role of lung ultrasound in diagnosis of respiratory distress syndrome in newborn infants. *Iran J Pediar.* 2014;24(2):147–154.

33. Liu J, Wang Y, Fu W, et al. Diagnosis of neonatal

transient tachypnea and its differentiation from respiratory distress syndrome using lung ultrasound. *Medicine (Baltimore)*. 2014;93(27):e197.

34. Piastra M, Yousef N, Brat R, et al. Lung ultrasound findings in meconium aspiration syndrome. *Early Hum Dev*. 2014;90(suppl 2): S41–S43.

35. Liu J, Cao HY, Fu W. Lung ultrasonography to diagnose meconium aspiration of the newborn. *J Int Med Res*. 2016;44(6):1534–1542.

36. Bhat V, Bhat V. Neonatal neurosonography: a pictorial essay. *Indian J Radiol Imaging*. 2014;24(4): 389–400.

第十部分

超声项目管理

第 49 章

能力、认证和考核

Paru Patrawalla ■ Uché Blackstock

周婷 译 ■ 许丹　漆红　校

关键点

- 现在越来越多的床旁即时超声应用需要相应的专业培训，而针对提供医疗服务的医学生、研究生和医师的培训标准正在制定中。
- 尽管一些专业协会已经提出了床旁即时超声检查培训课程的明确目标，但很少有研究检查用以评估获得和保持超声操作能力的方法。
- 目前尚无床旁即时超声能力的国家或委员会认证；但是，各种培训机构通过不同培训途径，帮助医生获得使用床旁即时超声的机构授权。

背景

美国医学会（American Medical Association, AMA）早已认识到超声应用的多样化，而且已被众多医师和学科进行广泛运用。1999 年，AMA 提出"超声成像仅限于有适当培训的医师使用"[1]。床旁即时超声包括器官特异性超声应用，被广度和深度不同的医学专业所采用。一线医学专业（例如重症医学）通常会实施广泛的超声检查，而专科医师，例如风湿病学，通常需要实施更深入的特定器官或结构的超声检查[2-6]。

在美国，目前主要针对执业医师床旁即时超声的应用、培训标准和能力考核的专科指南正在进行严格的评估。美国急诊医师协会（American College of Emergency Physicians, ACEP）出版的纲要，旨在建立急诊超声成像标准和实践指南，以便对急诊超声实施者的培训、掌握程度和资格审查进行更好的界定[7-9]。2009 年，美国胸科医师协会和法国重症医学协会对普通重症超声、基础重症心脏超声和高级重症心脏超声运用能力的具体组成部分进行了定义[2]。很多重症医学协会，包括美国重症医学协会（American College of Chest Physicians, SCCM）都独自或联合制定了重症超声的培训标准[10-14]。另外，联合专业协会指南已经涉及超声培训及资质，如美国心脏超声协会（American Society of Echocardiography, ASE）和 ACEP 制定的急诊重点心脏超声共识。因此，许多执业医师，特别是那些在将超声检查纳入研究生医学教育（graduate medical education, GME）之前接受过培训的医师，已经寻求由专业协会和私人教育公司组织的本地和国家培训课程。

鉴于其实用性和广泛使用，床旁即时超声已成为美国多个研究生医学教育鉴定委员会（Accreditation Council for Graduate Medical Education, ACGME）定义的多个专业的住院医师和专科医师培训的必要组成部分[15-17]。GME 培训更是将超声教育纳入众多专业，本科医学教育（undergraduate medical education, UME）紧随其后，将超声纳入了临床前和临床课程[18-23]。

虽然这些声明可能给超声培训提出明确目标，但具体培训方法和标准仍未被划定。目前我们对床旁即时超声不同应用的学习曲线、达到和保持超声专业技能的最低要求的了解仍有局限。

定义

在医师获取及确认使用超声的必要知识和技能的过程中，需要理解 4 个重要方面。

能力是具有完成一项特定任务或一系列任务所必需的认知和技术技能的内在状态，其衡量标准往往很难确定。医师专业能力的衡量标准通常是由 ACGME、美国医学专业委员会和专业协会制定。一些专业协会已经广泛地描述了通过培训获得的超声技能，包括达到使用床旁超声和其他专业超声能力的具体标准[2,8,10,11,13]。

以能力为基础的教育（competency-based education, CBE）是最近才被完整定义的一个培训框架。Frank 等将其定义为医师实践的准备方法，从根本上来说，它面向的是医师毕业后取得的能力，这种能力源于对社会和病人需求的分析。它不再强调基于时间的培训，并且承诺承担更大的责任、具有更强的灵活性以及更以学者为中心[24]。对于床旁即时超声，CBE 采取以成果为基础的评价，确保检查者掌握一系列基础知识与技能，以便他们作为超声的独立使用者能将这些知识与技能应用于临床实践。

资质认证是由外部组织正式确认检查者能力的方法。在美国，资质认证表明检查者已达到知识与技能的要求，这对于其专业实践是必不可少的。当前，美国医学专业委员会没有提供正式的床旁即时超声能力证明或协会。有些机构已经成立了床旁即时超声的内部认证途径。ACCP 和医院医学学会（Society of Hospital Medicine, SHM）提供重症超声结业证书，但这并不是合格证书。

资质认证和授权由超声实施者所在医院、部门的规章制度管理，这些单位授予个人应用一系列特定技能、承担一系列职责和进行一系列操作的权限。资质认证是由某一部门或医院核实检查者资质的过程，包括核实其董事会认证和医疗执照。授权是指机构授予检查者权限，使其在能力范围内开展医疗活动。当前，以下途径可用于授予床旁即时超声的特权：完成 ACGME 认可的研究生培训计划，包括超声培训、内部认证途径、特定于专业的能力要求、完成专业协会的培训或同行证明。

接下来的章节详细描述了基于能力的床旁即时超声培训标准，包括 UME、GME 和对执业医师的继续医学教育（continuing medical education, CME）。

培训标准及基于能力的教育

床旁即时超声包括多种不同器官和疾病的具体应用，各个应用之间的相关性随操作者实践的不同而异。检查者独立地使用超声需要多方面的能力，包括基本物理知识、机器控制、不同应用的适应证、正常及异常解剖结构、图像采集、图像解读以及临床应用。

培训途径

超声培训对于个人学习者来说是一个

连续的过程,贯穿于从医学院毕业后到住院医师培训、专科医师培训和临床实践整个过程。但是,医学教育的每个阶段(UME、GME和CME)对能力要求的广度和深度有所不同。获得超声能力的途径在 GME 和 CME 阶段做出了很好的描述,在 UME 阶段也开始出现对超声学习的建议。

- 基于 UME 的途径:建议医学院应纳入超声课程[19];但是,目前尚无国家要求 UME 包括超声培训。
- 基于 GME 的途径:除了放射学的特殊性外,ACGME 还对某些专业领域的常规超声培训划定了最低限度的教育要求。这些专业包括急诊医学、重症医学等执业涉及内容广泛的专业,也包括麻醉学、运动医学、妇产科学、呼吸病学、消化病学、心脏病学、内分泌病学、风湿病学、康复医学、泌尿外科学、肠道外科学、胸外科学、血管外科学和眼科学等执业涉及内容较窄的专业[25]。只有急诊医学确立了具体和详细的培训要求[8]。
- 基于 CME 的途径:ACEP[8,9] 对已完成急诊医学住院医师培训而无超声培训经历的医师推荐了最低教育要求和能力评估标准。ACCP/SRLF[2] 和 SCCM[11] 的声明中定义了重症医学科医师需要的超声能力,并在共识进一步描述了重症超声培训标准[10,14]。

基于能力的超声教育

CBE 作为超声培训框架,其重点是能达到预期的学习成果(即床旁即时超声能力)。基于能力的超声培训项目应包括以下内容:

1. 根据特定专业的指南编写的入门课程,包括理论、图像解读,图像采集实践训练。

2. 通过专业的指导,在床边给患者提供目标反馈。

3. 超声能力的评估或掌握必须满足的标准。

4. 超声能力的可持续性和培训的质量保证。

培训持续时间

对达到超声核心应用的最低技能标准所需时间是未知的。然而,多项研究表明,简单集中的培训课程,少至几小时到几天不等,无论有无监督考核要求,都能在一些核心应用上有效地培训检查者,包括肺/胸膜[26]、血管诊断[27,28] 及心脏超声[29-35]。尽管这样的集中训练取得了成功,但能力并总不是由考试分数这种绝对标准来划定的[36,37]。重症医学的国际专家共识建议对基础重症超声进行至少 10 个小时的培训,对基础超声心动图额外进行至少 10 个小时的入门培训[14]。需要按照学习曲线和获取技能所需的最小训练量进一步学习。

入门课程

- 基于 UME 的途径:最新的文献描述了几种入门培训方法,包括将超声纳入解剖学和生理学的临床前课程[38,39],使超声贯穿所有的临床轮转中[40,41],并在医师培训项目中引入超声课程[20,42]。
- 基于 GME 的途径:培训计划可以通过系列讲座和实践课程提供入门教育,或者受训人员可以参加其专业的地区或国家培训课程。
- 基于 CME 的途径:执业医师可以参加由专业协会开发的区域或国家课程,已被证明对入门培训有效[43]。另外,可以通过在线或 DVD 学习预先录制的超声理论和图像解读,但动手体验和实践练习是必须的。

通过反复实践以熟练掌握

对于某些操作,如超声引导下血管穿刺和胸腔穿刺,坚定掌握技术的目标,并在监督下深入实践被证明是获取技能的成功方法[44-47]。在图像采集、准确诊断和临床应用上,深入实践或重复集中反馈[48]都是巩固技术的重要辅助手段。

- 基于 UME 途径:目前没有关于如何在 UME 级别上纳入超声实践的具体指南。但是,已有医学院出版开发超声能力课程的相关经验,为希望启动超声培训计划的医学院提供指南[20,42]。
- 基于 GME 途径:让有超声培训经历的教员在床旁指导受训者进行深入实践并且回顾保存下来的超声检查,是掌握技能的推荐方法。ACEP 针对急诊住院医师的超声检查数量和类型作出了具体要求[8]。目前的重症医学的共识和指南尚未明确重症医学专科医师在培训结束前应完成的超声检查数量[14]。
- 基于 CME 途径:理想情况下,检查者应主动与有经验的超声医师一起进行深入实践。如果检查者在团队中首先进行超声培训,这或许很难实现。如果检查者的当地机构没有经验丰富的超声医师,一些专业协会便可对超声检查进行远程审查。另一种方法是根据专业需要预定验证性测试,以了解自身水平并且纠正采图、释图技巧上的不足。

能力评估和技能维持

应严格评估每项核心超声的运用能力。目前有关超声操作能力评估方法通过笔试、目标结构化临床测试、模拟测试、视频回顾、床边技能观察确定图像获取和诊断能力。许多研究报告了能力评估和评估工具验证的方法,这些方法可以在制定新计划时作为参考[49-52]。建立质量保证流程并定期评估,对技能维护非常重要。

- 基于 UME 途径:医学院对超声能力的评估正在发展中;但是,有一些基于能力的综合培训计划描述了其评估方法[42]。
- 基于 GME 途径:可由国家级机构决定。例如,ACGME 对妇产科住院医师培训的要求是至少进行过 50 例产科超声检查和 50 例经阴道超声检查。ACEP 建议急诊医学科住院医师对每个核心应用至少有 25 个被记录和审查的病例和至少 150 例全面的急诊超声检查[8]。对大多数其他专科,仍未有具体要求,这就需要各个项目负责人来制定。
- 基于 CME 途径:对已完成 GME 后学习超声的医师,有类似的标准对他们的能力进行评估。ACEP 建议其达到与住院医师相似的要求[8];对其他专业医师的最低要求将由其所在机构决定。ACCP 和 SHM 为专科医师提供了超声培训项目,并在完成后授予结业证书。虽然并不能作为合格证书,但该证书可以作为完成标准化培训项目的证明,并被大部分国家的专业学会所承认。

资质认证

认证是对医疗服务提供者在床旁超声检查中的能力证明。认证可以通过国家认证机构(通常是专业委员会或专业协会)进行外部认证,也可以通过本地医疗机构进行内部认证。在美国,目前尚无针对床旁即时超声的国家专业委员会认证,无法授予针对即时超声能力的外部认证。但是,某些专业委员会,例如急诊医学,在完成住院医师培训和获得国家急诊医学委员会认证的基础上具有床旁即时超声检查的认证能力。

美国国家超声心动图委员会(National Board of Echocardiography,NBE)在超声心动图学相关的学科领域拥有最成熟的认证计划。认证要求包括通过超声心动图各个级别的专业能力考试,完成正规训练和最少量的释图和操作学习。未经正规心血管医学培训的医师无法取得 NBE 的认证。但是,这类医师可以通过参加了超声心动图委员会书面考试而获得笔试合格证书。从 2019 年开始,NBE 将提供新的高级重症监护超声心动图专业委员会认证[53]。

ACEP 在 2001 年制定了专业具体的超声使用指南,并在 2017 年进行了指南的更新[8]。虽然仍未制定具体的考核项目,但基于能力的教育原则仍采纳该协会的建议。

ACCP 运用基于能力的教育模式,为寻求严格重症超声训练的检查者们制定了全面的培训项目[43]。ACCP 和 SHM 提供的结业证书要求进行教学和实践培训、认知和技术技能的格式化评估、完成在线档案以及最终的总结性书面评价和实操评估。

初次资质认证和授权

临床权限是由检查者所在机构的规章制度管理的。医院的认证和授权机构应参考具体的专业指南,以及操作者既往的经验和能力评估。理想情况下作为责任方,无论是部门主管或超声科主任,负责对超声医生使用床旁即时超声的临床权限进行评估。某些完善的超声应用,如超声引导下中心静脉置管,可被划定为通用权限,但如果很少有检查者受到床旁即时超声培训,它也许会被认定为特殊权限。美国医学会颁布的对超声成像授权的政策如表 49.1 所示[1]。

表 49.1　美国医学会(AMA)的超声成像授权 H-230.960 政策

1. 美国医学会肯定了超声成像在有适当培训经历医师的执业范围内
2. 美国医学会的超声政策承认超声成像技术已被广泛应用于临床实践中
3. 美国医学会超声成像政策确认授权给医师在医院内进行超声成像操作是医疗工作者的职责,也应该在部门权限表中进行专门划定
4. 美国医学会超声成像政策声明,各院医务工作者应审查并通过基于超声技术使用的背景和培训经历而对超声应用进行授权的标准,同时,强烈建议上述标准与各医师在其专业推荐的培训和教育标准相一致(Res. 802,I-99;Reaffirmed;Sub. Res. 108,A-00;Reaffirmed;CMS Rep. 6,A-10.)

能力维持

能力的维持需要通过每年对各种核心应用进行最少量的操作而达到。维持能力的确切最少操作量是未知的,可能会因不同的核心应用而不同。医学继续教育,无论是床旁即时超声新应用方面或针对性练习,对于技能的维持和专业知识的扩展都是非常重要的[48]。

通过质量保证手段对采图和释图能力进行定期评估,其结果应该及时向检查者反馈。为评估和提高检查者采图和释图的技能,验证性学习应纳入能力维持过程中。应定期监测检查者所进行的超声引导下操作,如中心静脉穿刺、动脉置管、胸腔穿刺和胸腔置管。

再次授权

医院要求至少每两年进行权限更新。医务人员申请临床权限的续用资格时,审查过程中必须包括当前床旁即时超声的应用能力。进行超声引导下操作量、出席继续医学教育活动量以及参与质量保证审查的数量,这些都应该用来评价医师能否被再次授权。

结论

床旁即时超声在许多专科发展迅速。虽然目前尚未有广泛认可的资质培训项目,但一些专科已确定了该领域超声应用能力的具体组成部分。用于达到该能力的培训标准正由本科生医学教育、研究生医学教育和住院医师继续教育制定。寻求床旁即时超声应用权限的检查者应遵循其各自机构规定的要求。

要点和误区

- 当希望使用床旁即时超声而遇到其他专家的阻力时,应回顾美国医学会(AMA)政策 H-230.960 关于超声成像授权的内容:"超声成像属于经过适当培训的医师的实践范围。"
- 除了急诊医学外,研究生医学教育期间还需要完成床旁即时超声培训的其他几个专业是:重症医学、妇产科学、呼吸病学、眼科学、泌尿外科学、消化外科学、血管外科学和风湿病学。
- 认证是对医务工作者具备床旁即时超声检查的能力证明,可以通过专业委员会或专业协会进行外部认证,也可以通过本地医疗机构进行内部认证。当前,床旁即时超声尚无委员会认证。
- 美国胸科医师学院(ACCP)和医院医学学会(SHM)提供的结业证书是完成培训计划的证书,不被视为能力证书。
- 如果没有经验丰富的医师或超声医师来监督超声操作,将床旁即时超声检查结果与确诊性检查进行比较是提高诊断准确性的一种方法。
- 2019 年开始,美国国家超声心动图委员会(NBE)将提供新的高级重症超声心动图的委员会认证。

复习题

将以下每个术语与其定义匹配。

1. 认证
2. 能力
3. 证明
4. 授权
5. 基于能力的教育
   A. 由内部或外部机构提供的提供者能力证明。
   B. 围绕能力组织的培训框架,以使医师具备基本的知识和技能。
   C. 机构根据其执业范围和能力授予医务人员对患者实施医疗的权限的过程。
   D. 拥有执行特定任务或一系列任务所必需的认知和技术技能的固有状态。
   E. 部门或医院验证操作者资格的过程,例如医疗委员会认证和医疗执照。

   答案:1=E;2=D;3=A;4=C;5=B。

6. 美国医学专业委员会对床旁即时超声检查能力提供了国家委员会认证,可以作为专业或亚专业委员会认证。
   A. 对
   B. 错

   答案:B。目前美国没有医学专业委员会提供的正式的床旁即时超声认证。美国胸科医师学院(ACCP)和医院医学学会(SHM)提供用于重症床旁即时超声培训的结业证书,但这些证书不是能力证书。

7. 关于美国医学会(AMA)关于超声成像授权的 H-230.960 政策,以下哪项是错误的陈述?
   A. 在医学实践中,超声成像技术应用广泛。
   B. 每家医院的医务人员均应根据使用超声技术的背景和培训来审查和批准授予超声使用权的标准,并强烈建议这些标准与每个医师各自的专科推荐培训和教育标准相一致。
   C. 超声成像属于经过适当培训的诊断成像专家的实践范围。
   D. 赋予医生在医院中使用超声成像的权限,应由医院医务人员负责,并应在部门的"授权表"中具体说明。

   答案:C。除 C 之外,其他陈述都是正确的。1999 年,AMA 指出"超声成像属于经过适当培训的医生的执业范围",但未指定任何诊断成像专业,例如放射学和心脏病学。这是床旁即时超声史上的里程碑之一,因此来自非影像专业,例如急诊医学和重症医学的医师可以使用床旁即时超声。

参考文献

1. American Medical Association House of Delegates Resolution H-230.960. *Privileging for Ultrasound Imaging. Resolution 802.* 1999. Available from: https://policysearch.ama-assn.org/policyfinder/detail/Ultrasound%20imaging?uri=%2FAMADoc%2FHOD.xml-0-1591.xml. Accessed January 17, 2017.

2. Mayo PH, Beaulieu Y, Doelken P, et al. American College of Chest Physicians/La Societe de Reanimation de Langue Francaise statement on competence in critical care ultrasonography. *Chest.* 2009;135(4):1050-1060.

3. Levitov A, Frankel HL, Blaivas M, et al. Guidelines for the appropriate use of bedside general and cardiac ultrasonography in the evaluation of critically Ill patients-part II: cardiac ultrasonography. *Crit Care Med.* 2016;44(6):1206-1227.

4. Frankel HL, Kirkpatrick AW, Elbarbary M, et al. guidelines for the appropriate use of bedside general and cardiac ultrasonography in the evaluation of critically ill patients-part I: general ultrasonography. *Crit Care Med.* 2015;43(11):2479-2502.

5. Backhaus M, Burmester G, Gerber T, et al. Guidelines for musculoskeletal ultrasound in rheumatology. *Ann Rheum Dis.* 2001;60(7):641-649.

6. Möller I, Janta I, Backhaus M, et al. The 2017 EULAR standardised procedures for ultrasound imaging in rheumatology. *Ann Rheum Dis.* 2017;76(12):1974-1979.

7. Emergency ultrasound imaging criteria compendium. American College of Emergency Physicians. *Ann Emerg Med.* 2006;48(4):487-510.

8. Ultrasound guidelines: emergency, point-of-care and clinical ultrasound guidelines in medicine. *Ann Emerg Med.* 2017;69(5):e27-e54.

9. Lewiss RE, Pearl M, Nomura JT, et al. CORD-AEUS: consensus document for the emergency ultrasound milestone project. *Acad Emerg Med.* 2013;20(7):740-745.

10. International consensus statement on training standards for advanced critical care echocardiography. *Intensive Care Med.* 2014;40(5):654-666.

11. Pustavoitau A, Blaivas M, Brown S, et al *Official statement of the society of critical care medicine: recommendations for achieving and maintaining competence and credentialing in critical care ultrasound with focused cardiac ultrasound and advanced critical care echocardiography.* http://journals.lww.com/ccmjournal/Documents/Critical%20Care%20Ultrasound.pdf. Accessed January 17, 2017.

12. Fagley RE, Haney MF, Beraud AS, et al. Critical care basic ultrasound learning goals for American anesthesiology critical care trainees: recommendations from an expert group. *Anesth Analg.* 2015;120(5):1041-1053.

13. Arntfield R, Millington S, Ainsworth C, et al. Canadian recommendations for critical care ultrasound training and competency. *Can Respir J.* 2014;21(6):341-345.

14. International expert statement on training standards for critical care ultrasonography. *Intensive Care Med.* 2011;37(7):1077-1083.

15. ACGME *Program Requirements for Graduate Medical Education in Pulmonary and Critical Care Medicine.* 2017; https://www.acgme.org/Portals/0/PFAssets/ProgramRequirements/156_pulmonary_critical_care_2017-07-01.pdf. Accessed January 17, 2017.

16. ACGME *Program Requirements for Graduate Medical Education in Critical Care Medicine;* 2017. https://www.acgme.org/Portals/0/PFAssets/ProgramRequirements/142_critical_care_medicine_2017-07-01.pdf?ver=2017-04-27-145212-687. Accessed January 17, 2017.

17. ACGME *Program Requirements for Graduate Medical Education in Emergency Medicine;* 2017; http://www.acgme.org/Portals/0/PFAssets/ProgramRequirements/112_emergency_medical_svcs_07012015_1-YR.pdf. Accessed January 17, 2017.

18. Bahner DP, Goldman E, Way D, Royall NA, Liu YT. The state of ultrasound education in U.S. medical schools: results of a national survey. *Acad Med.* 2014;89(12):1681-1686.

19. Dinh VA, Lakoff D, Hess J, et al. Medical student core clinical ultrasound milestones: a consensus among directors in the United States. *J Ultrasound Med.* 2016;35(2):421-434.

20. Bahner DP, Adkins EJ, Hughes D, et al. Integrated medical school ultrasound: development of an ultrasound vertical curriculum. *Crit Ultrasound J.* 2013;5(1):6.

21. Fox JC, Schlang JR, Maldonado G, Lotfipour S, Clayman RV. Proactive medicine: the 'UCI 30,' an ultrasound-based clinical initiative from the University of California, Irvine. *Acad Med.* 2014;89(7):984-989.

22. Hoppmann RA, Rao VV, Poston MB, et al. An integrated ultrasound curriculum (iUSC) for medical students: 4-year experience. *Crit Ultrasound J.* 2011;3(1):1-12.

23. Johri AM, Durbin J, Newbigging J, et al. Cardiac Point-of-Care Ultrasound: State of the Art in Medical School Education. *J Am Soc Echocardiogr.* 2018;31(7):749-760.

24. Frank JR, Mungroo R, Ahmad Y, et al. Toward a definition of competency-based education in medicine: a systematic review of published definitions. *Med Teach.* 2010;32(8):631-637.

25. ACGME. http://www.acgme.org. Accessed January 17, 2017.

26. Noble VE, Lamhaut L, Capp R, et al. Evaluation of a thoracic ultrasound training module for the detection of pneumothorax and pulmonary edema by prehospital physician care providers. *BMC Med Educ.* 2009;9:3.

27. Blaivas M, Lambert MJ, Harwood RA, Wood JP, Konicki J. Lower-extremity Doppler for deep venous thrombosis-can emergency physicians be accurate and fast? *Acad Emerg Med.* 2000;7(2):120-126.

28. Jang T, Docherty M, Aubin C, Polites G. Resident-performed compression ultrasonography for the detection of proximal deep vein thrombosis: fast and accurate. *Acad Emerg Med.* 2004;11(3):319-322.

29. Alexander JH, Peterson ED, Chen AY, et al. Feasibility of point-of-care echocardiography by internal medicine house staff. *Am Heart J.* 2004;147(3):476-481.

30. Jones AE, Tayal VS, Kline JA. Focused training of emergency medicine residents in goal-directed echocardiography: a prospective study. *Acad Emerg Med.* 2003;10(10):1054-1058.

31. Manasia AR, Nagaraj HM, Kodali RB, et al. Feasibility and potential clinical utility of goal-directed transthoracic echocardiography performed by noncardiologist intensivists using a small hand-carried device (SonoHeart) in critically ill patients. *J Cardiothorac Vasc Anesth.* 2005;19(2):155–159.

32. Melamed R, Sprenkle MD, Ulstad VK, Herzog CA, Leatherman JW. Assessment of left ventricular function by intensivists using hand-held echocardiography. *Chest.* 2009;135(6):1416–1420.

33. Moore CL, Rose GA, Tayal VS, et al. Determination of left ventricular function by emergency physician echocardiography of hypotensive patients. *Acad Emerg Med.* 2002;9(3):186–193.

34. Randazzo MR, Snoey ER, Levitt MA, Binder K. Accuracy of emergency physician assessment of left ventricular ejection fraction and central venous pressure using echocardiography. *Acad Emerg Med.* 2003;10(9):973–977.

35. Vignon P, Dugard A, Abraham J, et al. Focused training for goal-oriented hand-held echocardiography performed by noncardiologist residents in the intensive care unit. *Intensive Care Med.* 2007;33(10):1795–1799.

36. Jang T, Sineff S, Naunheim R, Aubin C. Residents should not independently perform focused abdominal sonography for trauma after 10 training examinations. *J Ultrasound Med.* 2004;23(6):793–797.

37. Kimura BJ, Sliman SM, Waalen J, Amundson SA, Shaw DJ. Retention of Ultrasound Skills and Training in 'Point-of-Care' Cardiac Ultrasound. *J Am Soc Echocardiogr.* 2016;29(10):992–997.

38. Brown B, Adhikari S, Marx J, Lander L, Todd GL. Introduction of ultrasound into gross anatomy curriculum: perceptions of medical students. *J Emerg Med.* 2012;43(6):1098–1102.

39. Dreher SM, DePhilip R, Bahner D. Ultrasound exposure during gross anatomy. *J Emerg Med.* 2014;46(2):231–240.

40. Blackstock U, Munson J, Szyld D. Bedside ultrasound curriculum for medical students: report of a blended learning curriculum implementation and validation. *J Clin Ultrasound.* 2015;43(3):139–144.

41. Favot M, Courage C, Mantouffel J, Amponsah D. Ultrasound training in the emergency medicine clerkship. *West J Emerg Med.* 2015;16(6):938–942.

42. Chiem AT, Soucy Z, Dinh VA, et al. Integration of Ultrasound in Undergraduate Medical Education at the California Medical Schools: a discussion of common challenges and strategies from the UMeCali experience. *J Ultrasound Med.* 2016;35(2):221–233.

43. Greenstein YY, Littauer R, Narasimhan M, Mayo PH, Koenig SJ. Effectiveness of a critical care ultrasonography course. *Chest.* 2016;151(1):34–40.

44. Barsuk JH, McGaghie WC, Cohen ER, O'Leary KJ, Wayne DB. Simulation-based mastery learning reduces complications during central venous catheter insertion in a medical intensive care unit. *Crit Care Med.* 2009;37(10):2697–2701.

45. Wayne DB, Barsuk JH, O'Leary KJ, Fudala MJ, McGaghie WC. Mastery learning of thoracentesis skills by internal medicine residents using simulation technology and deliberate practice. *J Hosp Med.* 2008;3(1):48–54.

46. Barsuk JH, Ahya SN, Cohen ER, McGaghie WC, Wayne DB. Mastery learning of temporary hemodialysis catheter insertion by nephrology fellows using simulation technology and deliberate practice. *Am J Kidney Dis.* 2009;54(1):70–76.

47. Duncan DR, Morgenthaler TI, Ryu JH, Daniels CE. Reducing iatrogenic risk in thoracentesis: establishing best practice via experiential training in a zero-risk environment. *Chest.* 2009;135(5):1315–1320.

48. Pusic MV, Kessler D, Szyld D, et al. Experience curves as an organizing framework for deliberate practice in emergency medicine learning. *Acad Emerg Med.* 2012;19(12):1476–1480.

49. Patrawalla P, Eisen LA, Shiloh A, et al. Development and validation of an assessment tool for competency in critical care ultrasound. *J Grad Med Educ.* 2015;7(4):567–573.

50. Millington SJ, Arntfield RT, Hewak M, et al. The rapid assessment of competency in echocardiography scale: validation of a tool for Point-of-Care Ultrasound. *J Ultrasound Med.* 2016;35(7):1457–1463.

51. Millington SJ, Hewak M, Arntfield RT, et al. Outcomes from extensive training in critical care echocardiography: identifying the optimal number of practice studies required to achieve competency. *J Crit Care.* 2017;40:99–102.

52. Black H, Sheppard G, Metcalfe B, et al. Expert facilitated development of an objective assessment tool for point-of-care ultrasound performance in undergraduate medical education. *Cureus.* 2016;8(6):e636.

53. Diaz-Gomez JL, Frankel HL, Hernandez A. National Certification in Critical Care Echocardiography: its time has come. *Crit Care Med.* 2017;45(11):1801–1804.

第 50 章

设备、工作流程和计费

Laura K. Gonzalez ▪ Shideh Shafie ▪ Eitan Dickman
欧阳雅淇 译 ▪ 赵鑫 张红玲 校

关键点

- 购买超声机时,操作者在选择品牌和型号、超声探头和软件包时应考虑检查范围和临床环境。
- 结构化的质量保证流程是床旁即时超声程序的重要组成部分。
- 当具备必需的支持文件时,可以对恰当获得和解读的床旁即时超声检查进行计费。

背景

在过去的 20 年里,床旁即时超声的使用范围迅速扩大。2013 年,美国超声波销售市场创下 14.4 亿美元的历史新高,当时预计到 2018 年将增长至 18.8 亿美元[1]。虽然这些销售额中约有一半来自传统影像专业(如放射学)的支出,但总销售额的 47% 是由于针对床旁即时治疗应用而设计的小型手持式超声波需求的增加[2]。随着需求的增加,制造商们已经做出了回应,创造出具有广泛选择和功能的独特设备。本章回顾了在选择超声机、建立工作流程、计费以及了解法医学风险时的重要注意事项。

超声设备

尺寸

选择床旁即时超声机时,尺寸是一个重要的考虑因素。通常,较小的超声机功能较少(例如,可能不具备频谱多普勒功能),但是较小的机器更便携且更便宜。因此,必须在可携带性、功能和成本之间取得平衡(表 50.1)。

对于快速反应团队,需要购买一台紧凑型机器,例如手持设备,它可以快速移至危重患者的床旁。在重症监护病房、急诊科或医院病房,推车上的便携式超声机可能是首选,多个操作者均可使用。由于大多数便携式超声机安装在推车上,推车的占用空间与机器本身的大小一样重要。对于其他临床环境,例如门诊,可以将机器固定在一个检查室中,因此,功能更多的大型超声机可能是更好的选择。

电源

电池电量决定了超声机可以在不需要充电的情况下使用多长时间,这会影响其便携性。电池电量应允许进行几个小时的扫描,方便操作者可以自由地进行多次超声检查,而不必受到电线的束缚。通过 USB 端口,超声机还可以作为其他设备的电源,例如打印机、录像机、凝胶加热器、条形码扫描仪、无线网桥或其他机构专用设备。超声机的开机时长是一个重要的考虑因素,尤其是在治疗患有可能危及生命疾病的急症患者时。特别是必须紧急做出患者治疗决策时,启动时间长是使用的一个障碍。

表 50.1　床旁即时超声机的比较

设备	大型设备	笔记本式设备	平板电脑设备	袖珍设备	探头(连接到平板电脑)
	由 Philips Ultrasound(Bothell,WA)提供	由©FUJIFILM SonoSite,Inc. 提供	由©FUJIFILM SonoSite,Inc. 提供	由 GE Healthcare 提供	由 Samsung(平板电脑)和 Philips Ultrasound(Bothell,WA)提供
成像模式	二维 彩色多普勒 组织多普勒 频谱多普勒 M 型 三维[a]	二维 彩色多普勒 组织多普勒 频谱多普勒 M 型	二维 彩色多普勒 M 型	二维 彩色多普勒 M 型[a]	二维 彩色多普勒 M 型[a]
探头	L,C,P,EC,TEE	L,C,P,EC,TEE	L,C,P	P,(P/L)[b]	L,C,P
规格	100 磅以上(带推车)	10~15 磅(无推车)	1~4 磅(无推车)	1 磅	<1 磅
电池寿命	2~3 小时	2 小时	1 小时	1.5 小时	因平板电脑设备而异
屏幕尺寸	16 英寸以上	12 英寸	8 英寸	3.5 英寸	因平板电脑设备而异
价格	60 000~100 000 美元[c]	30 000~50 000 美元[c]	15 000~30 000 美元[c]	5 000~10 000 美元	2 000~8 000 美元[d]

[a] 某些型号提供此功能。
[b] 某制造商提供了一种具有相控阵和线阵功能的探头。
[c] 具有两个探头的标准超声装置的成本。
[d] 不带平板电脑时每个探头的成本。
1 磅 ≈ 0.45 千克;1 英寸 ≈ 2.54 厘米。
C,凸阵探头;EC,腔内探头;L,线阵探头;P,相控阵探头;TEE,经食管探头。

探头选择

以最有可能进行的临床应用来确定所需探头的类型。相控阵、线阵、凸阵和腔内探头是最常见的探头类型,至少需要一个线阵和相控阵探头。探头很容易损坏,因为它们的内部构造脆弱,损坏的探头通常无法修复。更换常规探头的成本从 6 000 美元到 12 000 美元不等。选择足够耐用的探头以适应多用户的高效使用,动态设置至关重要。许多制造商提供维修或更换损坏探头的服务合同,重要的是要确保机器供应商能够及时装运更换探头,最大限度地减少超声机使用的干扰。

特点和功能

选择模式和检查类型以及调整深度和增益的按钮必须易于识别。许多机器都有一个可将增益重置为特定检查类型的默认设置的按钮。除了用于捕获静态图像的冻结按钮外,大多数机器还具有影像循环功能。影像循环功能可录制 2~60 秒的视频片段。操作者可以滚动浏览视频片段,选择质量最高的静态图像进行存储。在实践过程中,其他功能如多普勒超声、组织谐波、弹性成像和空间复合可能也很重要。基于现实考虑可选择带有人体工程学控制面板的超声机。与触控板相比,轨迹球可以更精确,戴手套时便于使用,但是也更容易受到超声波凝胶的破坏或堵塞。可选择计算软件包以便执行某些特定超声检查,例如胎儿超声检查。大多数图像存档系统都需要具有以医学数字成像和通信(Digital Imaging and Communications in Medicine, DICOM)格式传输图像的功能。

保养

探头可以作为细菌传播的媒介,在每次接触患者之前和之后均应进行消毒[3]。超声探头切勿高压灭菌或置于高热、高电或高压力下,因为压电元件非常敏感,容易损坏。不接触黏膜的探头在每次使用后必须用非研磨性肥皂或低、中水平消毒湿巾清洁。与黏膜接触的探头(包括腔内探头)需要使用一次性覆盖物,应在每次使用后用非研磨性肥皂和水清洗,然后进行高水平消毒。其他探头如经食管探头,可以在没有一次性覆盖物的情况下使用,但使用后必须进行高水平消毒。当对严重感染或带血液的表面进行成像时,应使用一次性探头覆盖物,然后进行高水平消毒。暴露于艰难梭菌感染患者的探头必须用次氯酸盐或过氧化氢的溶液清洗,以杀死细菌孢子。在美国,有关探头消毒要求,请咨询当地机构政策。具体建议还可以在美国疾病控制中心(Centers for Disease Control, CDC)的医疗机构消毒和灭菌指南[4]或美国超声医学学会(American Institute of Ultrasound Medicine, AIUM)的不同患者间体内外使用探头清洁和准备指南中找到[5]。关于适当的消毒剂信息可从超声机制造商、CDC 或美国食品药品管理局(Food and Drug Administration, FDA)网站获得[6]。遵守这些指南将确保探头的使用寿命,并符合感染控制规范。

在购买超声机时许多制造商会提供保修服务,而一些制造商会提供单独的购买合同,通常每年费用为总购买价格的 10%~15%。我们建议当多个医疗保健操作者使用同一台机器时最好购买全面的服务保障。另外,超声机需要定期更新软件,可以与机器供应商或机构的生物医学工程部门进行协调。

工作流程

需制定正确使用和维护超声设备的具体流程,并概述将超声结果用于临床决策途径的方案。必须制定超声检查计费和质量保证的文件,并且应让所有的操作者熟知。大多数现代超声机都具有可根据临床环境进行自定义的操作系统,这可以进一步提高工作流程的效率。应该制定紧急情况下,尤其是心脏停搏时,使用超声的标准化流程。在紧急情况下,往往很少输入患者的人口统计学数据,在这种情况下,提供一工作流程允许操作者回顾并添加患者标识符到图像上是十分有利的。

"回溯"工作流程包括从超声机提取、查看和存档图像。超声数据传输有多种选择,图像可以存储在机器本身的硬盘上,但是由于容量和访问受限,该方法不适合长期存储。另一种选择是打印静态图像并将其与患者的病历一起存储,但是打印的图像会随着时间而褪色,并且扫描的图像通常分辨力较低。目前存储超声图像的最常用方法是以无线传输或通过数据或 USB 端口将图像传输到图像库。无线传输数据存在许多优点,包括允许操作者无延迟地共享超声图像。一旦建立了床旁即时超声程序,就应该考虑无线传输数据。图像必须以可接受的格式(DICOM 是最常见的格式)传输,以便成为图像库或电子病历的一部分。图像存档对于教学、质量保证和计费是必不可少的,在开发床旁即时超声程序时此功能不应被忽视。

质量保证

审核图像以评估单个操作者技术和释图能力是质量保证(quality assurance, QA)的关键组成部分。图像应与报告相关联,该报告内容应包含:患者信息、超声检查的适应证、所得图像、发现和图像解读。也可根据美国急诊医师学会(American College of Emergency Physicians, ACEP)"急诊超声标准报告指南"提供更全面的报告[7]。提供具体的反馈和追踪检查者的度量是质量保证过程的组成部分。出于质量保证的目的,应该审查没有认证的操作者采集的所有图像,且应避免操作者在获得认证之前根据获取的图像做出临床决定。

目前,尚无一个国家级床旁即时超声认证机构。一些机构已经制定了向操作者授予权限的途径——有些机构为各种床旁即时超声应用授予特定的权限,而其他机构则授予一般权限,其中包括每个专业的床旁即时超声的所有常见应用。许多医院的床旁即时超声政策都是根据专业协会(如 ACEP和美国胸科医师学会)发布的指南制定的[8,9]。授权给操作者的方式有多种,通常情况下包括短期内在超声科主任指导下进行图像采集和图像解读。一旦其水平被认可,该操作者即被授权使用便携式超声,并

可将床旁即时超声结果用于临床治疗。超声科主任应继续定期审查操作者超声检查结果,确保达到操作标准,并建议操作者们每年接受至少 5 小时的超声继续医学教育[8]。

图像存储

图像的记录和存档是超声工作流程的必要组成部分。可检索的图像能够实现患者治疗的连续性并同时满足计费要求。储存的图像可被复查,以验证和监测正常及病理变化,指导临床决策,并可作为新操作者认证和授权技能的评估。

当选择一个图像存档系统时,对于执行超声检查的临床医师和复查图像的超声主任来说,易用性非常重要。大多数医院放射科使用的图片存档和通信系统(picture Archiving and Communications System, PACS)可以用于床旁即时超声图像的存档,但是一些放射科倾向于将床旁即时超声图像单独存档。此外,专门为床旁即时超声图像设计的第三方图像存档平台也可在市场上买到。这些平台通常将影像存储在专用的本地服务器或基于云计算的虚拟服务器上。

在共享 PACS 与单独的床旁即时超声图像存档系统之间进行选择时,要考虑其利弊。有了 PACS,图像可立即提供给其他操作者,并可与已采集的其他影像进行比较。此外,PACS 的维护和备份通常由医院提供。如果使用了医院范围内的 PACS,则应建立章程,将床旁即时超声图像和放射科图像区分开来,并应明确每个科室对存储在医院PACS 中图像的解释、质量保证和计费的责任。教学机构必须确定学员获得教学图像的工作流程。如果图像在 PACS 中存档,建议单独存储受训者或初学者的图像,以避免其他操作者根据教学图像做出临床决策。

选择第三方图像存档系统而不是PACS,可能有利于避免与放射科图像混淆,因为床旁即时超声具有独特的工作流程,尤

其是在教学机构。一些商用的图像存档系统具有特定的功能，可以解决床旁即时超声在教学、计费和质量保证方面的特殊考量。

在购买床旁即时超声图像存档系统之前，重点要审查与超声机的兼容性，以便将图像连接并上传到系统中。其他重要的考虑因素还包括能够查询存储图像的数据库以进行计费、资格认证和研究；初始购买和常规维护费用；客户服务；以及遵守机构信息安全策略。

计费

用于诊断或程序指导的床旁即时超声检查计费有特定的要求。计费方式和规则因地区或国家而异，本文讨论的许多概念都是概括性的。在美国，计费包括两个部分：专业费用和技术费用。专业费用是对操作者图像解释的补偿，而技术费用是与获取图像相关的费用，包括超声机、人员和耗材。在私人诊所里，操作者拥有并负责维护超声机，技术费用和专业费用通常一起计算。而在医院里，超声机归医院所有，操作者只收取专业费用，而医院则收取技术费用。必须了解最新的计费要求，并与当地计费专家合作以确保合法性。

应提供清晰的报告和存档图像以便诊断性超声检查计费。应依据病史和体格检查判断符合检查的适应证并记录在案。用于计费的文件应在病历中可识别和检索。超声检查报告应包括以下信息：操作者、检查类型（局部或整体）、检查器官、适应证、发现、结论和操作者的签名。为了尽量合规，建议使用报告模板。一些超声机以购买时附带的模板在床旁生成报告。

在美国，对床旁即时超声检查计费时使用现代操作术语（Current Procedural Terminology，CPT）系统。由美国医学协会（American Medical Association，AMA）维护的CPT代码是指由医师提供服务的一系列代码。对于整体和局部的超声检查，都有特定的CPT代码。要进行整体检查计费，必须尝试对所描述的解剖区域内的所有器官和血管结构进行诊断性详细检查。然而，大多数床旁即时超声检查都侧重于特定的解剖结构以便回答单一的诊断问题，因此进行局部的超声检查计费。

除标准CPT代码外，还可以使用提供其他信息的修饰符。例如，-26表示账单仅为检查的专业费用；-76表示由同一医师或团队重复进行了超声检查。还有许多其他的修饰符可能与特定的临床情况有关。

用于床旁超声引导操作计费的CPT代码，要么将操作和超声的使用合并为一个代码，要么为单独的超声引导的代码。例如，胸腔穿刺在有影像引导（32555）或没有影像引导（32554）的情况下计费。穿刺术也有影像引导（49083）或无影像引导（49082）的计费。相比之下，中央静脉导管穿刺（36555）与使用实时超声可视化来引导穿刺（76937）则分开计费。需要注意的是，当将床旁即时超声用于程序指导时，既可以作为诊断性超声检查（例如有限的腹部超声检查）计费，也可以作为程序本身计费。

在开始进行床旁即时超声检查计费之前，应与当地的计费和法治专家一起对当前的CPT指南进行审核[10]。有关计费问题的更多信息可在特定社会的文件中找到，例如美国急诊医师学会的急诊超声编码和报销文件[10]。

法医学问题

床旁即时超声是一个新兴领域，在不同专业的应用范围不断扩大。与医疗保健的其他方面类似，床旁即时超声也会受到诉讼，依据当地和国家指导方针制定的标准规范，在临床实践中运用床旁即时超声是很重要的。在美国近20年的时间里，对急诊医生进行了两次法律审查，没有发现有任何诉讼是基于对床旁即时超声检查的表现或解释而提起的。但是,有 5 项诉讼是由于未能进行床旁即时超声检查而引起的[11,12]。一项跨度 25 年的针对新生儿和儿科专科的床旁即时超声检查的研究得到类似的结论,即没有发现基于对床旁超声检查的诉讼案件[13]。

床旁即时超声可以被视为一种医学上的保护方式,可以加快对危及生命状况的认识和处理,并减少操作并发症[14,15]。AMA 支持医生在个别专业制定的培训标准指导下使用床旁即时超声检查。AMA 也强调了严格的质量保证和认证过程的重要性[16]。床旁即时超声的操作和释图通常比放射科进行的全面检查更加集中,这是和病人沟通时表述的一个重要区别。应避免诸如"一切看起来还好"之类的笼统说法。相反,应该准确反映有限超声检查的范围,这不仅可以为患者提供明确的信息,还可能有助于防止与使用该技术有关的诉讼。例如,如果对腹主动脉进行了超声检查,应告知患者腹主动脉瘤的存在与否,而不是暗示整个腹部都正常。在训练有素的操作者手中,临床医生进行的超声检查可以是一个非常有用的工具。但是,必须遵守有关将该技术用于临床实践中的政策和协议。

要点和误区

- 购买超声机时应考虑操作者和科室的需求。重要的考虑因素包括便携性、探头类型、成像模式、软件包以及制造商的保修或服务计划。
- 对于感染控制,重要的是确定机构和制造商推荐的认可的低至中水平消毒湿巾品牌,以清洁探头。消毒湿巾易于使用(例如将其连接到超声机的支架上)可以提高清洁机器和探头的依从性。
- 在开始广泛使用之前,需要根据主要利益相关者的意见,制定将床旁即时超声用于临床实践的工作流程和协议。

- 获得使用床旁即时超声的机构特权的要求通常由使用床旁即时超声的专科、影像学专科(主要是放射科和心脏病学)和医院管理部门协商。一些专业组织已经发布了特殊的特权建议。
- 诊断性床旁即时超声检查的计费要求记录检查结果并存档超声图像。与当地计费和法规专家合作以了解最新的计费要求是至关重要的。
- 尽管没有基于床旁即时超声检查表现或解释的诉讼,但操作者在使用床旁即时超声检查时应意识到法律责任。当正确记录并传达给患者时,使用床旁即时超声实际上可以避免法律责任。

复习题

1. 以下关于超声探头的清洁和消毒的陈述,哪个是正确的?
   A. 如果在与黏膜接触过程中,在腔内探头上使用了一次性无菌探头套,则在处理探头套后无需进行高水平的消毒。
   B. 检查艰难梭菌感染患者后,建议使用酒精消毒湿巾。
   C. 超声探头应用于多重耐药性细菌,尤其是铜绿假单胞菌患者后进行高压灭菌。
   D. 不与黏膜接触的探头可在每次使用后用非研磨性肥皂或低、中水平的消毒湿巾进行清洁。

答案:D。确实,只有与完整皮肤接触过的探头可以用非研磨性肥皂或低、中水平消毒湿巾进行清洁。A、B 和 C 是错误的。对于与黏膜接触的腔内探头,建议使用一次性无菌探头套,然后用非研磨性肥皂清洗并进行高水平消毒。暴露于艰难梭菌感染患者的探头应使用次氯酸钠或过氧化氢溶液清洗,以杀死细菌孢子。切勿对超声探头进行高压灭菌或对其施加高温、高电或高压力,因为会损坏压电元件。

2. 以下哪项关于超声机功能的陈述是正确的?

　A. 与手持式超声设备相比,快速反应团队通常更喜欢推车上的超声机。

　B. 最常见的用于床旁即时超声探头类型是相控阵、微凸和腔内探头。

　C. 超声机维修的服务合同通常会将机器总成本的 50% 添加到年度运营预算中。

　D. 虽然轨迹球通常比触控板更精确且更易于使用,但它们更容易受到超声凝胶的破坏。

答案:D。的确,轨迹球通常比触控板更精确,更易于使用,但是轨迹球更容易受到超声波凝胶的破坏。对于快速反应团队来说,通常首选可以快速移到床旁的手持超声设备。对于重症监护病房和急诊科,在有限的区域内使用同一台机器,通常首选推车上的超声机。最常见的用于床旁即时超声的探头类型是相控阵、线阵、曲线和腔内探头。可选维修服务合同通常每年花费机器总成本的 10%~15%。

3. 以下哪项关于图像归档和质量保证的陈述是错误的?

　A. 将超声图像从超声机传输到存档系统的最常见电子格式是 DICOM。

　B. 图像存档对于操作者教育、质量保证和床旁即时超声检查的计费非常重要。

　C. 放射科医生通常为床旁即时超声图像提供质量保证。

　D. 需要可检索的超声图像,以确保患者治疗的连续性并满足计费要求。

答案:C。最常被任命来提供床旁即时超声图像质量保证的是超声主任而非放射科医师。必须让超声主任有专门的时间来检查图像并提供质量保证。所有其他陈述都是正确的。

4. 关于美国床旁即时超声计费,以下哪些陈述是错误的?

　A. 为了进行诊断性床旁即时超声检查计费,需要提供报告和存档图像。

　B. 操作者必须具备床旁即时超声检查的官方认证资格,才能对诊断性检查收费。

　C. 用于床旁超声引导操作计费的 CPT 代码,要么将操作和超声的使用合并为一个代码,要么使用单独的超声引导的代码。

　D. 局部超声诊断报告应包括操作者、检查类型、成像器官、适应证、发现、结论和操作者的签名。

答:B。在美国,床旁即时医疗超声检查目前没有官方认证。操作者只要生成一份报告并存档至少一个可以检索到的图像,就可以收取即时超声检查费用。所有其他陈述都是正确的。

参考文献

1. Klein Biomedical Consultants. *The Medical Diagnostic Ultrasound Market in the USA; Challenges & Opportunities in the New Millennium*, 2013 Report. http://www.itnonline.com/article/ultrasound-market-continues-grow. Accessed October 1, 2017.
2. McGahan JP, Pozniak MA, Cronan J, et al. Handheld ultrasound: threat or opportunity? *Appl Radiol*. 2015;44(3):20-25.
3. Koibuchi H, Kotani K, Taniguchi N. Ultrasound probes as a possible vector of bacterial transmission. *Med Ultrason*. 2013;15(1):41-44.
4. *CDC Guideline for Disinfection and Sterilation in Healthcare Facilities*, 2008. www.cdc.gov.
5. American Institute of Ultrasound in Medicine. *Guidelines for Cleaning and Preparing External- and Internal-Use Ultrasound Probes between Patients*, 2014. www.aium.org.
6. ODE Device Evaluation Information. *FDA Cleared Sterilants and High Level Disinfectants with General Claims for Processing Reusable Medical and*

Dental Devices, March 2009. www.fda.gov.

7. American College of Emergency Physicians. *Emergency Ultrasound Standard Reporting Guidelines*, 2011. www.acep.org.

8. American College of Emergency Physicians. *Emergency Ultrasound Guidelines*, 2016. www.acep.org.

9. Mayo PH, Beaulieu Y, Doelken P, et al. American College of Chest Physicians/La Société de Réanimation de Langue Française statement on competence in critical care ultrasonography. *Chest*. 2009;135(4):1050-1060.

10. Resnick J, Hoffenberg S, Tayal V, Dickman E *Ultrasound Coding and Reimbursement Document* 2009. Emergency Ultrasound Section; American College of Emergency Physicians. www.acep.org.

11. Blaivas M, Pawl R. Analysis of lawsuits filed against emergency physicians for point-of-care emergency ultrasound examination performance and interpretation over a 20-year period. *Am J Emerg Med*. 2012;30(2):338-341.

12. Stolz L, O'Brien KM, Miller ML, et al. A review of lawsuits related to point-of-care emergency ultrasound applications. *West J Emerg Med*. 2015;16(1):1-4.

13. Nguyen J, Cascinone M, Noori S. Analysis of lawsuits related to point-of-care ultrasonography in neonatology and pediatric subspecialties. *J Perinatol*. 2016;36:784-786.

14. Plummer D, Clinton J, Matthew B. Emergency department ultrasound improves time to diagnosis and survival in ruptured aortic aneurysm [abstract]. *Acad Emerg Med*. 1998;5:417.

15. Leung J, Duffy M, Finckh A. Real-time ultrasonographically-guided internal jugular vein catheterization in the emergency department increases success rates and reduces complications: a randomized, prospective study. *Ann Emerg Med*. 2006;48(5):540-547.

16. American Medical Association House of Delegates. *Privileging for Ultrasound Imaging*. Resolution (December 1999): 802. Reaffirmed; Sub. Res 108, June 2000. H-230.960.